Ph. Martius, F. von Spreti, P. He

Kunsttherapie bei psychosomatis

Ph. Martius, F. von Spreti, P. Henningsen (Hrsg.)

Kunsttherapie bei psychosomatischen Störungen

2. Auflage

Mit weiteren Beiträgen von:
Ulrike Ackermann-Burkhart; Prof. Dr. med. Markus Backmund; Prof. Dr. med. Claudia Bausewein; Prof. Dr. med. Klaus M. Beier; Prof. Dr. med. Dr. phil. Wolfram Bender; Prof. Dr. med. Manfred E. Beutel; Dr. med. Thomas Boetsch; Prof. Dr. med. Ralf Bolle; Dr. phil. Annegret Boll-Klatt; Karolina Breindl-Sarbia M.A.; Monika Breuer-Umlauf; Prof. Dr. med. Thomas Bronisch; Prof. Dr. biol. hum. Anna Buchheim; Dorothee Burgemeister; Prof. Dr. med. Manfred Cierpka (verst. 2017); Prof. Senta Connert; Alexandra Danner-Weinberger; Sylvie de Muralt (verst. 2009); Dr. rer. medic. Marianne Eberhard-Kaechele; Univ.-Prof. Dr. med. Florian Eyer; Gudrun Falk; Prof. Dr. med. Reiner Frank; Jürgen Fritsche; Prof. Dr. phil. Klaus Fröhlich-Gildhoff; Prof. Dr. med. Dr. phil. Thomas Fuchs; Prof. Dr. med. Monika Führer; Gerhard Gerstberger; Christine Gräff; Barbara Gromes; Prof. Dr. med. Michael Günter; Christian Hamberger; Christina Henningsen, Dipl.-Psych.; Dr. med. Thomas Hess; Prof. Dr. med. Gerhard Hesse; Prof. Dr. med. Dr. theol. Gereon Heuft; Dr. med. Pia Heußner; Begga Hölz-Lindau; Tanja Holzmann; Diana Jallerat, Dipl.-Heilpädagogin; Prof. Johannes Junker, Dipl.-Theologe, Dipl.-Dramatherapeut (NL); Prof. Dr. med. Horst Kächele; Petra Kapaun; Prof. Dr. phil. Verena Kast; Prof. Dr. med. Marion Kiechle; Helmut Kirchlechner; Dr. med. Alexander Korte; Constanze Künstler, M.A.; Regine Kux, M.A.; Astrid Lenné, M.A.; Prof. em. Dr. med. Wielant Machleidt; Prof. Dr. phil. Christine Mechler-Schönach; Susanne Menzel, Dipl.-Psych.; PD Dr. med. Matthias Möhrenschlager; Prof. Dr. rer. soc. Anne Maria Möller-Leimkühler; Ursula Mußgnug-Kempmann-Hirsch; Prof. Dr. med. Dennis Nowak; Susanne Pirklbauer; Prof. Dr. rer. nat. Udo Rauchfleisch, Dipl.-Psych.; Dr. med. Michael Rentrop; Dr. phil. Ingrid Riedel; Prof. Dr. med. Dr. phil. Johannes Ring; Dr. med. Nina Rümmelein; Prof. Dr. med. Martin Sack; Prof. Klara Schattmayer-Bolle; Dr. med. Gabriele Schleuning; Prof. Dr. med. Peter Schmid-Grendelmeier; Prof. Dr. med. Gudrun Schneider; Prof. Dr. phil. Gertraud Schottenloher; Prof. Dr. phil. Almuth Sellschopp; Dr. med. Claudia Starke; Thomas Staroszynski; Univ.-Prof. Dr. phil. Florian Steger; Prof. Dr. phil. Bernhard Strauß; Angelika Thomas Roper; Prof. Dr. rer. biol. hum. Tonius Timmermann; Prof. Doris Titze; Dr. phil. Sabine Trautmann-Voigt; Anne Utikal, Dipl.-Kunsttherapeutin; Prof. Dr. med. Alexander von Gontard; Prof. Dr. rer. medic. Dorothee von Moreau; Prof. Dr. phil. Jörn von Wietersheim; Renate Wiendl

ELSEVIER

ELSEVIER
Hackerbrücke 6, 80335 München, Deutschland
Wir freuen uns über Ihr Feedback und Ihre Anregungen an books.cs.muc@elsevier.com

ISBN 978-3-437-23796-6

2. Auflage 2019

Wichtiger Hinweis für den Benutzer
Ärzte/Praktiker und Forscher müssen sich bei der Bewertung und Anwendung aller hier beschriebenen Informationen, Methoden, Wirkstoffe oder Experimente stets auf ihre eigenen Erfahrungen und Kenntnisse verlassen. Bedingt durch den schnellen Wissenszuwachs insbesondere in den medizinischen Wissenschaften sollte eine unabhängige Überprüfung von Diagnosen und Arzneimitteldosierungen erfolgen. Im größtmöglichen Umfang des Gesetzes wird von Elsevier, den Autoren, Redakteuren oder Beitragenden keinerlei Haftung in Bezug auf jegliche Verletzung und/oder Schäden an Personen oder Eigentum, im Rahmen von Produkthaftung, Fahrlässigkeit oder anderweitig, übernommen. Dies gilt gleichermaßen für jegliche Anwendung oder Bedienung der in diesem Werk aufgeführten Methoden, Produkte, Anweisungen oder Konzepte.

Für die Vollständigkeit und Auswahl der aufgeführten Medikamente übernimmt der Verlag keine Gewähr.
Geschützte Warennamen (Warenzeichen) werden in der Regel besonders kenntlich gemacht (®). Aus dem Fehlen eines solchen Hinweises kann jedoch nicht automatisch geschlossen werden, dass es sich um einen freien Warennamen handelt.

Bibliografische Information der Deutschen Nationalbibliothek
Die Deutsche Nationalbibliothek verzeichnet diese Publikation in der Deutschen Nationalbibliografie; detaillierte bibliografische Daten sind im Internet über http://www.d-nb.de/ abrufbar.

26 27 28 29 6 5 4 3

Um den Textfluss nicht zu stören, wurde bei Patienten und Berufsbezeichnungen die grammatikalisch maskuline Form gewählt. Selbstverständlich sind in diesen Fällen immer Frauen und Männer gemeint.

Planung: Ursula Jahn, München
Projektmanagement: Marion Kraus, München
Redaktion: Karin Beifuss, Ohmden
Herstellung: Ute Landwehr-Heldt, Bremen
Satz: abavo GmbH, Buchloe
Druck und Bindung: Rodona Industria Gráfica, S.L., Pamplona/Spanien
Umschlaggestaltung: SpieszDesign, Neu-Ulm

Aktuelle Informationen finden Sie im Internet unter **www.elsevier.de**

Vorwort

Über 10 Jahre nach der Erstauflage freuen sich die Herausgeber, eine weitere Auflage der Kunsttherapie bei psychosomatischen Störungen vorlegen zu können. Seitdem hat sich im Fachgebiet äußerlich viel verändert: Es gibt ein neues Abrechnungssystem, die Behandlungsdauer im stationären Bereich wird deutlich kürzer und fokussierter, an vielen Orten sind neue psychosomatisch-psychotherapeutische Institutionen entstanden. Aber auch inhaltlich ist die Zeit in der Psychosomatik nicht stehen geblieben. Dem galt es bei der neuen Auflage Rechnung zu tragen.

Die Herausgeber haben sich deshalb bemüht, erneut eine gute Mischung aus mehr grundsätzlichen Betrachtungsweisen und praktischem Anschauungsmaterial zusammenzustellen; dabei wollten wir die ursprüngliche, dialogische medizinisch-kunsttherapeutische Ausrichtung beibehalten.

Das hat sich überraschenderweise teilweise schwieriger gestaltet, als zunächst von uns vermutet. Wir sehen darin aber auch das Ergebnis gegenseitiger Emanzipationsprozesse. So ist die Psychosomatische Medizin in den letzten Jahren aufgrund der vielfältigen neuen wissenschaftlichen Methoden und Möglichkeiten viel mehr zu einer medizinischen Disziplin mit neurobiologischem Bezug geworden. Andererseits definieren sich Kunsttherapeuten heute verstärkt über ein gestalterisches und künstlerisches Selbstverständnis.

Dennoch bleiben im klinischen Alltag und im grundsätzlichen Dialog Medizin und Kunsttherapie unbedingt aufeinander angewiesen, denn die Patientinnen und Patienten profitieren von der Multimodalität, solange sie integrierend angesetzt ist und nicht gegeneinander Stellung bezieht. Wir hoffen, dass dieses Buch auch in der Neuauflage Menschen aus künstlerisch-therapeutischen Berufen anregt, sich in ihrem Bereich für eine solche integrative Sicht- und Arbeitsweise einzusetzen.

So wendet sich das Buch „Kunsttherapie bei psychosomatischen Störungen“ erneut an einen breiten Leserkreis, dessen Interesse im Bereich der Medizin und der Kunsttherapie liegt und der neugierig ist, sich zeitgemäß mit künstlerischen Methoden bei der Behandlung psychosomatischer Störungen zu befassen.

Studierenden und Berufsanfängern vermittelt das Werk weiterhin solides Basiswissen. Durch die aufeinander bezogenen Beiträge renommierter Mediziner und Kunsttherapeuten bietet es einen fundierten Einblick in die vielfältigen Möglichkeiten der Kunsttherapie.

Im Beruf erfahrene Kunsttherapeuten erhalten hoffentlich auch mit diesem Buch wieder Anregungen für die tägliche Praxis und können das Buch als übersichtliches Nachschlagewerk nutzen.

Dem interessierten Laien bietet sich ein erster Einblick in kunsttherapeutische Vorgehensweisen und in die Zusammenarbeit von Medizin und Kunsttherapie.

Wir möchten an dieser Stelle allen Autoren der 1. Auflage danken, die an der Neuauflage nicht mehr mitarbeiten konnten oder wollten. Das von ihnen im ersten Werk gelegte Fundament hat sich als so stabil und erfolgreich erwiesen, dass daraus ein neues Werk entstehen konnte. Einige Autoren der ersten Auflage sind zudem mittlerweile leider verstorben. Wir vermissen ihre fundierten Kenntnisse und ihre Bereitschaft, an diesem Buch mitzutun, sehr und werden uns ihrer stets in Freundschaft und großer Dankbarkeit erinnern.

Allen Autoren, die zur 2. Auflage beigetragen haben, möchten wir für ihre geduldige, konstruktiv-kritische und aufopferungsvolle Mitarbeit herzlich danken. Danken möchten wir ihnen auch für die pünktliche und korrekte Ablieferung der Manuskripte.

Wir danken abschließend auch dem Verlag sehr, der das Buch wieder in der hier vorliegenden Art und Weise sehr gut verwirklicht hat. Hier zu nennen sind insbesondere Frau Uschi Jahn und Frau Marion Kraus, die mit großem Bemühen und Hartnäckigkeit das Projekt in den sicheren Hafen der Veröffentlichung gesteuert haben, aber auch alle anderen Mitarbeiterinnen und Mitarbeitern des Verlages sowie der Redakteurin Frau Karin Beifuss, ohne die die Neuauflage nicht hätte gelingen können.

München, im Mai 2018
Prof. Dr. med. Philipp Martius
Prof. Flora Gräfin von Spreti
Prof. Dr. med. Peter Henningsen

Autorenverzeichnis

Ulrike Ackermann-Burkhart
Klinikum rechts der Isar der TU München
Frauenklinik und Poliklinik
Ismaninger Str. 22
D-81675 München

Prof. Dr. med. Markus Backmund
Praxiszentrum im Tal
Tal 9
D-80331 München

Prof. Dr. med. Claudia Bausewein
Klinikum der Universität München
Klinik und Poliklinik für Palliativmedizin
Marchioninistr. 15
D-81377 München

Prof. Dr. med. Dr. phil. Klaus M. Beier
Charité Universitätsmedizin Berlin
Institut für Sexualwissenschaft und Sexualmedizin
Luisenstr. 57
D-10117 Berlin

Prof. Dr. med. Dr. phil. Wolfram Bender
Burgmaierstr. 25a
D-85521 Ottobrunn

Prof. Dr. med. Manfred E. Beutel
Universitätsmedizin Mainz
Klinik für Psychosomatische Medizin und Psychotherapie
Untere Zahlbacher Str. 8
D-55131 Mainz

Dr. med. Thomas Boetsch
kbo-Heckscher-Klinikum für Kinder- und Jugendpsychiatrie, Psychosomatik und Psychotherapie
Deisenhofener Str. 28
D-81539 München

Prof. Dr. med. Ralf Bolle
HfWU/Hochschule für Kunsttherapie
Sigmaringer Str. 15/2
D-72622 Nürtingen

Dr. phil. Annegret Boll-Klatt
Seekoppel 18
D-23816 Neversdorf

Karolina Breindl-Sarbia, Kunsthistorikerin M.A., Kunsttherapeutin
Magdalenenstr. 7
D-80638 München

Monika Breuer-Umlauf
Krautze 4
29439 Lüchow

Prof. Dr. med. Thomas Bronisch
Max-Planck-Institut für Psychiatrie
Kraepelinstr. 2–10
D-80804 München

Prof. Dr. biol. hum. Anna Buchheim, Dipl.-Psych.
Universität Innsbruck
Institut für Psychologie
Innrain 52f
A-6020 Innsbruck

Dorothee Burgemeister
Lucile-Grahn-Str. 36a
D-81675 München

Professor Senta Connert
Schmiedekamp 22
D-38536 Meinersen

Alexandra Danner-Weinberger
Universitätsklinikum Ulm
Klinik für Psychosomatische Medizin
Am Hochsträß 8
D-89081 Ulm

Dr. rer. medic. Marianne Eberhard-Kaechele
Deutsche Sporthochschule Köln
Institut für Bewegungstherapie und bewegungsorientierte Prävention und Rehabilitation
Abt. Neurologie, Psychosomatik, Psychiatrie
Am Sportpark Müngersdorf 6
D-50933 Köln

Univ.-Prof. Dr. med. Florian Eyer
Klinikum rechts der Isar der TU München
Abt. für klinische Toxikologie
Ismaninger Str. 22
D-81675 München

Gudrun Falk
Förstereistr. 22
D-01099 Dresden

Prof. Dr. med. Reiner Frank
Flurstr. 24
D-82131 Gauting

Jürgen Fritsche
Maistr. 52
D-80337 München

Prof. Dr. phil. Klaus Fröhlich-Gildhoff
Evangelische Hochschule Freiburg
Bugginger Str. 38
D-79114 Freiburg

Prof. Dr. med. Dr. phil. Thomas Fuchs
Universitätsklinikum Heidelberg
Klinik für Allgemeine Psychiatrie
Zentrum für Psychosoziale Medizin
Voßstr. 4
D-69115 Heidelberg

Prof. Dr. med. Monika Führer
Kinderpalliativzentrum München
Kinderklinik und Kinderpoliklinik im
Dr. von Haunerschen Kinderspital
Klinikum der Universität München
Marchioninistr. 15
D-81337 München

Gerhard Gerstberger
Rankestr. 10
D-80796 München

Christine Gräff
Mauerkircherstr. 94
D-81925 München

Barbara Gromes
Nußbaumstr. 8
D-80336 München

Prof. Dr. med. Michael Günter
Klinik für Kinder- und Jugendpsychiatrie und
Psychotherapie
Prießnitzweg 24
D-70374 Stuttgart

Christian Hamberger
Dt. Fachverband für Kunst- und Gestaltungs-
therapie e.V.
Mittenwalder Str. 59
D-10961 Berlin

Christina Henningsen, Dipl.-Psych.
Franz-Joseph-Str. 18
D-80801 München

Prof. Dr. med. Peter Henningsen
Klinikum rechts der Isar der TU München
Klinik und Poliklinik für Psychosomatische Medizin
und Psychotherapie
Langerstr. 3
D-81675 München

Dr. med. Thomas Hess
Praxisgemeinschaft
Gerbestr. 4
CH-8820 Wädenswil

Prof. Dr. med. Gerhard Hesse
Ohr- und Hörinstitut, Tinnitus-Klinik am Kranken-
haus Bad Arolsen
Universität Witten-Herdecke
Große Allee 50
D-34454 Bad Arolsen

Prof. Dr. med. Dr. theol. Gereon Heuft
Universitätsklinikum Münster
Klinik für Psychosomatik und Psychotherapie
Domagkstr. 22
D-48149 Münster

Dr. med. Pia Heußner
Klinikum der Universität München - Großhadern
Interdisziplinäres Zentrum für Psycho-Onkologie/IZPO
Marchioninistr. 15
D-81377 München

Begga Hölz-Lindau
Klinik für Kinder- und Jugendpsychiatrie und Psycho-
therapie
Prießnitzweg 24
D-70374 Stuttgart

Tanja Holzmann
Lorenz-Huber-Str. 8
D-85540 Haar

Diana Jallerat, Dipl.-Heilpädagogin/Kunsttherapeutin
Klinik Höhenried gGmbh
D-82347 Bernried

Professor Johannes Junker, Dipl.-Theologe, Dipl.-Dramatherapeut (NL)
Hochschule für Wirtschaft und Umwelt (HfWU) Nürtingen-Geislingen
Hochschulstudiengänge Künstlerische Therapien
Sigmaringer Str. 15/2
D-72622 Nürtingen

Prof. Dr. med. Dr. phil. Horst Kächele
International Psychoanalytic University
Stromstr. 3
D-10555 Berlin

Dr. med. Petra Kapaun
Haus- und fachärztliche Praxis für Kinder- und Jugendmedizin
Hoheluftchaussee 36
20253 Hamburg

Prof. Dr. Verena Kast
Hompelistr. 22
CH-9008 St. Gallen

Prof. Dr. med. Marion Kiechle
Klinikum rechts der Isar der TU München
Frauenklinik und Poliklinik
Ismaninger Str. 22
D-81675 München

Helmut Kirchlechner
Atriumhaus Psychiatrisches Krisenzentrum
Bavariastr. 11
D-80336 München

Dr. med. Alexander Korte
Klinik und Poliklinik für Kinder- und Jugendpsychiatrie, Psychosomatik und Psychotherapie der LMU
Nußbaumstr. 5a
D-80336 München

Constanze Künstler, Kunsttherapeutin M.A.
Klinik und Poliklinik für Kinder- und Jugendpsychiatrie, Psychosomatik und Psychotherapie der LMU
Nußbaumstr. 5a
D-80336 München

Regine Kux, M.A.
Klinikum rechts der Isar der TU München
Klinik und Poliklinik für Psychiatrie und Psychotherapie
Ismaninger Str. 22
D-81675 München

Astrid Lenné, M.A.
Klinikum rechts der Isar der TU München
Klinik und Poliklinik für Psychiatrie und Psychotherapie
Ismaninger Str. 22
D-81675 München

Prof. em. Dr. med. Wielant Machleidt
Medizinische Hochschule Hannover
Zentrum für Seelische Gesundheit
Carl-Neuberg-Str. 1
D-30625 Hannover

Prof. Dr. med. Philipp Martius
Praxis am Schlossplatz
Dr.-Karl-Aschoff-Str. 2
D-55543 Bad Kreuznach
und
TFP-Institut
c/o A. Seybold
Abbestr. 4a
D-80999 München
und
Hochschule München
Fakultät für Angewandte Sozialwissenschaften
Am Stadtpark 20
D-81243 München

Prof. Dr. phil. Christine Mechler-Schönach
Hochschule für Wirtschaft und Umwelt Nürtingen-Geislingen (HfWU)
Hochschulstudiengänge Künstlerische Therapien (HKT)
Sigmaringer Str. 15/2
D-72622 Nürtingen

Susanne Menzel, Dipl.-Psych.
kbo-Isar-Amper-Klinikum München Ost
Klinik Süd.West für Psychiatrie und Psychotherapie mit Atriumhaus und Fürstenfeldbruck
Vockestr. 72
D-85540 Haar

PD Dr. med. Matthias Möhrenschlager
Hochgebirgsklinik Davos
Herman-Burchard-Str. 1
CH-7265 Davos-Wolfgang

Prof. Dr. rer. soc. Anne Maria Möller-Leimkühler
Klinik und Poliklinik für Psychiatrie und Psychotherapie der LMU
Nußbaumstr. 7
D-80336 München

Ursula Mußgnug-Kempmann-Hirsch, Kinder- und Jugendlichenpsychotherapeutin
Sauwiese 12a
D-82234 Weßling

Prof. Dr. med. Dennis Nowak
Institut und Poliklinik für Arbeits-, Sozial- und Umweltmedizin
WHO Collaborating Centre for Occupational Health
Ludwig-Maximilians-Universität
Ziemssenstr. 1
D-80336 München

Susanne Pirklbauer
Klinikum rechts der Isar der TU München
II. Medizinische Klinik Toxikologische Abteilung
Ismaninger Str. 22
D-81675 München

Prof. Dr. rer. nat. Udo Rauchfleisch, Dipl.-Psych., Fachpsychologe für Psychotherapie FSP/PPB, Psychoanalytiker DPG/DGPT
Delsbergerallee 65
CH-4053 Basel

Dr. med. Michael Rentrop
Klinikum rechts der Isar der TU München
Klinik und Poliklinik für Psychiatrie und Psychotherapie
Ismaninger Str. 22
D-81675 München

Dr. phil. Ingrid Riedel
Sackgasse 1
D-78464 Konstanz

Prof. Dr. med. Dr. phil. Johannes Ring
CK-Care
Herman-Burchard-Str. 1
CH-7265 Davos-Wolfgang

Dr. med. Nina Rümmelein
Klinikum der Universität München
Koordinationsstelle Kinderpalliativmedizin
Marchioninistr. 15
D-81377 München

Prof. Dr. med. Martin Sack
Klinikum rechts der Isar der TU München
Klinik und Poliklinik für Psychosomatische Medizin und Psychotherapie
Langerstr. 3
D-81675 München

Prof. Klara Schattmayer-Bolle
HfWU/Hochschule für Kunsttherapie
Sigmaringer Str. 15/2
D-72622 Nürtingen

Dr. med. Gabriele Schleuning
kbo-Isar-Amper-Klinikum München Ost
Klinik Süd.West für Psychiatrie und Psychotherapie mit Atriumhaus und Fürstenfeldbruck
Vockestr. 72
D-85540 Haar
und
Atriumhaus Psychiatrisches Krisenzentrum
Bavariastr. 11
D-80336 München

Prof. Dr. med. Peter Schmid-Grendelmeier
Universitätsspital Zürich
Dermatologische Klinik
Gloriastr. 31
CH-8091 Zürich

Prof. Dr. med. Gudrun Schneider
Universitätsklinikum Münster
Klinik für Psychosomatik und Psychotherapie
Domagkstr. 22
D-48149 Münster

Prof. Dr. phil. Gertraud Schottenloher, Dipl.-Psych.
Institut für Kunst und Therapie München
Reismühlerstr. 63
D-82131 Gauting

Prof. Dr. phil. Almuth Sellschopp, Dipl.-Psych.
Elisabethstr. 13
D-80796 München

Dr. med. Claudia Starke
Praxisgemeinschaft
Gerbestr. 4
CH-8820 Wädenswil

Thomas Staroszynski
Rickenstr. 27
CH-9014 St. Gallen

Univ.-Prof. Dr. phil. Florian Steger
Universität Ulm
Institut für Geschichte, Theorie und Ethik der Medizin
Parkstr. 11
D-89073 Ulm

Prof. Dr. phil. Bernhard Strauß
Universitätsklinikum Jena
Institut für Psychosoziale Medizin und Psychotherapie
Stoystr. 3
D-07743 Jena

Angelika Thomas-Roper
Falkenstr. 29
D-81541 München

Prof. Dr. rer. biol. hum. Tonius Timmermann
Oberwieserweg 5
D-82405 Wessobrunn

Prof. Doris Titze
Aufbaustudiengang KunstTherapie
Hochschule für Bildende Künste Dresden
Güntzstr. 34
D-01307 Dresden

Dr. phil. Sabine Trautmann-Voigt
kbap Köln-Bonner Akademie für Psychotherapie
Bertha-von-Suttner-Platz 6
D-53111 Bonn

Anne Utikal, Dipl.-Kunsttherapeutin
Klinik und Poliklinik für Kinder- und Jugendpsychiatrie, Psychosomatik und Psychotherapie der LMU
Nußbaumstr. 5a
D-80336 München

Prof. Dr. med. Alexander von Gontard
Universitätsklinikum des Saarlandes
Klinik für Kinder- und Jugendpsychiatrie, Psychosomatik und Psychotherapie
Kirrberger Str., Gebäude 90.2
D-66421 Homburg

Prof. Dr. rer. medic. Dorothee von Moreau
SRH Hochschule Heidelberg
Fakultät für Therapiewissenschaften
Maria-Probst-Str. 3
D-69123 Heidelberg

Prof. Flora von Spreti
Klinikum rechts der Isar der TU München
Klinik und Poliklinik für Psychiatrie und Psychotherapie
Ismaninger Str. 22
D-81675 München

Prof. Dr. phil. Jörn von Wietersheim
Universitätsklinikum Ulm
Klinik für Psychosomatische Medizin und Psychotherapie
Albert-Einstein-Allee 23
D-89070 Ulm

Renate Wiendl
kbo-Heckscher-Klinikum für Kinder- und Jugendpsychiatrie, Psychosomatik und Psychotherapie
Deisenhofener Str. 28
D-81539 München

Abkürzungen

AAI	Adult Attachment Interview
AAP	Adult Attachment Projective Picture System
ACT	Association for Children with Life-threatening or Terminal Conditions and their Families
ACTH	adrenokortikotropes Hormon
ADHS	Aufmerksamkeitsdefizit-/Hyperaktivitätsstörung
AIDS	Acquired Immunodeficiency Syndrome
ALS	amyotrophe Lateralsklerose
APV	ambulante palliative Versorgung
AU	Arbeitsunfähigkeit
BMI	Body-Mass-Index
BS	Burnout-Syndrom
COPD	chronisch-obstruktive Lungenerkrankung
CT	Computertomografie
d.h.	das heißt
DBT	Dialektisch-behaviorale Therapie
DFKGT	Deutscher Fachverband für Kunst- und Gestaltungstherapie
DNA	Desoxyribonukleinsäure
DSM	Diagnostic and Statistical Manual of Mental Disorders
ebd.	ebenda
EKT	Elektrokonvulsionstherapie
ggf.	gegebenenfalls
HIV	humanes Immundefizienzvirus
ICD	International Classification of Diseases and Related Health Problems (Internationale statistische Klassifikation der Krankheiten und verwandter Gesundheitsprobleme)
ICF	International Classification of Functioning, Disability and Health (Internationale Klassifikation der Funktionsfähigkeit, Behinderung und Gesundheit)
Ig	Immunglobulin
IL	Interleukin
IQ	Intelligenzquotient
KBT	Konzentrative Bewegungstherapie
KEK	Klinisches Ethikkomitee
KHK	koronare Herzkrankheit
KVT	kognitive Verhaltenstherapie
Mio.	Million
MRT	Magnetresonanztomografie
NPS	neue psychoaktive Substanzen
o. Ä.	oder Ähnliches
o.g.	oben genannt
OP	Operation
OPD	Operationalisierte Psychodynamische Diagnostik
OPS	Operationen- und Prozedurenschlüssel
PD	Psychodrama
PTBS	posttraumatische Belastungsstörung
RCT	randomised controlled trial (randomisierte, kontrollierte Studie)
Reha	Rehabilitation
s. o./u.	siehe oben/unten
SAPPV	spezialisierte ambulante pädiatrische Palliativversorgung
SAPV	spezialisierte ambulante Palliativversorgung
SGB	Sozialgesetzbuch
sog.	sogenannt(e)
SSRI	selektive Serotonin-Wiederaufnahmehemmer
Tox	Toxikologie
TRT	Tinnitus-Retraining-Therapie
u.a. (m.)	und andere (mehr)
VCD	vocal cord dysfunction
vgl.	vergleiche
WHO	World Health Organization (Weltgesundheitsorganisation)
z. B.	zum Beispiel
z. T.	zum Teil

Inhaltsverzeichnis

I Grundlagen und Perspektiven

KAPITEL

1

Peter Henningsen

Leib und Seele – anthropologische Perspektiven in der Medizin heute

1.1 Einführung

Moderne Medizin ist heute in weiten Bereichen technisch, ist angewandte Naturwissenschaft. Diese Entwicklung begann im 19. Jahrhundert und hat mit den Fortschritten der Neurowissenschaften, der molekularen und genetischen Medizin der letzten Jahre und Jahrzehnte neuen Schwung erhalten. Schon vor 100 Jahren begann eine „Gegenreformation", getrieben aus der Sorge, dass mit der naturwissenschaftlichen Reformation der Medizin wesentliche Aspekte des Krankwerdens und Leidens, des Behandelns und Heilens aus dem Blick geraten und Medizin zur Reparaturwerkstatt defekter Körper verkommen könne. Während man mit Blick von der antiken bis zur romantischen Medizin sagen kann, dass psychosomatische Medizin „so alt ist wie die Heilkunde selbst", lässt sich moderne psychosomatische Medizin am besten als Teil dieser Gegenreformation verstehen, und zwar sowohl in ihrer psychogenetisch-psychotherapeutischen Variante, die z. B. Sigmund Freud viel verdankt, als auch in ihrer holistisch-integrativen Variante, die z. B. Viktor von Weizsäcker und Thure von Uexküll viel verdankt. Durch ihre Entwicklung hin zu einer medizinischen Spezialdisziplin unter anderen sah sie sich aber bald selbst dem Vorwurf ausgesetzt, dass mit ihr eine „Medizin für Seelen ohne Körper" genauso einseitig werde wie die naturwissenschaftlich-technisch ausgerichtete „Medizin für Körper ohne Seele".

Mittlerweile ist die psychosomatische Medizin ist in ihrem Doppelcharakter als Spezialdisziplin und als Grundhaltung in der übrigen Medizin weitgehend akzeptiert: Einerseits gibt es einen entsprechenden Facharzt für Psychosomatische Medizin als äußeres Zeichen der Spezialisierung, andererseits erwerben Medizinstudenten und angehende Fachärzte anderer Richtungen heute deutlich mehr „psychosomatische Grundkompetenz" als früher üblich.

Das Bemühen um eine Medizin, die psychosomatische oder, noch allgemeiner gesprochen, anthropologische Gesichtspunkte systematisch integriert, muss dennoch in jeder Generation wieder aktiv aufgegriffen werden, um den wirkungsmächtigen, auch wirtschaftlich motivierten Tendenzen hin zur einseitig technisch-naturwissenschaftlichen Ausrichtung der Medizin anhaltend entgegenzuwirken.

Im Folgenden sollen daher einige praktisch relevante anthropologische Perspektiven moderner Medizin kurz angerissen werden. Sie ersetzen die traditionelle naturwissenschaftliche Perspektive nicht, sondern ergänzen sie sinnvoll. Zusammenfassen lassen sie sich unter einer Aussage: Die moderne anthropologisch ausgerichtete Medizin ist wesentlich **interpersonelle Medizin,** also sowohl eine Medizin der Person als auch eine Medizin der menschlichen Beziehungen.

1.2 Personale Medizin

1.2.1 Leib-seelischer Zusammenhang

Die moderne naturwissenschaftliche Entwicklung, gerade in den Neurowissenschaften, unterstützt die alte, lange Zeit als unwissenschaftlich geltende Einsicht in die enge Verflechtung von körperlichen und seelischen Prozessen in Gesundheit wie Krankheit. Wir wissen mittlerweile viel mehr von den Prozessen im Gehirn, die parallel zu psychischen Funktionen des Denkens, Fühlens und Wahrnehmens ablaufen; wir wissen um den Einfluss von Lernen und Erfahrung auf die Funktion und auch auf die Struktur des Nervensystems; wir wissen auch vom Einfluss von Stress sowohl auf die Psyche als auch auf das Immunsystem, die Hormone und das Herz. Derartige Zusammenhänge zeigen sich z. B. auch im Einfluss von Depressivität auf die Erkrankungswahrscheinlichkeit an einem Herzinfarkt. Wir sprechen mittlerweile vom „verkörperten Geist", um anzudeuten, dass seelische Funktionen eng nicht nur mit den Funktionen des Gehirns, sondern des gesamten Körpers zusammenhängen.

Noch abstrakter kann man sagen, dass der lange Zeit gültige, typischerweise mit Descartes in Verbindung gebrachte Substanz-Dualismus von *res cogitans* und *res extensa,* von Geist und Körper, der Annahme Platz gemacht hat, dass psychische und körperliche Phänomene dieselbe Basis haben und beide in gleicher Weise ausgerichtet sind im Lebensvollzug des Organismus. Dieser Lebensvollzug, der in wesentlichen Teilen ein zwischenmenschlicher ist, hinterlässt Spuren, die sowohl psychologisch als auch physiologisch beschreibbar sind (➤ Kap. 1.3).

1.2.2 Subjektive Perspektive/Pathisches

Das subjektive Erleben des Patienten ist eine wesentliche Determinante von Krankwerden und Kranksein. Diese Erkenntnis ist heute in der gesamten Medizin insofern etabliert, als die sog. „Lebensqualität" ein ebenso anerkanntes Ergebnismaß in allen Therapiestudien ist wie „harte" Outcomemaße, z. B. die Überlebenszeit. Doch die subjektive Perspektive geht über die Erfassung der Befindlichkeit im Kranksein und Gesundwerden hinaus – subjektive Bewertungen, Erklärungsmodelle und vor allem damit verbundene Affekte sind wichtige Faktoren im Krankwerden –, und das gilt nicht nur für die sogenannten psychogenen Erkrankungen (z. B. Ängste, Depressionen und funktionelle/somatoforme Schmerzen und Körperbeschwerden), sondern auch für organische Erkrankungen, wie das obige Beispiel des Zusammenhangs von Depression und Herzinfarkt bereits zeigte. Das subjektive Erleben bestimmt auch das sogenannte Krankheitsverhalten des Patienten: Ist er vor und nach Arztbesuchen beruhigt und erleichtert oder verängstigt und verärgert, wird das Aufsuchen des gleichen oder anderer Ärzte oder auch des Heilpraktikers mehr oder weniger wahrscheinlich, ebenso die Einhaltung der Verordnungen (sog. „Compliance").

Das Leiden an der Krankheit und im Kranksein ist ein weiterer grundsätzlicher Aspekt der subjektiven Perspektive des „Patienten" (sic!). Dieses „pathische" Moment im Kranksein muss eigenständig gewürdigt werden, unabhängig von den einzelnen Beschwerden, welche die Klage des Patienten normalerweise bestimmen. Geschieht dies, hilft es auch als Zugang zu wichtigen Dimensionen der Bedeutung, die eine Krankheit für den Einzelnen hat, sei es als Krise, als Chance, als Schicksal oder auch als Anlass für die Auseinandersetzung mit Tod und Sterben.

Ganz aktuell hat der Zustrom von Menschen aus anderen Kulturkreisen, die ihr Leid ja mitbringen und darin verstanden und behandelt werden wollen, die Bedeutung dieses Aspekts unserer Medizin erneut verdeutlicht.

1.2.3 Geschichtlichkeit

So wie der Mensch insgesamt ein geschichtliches, ständiger Entwicklung unterworfenes Lebewesen ist, so ist auch Krankheit in den allermeisten Fällen ein geschichtliches Phänomen, also weder ganz zufälliges Ereignis noch fest (z. B. genetisch) determiniertes Schicksal. In der Erklärung psychischer und psychosomatischer Krankheiten spielt diese Geschichtlichkeit eine zentrale Rolle, d. h., Disposition und Auslösung der Erkrankung werden regelmäßig im Zusammenhang der Biografie des Patienten analysiert: Welche Erfahrungen und Erlebnisse haben es wahrscheinlicher gemacht, dass dieser Mensch später erkrankt, welche aktuellen Umstände haben im Zusammenwirken mit dem subjektiven Erleben des Patienten die Erkrankung ausgelöst?

Dass auch organische Erkrankungen ihre Geschichtlichkeit haben, lässt sich auf verschiedene Weise zeigen: zum einen ganz direkt anhand von sogenannten Risikofaktoren, die das spätere Auftreten von vielfältigen organischen Erkrankungen wahrscheinlicher machen und etwas mit dem Lebensstil und Verhalten des Patienten und damit mit seiner Geschichte zu tun haben (z. B. Rauchen, Ernährung, Bewegung etc.). Genauso direkt ist der Zusammenhang zwischen belastenden Lebensereignissen und der Auslösung bzw. Verstärkung vieler organischer Krankheiten – und zwar nicht nur bei den ehemals als „psychosomatisch im engeren Sinn" bezeichneten wie Neurodermitis, Asthma oder Magenulkus (ungeachtet der zusätzlich notwendigen Faktoren wie Genetik, atopische Disposition oder *Helicobacter*-Bakterien), sondern auch z. B. bei der multiplen Sklerose.

Zum anderen gibt es indirektere Hinweise für die Geschichtlichkeit organischer Krankheiten. Beispielsweise ergeben sie sich aus dem Nachweis einer erhöhten oder erniedrigten Stressresilienz in der Folge frühkindlicher Erfahrungen: Sind die frühkindlichen Erfahrungen förderlich, wirkt sich dies nicht nur auf die psychische Entwicklung positiv aus, sondern auch auf die physiologischen Korrelate der Stressresilienz, d. h. die Reaktion von Stresshormonen wie Adrenalin und Kortisol auf Stressreize – und diese Reagibilität hängt wiederum mit der späteren Wahrscheinlichkeit zusammen, organisch zu erkranken.

Ganz wichtig für alle Aspekte personaler Medizin ist, dass die subjektive Perspektive nicht identisch ist mit der bewussten Perspektive des Subjekts. Gerade die leib-seelischen, emotionalen Verflechtungen und die Geschichtlichkeit sind nur zum Teil dem bewussten Erleben verfügbar. Vieles ist prinzipiell unbewusst, manches ist in bestimmten Kontexten, z. B. einer entsprechenden therapeutischen Beziehung, bewusstseinsfähig.

1.3 Beziehungsmedizin

Schon die obige Skizzierung einzelner Aspekte personaler Medizin macht deutlich, dass sie eng mit dem Beziehungsaspekt verbunden sind, der zur interpersonellen Perspektive auf die Medizin gehört – es hängt schließlich vom Anderen, vom Gegenüber ab, ob ein Mensch als Person in seiner leib-seelischen Verflechtung, Subjektivität und Geschichtlichkeit wahrgenommen wird oder z. B. als Träger eines letztlich mechanisch verstandenen Defekts. Doch damit ist der Beziehungsaspekt in der Medizin noch nicht erschöpft.

1.3.1 Entwicklung und Erkrankung in der Beziehung

Dass die Entwicklung des Menschen auch nach der Geburt existenziell von einer engen und gelingenden Beziehung zu mindestens einem anderen Menschen abhängt, ist zunächst einmal selbstverständlich. Auch dass die Entwicklung der psychischen Struktur eines Menschen stark von frühen Beziehungserfahrungen im Zusammenspiel mit eigenen Bewältigungsstilen geprägt ist, kann angesichts der vielen Befunde zur Säuglings- und Bindungsforschung nicht mehr als überraschend oder neu gelten (vgl. die entsprechenden Kapitel in diesem Buch). Insbesondere die psychodynamischen Entwicklungslehren haben mittlerweile ihre Theorien mit diesen Befunden erhärtet, wenn sie die besondere Vulnerabilität für psychische oder psychosomatische Erkrankungen erklären wollen und dabei auf ein ganzes Spektrum wenig förderlicher frühkindlicher Erfahrungen verweisen, vom nicht gelingenden „affektiven Attunement" zwischen Kleinkind und Mutter bis hin zum offenkundigen Missbrauch.

Etwas weniger bekannt sind die Befunde, die darüber hinaus zeigen, dass sich, wie oben schon angedeutet, die Qualität der frühkindlichen Beziehungen auch direkt auf die physiologische Reaktionsweise des Organismus auswirkt. Im Licht der leib-seelischen Verschränkungen und der Geschichtlichkeit ist auch dieser Zusammenhang eigentlich nicht überraschend – aber er bedarf, mehr noch als die Zusammenhänge im psychologischen Bereich, immer noch weiterer Erforschung, vor allem um seine Bedeutung für menschliches Gesundsein und Krankwerden besser abschätzen zu können.

Beziehungen spielen aber nicht nur für die leibseelische Entwicklung und damit für die Krankheitsdisposition, sondern auch für die Auslösung und Aufrechterhaltung von Krankheiten eine wichtige Rolle.

Verluste wichtiger Anderer, ob durch Tod, Trennung oder auf andere Weise, sind hier besonders bekannte Faktoren, auch mangelnde soziale Unterstützung („social support") gerade auch am Arbeitsplatz wird zunehmend als hoch relevant für die Entstehung und Chronifizierung psychosomatischer Schmerzen, aber auch organischer Erkrankungen wie der koronaren Herzkrankheit erkannt. Daneben gibt es natürlich noch vielfältige, z. B. konflikthafte oder auch traumatisierende Beziehungskonstellationen, die krankheitsauslösend und -aufrechterhaltend sein können.

1.3.2 Umgang von Behandler und Patient

Ein Patient ist Person erst im Auge des Gegenübers, und dieses ist in medizinischen Kontexten der Arzt und allgemeiner der Behandler. In der Arzt-/Behandler-Patient-Beziehung wird die Anerkennung des Anderen als Person geleistet oder verfehlt, d. h. ein Verständnis für die leib-seelische Verflechtung, die subjektiv-pathische Perspektive und die Geschichtlichkeit der Erkrankung erarbeitet oder nicht. Die Beziehung ist dabei kommunikatives Handeln und als solches mehr als verbale Kommunikation: Zum „Umgang" von Behandler und Patient gehören die Fähigkeit zur Empathie und die nonverbale Kommunikation, es gehören dazu auch die Durchführung der körperlichen Untersuchung, die Anordnung und Besprechung von Zusatzuntersuchungen und die Aushandlung und Begleitung von Therapieansätzen, die Kommunikation mit Mitbehandlern, Angehörigen etc. In der Art und Weise, wie all diese Aspekte medizinischen Handelns umgesetzt werden, liegt das Gelingen oder Misslingen der Anerkennung – nicht „nur" in der Gesprächsführungstechnik, obwohl auch diese bedeutsam ist.

Ein wichtiges Prinzip, auf dem ein personaler Umgang basiert, ist das der **Gegenseitigkeit.** Trotz der sinnvollen Asymmetrie in der Behandler-Patient-Beziehung (z. B. der eine sucht, der andere bietet Hilfe) ist die Hintergrundhaltung geprägt vom Bewusstsein ihres reziproken Charakters: Auch der Behandler braucht den Patienten, auch der Behandler ist Person mit Geschichte etc. – er ist also weder „Halbgott in Weiß" noch einfach abstinenter „Spiegel" für den Patienten. Ein notwendiges Instrument, um in dieser interpersonellen Verflechtung von Behandler und Patient eine professionelle Ausrichtung der Beziehung auf übergeordnete Behandlungsziele zu ermöglichen, ist die – durch Supervision unterstützte – in sogenannter „teilnehmender Beobachtung" enthaltene Selbstreflexion des Behandlers. Durch diese kommt er in die Lage, eigene Anteile am Zustandekommen der Beziehung nicht vorschnell dem Patienten „in die Schuhe zu schieben"; außerdem kann er so eigene Gefühlsreaktionen und Handlungsimpulse auch als Information über das Erleben und die Persönlichkeit des Patienten verstehen. Die technischen Aspekte des gelingenden Umgangs sind lehr- und lernbar, also gerade keine naturgegebene ärztliche Kunst – Teilnahme an entsprechenden Kursen z. B. zur ärztlichen Kommunikation führt zu höherer Lebensqualität und Zufriedenheit bei Patienten, aber auch zu höherer beruflicher Zufriedenheit bei den Ärzten selbst.

1.3.3 Behandlung und Psychotherapie

Linderung und Heilung von Krankheiten machen die kurative Medizin aus. Natürlich hat Medizin insgesamt noch andere Funktionen, u. a. präventive, rehabilitative, soziale, aber ohne den kurativen Kern wäre sie nicht. Eine personale, interpersonelle Medizin wird kurative Ziele allerdings anders festlegen, verfolgen und in ihrer Erreichung überprüfen als eine mechanistisch-naturwissenschaftliche. Aushandlungsprozesse zwischen Patient und Arzt spielen hier eine wichtige Rolle, („Shared Decision Making" ist der moderne Begriff dafür), die Orientierung am Befinden und nicht nur am Befund, das In-Erfahrung-Bringen der Behandlungserwartungen des Patienten, der Abgleich mit eigenen Therapiezielen einschließlich der Bereitschaft, leitliniengestützte Evidenz an die Bedingungen des Einzelfalls anzupassen etc. Im Grunde sind natürlich alle oben angeführten Aspekte der interpersonellen Medizin im medizinischen Kernbereich der Behandlung besonders wichtig – bis hin zur Beachtung des pathischen Moments und der Begleitung von Grenzerfahrungen im Sterben.

Psychotherapie ist eine Form der Behandlung, die besonders offenkundige Beziehungen zu einer interpersonell ausgerichteten Medizin hat – aber sie ist nicht einfach identisch mit ihr. Eine interpersonelle Ausrichtung gilt prinzipiell für jede medizinische Tätigkeit, bei jeder Diagnose. Psychotherapie ist spezifischer, ist Behandlung (nur) mit den Mitteln der Kommunikation, zur Erreichung definierter, mit diesen Mitteln prinzipiell erreichbarer Ziele. Zu diesen Zielen gehören die Linderung und – im sehr positiven Fall – Heilung psychischer und mancher psychosomatischer, z. B. funktioneller Krankheiten oder die Beeinflussung von strukturellen oder traumatischen Störungen der Persönlichkeit. Zu diesen Zielen gehört aber nicht, und das ist wichtig zur Abgrenzung gegenüber älteren psychosomatischen Ansätzen, die Heilung organischer Krankheiten selbst – die darin enthaltene Idee der „Psychogenese" organischer Krankheiten ist, wie oben gesagt, inzwischen verlassen. Bei Patienten mit organischen Erkrankungen ist das Ziel von Psychotherapie heute am besten bescheiden und umfassend zugleich mit „Hilfe bei der Bewältigung" zu umschreiben.

Psychotherapie ist, wie der gelingende Umgang allgemein, mehr als nur Haltung; sie ist auch lehr- und lernbare Technik, braucht neben Supervision zwingend Selbsterfahrung in der Ausbildung. Psychotherapie, insofern sie nicht manipulative Symptomtechnik ist, findet auf dem Hintergrund eines Menschenbildes statt, das dem der interpersonellen Ausrichtung der Medizin sehr ähnlich ist – sie entwickelt aber für spezifische Ziele in spezifischen Konstellationen die damit verbundenen interpersonellen Techniken systematisch weiter.

1.4 Fazit: Interpersonelle Medizin ist arbeitsteilig

Als Fazit dieser Aufzählung soll nur ein Punkt herausgestellt werden, der noch fehlte: Eine im modernen anthropologischen Sinn interpersonell ausgerichtete Medizin ist eine solche nur, wenn sie sich ihres arbeitsteiligen Charakters bewusst ist und von dem Idealbild der isolierten Arzt-Patient-Beziehung Abschied nimmt. Gute Behandlung funktioniert nur im Zusammenspiel unterschiedlicher Berufsgruppen, mit jeweils unterschiedlichen diagnostischen, pflegerischen und therapeutischen Schwerpunkten. Nur wenn die Angehörigen dieser Berufsgruppen sich auch wechselseitig als Personen anerkennen, und das heißt u. a. auch die Angewiesenheit auf den anderen und die Grenzen des eigenen Zugangs anerkennen, wird interpersonell ausgerichtete Medizin im Umgang mit dem Patienten möglich.

(Spezialisierte) Psychosomatik und Psychotherapie haben für ihre Zwecke besonders ausgearbeitete Formen der arbeitsteiligen, meist „multimodal" genannten Behandlung entwickelt, vor allem im Bereich der stationären Versorgung – Kunsttherapie ist hier ein wichtiger Baustein. Besondere Strukturen wie regelmäßige Fallkonferenzen und Teamsupervisionen helfen dabei, die Qualität des interpersonellen Umgangs untereinander und damit auch der Behandlung des Patienten zu sichern. Damit ist zeitgemäße stationäre Psychosomatik bei allen Unterschieden zu anderen Feldern ein wichtiges Beispiel für gelebte Arbeitsteiligkeit in der interpersonellen Medizin.

LITERATUR

Rudolf G, Henningsen P (Hrsg.) (2017). Psychosomatische Medizin und Psychotherapie. Ein einführendes Lehrbuch auf psychodynamischer Grundlage. 8. A. Stuttgart: Thieme.

von Weizsäcker V (1986). Gesammelte Schriften (GS). Bd. 1–10. Frankfurt: Suhrkamp.

KAPITEL

2

Bernhard Strauß

Forschung in der Kunsttherapie – „The facts are friendly"

In der letzten Auflage dieses Buches war der Titel des Kapitels zur Forschung noch mit einem Fragezeichen versehen (Kächele 2008). Kunst- und Gestaltungstherapie gehören zu den festen Bestandteilen eines multimodalen therapeutischen Angebots, insbesondere in (teil-)stationären psychotherapeutischen und psychiatrischen Einrichtungen, und somit ist es eigentlich selbstverständlich, dass die Kunsttherapie als Interventionsmethode sich auch der Forschung stellen bzw. Fragen an die Forschung richten sollte.

Der Bezugsrahmen hierfür ist die Psychotherapieforschung im weiteren Sinne, die sich in den letzten Jahrzehnten sehr differenziert hat. Es soll deshalb in diesem Kapitel zunächst ein sehr knapper Abriss der Entwicklungen und Paradigmen der Psychotherapieforschung erfolgen, ehe im zweiten Teil eine kurze Zusammenfassung des Standes der Forschung zur Kunsttherapie dargestellt werden soll.

2.1 Entwicklung und Gegenstände der Psychotherapieforschung

Psychotherapieforschung, die den Anspruch verfolgt, psychotherapeutische Veränderungen begreifbar zu machen, ist letztendlich so alt wie die Psychotherapie selbst, auch wenn es systematische empirische Studien zur Psychotherapie vermutlich erst seit den 1930er-Jahren gibt, da erst ab dann brauchbare Forschungstechniken und -methoden entwickelt waren. Meyer (1990) lieferte eine **Taxonomie der Psychotherapieforschung** und unterscheidet eine *klassische Phase,* in der ein intraindividueller Vor-Nach-Vergleich die zentrale Methode darstellte, ehe dann in den 1950er-Jahren die *Rechtfertigungsphase* eröffnet wurde, in der zahlreiche kontrollierte, vergleichende Therapiestudien durchgeführt wurden, in denen zunehmend spezifischere Patientengruppen mit zunehmend spezifischeren manualisierten Behandlungsmethoden therapiert und die Therapien mit Blick auf ihre Effektivität überprüft und verglichen wurden. Als dritte wesentliche Richtung nennt Meyer die *differenzielle Psychotherapie-Effizienzforschung,* die sich einerseits zunehmend mit der Frage beschäftigt, welche Wirkmechanismen und welche Faktoren für die Veränderung in der Psychotherapie überhaupt bedeutsam sind, zum anderen mit der Frage des „What works for whom?", also der differenziellen und gezielten Auswahl von Patienten für spezifische Behandlungsverfahren.

In ➢ Abb. 2.1, die ein Konzept von Kächele und Strauß (2000) modifiziert, sind die verschiedenen **Stadien der Psychotherapie-Ergebnisforschung** zusammengefasst. Das Modell beginnt in der Regel mit Fallbeschreibungen und geht dann über deskriptive Fallsammlungen, möglicherweise experimentelle Überprüfungen der postulierten Veränderungsmechanismen hin zu randomisierten, kontrollierten Studien (RCTs), die heute als Goldstandard in der Wirkungsforschung gelten. Nur durch die

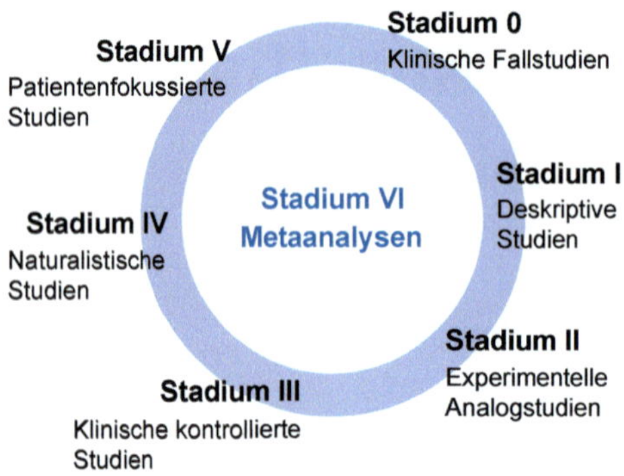

Abb. 2.1 Stadien der Psychotherapieforschung

randomisierte Studie ist ein kausaler Behandlungseffekt nachweisbar.

Während RCTs eine hohe interne Validität haben, sind sie häufig schlecht auf die tatsächliche Praxis der Psychotherapie generalisierbar, weswegen bei der Bewertung von psychotherapeutischen Verfahren heute vermehrt sog. naturalistische Studien gefordert werden, welche die Anwendbarkeit und Effektivität von Behandlungsmaßnahmen in der Routinepraxis belegen. In ➤ Abb. 2.1 ist weiterhin (als Stadium VI) die **patientenorientierte Forschung** gekennzeichnet. Unter dieser Überschrift vollzieht sich derzeit geradezu ein Paradigmenwechsel in der Psychotherapie, der beinhaltet, dass die Patienten und ihre Rückmeldungen zur Psychotherapie die wichtigste Quelle für therapeutische Entscheidungsprozesse sein sollten. In die Rubrik der patientenorientierten Forschung fallen jene zahlreichen Untersuchungen der letzten Zeit zur Bedeutung des Feedbacks für den Therapieverlauf, die deutlich zeigen, dass Feedbackverfahren unterschiedlicher Art, solange sie den Therapeuten tatsächlich Informationen über den aktuellen Zustand des Patienten geben, dazu beitragen können, insbesondere problematische Therapieverläufe zu verhindern (vgl. Lambert 2013; Castonguay et al. 2013).

Schließlich ist in ➤ Abb. 2.1 als zentrales Konzept der Forschungssynthese die Methode der **Metaanalyse** genannt. Darunter fallen alle Ansätze, die versuchen, viele und oft schwer überschaubare Einzelergebnisse unter Berücksichtigung der Studienqualität zusammenzufassen und die Wirkungen einzelner Verfahren in Form von Maßen der Effektgröße bzw. Effektstärken auszudrücken. Eine genaue Beschreibung der verschiedensten Forschungsansätze findet sich z. B. in Strauß und Wittmann (2012) oder in der lesenswerten Monografie von Cooper (2008).

Die in ➤ Abb. 2.1 dargestellten Herangehensweisen dienen letztendlich allesamt der Überprüfung der Wirksamkeit von therapeutischen Maßnahmen und deren experimenteller Fundierung, wobei insbesondere die in Stadium II dargestellten experimentellen Analogstudien sowohl in der Psychotherapie allgemein wie auch in der Kunst- und Gestaltungstherapie eher selten sind.

Die o. g. differenzielle Psychotherapie-Effizienzforschung orientiert sich an anderen Modellen, die meistens spezifische Techniken und Ansätze therapeutischer Methoden und Settings mit berücksichtigen. In den letzten Jahren wurde immer wieder berichtet, dass es nach vielen Jahrzehnten Psychotherapieforschung so aussieht, dass insbesondere die spezifische Behandlungstechnik vergleichsweise wenig **Varianz der Behandlungsergebnisse** erklärt (z. B. Norcross 2011), wohingegen Charakteristika der Patienten und Patientinnen und mögliche Veränderungen in deren Alltagsleben sehr viel mehr Einfluss haben.

Eine große Bedeutung kommt auch sog. **allgemeinen Wirkfaktoren** zu, also Einflussfaktoren wie die Qualität der therapeutischen Beziehung, der Zielkonsens zwischen Patient und Therapeut, die richtige Zuordnung eines Patienten zu einem Behandlungsverfahren, die vermutlich in allen Therapien eine Rolle spielen und deswegen als unspezifische Wirkfaktoren bezeichnet werden können. In jüngster Zeit wurde auch deutlich gemacht, dass die Person des Therapeuten doch einen sehr viel beträchtlicheren Einfluss auf das Behandlungsergebnis hat, als dies lange Zeit angenommen wurde. In jüngsten Übersichten kommen Autoren zu dem Schluss, dass Merkmale des Therapeuten ähnlich hoch mit dem Behandlungsergebnis korrelieren, wie dies für die therapeutische Beziehung berichtet wird, wohingegen die Adhärenz, d. h. das tatsächliche Befolgen manualisierter Behandlungstechniken, mit dem Therapieergebnis recht wenig korrespondiert (z. B. Baldwin und Imel 2013).

Eine weitere Differenzierung der potenziellen Einflussfaktoren auf psychotherapeutische Behandlungen, die sowohl den Prozess als auch das Ergeb-

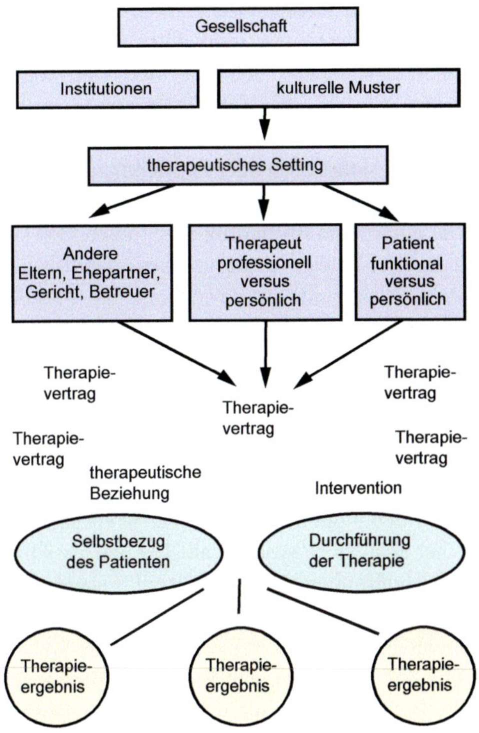

Abb. 2.2 Generisches Modell der Psychotherapie (nach Orlinsky und Howard 1987)

nis beeinflussen können, wurde in den 1980er-Jahren von Orlinsky und Howard unter der Überschrift eines „generischen Modells der Psychotherapie" erstellt (➤ Abb. 2.2). Nach wie vor ist dieses Modell, das auch in der ersten Auflage dieses Buches bereits dargestellt wurde, von hoher Relevanz für die Erstellung systematischer Literaturübersichten und für die Planung von Studien im Zusammenhang mit Interventionsmethoden.

Entlang der hier skizzierten Forschungslinien hat die Psychotherapieforschung insgesamt eine große Fülle an positiven Befunden erbracht, die zum einen die Wirksamkeit von Psychotherapie eindeutig belegen, die aber andererseits auch deutlich machen, dass angesichts hoher Abbruchraten, großer Selektionen auf dem Weg zur Psychotherapie und durchaus auch unerwünschter Ergebnisse noch reichlich Optimierungsbedarf besteht. Dieser Optimierungsbedarf sollte auch beinhalten, dass Psychotherapeuten sich über unerwünschte Nebenwirkungen von Psychotherapien im Klaren sind und alles tun, um Schäden von ihren Patienten fernzuhalten, die es durchaus auch für psychotherapeutische Verfahren gibt und die z. B. in der Ausbildung durch die Entwicklung einer Fehlerkultur in der Psychotherapie nach Möglichkeit vermehrt berücksichtigt werden sollte.

2.2 Forschung in der Kunsttherapie?!

In den vorangegangenen Abschnitten wurden die Konzepte und Vorgehensweisen einer „Mainstream-Psychotherapieforschung" dargestellt, die primär kontrolliert, empirisch und quantitativ ist. Selbstverständlich hat auch qualitative Psychotherapieforschung ihren Platz, wobei insbesondere im Kontext von Methoden, die nur partiell im Detail manualisiert werden können (und dazu ist die Kunsttherapie vermutlich zu rechnen), eine ergebnisoffene Analyse von Berichten und Beschreibungen von Behandlungsverläufen notwendig und wünschenswert ist, auch um eine konzeptuelle Weiterentwicklung zu ermöglichen. Dies wurde im Vorgängerkapitel in der letzten Auflage auch erwähnt, insbesondere im Hinblick auf Methoden der Analyse von Narrativen in der Psychotherapie (Kächele 2008).

Die Kunsttherapie muss sich aber auch nicht scheuen, sich der Methoden der Mainstream-Psychotherapieforschung zu bedienen und damit dazu beizutragen, dass die Wirksamkeit der Methode besser belegt und die Wirkmechanismen besser untersucht werden können.

Grundsätzlich ist in diesem Kontext wichtig, die Behandlungsvoraussetzungen im Sinne des Modells von Orlinsky und Howard (➤ Abb. 2.2) exakt zu dokumentieren und zu beschreiben und adäquate Methoden zu finden, um Veränderung im Kontext von Kunst- und Gestaltungstherapien zu belegen. In diesem Bereich werden sich wahrscheinlich einerseits Standardverfahren der Psychotherapieforschung, die auf die Veränderung von Symptomen, eine Besserung der Befindlichkeit und Lebensqualität abzielen, anbieten, zum anderen vermutlich auch spezifische Methoden, die bspw. die subjektive Bewertung einzelner Therapieschritte oder ganz spezifischer kunsttherapeutischer Erfahrungen abbilden.

Das eingangs erwähnte Fragezeichen in der Überschrift ist insofern obsolet geworden, als sich in den Literaturdatenbanken mit Bezug zur Psychotherapie ganz deutlich zeigt, dass es eine kunsttherapeutische Forschung gibt und dass diese kunsttherapeutische Forschung eine beträchtliche Anzahl von Studien hervorgebracht hat, die u. a. die Wirksamkeit von kunsttherapeutischen Maßnahmen zumindest andeutet.

Wie bei fast allen psychotherapeutischen Verfahren finden sich in der Forschungsliteratur zahllose Fallberichte und Beschreibungen aus kunsttherapeutischen Behandlungen. Ebenso gibt es eine Reihe von deskriptiven Studien. Von Interesse für die Bewertung der Wirksamkeit eines Verfahrens sind aber natürlich umfänglichere Studien einschließlich der RCTs. Für diese Darstellung der Forschungsergebnisse wurde eigens eine Literaturrecherche durchgeführt, mit der in den gängigen Datenbanken (PsychINFO, Web of Science, PubPsych und Google Scholar) nach **Übersichten,** systematischen Reviews bzw. Metaanalysen zur Kunsttherapie gesucht wurde. Insgesamt ergab die Literaturrecherche 18 Übersichtsarbeiten, die dementsprechend zahlreiche Einzelstudien berücksichtigen (wahrscheinlich einige hundert Arbeiten).

Bei genauer Betrachtung reduziert sich die Anzahl der für dieses Kapitel relevanten Übersichten, da unter dem Begriff der Kunsttherapie eine Vielzahl von Ansätzen in der Literatur beschrieben werden, u. a. auch kunstbasierte Methoden in der Gesundheitsforschung, die weniger der Veränderung von Befindlichkeiten, sondern mehr der Vermittlung von Wissen über Krankheiten bzw. gesundheitsrelevante Prozesse dienen (z. B. Fraser und al Sayah 2011).

Die vorhandenen Studien, die sich mit kunsttherapeutischen Methoden im engeren Sinne befassen, lassen sich zum einen nach der **Methodik** der zusammengefassten Studien differenzieren, zum anderen nach deren **Zielgruppen.**

In einer neueren **Übersicht von RCTs** zur Kunsttherapie berichten Maujean et al. (2014) von 8 Studien, die zwischen 2008 und 2013 durchgeführt wurden und die den üblichen methodischen Standards entsprechen. Bis auf eine dieser Studien, in denen jeweils Kontrollbedingungen mit Kunsttherapie verglichen wurden, belegen alle Studien, die sich auf sehr gemischte Populationen beziehen, einen positiven Effekt kunsttherapeutischer Maßnahmen, wobei die Ergebnismaße fast ausschließlich die in der Psychotherapieforschung üblichen Methoden waren, z. B. die SCL-90R, die WHO-Instrumente zur Lebensqualitätsmessung oder auch gängige Angst- und Depressionsskalen oder Beurteilungen des globalen Funktionsniveaus.

Die **inhaltliche Aufteilung** der Studien lässt sich klar in zwei Kategorien ausdrücken, nämlich zum einen therapeutische Interventionen bei *Personen mit körperlichen Erkrankungen,* zum anderen *kunsttherapeutische Interventionen bei psychisch Kranken.*

In die erste Kategorie fallen vor allem **Patienten mit Krebserkrankungen** sowie neurologische bzw. gerontopsychiatrische Patienten. Zwei größere Übersichten über die Wirkung der Kunsttherapie auf das Symptommanagement bei Krebspatienten (Archer et al. 2015; Wood et al. 2011) fassen 9 bzw. 12 Originalstudien zusammen und folgern, dass Kunsttherapie in allen Phasen einer Krebserkrankung als begleitende Behandlung geeignet ist, sich positiv auf behandlungsabhängige Symptome auswirkt (z. B. Fatigue) und psychologische Bewältigungsprozesse im Umgang mit Verlust, Veränderung und Unsicherheit positiv zu beeinflussen vermag. In der jüngeren Studie (Archer et al. 2015) wird berichtet, dass Angst, Depression, Stress, Ärger und allgemeine Befindlichkeit sowie die Lebensqualität und das Coping in gewünschter Form durch kunsttherapeutische Interventionen beeinflusst werden, wenngleich die vorliegenden Studien noch als methodisch nicht ganz ausgereift bezeichnet werden. In einer Übersichtsarbeit aus Deutschland (Böhm et al. 2014), die sich mit den differenziellen Auswirkungen kunsttherapeutischer Behandlung bei Brustkrebspatientinnen befasste, schließen die Autoren, dass insbesondere Angst bei diesen Patienten reduziert wurde, wohingegen die Effekte bzgl. Depression und Lebensqualität nicht eindeutig waren.

Eine Reduktion von Depressivität, die Verbesserung körperlicher Funktionen und der Lebensqualität wird auch in einer Studie bei **Schlaganfallpatienten** berichtet (Kongkasuwan et al. 2016). Umfassende Übersichtsarbeiten liegen für den Einsatz der Kunsttherapie bei **Alzheimer-Patienten** vor (Gaugler 2014; Chancellor et al. 2014). Hier werden auf der Basis von Fallstudien und kleineren systematischen Studien die Schlüsse gezogen, dass Kunsttherapie die Aufmerksamkeit erhöht, angenehme Gefühle vermittelt und neuropsychiatrische Symptome, das soziale Verhalten und das Selbstwertgefühl von Patienten positiv beeinflusst. In der zweiten Übersicht, die sich ebenfalls mit Alzheimer-Demenz und Demenz im Allgemeinen beschäftigt, wurden immerhin 112 Artikel ausfindig gemacht, die auf positive Effekte hinweisen, wenngleich der Autor (Gaugler 2014) anregt, hier doch noch sehr viel differenzierter zu forschen, insbesondere was die Ergebniskriterien anbelangt.

Die zweite große Gruppe beschäftigt sich mit der **Kunsttherapie im Kontext psychischer Erkrankungen,** wobei die hier untersuchten Störungen von der Schizophrenie über Persönlichkeitsstörungen, Traumafolgestörungen bis zu Angst und Depression reichen, d. h., alle wesentlichen psychischen Störungen, die sich im klinischen Feld finden, wurden im Hinblick auf die Wirksamkeit von Kunsttherapie bereits untersucht.

Von besonderem Interesse ist eine Übersicht über die kunsttherapeutische Behandlung von Patienten mit Depressionen, die vielleicht eine mögliche Richtung für die zukünftige Forschung andeutet. Die von einer schwedischen Arbeitsgruppe (Blomdahl et al. 2013) erstellte Übersicht geht davon aus, dass die therapeutischen Faktoren, die in der Kunsttherapie zum Tragen kommen, eher dazu geeignet sind, das Funktionsniveau der Patienten im allgemeineren Sinne (so wie in der *International Classification of Functioning, Disability and Health* [ICF] beschrieben) zu beeinflussen als die psychisch bzw. psychiatrische Symptomatik im engeren Sinne.

Entsprechend beschreiben die Autoren auf der Basis von 16 verschiedenen Studien Kernfaktoren, die für eine mögliche Veränderung in der Kunsttherapie besonders typisch sind, nämlich:

- Förderung der Selbstexploration und Selbstexpression
- Kommunikation
- Verständnis und Klärungsmodelle
- Integration
- Symbolisches Denken
- Kreativität und sensorische Stimulation

Diese **Wirkfaktoren** scheinen die Funktionskategorien des ICF eindeutig positiv zu beeinflussen.

Auch wenn bezüglich psychischer Störungen durchaus positive Trends berichtet werden, die auch eine Kosteneffektivität der Behandlung umfassen (Uttey et al. 2015), kommen die meisten Übersichtsarbeiten doch zu dem Schluss, dass noch eine deutliche Verbesserung der Forschungsstrategien notwendig sein wird. Diese Verbesserung umfasst einerseits eine detailliertere Beschreibung des therapeutischen Vorgehens, um einen Praxistransfer zu erleichtern, die vermehrte Einbeziehung von ausführlicheren Patientenberichten über die Therapieerfahrungen (van Lith 2016) sowie eine Klärung der Konzepte, die wiederum eine Auswirkung auf die Auswahl von Messinstrumenten zur Ergebnisforschung beinhalten muss (Leckey 2011; Schouten et al. 2015).

2.3 Schlussfolgerungen

Es ist keine Frage mehr, ob Forschung in der Kunsttherapie ihren Platz hat. Die hier nur ausschnittweise berichteten Befunde zeigen ganz klar, dass es kunsttherapeutische Forschung gibt und dass diese Forschung sich als durchaus ebenbürtig mit anderen therapeutischen Ansätzen im Gesundheitssystem erweist, wenngleich sie – auch dies ist, sieht man von den etablierten psychotherapeutischen Verfahren ab, typisch für viele Interventionsmethoden im Gesundheitsbereich – noch deutlich verbesserungsfähig ist.

Auch in der Kunsttherapie gilt es, den häufig beschriebenen Widerspruch zwischen Forschung und Praxis aufzulösen und wissenschaftliche Ergebnisse praktisch nutzbar zu machen und gleichzeitig Praktiker mit einzubeziehen, wenn es um die Formulierung von Forschungsfragen geht (Castonguay et al. 2013). Es ist aber zu konstatieren, dass sich ganz offensichtlich international eine kunsttherapeutische Forschung entwickelt, die auf einem guten Weg ist und noch einiges Potenzial beinhaltet.

Carl Rogers (1961) war einer der ersten und wichtigsten Psychotherapieforscher, der sehr freizügig bekannte, wie skeptisch er anfangs gegenüber der Forschung im Bereich der Psychotherapie war – auch aufgrund der Befürchtung, dass Forschungsergebnisse möglicherweise keine positiven Effekte nachweisen würden. In einer kritischen Reflexion seiner eigenen Sozialisation räumte er aber ein, dass er wissenschaftliche Fakten zu Unrecht als mögliche Feinde betrachtet habe und zu der Einsicht gekommen sei, dass „Fakten immer freundlich" seien, da sie einfach dabei helfen, der Wahrheit (wie auch immer sie aussehen mag) näher zu kommen, und dies, so Rogers, könne niemals wirklich gefährlich oder unbefriedigend sein!

LITERATUR

Archer S, Buxton S, Sheffield D (2015). The effect of creative psychological interventions in psychological outcomes for adult cancer patients. Psychooncology 24: 1–19.

Baldwin S, Imel Z (2013). Therapist variables. In: Lambert MJ (ed.). Bergin and Garfields' Handbook of Psychotherapy and Behaviour Change. 6th ed. New York: Wiley, pp. 258–297.

Blomdahl C, et al. (2013). A realist review of art therapy for clients with depression. Arts in Pschother 40: 322–330.

Böhm K, et al. (2014). Arts therapy for anxiety, depression and quality of life in breast cancer patients. Evid Based Complement Alternat Med 2014; 2014: 103297.

Castonguay LG, et al. (2013). Practice-oriented research: approaches and applications In: Lambert MJ (ed.). Bergin and Garfields' Handbook of Psychotherapy and Behaviour Change. 6th ed. New York: Wiley, pp. 85–133.

Chancellor B, Duncan A, Chatterjee A (2014). Art therapy for Alzheimer's disease. J Alzheim Dis 39: 1–11.

Cooper M (2008). Essential Research Findings in Counselling and Psychotherapy. London: Sage.

Fraser KD, Al Sayah F (2011). Arts-based methods in health research. Arts & Health 3: 110–145.

Gaugler J (2014). Efficacy of creative arts therapy in treatment of Alzheimer's disease and dementia. Activ Adapt Ageing 38: 281–304.

Kächele H (2008). Forschung in der Kunsttherapie? In: Martius Ph, Spreti F von, Henningsen P (Hrsg.). Kunsttherapie bei psychosomatischen Störungen. 1. A. München: Elsevier Urban & Fischer, S. 9–14.

Kächele H, Strauß B (2000). Approaches and methods in psychotherapy research. In: Siwiak-Kobayashi M, Leder S, Czabala C, Sakuta T (eds.). Psychotherapy at the Turn of the Century from Past to Future. Warshaw: Polish Psychiatric Association.

Kongkasuwan R, Voraakhom K, Pisolayabutra P (2016). Creative art therapy to enhance rehabilitation for stroke patients. Clin Rehab 30: 1016–1023.

Lambert MJ (2013). The efficacy and effectiveness of psychotherapy. In: Lambert MJ (ed.). Bergin and Garfields' Handbook of Psychotherapy and Behaviour Change. 6th ed. New York: Wiley, pp. 169–218.

Leckey J (2011). The therapeutic effectiveness of creative activities on mental well-being. J Psychiatr Ment Health Nurs 18: 501–509.

Maujean A, Kendall E, Peppoing CA (2014). A systematic review of randomized controlled studies of art therapy. Art Therapy 31: 37–44.

Meyer AE (1990). Eine Taxonomie der bisherigen Psychotherapieforschung. Z Klin Psychol 19: 287–298.

Norcross J (2011). Psychotherapeutic Relationships that Work. Washington, DC: APA.

Orlinsky D, Howard KI (1987). A generic model of psychotherapy. J Integrative Eclectic Psychother 6: 6–27.

Rogers C (1961). On Becoming a Person. London: Constable.

Schouten KA, deNiet G, Knipscheer JW (2015). The effectiveness of art therapy in the treatment of traumatized adults. Trauma Violence Abuse 16: 220–228.

Strauß B, Wittmann WW (2012). Ergebnisse der Psychotherapieforschung. In: Senf W, Broda M (Hrsg.). Praxis der Psychotherapie. Stuttgart: Thieme, S. 125–145.

Uttey L, et al. (2015). The clinical and cost effectiveness of group art therapy for people with non-psychotic mental health disorders. BMC Psychiatry 15: 151–121.

Van Lith T (2016). Art therapy in mental health. Art in Psychother 47: 9–22.

Wood MJM, Molassiotis A, Payne S (2011). What research evidence is there for the use of art therapy in the management of symptoms in adults with cancer. Psychooncology 20: 135–145.

KAPITEL 3

Philipp Martius und Flora von Spreti

Psychosomatik ist Teamarbeit – Kooperation und Konkurrenz in einem multimodalen psychotherapeutischen Setting

3.1 Prolog

Neulich in der Supervision:

Psychotherapeut (mit spitzem Mund): „Ich will jetzt mal was sagen. Ich finde eigentlich, dass wir hier ganz gute Arbeit leisten. Aber manchmal ärger' ich mich, weil ihr in der Kunsttherapie immer so auf den Defiziten der Patienten herumreitet. Wir wollen doch ressourcenorientiert arbeiten. Da muss man doch mal über solche Aspekte hinwegsehen können!"

Kunsttherapeutin (ärgerlich): „Das machen wir doch gar nicht! Aber du kannst doch nicht so einfach bei bestimmten Schwierigkeiten wegsehen!"

Oberarzt (stöhnend): „Nicht schon wieder ...!"

3.2 Einleitung: Leitlinien zur Kooperation

Die Grundlage der psychosomatischen Medizin ist ein biopsychosoziales Modell, wie es z. B. von Weiner (1989) formuliert wurde. Der dreigeteilte Begriff macht deutlich, dass die psychosomatische Perspektive primär umfassend und integrativ ist. Das wirkt sich zwingend auf die Grundlagen und das Selbstverständnis der Mitarbeiter in psychosomatischen Institutionen aus. Am deutlichsten formuliert wurde dies in den Leitlinien zur Konsiliar- und Liaisonpsychosomatik und -psychiatrie (Rudolf und Eich 2003). Die hier gemachten Aussagen gelten u. E. nicht nur für die Struktur eines Psychosomatisch-Psychiatrischen Dienstes in einer anderen medizinischen Fachrichtung, sondern lassen sich analog auch darauf anwenden, wie innerhalb der Psychosomatik die verschiedenen Berufsgruppen integriert werden sollten. Dies soll hier kurz ausgeführt werden.

In den Leitlinien wird die kooperative Struktur auf den Ebenen der Organisation, des Personals, der Sachmittel, der Vernetzung und der Finanzierung beschrieben. Angewendet auf die Kooperation der verschiedenen Professionen innerhalb einer psychosomatischen Abteilung sollten die Berufsgruppen jeweils organisatorisch erkennbare, realistische und spezifische Angebote und Ziele definieren; dazu sollten die räumlichen und zeitlichen Voraussetzungen zur Verfügung stehen; eine klinische und administrative Kommunikation ist notwendig, einschließlich einer ausreichenden Fortbildung, in der sich die Mitarbeiter mit ihren verschiedenen Qualifikationen über ihre Arbeitsfelder informieren und austauschen können; Zuständigkeiten und Aufgabenbereiche sollten eindeutig geregelt sein; die Dokumentation muss patientenzentriert koordiniert sein und regelmäßig und zeitnah erfolgen; ggf. sind Vorgaben des Qualitätsmanagements zu berücksichtigen.

Personell müssen genügend Mitarbeiter mit geeigneten Qualifikationen, stabiler beruflicher und persönlicher Identität und guter kommunikativer Kompetenz vorhanden sein; dazu gibt es zumeist Personalanhaltszahlen. Wünschenswert sind bei den Mitarbeitern Grundkenntnisse der Tätigkeitsfelder der anderen Berufsgruppen, damit die jeweiligen Kompetenzen einander verstärkend eingesetzt werden können. Intervision, Supervision sowie Fort- und Weiterbildung sind obligatorisch. Praktikanten müssen nach Einarbeitung im Rahmen ihrer Möglichkeiten eingesetzt werden und zumindest eine Aufwandsentschädigung erhalten.

Bezüglich der Sachmittel müssen geeignete Räumlichkeiten und ordentliche Arbeitsmittel zur Verfügung stehen.

Die Vernetzung schließlich erfordert die „Achtung für die besondere Kompetenz und Erfahrung der Kooperationspartner“. Das heißt, dass in der Arbeit der jeweiligen Berufsgruppen mit den Patienten das Geschehen in den anderen therapeutischen Settings präsent und nicht ausgeblendet oder ihm gar entgegengearbeitet wird. Bei den Finanzierungsempfehlungen im Konsiliardienst steht die Abrechnung der Dienstleistungen im Fokus. Für ein psychosomatisches Team ist die Frage der ausgewogenen und angemessenen tariflichen Eingruppierung hier das eigentliche Thema. Dem liegen naturgemäß ganz unterschiedliche Vorstellungen, die von den jeweiligen Berufsverbänden vertreten werden, zugrunde, die sich mit den Tarifstrukturen der Krankenhausträger nicht immer in Deckung bringen lassen. So ist es durchaus problematisch, dass die künstlerischen Therapeuten in der Regel über einen akademischen Abschluss und erhebliche Zusatzqualifikationen verfügen und dennoch meist wie Ergo- oder Physiotherapeuten mit einem ganz anderen Ausbildungsweg eingruppiert werden. Auch die tariflichen Differenzen zwischen ärztlichen und psychologischen Psychotherapeuten spiegeln nicht immer deren jeweilige Kompetenz.

Die Leitlinien beschreiben persönliche Voraussetzungen für die Konsiltätigkeit, die sich gut als Folie für die grundsätzlichen Anforderungen an Mitarbeiter eines multiprofessionellen Teams eignen. Aufgezählt werden zusätzlich zu dem bereits Genannten, dass Frustrationstoleranz, Integrationsfähigkeit und Anpassungsfähigkeit (auch gegenüber den institutionellen Gegebenheiten) nötig sind, dass die Fähigkeit zur rationellen Einschätzung der eigenen Möglichkeiten, eine ausreichende Konflikt- wie Kooperationsfähigkeit und eine erhebliche Flexibilität gebraucht werden. Wir würden aus unserer Erfahrung noch anfügen, dass die Fähigkeit zur ausreichenden Nichtkränkbarkeit (im Sinne von Frustrationstoleranz) und genügend Humor, um immer wieder Distanz zu belastenden und frustrierenden Situationen im beruflichen Alltag herzustellen, für das Bestehen in einem multiprofessionellen Team notwendig sind.

3.3 Systemische und gruppendynamische Prozesse im Team

Seit den Studien von Bion über die Funktionen und Störungen in kleinen Gruppen wurde ein umfangreiches Wissen über die psychologischen Funktionen und Dysfunktionen von Gruppen, Teams und Institutionen entwickelt (Bion und Kernberg 1998).

Obwohl so wichtig für das Verständnis psychologischer Prozesse in Organisationen und Institutionen, ist dieses Wissen erstaunlich wenig verbreitet. Im Folgenden werden einige Grundzüge erläutert, die letztlich auch Niederschlag in den o. g. Leitlinien gefunden haben.

Allgemein lassen sich die Funktionen von Gruppen und Institutionen sehr gut in Begriffen systemischer Theorien beschreiben, während Dysfunktionen unter Rückgriff auf Konzepte der Psychopathologie und Psychodynamik erfasst werden können.

3.3.1 Institutionen als offene Systeme

Aus einer systemischen Perspektive konstituieren sich Institutionen als eine Kette offener Systeme, beginnend mit den individuellen Mitarbeitern über die Arbeitsgruppen und Abteilungen bis hin zur Institution als Ganzes. Dabei gibt es auf jeder Ebene eine sog. Primäraufgabe, die das jeweilige System begründet und dessen Existenz sichert. Jedes System muss die inneren und äußeren Gegebenheiten sowie die Ausführung seiner Primäraufgabe angemessen kontrollieren. Die Kontrollinstanz hat in der Regel eine leitende Position innerhalb des Systems. Da offene Systeme miteinander im Austausch stehen, ist es notwendig, dass sich die Kontrollfunktion gleichzeitig an den Schnittstellen bzw. an den Grenzen des jeweiligen Systems befindet. Ein Zusammenbruch der Grenzen des Systems bedeutet immer auch den Zusammenbruch der Kontrollfunktion und die Gefährdung des Systems als Ganzes und bezüglich seiner Primäraufgabe.

Umgekehrt muss eine Institution in der Lage sein, die offenen Systeme zu generieren, die sie für die Erledigung ihrer Aufgaben braucht, und diese bei der Realisierung der Aufgaben unterstützen. Die Arbeit der Organisation muss so strukturiert sein, dass die Bedürfnisse der Mitarbeiter durch die Erfüllung dessen, was im Dienst der Primäraufgabe steht, zumindest ausreichend befriedigt werden.

3.3.2 Die Dynamik großer Gruppen

Offene Systeme und Großgruppen haben bestimmte Herausforderungen zu bewältigen, um funktional zu bleiben. Dazu gehört, dass in großen und zu wenig strukturierten Gruppen der Einzelne Gefahr läuft, seine Identität aufzugeben. Außerdem ist es in solchen instabilen sozialen Strukturen schwierig, die Wirkung der eigenen Arbeit und des Austauschs mit anderen realistisch einzuschätzen. All das macht die übliche zwischenmenschliche Kommunikation und die sich daraus ergebende intrapsychische Resonanz und Bestimmung der eigenen Position und Funktion unsicher und fragwürdig. Es entsteht ein relativer Kontrollverlust bezogen auf die eigene Lebens- und Arbeitsgestaltung. Dies kann zu verstärkten Tendenzen der Projektion eigener Ängste und Selbstunsicherheit auf andere innerhalb und außerhalb des Systems führen. Das wiederum fördert das Schwarz-Weiß-Denken und die Entwicklung undifferenzierter und unkritischer Überzeugungen, die sich z. B. in der Suche nach Sündenböcken, in Neiddebatten und in dem Ruf nach einer durchgreifenden „harten Hand" niederschlagen können. Von dort ist es nicht mehr weit zur Ernennung von Führungspersonen, die scheinbar in der Lage sind, auf alle Lösungen eine eindeutige und wirksame Antwort zu finden, denen also Allmachtsfantasien zugeschrieben werden, die scheinbar und für alle Zeiten aus der Sackgasse der eigenen Selbstwertstörung herausführen. Aus psychodynamischer Sicht ist dies die Grundlage für die Entstehung autoritärer und totalitärer Strukturen.

3.4 Die psychosomatische Institution

In der Anwendung auf psychosomatische, psychotherapeutische und psychiatrische Einrichtungen lässt sich diese Beschreibung folgendermaßen umsetzen: Die wesentlichen Systeme der Kliniken sind der individuelle Patient, das behandelnde Team und die administrative Struktur (Verwaltung). Diese lassen sich bezüglich ihrer systemischen Strukturen wie folgt beschreiben:

- Der **Patient** hat die Aufgabe, zur Besserung seiner krankheits- bzw. störungsbezogenen Probleme beizutragen, indem er sich den vereinbarten therapeutischen Anweisungen fügt und ein den

Therapiezielen entsprechendes Verhalten zeigt. Intrapsychisch geht es z. B. um eine angemessene Bedürfnisbefriedigung im Abgleich mit der äußeren Realität. Der Patient kontrolliert sich im Wesentlichen über seine Ich-Funktionen und seine Identität.

- Das **Team** hat die Aufgabe, mit dem Patienten realistische Therapieziele zu erarbeiten, die dafür notwendigen Behandlungsangebote zur Verfügung zu stellen und den Therapieerfolg herbeizuführen. Dazu müssen die Aufgaben einerseits und die Bedürfnisse und Fähigkeiten der einzelnen Mitarbeiter wie des Teams als Ganzes geklärt, berücksichtigt und mit der Primäraufgabe abgeglichen werden. Die Kontrollfunktion hat im Team der Teamleiter, sei es Oberarzt oder Chefarzt, der einerseits die Aufgabenerfüllung im Blick haben wird, gleichzeitig aber auch die Strömungen und Prozesse im Team wahrnehmen und auf sie im Sinne der Primäraufgabe reagieren muss. Dabei ergibt sich typischerweise eine Spannung zwischen der Orientierung der Gruppe an ihrer Aufgabe (Arbeitsgruppe nach Bion) und der Dynamik der sogenannten Grundannahmengruppen (ebenfalls nach Bion) mit ihrer Thematik von Abhängigkeit, Kampf-Flucht oder Paarbildung (s. Martius 2004).
- Die **Verwaltung** schließlich hat die Aufgabe sicherzustellen, dass eine Klinik auch als Klinik funktionieren kann. Dazu gehören u. a. die bedarfsgerechte Bereitstellung der Arbeitsplätze und des Personals, die Regelung zur Patientenverwaltung und -abrechnung und die Erfüllung gesetzlicher Auflagen wie z. B. die Hygienevorschriften oder die Einhaltung der Arbeitszeiten. Probleme auf administrativer Ebene können zu Behandlungsfehlern und schlechten Therapieergebnissen, zur mangelnden Umsetzung notwendiger oder wissenschaftlich anerkannter therapeutischer Konzepte und zum Verlust der Arbeitsmoral führen, ersichtlich z. B. an einem hohen Krankenstand, intrinsischer Fluktuation der Mitarbeiter und Hierarchieproblemen.

3.5 Die Kontrollfunktion in der Institution: zur Funktion und Persönlichkeit des Leiters

Da, wie oben geschildert, der Kontrollfunktion eines offenen Systems eine zentrale Rolle zukommt, soll im Rahmen dieser Einführung auch die Rolle des Leiters kurz beleuchtet werden.

Um in leitender Funktion tätig sein zu können, werden im Allgemeinen einige Grundvoraussetzungen erwartet. Leiter sollten in ihrem Feld kompetent und erfahren sein und über einen kreativen Umgang mit ihrem Fach verfügen; sie sollten sich mit Freude, Ausdauer und Engagement ihrer Aufgabe widmen können; dabei sollten sie sich mit der Primäraufgabe ihres Systems und den Wertvorstellungen ihres Arbeitsfeldes identifizieren können; sie sollten in der Lage sein, sowohl mit Erfolgen und Bewunderung als auch mit Neid und Enttäuschungen fertigzuwerden.

Eine zentrale Frage zur Beurteilung eines Leiters in seiner Position ist, ob es vorstellbar ist, dass er seine Funktion aufgeben könnte, ohne Probleme mit seinem (beruflichen) Selbstwertgefühl zu bekommen (Kernberg 1998: 89). Qualifizierte Leiter sollten bereit sein, für ihre Überzeugungen einzustehen, und dabei nicht Macht und Inhalt verwechseln; sie sollten diesbezüglich nach innen und nach außen gleichermaßen verbindlich wie klar und entschieden auftreten können. Gute Leiter schließlich haben ein aufrichtiges Interesse an der Entwicklung ihres Arbeitsbereichs und am beruflichen Erfolg ihrer Mitarbeiter. Weitere hilfreiche Eigenschaften für leitende Positionen sind außerdem strategisches Denken, Aufrichtigkeit und die Fähigkeit, korrumpierenden Tendenzen zu widerstehen. Leiter sollten gute Beziehungen eingehen können und über ausreichend Selbstbewusstsein verfügen. Sie sollten schließlich das besitzen, was Kernberg *„gerechtfertigte antizipatorische Paranoia"* nennt: einen Sinn für mögliche Risiken, Krisen und Problemfelder in ihrem Arbeitsbereich und in den benachbarten relevanten Systemen. Die Leiter sind sich bewusst, dass sie ihre Aufgabe nie zur Zufriedenheit aller erledigen können und dass sie gelegentlich die Bedürfnisse ihrer Mitarbeiter frustrieren müssen, um der Primäraufgabe gerecht zu werden.

Leitende Psychotherapeuten haben das Ziel, eine gut funktionierende, stabile therapeutische Institution zu leiten, die gleichzeitig für neue Entwicklungen offen ist. Ihr oberstes Ziel ist es, die beste verfügbare Therapie für ihre Patienten anzubieten. Damit verbunden ist das Bewusstsein, dass dies ohne eine angemessene Wertschätzung der Mitarbeiter und die Sorge für deren berufliche Zufriedenheit nicht möglich ist. Leitende Psychotherapeuten kommunizieren regelmäßig und transparent ihre Anerkennung und ihre Kritik und fördern den fachlichen Austausch in ihrer Abteilung. Sie greifen Konflikte und Probleme ebenso sachlich auf, wie sie Erfolge benennen.

3.6 Was noch fehlt: Multimodalität und Multimethodalität

Die bisherigen Ausführungen haben aus einer systemischen Perspektive und unter Zuhilfenahme psychodynamischer Mechanismen allgemeine Organisationsstrukturen beschrieben und dies auf psychosomatische Einrichtungen angewandt. Damit scheint aber noch nicht alles gesagt. Deshalb werden abschließend einige uns wichtig erscheinende Begriffe diskutiert.

3.6.1 Multimodalität

Die Arbeit in der Psychosomatik umgreift immer mehrere gedankliche und Handlungsebenen. Wie in anderen Fachbereichen der Medizin auch; gibt es zunächst einmal eine Kooperation mehrerer Berufsgruppen. Anders als in den anderen medizinischen Fachbereichen sind aber in der psychosomatischen Praxis, Ambulanz oder Klinik alle Berufsgruppen potenziell auch in den Behandlungsprozess patientenzentriert eingebunden. Die Reinigungsfrau, die das Essversteck der bulimischen Patientin findet und von ihr gebeten wird, nichts zu verraten, hat genauso eine „therapeutische" Funktion wie der Chefarzt, der einmal in der Woche zur Visite auftaucht und den Stationsalltag einmal mehr „quer bürstet". Dass sich aus den unterschiedlichen Rollen in Bezug auf die Therapie auch unterschiedliche Verpflichtungen ergeben, ist selbstredend (s. u.).

Dem Angebot der ungefragten Übertragung von Beziehungsäquivalenten kann aber letztlich niemand entgehen, und so ist es ein zentraler Bestandteil der psychosomatischen Arbeit, dass sich jede und jeder nicht nur eine persönliche professionelle Identität aufbaut, sondern auch als Teil eines Teams versteht. Dass es dabei zu inneren und Teamkonflikten kommen kann, ist selbstverständlich. Deshalb sind die Austauschprozesse, die von anderen Abteilungen oft als „Sitzt ihr schon wieder beisammen? Habt ihr nichts zu tun?" beargwöhnt werden, in der Psychosomatik so elementar wichtig. Und dazu dient auch die (möglichst externe) Supervision.

3.6.2 Multimethodalität

Die Zugangsweisen zu den bewussten, vorbewussten und unbewussten Konflikten und Problemen der Patienten können vielfältig sein. Denn auch die Symptome sind vielfältig und die Wege, diese zum Ausdruck zu bringen. Der depressive, ängstliche introvertierte Patient mag sich in der Gruppe kaum einbringen können oder wollen, hat aber im Einzelgespräch viel zu berichten. Der aus dem Ausland stammende Patient hat evtl. Mühe, sich sprachlich korrekt auszudrücken, findet aber in der Sport- und Bewegungstherapie oder in der Kunsttherapie seine Bühne und auch Antworten auf ihn bedrängende Fragen.

Vor diesem Hintergrund wird deutlich, dass eine gut funktionierende psychotherapeutische Institution in der Lage ist, sich – am Therapieziel des einzelnen Patienten orientiert – möglichst unvoreingenommen damit zu befassen, wo dieser Patient seine individuelle Problematik zum Ausdruck bringt, und dies im Team reflektierend so zu bearbeiten, dass sich daraus wieder eine optimale therapeutische Konstellation und Intervention ergibt. Um beim obigen Beispiel zu bleiben, bedeutet dies nicht, dass die Therapie an die Reinigungsfrau delegiert wird, sondern dass deren Beobachtungen vom Therapeuten in den Gesamtbehandlungskontext integriert und im Hinblick auf das Therapieziel eines normalisierten Essverhaltens in seine Interventionen einfließt.

3.7 Epilog

Psychosomatik ist schön – macht aber viel Arbeit! Dieser frei nach dem Münchner Original Karl Valentin formulierte Spruch soll besagen, dass eine erfolgreiche psychotherapeutische Teamarbeit der Reflexion auf mehreren Ebenen bedarf. Es ist nötig, sich nicht nur über die Affekte und Probleme, die jeder Einzelne in der Psychosomatik Tätige in seiner Auseinandersetzung mit den Kranken entwickelt, klar zu werden. Genauso wichtig ist es zu verstehen, dass es auch innerhalb des professionellen Teams zu identifizierbaren und verstehbaren, unbewussten und vorbewussten Vorgängen kommt, die im Umgang mit den Patienten gelegentlich zu einem Gegeneinander führen können, die aber für einen Therapieerfolg am Ende möglichst in ein Miteinander münden sollten.

KAPITEL

4

Thomas Fuchs

Responsivität in Kunst und Therapie: phänomenologische Überlegungen zur Kunsttherapie und zum therapeutischen Dialog

4.1 Einleitung

„Durch einen außernatürlich exaltierten, jedoch nicht erkrankten Teil des Gehirns gelangt manchmal das Bewusstsein nicht allein zu ungewohnter Kraft und Schärfe, sondern entdeckt in sich Begabungen, die es zuvor nie gezeigt hatte … Die Krankheit, die solchermaßen diese neuen Begabungen und Geistestätigkeiten hervortreibt, kann man mit einem Erdbeben vergleichen, welches die oberen Schichten unserer Erdkugel erschüttert und dadurch kostbare und prächtige Fossilien ans Tageslicht bringt, von deren Vorhandensein die Besitzer des Bodens, in dem sie vergraben lagen, keine Kenntnis hatten."

Rush (1812)

Solche aus der Romantik stammenden Vorstellungen von künstlerischer Produktion spielen auch bei vielen Kunst- und Psychotherapeuten bis heute eine große Rolle. Doch wenngleich die menschlichen Bildschöpfungen sicher anderen Quellen entspringen als rationale Überlegungen, dürfen wir doch ihre kommunikative und intersubjektive Struktur nicht übersehen. Bilder verbinden uns schon im Akt der Entstehung miteinander, und das ermöglicht gerade ihre therapeutische Funktion.

4.2 Was ist das eigentlich – ein Bild?

Ein Bild ist ein sonderbares Ding: Es zeigt uns etwas, was es doch selbst *nicht* ist. Es *präsentiert* etwas *Abwesendes.* So ist das Bild ein eigenartiges Gebilde zwischen Sein und Nichtsein: Wir sehen nicht eine farbige Leinwand oder ein schwarzweißes Papier, sondern wir sehen gewissermaßen durch diese Materialien hindurch den dargestellten, gemalten oder fotografierten Gegenstand. Der Kunsthistoriker Gottfried Boehm (1994) hat von der „ikonischen Differenz" zwischen Bild und Bildmaterial gesprochen. Sie ist Ausdruck der spezifisch menschlichen Fähigkeit, vom bloß Faktischen abzusehen, es gewissermaßen einzuklammern und dasselbe zugleich als ein anderes zu sehen. Wir sehen das Bild *als Bild,* d.h., wir sehen das Dargestellte so, *als ob* es das Wirkliche wäre. Der Rahmen des Bildes grenzt eine andere, fiktive oder symbolische Welt von der gewöhnlichen Realität ab. So ist das Bild ein gänzlich anderes Ding als ein Stein, ein Apfel oder auch ein Tisch; Bilder gibt es nur für Wesen, die ihre *Darstellungs*funktion, ihre „Als-ob"-Funktion begreifen, die das Vermögen der Fiktionalität haben – und das lateinische „fictio" bedeutet ja nichts anderes als

„Bildung, Formung, Gestaltung". Hans Jonas (1973) hat daher die Bildproduktion als das wesentliche Kriterium angesehen, das den Menschen vom Tier unterscheidet: Der Mensch zeigt sich zuallererst als Bilderschöpfer, als „homo pictor".

4.2.1 Aus der Sicht des Anderen sehen

Diese Fähigkeit zur Fiktion, zum Als-ob, ist aber nun keineswegs eine rein individuelle Errungenschaft, sie ist vielmehr schon an sich selbst intersubjektiver Natur. Das erkennen wir bereits am Begriff „Darstellung": Dargestellt wird etwas immer *für jemand anderen.* Indem wir ein Bild als Bild sehen, denken wir immer schon jemanden mit, der dieses Bild gemacht hat. Und wenn wir auf den Ursprung der fiktionalen oder „Als-ob"-Funktion zurückgehen, so finden wir ihn in dem Sprung, den das Kind etwa um den 8. Lebensmonat herum macht, wenn es zum ersten Mal begreift, dass seine Mutter ihm mit dem ausgestreckten Finger etwas *zeigen* will, dass dieser Finger also nicht einfach ein Finger ist, sondern etwas *bedeutet,* nämlich das, was man findet, wenn man seine Richtung als vorgestellte Linie weiterverfolgt (Fuchs 2000: 276 f.). Zur gleichen Zeit beginnt das Kind auch der Mutter Dinge zu zeigen und vergewissert sich durch einen kurzen Blick zurück, ob die Mutter auch den gleichen Gegenstand sieht wie es selbst. Diese Fähigkeit der „gemeinsamen Aufmerksamkeit" („joint attention"), wie es die Entwicklungspsychologie nennt, ist der eigentliche Beginn der Interpersonalität. Eine Person zu sein heißt im Kern, die Intentionen anderer nachvollziehen zu können, also mit ihnen „in die gleiche Richtung zu blicken".

Die Fähigkeit, etwas *als etwas anderes* zu nehmen – wie etwa den gestreckten Finger *als* Zeigefinger –, ist also untrennbar verknüpft mit der Fähigkeit, es *aus der Sicht anderer* zu sehen und ihre Perspektive mitzudenken. Auf dieser zentralen personalen Fähigkeit beruhen nun alle Darstellungs- und Symbolfunktionen, die sich in der Folge entwickeln, etwa die Fähigkeit des Kindes, im *Spiel* bestimmte Rollen und Haltungen von Erwachsenen einzunehmen, dabei so zu tun, *als ob* ein Holzknopf ein Stück Brot oder ein Pappkarton ein Schiff sei, die Fähigkeit, beim Malen einen wirklichen Gegenstand *im Bild* darzustellen, und schließlich die Fähigkeit, einen Gegenstand mit einem *Wort* zu bezeichnen (Fuchs 2002). All dies sind Vermögen, in deren Ausübung der andere immer mitenthalten ist und mitgedacht wird, selbst wenn sie ganz im Verborgenen geschieht.

4.2.2 Fiktionalität und Imagination

Das Bild ist also, wie Hans Jonas (1973) sagt, das Phänomen, an dem wir den Menschen erkennen können, denn in ihm manifestiert sich sein Vermögen der **Fiktionalität,** das immer ein gemeinsames, intersubjektives Vermögen ist. Doch noch eine andere Fähigkeit liegt der Bildproduktion zugrunde, die freilich mit der Fiktionalität eng verwandt ist, nämlich die Vorstellungs- oder *Einbildungskraft,* die **Imagination.** Wie das Bild selbst, so vergegenwärtigt auch die Einbildung etwas Abwesendes, sie operiert mit Nichtphysischem, nur Vorgestelltem, und so ist das Bild nichts anderes als die nach außen gesetzte Einbildung; die *Dar*stellung ist die materialisierte *Vor*stellung. Die menschliche Fantasie hat die Macht über die Bilder der Dinge und kann sie daher auch beliebig fingieren, verwandeln, umformen, neu kombinieren.

Mit der Fähigkeit zur Imagination und zur Fiktion ist eine ungeheure Freiheit gewonnen, ein unbegrenztes Reich des Möglichen eröffnet. Für Schiller ist der Mensch dort frei, *„wo alles Wirkliche seinen Ernst verliert"*, also seinen unmittelbar-nötigenden Charakter, und wo er mit den Möglichkeiten spielen kann. Im Spiel und in der Kunst betritt er eine Welt des „Als-ob", eine Welt des „Scheins" nicht im illusionär-täuschenden Sinn, sondern im Sinne der Freiheit von unmittelbarem Realitätsdruck (Schiller 1879). Der Wirklichkeitssinn erweitert sich um einen „Möglichkeitssinn". Wir sehen nicht nur das Faktische, sondern immer auch das Mögliche. Die bildnerische und überhaupt künstlerische Produktion ist die Veräußerlichung dieser inneren Freiheit, die Rückübertragung der Imagination in die stoffliche und sichtbare Welt – ein Handeln, das dabei doch immer ein Probehandeln, ein Experimentieren bleibt.

4.2.3 Verwandlung und Ordnung

In dieser Verwandlung von vorgestellter Form in Stoff betätigt sich zugleich eine weitere Freiheit des Menschen, nämlich die, welche ihm die Beherrschung seines Körpers ermöglicht. Erst die freie Verfügung über die Motorik erlaubt es, die Glieder nicht nach einem festen Reiz-Reaktions-Schema zu bewegen, sondern gemäß einer geistig entworfenen Form. Auch dies ist ja ein erstaunliches Vermögen, das wir am Künstler so bewundern: seine Glieder gemäß den innerlich vorgebildeten Gestalten zu deren Ausführung zu leiten und so eine nur vage vorgestellte in eine reale, stoffliche und bestimmt geformte Gestalt überzuführen. Dieses Gestaltungsvermögen, in dem etwas *zu etwas anderem gemacht*, verwandelt wird, nannten die Griechen „poiesis", und darin ist impliziert, dass der menschliche Leib als gestaltender selbst „poietisch", künstlerisch verfasst ist.

Damit ist freilich zunächst eher die klassische, die Form betonende Auffassung von Kunst bezeichnet. In jedem künstlerischen Prozess liegt aber weiter die Möglichkeit, gefühlsmäßig Erlebtes auszudrücken, und das heißt ganz wörtlich: nach draußen zu bringen, es sich äußerlich gegenüberzustellen, es in die Distanz des sichtbaren Bildes zu rücken. Denn im Bild kehren nicht nur innere Bilder wieder, sondern auch die Ausdrucksgestalten und die Gefühlstöne, die sich in den Farben, Formen und Motiven des Bildes niederschlagen. Das Bild hat die Eigenschaft, die Empfindungen seines Schöpfers widerspiegeln zu können, mag dies nun in sehr sublimierter oder in spontan-expressiver Weise geschehen. Und zugleich bedeutet jedes Gestalten eines empfundenen Gefühls auch einen Prozess des Ordnens, Feststellens und damit Zur-Ruhe-Bringens von Bedrängendem oder gar Aufwühlendem im eigenen Innern.

4.2.4 Das Bild als Kommunikation

Die Wirkung, die das so entstandene Bild nun auf den Betrachter ausübt, ergibt sich wesentlich daraus, dass er seinerseits an ihm seine Einbildungskraft betätigen kann – weshalb die Kunst ja oft gerade im Andeuten und im Weglassen besteht, das der Imagination Raum lässt. Und andererseits ergibt sie sich aus den Gefühlsempfindungen, die das Bild auch im Betrachter wachruft. Auch wir spüren das Beklemmende in Edvard Munchs Bild „Der Schrei", weil wir die gesehene Gestalt in entsprechende leibliche Bewegungsimpulse übersetzen, weil wir uns selbst unwillkürlich ein wenig so fühlen, als seien wir selbst die Person, der sich der Schrei entringt. Die besondere, über das Bild vermittelte Kommunikation zwischen Künstler und Betrachter liegt also darin, dass das ursprünglich vom Künstler Imaginierte und innerlich Empfundene im Bildbetrachter seinerseits ähnliche oder verwandte Imaginationen und Empfindungen auslöst.

Diese grundsätzlichen Überlegungen zur Anthropologie des Bildes und der Bildschöpfung vermitteln nun eine differenziertere Konzeption, als es die romantische Vorstellung einer Schöpfung aus den unbewussten Tiefen der Seele nahelegt. Jedes Bild setzt schon im Betrachten, aber auch im Schaffensprozess die Fähigkeit der Fiktionalität, die Erfassung des „Als-ob" voraus und enthält damit eine implizite Intersubjektivität, nämlich die mitgedachte gemeinsame Aufmerksamkeit auf das, was im Bild dargestellt und gezeigt wird. Das Bild und das bildnerische Schaffen entstehen außerdem in einem Möglichkeitsraum, der durch die Fähigkeit der Vorstellung und Imagination eröffnet wird und der dem Menschen ebenso wie im Spiel die Freiheit des „Als-ob", einer vom unmittelbaren Realitätsdruck befreiten Kreativität gibt. Das Bild entspringt unserem Möglichkeitssinn. Und schließlich enthält jedes Bild über das in ihm Ausgedrückte auch ein Kommunikationsangebot an den Betrachter, der gewissermaßen gemeinsam mit dem Bildschöpfer – selbst wenn er nicht anwesend ist – „in die gleiche Richtung blickt" und dabei nicht nur die Gestalten und Motive wiedererkennt, sondern auch ihren Ausdruck in sich nachbildet und nachempfindet.

4.2.5 Selbstausdruck in der Krankheit

Diese Überlegungen geben uns Hinweise auf die Rolle des künstlerischen Ausdrucks für psychisch kranke Menschen. Namentlich der psychosomatische Patient wird von inneren Bildern, heftigen Gefühlen und körperlichem Leiden bedrängt, für die unsere alltägliche Sprache keine geeigneten Worte zur Verfügung stellt, sodass er sich in ihrer Pein unverstanden fühlt. In dieser Lage eröffnet ihm das Bild eine abgegrenzte Sonderwelt, in der er seinen bedrängenden Erlebnissen eine nichtverbale Form und Gestalt geben kann. Es ist gerade die eigentümliche Stellung des Bildes zwischen Sein und Nichtsein, die es zu einem Raum für das sonst Unsagbare, das Unwirkliche und das Leid macht; zu einem Spiegel, in dem sich der Patient in seinem Erleben und Erleiden doch selbst *wiedererkennen* kann.

Psychosomatische Patienten sind andererseits nur unzureichend in der Lage, auf ihre Umgebung aktiv Einfluss zu nehmen und in der gemeinsamen sozialen Realität zu agieren. Ihre Handlungsfreiheit ist beeinträchtigt. Nun bedeutet die künstlerische Gestaltung, wie zuvor erwähnt, die Freiheit der Verfügung über den eigenen Körper und das Material. Sie beruht auf dem Vermögen, einen inneren Entwurf auch zu einer sichtbaren Ausführung zu bringen – ganz unabhängig davon, wie gut dies gelingt. Den Raum des Bildes kann der Kranke leichter gestalten als die belastende äußere Realität. Diese Erfahrung der Selbstwirksamkeit ist von großer Bedeutung; denn die Krankheit bedeutet immer auch einen Verlust von *Gestaltkreisfunktionen*, d. h. des Ineinandergreifens von Wahrnehmen und Handeln. Demgegenüber vermittelt die bildnerische Tätigkeit auf einfache Weise ein Erlebnis von „beantwortetem Wirken", von Entwurf, Aktion und Ergebnis; sie verhilft dem Kranken zu einer festeren Verankerung in der Realität und scheint oft eine klärende Wirkung zu entfalten. Die jedem Bild innewohnenden Grundstrukturen wie die Beschränkung vom Raum auf die Fläche und auf den Rahmen des Bildes, die Abgrenzung und Unterscheidung, die schon jede Linie leistet, die Grundmuster der Gestaltbildung, die Farbunterschiede – alle diese Strukturmerkmale lassen sich auch als Ordnungsfaktoren verstehen, welche die Selbstheilungstendenzen der Psyche unterstützen. Jede ordnende Handlung an einem äußeren Gegenstand wirkt zurück auf den Handelnden selbst. Nicht zuletzt entsteht mit der sichtbaren und dauerhaften Vergegenständlichung im Bild die Möglichkeit zu wiederholtem Ansehen, zum Liegenlassen, Neubearbeiten und Probieren und damit die Chance zu einem Prozess fortschreitender Klärung und Differenzierung, deren die in das eigene Leid verstrickte Psyche des Kranken dringend bedarf.

All dies vollzieht sich jedoch nicht in direkter Konfrontation mit der Alltagsrealität, sondern eben in dem eigentümlichen Zwischenreich der Kunst, des „Als-ob", zu dem der Mensch durch seine Imagination Zugang hat. Wenn der Mensch dort frei wird, *„wo das Wirkliche seinen Ernst verliert"*, wie Schiller sagt, wo wir uns also im Spiel, in der Kunst vom unmittelbaren Realitätsdruck emanzipieren können, dann liegt darin auch für psychisch Kranke ein Weg, die Freiheit des Spiels mit den eigenen Möglichkeiten wiederzugewinnen.

Künstlerisches Gestalten bedeutet also die Betätigung von imaginativer und schöpferischer Freiheit und wirkt damit der durch die Krankheit erlebten Entmächtigung entgegen. Der Patient kann sich in einem geschützten symbolischen Raum, im „Als-ob"-Raum des Bildes, als aktives, handelndes und bestimmendes Subjekt erfahren. So dient ihm das Bild als Gegenüber oder Spiegel, in dem er sich und seine Eigenwelt trotz ihrer Verzerrung wiedererkennt. Und nicht zuletzt kann er mit seiner Hilfe zum Ausdruck bringen, was nur schwer verbalisierbar, sondern nur gestaltbar ist. Auf diese Weise wird das Bild aber immer auch zu einem, wenn auch indirekten oder verschlüsselten Signal und zu einem Kommunikationsangebot für die anderen. Denn die präverbale Welt des Ausdrucks, der Farben und Formen ist uns allen gemeinsam, selbst wenn wir nicht die gleiche Sprache sprechen. Und gerade die indirekte Weise der Mitteilung ist für psychisch kranke Menschen oft die Möglichkeit, in einer geschützten, hinreichend verdeckten Weise mit anderen in Kontakt zu treten. Statt der oft schwer erträglichen unmittelbaren Konfrontation der Blicke erlaubt es das Bild, sie zu parallelisieren, in die gleiche Richtung zu blicken, im Bewusstsein, dass auch der andere dies tut, und damit die personale Grundsituation der frühen Kindheit als sichere Basis wiederzufinden. Auf diese Weise stellt das Bild eine einzigartige Brücke zur Welt des Kranken dar, die allerdings nicht einfach von vornherein offen steht: Es kommt darauf an, die Möglichkeit dieser Brücke zu erkennen, ihre Entstehung zu fördern und zu begleiten und sie dann auf angemessene, behutsame Weise zu begehen.

Damit sind wir bei der Rolle der Kunsttherapie.

4.3 Künstlerische Therapie der Responsivität

Ich will diese Überlegungen in den Zusammenhang einer „Therapie der Responsivität" stellen. Ihre Aufgabe wäre es, die Ansprechbarkeit und das Antwortvermögen des Patienten zu unterstützen, sein „beantwortetes Wirken" zu fördern. Was heißt das?

Menschen sind ständig dabei, sich Umwelten zu schaffen, auf diese einzuwirken, um von ihrem Wirken beantwortet zu werden. Diesen rückbezüglichen, in der Zeitachse spiralförmig sich entwickelnden Prozess bezeichnet Willi (1996) als *„beantwortetes Wirken"*. Das Bestreben, in der Umwelt Wirkungen zu erzielen und durch diese beantwortet zu werden, lässt sich bereits beim Säugling feststellen. Er ist schon sehr früh in der Lage, kontingentes Verhalten der Bezugspersonen zu registrieren, entsprechend zu beantworten und so seine Selbstwirksamkeit zu erfahren, sei es durch Lächeln, Schreien, Gestikulieren oder anderes. Aber auch Hochbetagte in Alten- und Pflegeheimen sind auf Responsivität und Wirksamkeit ihrer Umwelt angewiesen, um nicht in Passivität und Lethargie zu verfallen. Die Unterbrechung des persönlichen Wirkens in der Isolationshaft oder in sensorischer Deprivation kann bis zum psychotischen Realitätsverlust führen (Zubek 1969). Oder um ein anderes Beispiel zu geben: Die Störung des Gestaltkreises von Sprechen und Verstehen, wie sie bei Schwerhörigen eintritt, ist eine der wichtigsten Bedingungen für die Entstehung paranoider Syndrome im höheren Lebensalter (Fuchs 1993). Kurz: Die Fähigkeit und Möglichkeit zu beantwortetem Wirken ist eine entscheidende Voraussetzung psychischer Gesundheit.

Dieses beantwortete Wirken und damit die Erfahrung von Selbstwirksamkeit gilt es daher durch geeignete Passung von Reizen und Responsivität zu fördern. Eine *responsive Therapie* achtet darauf, wie der Patient auf die Menschen in seiner Umgebung einwirkt, wie sie ihn beantworten und wie er sie zu diesen Antworten bewegt. Dabei geht es nicht nur um einen auf das Individuum bezogenen Prozess, sondern um eine Wechselseitigkeit, um eine *Ko-Respondenz*, welche die Voraussetzung produktiver und befriedigender Interaktion ist. Solche Erfahrungen sind besonders wichtig für chronisch Erkrankte, da sie im Bestreben, die Reizspannung von komplexen oder emotional belastenden sozialen Situationen zu vermeiden, in eine soziale Fehlstimulierung geraten. Einer responsiven Therapie wird es darum gehen, ihrem Rückzug in eine Eigenwelt durch das Schaffen einer geeigneten, stützenden wie fordernden Umwelt entgegenzuwirken, die ihren eingeschränkten Beziehungsmöglichkeiten entgegenkommt. Dabei wird es wesentlich darum gehen, einen konkreten Umweltbezug und reales Wirken zu fördern, etwa durch Arbeits-, Ergo-, Musik- oder Kunsttherapie.

Was macht künstlerische und darstellende Therapien besonders geeignet, die Responsivität zu fördern? In einer Zusammenfassung des Gesagten geht es um die Ansprechbarkeit für Reize, die sinnlich-leibliche und emotionale Resonanz, die in vielen psychischen Krankheiten beeinträchtigt ist. Künstlerische Therapien sprechen die *sensorische* und, über intermodale Qualitäten, auch die *atmosphärische* Wahrnehmung an, ebenso wie das propriozeptive und viszerale Leibempfinden, das unmittelbar mit dem emotionalen Erleben gekoppelt ist. Damit fördern diese Therapien die Selbstwahrnehmung, und sie unterstützen, anders als etwa kognitiv orientierte Verfahren, den intuitiven oder Spürsinn, das „In-sich-Hineinspüren", das die Basis für unser Selbsterleben und unsere Selbstgewissheit darstellt – und wir wissen ja, wie sehr dieses Selbstgefühl bei psychisch Kranken beeinträchtigt ist. Sodann ermöglichen künstlerische Therapien ein unmittelbar beantwortetes Wirken, nämlich im Umgang mit dem Material, im Gestalten innerer Entwürfe und Bilder. Schließlich vermitteln die Werke nicht nur die Erfahrung von Selbstwirksamkeit, sondern stellen auch ein Kommunikationsangebot für andere dar, die auf sie antworten können, seien es Therapeuten oder andere Beteiligte.

4

LITERATUR

Boehm G (1994). Die Wiederkehr der Bilder. In: Boehm G (Hrsg.). Was ist ein Bild? München: Fink, S. 11–38.

Fuchs T (1993). Wahnsyndrome bei sensorischer Beeinträchtigung – Überblick und Modellvorstellungen. Fortschr Neurol Psychiatr 61: 257–266.

Fuchs T (2000). Leib, Raum, Person. Entwurf einer phänomenologischen Anthropologie. Stuttgart: Klett-Cotta.

Fuchs T (2002). Der Begriff der Person in der Psychiatrie. Nervenarzt 73: 239–246.

Jonas H (1973). Homo pictor. Von der Freiheit des Bildens. In: Jonas H. Organismus und Freiheit. Ansätze zu einer

philosophischen Biologie. Göttingen: Vandenhoeck & Ruprecht S. 226–257.
Rush B (1812). Medical Inquiries and Observations upon the Diseases of the Mind. Philadelphia: Kimber & Richardson.
Schiller F (1879). Über die ästhetische Erziehung des Menschen in einer Reihe von Briefen. Hrsg. v. K. L. Berghahn. Stuttgart: Reclam, 15. Brief.
Willi J (1996). Ökologische Psychotherapie. Göttingen: Hogrefe.
Zubek JP (1969). Sensory Deprivation: Fifteen years of research. New York: Appleton-Century-Crofts.

KAPITEL

5 Klinische Ethikberatung – auch für die Kunsttherapie

Florian Steger

5.1 Wozu Ethik in der Gesundheitsversorgung?

Ethische Konflikte in der Gesundheitsversorgung sind allgegenwärtig, machen also auch nicht vor der Kunsttherapie halt. Wir leben in einer globalisierten Welt mit einer Vielfalt von Werten. Transkulturelle Herausforderungen im Gesundheitswesen sind nicht erst durch den großen Flüchtlingsstrom in Deutschland stark präsent. Immer mehr Menschen sind mobil und verteilen sich neu über die Welt. Patienten, Ärzte oder Therapeuten und ebenso alle, die sich um Patienten kümmern, sollten gegenüber medizinethischen Fragen und Konflikten eine möglichst objektive, aufgeschlossene und werteplurale Haltung einnehmen.

In einem solidargemeinschaftlich verpflichteten Gesundheitssystem, wie wir es in Deutschland haben, spitzen sich gesundheitspolitische Fragen häufig auf die schwierig zu beantwortende Frage zu, wie begrenzte Ressourcen gerecht zu verteilen sind. Besonders heikel wird es dann, wenn Therapie fernab evidenzbasierter Medizin angeboten wird. Dies trifft bedingt auch für die Kunsttherapie zu und schließt die sogenannte Wohlfühlmedizin ein. Besonders konfliktträchtig wird es, wenn durch ein Enhancement Eigenschaften des Körpers optimiert werden. Denn wenn durch solche Optimierungsmaßnahmen wie z. B. durch einen plastisch-chirurgischen Eingriff als Folgen medizinische Komplikationen eintreten, hat die Sozialgesetzgebung die Krankenkassen dazu veranlasst, die Versicherten an solchen Kosten angemessen zu beteiligen.

Dies zieht eine Reihe von nicht zuletzt ethischen Fragen nach sich. Im Zusammenhang der begrenzten Ressourcen ist auch zu bedenken, dass neben einer alternden Gesellschaft der – in der Regel kostenintensive – medizinische Fortschritt nicht aufzuhalten ist. Ein Fortschrittsmoratorium wäre ethisch inakzeptabel. Technische Möglichkeiten lassen ethische Konflikte häufig überhaupt erst entstehen. Man denke nur an die avancierte Intensivmedizin oder an die Fortpflanzungsmedizin. Im Bereich der Bildgebung wird immer mehr und feiner darstellbar. Insofern stellt sich häufig die Frage, wie mit Zufallsbefunden umzugehen ist. Auch ist in den Neurowissenschaften vieles möglich geworden wie z. B. die tiefe Hirnstimulation, die ethisch nicht unproblematisch ist. Schließlich wird immer mehr Qualität gesichert, sodass ein Qualitätsmanagement Bedeutung hat; dies reicht bis zu konkreten aus der Ethik heraus formulierten Forderungen, die durch Zertifizierungsprozesse zu erfüllen sind. Hier sollte und wird auch künftig die Ethik im Gesundheitswesen – freilich auch in der Kunsttherapie – eine wichtige Rolle einnehmen.

5.2 Ethische Konfliktfelder

Es ist eine Vielfalt von Themen zu benennen, die sich allgemein im Rahmen einer Ethik in der Gesundheitsversorgung stellen (Steger 2011). Zu denken ist u. a. an die ärztliche bzw. therapeutische Schweigepflicht, an Entscheidungen am Lebensende, vor allem an Therapiezieländerungen, stellvertretende Entscheidungen, Patientenverfügungen, Entscheidungen am Lebensanfang, Patient-Arzt- bzw. Patient-Therapeut-Beziehungen, Zwangsunterbringungen bzw. Zwangsbehandlungen, Fragen der sozialen Gerechtigkeit, letztlich auch Fragen der Forschungsethik. Speziell für den therapeutischen Bereich ist u. a. an mannigfaltige Themenfelder zu denken, die hier durch folgende Fragen kurz angerissen werden (Steger 2015): Wie halte ich es mit der Schweigepflicht? Einflussnahme von Dritten auf meine Arbeit? Bin ich ein guter Therapeut? Wie verhalte ich mich bei Missbrauch? Habe ich daran gedacht, meine Therapieplätze nach sozial gerechten Gesichtspunkten zu verteilen? Kann ich einen Therapievertrag moralisch rechtfertigen? Handle ich meinen Patienten gegenüber transparent?

Die therapeutische Aufklärung wiederum birgt eigene Konfliktfelder: eigene Werteanschauungen (Ideologien), Begründung der gestellten Indikation, Einsichtnahme in Praxisunterlagen (Patientenakte), Transparenz innerhalb der Therapie, Umgang mit der im Rahmen der Kunsttherapie entstandenen Patientenarbeit (öffentliches Ausstellen, Verwenden in der Lehre oder bei einer Veröffentlichung), Beschwerdestelle für Patienten, Einwilligung als dynamischer Prozess.

Ebenso schwierig gestaltet sich die Herangehensweise an das Thema Missbrauch, das u. a. folgende Facetten hat: unprofessioneller Umgang mit Nähe bzw. Distanz, sexueller Missbrauch versus narzisstischer Missbrauch versus ökonomischer Missbrauch (Ausfallhonorar). Therapeuten sollten daneben auch über ethische Fragen in der Praxis nachdenken, sodass zu nennen sind: berufliche Belastungen von Psychotherapeuten und Prävention dieser Belastungen, ethische Probleme des Umgangs mit schwierig erscheinenden Patienten und Kollegen, Rahmenbedingungen psychotherapeutischer Arbeit unter ethischen Gesichtspunkten, Prävention von Missbrauchstendenzen.

5.3 Methoden der klinischen Ethikberatung: ethische Fallanalyse

Die zentrale Aufgabe einer Ethik in der Gesundheitsversorgung besteht darin, Instrumente und Methoden zur Verfügung zu stellen, um ethisch begründete Entscheidungen als Teil des therapeutischen Handelns treffen zu können. Dabei ist zu bedenken, dass die Handelnden nicht in erster Linie Ethiker, sondern Behandelnde sind, d. h. Ärzte bzw. Therapeuten, Pflegende, Sozialarbeiter, Betreuende, oftmals auch Akteure in der Klinikverwaltung oder allgemein im Gesundheitssystem. Fachwissen im Sinne von umfangreichen Vorkenntnissen von philosophischen Theorien kann daher nicht vorausgesetzt werden. Hinzu kommt, dass sich vor dem Hintergrund einer wertepluralen Gesellschaft die Festlegung auf ein bestimmtes ethisches Theoriemodell als schwierig erweist. Hier hat sich die fallbasierte Herangehensweise in der Klinischen Ethik bewährt.

Fallbasierte Konzepte gehen davon aus, dass Ethik in der Medizin nicht als ein bloßes Übertragen philosophischer oder theologischer Kategorien auf den medizinischen Bereich verstanden werden kann. Das bedeutet, dass der jeweils konkrete Einzelfall für sich stehen kann und keinen Bezug zu einer abstrakten ethischen Theorie benötigt. Die besonderen Umstände des Falls, die in ihm auftretenden Fragen und Konflikte sowie die beteiligten Akteure stellen die Faktoren der ethischen Analyse dar. Die ethischen Implikationen sind dem Fall inhärent. Das bedeutet, dass sich die ethischen Implikationen aus dem konkreten Fall heraus ergeben und nicht von außen hinzugeführt werden müssen. Die ethische Fallanalyse hat den konkreten Gegebenheiten des vorliegenden Falls Rechnung zu tragen und dabei vor allem der Komplexität klinischer Situationen gerecht zu werden. Diese Aufgabe bedarf einer Methodik, die sich an den klinischen Fakten orientiert. Ziel der ethischen Fallanalyse ist es, zu einer konkreten Entscheidung vor dem Hintergrund der gegebenen Rahmenbedingungen zu gelangen.

Für die Bearbeitung konkreter ethischer Fragen hat sich der Ansatz von Beauchamp und Childress als tragfähig erwiesen – der sogenannte kohärentistische Prinzipienansatz bzw. die prinzipienorientierte Ethik. Anstelle eines ethischen Prinzips wie etwa der Vernunft, aus dem sich Schlussfolgerungen ableiten lassen, geht der kohärentistische Prinzipienansatz von allgemein gültigen ethischen Grundeinsichten aus – beispielsweise die der Wahrung der Menschenwürde. Bei der prinzipienorientierten Ethik handelt es sich um vier sogenannte Prinzipien mittlerer Reichweite (Beauchamp und Childress 2012; Rauprich und Steger 2015):

- *autonomy* (Was will der Patient?)
- *beneficence* (Wie handle ich fürsorglich?)
- *non-maleficence* (Wie füge ich keinen Schaden zu?)
- *justice* (Wie handle ich – gegenüber der Solidargemeinschaft – gerecht?)

Diese vier Prinzipien bieten *prima facie* in der Praxis eine Reihe von Vorteilen. Sie sind allgemeinverständlich, setzen keine theoretischen Vorkenntnisse voraus und ermöglichen damit eine transparente und gemeinsame Reflexion und Urteilsbildung. Im Gegensatz zu ethischen Theorien gelten diese vier Prinzipien als Prinzipien mittlerer Reichweite, da sie in der Praxis untereinander verhandelbar und gegeneinander abwägbar sind. Für ethische Konflikte in der Medizin bilden diese vier Prinzipien das Gerüst, um dem Behandlungsteam und den Betroffenen die Prüfung und Diskussion eines konkret am Einzelfall orientierten Entscheidungsprozesses zu ermöglichen.

Ausgangspunkt einer ethischen Fallanalyse ist das Erkennen und Beschreiben einer ethischen Fragestellung. Zunächst muss die **medizinische Indikation** benannt werden. Sollte keine Indikation bestehen, endet die Fallbetrachtung an dieser Stelle. Wenn eine medizinische Indikation besteht, wird dann der Patientenwille in den Blick genommen. Der Patientenwille umfasst auch die Regelungen der Stellvertretung, eben dann, wenn keine Einwilligungsfähigkeit mehr besteht.

Auf Grundlage der medizinischen Indikation müssen die diagnostischen bzw. therapeutischen Maßnahmen festgehalten werden. Auf diese Weise lässt sich festlegen, welche Handlungsfelder zu betrachten sind und welche Handlungsoptionen bestehen. Erst die umfassende Kenntnis der medizinischen Indikation erlaubt ein Abwägen zwischen verschiedenen Handlungsoptionen.

Zudem müssen die **Behandlungsziele** geklärt werden: Dazu gehören z. B. Linderung von Leid, Erhalt des Lebens, Förderung der Gesundheit und Prävention von Krankheit. In vielen Fällen können unterschiedliche Behandlungsziele miteinander in Konflikt geraten oder sich sogar gegenseitig ausschließen. Das bedeutet, dass oftmals ethische Fragestellungen aus dem Widerstreit von Behandlungszielen bzw. der Unklarheit bezüglich der zu verfolgenden Ziele entstehen können. Es ist daher geboten, Klarheit bezüglich der Behandlungsziele zu schaffen.

Schließlich gehört auch die **Einwilligungsfähigkeit des Patienten** dazu. Es muss sichergestellt werden, dass der Patient in der Lage ist, Wesen, Bedeutung und Tragweite der Behandlung zu verstehen und selbstbestimmt über die Durchführung entsprechender Maßnahmen zu entscheiden. Sollte dies nicht der Fall sein, stellt sich in weiterer Folge die Frage nach entscheidungsbefugten Personen, die als Stellvertreter handeln können, und deren Kompetenzen sowie die Frage danach, was geschehen soll, wenn solche Personen nicht verfügbar sind. Es muss entschieden werden, welche Akteure in die ethische Fallanalyse eingebunden sind. Neben dem Patienten und dem Behandlungsteam können das Angehörige und rechtliche Vertreter sowie Angehörige der Verwaltung, aber auch andere Akteure im Gesundheitswesen sein. Die verschiedenen Perspektiven und Interessen sowie die Dynamik zwischen den einzelnen Akteuren sind mit einzubeziehen.

Eine zentrale Stellung nimmt hierbei die Feststellung der Wertehaltung des Patienten ein. Man kann hierbei von einer **Werteanamnese** sprechen. Aufgrund des bereits angesprochenen Wertepluralismus sowie der steigenden Anzahl von Patienten mit Migrationshintergrund ist es nicht mehr möglich, einen gemeinsamen oder verbindlichen Wertehorizont vorauszusetzen. Diese Gründe sprechen besonders dafür, die Wertehaltungen des Patienten festzustellen. Hierbei kann die Kunsttherapie mit ihren Mitteln der Diagnostik und Beschreibung eine wichtige Aufgabe leisten. Dabei sollte der Begriff der Werteanamnese nicht nur im übertragenen Sinn verstanden werden. Durch die Ermittlung von Wertehaltungen kann in Erfahrung gebracht werden, was der Patient tatsächlich will. Patientenwunsch und Patientenwille sowie die dazugehörigen Wertvorstellungen können für die ethische Entscheidung von zentraler Bedeutung sein. Schließlich hängt es oft von den Wertehaltungen des Patienten ab, ob man sich mit dem Behandlungsteam auf ein gemeinsames Therapieziel einigen kann. Diese Informationen lassen sich mit den Mitteln einer sprechenden Medizin gewinnen.

Zudem ist bei der Festlegung der ethischen Fragestellung der gesellschaftliche Kontext zu berücksichtigen. In einem weiteren Schritt sind rechtliche Implikationen zu identifizieren und von ethischen Fragestellungen zu trennen. Zwar sind ethische und rechtliche Fragen oftmals miteinander verwoben. Für die Fallanalyse ist die Trennung beider Bereiche aber notwendig, um auch in dieser Hinsicht Handlungsoptionen festzustellen und Kompetenzbereiche erkennen zu können. Das Vorhandensein klarer rechtlicher Regelungen macht in vielen Fällen bestimmte Handlungsoptionen obsolet, wenngleich diese auch akademisch zu diskutieren durchaus reizvoll wäre. Zudem lässt sich durch die Lokalisierung eventueller rechtlicher Fragestellungen klären, ob neben einer ethischen auch eine rechtliche Entscheidung zu treffen ist, was wiederum das Hinzuziehen eines juristisch qualifizierten Akteurs mit sich brächte.

Ist die ethische Fragestellung geklärt, können in einem letzten Schritt die verschiedenen Entscheidungsmöglichkeiten analysiert und kann schließlich die Entscheidung getroffen werden. Hierbei sollten die vier Prinzipien mittlerer Reichweite von Beauchamp und Childress verwendet werden (s. o.). Die hierbei zu formulierenden Fragen sind in der Gruppe der an der Ethik-Fallanalyse Teilnehmenden zu diskutieren, und zwar nicht generell und allgemein, sondern eng am konkreten Entscheidungskonflikt orientiert. Dabei ist es von besonderer Bedeutung, nicht allein die Entscheidung als Endprodukt, sondern auch den Prozess der Entscheidungsfindung in den Blick zu nehmen.

Als Standard für den Prozess der Entscheidungsfindung hat sich mittlerweile das **Shared Decision Making,** also die evidenzbasiert informierte partizipative Entscheidungsfindung etabliert. Nach diesem Verständnis genügt es nicht, den Patienten über eine

Tab. 5.1 Aufbau einer ethischen Fallanalyse

Indikationsstellung	• Welche Informationen über den Patienten gibt es? • Welche Befunde liegen vor? • Welche diagnostischen bzw. therapeutischen Maßnahmen sind angezeigt? • Welche Handlungsfelder sind zu beachten? • Welche Handlungsoptionen gibt es?
Willensbestimmung des Patienten	• Was will der Patient? • Ist der Patient in der Lage, Wesen, Bedeutung und Tragweite der Behandlung zu verstehen? • Kann er selbstbestimmt über die Behandlung entscheiden? • Liegt eine Patientenverfügung vor? • Welche entscheidungsbefugten Personen können als Stellvertreter handeln? • Was passiert, wenn kein Stellvertreter verfügbar ist?
Ethische Fragestellung	• Welche ethischen Implikationen bringen die verschiedenen Handlungsfelder und Handlungsoptionen mit sich? • Welche Konflikte gibt es (Wertekonflikte, Zielkonflikte)? • Welche Akteure sind in die klinische Situation eingebunden (Behandlungsteam, Patient, Angehörige, Bevollmächtigte, Verwaltungsangehörige)? • Wer ist wie betroffen? • Wer hat welche Interessen? • Wie sieht die Werteanamnese des Patienten aus? • Welche gesellschaftlichen Rahmenbedingungen sind zu beachten (Werte)? • Welche rechtlichen Implikationen gibt es?
Ethische Entscheidung	• Welche Entscheidungsoptionen gibt es? • Welche Konsequenzen sind jeweils zu erwarten? • Wer ist in den Entscheidungsprozess einzubinden?

bereits getroffene Entscheidung seitens des Behandlungsteams zu informieren. Anstelle einer Therapieverordnung wird eine gemeinsame Entscheidungsfindung angestrebt, deren Bedingung die evidenzgesicherte Information ist. Die Handlungsoptionen, über die der Patient informiert wird, müssen durch empirische Evidenz belegt sein. Gerade bei gleichwertigen Handlungsoptionen schafft evidenzgesicherte und transparente Information Vertrauen in die gemeinsam getroffenen Entscheidungen.

Schließlich wird eine gemeinsame Entscheidung getroffen, und das weitere Vorgehen wird festgelegt. Die Ergebnisse der medizinethischen Fallanalyse werden in einem schriftlichen Protokoll festgehalten. Dieses enthält neben der medizinischen Indikation den Willen des Patienten sowie die ethische Fragestellung und gibt detailliert Einblick in den Entscheidungsprozess (➤ Tab. 5.1). Die getroffene Entscheidung wird im Protokoll aufgeführt. Die medizinethische Fallberatung hat die Funktion eines Konsils; so wird eine Handlungsempfehlung gegeben. Über das endgültige Vorgehen entscheidet das Behandlungsteam. Dieses ist zu jedem Zeitpunkt im Besitz der Handlungshoheit.

Die fallbasierte Ethik in der Medizin in Form einer ethischen Fallanalyse weist mehrere Vorteile auf. Zunächst ist diese Form der ethischen Entscheidungsfindung praxisorientiert und eignet sich dadurch besser für die klinische Praxis als abstrakte, theoriebasierte Herangehensweisen. Dabei stehen die besonderen Merkmale des Einzelfalls im Fokus und somit der individuelle Patient statt eines „Regelfalls“. Des Weiteren eignet sich die ethische Fallanalyse insbesondere für Behandler, da keine theoretischen Ethikkenntnisse nötig sind, um zu einer Entscheidungsfindung zu gelangen. Zudem ist diese Vorgehensweise für Ärzte bzw. Therapeuten besonders naheliegend, da es Parallelen zur medizinischen Fallanalyse gibt, wie sie sich etwa in einem ärztlichen bzw. therapeutischen Fallbericht widerspiegelt. Schließlich arbeitet die ethische Fallanalyse mit den Mitteln einer sprechenden Medizin und ist somit auf den Patienten zentriert. Die Perspektive des Patienten und seine Wertvorstellungen, Wünsche sowie Präferenzen stehen im Vordergrund und stellen eine wesentliche Grundlage der Entscheidung dar. Damit wird auch dem Wertepluralismus in der heutigen Gesellschaft Rechnung getragen.

5.4 Institutionalisierung von Ethikberatung

Um ethischen Konflikten angemessen zu begegnen, sind professionelle Orte der Auseinandersetzung unabdingbar geworden. So sind Forschungsvorhaben am Menschen und an entnommenem Körpermaterial sowie Vorhaben epidemiologischer Forschung mit personenbezogenen Daten ethisch und rechtlich zu beraten und eine Stellungnahme hierzu abzugeben. Der Europäische Rat hat eine **Ethikkommission** als ein unabhängiges Gremium definiert, das sich aus im Gesundheitswesen und in nichtmedizinischen Bereichen tätigen Personen zusammensetzt. Die Mitglieder einer Ethikkommission sind unabhängig und nicht an Weisungen gebunden. Sie handeln vielmehr entsprechend den geltenden Gesetzen und nach bestem Wissen und Gewissen. Als Aufgabe einer Ethikkommission definiert der Europäische Rat, den Schutz der Rechte, der Sicherheit und des Wohlergehens von Personen zu sichern, die an klinischen Studien und klinischer Forschung teilnehmen; entsprechend ist auch für ein Vertrauen der Öffentlichkeit zu sorgen.

Hierzu wurden seit den 1970er-Jahren Ethikkommissionen an allen Landesärztekammern und Medizinischen Fakultäten in Deutschland gesetzlich eingerichtet. Die verantwortlich forschenden Mitglieder der jeweiligen Einrichtung werden dort beraten. Daneben nimmt eine Ethikkommission Aufgaben wahr, die ihr von Rechts wegen zugewiesen werden. Dies betrifft z. B. die Prüfung von Fragen, die im Rahmen des Arzneimittelgesetzes oder des Medizinproduktgesetzes auftreten, sowie Fragen bezüglich des Transfusionsgesetzes oder der Strahlenschutz- und Röntgenverordnung.

Daneben gibt es die **klinische Ethikberatung**, die sich seit ca. 20 Jahren mit Fragen der Versorgungsmedizin, also am Menschen praktizierter Medizin, beschäftigt (Hick 2007; Dörries et al. 2010; Steger 2013). Den Startschuss für die Klinische Ethik in Deutschland gab 1997 eine Empfehlung konfessioneller Krankenhausverbände. Seitdem wird klinische Ethikberatung zunehmend implementiert, mittlerweile gibt es an jedem zweiten bettenführenden Haus eine solche Beratungsform (Schochow et al. 2015).

Es handelt sich hierbei um Foren zur Bearbeitung klinisch-ethischer Probleme, die z. B. in Form eines Klinischen Ethikkomitees (KEK) institutionalisiert sind. Hierbei werden auf Organisationsebene die Bildung einer Corporate Identity (Organisationspersönlichkeit), die weitere Qualitätsentwicklung (einschließlich möglicher und nötiger Zertifizierung) und schließlich die Personal- und Organisationsentwicklung verfolgt.

Auf fallbezogener Ebene geht es bei der Implementierung von Klinischer Ethik letztlich um eine bessere Patientenversorgung, aber auch um eine Unterstützung der Mitarbeiter – und dies ganz im Sinn einer präventiven Ethik (für Patienten und Ärzte bzw. Therapeuten sowie alle weiteren Beteiligten gleichermaßen). Auch für die ambulante Versorgung etablieren sich zunehmend solche Formen der Beratung. Gerade bei der ambulanten palliativen Versorgung stellen sich täglich ethische Konflikte.

Übergeordnet sollte klinische Ethikberatung zum Ziel haben, in einer Organisation innerhalb der Gruppe der Akteure für ethische Kompetenz zu sorgen. Durch die Auseinandersetzung mit ethischen Fragen in der klinischen Praxis und durch die Verortung dieser Auseinandersetzung in institutionalisierter Form soll moralisch sensibilisiert werden. Es geht um die Entwicklung eines Verantwortungsgefühls, also um das eigene Beteiligtsein. Es sind sowohl die Werte und Einstellungen der an einem Konflikt Beteiligten als auch die eigenen wahrzunehmen. Letztlich geht es um eine Begründung der eigenen Werte. Dies setzt aber voraus, dass Argumente ausgetauscht, verglichen und bewertet wurden. Argumente sind abzuwägen, um schließlich eigene Entscheidungen umzusetzen und zu rechtfertigen. Dies ist eine wichtige Aufgabe – auch für die Kunsttherapie. Übergeordnetes Ziel klinischer Ethikberatung ist die ethische Sensibilisierung und Entwicklung einer ethischen Kompetenz. Letztlich sollte jeder in der Lage sein, zu einer individuellen Entscheidung zu kommen, die er therapeutisch gut überdacht und ethisch reflektiert allein verantwortet. So erklärt sich auch der Grundsatz, dass klinische Ethikberatung das Ziel einer Handlungsempfehlung verfolgt. Entscheidung und Verantwortung bleiben beim behandelnden Arzt bzw. Therapeuten.

Klinische Ethik sollte innerhalb einer Organisation auf drei Ebenen Ziele verfolgen: Zum einen sollte für eine Aus-, Fort- und Weiterbildung sowie Sensibilisierung der Mitarbeiter für medizinethische Fragen gesorgt werden. Zweitens sollte konkrete klinisch-ethische Fallarbeit geleistet werden, die in unterschiedlichen Formaten implementiert werden kann. Drittens ist vorstellbar, dass Klinische Ethik auch dazu beiträgt, dass Ethikleitlinien, also ein normativ orientierender Handlungsrahmen, erstellt werden. Diese drei Aufgaben Klinischer Ethikkomitees finden sich auch in der Empfehlung der ZEKO und den Standards für Ethikberatung in Einrichtungen des Gesundheitswesens (ZEKO 2006; AEM 2010; Schochow et al. 2017).

Wichtig sind auch Informationsveranstaltungen und eine gute Öffentlichkeitsarbeit. Mit niederschwelligen Begegnungsformaten wie Ethikcafés oder anderen offenen Gesprächsangeboten, aber auch mit einem Ethiktag, Podiumsdiskussionen oder generell mit Fortbildungen wird die konkrete Arbeit der Klinischen Ethikberatung greifbar.

Es sind zahlreiche Formen der Implementierung Klinischer Ethikberatung denkbar: Zuerst ist das **Klinische Ethikkomitee (KEK)** zu nennen. Es handelt sich hierbei um die bundesweit am meisten verbreitete Form der Institutionalisierung klinischer Ethikberatung. Es gibt keinen definierten Standard für die Form eines KEK. In der Regel hat das KEK zahlreiche Mitglieder aus verschiedenen Disziplinen, beispielsweise u. a. aus Pflege, Medizin, Jura und Ethik. Das KEK stellt durch das breite Spektrum der Arbeitsfelder seiner Mitglieder ein Forum mit einer Vielzahl moralischer Perspektiven dar. Die Mitglieder des KEK sind nur ihrem Gewissen verantwortlich. Sie erarbeiten auf Antrag in einem diskursiven Prozess eine Handlungsoption für eine konkrete klinisch-ethische Entscheidungssituation. Der Bogen der möglichen Mitglieder reicht hier vom Patientenfürsprecher über den Arzt bzw. Therapeuten hin zur Krankenschwester, über den Sozialarbeiter bis zum Krankenhausseelsorger. Es haben sich zwischenzeitlich aus einer Reihe von Erfahrungen Empfehlungen und damit auch Fortbildungsformate im Bereich der Ethikberatung entwickelt, um eine professionelle Zusammenarbeit der verschiedenen Professionen mit z. T. unterschiedlicher einschlägiger Vorbildung zu ermöglichen. Es sind hiermit Kompetenzen im Bereich der Medizinethik, aber auch der Moderation angesprochen (Simon et al. 2005; Neitzke et al. 2013).

Durch seine Größe ist das KEK schwerfällig. Zeitnahe Beratung ist meistens nicht möglich, nach solcher wird aber häufig verlangt. Im Rahmen eines sogenannten Prozessmodells beraten (alle) Mitglieder des KEK auf Station, wenn es zu einer Ethikfallbesprechung, angeleitet von Moderatoren, kommt oder wenn ein einzelner Professioneller ein Ethikkonsil durchführt. Im Vordergrund steht hierbei, dass die Handlungsoption prozesshaft erarbeitet wird und alle am Prozess Beteiligten ihr Wissen offenlegen, die anderen also daran gleichermaßen Anteil nehmen lassen (Shared Decision Making). Denkbar ist auch, dass diese prozesshafte klinische Ethikberatung durch Mitglieder einer Arbeitsgruppe des KEK durchgeführt wird.

Durch die Mitglieder einer solchen Arbeitsgruppe können klinisch-ethische Beratungen auf Station zeitnah erfolgen, und dabei können auch die am Entscheidungsprozess Beteiligten am Ort rasch einbezogen werden. Das professionell durchgeführte Konsil, zumal wenn es durch einen (hauptamtlichen) klinischen Ethikberater geschieht, ist von starker Verfügbarkeit, zeitlicher Flexibilität und hoher Kompetenz gekennzeichnet. Neben der Frage der ökonomischen Möglichkeit eines solchen hauptberuflichen Medizinethikers stellt sich auch die nach der Erwünschtheit eines Experten in Gewissensfragen.

Daneben ist noch ein **Ethik-Liaisondienst** zu beschreiben, mit dem die direkte Beteiligung eines Medizinethikers beispielsweise während der Visite gemeint ist. Dabei ist nicht die Perspektivenvielfalt wie bei einer Ethik-Fallberatung möglich, vielmehr kann eine Experteneinschätzung der Situation erfolgen. Und noch einmal sei darauf hingewiesen, dass sich mittlerweile auch für die ambulante Versorgung entsprechende Foren entwickeln.

Im Vorfeld der tatsächlichen klinischen Ethikberatung sind folgende Fragen zu klären: Wer kann überhaupt einen Antrag auf Ethikberatung stellen? Wer nimmt den Antrag entgegen? Wer entscheidet, ob über den Antrag beraten werden soll? Wer koordiniert die klinische Ethikberatung? Wer führt die Beratung durch? Wer nimmt an der Beratung teil? Wie wird dokumentiert, und wer übernimmt die Dokumentation? Gibt es eine Form der qualitativen Sicherung der Ethikberatung? (Fahr et al. 2011)

Die Ethikberatung selbst sollte dann nach bestimmten Kriterien strukturiert werden. Es ist sinnvoll, sich hierbei an bereits etablierten Strukturmodellen zu orientieren. In einer Eröffnungsrunde ist vor allem die ethische Fragestellung zu definieren und allen Beteiligten das (formale) Prozedere zu erläutern. Hieran anschließend sollten Informationen zusammengetragen werden. Alle Beteiligten sind auf den gleichen Kenntnisstand zu bringen. Dabei sind medizinische, pflegerische und andere Fakten unter Würdigung der Sicht aller Beteiligten zu bedenken. In dieser Phase kommt es zu einer wichtigen qualitativen Sicherung des Handelns, da alle Beteiligten auf den gleichen Kenntnisstand gebracht werden. Erst dann kann der Entscheidungskonflikt benannt werden, beispielsweise ob es zu einer Verlegung auf eine Intensivstation kommen oder ob auf eine Reanimation verzichtet werden soll. Schließlich sind ethische Fragen zu formulieren, wobei eng am Entscheidungskonflikt zu bleiben ist. Hierbei können wieder die vier Prinzipien mittlerer Reichweite von Beauchamp und Childress hilfreich sein: Was will der Patient? Wie handle ich als Arzt bzw. Therapeut gut? Wie schade ich dem Patienten nicht? Wie handle ich sozial gerecht? Diese Fragen sind dann innerhalb der Gruppe der an der Ethikberatung Teilnehmenden zu diskutieren, und zwar nicht generell und allgemein, sondern eng am konkreten Entscheidungskonflikt bleibend. Abschließend ist das Ergebnis der Diskussion zusammenzufassen, um eine Handlungsoption formulieren zu können.

Hinzuweisen ist abschließend auf die Möglichkeit der retrospektiven Fallarbeit, die ganz im Sinn präventiver Ethik besonders wertvoll ist. Ohne konkreten Handlungsdruck können getroffene Entscheidungen in der Praxis noch einmal hinsichtlich der dabei zentralen Werte diskutiert werden. Dies kann für die qualitative Entwicklung einer Organisation von großer Bedeutung sein. Die Patientenversorgung wird damit optimiert, und es können Leitlinien entwickelt werden. Und selbstverständlich sollte an allem die Kunsttherapie aktiv mitwirken, ist diese doch wesentlicher Bestandteil einer Gesundheitsversorgung.

LITERATUR

AEM – Vorstand der Akademie für Ethik in der Medizin e. V. (2010). Standards für Ethikberatung in Einrichtungen des Gesundheitswesens. Ethik in der Medizin 22: 149–153.

Beauchamp T, Childress J (2012). Principles of Biomedical Ethics. 7th ed. New York: Oxford University Press.

Dörries A, Neitzke G, Simon A, Vollmann J (2010). Klinische Ethikberatung. Ein Praxisbuch für Krankenhäuser und Einrichtungen der Altenpflege. 2. A. Stuttgart: Kohlhammer.

Fahr U, Herrmann B, May AT et al. (2011). Empfehlungen für die Dokumentation von Ethik-Fallberatungen. Ethik in der Medizin 23: 155–159.

Hick C (Hrsg.) (2007). Klinische Ethik. Heidelberg: Mentis.

Neitzke G, Riedel A, Dinges St et al. (2013). Empfehlungen zur Evaluation von Ethikberatung in Einrichtungen des Gesundheitswesens. Ethik in der Medizin 25: 149–156.

Rauprich O, Steger F (Hrsg.) (2005). Prinzipienethik in der Biomedizin. Moralphilosophie und medizinische Praxis. Frankfurt/M., New York: Campus.

Schochow M, Schnell D, Steger F (2015). Implementation of clinical ethics consultation in German hospitals. Sci Eng Ethics [DOI: 10.1007/s11948-015-9709-2].

Schochow M, Rubeis G, Steger F (2017). The application of standards and recommendations to clinical ethics consultation in practice. An evaluation at German hospitals. Sci Eng Ethics 23: 793–799.

Simon A, May A, Neitzke G (2005). Curriculum „Ethikberatung im Krankenhaus". Ethik in der Medizin 17: 322–326.

Steger F (2011). GTE Medizin. Göttingen: Vandenhoeck & Ruprecht.

Steger F (Hrsg.) (2013). Klinische Ethikberatung. Grundlagen, Herausforderungen und Erfahrungen. Paderborn: Mentis.

Steger F (2015). Ethik in der Psychotherapie – einige Anmerkungen unter Berücksichtigung der Kunsttherapie. In: Steger F, Joerden JC, Kaniowski A (Hrsg.). Ethik in der Psychiatrie und Psychotherapie. Frankfurt/M.: Peter Lang, S. 97–114.

ZEKO – Zentrale Ethikkommission bei der Bundesärztekammer (2006). Stellungnahme der Zentralen Kommission zur Wahrung ethischer Grundsätze in der Medizin und ihren Grenzgebieten (Zentrale Ethikkommission) bei der Bundesärztekammer zur Ethikberatung in der klinischen Medizin. Dtsch Arztebl 103: 1703–1707.

KAPITEL 6

Horst Kächele

Kunst im Krankenhaus als therapeutisch wirksames Medium

Das delphische Orakel unserer Zeit – Google – findet beim Stichwort „Kunst und Krankenhaus" eine noch eher kleine, aber deutlich wachsende Anzahl von Hinweisen auf künstlerische Aktivitäten in Krankenhäusern. So präsentiert schon seit einer Reihe von Jahren der Kunstverein Oberhausen künstlerische Arbeiten im St.-Elisabeth-Krankenhaus. Stolz verkünden die Initiatoren: *„Mittlerweile ist aufgrund der guten Resonanz angedacht, die Ausstellungsreihe ‚Kunst und Krankenhaus' zweimal jährlich durchzuführen."*

Noch kühner ist es, wie 2005 von einem Hamburger Kunstverein initiiert, am Allgemeinen Krankenhaus Harburg ein Atelier mit Stipendium einzurichten: *„Der Kunstverein des AK Harburg geht mit der Verleihung des Atelier-Stipendiums neue Wege in der Kunstförderung. In einer Stadt wie Hamburg, wo gerade für junge Künstler Atelierräume zu erschwinglichen Preisen Mangelware sind, bietet der Kunstverein einem Künstler hervorragende Arbeitsbedingungen in einem ungewohnten Umfeld. Und ein Krankenhaus ist ja nicht nur für den Körper da, sondern auch für den Geist"*, sagte der 1. Vorsitzende des Vereins „Kunst und Kultur im AK Harburg e. V.".

Gewöhnungsbedürftig, oder? Wird dann vielleicht demnächst das Krankenhaus als Off-Broadway-Bühne genutzt? Doch nachdenklich gefragt, haben wir gute Gründe, Motive oder Ideen, warum Kunst und/oder Kunsttherapie im Krankenhaus jenseits der sicher auch notwendigen Nachwuchsförderung für junge Künstler und Kunsttherapeuten eine eigenständige Funktionalität für das eigentliche Ziel eines Krankenhauses, nämlich kranken Menschen zu helfen, haben kann?

Als Psychoanalytiker kommen mir zunächst zwei Kronzeugen in den Sinn. Da ist einmal die amerikanische Philosophin Susanne Langer, die in ihrem Buch „Philosophie auf neuem Weg" 1965 diskursive und präsentative Logik unterschied. Diskursive Logik ist in der wissenschaftlichen Medizin Trumpf. A oder B – *tertium non datur.* Doch was meint die Philosophin mit präsentativer Logik. Dies sei die Logik des Herzens, von der Blaise Pascal sprach, die Logik des Tanzes, der Musik, der Kunst. Nun wenn schon eine anerkannte Philosophin – Schülerin des deutschen Philosophen Cassirer – sich um die begriffliche Erfassung des kaum Begreifbaren müht, muss wohl was dran sein. Nur was genau ist denn dran.

Vielleicht lohnt sich ein Umweg in die Praxis eines britischen Kinderarztes, der sich als Psychoanalytiker mit der Bedeutung der frühen Umwelterfahrung extensiv beschäftigt hat. Sein Name ist Donald Winnicott, und die Welt verdankt ihm die Aufmerksamkeit für ein Phänomen, das jedermann bekannt und vertraut ist. Er bezeichnete eine Klasse von Gegenständen, die jeder Mutter vertraut sind, als „Übergangsobjekte". Vom Daumen, zum Bettzipfel, zum Teddybär, der überallhin mitgeschleppt werden muss und auf keinen Fall verloren gehen darf – die Liste ist lang und kaum zu beschränken.

1973 erscheint auf Deutsch sein schmales Buch mit dem Titel „Vom Spiel zur Kreativität", in dem Winnicott die kühne These aufstellt, dass diese Übergangsphänomene dadurch gekennzeichnet sind, dass sie zwar einerseits eindeutig zur Umwelt eines Kleinkinds gehören, also objektiv von außen sichtbar sind, aber zugleich andererseits eine hochgradig subjektive Relevanz auf sich vereinigen. Sie stehen zwischen Subjekt und Objekt, sie sind „subjektive Objekte" (Fuchs 2018). Der Verlust eines solchen subjektiven Objekts wird, wie viele Patientenbiografien belegen, lebenslang schmerzlich erinnert. Winnicott schlägt vor, dieses Konzept subjektiver Objekte zum Verständnis von Kreativität und damit zur Bildung von kulturellen Räumen heranzuziehen. Prähistorische Felsenmalereien gehören ebenso zu dieser Klasse subjektiver Objekte – indem sie eine symbolische Inbesitznahme eines hochgeschätzten externen Objekts repräsentieren – wie künstlerische Objekte der Gegenwart, die nur durch Zuschreibung subjektiver Relevanz durch einen Betrachter oder Zuhörer jene Bedeutsamkeit erlangen, die unser Interesse rechtfertigt. Nicht nur Schönheit ist nur im Auge des Betrachters, sondern das subjektive Objekt des künstlerischen Schaffens entsteht nur durch diese imaginäre Interaktion. Dass in der Stuttgarter Staatgalerie ein Kunstwerk von Beuys „aus Versehen“ von einer Putzfrau in guten Glauben an ihre Aufgabe beiseitegeschafft werden konnte, belegt die Notwendigkeit dieser Zuschreibung einer nur subjektiv fundierbaren Relevanz (Schubert 2017). Wir alle schaffen uns immer wieder Übergangsobjekte, mehr oder minder fetischistischer Natur; je körpernäher diese sind, desto privater verbleiben sie. Wenn man ganz radikal denken will, ist der Körper selbst ein Übergangsobjekt, dessen teilweiser oder vollständiger Verlust manchem zu früh droht!

Nur solche externen Objekte, denen es gelingt, eine größere Zahl von denen, die es in Besitz nehmen, für sich zu gewinnen, erlangen den Status eines Kunstobjekts. Unzählige Beispiele belegen, dass viele Produkte künstlerischen Schaffens der zeitgenössischen Achtlosigkeit verfallen, um nie oder erst sehr viel später wieder als bedeutsames kulturelles Konstrukt entdeckt zu werden. Das gilt *mutatis mutandis* für das Werk Bachs wie auch, um ganz ins Private abzugleiten, für Ihre Spucke, die irgendwann einmal auf einem in einer Pfütze schwimmenden Blatt Kahn fahren durfte. Warum brauchen wir solche subjektiven Objekte? Und warum sind sie für Patienten in einem Krankenhaus von besonderer Bedeutung? Es gibt viele gute Gründe, die uns erlauben, sich das Verhältnis von Ich und Welt nicht als radikal geschieden vorzustellen, sondern mit der Vorstellung zu arbeiten, dass ein Lebewesen sich qua biologischer Ausstattung ein je artspezifisches Wissen von Welt aufbaut. Der theoretische Biologe Jacob von Uexküll, der Vater des Ulmer Gründungsprofessors, beschrieb seine „Streifzüge durch die Umwelten von Tieren und Menschen“ als ein Bilderbuch solcher unsichtbaren Welten. Die von ihm geschaffene Bedeutungslehre gibt jedem Lebewesen die ihm qua Sinnesorgane zugeordnete Umwelt. Die menschliche Umwelt wird – soweit wir das heute abschätzen können – um eine spezielle Fähigkeit zur symbolischen Bedeutungsverleihung bereichert: Sie wird um eine subjektive Dimension angereichert. Es bildet sich eine zwiebelschalenartige Hülle von Bedeutungsschichten, die einen Puffer zwischen den Härten der objektiven Welt und der inneren leiblichen Notwendigkeit bilden.

Je mehr solcher Bedeutungsschichten ein Mensch bildet, desto geschützter bewegt er sich in den Fährnissen der Existenz. Ein dramatischer Beleg für die vitale Bedeutung von Überzeugungen wurde von Kogon (1946) aus den Konzentrationslagern berichtet. Dort war eine kraftvolle Überzeugung, welcher Art auch immer, in der Tat lebenserhaltend. Wir kennen diese Bedeutungsschichten unter dem Namen „symbolische Formen“, die Cassirer (1923/1924) philosophisch ausbuchstabiert hat. Bei ihm stehen gleichberechtigt neben Sprache Kunst und Religion als eigenständige symbolische Systeme. Religion – entgegen Freuds wohl überzogener Kritik heute meist in Form von weniger verpflichtender Spiritualität – ist wieder „in“. Psychoonkologische Forschung belegt die Bedeutung von psychologischen Auswirkungen solcher Überzeugungen, wie sie durch das Prinzip Hoffnung verkörpert werden, für die Bewältigung schwerer körperlicher Erkrankungen. Gilt das auch für die Kunst oder Kunsttherapie?

Wenden wir uns exemplarisch einem überaus seriösen und gut finanzierten Projekt wie dem *Exeter Health Care Arts* (EHCA) zu, das 1992 vom *Royal Devon and Exeter NHS Foundation Trust* in Großbritannien etabliert wurde. Auf seiner Homepage können wir Folgendes lesen: Ein Aufenthalt im Krankenhaus kann eine belastende Erfahrung sowohl als Patient oder als Angehöriger sein. Einstmals waren Krankenhäuser unfreundliche, karge Einrichtungen, aber in den letzten Jahren mit Unterstützung des Gesundheitsministeriums wurden sie zu *„healthcare environments“*, d. h. Gesundheitsumgebungen transformiert, indem die speziellen Fähigkeiten von Künstlern und Handwerkern genutzt wurden.

Eine Evaluation des Projekts durch die Fakultät für Kunst und Design der Manchester Metropolitan University im Jahre 1998 ergab, dass über 40 % der Mitarbeiter der Ansicht waren, dass die in großer Zahl ausgestellten Kunstwerke einen positiven Einfluss auf den Heilungsprozess hätten, und fast 90 % waren der Ansicht, dass die Umgebung, in der medizinische Behandlung erbracht wird, eine beobachtbare Auswirkung auf die Nutzer habe. Mit diesem Bericht habe sich die Überzeugung befestigt, dass *„feeling better is an essential part of getting better“*.

Noch Skepsis? Wahrscheinlich ist der Grad einer verstehbaren Skepsis proportional zum finanziellen Aufwand. Ein bisschen Geld für ein bisschen Kunst im Krankenhaus wird wohl nicht schaden; ob jemand in einem bundesdeutschen Krankenhaus sehr viel Geld für diese psychologisch-künstlerische Dimension des komplexen Genesungsprozesses in die Hand nehmen würde, darf bezweifelt werden. Bei den Briten wurden über 80.000 Euro ausgegeben – nicht schlecht.

Es bleibt die Frage, welche Bilder, Skulpturen – seien sie künstlerischer oder/und kunsttherapeutischer Herkunft – sich als verfügbare subjektive Objekte im persönlichen Bedeutungsraum von Patienten eignen, welche Bilder, welche Skulpturen einen unauslöschlichen Eindruck hinterlassen, zu Erinnerungszeichen der Zeit im Krankenhaus werden – denn dann könnten sie dazu beitragen, den Prozess der notwendigen Symbolisierung, der Semiotisierung des Krankheitsprozesses und der Einordnung in das autobiografische Gedächtnis zu befördern.

LITERATUR

Cassirer E (1923/1924). Philosophie der symbolischen Formen. Darmstadt: Primus.

Fuchs Th (2018). Responsivität in Kunst und Therapie: phänomenologische Überlegungen zur Kunsttherapie und zum therapeutischen Dialog. In: Martius P, von Spreti F, Henningsen P (Hrsg.). Kunsttherapie bei psychosomatischen Störungen. 2. A. München: Elsevier Urban & Fischer, Kap. 4.

Kogon E (1946). Der SS-Staat. Frankfurt: Europäische Verlagsanstalt.

Langer SK (1965). Philosophie auf neuem Weg. Frankfurt/M.: Fischer.

Schubert Ch (2017). Bewusstwerdung als Heilung – die Wirkung künstlerischen Tuns auf das Immunsystem. In: von Spreti F, Martius P, Steger F (Hrsg.). Kunst Therapie. Wirkung – Handwerk – Praxis. Stuttgart: Schattauer, S. 43–128.

Uexküll J von, Kriszat G (1962). Bedeutungslehre – Streifzüge durch die Umwelten von Tieren und Menschen: ein Bilderbuch unsichtbarer Welten. Hamburg: Rowohlt.

Winnicott DW (1973). Vom Spiel zur Kreativität. Stuttgart: Klett.

KAPITEL

7

Ingrid Riedel

Archetyp und Symbol: das Entstehen von Kreativität in der Psychotherapie

7.1 Einleitung

In seinem Aufsatz „Ziele der Psychotherapie" beschreibt C.G. Jung (1929) sehr anschaulich, wie manche seiner Patienten, die bis dahin in einer eher passiven Einstellung die Psychotherapie wie eine „Kur" über sich ergehen ließen, auf einmal kreativ werden können: *„In diesen Situationen ereignet es sich nicht selten, dass ein besonders farbiger Traum eintritt oder einer von seltsamer Gestalt, und der Patient sagt mir: ‚Sehen Sie, wenn ich jetzt ein Maler wäre, so würde ich davon ein Gemälde machen' ... „Oder", so fährt Jung fort, „die Träume sprechen von Photographien, von gemalten oder gezeichneten Bildern oder illuminierten Handschriften oder auch vom Kino."* (Jung 1929 in: GW 16, S. 50, § 101)

In diesen Fällen ist das Unbewusste selbst schon symbol-schöpferisch tätig geworden und weist sogar auf kreative Produktionen hin. Doch nun kommt es darauf an, diese Bilder aus dem Unbewussten auch dem Bewusstsein oder vielmehr einem bewussten, aktiven Gestaltungsprozess zuzuführen, damit der träumende Patient mit seiner eigenen schöpferischen Möglichkeit wieder in Kontakt kommt – eines der wichtigsten von Jungs Therapiezielen überhaupt. Wie kann man den Patienten diesem Ziel näher bringen? *„Diese Winke [der oben genannten Träume, I. R.] habe ich mir zunutze gemacht"*, schreibt Jung, *„und fordere meine Patienten in diesem Augenblick auf, das im Traum oder in der Phantasie Geschaute in Wirklichkeit zu malen."* (Jung 1929 in: GW 16, S. 50, § 102) Das ist nun allerdings keine Selbstverständlichkeit für den üblichen Patienten unserer

Zeit, der sich eine Therapie ganz anders vorgestellt hat. So auch zu Jungs Zeit: *„In der Regel begegne ich dem Einwand, man sei kein Maler, worauf ich zu sagen pflege, dass die heutigen Maler ja auch keine seien … und es überdies auf die Schönheit sowieso nicht ankomme."* (ebd.)

Abgesehen von seinem kleinen Seitenhieb auf die damalige Kunstauffassung scheint Jungs Anregung Wirkung gezeitigt zu haben: *„Viele meiner vorgerückten Patienten beginnen also zu malen."* (ebd.)

In welchem Sinne aber beginnen diese zu malen? Wie sind ihre Bilder zu verstehen?

„Auch wenn gelegentlich künstlerisch schöne Dinge von meinen Patienten produziert werden … es soll sich nicht um Kunst handeln, sondern um mehr und anderes … nämlich um lebendige Wirkung auf den Patienten selber." Es geht dabei um nichts Geringeres, als einen Ausdruck zu finden für den *„Sinn des individuellen Lebens, um dessentwillen sich der Patient bemüht, Unaussprechliches in kindlich unbeholfene, sichtbare Form zu übersetzen."* (Jung 1929 in: GW 16, S. 51, § 104) **Sinnfindung** für das persönliche Leben aber, so anspruchsvoll das klingt, ist in Jungs Psychotherapie, die sich nicht mit der Reparatur von Störungen begnügt (so wichtig diese auch ist), das Therapieziel Nr. 1: **„Das Bedeutende nur erlöst"** (Jung 1932 in: GW 11, S. 358, § 496) – im Sinne von: das für den Patienten Bedeutsame.

7

Wie aber stellt man sich in der Psychotherapie nach Jung, in der ja nicht speziell ausgebildete Kunsttherapeuten, sondern Psychoanalytiker zum Malen anregen (bedeutungsvoll genug!), die Sinnfindung des Einzelnen durch Malen und Gestalten vor?

„Psychologisch macht es einen gewaltigen Unterschied aus", so fährt Jung fort, *„ob einer einige Male in der Woche ein interessantes Gespräch mit seinem Arzt führt, dessen Ergebnis irgendwo in der Luft hängt, oder ob er stundenlang mit widerspenstigen Pinseln und Farben sich müht, um etwas, oberflächlich betrachtet, völlig Sinnloses zustande zu bringen … Weil ihm aber seine Phantasie doch nicht völlig sinnlos erscheint, so wird die Betätigung derselben ihre Wirkung noch unterstreichen. Überdies zwingt die materielle Gestaltung des Bildes zu einer anhaltenden Betrachtung desselben in allen Teilen, so dass es dadurch seine Wirkung völlig entfalten kann."* (Jung 1929 in GW 16, S. 51 f., § 106)

Diese Äußerungen beziehen sich zunächst vor allem darauf, was das Malen eines Traums oder einer Imagination über deren bloße innere Wahrnehmung hinaus und allenfalls über das erzählende Gestalten ihres Inhalts hinaus bringen kann (wobei auch schon das Erzählen eine schöpferische Leistung in sich ist). Vor allem aber scheinen von diesen selbst gefertigten Bildern **Wirkungen auf den Patienten** selbst auszugehen:

> *„Es braucht z. B. ein Patient nur einige Male gesehen zu haben, wie er aus einem miserablen seelischen Zustande dadurch erlöst wird, dass er ein symbolisches Bild anfertigt, um stets wieder zu diesem Mittel zu greifen, sobald es ihm schlecht geht. Damit ist etwas Unschätzbares gewonnen, nämlich ein Ansatz zur Unabhängigkeit, ein Übergang zur psychologischen Erwachsenheit. Mit dieser Methode – wenn ich dieses Wort überhaupt gebrauchen darf – kann sich der Patient schöpferisch unabhängig machen. Er hängt jetzt nicht mehr von seinen Träumen ab und nicht mehr vom Wissen seines Arztes, sondern, indem er sozusagen sich selber malt, kann er sich selber gestalten."*
>
> (Jung 1929 in GW 16, S. 52, § 106)

Dies ist eine bedeutsame Aussage von Jung im Blick auf seine eigene Methode, in der doch der Traum als Zugang zum Unbewussten und dessen adäquate Interpretation zwischen Arzt und Patient eine wesentliche Rolle im therapeutischen Prozess spielen. Durch das kreative Tun des Patienten, ob anlässlich eines Traums oder vielmehr auch unabhängig von einem Traum und der Deutungskompetenz des Therapeuten, könnte auch die unmittelbare schöpferische Arbeit an einem Bild – und ein jedes Bild ist in gewissem Sinne ein Selbstausdruck – zur **heilenden Selbstgestaltung** des Patienten führen.

7.2 Die Wirkung des Schöpferischen auf die Psyche

Wie ist dies nun im Zusammenhang der Vorstellung Jungs vom Wirken des Schöpferischen in der Psyche zu sehen? Hier tauchen Begriffe auf, mit denen Jung das Entstehen des kreativen Prozesses zu fassen sucht – zunächst vom Patienten her gesehen:

„... was er malt, sind wirkende Phantasien, es ist das, was in ihm wirkt. Und was in ihm wirkt, das ist er selbst, aber nicht mehr im Sinne des früheren Missverständnisses, wo er sein persönliches Ich für sein Selbst hielt, sondern in einem neuen, ihm bisher fremden Sinne, wo sein Ich als Objekt des in ihm Wirkenden erscheint. In zahllosen Bildern müht er sich, das in ihm Wirkende erschöpfend darzustellen, um schließlich zu entdecken, dass es das ewig Unbekannte und Fremde ist, das tiefste Grundlage unserer Seele ist."

(Jung 1929 in GW 16, S. 52, § 106)

Jung nimmt also ein **„Wirkendes"** an, das beim schöpferischen Prozess in Aktion tritt, ein Wirkendes in uns, aus uns selbst heraus, das aber, unserem bewussten Ich weit überlegen, mit unserer unbewussten bewusstseinstranszendenten Gesamtpersönlichkeit verbunden das ist, was Jung das **„Selbst"** nennt, die tiefste Grundlage unserer Seele. Noch über das „Selbst" unserer Gesamtpersönlichkeit hinaus ist dieses Wirkende mit dem unbewussten **„Schatzhaus der Menschheit"** verbunden, dem potenziellen Ursprungsort der Symbole und der archetypischen Bilder. Es ist zugleich der Hort der Überlebenserfahrungen der Menschheit, die sich in Bildern ausdrücken und ins Sichtbare verdichten können, sobald ein existenzielles Thema der Menschheit berührt wird.

Jung scheint selbst ehrfürchtig verwundert zu sein angesichts dieses „Wirkenden" im kreativen Schaffensprozess seiner Patienten, das umso zwingender über sie kommt, je zwingender sie ergänzende Erfahrungen zu ihrer bisherigen, oft einengenden Einstellung brauchen: *„Ich kann unmöglich schildern"*, schreibt Jung (1929 in GW 16, S. 52, § 107), *„welche Veränderungen der Standpunkte und Werte, welche Verschiebungen des Gravitationszentrums der Persönlichkeit dadurch zustande kommen. Es ist, wie wenn die Erde die Sonne als Zentrum der Planetenbahnen und ihrer eigenen Bahn entdeckt hätte."*

Jung sieht die heilende Wirkung solch schöpferischen Tuns, das die Einseitigkeiten des bewussten Ichs der Patienten ausgleicht und kompensiert, im Wiederanschluss der Gestalter und Gestalterinnen an ihre größere Ganzheit, die im sogenannten Unbewussten gründet: Sie zeigt sich in der Eigenart dieser Patientenbilder, die im Allgemeinen ohne technische Fertigkeiten – oder unter deren Beiseitestellung – frei aus der schöpferischen Fantasie, also aus dem Unbewussten entspringen. Die charakteristischen Merkmale dieser Bilder werden im Folgenden beschrieben.

7.3 Das kollektive Unbewusste

„Alle diese Bilder sind gekennzeichnet durch einen primitiv symbolischen Charakter, der ebenso sehr aus der Zeichnung wie aus der Farbe hervorleuchtet. Die Farben sind in der Regel barbarisch intensiv. Oft ist ein unverkennbarer Archaismus vorhanden. Diese Eigenschaften weisen auf die Natur der zugrunde liegenden bildnerischen Kräfte hin. Es sind irrationale symbolistische Tendenzen ... Wir dürfen daher wohl annehmen, dass unsere Bilder hauptsächlich den Regionen der Psyche entstammen, die ich als das kollektive Unbewusste bezeichnet habe."

(Jung 1929 in GW 16, S. 53 f., § 111)

Unter dem kollektiven Unbewussten versteht Jung *„ein unbewusstes, allgemein menschliches, seelisches Funktionieren"*, das **archetypische Bilder** hervorzubringen vermag, Urbilder, Sinnbilder menschlichen Erlebens: *„Solche Bilder entspringen einem natürlichen Bedürfnis und befriedigen auch ein solches. Es ist, wie wenn die bis ins Primitive zurückreichende Psyche sich in diesen Bildern ausdrückte und dadurch die Möglichkeit bekäme, mit unserem ihr fremdartigen Bewusstsein zusammen zu funktionieren ..."* (Jung 1929 in GW 16, S. 54, § 111).

Eben daran sieht Jung das enorm Heilsame in dem Anschluss eines heutigen, meist einseitig und eindimensional gewordenen Bewusstseins an die ursprünglichen breiteren Wurzeln des menschlichen Unbewussten, das sich im schöpferischen Prozess kompensierend einen Weg bahnt.

Um auf diese Weise entstehende „Bilder aus dem Unbewussten", die auf die Selbstregulierung der Psyche schon als solche großen Einfluss haben, auch für den laufenden therapeutischen Prozess optimal erschließen zu können, legt Jung jedoch großen Wert auf eine anschließende **„synthetische Deutungsarbeit"** an diesen Bildern, die gemeinsam mit deren Malern erfolgen soll: *„Ich muss allerdings beifügen, dass die bloß darstellerische Tätigkeit an sich ungenügend ist. Es bedarf darüber hinaus noch eines intellektuellen und emotionalen Verständnisses der Bilder, wodurch sie nicht nur intellektuell, sondern auch moralisch dem Bewusstsein integriert werden"* (Jung 1929 in GW 16, S. 54, § 111).

Mit „**moralischer Integration**" meint er vor allem, dass die Bilder auch einen Impuls für ein verändertes Verhalten in der Wirklichkeit auslösen bzw. dass die Impulse, die in ihnen stecken, auch in ihrem Anspruch auf Veränderung verstanden werden. Vor allem, wenn man ganze Bilderserien zusammen mit den Patienten, die sie gemalt haben, zu verstehen versucht, bemerkt man, dass es sich bei dem fortgeführten „Malen aus dem Unbewussten" meist um eine Art von Zentrierungsvorgang handelt, in dem der einseitig eingestellte Ich-Komplex eines Menschen hinter einem größeren Ganzen, das sich zur Wirkung bringt, zurücktritt: *„Wir können nur seine* [die des Bildes] *bedeutende Wirkung auf die bewusste Persönlichkeit konstatieren. Aus der Tatsache, dass diese Veränderung das Lebensgefühl erhöht und das Leben strömend erhält, muss man schließen, dass ihm eine eigentümliche Zweckmäßigkeit innewohnt"* (Jung 1929 in GW 16, S. 55, § 111).

7

7.4 Das Symbol als schöpferische Leistung

Diese „Zweckmäßigkeit" sieht Jungs Therapie, auch in ihrer Form der Maltherapie, in der Intention zu einer **Zentrierung** des vielfach in seine partiellen Anteile zerstreuten und komplexhaft auf Einzelnes fixierten Menschen und damit im Zugewinnen einer größeren Ganzheit und im Rückgewinnen der bisher in Komplexen gebundenen Energien.

Das Schöpferische, die Kreativität also, entspringt nach Jung einem selbstständig „Wirkenden" im Menschen, das den Ausgleich von Spannungen und von anders unvereinbaren Gegensätzen sucht, indem es im Wirksamwerden der sogenannten „transzendenten Funktion", einer Brückenfunktion, das Bewusstsein bzw. das bewusst werdende Problem mit den unbewussten Ressourcen rückverbindet. Dieser Prozess wird anschaulich in Symbolen, die wie z. B. ein Regenbogen zwei weit auseinanderliegende Pole in der Landschaft zu verbinden vermögen – hier durch eine Farbbrücke, die eine Ganzheit der Farben, das volle Farbspektrum enthält. An das Naturphänomen Regenbogen schließen sich dementsprechend eine Fülle von übertragenen Bedeutungen an, die das optische Phänomen zum Symbol ausweiten: zu einem Versöhnungszeichen schlechthin, wie z. B. dem nach der Sintflut, das mir eine Patientin nach einem schweren Konflikt als gemaltes Bild mitbringt, über dessen Gestaltung sich ihre Gefühle befrieden konnten.

„Das Hin und Her der Argumente und Affekte stellt die transzendente Funktion der Gegensätze dar", so Jung. Und weiter: *„Die Gegenüberstellung der Positionen bedeutet eine energiegeladene Spannung, die Lebendiges erzeugt, ein Drittes, das keine logische Totgeburt ist …, sondern eine Fortbewegung aus der Suspension zwischen Gegensätzen, eine lebendige Geburt, eine neue Stufe des Seins, eine neue Situation herbeiführt. Die transzendente Funktion offenbart sich als eine Eigenschaft angenäherter Gegensätze"* (Jung 1918/1958 in GW 8, S. 102, § 189).

So ist die Findung und Bildung eines jeden Symbols bereits eine schöpferische Leistung, die sich entweder im Traum, also im Raum des Unbewussten selbst, oder in der aktiven Imagination (dort bereits im Kontakt mit dem Bewusstsein), vor allem aber beim Malen und Gestalten ereignet, wo aus dem Unbewussten geschöpft, aber bewusst gestaltet wird, wobei ein optimales Zusammenwirken zwischen Bewusst und Unbewusst geschieht.

7.5 Malen als Selbstgestaltung

Damit sind wir noch immer mit dem therapeutischen Malen bzw. dem Malen in der Therapie und damit auch mit der Aufarbeitung persönlicher Komplexe befasst, also mit dem Malen auch als Kompensation von Unausgeglichenheiten. Ein Malprozess, der sich nur der Aufarbeitung persönlicher Komplexe verdankt, wird jedoch, so wertvoll er auch in therapeutischer Hinsicht ist, nach Beendigung der Therapie versiegen (obgleich solche Aufarbeitung bei allem künstlerischen Tun mitspielt).

Nach Jung aber kann ja die Entdeckung des schöpferisch „Wirkenden" die Malenden letztlich selbstständig machen und gerade unabhängig von der Therapie weitergeführt werden, um einer lebenslangen **„Selbstgestaltung"** zu dienen. Dies mag und wird für alle diejenigen (ob ehemalige Analysanden oder freie Künstler) gelten, die über das Gestalten in den Bereich des kollektiven Unbewussten vorgedrungen sind, in das „Schatzhaus" der Menschheit.

7.6 Archetyp und Symbol

In diesem Wirkungsfeld der Archetypen – als den anthropologischen Konstanten des Erlebens, Verhaltens und Abbildens – entstehen bei Konstellation bestimmter Menschheitsthemen archetypische Bilder, deren „Wirkendes" uns auch emotional tief ergreifen kann, sobald sie uns existenziell betreffen.

Es konstelliert sich z. B. dann, wenn wir mit überpersönlichen Lebensthemen in Berührung kommen, wie mit der Beziehung zwischen Frau und Mann, mit Geburt und Tod, mit Konflikt und Versöhnung, und wenn wir darauf eine für heute gültige Antwort überpersönlicher Art, ein stimmiges **Sinnzeichen** für heute suchen und finden. Symbole sind ja nichts anderes als Sinnzeichen, Phänomene, wie der Baum, dem eine seelisch-geistige Bedeutung für die Menschen gegeben wurde, weil er als Symbol etwas zusammenzuschauen erlaubt, was sonst unverbunden bleiben müsste: ein Bild dafür, wie z. B. etwas unwiederbringlich Verlorenes, Abgesägtes, Abgebrochenes *gesund* überwachsen werden kann. Das vermag der Baum bei verlorenen Ästen. Er ersetzt sie nicht. Er überwächst sie, bildet neue und bleibt gesund in seiner Baumgestalt. Auch deshalb ist der Baum ein bedeutsames Symbol geworden, dessen Gestaltung im Bild sich immer wieder als heilsam erweist. Künstlerische Gestaltungen des Baumsymbols greifen heute auch ökologische Menschheitsfragen auf und können insofern in hohem Sinne sinnstiftend für das Kollektiv sein.

7.7 Weltdeutung

Das Symbol des „Netzwerks" (engl. „spin") hat heute – im Guten wie im Bösen – eine kollektive Bedeutung gewonnen und wird in vielen Formen, auch in abstrakten, gestaltet. Im weiteren Sinne gehört dazu auch das Bild und Symbol der „Weltenspinnerin", der Spinne selbst, die zum Archetyp der Großen Mutter gehört. Diese wurde z. B. von Louise Bourgeois in ihren monumentalen Spinnenplastiken „zu Ehren einer wehrhaften Mutter", wie sie selbst schreibt, vor allem in ihrem Alterswerk gestaltet, wo sie weit über die in persönlichen Themen befangenen, also komplexverarbeitenden Werke ihrer frühen und mittleren Jahre hinauswächst.

In solchen überpersönlichen Arbeiten, die sich aus dem Kontakt zu den Archetypen speisen, wird Kunst auch heute noch und immer wieder zur „Weltdeutung", an deren Bedeutsamkeit alle partizipieren: *„Das Bedeutende nur erlöst"*, um es noch einmal mit Jungs Worten auszudrücken (Jung 1932 in GW 11, S. 358, § 496).

Solche Sinndeutung des Lebens in Gestalt von Symbolen erfüllt ein Lebens-, ja ein Überlebensbedürfnis der Menschheit, die, wie der Einzelne auch, vieles erträgt, wo sie Sinn sieht, aber verzweifelt, wo der Sinn fehlt. Auch Bruchstellen und Leerstellen im Weltverständnis aufzuzeigen kann wichtige Aufgabe der Kunst sein: Auch damit weist sie auf Bedeutsames hin, und sei es auf das Fehlende.

Der schöpferische Prozess also, soweit wir ihn überhaupt zu verfolgen vermögen, *„besteht in einer unbewussten Belebung des Archetypus und einer Entwicklung und Ausgestaltung desselben zum vollendeten Werk"* (Jung 1922 in GW 15, S. 95, § 130) bzw. zum archetypischen Bild, zu einem Symbol. *„Die Gestaltung des urtümlichen Bildes ist gleichsam seine Übersetzung in die Sprache der Gegenwart, wodurch es einem jeden ermöglicht wird, wieder den Zugang zu den tiefsten Quellen des Lebens zu finden, die ihm sonst verschüttet wären."* (ebd.)

7.8 Kunst und Mythologie

Darauf beruht die Faszination großer Kunst bis heute und das neu erwachte Interesse an ihr, das auch an den steigenden Besucherzahlen wichtiger Ausstellungen auffällt[1]. Natürlich erfüllt nicht alle Kunst diese Erwartung nach Bedeutungs- und Sinnstiftung für unser Leben, sondern dies vermag nur das symbolische Kunstwerk, „*... dessen Quelle nicht im persönlichen Unbewussten des Autors zu suchen ist, sondern in jener Sphäre unbewusster Mythologie, deren urtümliche Bilder Gemeingut der Menschheit sind*" (Jung 1922 in GW 15, S. 92, § 121).

Jene Kunstwerke seien bedeutsam, schreibt Jung, „*deren Ausdruck eben den Wert echter Symbole hätten, weil sie bestmöglich noch Unbekanntes ausdrücken, und Brücken sind, zu einem unsichtbaren Ufer hinüber geschlagen*" (Jung 1922 in GW 15, S. 87, § 116).

Wie also entsteht Kreativität? „*Das Schöpferische lebt und wächst im Menschen wie ein Baum im Boden, dem er seine Nahrung abzwingt. Wir tun daher gut daran, den schöpferischen Gestaltungsprozess wie ein lebendiges Wesen anzusehen, das der Seele des Menschen eingepflanzt ist*" (Jung 1922 in GW 15, S. 81, § 115).

Nicht Kompensation oder Sublimierung eines ursprünglicheren Triebes also (wie bei Freud), sondern ursprünglicher Trieb und Drang – wie Eros und Sexualität – selbst, ein überpersönlich Wirkendes, das das kleinere und oft widerstrebende Ich des Menschen unter seine größere und unwiderstehliche Dynamik beugt, ist das Schöpferische im Menschen, der Drang zur Selbstgestaltung und Weltgestaltung im Bild.

[1] So nannte Harald Szeemann eine Hauptabteilung jener großen documenta-Ausstellung, die er ausrichtete, „Individuelle Mythologien". Das Geheimnis dieser faszinierenden Kunstwerke war gerade, dass sie nicht nur „individuell" waren, sondern an die kollektive Menschheitsmythologie überhaupt anknüpften, aus ihr schöpften.

7.9 Malen als Therapie: Kunsttherapie auf der Basis des therapeutischen Konzepts von C. G. Jung

Auf der Basis des dargestellten Konzepts von Jung entwickelte sich eine Richtung der Kunst- und der Maltherapie, die besonders mit den Symbolen arbeitet, wie sie spontan innerhalb eines therapeutischen Prozesses auftauchen, sei es im Gespräch, sei es in nächtlichen Träumen, in freien Fantasien und auch Imaginationen. Diese Symbole laden zur konkreten Gestaltung ein, die durch die Einleitung eines Malprozesses, auch in einer laufenden Therapie, wahrgenommen werden kann. Beim Malen entfalten sich die Symbole, ziehen weitere Symbole an, und es kann zu komplexen Gestaltungen kommen, die bei den Gestaltern auch das Bedürfnis nach verstehender Interpretation wecken. Deshalb kommt der betrachtenden Interpretation der Bilder durch die Gestalter jeweils gemeinsam mit ihren Therapeuten, ein hoher Stellenwert innerhalb dieser Methode zu. Geht es doch im gestaltenden wie im verstehend-interpretierenden Prozess jeweils um eine Verbindung zwischen dem, was in symbolischem Gewand aus dem Unbewussten aufgetaucht ist, und dem Bewusstsein bzw. der bewussten Lebenseinstellung und Lebenssituation des jeweiligen Gestalters.

Da Symbole auch in einer Therapie auftauchen können, die zunächst noch ohne kunsttherapeutische Intention begann, kann bei dieser Methode auch ein spezieller Malprozess zur Ausgestaltung und Interpretation dieser Symbole in eine laufende tiefenpsychologisch fundierte Therapie oder auch in eine Analyse eingefügt und eingebracht werden. Dies ist eine besondere Möglichkeit und Chance, die das spezielle Konzept von C. G. Jung eröffnet.

LITERATUR

Briendl L (2003). Die Wiederbeheimatung in der Welt der Gefühle. Kreativität als Ausdruck von Emotion. In: Emrich H, Riedel I (Hrsg.). Im Farbenkreis der Emotionen. Festschrift für Verena Kast zum 60. Geburtstag. Würzburg: Königshausen & Neumann.

Briendl L (2013). Bilder als Sprache der Seele. Sich selbst entdecken durch Malen und Gestalten. 2. A. Ostfildern: Patmos.

Dorst B (2015). Therapeutische Arbeit mit Symbolen. Wege in die innere Bilderwelt. 3. A. Stuttgart: Kohlhammer.

7

Gruber H, Reichelt S (2015). Kunsttherapie in der Palliativmedizin. Berlin: EB-Verlag.
Henzler C, Riedel I (2007). Malen um zu überleben. Ein kreativer Weg durch die Trauer. Freiburg: Kreuz/Herder.
Henzler C, Riedel I (2008). Malen in der Gruppe. Modelle für die Arbeit mit Symbolen. Freiburg: Kreuz/Herder.
Henzler C, Riedel I (2017). Maltherapie auf Basis der analytischen Psychologie C. G. Jungs. Erweiterte Neuausgabe mit neuen Beiträgen, z. B. Riedel I. „Supervision anhand von Bildern". Ostfildern: Patmos.
Jacobi J (1969). Vom Bilderreich der Seele. Olten b. Freiburg: Walter.
Jung CG (1918/1958). Die transzendente Funktion. In: GW 8, S. 79–104.
Jung CG (1922). Analytische Psychologie und dichterisches Kunstwerk. In: GW 15, S. 75–96, §§ 112, 116, 130.
Jung CG (1929). Ziele der Psychotherapie. In: GW 16, S. 38–56, §§ 66–113, speziell § 101.
Jung CG (1932). Über die Beziehung der Psychotherapie zur Seelsorge. In: GW 11, S. 335–376.
Jung CG (2009). Das rote Buch. Hrsg. von S. Shamdasani. Ostfildern: Patmos.
Kast V (2016). Die Dynamik der Symbole. Grundlagen der Jungschen Psychologie. Neuauflage. Ostfildern: Patmos.
Reichelt S (2015). Individuation als Bild-Prozess. Leitlinien, Erinnerungen und Perspektiven maltherapeutischer Selbsterfahrung. In: Kast V (Hrsg.). Aus reichen Quellen schöpfen. Inspirationen aus Ingrid Riedels Lebenswerk. Ostfildern: Patmos, S. 131–144.

II Generationen und Familie

KAPITEL

8 Austicken oder null Bock – Kinder und Jugendliche

8.1 Entwicklungsstörungen

Reiner Frank

Entwicklungsstörungen beschreiben eine große Gruppe verschiedenartiger Störungen, die alle in der Regel frühzeitig erkennbar sind. Sie haben einen chronischen Verlauf. Förderung und Entwicklung sind möglich, eine vollständige Heilung kann jedoch kaum erwartet werden (Remschmidt et al. 2001).

Bei allen Formen von Entwicklungsstörungen sind die Funktionen des zentralen Nervensystems auf unterschiedliche Weise beeinträchtigt. Gemeinsam ist den Betroffenen die Erfahrung, etwas nicht oder nur unter sehr großer Anstrengung erledigen zu können. Entwicklungsaufgaben der jeweiligen

Altersstufe gelingen nur mit Verzögerung und sind unter Schwierigkeiten zu bewältigen. Die Einschränkungen der Fähigkeiten wirken sich belastend auf die Entwicklung von Selbstbewusstsein und Persönlichkeit aus. Gegenüber Gleichaltrigen wird die Diskrepanz vor allem bei komplexen und abstrakten Sachverhalten mit fortschreitendem Alter größer. Es fällt schwer, eigene Stärken wahrzunehmen und zu lernen, Einschränkungen zu akzeptieren.

Zur Einordnung der Entwicklungsstörungen für Rehabilitationszwecke kann die **Internationale Klassifikation der Funktionsfähigkeit (ICF)** der Weltgesundheitsorganisation dienen (WHO 2002). Sie beschreibt die sich aus einer Erkrankung ergebenden Einschränkungen, also die Beeinträchtigung von Organfunktionen und deren Auswirkungen auf Fähigkeiten und Teilhabe am sozialen Leben. Die wesentliche Neuerung im Konzept dieses Klassifikationssystems ist, dass die Fähigkeiten der Person systematisch erfasst werden. Die Unterstützungsmöglichkeiten durch die Umgebung bilden einen wesentlichen Teil der Behandlungskonzepte (Voll 2005, 2007; WHO 2002).

Das folgende Unterkapitel gibt einen kurzen Überblick über die normale Entwicklung, über globale Entwicklungsstörungen, umschriebene Entwicklungsstörungen, sogenannte tiefgreifende Entwicklungsstörungen und über die Folgen von Hirnschädigungen durch schwere Erkrankungen (Herpertz-Dahlmann et al. 2003; Remschmidt et al. 2001). Die wesentlichen Merkmale sind schlagwortartig aufgelistet und an Beispielen erläutert.

8.1.1 Normale Entwicklung

Die normale Entwicklung ist durch eine große **Variabilität** und Vielfalt gekennzeichnet.

Alter Schon ein Neugeborenes nimmt mit großen Augen seine Welt wahr. Es hört, es reagiert und es steuert schon frühzeitig seine Umgebung. Es ist in der Lage, unterschiedliche Sinneseindrücke wie Hören, Sehen und Spüren aufzunehmen und gleichzeitig zu verarbeiten (Papousek et al. 2004). Eltern nehmen intuitiv eine helle, höhere Stimmlage an, wenn sie mit ihrem Baby sprechen. Die Kommunikation erfolgt gestenreich, weitgehend nonverbal.

Fallbeispiel 1

Ein Kind im Alter von 3–4 Jahren findet sich im Kindergarten mit anderen Kindern gut zurecht. Es kann sich auch allein beschäftigen und bewältigt ohne Mühe den Übergang von der Familie in die Kindergartengruppe. Das von ihm gemalte Bild drückt die Lust am Umgang mit Farben aus (➤ Abb. 8.1).

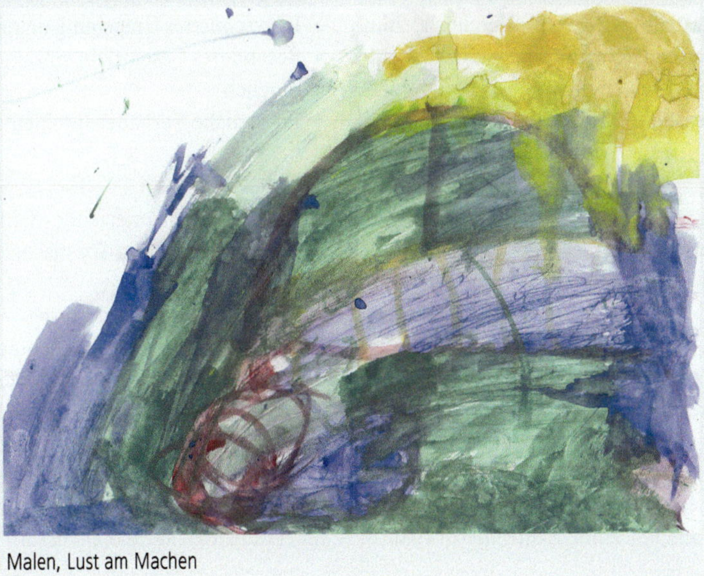

Abb. 8.1 Lust am Malen, Lust am Machen

Ein Kind von 3–4 Jahren hat schon erfahren, seinen Willen zu erproben. Es hat bereits Erfahrung mit Menschen außerhalb der Familie gemacht, etwa mit Gleichaltrigen im Kindergarten.

Geschlecht Mädchen und Jungen weisen in verschiedenen Bereichen ein unterschiedliches Entwicklungstempo auf. Den Gipfel des Wachstumsschubs in der Pubertät erreichen Mädchen im Durchschnitt mit gut 12, Jungen erst mit 14 Jahren.

Gesundheit Die Säuglingssterblichkeit ist bei Jungen höher als bei Mädchen. Vor der Pubertät werden weltweit häufiger Jungen mit psychischen Problemen zur Untersuchung und Behandlung vorgestellt. Nach der Pubertät verschiebt sich die Geschlechtsrelation: Dann weisen Mädchen häufiger psychische Probleme auf. Mädchen haben häufiger internalisierende Störungen wie Ängste, Zwänge, Depressionen, Jungen dagegen häufiger externalisierende Störungen, d. h. Störungen des Sozialverhaltens und hyperkinetische Syndrome.

8.1.2 Globale Entwicklungsstörung

Das Ausmaß eines **allgemeinen Entwicklungsrückstands** wird in der Regel anhand des **Intelligenzquotienten** (IQ) definiert. Der Intelligenzquotient bezeichnet das Verhältnis von einem Entwicklungsalter, das beschreibend oder mit einem Testverfahren festgestellt wird, im Vergleich zum Lebensalter. Die Intelligenz innerhalb einer Altersstufe ist nach dem Muster einer Glockenkurve verteilt. In der Mitte ist die Häufigkeit am höchsten (IQ von 100), nach beiden Seiten fallen die Häufigkeiten der Werte ab.

- Als Streubreite wird der Bereich definiert, in den über 90 % der untersuchten Bevölkerungsgruppe fallen (IQ von 85–115).
- Jenseits dieser Grenze spricht man statistisch von **Entwicklungsauffälligkeit.**
- Bei einem Entwicklungsrückstand von mehr als 1 Streubreite jenseits des Mittelwerts spricht man von **Lernbehinderung.**
- Ein Intelligenzwert von 2 Streubreiten jenseits des mittleren Normwerts wird als geistige Behinderung oder **Intelligenzminderung** bezeichnet.

Intelligenzminderung

Die Diagnose einer Intelligenzminderung stützt sich nicht nur auf Testergebnisse, sondern auch auf den klinischen Eindruck mit einer genauen Beschreibung sowie die Erfassung des Anpassungsverhaltens, d. h. der Fähigkeit, sich auf neue Situationen einzustellen, unter Berücksichtigung des kulturellen Hintergrunds.

- Beeinträchtigung von:
  - Kognition
  - Sprache
  - motorischen Fähigkeiten
  - sozialen Fähigkeiten
- Eingeschränktes Anpassungsverhalten
- In geschützter Umgebung unauffällig
- Besonderes Geschick in einzelnen Bereichen möglich
- Zusätzliche Verhaltensprobleme häufig

Fallbeispiel 2

Die junge Frau (20), schwerhörig, mit geistiger Behinderung und spastischer Bewegungsstörung, wird wegen selbstverletzenden Verhaltens vorgestellt. Sie hat die Schule zur individuellen Lebensbewältigung abgeschlossen und kommt in eine beschützende Werkstatt.

In der Untersuchung ist sie freundlich und bemüht sich sehr. Sie spricht nur wenig, höchstens in Vierwortsätzen. Bei Aufgaben, die sie geschafft hat, schaukelt sie mit dem Oberkörper. Sie drückt damit ihre Freude aus. Beide Handgelenke sind aufgebissen.

Diagnosen: selbstverletzendes Verhalten, schwere Intelligenzminderung, spastische Bewegungsstörung, Hörbehinderung.

Sie ist sehr gut gefördert.

Beim Malen werden ihre feinmotorischen Schwierigkeiten deutlich: Sie drückt den Stift sehr fest auf, ist fahrig und malt zunehmend großflächig aus. Ihr Körperbild besteht aus einem Gesicht und Beinen, einem Kopffüßler (➤ Abb. 8.2). Das Bild gibt einen Hinweis, dass sie deutliche und eindeutige Reize braucht, um zu verstehen.

8

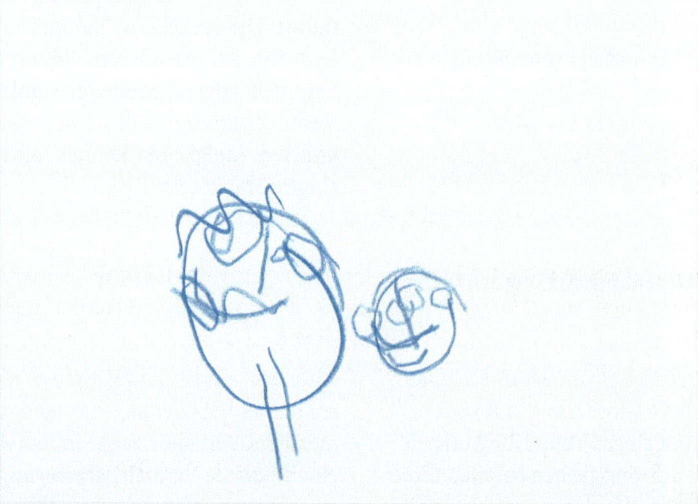

Abb. 8.2 Ich? Wo ist der Körper?

Ihr selbstverletzendes Verhalten kann als ein Versuch verstanden werden, sich zu spüren und selbst zu erfahren. Es ist mühsam und aufwendig, die Bedingungen herauszuarbeiten, die zum selbstverletzenden Verhalten führen. Mangel an Verständigungsmöglichkeiten, „Langeweile" und heftige Emotionen sind wesentliche Elemente. Klare Alltagsstrukturen und angemessene Beschäftigungsmöglichkeiten tragen zu einer Verminderung bei (Frank 2006; Petermann und Winkel 2005).

8.1.3 Umschriebene Entwicklungsstörungen

Rückstände in Teilbereichen bezeichnet man als **Teilleistungsstörungen.** Beispiele sind eine Lese-/ Rechtschreibstörung, eine Rechenstörung oder Störungen motorischer Funktionen. Definitionsgemäß ist die Intelligenz mit Ausnahme des betroffenen Bereichs regelrecht.

Umschriebene Entwicklungsstörungen beginnen im Kleinkindalter. Sie sind bedingt durch eine Einschränkung oder Verzögerung von Funktionen, die mit der biologischen Reifung des Zentralnervensystems verknüpft sind.

Die Einschränkungen betreffen:

- Sprache und Sprechen (z. B. Legasthenie – Lese-Rechtschreib-Störung)
- Schulische Fertigkeiten
- Motorische Entwicklung

Umschriebene Entwicklungsstörungen werden erst dann erkennbar, wenn die jeweilige Fähigkeit sich ausbildet oder erworben werden soll, wie etwa beim Lesen und Schreiben. Der Verlauf ist stetig. Reste bestehen bis ins Erwachsenenalter.

8.1.4 Tiefgreifende Entwicklungsstörung

Als tiefgreifende Entwicklungsstörungen bezeichnet man Erkrankungen, welche die Intelligenz, die sozialen und die emotionalen Fähigkeiten der Person betreffen. Es handelt sich um eine qualitative Beeinträchtigung von gegenseitigen sozialen Interaktionen und kommunikativen Mustern. Die Betroffenen verfügen über ein **eingeschränktes, stereotypes Repertoire** von Interessen und Aktivitäten. Das wichtigste Beispiel aus dieser Gruppe ist der frühkindliche Autismus.

Die Entstehungsbedingungen sind unklar, genetische Faktoren spielen aber eine Rolle. Hirnfunktionen sind mit Sicherheit beeinträchtigt, manchmal liegen organische Erkrankungen zugrunde.

8

Autismus

- Beeinträchtigung von sozialer Interaktion und Kommunikation
- Eingeschränktes, repetitives Verhalten
- Mangel an
  - Spontaneität
  - Kreativität
  - Initiative
- Konzepte zur Entscheidungsfindung schwierig

In sozialen Beziehungen gibt es nur wenig Gegenseitigkeit. Die Sprache ist monoton und weist Besonderheiten auf wie die Neubildung von Wörtern und Begriffen oder sonderbare Grammatik. Stereotype Verhaltensmuster sind schwer veränderbar. Die kognitiven Fähigkeiten können unterschiedlich stark eingeschränkt sein.

Fallbeispiel 3

Ein 15-jähriger Junge lebt in einem Internat, an das eine Schule zur Lernförderung und zur Lebensbewältigung mit einer Gruppe für Autisten angeschlossen ist. Schwierigkeiten bereiten seine Tätlichkeiten gegenüber anderen und sein exhibitionistisches Verhalten. Er hat kein Gespür für sein Gegenüber.

Der Junge hat ein ausgezeichnetes Zahlen- und Datumsverständnis, bringt Datumsfragen ins Gespräch ein und zeichnet und malt endlose Datumslisten. Er liest sinnentnehmend.
Diagnose: atypischer Autismus.

Zwischen Schule, Gruppe und Familie wurde eine deutliche Strukturierung des Alltags abgesprochen. Ein Rückmeldesystem mit Farbmarkierungen an ihn über angemessenes und unangemessenes Verhalten zeigte innerhalb von ½ Jahr eine deutliche Verhaltensbesserung. Bezüglich altersadäquater Themen wie Sozialkontakte, Freundschaften und Interesse für Mädchen wurde besprochen, wie ihm Erfahrungen ermöglicht werden können. Ansatzpunkte ergaben sich aus den für ihn positiven Erfahrungen bei der Kletterwand, beim Feuermachen und über Musik.

Das Bild (➤ Abb. 8.3) ist ein Beispiel aus einer längeren Serie. Zur Erweiterung seines Repertoires wurden mit ihm Variationen und andere Bildthemen aus seinem Interessenbereich überlegt.

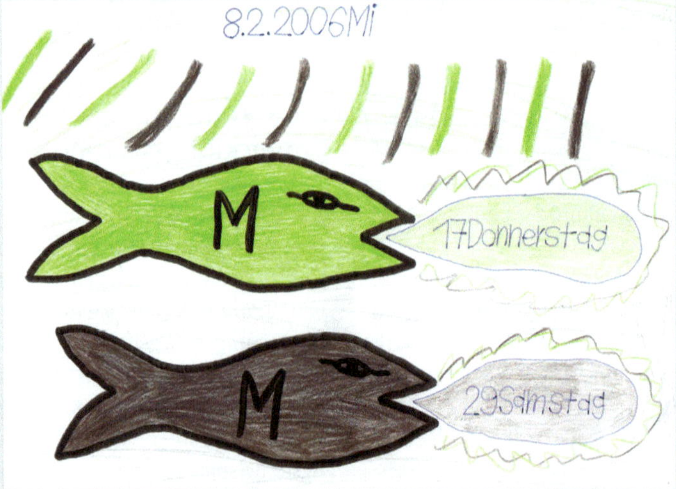

Abb. 8.3 In 100 Jahren hast du an einem Mittwoch Geburtstag

8.1.5 Persönlichkeits- und Verhaltensstörung aufgrund einer Erkrankung, Schädigung oder Funktionsstörung des Gehirns

Genetisch oder durch Entzündungen, Tumoren des Zentralnervensystems oder Blutungen ins Gehirn bedingte Beeinträchtigungen der Gehirnentwicklung führen zu einem sehr unterschiedlichen Profil von Einschränkungen und Fähigkeiten. Sie können sich nicht nur in Form von Bewegungsstörungen oder einer Epilepsie, sondern auch in Störungen der geistigen, sozialen und emotionalen Entwicklung äußern. Dementsprechend vielgestaltig kann die Symptomatik sein.

Beeinträchtigt sind:

- Fähigkeiten zur Äußerung von:
  - Affekten
  - Bedürfnissen
  - Impulsen
- Kognitive Funktionen
- Ausdauer (Erschöpfbarkeit)

Fallbeispiel 4

Ein 10-jähriger Junge wurde wegen Einschränkungen in Motorik, Konzentration und Sprache vorgestellt. Soziale Gruppensituationen bereiten ihm Schwierigkeiten. Er besucht eine Förderschule und die angeschlossene heilpädagogische Tagesstätte.

Im Alter von 5 Jahren erkrankte er aus voller Gesundheit heraus plötzlich schwer. Er wurde apathisch, motorisch und sprachlich verlangsamt. Er hatte eine Schluckstörung und konnte nicht mehr sitzen. Die entzündliche Erkrankung seines Gehirns, eine akute Enzephalitis, heilte weitgehend ab.

Die Untersuchung erfolgt in ganz kleinen Schritten und langsam. Die Anstrengung, die diese Anforderungssituation für den Jungen bedeutet, ist ihm deutlich anzusehen. Weder beklagt er sich, noch fordert er eine Pause ein. Beeindruckend ist die außergewöhnlich gute Einschätzung seiner Fähigkeiten („Wenn ich schnell mache, komme ich durcheinander", „Am besten denke ich im Bett nach, da habe ich mehr Ruhe", „Sachen, die für mich schwierig sind, male ich dicker"). Positiven Rückmeldungen steht er zurückhaltend gegenüber. Anforderungen geht er mit einer Misserfolgserwartung an („kann ich nicht"). Er malt schöne, fantasievolle Bilder.

Seine Fähigkeit zum abstrakten Denken und die gleichzeitige Integration verschiedener Reizquellen sind eingeschränkt. Die Fähigkeiten zur

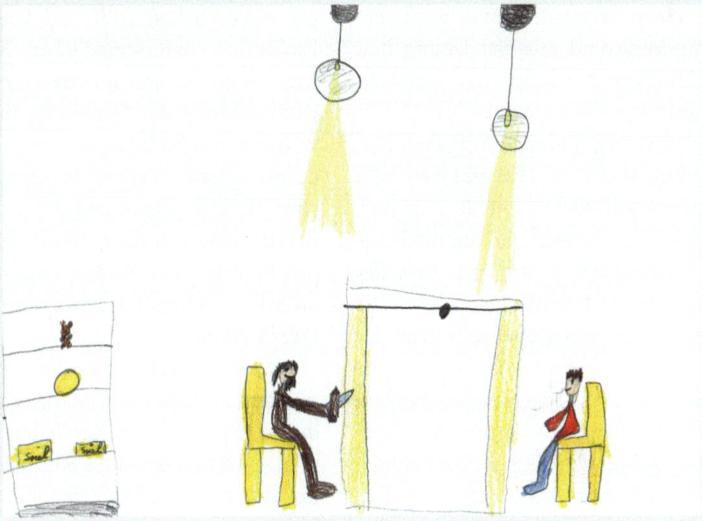

Abb. 8.4 Ein guter Beobachter: Wenn ich schnell mache, komme ich durcheinander

Selbststeuerung sind deutlich beeinträchtigt. Neurologische Schwierigkeiten sind bei Gleichgewicht und Haltungsbewahrung festzustellen.

Diagnosen: organisch bedingte Persönlichkeitsstörung nach zurückliegender Enzephalitis, niedrige Intelligenz, zentrale Koordinationsstörung.

Schulisch befindet sich der Junge an der Belastungsgrenze. Sein verweigerndes oder aggressives Verhalten ist im Zusammenhang mit einer Überforderung zu verstehen.

Im Bild stellt er mit Übersicht und Blick für Einzelheiten die Situation der neurologischen Untersuchung dar (➤ Abb. 8.4). Seine Stärke liegt in einer guten Beobachtungsgabe.

8.1.6 Psychosomatik bei Störungen von Hirnfunktionen

Bei Erkrankungen und Funktionsstörungen des Gehirns sind die kommunikativen Fähigkeiten in Sprache, Mimik und Gestik, Bewegungsabläufe, die Möglichkeit, Gefühle zum Ausdruck zu bringen, und die Fähigkeiten, zu spielen und zu lernen, beeinträchtigt. Diese Einschränkungen fallen zuerst innerhalb der Familie auf. Das Bemühen um regelrechte Entwicklung führt zu intensiver Unterstützung und Förderung. Es kann in guter Absicht zu unangemessenen Forderungen verleiten. Unterforderung kommt selten, Überforderung sehr häufig vor.

Gut ausgeprägte Fähigkeiten – Fördereffekte – werden insgesamt zum Maßstab für Anforderungen genommen. Einschränkungen in den Fähigkeiten werden oft nicht genügend erkannt und berücksichtigt. In einer vertrauten und auch beschützenden Umgebung und mit viel Übung und Förderung „funktionieren" Kinder mit Entwicklungsstörungen gut.

Sie tun sich schwer, sich auf neue Aufgaben einzustellen. Es kommt dann zu Diskussionen und Konfliktsituationen: „will nicht", „stellt sich an", „reagiert hysterisch". Die Antwort „Ja" auf die Frage „Hast du mich verstanden?" signalisiert, dass das Kind angemessen auf die Erwartung reagiert. Die Antwort gibt keinen Aufschluss über den Grad des Verständnisses.

Zeichen der Überforderung sind somatische Probleme wie Kopf- oder Bauchschmerzen, eine Verweigerungshaltung, bei Jungen häufiger Verhaltensauffälligkeiten, bei Mädchen Ängste, Zwänge, Depressionen oder Essstörungen.

Es ist sehr nützlich, die Äußerung „ich kann nicht" von Kindern als Arbeitshypothese aufzugreifen. Erst eine genaue Bestandsaufnahme des Entwicklungsstands zeigt auf, welche Fähigkeiten vorhanden sind.

8.1.7 Behandlung

Ein Grundprinzip im Umgang mit Kindern und Jugendlichen mit Entwicklungsstörung besteht darin zurückzugehen, „bis man auf sicheren Grund stößt". Damit Kinder und Jugendliche Vertrauen in ihre Fähigkeiten entwickeln können, müssen Aufgaben in so **kleinen Schritten** und Anforderungen gestellt werden, dass ein **Erfolg garantiert** ist (Amorosa und Noterdaeme 2003). Die Dosierung von Tempo und Höhe der Belastung muss immer wieder aufs Neue überdacht werden.

Kinder und Jugendliche mit Entwicklungsstörungen haben schon früh und langfristig mit vielen Fachleuten unterschiedlicher Fachrichtungen zu tun. Ein großer und wichtiger Teil der Planung und Durchführung der Förderung liegt in der Verantwortung von Pädagogen, Heilpädagogen und Sonderpädagogen. Weitere Therapeuten unterschiedlicher Fachrichtungen und der medizinisch-ärztliche Bereich kommen dazu. Die Beispiele vermitteln einen Eindruck davon, dass langfristig angelegte, koordinierte Behandlungsprogramme notwendig sind (Frank 2005).

Am häufigsten werden im klinischen Alltag Papier und Stifte in der **Kunsttherapie** eingesetzt. Mit dem entsprechenden fachlichen Hintergrund kann man ein für die jeweilige Situation geeignetes Medium auswählen und anbieten. Bei Koordinationsproblemen sind dicke Stifte besser geeignet. Für die schwere Koordinationsstörung, die ein Junge bei einer Kopfverletzung erlitten hatte, war es gut, mit

Widerstand zu arbeiten. Die Familie hatte den Mut, ihn im Handwerksbetrieb des Vaters mit einem Presslufthammer arbeiten zu lassen.

Kunsttherapie ist eine von vielen Stimmen im Chor eines unterstützenden Umfelds (von Spreti et al. 2005). Ihr großer Vorteil liegt darin, dass sie frei von Leistungsanforderungen sein kann. Sie ist konkret, fassbar und im Ergebnis unmittelbar sichtbar.

8.1.8 Familie

Familien mit einem entwicklungsgestörten Kind sind über lange Zeit überdurchschnittlich hoch gefordert und belastet. Verhaltensprobleme machen den Alltag mühsam und anstrengend. Kränkend ist der völlig unangemessene Vorwurf, das Kind nicht richtig erzogen zu haben. Eine Vielzahl von Therapeuten gibt sehr unterschiedliche Empfehlungen, was zu tun und zu lassen sei. Die Zeit für sich selbst und für ein alltägliches Familienleben ist sehr knapp bemessen; Geschwisterkinder kommen regelhaft zu kurz. Es lohnt, immer wieder nachzufragen, in welcher Weise Familien entlastet werden können.

Ein sehr hilfreiches Angebot besteht darin, Geschwistern und auch Eltern durch Kunsttherapie die Möglichkeit zu eigener kreativer Entfaltung anzubieten.

LITERATUR

Amorosa H, Noterdaeme M (2003). Rezeptive Sprachstörungen. Ein Therapiemanual. Göttingen: Hogrefe.

Frank R (2005). Rehabilitation von Jugendlichen mit neuropsychiatrischen Erkrankungen. Freiburg: Lambertus.

Frank R (2006). Geistige Behinderung. Verhaltensmuster und Verhaltensauffälligkeiten. Freiburg: Lambertus.

Herpertz-Dahlmann B, et al. (2003). Entwicklungspsychiatrie. Biopsychologische Grundlagen und die Entwicklung psychischer Störungen. Stuttgart: Schattauer.

Papousek M, Schieche M, Wurmser H (2004). Regulationsstörungen der frühen Kindheit. Bern: Huber.

Petermann F, Winkel S (2005). Selbstverletzendes Verhalten. Göttingen: Hogrefe.

Remschmidt H, Schmidt M, Poustka F (2001). Multiaxiales Klassifikationsschema für psychische Störungen des Kindes- und Jugendalters nach ICD-10 der WHO. Bern: Huber.

Spreti F von, Martius P, Förstl H (2005). Kunsttherapie bei psychischen Störungen. München: Elsevier Urban & Fischer.

Voll R (2005). Psychosoziale Rehabilitation von Kindern und Jugendlichen mit körperlicher und/oder psychischer Erkrankung. In: Frank R (Hrsg.). Rehabilitation von Jugendlichen mit neuropsychiatrischen Erkrankungen. Freiburg: Lambertus, S. 107–121.

Voll R (2007). Leitlinie Rehabilitation. In: Deutsche Gesellschaft für Kinder- und Jugendpsychiatrie, Psychosomatik und Psychotherapie, Bundesarbeitsgesellschaft Leitender Klinikärzte für Kinder- und Jugendpsychiatrie, Psychosomatik und Psychotherapie und Berufsverband der Ärzte für Kinder- und Jugendpsychiatrie, Psychosomatik und Psychotherapie (Hrsg.). Leitlinien zu Diagnostik und Therapie von psychischen Störungen im Säuglings-, Kindes- und Jugendalter. Köln: Deutscher Ärzte-Verlag, S. 473–484.

WHO (2002). Internationale Klassifikation der Funktionsfähigkeit, Behinderung und Gesundheit (ICF) der Weltgesundheitsorganisation (WHO), deutschsprachige Fassung. Entwurf zu Korrekturzwecken. Deutsches Institut für Medizinische Dokumentation und Information, verfügbar unter: www.dimdi.de/dynamic/de/klassi/downloadcenter/icf/stand2005/ (letzter Zugriff: 1.8.2017).

8.2 Psychosomatische Störungen im Kindes- und Jugendalter

Klaus Fröhlich-Gildhoff und Petra Kapaun

8.2.1 Einführung

Das Thema „Psychosomatische Störungen bei Kindern und Jugendlichen“ in einem eigenen Kapitel zu bearbeiten ist sinnvoll, wenn auch nicht einfach. Zum einen ist es notwendig, die Eigenständigkeit der klinischen Störungsbilder und ihrer Entwicklung im Kindes- und Jugendalter herauszustellen. Zum anderen gibt es zur Kinder- und Jugendlichenpsychosomatik kaum aktuelle Literatur; das letzte eigenständige Lehrbuch zum Thema ist 1995 erschienen (Zimprich 1995). Die Leitlinien der Deutschen Gesellschaft für Kinder- und Jugendpsychiatrie und -psychotherapie für somatoforme Störungen wurden 1999 erstellt und zuletzt im November 2006 überarbeitet (DGKJP 2007). Im „Uexküll“, dem „Klassiker“ der psychosomatischen Medizin findet sich ein Kapitel über Psychosomatik im Kindes- und Jugendalter (Resch 2017), ebenso in der Publikation von Herpertz-Dahlmann et al. (2008) zur „Entwicklungspsychiatrie“. Fachartikel oder gar Studien sind allerdings in den letzten Jahren – abgesehen von spezifischen Betrachtungen wie z. B. zum Zusam-

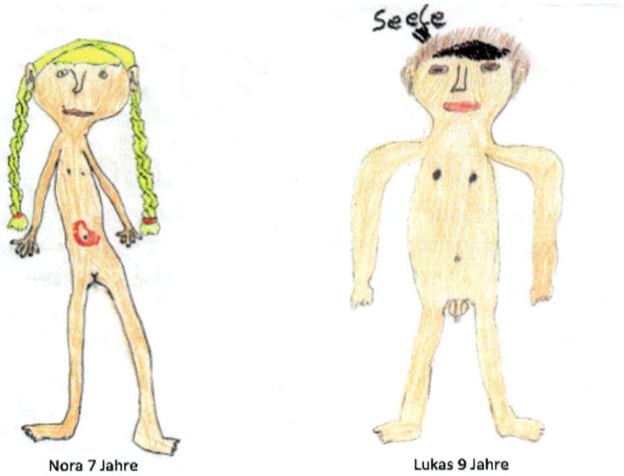

Abb. 8.5 Wo im Körper ist die Seele?

menhang von „Bindung und Psychosomatik" (Brisch 2014) – zumindest im deutschsprachigen Raum nicht publiziert worden.

Dieser Beitrag ist bewusst auf das Beschreiben von Symptomatiken beschränkt, bei denen seelische *und* körperliche Erscheinungen unmittelbar ineinanderwirken und ein Leiden des Kindes oder Jugendlichen (und ggf. seiner Umwelt) bedingen. Anders als bei Erwachsenen müssen bei der Beurteilung von psychosomatischen Beschwerden bei Kindern und Jugendlichen altersabhängige Aspekte, der individuelle Entwicklungsstand und systemische Einflüsse (Familie, Peers) berücksichtigt werden – sowohl bei der Entstehung der Beschwerden als auch bei den Versuchen, diese zu bewältigen. Diese Besonderheit der psychosomatischen Erkrankungen im Kindes- und Jugendalter werden anhand von Fallbeispielen verdeutlicht.

Im klinischen (zumeist zunächst kinderärztlichen) Praxisalltag erscheinen psychosomatische Beschwerden häufig als funktionelle/somatoforme Symptomatiken, bei denen seelische Belastungen und Probleme körperliche Beschwerden verursachen.

➤ Abb. 8.5 veranschaulicht diesen Zusammenhang: Wenn man Schulkinder fragt, wo sie im Körper die Seele verorten – als den Ort, der für Gefühle zuständig ist – zeigen sie dahin, wo man körperlich etwas fühlt: auf den Bauch rund um den Bauchnabel oder an den Kopf.

Umgekehrt können aber auch körperliche, vor allem chronische Erkrankungen psychisches Leiden verursachen (sog. somatopsychische Störungen).

Nach dem Wahrnehmen und Erkennen der leibseelischen Verbundenheit ist es nötig, sie zu verstehen – dazu werden als Erklärungsmodelle das biopsychosoziale Störungsmodell sowie das Modell seelischer Grundbedürfnisse in ihren jeweiligen Grundbestandteilen vorgestellt. Abschließend werden Hinweise zu psychotherapeutischen Begegnungs- und Handlungsangeboten – unter Bezugnahme auf die Kunsttherapie – gegeben.

8.2.2 Symptomatik

Funktionelle Störungen

Fallbeispiel

Pauline, 6 Jahre

Die Mutter berichtet: Pauline klage jeden Tag über Kopfschmerzen. Ab und zu sei ihr auch übel dabei; sie werde dann ganz blass. Vor 4 Wochen war sie beim Handstand-Machen auf den Kopf gestürzt und hatte eine Gehirnerschütterung erlitten. Seitdem sei alles noch schlimmer geworden. Vor 4 Monaten sei sie in die Schule gekommen, worauf sie sich eigentlich sehr gefreut habe. Mittlerweile geht sie aber nicht mehr gern hin, weil „alles so einfach und langweilig ist", außerdem sei es dort viel zu laut. In den letzten Wochen schlafe sie zunehmend schlechter und sei morgens sehr unausgeschlafen. Außerdem habe sie Angst, dass der Mutter etwas passieren könne. Das Mädchen sei schon immer eher ängstlich gewesen und möge keine Veränderungen. Im Kindergarten habe sie sich lange nur schwer trennen können. Sie sei zwanghaft ordentlich, sehr ehrgeizig und schlau. Der Vater leide seit seiner Jugend an Migräne. Die Familiensituation insgesamt sei sehr entspannt.

Bei Kindern finden sich in der Regel monosymptomatische Beschwerdebilder. Bauchschmerzen und Kopfschmerzen gehören zu den häufigsten Klagen. In vielen Fällen sind sie vorübergehend und beeinträchtigen den Alltag nicht. Meist treten die Beschwerden in sogenannten Schwellen- oder Übergangssituationen (Start im Kindergarten, Einschulung, Schulwechsel, Trennungs- oder Verlusterleben) oder bei psychischem Stress auf (schulische Unter- oder Überforderung, Paarkonflikte der Eltern, vor allem bei fehlender Passung zwischen den jeweiligen Anforderungen und den vorhandenen kognitiven, emotionalen und sozialen Bewältigungsmöglichkeiten).

Den betroffenen Kindern fällt es schwer, ihre Bedürfnisse und Gefühle in Worte zu fassen. Anstelle der Gefühle (Angst, Stress, Ärger) werden die begleitenden körperlichen Reaktionen erlebt, die über das autonome vegetative Nervensystem ausgelöst werden (Bauchgrummeln, Herzklopfen, heißer Kopf) und als Symptom einer möglicherweise ernsthaften Erkrankung fehlgedeutet. Bei hartnäckig anhaltenden oder wiederkehrend auftretenden „leib-haftigen" Beschwerden kommt es zu zunehmender Verunsicherung und wachsendem Leidensdruck, der seinerseits zu einer Verstärkung der stressphysiologischen Daueranspannung führen und zur Verstärkung der körperlichen Missempfindungen beitragen kann.

Eltern geraten in dieser Situation oft in einen Zwiespalt: Einerseits nehmen sie ihre Kinder ernst und versuchen zu helfen (Arztbesuche mit symptomorientierter Diagnostik, Gespräche mit Erzieherinnen und Lehrern), anderseits regen sich auch Zweifel über die Glaubwürdigkeit der hartnäckigen Beschwerden, vor allem wenn sich bei der wiederholten Suche nach Auslösern keine klärende Ursache finden lässt.

Für dieses Störungsbild wurde von Noeker (2008) der Begriff der „funktionellen Schmerzstörung" eingeführt. Der Hinweis, dass die Beschwerden „funktionell" erklärbar sind und ein Ausdruck von psychischer Überforderung sein können, wirkt in den meisten Fällen entlastend. Die Betroffenen sind in der Regel gern bereit, nach der Ursache zu forschen (Symptomprotokoll, Befindlichkeitstagebuch), und es fällt ihnen leichter, über mögliche Zusammenhänge zwischen emotionalem Befinden, Stresserleben und lang anhaltenden Beschwerden nachzudenken. Oft führt dies bereits zu einer raschen Symptomreduktion und zu einem Sistieren der Beschwerden.

Somatoforme Störungen

Fallbeispiel

Fritz, 10 Jahre

Der 10-jährige Fritz leidet seit Monaten täglich an Bauchschmerzen. Er ist blass und hat auch Gewicht abgenommen. Es geht ihm so schlecht, dass er häufig von der Schule nach Hause kommen muss oder an manchen Tagen gar nicht erst hingehen kann. Auch seine Freizeitaktivitäten sind erheblich eingeschränkt; er spielt fast nur noch zu Hause und ist schnell erschöpft. Er selbst kann keine Auslöser benennen, auf Nachfragen auch nicht Stress, schulischen Druck, Wut oder Angst. Zu einer Besserung kommt es nur durch Ablenkung. Angefangen hätten die Beschwerden nach dem Sommerurlaub, den Fritz erstmals zur Hälfte mit der Mutter und zur Hälfte mit dem Vater verbracht hat. Die Eltern sind seit 2 Jahren getrennt, aber immer noch in ihrem Paarkonflikt verstrickt. Aktuell eskaliert die Auseinandersetzung in einem gerichtlichen Sorgerechtsstreit.

Bleiben die Anpassungsprozesse an die funktionelle Symptomatik dysfunktional, besteht die Gefahr der Chronifizierung mit Übergang in manifeste somatoforme Störungsbilder.

Von somatoformen Störungen im Kindes- und Jugendalter spricht man, wenn die Beschwerden über einen Zeitraum von 2 Monaten mindestens einmal pro Woche auftreten und sich keine Hinweise auf eine organische Ursache finden lassen. Im Vordergrund steht jetzt eine inadäquate und übersteigerte Angst vor einer ernsten Erkrankung. Der Leidensdruck ist hoch. Zunächst kommt es von den Eltern, im Verlauf auch zunehmend von den betroffenen Kindern und Jugendlichen selbst zu hartnäckigen Forderungen nach medizinischen Untersuchungen – trotz wiederholter negativer Ergebnisse und der mehrfachen Versicherung, dass die Symptome nicht körperlich begründbar sind.

Es entsteht ein Teufelskreis von verstärkter Wahrnehmung der körperlichen Reaktionen, Angst, Enttäuschung und Ohnmachtserleben. In der Folge kommt es zu einer ausgeprägten Beeinträchtigung der Alltagsaktivitäten mit hohen Fehlzeiten in der Schule. Begleitend finden sich nicht selten Trennungsängste oder depressive Störungen.

Die Diagnosekriterien für somatoforme Störungen nach ICD-10 F 45.0 sind im Kindes- und Jugendalter in der Regel nicht passend (eher monosymptomatische Verläufe, kürzere Dauer), werden aber trotzdem verwendet.

Eine weitere Besonderheit somatoformer Störungen im Kindes- und Jugendalter besteht darin, dass der Träger der funktionellen Symptomatik und der Träger der somatoformen Fehlanpassung nicht identisch sein müssen. In diesen Fällen reagieren Eltern auf ungefährliche Beschwerden ihrer Kinder ihrerseits mit übersteigerter Gesundheitsangst, halten an einer falschen Ursachenüberzeugung fest und fordern wiederholt medizinische Untersuchungen ein („somatoforme Störung by proxy", Noeker 2008).

Somatopsychische Störungen

Fallbeispiel

Hannes, 8 Jahre

Hannes wird von seinen Eltern wegen heftiger und in der Frequenz zunehmender Angstzustände mit Hyperventilation vorgestellt. Immer häufiger habe er den Wunsch, zum Arzt zu gehen oder gar ins Krankenhaus zu wollen; er meint, er fühle sich dort sicherer. Schon seit der Kleinkindzeit leidet er an Asthma bronchiale, Neurodermitis und einer ausgeprägten Nussallergie. Mehrfach hat er die Angst geäußert, „durch die Allergien zu sterben". Ob es sich bei den jetzigen Symptomen um allergische Reaktionen gehandelt habe, sei allerdings von den behandelnden Ärzten infrage gestellt worden. Die Eltern berichten, dass Hannes schon immer ein trennungsängstliches Kind gewesen sei. Er schlafe noch im Elternbett, weil er Angst vor bösen Hexen habe. Beide Eltern sehen einen Zusammenhang mit dem plötzlichen Tod des geliebten Großvaters, den er im Haus der Großeltern „allein und ohnmächtig" miterlebt habe.

Bei chronischen somatischen Grunderkrankungen kann das Körperselbstempfinden beeinträchtigt sein: Der Körper wird als fremd, unberechenbar, beängstigend oder enttäuschend erlebt. Nicht selten sind die Betroffenen von früher Kindheit an einem kontrollierenden und überfürsorglichen Erziehungsstil ausgesetzt. Vor diesem Hintergrund kann es, insbesondere im Zusammenhang mit belastenden Lebensereignissen, zu krankheitsbezogenen Ängsten und angstbindenden Verhaltensweisen wie dem hartnäckigen Wunsch nach ärztlicher Behandlung kommen.

➤ Abb. 8.6 zeigt in beeindruckender Weise, wie differenziert Hannes seine Ängste und die dazugehörigen körperlichen Empfindungen wahrnimmt.

Das Zusammenspiel von psychischer *und* körperlicher Erkrankung ist häufig komplex und schwer einzuschätzen. Oft führt das Auftreten somatischer Symptome in der therapeutischen Arbeit zu großer Verunsicherung. Medizinisches Grundwissen und Kenntnisse über mögliche somatische Differenzialdiagnosen bei „rein" psychisch-psychiatrischer Symptomatik sind deshalb unverzichtbar und sollten in den jeweiligen Ausbildungskontexten unbedingt berücksichtigt werden. Der gut verständliche Leitfaden von Charlier (2016) ist dafür hilfreich.

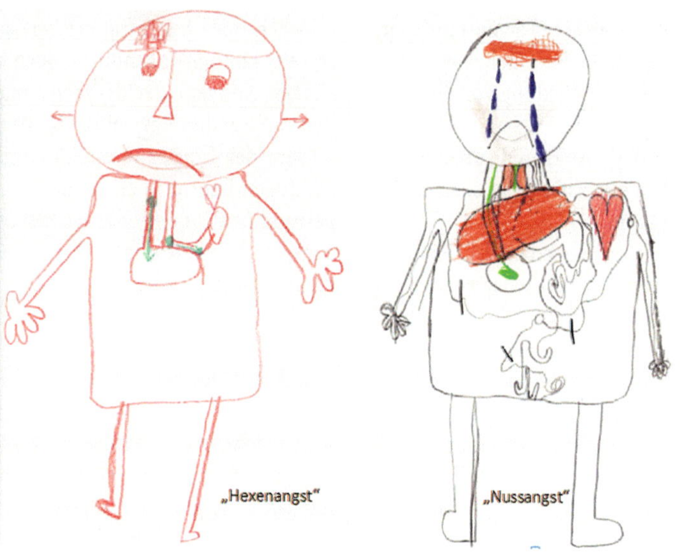

Abb. 8.6 Wo im Körper ist die Angst?

Besonderheiten im Jugendalter

Fallbeispiel

Pia, 16 Jahre

Seit dem Wechsel auf die gymnasiale Oberstufe vor 6 Monaten leidet Pia an heftigen Blähungen und Bauchschmerzen. In ihrem Bauch grummele es ständig, besonders wenn es um sie herum still werde. Sie müsse dann den Klassenraum verlassen und traue sich oft gar nicht mehr zurück. Dann gehe sie traurig und verzagt nach Hause. Sie kann nicht verstehen, warum ihr das passiert. Es mache ihr zunehmend Angst, sie fühle sich einfach nicht mehr so sicher und unbeschwert wie früher. Sie hat bereits 6 kg an Gewicht verloren und glaubt, dass sie sich insgesamt schon sehr verändert hat. Sie ziehe sich immer mehr zurück und habe ohnehin oft Streit mit ihren Freundinnen, die ihr kein Verständnis entgegenbrächten. Als Ursache der Blähungen sei eine Milchunverträglichkeit festgestellt worden. Aber auch unter einer strengen milchfreien Diät, die sie seit 4 Wochen einhalte, sei es bislang nicht zu einer Besserung gekommen. Sie müsse Geduld haben, habe der Arzt gesagt.

Die Phase des Jugendalters wird maßgeblich durch zwei Faktoren bestimmt: zum einen durch die körperlichen Veränderungen, die sich aufgrund hormoneller Prozesse und körperlicher Reifung vollziehen, zum anderen durch die spezifischen gesellschaftlichen Anforderungen an diese Altersphase.

In klassischen Lehrbüchern werden damit verbundene spezifische Entwicklungsaufgaben beschrieben:

- Das Umgehen mit der eigenen körperlichen Entwicklung oder, wie Fend (2005: 222) es treffend ausgedrückt hat, *„den eigenen Körper bewohnen lernen"*.
- Die Bildung einer verfestigten Identität; hierunter lassen sich die Entwicklung eines eigenständigen Wertesystems, aber auch die berufliche Orientierung fassen, ebenso die Entwicklung von Geschlechtsidentität.
- Damit verbunden sind die Ablösung von den Eltern und der Aufbau eigenständiger sozialer Bezüge und Perspektiven.

Unter den Bedingungen der sogenannten Postmoderne, der Pluralisierung von Lebenslagen und Lebenswelten, erscheint insbesondere die Identitätsbildung als eine Herausforderung, die weit über das Jugendalter hinausreicht. Auch durch ökonomische Notwendigkeiten und gesellschaftlichen Wertewandel bedingt ist es zu einem *„Ende der Eindeutigkeiten"* (Keupp 1997: 21) gekommen: Jugendliche sind gezwungen, sich in einer Vielfalt von Handlungs-, Beziehungs- und Kommunikationsoptionen zu „bewegen", Entscheidungen zu treffen und damit zu beständigen Baumeistern des eigenen Lebens zu werden.

Die Bewältigung dieser Entwicklungsaufgaben ist für viele Jugendlichen anstrengend; die Lösung aus dem Elternhaus und das stärkere Einlassen auf sich selbst bedeuten, dass neue Wege gegangen werden müssen. In der Adoleszenz sind deshalb passagere psychosomatische Symptombildungen häufig. Einerseits bietet sich die Somatisierung in einem passiven Modus der Konfliktbewältigung als regressiver Ausweg an. Dabei kann die körperliche Symptomatik den Betroffenen ermöglichen, sich die elterliche Fürsorge oder zumindest vermehrte Aufmerksamkeit zu sichern, ohne sich selbst als unzureichend, schwach oder bedürftig erleben zu müssen. Andererseits können Jugendliche nach dem weiterentwickelten Konzept der „psychosomatischen Triangulierung" auf den Körper „als Drittem" zurückgreifen, in dem der Körper in einem Dreieck von Ich-Körper-Jugendkultur in einem positiven (gutartige Körpermodifikationen) oder destruktiven (Selbstverletzung und Essstörungen) Sinne verwendet werden kann (Grieser 2011).

8.2.3 Ursachen

Körperliche und seelische Prozesse stehen, wie gesagt, in einem komplexen Zusammenhang. Es ist nur selten möglich, auf allgemeiner Ebene *eine* Ursache für eine bestimmte Symptomatik zu finden. Die gleiche Ursache – wie z. B. frühkindliche Vernach-

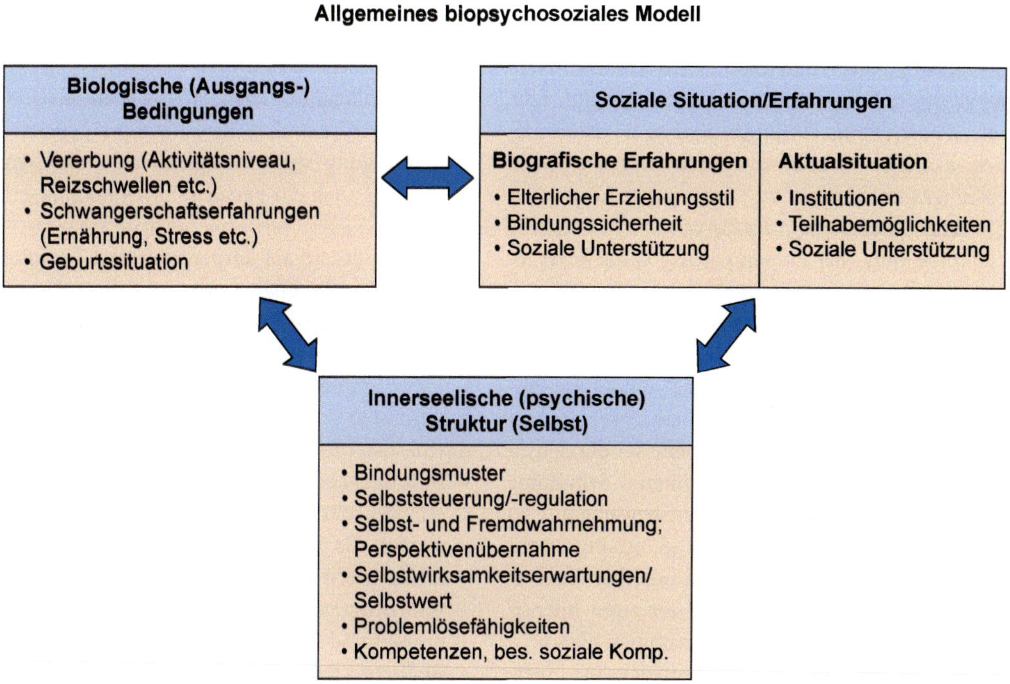

Abb. 8.7 Allgemeines biopsychosoziales Modell (aus: Fröhlich-Gildhoff et al. 2017: 9)

lässigung – kann verschiedene Störungen (z. B. Rückzugsverhalten/depressive Symptome oder fehlende Impulskontrolle und hohe physiologische Agitiertheit) zur Folge haben (Multifinalität). Ebenso kann die gleiche Symptomatik unterschiedliche Ursachen haben (Äquifinalität). Daher ist es immer nötig, auf der Ebene des jeweiligen Individuums Entwicklungsverläufe nachzuzeichnen und zu verstehen, um dann entsprechende (psychotherapeutische) Unterstützungsangebote machen zu können.

In der Psychologie, Pädagogik und auch Medizin hat sich die Erkenntnis durchgesetzt, dass menschliches Verhalten am besten durch ein **biopsychosoziales Modell** (Petermann et al. 2004; Gardner und Shaw 2008; Fröhlich-Gildhoff 2017) erklärt werden kann. Der Grundgedanke des biopsychosozialen Modells besteht darin, dass der Mensch mit biologischen Ausgangsbedingungen auf die Welt kommt und dann im Wechselspiel mit sozialen Faktoren – und den dabei gemachten Erfahrungen – sich die innerseelische Struktur, das „Selbst", bildet (➤ Abb. 8.7). Diese psychische Struktur ist gewissermaßen der Kern der Persönlichkeit, der bewusst oder unbewusst mit der Umwelt, also auch aktuellen sozialen Bedingungen in Kontakt tritt, wobei es wiederum zu einer wechselnden Einflussnahme von Individuum und Umwelt kommt.

Eine besondere Bedeutung für die Entwicklung des Selbst haben (lebensgeschichtlich frühe) Beziehungs- und Bindungserfahrungen. Wenn Kinder nicht die Erfahrung machen, dass die Bindungsbedürfnisse feinfühlig beantwortet werden, dass die eigenen Lebensäußerungen wahrgenommen und gespiegelt werden, dass sie bei der Regulation von Affekten und Emotionen passgenau unterstützt werden, ist der Aufbau einer stabilen Selbststruktur gefährdet. Zudem können Bindungsunsicherheit sowie Störungen der Selbstregulationsfähigkeit, der Selbstwirksamkeitserwartungen und des Selbstwerts, der Perspektivenübernahme und damit auch der sozialen Kompetenzen eine Folge sein (vgl. Brisch 1999, 2004; Seiffge-Krenke 2017).

Unsichere Bindungserfahrungen werden auch körperlich repräsentiert, da *„die frühesten Formen des Erlebens vollständig im Körper stattfinden"* (Waller und Scheidt 2017: 213). Fehlen haltgebende

8

Beziehungserfahrungen, so kann dies zu Störungen in der Stressreaktivität und -verarbeitung, im Schmerzempfinden und allgemeinen Krankheitsverarbeitung, z. B. in Form von Übersensibilität, führen. *„Somatoforme Störungen werden … grundsätzlich als durch frühe Bindungserfahrungen geprägte Störungen in der Beziehung zum eigenen Körper (im Sinne der Überbetonung des Körpers und fehlerhaften Wahrnehmung oder Entschlüsselung körperlicher Signale) und in der zwischenmenschlichen Beziehungsgestaltung aufgefasst"* (Waller und Scheidt 2017: 214). Es finden sich mittlerweile viele Belege für den Zusammenhang zwischen frühen Bindungserfahrungen und körperlichen Erkrankungen (Subic-Wrana 2017) – sowohl auf der Ebene der durch dysfunktionale Stressregulation bedingten Symptome als auch bei der Art der Krankheitsbewältigung. So hängen unsicher-vermeidende Bindungsmuster mit unzureichender Compliance und unsicher-ambivalente Bindungsrepräsentationen mit einer Intensivierung des Symptomerlebens zusammen (ebd.).

Auf der Grundlage der bisher entwickelten innerseelischen Struktur und vorhandener Kompetenzen tritt das Kind in Kontakt mit seiner Umwelt, versucht sich zu orientieren und zu lernen, Entwicklungsaufgaben und Herausforderungen zu bewältigen. Wie gut dies in der Aktualsituation gelingt, ist wiederum abhängig von Risiko- oder Schutzbedingungen „außerhalb" des Individuums, also der verfügbaren sozialen Unterstützung, den Einrichtungen und den dort tätigen Professionellen, aber z. B. auch der Wohnumwelt (vgl. Mischo 2016). Die Bewältigung der täglichen An- und Herausforderungen kann gelingen – oder nicht. Solche Bewältigungserfahrungen können nach Montada *„Wendepunkte"* im Leben sein, *„sie können psychische Störungen erzeugen, aber auch zu vielfältigen Entwicklungsgewinnen führen, wenn sie gemeistert oder bewältigt werden"* (Montada 2008: 39).

Psychosomatische Symptome oder Erkrankungen sind so immer auch als Bewältigungsversuch zu verstehen: Mit seinen vorhandenen Möglichkeiten versucht das Kind, mit seiner Umwelt in Kontakt zu kommen, sich zu orientieren und mit Schwierigkeiten – wie der erlebten Ablehnung, möglichem Stress in der Familie oder der Schule – umzugehen. Manchmal geschieht dies in einer Weise, die für seine Umwelt anstrengend oder für das Kind und seinen Körper (selbst)schädigend ist. Seelische und/oder körperliche Symptome können dabei funktional sein: Sie sind ein Hinweis darauf, dass das Kind/der Jugendliche mit einer Situation überfordert ist und ihm keine andere Bewältigungsmöglichkeiten zur Verfügung stehen. Zugleich sind die Sympto me oftmals auch ein Versuch, Zuwendung zu erhalten.

Die Symptome auf körperlicher und Verhaltensebene sind auch als Hinweis zu verstehen, dass seelische Grundbedürfnisse verletzt oder nicht befriedigt sind. Grawe (2004) hat auf der Basis von Metaanalysen vier **Grundbedürfnisse** beschrieben, die Fröhlich-Gildhoff et al. (2017) durch ein fünftes, das Bedürfnis nach Exploration, ergänzt haben:

- **Bindungsbedürfnis:** Kinder müssen das Gefühl erfahren, dass sie wertgeschätzt und anerkannt werden. Sie benötigen Bezugspersonen, die feinfühlig ihre Wünsche und Gefühlsäußerungen wahrnehmen, richtig interpretieren und dann prompt und angemessen beantworten.
- **Bedürfnis nach Weltaneignung und Exploration:** Kinder wollen von der ersten Lebensminute an die Welt „erobern": Sie sind mit Energie ausgestattet, um zu erfahren, was außerhalb des eigenen Körpers passiert, sie wollen verstehen, welche Zusammenhänge es gibt, sie wollen ausprobieren/erforschen, was passiert, wenn sie selbst handeln. Kinder brauchen erwachsene Bezugspersonen, die ihnen Gelegenheiten und Anregungen geben, die Welt zu erforschen. Diese Anregungen müssen in der „Zone der nächsten Entwicklung" (Wygotsky 1987) des Kindes liegen. Über- oder Unterforderung führen zu Unwohlsein und Stress – Kinder wehren sich dagegen.
- **Bedürfnis nach Orientierung und Kontrolle:** Kinder müssen die Welt um sich herum verstehen. Dazu brauchen sie Regelmäßigkeit und Verlässlichkeit – in der Art und Weise, wie andere ihnen begegnen, aber auch in alltäglichen Abläufen und Rhythmen. Dann können sie Zusammenhänge verstehen und Sicherheit erleben. Sie können dadurch das Gefühl entwickeln, dass die Welt „geordnet" und kontrollierbar ist; sie können sich darin orientieren. Die Erfahrung von Unregelmäßigkeit, Unzuverlässigkeit, von Nichterklärbarkeit und damit Unsicherheit führt zu Stress, der sich im Verhalten ausdrückt.

- **Bedürfnis nach Selbstwerterhöhung und Selbstwertschutz:** Aus den Erfahrungen von Sicherheit und der erfolgreichen Bewältigung von Anforderungen entwickeln sich das positive Selbstwirksamkeitserleben und der Selbstwert. Kinder wollen wachsen und ihren Selbstwert erhöhen; auch Erwachsene sind in der Regel bemüht, positive Aspekte des eigenen Selbstwerts und -bildes zu sichern. Kinder wie Erwachsene wehren sich, wenn der Selbstwert bedroht wird, wenn Niederlagen oder Demütigungen erfahren werden.
- **Bedürfnis nach Lustgewinn und Unlustvermeidung:** Kinder (und Erwachsene!) wollen Erfahrungen, die Einschränkungen bedeuten oder schmerzhaft sind, vermeiden. Dies bedeutet nicht, dass Kindern alle Wünsche erfüllt werden müssen – allerdings muss zu jeder Zeit von den Erwachsenen verstanden und akzeptiert werden, dass Kinder enttäuscht und/oder wütend sind, wenn ihr momentanes Interesse nicht aufgegriffen wird. Kinder sollten die entsprechenden Gefühle zeigen dürfen, und sie sollten nicht dafür verurteilt oder gar bestraft werden, dass sie sich ärgern oder „bockig sind", wenn ihnen der momentane Lustgewinn verwehrt wird.

Elementare körperliche und seelische Grundbedürfnisse müssen erfüllt werden, wenn dauerhaft Lebenszufriedenheit und seelische Gesundheit erreicht werden sollen. Werden diese Grundbedürfnisse von Kindern, Jugendlichen und Erwachsenen nicht erfüllt, so wehren sich Menschen und drücken dies im Verhalten, aber auch in körperlichen Symptomen aus.

8.2.4 Diagnostik

Ziel ist es, die biologischen, psychologischen und lebensweltbezogenen Bedingungen der Symptombildung bestmöglich zu verstehen: Warum hat dieser Patient … mit dieser biologischen Konstitution und individuellen Disposition … in dieser aktuellen Situation … diese Symptome entwickelt?

Dafür sind eine sorgfältige und ausführliche biografische Anamnese *und* eine gründliche medizinisch-organische Abklärung unerlässlich! Im Kindes- und Jugendalter kommt darüber hinaus der Beurteilung des Entwicklungsstands mit einer Einschätzung von Stärken und Schwächen eine besondere Bedeutung zu. Wichtig ist zu erfassen, ob akute oder chronische Stressbelastungen vorliegen *und* welche Ressourcen und Bewältigungsstrategien

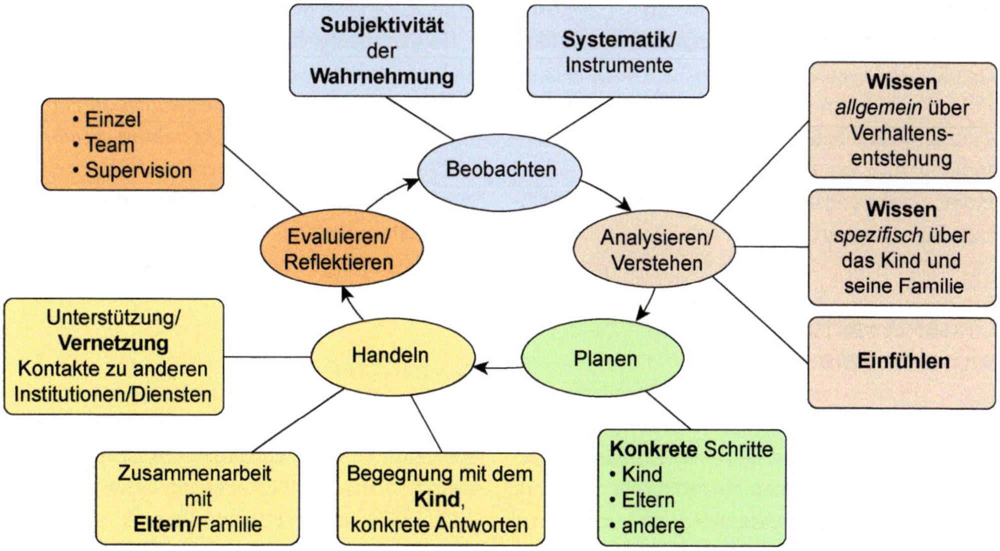

Abb. 8.8 Kreislauf professionellen Unterstützungshandelns (modifiziert aus: Fröhlich-Gildhoff et al. 2017: 14)

beim Kind und in der Familie bestehen. Hilfreich sind Frage- und Selbstbeurteilungsbögen, Beschwerdeprotokolle (Bauch- und Kopfschmerztagebuch), projektive Verfahren (Familie in Tieren) und ggf. eine testpsychologische Leistungsdiagnostik (z. B. WISC-IV, KABC-II).

Es geht vor allem darum, das Kind in seinen Lebensbewegungen und besonders in der Interaktion mit seiner sozialen Umwelt zu beobachten und dann zu versuchen, die Beobachtungen auf der Grundlage des allgemeinen Wissens über Störungsentstehung sowie des Wissens über die Geschichte und Aktualsituation des Kindes/Jugendlichen zu verstehen. Aus dieser Analyse werden Hypothesen zur Störungsentstehung gebildet, die dann wiederum Grundlage einer Handlungsplanung und deren Realisierung sind (> Abb. 8.8).

Der „schnelle" Schritt von Verhaltensbeobachtung(en) zum unmittelbaren Handeln kann in Akutsituationen erforderlich sein – professionelles psychotherapeutisches und medizinisches Handeln zeichnet sich allerdings durch systematische Analyse und die darauf aufbauende Interventionsplanung aus.

8.2.5 Multiprofessionelle Handlungsmöglichkeiten

Ausgehend von der oben geschilderten Diagnostik und dem damit verbundenen Verstehen des Kindes/Jugendlichen in seinen Lebensbezügen können dann auf das Individuum und sein Umfeld passende Unterstützungsangebote gemacht und realistische Behandlungsziele zur Problembewältigung formuliert werden. Häufig bedarf es dafür einer multiprofessionellen Zusammenarbeit.

Wirksame Faktoren in der Psychotherapie

In den letzten beiden Jahrzehnten hat sich die Forschung zur Wirksamkeit einzelner Psychotherapieformen und zu wirksamen Faktoren sehr verstärkt. Die wichtigsten Grundprinzipien und Ergebnisse lassen sich aus einer therapieschulenübergreifenden Perspektive wie folgt zusammenfassen:

Bedeutung der Therapiebeziehung

Die Beziehung zwischen Therapeut und Patient wird in der empirischen Psychotherapieforschung übereinstimmend seit etwa 20 Jahren als *die* zentrale Variable für das Therapieergebnis angesehen: „*Wenn man alle je untersuchten Zusammenhänge zwischen bestimmten Aspekten des Therapiegeschehens und dem Therapieergebnis zusammennimmt, dann sind Aspekte des Beziehungsgeschehens diejenigen Merkmale des Therapieprozesses, deren Einfluss auf das Therapieergebnis am besten gesichert ist*" (Grawe et al. 1994: 775; ebenso Orlinsky et al. 1994). „*Die Therapiebeziehung ist … zunächst einmal das zentrale Mittel, das positive Potential des Patienten zu aktivieren*" (Grawe und Fliegel 2005: 691).

In der Zusammenstellung von Ergebnissen der vergleichenden Psychotherapieforschung von Strauß (2008) zeigt sich, dass nur 10 % der Ergebnisvarianz in der Psychotherapie auf die jeweilige therapeutische Technik entfallen, 30 % auf die Qualität der Beziehung und 40 % auf extratherapeutische Veränderungen (die allerdings, wie z. B. im Falle einer für den Patienten entwicklungsförderlichen Trennung, mit Therapieprozessen konfundieren können). Vor diesem Hintergrund ist die Frage nach der „richtigen" oder „wirkungsvollsten" Technik oder Methode zunächst zurückzustellen. Es geht um „dahinter" liegende Fragen, nämlich: *Wie* sieht eine gute, *gelingende Beziehungsgestaltung* aus?

In therapeutischen Prozessen muss daher das Beziehungsangebot so gestaltet sein, dass neue, „*emotional korrigierende (Beziehungs-)Erfahrungen*" (Cremerius 1979) bzw. „*korrektive Erfahrungen*" (Grawe 1998) ermöglicht werden und so eine Chance zum „Umbau" innerseelischer Strukturen oder Schemata – und der entsprechenden neurobiologischen Grundlagen (vgl. z. B. Grawe 2004) – gegeben ist.

Die Passung

Ein wichtiger Faktor bei der Planung wie auch der Reflexion von Therapieprozessen ist die „Passung" zwischen Therapeut und Patient. Orlinsky und Howard (1987) haben versucht, diesen komplexen Prozess genauer in Kategorien zu fassen, und unterscheiden die Passung zwischen

- Behandlungsmodell und Störungsmodell,
- Patient und Behandlungsmodell,
- Therapeut und Patient sowie
- Therapeut und Störung des Patienten.

Zwischen diesen Ebenen bestehen vielfältige Wechselwirkungen.

Letztlich – und das ist eine große Herausforderung – geht es um eine „passgenaue" Begegnung von Person zu Person, die nicht nur ein sehr hohes Maß an Selbstreflexivität des Therapeuten erfordert, sondern auch ein Reflektieren des Therapieprozesses auf einer Metaebene. Erst „danach" ist es sinnvoll, über den Einsatz spezifischer Techniken nachzudenken.

Therapieschulenübergreifende wirksame Interventionen

Aus der Metaanalyse von Erwachsenen-Therapievergleichs- und Effektivitätsstudien entwickelte die Arbeitsgruppe um Grawe (1998, 2004; Grawe et al. 1994/2001) das Konzept der schulenübergreifenden Wirkfaktoren. Neben der besonderen Bedeutung der therapeutischen Beziehung konnten in Psychotherapien mit Erwachsenen vier Wirkfaktoren identifiziert werden:

- **Ressourcenaktivierung:** das Erkennen, Ansprechen und gezielte Unterstützen vorhandener Fähigkeiten, Interessen etc. des Patienten
- **Hilfe zur Problembewältigung:** das konkrete Analysieren von Problemen des Patienten sowie das Bearbeiten, ggf. auch das Erproben von Problemlösungen
- **Klärung:** die Unterstützung des Selbstverstehens des Patienten, auch die Bearbeitung unbewusster Prozesse
- **Prozessuale Aktivierung:** eine Neuaktivierung festgefahrener kognitiv-emotionaler Schemata durch die reflexive Gestaltung neuer Beziehungserfahrungen oder spezifische erlebnisaktivierende Methoden

Spezifika bei psychosomatischen Erkrankungen

Die Behandlung von Kindern und Jugendlichen mit psychosomatischen Beschwerden erfordert viel Zeit und Geduld. Eine wohlwollende und offene Grundhaltung, Neugier und Interesse am Menschen und eine wertschätzende, personzentrierte Gesprächsführung (aktives Zuhören nach Rogers 1987) sind unverzichtbar.

In der Regel ist ein **stufenweises Vorgehen** sinnvoll:

- Der erste Schritt besteht bereits in der umfangreichen Symptom-, Struktur- und Systemdiagnostik sowie dem Erklären und Informieren über das Zusammenspiel von körperlichen und seelischen Einflüssen bei der Entstehung der wahrgenommenen funktionellen bzw. somatoformen Beschwerden. Besonders wichtig ist dabei, die Bindungsbedürfnisse und -repräsentation des Kindes/Jugendlichen – im Zusammenhang mit den körperlichen Symptomen – zu verstehen und das eigene Begegnungsangebot darauf zu beziehen. Wenn z. B. ein Kind an seiner körperlichen Symptomatik „festhält", ohne dass organische Ursachen gefunden werden, so kann dies als Zeichen verstanden werden, dass es seelische Nöte nicht anders ausdrücken kann. Zugleich drückt das Kind seine Wünsche nach echter, enger Zuwendung und Versorgung aus – ein (früh) ungestilltes Bedürfnis will (und muss!) befriedigt werden.
- Zu Beginn der Therapie steht zunächst die Unterstützung bei der Symptombewältigung im Vordergrund (u. a. Umgang mit Symptomen, Auslösersuche, Vereinbarung zum schrittweisen Wiederaufnahme der Alltagsaktivitäten).
- Es folgen die Förderung der (positiven) Selbstwahrnehmung und eine Ressourcenaktivierung sowie die Wahrnehmung und Differenzierung der begleitenden Affekte.
- In der begleitenden Zusammenarbeit mit den Eltern stehen das Besprechen und Verstehen der wichtigen Entwicklungsaufgaben und der sie blockierenden innerseelischen Prozesse, das Aufzeigen dysfunktionaler familiärer Interaktionsmuster sowie das Erarbeiten von Unterstützungsmöglichkeiten und elterlicher Verhaltensänderungen im Vordergrund.

Gerade bei der Arbeit mit Kindern und Jugendlichen bietet sich eine Arbeit mit kreativen Medien an, um dem inneren Erleben einen nonverbalen Ausdruck zu geben. Die Kunsttherapie bietet dafür eine Vielzahl von Möglichkeiten, in denen die Patienten sich

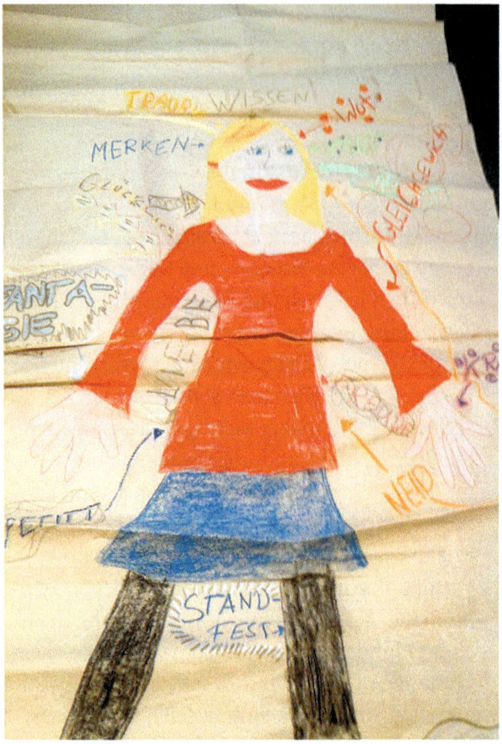

Abb. 8.9 Selbstbild und Ressourcenanalyse

ausprobieren können und ermutigt werden, ihre Fähigkeiten für eigene Bedürfnisse und Zielsetzungen einzusetzen.

Exemplarisch werden hier Beispiele aus der therapeutischen Arbeit mit einem 9-jährigen Mädchen gezeigt, das wegen anhaltender Bauchschmerzen und gesteigerter Angst vor einer unentdeckten Erkrankung in Behandlung gekommen war: Ihr liebevoll ausgemaltes lebensgroßes Körperbild (➤ Abb. 8.9) konnte sie gemeinsam mit der Therapeutin ausgiebig bewundern, sich selbst quasi positiv gegenüberstehen. In der Folge konnte sie ihre Stärken (als gute Fußballspielerin) und Eigenschaften (was ich an mir mag) verschiedenen Körperregionen zuordnen. Ziel war es, ihre gesunde Körperwahrnehmung zu stärken. Nach und nach konnten nun auch Gefühle einen Platz in ihrem Körper einnehmen und im weiteren Verlauf näher kennengelernt werden. Dabei war die Gegenüberstellung ihrer zum Teil sehr gegensätzlich wahrgenommenen Affekte (Schmetterlinge vs. Klotz im Bauch) von Bedeutung (➤ Abb. 8.10). Zu einem späteren Zeitpunkt konnte das Mädchen in der Arbeit mit Masken ausprobieren, wie sich die verschiedenen Gefühle wie Wut und Trauer für sie selbst anfühlen und was sie beim Gegenüber auslösen können (➤ Abb. 8.11).

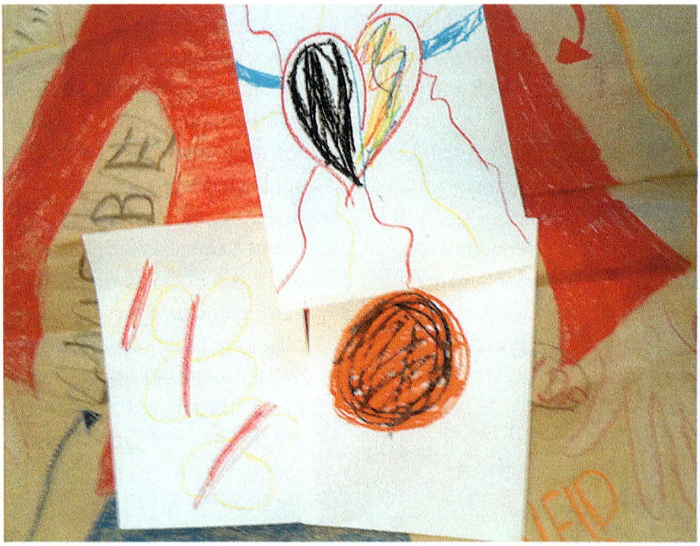

Abb. 8.10 Affektwahrnehmung

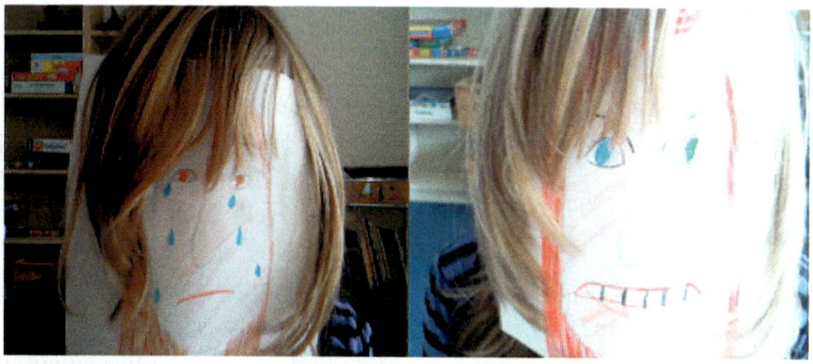

Abb. 8.11 Affektdifferenzierung

8.2.6 Resümee

Zusammenfassend wird deutlich, dass bei der Betrachtung des Themas „Psychosomatische Störungen bei Kindern und Jugendlichen" im engeren Sinne einerseits auf bewährte Diagnostika, Erklärungsmodelle und psychotherapeutische Begegnungsformen und -interventionen zurückgegriffen werden kann. Andererseits muss die spezifische körperliche Seite der Symptomatik in besonderer Weise – als Ausdruck leib-seelischer Nöte der Betroffenen – ernst genommen und beachtet werden. Hierzu zählt neben einer dezidierten körperbezogenen Diagnostik auch eine spezifische Beachtung der Psychodynamik und im Besonderen der (frühen) Bindungserfahrungen der Kinder und Jugendlichen.

LITERATUR

Brisch K-H (1999). Bindungsstörungen. Von der Bindungstheorie zur Therapie. Stuttgart: Klett-Cotta.

Brisch K-H (2004). Der Einfluss von traumatischen Erfahrungen auf die Neurobiologie und die Entstehung von Bindungsstörungen. Psychotraumatol med Psychol 2: 29–44.

Brisch K-H (2014). Bindung und Psychosomatik. Stuttgart: Klett-Cotta.

Charlier N (2016). Somatische Differenzialdiagnosen psychischer Symptome im Kindes- und Jugendalter. Heidelberg: Springer.

Cremerius J (1979). Gibt es zwei psychoanalytische Techniken? Psyche 33: 577–599.

DGKJP – Deutsche Gesellschaft für Kinder- und Jugendpsychiatrie und Psychotherapie (Hrsg.) (2007). Leitlinien zu Diagnostik und Therapie von psychischen Störungen im Säuglings-, Kindes- und Jugendalter. Köln: Deutscher Ärzte-Verlag.

Fend H (2005). Entwicklungspsychologie des Jugendalters. 3. A. Opladen: Leske & Budrich.

Fröhlich-Gildhoff K (2017). Verhaltensauffälligkeiten bei Kindern und Jugendlichen. Ursachen, Erscheinungsformen und Antworten. 3. überarb. und aktual. A. Stuttgart: Kohlhammer.

Fröhlich-Gildhoff K, Rönnau-Böse M, Tinius C (2017). Herausforderndes Verhalten in Kita und Grundschule. Erkennen, Verstehen, Begegnen. Stuttgart: Kohlhammer.

Gardner F, Shaw DS (2008). Behavioral problems of infancy and preschool children (0–5). In: Rutter M, et al. (eds.). Rutter's Child and Adolescent Psychiatry. 5th ed. Oxford: Blackwell, pp. 882–893.

Grawe K (1994). Psychotherapie ohne Grenzen – von den Therapieschulen zur Allgemeinen Psychotherapie. Verhaltenstherapie & psychosoziale Praxis 26(3): 357–370.

Grawe K (1998). Psychologische Therapie. Göttingen: Hogrefe.

Grawe K (2004). Neuropsychotherapie. Göttingen: Hogrefe.

Grawe K, Fliegel S (2005). „Ich glaube nicht, dass eine Richtung einen Wahrheitsanspruch stellen kann". Klaus Grawe im Gespräch mit Steffen Fliegel. Verhaltenstherapie & psychosoziale Praxis 37(3): 690–703 (Erstveröffentl.: Psychotherapie im Dialog 2/2005).

Grawe K, Donati R, Bernauer F (1994/2001). Psychotherapie im Wandel. Von der Konfession zur Profession. 5. A. Göttingen: Hogrefe.

Grieser J (2011). Architektur des psychischen Raumes. Die Funktion des Dritten. Gießen: Psychosozial-Verlag.

Herpertz-Dahlmann B et al. (2008). Entwicklungspsychiatrie. Stuttgart: Schattauer.

Keupp H (1997). Ermutigung zum aufrechten Gang. Tübingen: dgvt.

Mischo C (2016). Entwicklungsumwelten. In: Fröhlich-Gildhoff K, Mischo C, Castello A (Hrsg.). Entwicklungspsychologie für Fachkräfte in der Frühpädagogik. Grundlagen der Frühpädagogik, Bd. 2. 2. überarb. A. Köln: Carl Link, S. 150–201.

Montada L (2008). Fragen, Konzepte, Perspektiven. In: Oerter R, Montada L (Hrsg.). Entwicklungspsychologie. 6. A. Weinheim: Beltz PVU, S. 3–48.

Noeker M (2008). Funktionelle und somatoforme Störungen im Kindes- und Jugendalter. Göttingen: Hogrefe.

Orlinsky DE, Howard KI (1987). A generic model of psychotherapy. J Integr Eclect Psychother 6: 6–27.
Orlinsky DE, Grawe K, Parks B (1994). Process and outcome in psychotherapy. In: Bergin AE, Garfield LS (eds.). Handbook of Psychotherapy and Behavior Change. New York: Wiley, pp. 270–376.
Petermann F, Niebank K, Scheithauer H (2004). Entwicklungswissenschaft, Entwicklungspsychologie – Genetik – Neuropsychologie. Berlin: Springer.
Resch F (2017). Kinder- und Jugendmedizin. In: Köhle K, Herzog W, Joraschky P et al. (Hrsg.). Uexküll. Psychosomatische Medizin. Theoretische Modelle und klinische Praxis. München: Elsevier Urban & Fischer, S. 1099–1111.
Rogers CR (1987). Eine Theorie der Psychotherapie, der Persönlichkeit und der zwischenmenschlichen Beziehungen. Köln: GwG.
Seiffge-Krenke I (2017). Bindungsbezogene Störungen bei Kindern und Jugendlichen. In: Strauß B, Schauenburg H (Hrsg.). Bindung in Psychologie und Medizin. Grundlagen, Klinik und Forschung – Ein Handbuch. Stuttgart: Kohlhammer, S. 137–150.
Strauß B (2008). Die Zukunft der Psychotherapieforschung – David Orlinskys Visionen. Psychother Psychosom med Psychol 58: 341–342.
Subic-Wrana C (2017). Bindung, körperliche Krankheit und Krankheitsbewältigung. In: Strauß B, Schauenburg H (Hrsg.). Bindung in Psychologie und Medizin. Grundlagen, Klinik und Forschung – Ein Handbuch. Stuttgart: Kohlhammer, S. 224–234.
Uexküll T von T, Wesiack W (1981). Psychosomatische Medizin und das Problem einer Theorie der Heilkunde. In: Uexküll T von (Hrsg.). Lehrbuch der Psychosomatischen Medizin. 2. A. München: Urban & Schwarzenberg, S. 7–21.
Waller E, Scheidt CE (2017). Bindung und somatoforme Störungen. In: Strauß B, Schauenburg H (Hrsg.). Bindung in Psychologie und Medizin. Grundlagen, Klinik und Forschung – Ein Handbuch. Stuttgart: Kohlhammer, S. 211–223.
Wygotski L (1987). Ausgewählte Schriften. Arbeiten zur psychischen Entwicklung der Persönlichkeit, Bd. 2. Köln: Pahl-Rugenstein.
Zimprich H (1995). Kinderpsychosomatik. Stuttgart: Thieme.

8.3 „Wer bin ich?" – Besonderheiten der adoleszenten Entwicklung

Christina Henningsen

Die **Adoleszenz** ist ein komplexer, von körperlich-seelischen Prozessen und kulturell überformten, phasenspezifischen Entwicklungsaufgaben geprägter Prozess der Loslösung des Heranwachsenden von seinen Eltern. Diese Jugendphase, die wohl als die schwierigste Schwelle im Leben bezeichnet werden kann, ist zeitlich schwer einzugrenzen. Mit Schwankungen nach oben und unten geht man von der Zeit zwischen 12 und 25 Jahren aus, eingeteilt in Phasen der Präadoleszenz, Frühadoleszenz, Adoleszenz, Spät- und Postadoleszenz (Blos 2001).

Der Begriff der **Pubertät** bezieht sich auf die körperlichen Prozesse, die in dieser Lebensphase den Reifungsschritten vom Kindesalter in die Adoleszenz zugrunde liegen. Schon lange ist die hormonelle Steuerung dieser Prozesse (Körperwachstum, geschlechtliche Reife) bekannt. In den letzten Jahren konnte dieses Erklärungsmodell durch die Hirnforschung weiter differenziert werden. Mittels bildgebender Verfahren wie der Magnetresonanztomografie lassen sich Veränderungen in unterschiedlichen Bereichen des Gehirns von Jugendlichen darstellen. *„Bei vielen Teenagern sind die emotionalen Zentren im Gehirn bereits sehr reif, während es die Kontrollzentren noch nicht sind. Im Gehirn entsteht also bereits die ganze Bandbreite an Gefühlen, aber die Jugendlichen können noch nicht damit umgehen"* (Resch und Lehmkuhl 2015).

Die beiden Sichtweisen der Jugend als Übergangsphase (passager, transitorisch) einerseits und als eigenständige Lebensphase im Sinne eines psychosozialen Moratoriums andererseits haben ergänzenden Charakter (Reinders 2003b). Dieses Moratorium, die psychisch notwendige und gesellschaftlich gewährte Zwischenstation zum Erwachsenwerden, erscheint heutzutage sehr verlängert. Welche Folgen die **Entgrenzung** dieser Phase hat, ist derzeit Gegenstand wissenschaftlicher Forschung. In unserer zunehmend globalisierten Welt mit ihren sozialen und gesellschaftlichen Veränderungen (komplexere Ausbildungswege, veränderte soziale Lebensformen) entstehen für Jugendliche neue Herausforderungen und Entwicklungsaufgaben, die sich grundlegend von denen ihrer Elterngeneration unterscheiden und in den nächsten Jahren die Theorien dieser Entwicklungsphase revidieren und erweitern werden – dies besonders im Hinblick auf die Auswirkungen der Nutzung der (neuen) Medien und damit des (digitalen) Kommunikationsverhaltens (Stichworte: Freizeitverhalten, Cybermobbing, Internetsucht, Radikalisierungsprozesse bei Jugendlichen über das Internet), auf die veränderten Arbeitsbedingungen (Stichwort: Jugendarbeitslosigkeit) und auf die Herausarbeitung der differenziellen Entwicklungswege von Mädchen und Jungen (Resch und Lehmkuhl 2015; Syed und Seiffge-Krenke 2013).

Die skizzierten gesellschaftlich-kulturellen Prozesse bilden den Hintergrund für die Entwicklungen, die sich im individuellen familiären Ablösungsprozess abspielen. Das Ergebnis der Loslösung des Heranwachsenden von seinen Eltern, das Finden einer eigenen Identität in Abgrenzung von den Eltern und das Ausprobieren von (kreativen) Gegenentwürfen (Innovationsprozess, Bohleber 1996) führt in der Regel zu einer Übereinkunft im Sinne eines Kompromisses zwischen Eltern und Heranwachsenden (Wollbrink 2003). Dieser schwierige Prozess gelingt, wenn Heranwachsende in einer fördernden Umwelt aufwachsen, die vor allem auch einen gegenseitigen Austausch, die direkte zwischenmenschliche Kommunikation mit ihren wichtigen Objekten gewährleistet. Dieser Integrationsprozess kann scheitern: King (2013) beschreibt z. B. die Gefahr der Okkupation der adoleszenten Möglichkeitsräume durch die ältere Generation, was zur Regression mit neurotischen, maladaptiven Lösungen führen kann.

Die folgende kasuistische Skizze aus einer erwachsenentherapeutischen Praxis illustriert Entwicklungsprobleme einer spät- bzw. postadoleszenten Patientin vor dem Hintergrund familiärer Konflikte (Scheidung).

Fallbeispiel

Die 27-jährige Patientin schildert zu Beginn der Therapie ihre Situation: „Ich habe keine Orientierung; irgendetwas versperrt mir den Weg. Die letzten Jahre waren voller Trauer und Enttäuschung. Ich würde gerne mal wieder meine innere Stimme hören. Ich stehe draußen, habe immer das Gefühl, ‚es trägt nicht'. Wenn ich nur eine Sache fände, dann würde es sich lohnen, zu bleiben. Alles beinhaltet für mich eine Grundabsurdität. Ich habe den Kontakt zu mir selbst und zu meiner Vergangenheit verloren. Ich habe das Gefühl, die Gespräche der letzten 9 Jahre nachholen zu müssen. Ich bin für andere immer einfach gewesen, die Coole, die über allem steht. Ich bin perfekt, zu gucken, was die anderen brauchen, bleibe aber selber auf der Strecke. Es ist, als wolle ich ständig die Räume anderer besetzen, als würde ich wegfliegen, wenn man mich nicht hält."

Damals vor 9 Jahren brach für die 17-jährige Patientin nach der Scheidung der Eltern eine Welt zusammen: „Die Trennung kam für mich aus dem heiteren Nichts. Damals hat man mir meinen Ruheort, meinen authentischen Ort, genommen." Vater und Mutter waren damals mit ihren neuen Partnern beschäftigt. Die Patientin hat seitdem „nie mehr das Gefühl gehabt, am richtigen Ort zu sein". Auch ihre Mutter habe immer das Gefühl gehabt, nicht am richtigen Platz zu sein, mit 20 Jahren habe diese einen Suizidversuch gemacht. Ihr eigenes Leben habe bis zur Scheidung der Eltern „einen puppigen Charakter aus einer Grundsicherheit heraus" gehabt. Manchmal wünschte sie sich, ihre Eltern hätten sie mehr angeleitet. Sie hätten ihr nie vermittelt: „Du schaffst das schon." Auch heute noch fange die Mutter an zu weinen, wenn sie sich mit Problemen an sie wende. Aber sie verlange wohl Dinge, die ihre Eltern ihr nicht geben könnten. Nach dem Abitur folgten häufige Orts- und Ausbildungswechsel, sie habe wohl etwas gesucht, was man im Beruf nicht finde. Sie wohnt bei der Mutter und deren Freund, hat kein eigenes Zimmer dort. Es sei, als ob sie sich weigere, die Verantwortung zu übernehmen und unterschwellig die Abhängigkeit von den geschiedenen Eltern bewahren wolle. Sie merke immer mehr, dass es nicht mehr so werden könne wie früher, jedoch frage sie sich, warum das Aufgeben so lange gedauert habe. Ihr Auto und ihr Terminkalender seien seit 7 Jahren ihre einzigen Konstanten.

8.3.1 Identitätssuche

Zentrales Behandlungsthema ist die **Identitätsunsicherheit** der Patientin, ihre tief greifende Unsicherheit, wohin sie sich im Leben wenden soll. Sie ist für alle die „Coole", die jedoch immer „draußen" bleibt; sie wirkt identifiziert mit dem „Nicht-identifiziert-Sein". Sie weint viel in den Stunden. Es ist oft schwer, sie gehen zu lassen, sie kämpft sehr. Es wird deutlich, wie schnell die Patientin sich verliert, strukturlos wird, wenn das Gegenüber sie nicht hält. Sie lernt langsam, sich auch außerhalb der Therapie zu äußern, ihre Beziehungsfähigkeit verbessert sich, sie tritt aus der bisher für sie unfruchtbaren Distanz: „Ich betrachte alles als Phänomen". „Es umfängt mich immer mehr, ich muss es nur noch akzeptieren." „Ich bin involviert." Ihre Umgebung wundert sich, sie sei ja gar nicht immer so die Coole, man hätte ja nie was von ihr mitgekriegt. Sie lernt, in Kontakt zu kommen, sich mitzuteilen, wird greifbarer.

Als sie einen jungen Mann kennen lernt, sich verliebt, zum ersten Mal eine Nacht mit ihm verbringt, kann sie nicht schlafen, kommt in Kontakt mit ihrem Wunsch nach und ihrer Angst vor Nähe („sich mitteilen, vertrauen, verstanden werden", „dass jemand für mich da ist"), und sie spürt Enttäuschung und Traurigkeit. Obwohl diese Beziehung nicht von Dauer ist, hat sie erfahren, dass sie diesem Mann wichtig ist, und auch er teilt ihr mit, dass er eigentlich nur dann etwas von ihr verstanden habe, wenn sie sich bei ihm „beschwert" habe. Im Kontakt und Austausch mit anderen wird sie viel lebendiger, authentischer. Immer noch fragt sie: „Was macht einen aus?", merkt aber: „Ich kann nicht zurück, mein Platz ist hier, das ist die Realität, eine andere habe ich nicht." Sie wird ruhiger, kann auch mal einen Abend allein in ihrem Zimmer verbringen. Hausarbeiten, Referate und andere Projekte kann die sehr begabte Patientin – wenn auch mit immer wieder großen Zweifeln, doch nicht am richtigen Ort zu sein – zu Ende führen. Der anfangs sehr intensive und fast immer enttäuschend endende Kontakt zur Familie reduziert sich. Es entsteht ein eigener Raum außen (eigenes Zimmer) und innen. Sie findet einen Ort für sich, von dem aus sie in Beziehung zu anderen treten kann. Aus ihrer Sicht formuliert sie es so: „Je mehr Identität ich habe, desto weniger Flucht ist möglich."

8.3.2 Zusammenfassung

Die Kasuistik schildert eine Störung der Autonomie- und Identitätsentwicklung vor dem Hintergrund eines chronischen familiären Konflikts. Unabhängig von der diagnostischen Einordnung liegt der therapeutische Fokus auf der Entwicklung bzw. Nachreifung der strukturellen Störungsaspekte. Die therapeutische Haltung ist weniger abstinent, es wird ein therapeutischer, verlässlicher Raum zur Verfügung gestellt, in dem auch im Sinne einer Elternfunktion (Mentor) die alltägliche Realität immer wieder eingehend besprochen und geklärt und Sinnfragen gemeinsam erörtert werden können.

Nach dem Aufbau eines realistischeren und unabhängigeren Selbst bleibt die Patientin lange über den Abschluss der Behandlung und der Beendigung ihres Studiums hinaus in sporadischem Kontakt mit der Therapeutin, der ihr als stabiler Orientierungspunkt in ihrem weiteren Selbstentwicklungsprozess dient.

LITERATUR

Blos P (2001). Adoleszenz. Eine psychoanalytische Interpretation. Konzepte der Humanwissenschaften. 6. A. Stuttgart: Klett-Cotta.

Bohleber W (Hrsg.) (1996). Adoleszenz und Identität. Stuttgart: Klett-Cotta.

King V (2013). Die Entstehung des Neuen in der Adoleszenz. Individuation, Generativität und Geschlecht in modernisierten Gesellschaften. 2. A. Wiesbaden: VS-Verlag für Sozialwissenschaften.

Reinders H (2003a). Jugendtypen. Ansätze zu einer differentiellen Theorie der Adoleszenz. Opladen: Leske & Budrich.

Reinders H (2003b). Jugend als Moratorium. Essay zur Geschichte und Bedeutung eines Forschungskonzeptes. In: Reinders H, Wild E (Hrsg.). Jugendzeit – Time Out? Zur Ausgestaltung des Jugendalters als Moratorium. Opladen: Leske & Budrich, S. 37–64.

Resch F, Lehmkuhl G (2015). Adoleszenz – junges Erwachsenenalter: Entwicklungsdynamik und Entwicklungsaufgaben. In: Lehmkuhl G, Resch F, Herpertz-Dahlmann S (Hrsg.). Psychotherapie des jungen Erwachsenenalters. Stuttgart: Kohlhammer, S. 9–17.

Syed M, Seiffge-Krenke I (2013). Personality development from adolescence to emerging adulthood: linking trajectories of ego development to the familiy context and identity formation. J Pers Soc Psychol 104: 371–384.

Wollbrink K (2003). Adoleszenz. Unveröffentlichter Vortrag in den Kliniken am Burggraben, Bad Salzuflen.

8.4 Kunsttherapie mit Kindern und Jugendlichen im stationären Setting

Michael Günter und Begga Hölz-Lindau

8.4.1 Einführung

Kunsttherapie bei Kindern und Jugendlichen unterscheidet sich nicht grundsätzlich von der bei Erwachsenen, hat aber ihre Besonderheiten. Kinder möchten in der Psychotherapie häufig weniger sprechen als vielmehr im Spiel ihre Themen zur Darstellung bringen. Bereits Anna Freud (1927) und Melanie Klein (1932) zeigten auf, dass das kindliche Spiel der Königsweg in der Therapie von Kindern sei, und legten dessen Äquivalenz zur Abfolge der Einfälle bei Erwachsenen dar. Jugendliche dagegen sind häufig aufgrund ihrer Erfahrungen im schulischen Bildungsprozess mit künstlerischen Aktivitäten, die ihnen abverlangt werden, deutlich zurückhaltender. Hinzu kommt bei Jugendlichen ein stärkeres Kontrollbedürfnis, das sie häufig initial zögern lässt, sich auf den wenig kontrollierbaren Prozess einer künstlerischen Gestaltung einzulassen. Aber auch für Jugendliche ist es umgekehrt oft leichter, zumal in der Gruppensituation, sich nicht sprachlich über eigene Befindlichkeiten in einem therapeutischen Setting äußern zu müssen, sondern in der bildnerischen Gestaltung die Möglichkeit zu haben, sich nicht so genau festlegen zu müssen und auch nicht so genau festgelegt werden zu können.

Es ist unmöglich, die breite und diversifizierte Praxis der Kunsttherapie in stationären psychosomatischen, psychiatrischen und psychotherapeutischen Settings umfassend zu beschreiben. Dazu ist sie zu vielfältig, hängt sehr von individuellen Ausrichtungen der jeweiligen Therapeutinnen und von ihrer Einbettung in den Gesamtkontext eines stationären Behandlungssettings ab. Jedenfalls ist davon auszugehen, dass in den meisten Kliniken kunsttherapeutische Ansätze sowohl im Einzelsetting als auch in der Gruppentherapie neben körpertherapeutischen, ergotherapeutischen und musiktherapeutischen Angeboten eine herausragende Rolle spielen.

Unser Grundverständnis von Kunsttherapie ist psychoanalytisch orientiert. Es ist von der Überzeugung getragen, dass das Denken in Bildern, wie man künstlerische Gestaltung auch bezeichnen könnte, eine Form des problemlösenden Denkens darstellt (vgl. Baxandall 1990). Wir sind permanent mit Sinneswahrnehmungen und Affekten konfrontiert, die wir integrieren und denkend verarbeiten müssen. Im Sinne von Bion (1962) verstehen wir den künstlerischen Prozess in der kunsttherapeutischen Arbeit oder besser gesagt den komplexen Verarbeitungsprozess, der mithilfe des Therapeuten über die Gestaltung im Patienten stattfindet, als eine Form der Übersetzungsarbeit von nicht denkfähigen Elementen, Sinneswahrnehmungen und Affektzuständen, sogenannten β-Elementen, in eine erste Form des bildhaften Denkens. Man kann dies als Denken in „Piktogrammen" verstehen (Ferro 2009). Man könnte so diese erste bildhafte Übersetzung von Sinneswahrnehmungen und Affekten in kommunizierbare Bilder in Anlehnung an Bions Konzept der α-Funktion als **α-1-Funktion** bezeichnen. Die **α-2-Funktion** bestünde dann darin, dass der mentale Apparat in einem zweiten Schritt mithilfe einer Kopplung dieser bildhaften Konzepte – Freud sprach von Sachvorstellungen (Freud 1900) – an sprachliche Strukturen, an Wortvorstellungen in Freuds Diktion, sprachlich kommunizierbare Gedanken erzeugt. Die „Bildgeschichten" werden zu Narrativen weiterentwickelt, was in vielen Fällen ein wesentlicher Bestandteil der kunsttherapeutischen Arbeit auch bei Kindern und Jugendlichen ist.

Wir legen darüber hinaus auch noch Wert auf einen darunterliegenden Prozess der Selbstvergewisserung, man könnte auch sagen der Protomentalisierung, bei dem vor allem körpernahe, haptisch-sensorische Erlebensweisen eine zentrale Rolle spielen. Dies kann in Anlehnung an Bion als **α-0-Funktion** bezeichnet werden. Man kann diesen Prozess in enger Beziehung mit der autistisch berührenden Position Ogdens (2006) oder mit den von Anzieu (2004) beschriebenen frühen Prozessen bei der Ich-Bildung über die Besetzung der Körpergrenze und des Hautorgans sehen. Damit können sehr frühe psychische Strukturen in der Beziehung zwischen Kunsttherapeutin und Patient angesprochen und zum Thema gemacht werden. Dem kommt insbesondere bei stationären Patienten eine große Bedeutung zu, da diese sehr häufig nicht an einfachen neurotischen Erkrankungen leiden, sondern in vielen

Fällen basale Brüche der Ich-Struktur und damit zusammenhängende sogenannte frühe Problematiken eine zentrale Rolle spielen. Man denke hier nur an psychosomatische Patienten – psychosomatische Erkrankungen im engeren Sinne spielen bei Kindern und Jugendlichen eine genau so große Rolle wie bei Erwachsenen, werden aber leider bisher immer noch sehr viel seltener erkannt und behandelt –, an anorektische und bulimische Erkrankungsbilder, an emotional-instabile Persönlichkeitsstörungen vom Borderline-Typ und schließlich auch an psychotische Erkrankungen, die sich im späteren Jugendalter mit zunehmendem Alter in größerer Zahl manifestieren.

Kunsttherapie kann in einem solchen Verständnis eine zentrale Funktion an der Schnittstelle zwischen frühen haptisch-sensorischen Erfahrungen, die eng verknüpft sind mit Ich-Bildungsprozessen, bildhaft emotionalen Welten, die noch nicht oder nur schwer zur Sprache gebracht werden können, und einer Übersetzung in das sprachlich organisierte Denken einnehmen. Von daher kann ihr in einem multimodalen stationären Setting zwischen Alltagsorientierung, Entwicklungsförderung, Entwicklung der eigenen Kompetenzen und Verbesserung der Integration in die Peergroup auf der einen Seite und der psychotherapeutischen Arbeit im engen Sinne auf der anderen Seite eine wichtige Bedeutung zukommen.

8.4.2 Ausdrucksebenen

Prinzipiell sind alle drei Stufen der Erfahrung, die haptisch-sensorische, die bildhaft-optische und die sprachlich-narrative, in jeder Gestaltung vorhanden und können im Gestaltungsprozess und der diesen begleitenden Interaktion aktiviert werden. Allerdings macht es einen Unterschied, wie jede Kunsttherapeutin weiß, mit welchem Material man arbeitet und welche haptisch-sensorischen Erfahrungen dadurch nahegelegt werden. So ist es z. B. ein großer Unterschied, ob, wie dies beispielsweise anorektische Patienten gern tun, mit hartem Bleistift gearbeitet wird und damit eine Erfahrung von Abgrenzung erlebt werden kann, wie sie vielleicht ein Kern der angestrebten anorektischen Körpererfahrung darstellt, oder ob mit den Fingerfarben gemalt wird, was manchen Patienten ein Schwelgen in lustvollen Hauterfahrungen ermöglicht, manche Patienten – z. B. psychotische Patienten – aber gerade aufgrund dieser unabgegrenzten haptischen Erfahrungen maßlos ängstigen kann. Tatsächlich ist es nicht nur vom Material, sondern auch vom angebotenen Setting abhängig, in welcher Intensität welcher Erfahrungsmodus primär angesprochen wird. Die Autoren haben diesbezüglich unterschiedliche eigene Erfahrungen. Der erste Autor hat viel mit Malen und Zeichnen gearbeitet, was eher bildhaft optische Vorstellungswelten evoziert, während die Zweitautorin darüber hinaus auch viel mit dem Tonfeld (Deuser 2004) arbeitete. Dies ist eine von Heinz Deuser entwickelte Methode, bei der das Kind bzw. der Patient einen rechteckigen Holzkasten von 38 cm Länge, 42 cm Breite und 3 cm Höhe, der bis oben mit glatt gestrichenem Ton gefüllt ist, für die Gestaltung zur Verfügung gestellt bekommt. Bei dieser Methode werden sehr stark haptisch-sinnliche, sehr körpernahe Erlebniswelten aktiviert, wenngleich es auch da zu sehr differenzierten bildhaften und szenischen Gestaltungen kommen kann.

Die Kunsttherapie mit psychosomatischen Patienten, aber auch mit den genannten anderen Gruppen hat oft eine psychische Entwicklungsförderung auf sehr frühen Ebenen zum Fokus. Meist empfiehlt es sich, den Patienten selbst das Material und die bevorzugte Gestaltungsmethode wählen zu lassen und sich mit ihm darüber zu verständigen, was er möchte und was ihn daran anzieht. Dieses individuelle Vorgehen hat den Vorteil, dass aus der Wahl des Patienten schon erste Erkenntnisse gezogen werden können und im Zuge der Festlegung seiner Wahl auch erste therapeutische Interventionen stattfinden. Vielfach zielen wir in der Kunsttherapie darauf ab, zunächst einmal sehr basale vorsprachliche Strukturen und primär nicht die elaborierteren psychischen Ebenen anzusprechen, die häufig eher mit konventionellen Bildvorstellungen und einer an ikonografische Traditionen angelehnten Selbstdarstellung verknüpft sind. Insbesondere für Jugendliche ist – dies sollte man nicht vergessen – auch bei sehr schweren Krankheitsbildern, wie ganz stark auch bei somatoformen Störungen, die mehr oder weniger angepasste und perfekte Darstellung nach außen ein wesentlicher haltgebender Faktor, der einerseits verständlicherweise im Jugendalter nur ungern aufgegeben wird, andererseits aber einen Zugang zur eigentlichen Konfliktthematik verbauen kann. Zunächst einmal, so könnte man sehr vereinfacht sagen, geht es also darum, innere Spannungszustände in der Gestaltung mithilfe des Materials zu beruhigen, um nach Möglichkeit zu einer Beschäftigung mit sich selbst zu kommen.

Im Folgenden skizzieren wir die vorgenannten drei Ausdrucksebenen nochmals. In der Entwicklung werden sie bekanntlich sukzessive entfaltet. So wie wir heute davon ausgehen, dass in der kindlichen Entwicklung die Resonanz eines einfühlsamen und verstehenden Objekts essenziell ist für die Ausbildung der entsprechenden Funktionen beim Individuum (vgl. Fuchs 2008), so verstehen wir Kunsttherapie als permanenten gegenseitigen emotionalen Austausch zwischen zwei Personen oder ggf. in der Gruppentherapie zwischen mehreren Personen, wobei der einfühlsamen Resonanz der Kunsttherapeutin ein zentraler Stellenwert für die Entwicklung eines Zugangs zu sich selbst und für die Veränderung verinnerlichter Beziehungsmuster zukommt. Die im Folgenden dargestellten Ebenen führen von Leiblich-Sinnlichem zu leibfernerem Abstraktem und stellen, wie beschrieben, Stufen des Denkens dar. Daher sprechen wir einerseits von Erlebensmodi, andererseits auch von Denkmodi (vgl. Günter 2010a, b).

Haptisch-sensorischer Modus

Hier geht es vor allem um Körperwahrnehmung, Berührungs- und Bewegungswahrnehmung. Dieser Modus ist mit der frühesten Eltern-Kind-Beziehung verknüpft, mit der Pflege des Kindes durch die Eltern, und organisiert sich im Wesentlichen über das Sinnesorgan Haut. Von daher ist bekanntlich in diesem Modus auch ein tiefes „implizites Beziehungsgedächtnis“ (Mertens 2014) enthalten. Dieser Modus ist an der Schnittstelle zwischen Soma und Psyche verankert. Das Selbst stellt zu großen Anteilen die psychische Projektion aus diesen interaktiven leiblichen Erfahrungen dar (Gaddini 1998). Wir bezeichnen die Verarbeitung der Wahrnehmung und der Affekte in diesem haptisch-sinnlichen Modus als α-0-Funktion.

In der Kunsttherapie kann dieser Modus durch die Arbeit mit Ton sehr gut aufgegriffen werden. Bei stark regredierten Patienten richtet sich der Fokus auf die eigene Bewegung und das eigene Erleben. Nach Möglichkeit schaut der Patient während des Arbeitens in eine andere Richtung, ohne seine Hände zu beobachten, die Augen des Patienten bleiben geschlossen. Das plastische Material formt die Bewegungsqualität sofort ab und meldet sie der Hautsensorik zurück. Dabei vermittelt der Ton sowohl haltgebende als auch herausfordernde (durch seinen Widerstand) Impulse von Berühren und Loslassen bzw. Abstoßen, die erfahren und günstigenfalls verarbeitet werden können. Die Therapeutin vermittelt sprachlich die Qualität der Bewegungsimpulse, beispielsweise Suche nach Berührung gleich Suche nach Halt, Abstoßen gleich Suche nach Herausforderung oder Abgrenzung. Für diese Intervention orientiert sich die Therapeutin an den Aktivierungskonturen der Bewegungen, den Vitalitätsaffekten (Stern 2000), die der Patient während des Arbeitens mit dem Ton aufzeigt. Bei höherer Integration des Patienten können daraus auch Gestaltungen resultieren, wobei der Fokus der Aufmerksamkeit und Wahrnehmung mittels der therapeutischen Interventionen zunächst auf der haptisch-sensorischen Ebene gehalten wird.

Diese Ebene der kunsttherapeutischen Arbeit kann selbstverständlich auch mit anderen Materialien eingestellt werden, wobei es umso schwieriger wird, je stärker Patienten komplexe, symbolisierende Bilddarstellungen entwerfen, die manchmal einen deutlich intellektualisierenden Charakter tragen. So fällt es beispielsweise anorektischen Patienten oft sehr schwer, sich auf diese primitive haptisch-sensorische Ebene einzulassen, und sie tendieren stark zu konventionellen, an Vorbildern orientierten Bilddarstellungen, die möglichst wenig an basaler Emotionalität zulassen, was ihrer Abwehrstruktur entspricht. Ähnliches sieht man häufiger auch bei Patienten mit somatoformen Störungen. Umgekehrt kann es für psychotische Patienten ängstigend sein, sich diesem unmittelbaren Erleben hinzugeben, zumal wenn die Grenzen zu verschwimmen drohen. In solchen Fällen empfiehlt es sich u. U. eher, mit hartem Material zu arbeiten, das eine deutliche Widerständigkeit in sich trägt und damit Abgrenzungsprozesse unterstützt und somit Angst mindert.

Bildhaft-optischer Modus

Der bildhaft-optische Modus gliedert sich seinerseits entlang unserer alltäglichen Erfahrung in zwei Untermodi. Zum einen träumen wir überwiegend in Bildern, und die Traumbilder bringen einen Wegfall der logischen Regeln des Wachzustands mit sich (vgl. Becker-Carus 2004). Dieser Modus des Erlebens ist, so hat Bion gezeigt, auch in unserem Wachleben aktiv – wir träumen Tag und Nacht –, wird da aber von Ich-Funktionen, visueller Kontrolle, Bewusstsein, Überprüfung logischer Regeln usw. kontrolliert und modifiziert. Dies trifft in vielfältiger Weise auch auf die Gestaltung zu, die – darauf hat schon Freud hingewiesen – im Gegensatz zum Traum durch eine Orientierung an der Realität, an den künstlerischen Konventionen und den Bilderfahrungen, an der Auseinandersetzung mit dem Material, an den Realitätsanforderungen der Kunsttherapie usw. geprägt ist und damit einen Rückweg aus der Fantasiewelt zur Realität (Freud 1911b: 236) eröffnet (Günter 1993). Diese Funktion bezeichnen wir als α-1-Funktion.

In der Kunsttherapie können beide Stufen dieses Modus angesprochen werden. Die erste Stufe wird stärker durch Gestaltungen angesprochen, bei denen die visuelle Kontrolle weitgehend ausgeschaltet wird. Dies erinnert an Experimente der Dadaisten mit dem automatischen Schreiben bzw. Malen, später auch der abstrakten Expressionisten (z. B. Jackson Pollock), die genau darüber einen Zugang zum Unbewussten suchten. Mehr oder weniger zufällig, z. B. mit Tusche, die mithilfe von Strohhalmen übers Blatt geblasen wird, entstehende Formen, Arbeiten mit Fingerfarben oder schnelles Arbeiten im Wechselspiel zwischen Therapeut und Patient sind kunsttherapeutische Methoden, die einen solchen Zugang favorisieren. Der zweiten Stufe ist in gewisser Weise eher die klassische Kunsttherapie zuzuordnen: Fantasien, Träume, Empfindungen werden zu Papier gebracht und bildhaft dargestellt. Jedoch auch dabei kommt es darauf an, dass der Patient sich von dem überraschen lässt, was entsteht, und auch der Therapeut für dieses Unbekannte, Neue, Noch-nie-Bewusste, für die Gestaltung als Skizzierung einer Lösung (Ricœur 1974) offen ist.

Sprachlich-narrative Ebene

Viele Bilder erzählen Geschichten, oder wir erzählen uns Geschichten anhand von Bildern. Dies ist immer Teil des künstlerischen Prozesses, aber auch eine Domäne der sprachlichen Kommunikation zwischen Therapeutin und Patient. Aus dem spielerischen Gestalten entwickeln sich Geschichten, so werden innere Zustände bewusst und sprachlich kommunizierbar.

In der Gestaltungstherapie ist dies häufig Bestandteil des Reflexionsprozesses. Der Erstautor arbeitet in der Diagnostik mit Patienten häufig mit Winnicotts Squiggle-Spiel (Winnicott 1971; Günter 2017). Dabei malt der Therapeut meist mit geschlossenen Augen einen Kritzel aufs Papier, und das Kind malt etwas daraus. Auf dem nächsten Blatt malt das Kind einen Kritzel aufs Papier, und der Therapeut malt etwas daraus. So entwickelt sich ein Dialog in Bildern, der von Gesprächen über die dargestellten Monster, Figuren, Objekte und deren Anmutungsqualität begleitet wird. Manchmal entwickeln sich ganze Geschichten, die sich immer weiter spinnen. So kommt man über die Kunsttherapie zum stark von unbewussten Momenten bestimmten sprachlichen Dialog.

8.4.3 Zwei Fallvignetten

Fallbeispiele

Anna: „Nachts schlafe ich nicht, meine Hände können nicht ruhig sein, sie müssen sich immer bewegen und malen, damit ich mich über meine Bilder begreife."

Anna (17) litt unter heftigen Panikattacken, die teilweise mit Halluzinationen einhergingen, Schulphobie und multiplen Somatisierungsstörungen. Sie beschrieb sich als ängstlich und depressiv, litt unter Gefühlen innerer Leere. Ihre Mutter war, vermutlich seit ihrer frühesten Kindheit, depressiv, verleugnete dies aber.

In die erste Stunde kam Anna scheu, antriebsgemindert, verängstigt und mit eingeschränkter Mimik und Gestik. Sie nahm keinen Blickkontakt auf; ihr Kopf sei ganz leer, sie wisse nicht, welche Gefühle sie habe, das belaste sie sehr. Im Weiteren starrte sie traurig vor sich hin. Der Therapeutin (B. H.-L.) vermittelte sich der Eindruck, sie brauche Vorgabe, Halt und Struktur, und sie schlug vor, dass sie eine Mappe als sicheren Ort für ihre eigenen Bilder gestalte. Sie malte ihren Namen in großen Druckbuchstaben dreidimensional auf das Deckblatt. Während des Malens entspannte sie sich körperlich, die Bewegungen wurden fließender, sie wirkte während des Malprozesses fast leidenschaftlich versunken. Danach fiel sie in ihre Anfangshaltung zurück. Auf Nachfrage berichtete sie, sie könne und wolle nachts nicht schlafen, sie male stattdessen, denn ihre Hände gäben keine Ruhe, seien so unruhig, wie getrieben.

In der zweiten Stunde nahm Anna etwas mehr Kontakt auf. Als ihr Namensbild besprochen wurde, das ohne Gestaltung des Hintergrunds vollkommen allein auf dem Papier stand, griff sie das Alleinsein auf. Sie sei in ihrer Kindheit immer allein gewesen, dies habe sie insbesondere verspürt, wenn sie mit nahestehenden Menschen zusammen war. Die Umarmung der Mutter habe sie schon immer als unangenehm empfunden, bis heute. Anhand der dreidimensionalen Gestaltung ihres Namens entwickelte sich ein Gespräch über ihr Bedürfnis, sich selbst zu verstehen, zu berühren und spüren zu können. Die Therapeutin stellte fest, dass die Patientin sehr viel Zeit brauchte, um in der Stunde sukzessive etwas zu entwickeln. Sie hatte die Möglichkeit, ihr eine Doppelstunde anzubieten, was die Patientin dankbar aufgriff.

In der dritten Stunde war Anna besonders niedergeschlagen. Sie sei mit der Station im Planetarium gewesen und habe existenzielle Angst entwickelt, als sie das Weltall mit so vielen Galaxien sah und die Erde, die so klein war wie ein Staubkorn. Ein schwarzes Loch könne die Erde zerstören. Im Gespräch ließ sich mit ihr die Spannung zwischen komplementärer Identifikation (mit so jemandem, der so erlebe wie sie und nichts hinbekomme, wolle sie nichts zu tun haben, so jemand solle gar nicht sein) und konkordanter Identifikation (wie unverschämt, unfair und gemein derartige Angriffe und Abwertungen seien) aufgreifen, wobei die Patientin zum ersten Mal emotionale Betroffenheit zeigte, errötete und zu weinen begann. Es kam zu einer Verständigung über ihre Wünsche und über ihre innere Situation; sie konnte benennen, dass sie Gefühle von Wut und Empörung körperlich schmerzhaft erlebe. Über die Einführung einer Vorstellung der Reaktion ihrer besten Freundin (tröstet sie) wurde für sie die Therapeutin als hilfreich haltendes Objekt erlebbar. Im Weiteren griff die Therapeutin in der Stunde diese psychische Bewegung der Verständigung zwischen ihnen, der Veräußerlichung inneren Erlebens im Dialog zwischen ihnen und der Reintrojektion des gemeinsam Besprochenen in eine Veränderung des inneren Erlebens zunächst sprachlich auf und konkretisierte diese Bewegung dann in Form der Gestaltung eines Möbiusbandes aus Papier. Die Patientin gestaltete selbstständig das Möbiusband unter Anleitung und fuhr dann die Innen-Außen-Bewegung des Möbiusbandes mithilfe streichender Fingerspitzenberührungen immer wieder nach. Dies wurde sprachlich begleitet und führte zu einer Beruhigung.

In der vierten Stunde wurde ihr unter der Vorstellung, dass eine Vertiefung des Zugangs zu eigenem Erleben über den haptisch-sensorischen Modus günstig sein könnte, Ton angeboten. Als sie Ton aus dem Eimer nahm, zeigte sich eine deutliche Überforderung im Greifen. Die Finger wirkten kraftlos, konnten nicht zugreifen; sie berührte den Ton nicht mit der Innenhand. Sie konnte die Augen nicht schließen, konnte aber immerhin auf Aufforderung in eine andere Richtung sehen, während sie den Ton in den Händen spüren sollte. Sie brauchte lange für die richtige Dosierung der Tonmenge. Sie ging nur über kurzes taktiles Drücken der Fingerspitzen in Kontakt mit dem Tonballen und konnte weder richtig wahrnehmen, wie sich der Tonballen insgesamt anfühlte, noch eine Vorstellung und damit Orientierung gewinnen. Über strukturierende Anleitung und Hilfestellung zunächst in der Selbstwahrnehmung (Wie fühlt sich das an, wie möchtest du den Tonballen berühren?) und dann in der Fremdwahrnehmung (Wie verändert sich der Ton durch die Berührung?) gelang ein erstes Erleben, das aber in Ansätzen stecken blieb. Daher erfolgte, nachdem Anna weiterhin nur mit den Fingerspitzen arbeitete und keine Veränderung des Tonballens möglich wurde, eine weitere Hilfestellung. Anna wurde angeleitet, orientierende Linien mit taktilem Druck einzuarbeiten. Über punkthafte Eindellungen entstanden Linien, durch die oben, unten, rechts und links eingeteilt wurde. Anna blieb zunächst beim taktilen Vorgehen (drücken – loslassen). Streichend berührende Bewegungen im Sinne eines sensomotorischen Vorgehen waren ihr noch nicht möglich, wodurch die haptische Selbst- und Fremdwahrnehmung sehr eingeschränkt war. Sie war während der gesamten Anleitung körperlich stark angespannt; auch vorsichtiges Ansprechen auf Atmung, auf Bewegungen und auf Wahrnehmung konnte zunächst nichts ändern. Erst als sie die eingedrückten Linien auf den Tonballen mit den Fingern nachzog, konnte sie sich etwas entspannen. Sie brauchte eine grundlegende Resonanz für ihre körperlich erlebten Bewegungen in der Gestaltung, um mehr Zugang und Vertrauen zu sich selbst entwickeln zu können. Das kunsttherapeutische Anfangsziel könnte man so beschreiben: dass sie sich traut, mit der gesamten Hand einschließlich der Innenhandfläche zuzugreifen und wahrzunehmen, um mit der Welt und sich selbst in eine Beziehung zu treten und Selbstwirksamkeit zu erleben.

In den nächsten Stunden wurde zunächst anhand der nunmehr getrockneten Tonkugel und anhand von Bildern, die sie aus ihren nächtlichen Malereien mitbrachte, weiter mit ihr gearbeitet. Sie kam mehr in Beziehung mit der Therapeutin. Parallel dazu entfaltete sich eine stärkere sensomotorische Aktivität mit der Tonkugel. Gleichzeitig entstand die Gefahr, dass entlang der sehr symbolhaft gestalteten Bilder (ein Tuschebild mit einem Mädchen, das schlafend auf dem Tisch liegt, von einer Pflanze am Handgelenk gefesselt, die Pflanze hat sich auch um eine Uhr gerankt und das Glas gesprengt; aus dem Glas dringen Licht und elfenartige Wesen und Schmetterlinge hervor; sie berichtete, dass die Uhr wie das Mädchen eingefroren seien), die sie aus ihren nächtlichen einsamen Malsitzungen mitbrachte, am „falschen Selbst" (Winnicott), an der geronnenen symbolischen Selbstdarstellung gearbeitet und damit die echte lebendige Beziehung verfehlt würde. Die Therapeutin arbeitete auf einem schmalen Grat. Einerseits kamen durch das Sprechen über das Bild ein Dialog und ein narrativer Austausch zustande, andererseits wurde für die Patientin parallel dazu, nunmehr über die Verwendung von Knet, wozu die Therapeutin die Patientin ermunterte, zunehmend mehr aktive Gestaltung und Vitalität in der Beziehung erlebbar. Der Wechsel zwischen beidem führte zu einer Intensivierung und Verlebendigung der Beziehung. Anna begann über ihre Einsamkeit und über ihren Wunsch, verstanden zu werden, zu reden, und sie begann mehr und mehr sich selbst zu verstehen.

Anna entschied sich schließlich, im Anschluss an die Klinikbehandlung in eine Wohngruppe mit Intensivbetreuung zu gehen.

Karsten der Höhlenbauer

Karsten ist ein 16-jähriger Jugendlicher, der einerseits eine dissoziale Entwicklung nahm und wegen mehrerer Raubstraftaten in Untersuchungshaft genommen werden sollte, andererseits eine schizophrene Psychose entwickelte und deswegen zur stationären Behandlung aufgenommen wurde. Er hatte darüber hinaus eine sehr niedrige Intelligenz an der Grenze zur geistigen Behinderung. Auf Station war er ständig unruhig, hatte große Schwierigkeiten, seine Tagesstruktur zu halten, und bei kleinsten Frustrationen drohten ständig aggressive Durchbrüche. Auch war er anfänglich mehrfach abgängig. Insgesamt wurde er durchgängig als sehr angespannt und latent aggressiv erlebt. Gegen Ende seines Aufenthalts kam er in die Kunsttherapie.

Auf dem Tisch lag ein großer Ballen Ton. Er zeigte Neugierde und wollte damit arbeiten. Die Therapeutin (B. H.-L.) zeigte ihm, wie er ihn durchkneten kann, nach kurzer Einführung übernahm er dies selbstständig. Als die Therapeutin sich abwendete und am Waschbecken die Hände wusch, schlug er plötzlich den Ton hinter ihrem Rücken mit einer immensen Wucht auf den Tisch. Die Therapeutin erschrak so sehr, dass ihre Knie weich wurden. Wiederholt schlug er den Ton mit starker Wucht auf den Tisch, die aggressive Wut steigerte sich von Schlag zu Schlag. Die Therapeutin erlebte sich *selbst* hektisch getrieben und suchte im Schrank nach einem Behältnis, in dem ihrer Vorstellung nach der heftige Affekt, der aus der Abwendung entstanden war, gehalten werden konnte. Sie behielt Karsten im Blick, nahm verbal Beziehung zu ihm auf und erklärte ihm, dass sie noch etwas für ihn habe: eine Blechdose. Halb erläuternd, halb anweisend, schlug sie ihm vor, dass er diese mit Ton auskleiden könne, sodass ein Behälter entstehe.

Karsten ergriff schnell den Behälter, was einen gierigen Eindruck machte. Er hörte unmittelbar mit dem Schlagen auf, nahm die Dose und drückte mit starkem Druck den Ton hinein. Die Therapeutin setzte sich an das andere Ende des Tisches und beschrieb, wie er seine Hände und Finger einsetzte. Er kleidete das Innere der Dose überraschend kompetent mit Ton aus. Dabei war deutlich zu beobachten, dass seine Handbewegungen ruhiger wurden. Er konnte den Druck zunehmend besser dosieren, aggressiver Affekt und Hektik verschwanden. Zum ersten Mal nahm er Blickkontakt zu ihr auf. Am Ende der Stunde berichtete er kurz, es habe ihm viel Spaß gemacht, er wolle in der nächsten Stunde wieder mit Ton arbeiten. Er sah zugleich im Regal eine Hand aus Ton liegen, und es sprudelte nur so aus ihm heraus: Die wolle er in der nächsten Stunde auch modellieren, er wolle sie dann mit Blumen dekorieren. Während er der Therapeutin begeistert berichtete, schaute er ihr in die Augen, lächelte und wirkte belebt und schwingungsfähig in der Beziehung. Er erinnerte die Therapeutin an einen kleinen begeisterungsfähigen Jungen, der seiner Mutter freudig von seinen Ideen und Plänen berichtete.

Diese kleine Intervention war getragen vom Gedanken, dass er eine Erfahrung des Gehaltenseins und der Abgrenzung am besten über die unmittelbare Wahrnehmung seiner Haut und seiner Bewegungen machen konnte, indem er selber aktiv wurde, die Situation also selbstständig im wahrsten Sinne des Wortes in den Griff bekam. Dieses Erleben beruhigte seinen körperlichen Spannungszustand und ermöglichte ihm eine Erfahrung der Handhabung seiner Affekte.

Wenig später wurde er, medikamentös gut eingestellt und deutlich stabilisiert, nach Hause entlassen. Dort setzte er unmittelbar seine Medikamente ab, konsumierte wieder Cannabis und entwickelte eine akute psychotische Dekompensation mit akustischen Halluzinationen und Verfolgungs- und Beziehungswahn, sodass er nach 3 Monaten notfallmäßig wieder aufgenommen werden musste. Nachdem er sich etwas stabilisiert hatte, wurde die Kunsttherapie fortgeführt.

Er erinnerte sich nicht an die Therapeutin, aber daran, dass er gern mit Ton gearbeitet hat, und wollte die Kunsttherapie daher fortsetzen. Den ersten Termin vergaß er, sodass die Therapeutin ihn auf Station abholte. Er wollte zunächst etwas malen, malte einen Walfisch mit Gesicht, wobei er nicht erkennen konnte, ob der Wal zufrieden, glücklich, wütend oder traurig schaue. Er malte mit hohem Druck und konnte die Konturen nicht einhalten, was die Therapeutin beschrieb, woraufhin er abbrach. Er ging zum Tonen zurück, wollte einen Fisch aus Ton gestalten und arbeitete mit sehr viel Druck, den er nicht dosieren konnte. Seine Aggression wurde dieses Mal stärker in der bildnerischen Gestaltung des Fischs deutlich: ein Piranha mit sehr ausgearbeiteten großen und scharfen Zähnen. Er wurde währenddessen zunehmend unruhiger, registrierte zwar diese Unruhe nicht, aber dass er durch zu starken Druck den Fisch zu zerquetschen drohte, ärgerte ihn, und er wurde darüber noch angespannter. Die Therapeutin versuchte diesen Prozess zu unterbrechen und ihm den Zusammenhang zu erklären. Doch er konnte nicht aufhören und musste durch eine klare begrenzende Ansage des Stundenendes gestoppt werden. Es fiel ihm schwer, sich zu trennen. Seine Aggression wurde nun – allerdings nur ansatzweise – im Bildhaft-Symbolischen, vor allem aber weiterhin im Sensorisch-Motorischen organisiert.

In der folgenden Stunde arbeitete die Therapeutin mit ihm am Tonfeld (Deuser 2004). Anfänglich fielen die Hände regelrecht platschend ins Tonfeld; er riss Tonstücke heraus und ließ sie dann unbeachtet liegen. Der Erregungslevel war sehr hoch. Bei jedem Greifen zerquetschte er den Ton und drückte ihn durch die Fingerzwischenräume. Dies begleitete die Therapeutin mit ruhigen sprachlichen Interventionen, die sich auf das haptische Beziehungserleben und den darin erlebbaren Halt des Tons fokussierten, beispielsweise: „Du kannst den Ton bis in die Fingerzwischenräume wahrnehmen, du kannst den Ton bis in die Innenhand wahrnehmen, da ist viel für dich da." Das Greifen wurde ruhiger, er stützte sich mit dem Unterarm auf die Tonfeldoberfläche und den Rahmen, und die Therapeutin sprach diese Wahrnehmung an: „Du kannst den Halt am Tonfeldrahmen mit deinen Unterarmen wahrnehmen." Er beruhigte sich weiter, als sich die Therapeutin etwas zurückzog, schlug er jedoch mit deutlicher Wucht in den Ton, was die Therapeutin als wütende Reaktion auf ihren Rückzug wahrnahm. Auf weitere sprachliche Begleitung beruhigte er sich, konnte schließlich auf Nachfrage erzählen, dass er früher gerne Höhlen gebaut habe, wozu ihn die Therapeutin ermunterte. Er wurde ruhiger, nahm Ton in beide Hände und berührte den Ton auch mit den Handinnenflächen. Der Druck wirkte angepasster, seine Bewegungen wurden weniger hektisch, die Körperposition wurde aufrechter, er stellte die Füße auf den Boden. Langsam entstand eine Höhle, in die er einen Durchbruch hineinarbeitete. Die Therapeutin begleitete den ganzen Prozess sprachlich erläuternd mit dem Fokus auf den Berührungen, dem Halt, dem Greifen. Die fertige Gestalt – er hatte mit geschlossenen Augen gearbeitet und öffnete nun die Augen – gefiel ihm, er strich über die Brücke, fasste mit beiden Händen unter den Durchbruch durch, wobei diese sich berührten. Er beschrieb unvermittelt, dass er sich ruhiger fühle, das Greifen habe ihm gut getan. Er verabschiedete sich mit Blickkontakt zur Therapeutin. Ein Bezug in seiner Biografie zu dieser Thematik war, dass er im Kindergartenalter plötzlich von der trinkenden Mutter weggerissen worden war und subjektiv nie mehr das Gefühl einer Heimat gehabt habe, was er als schlimmstes Ereignis seines Lebens bezeichnete.

In der dritten Stunde erläuterte er zunächst, dass er keine Motivation habe, griff dann aber ins Tonfeld und bat die Therapeutin um einen Ton, der mehr Steine (Schamotte) hat. Er bat um Werkzeug und eine Drehscheibe und erarbeitete schnell und überraschend kompetent eine stabile Schale aus Ton. Er konnte seine Bewegungen gut dosieren, besaß eine gute Wahrnehmung der Gestaltung und begann währenddessen von einem Mann zu erzählen, der im Wald aus Lehm für sich eine Hütte baut und darin Schutz findet. Mithilfe der Therapeutin konnte er seinen Wunsch entwickeln, auch eine schützende Hütte für sich zu bauen. Die Therapeutin bezog den Wunsch nach Schutz auch auf seine Gestaltung: „Genau wie in dieser Lehmhütte können auch in deiner Tonschale Dinge schützend aufgehoben werden." Er nickte und arbeitete weiter, beschäftigte sich zunehmend damit, dass er die Hände aneinanderrieb, sodass der klebende Ton krümelig auf den Tisch fiel. Er beschmierte immer wieder die Hände mit Ton und rieb die Handinnenflächen aneinander, dehnte dies zeitlich aus und war konzentriert und ruhig mit diesem Tun beschäftigt. Er möge dieses Reiben sehr, es tue ihm gut, die Steine im Ton zu spüren. Schließlich nahm er die Tonkrümel auf, als die Schale fertig war, und formte aus ihnen eine kleine Kugel, die er in den Behälter legte. Als er daraufhin die Therapeutin anschaute, berichtete er, er fühle sich nun ganz ruhig, und es gehe ihm viel besser.

Anhand dieser Entwicklung ist nachzuvollziehen, wie eine Arbeit an den Affekten über die Gestaltung basale sensorische Empfindungen evoziert, die sprachlich begleitet schließlich zu einer ersten Integration finden können. Bei Karsten führte dies zu einer deutlichen Beruhigung seiner aus frühen Konfliktkonstellationen stammenden enormen Anspannung.

LITERATUR

Anzieu D (2004). Das Haut-Ich. 5. A. Frankfurt/a. M.: Suhrkamp.

Baxandall M (1990). Ursachen der Bilder. Über das historische Erklären von Kunst. Berlin: Reimer.

Becker-Carus C (2004). Traum, Träumen. In: Dorsch F, Häcker HO, Becker-Carus C (Hrsg.). Dorsch Psychologisches Wörterbuch. 14., vollst. überarb. und erw. A. Bern: Huber, S. 968–969.

Bion W (1962). Eine Theorie des Denkens. In: Bott Spillius E (Hrsg.). Melanie Klein heute. Entwicklungen in Theorie und Praxis. Bd. 1: Beiträge zur Theorie. Stuttgart: Klett Cotta 2002, S. 225–235.
Deuser H (2004). Grundlagen der Arbeit am Tonfeld. In: Deuser H (Hrsg.). Bewegung wird Gestalt. Der Handlungsdialog in der „Arbeit am Tonfeld". Bremen: Ed. Doering, S. 33–79.
Ferro A (2009). Klinische und technische Probleme in der Kinder- und Jugendlichenanalyse (in Bions Fußstapfen). Kinderanalyse 17: 176–195.
Freud A (1927). Einführung in die Technik der Kinderanalyse. In: Freud A. Die Schriften der Anna Freud. Bd. 1. München: Kindler. S. 9–138.
Freud S (1900). Die Traumdeutung. G.W. Bd. 2/3. Frankfurt/a. M.: Fischer.
Freud S (1908). Der Dichter und das Phantasieren. G. W. Bd. VII. Frankfurt/a. M.: Fischer.
Freud S (1911). Formulierungen über die zwei Prinzipien des psychischen Geschehens. G. W. Bd. VIII. Frankfurt/a. M.: Fischer.
Fuchs T (2008). Das Gehirn – ein Beziehungsorgan. Eine phänomenologisch-ökologische Konzeption. Stuttgart: Kohlhammer.
Gaddini E (1998). „Das Ich ist vor allem ein körperliches". Beiträge zur Psychoanalyse der ersten Strukturen. Tübingen: Edition diskord.
Günter M (1993). Zu den kunsttheoretischen Grundlagen heutiger gestaltungstherapeutischer Praxis. Zeitschrift für Kunstgeschichte 27: 278–288.
Günter, M. (2010a). Das Squiggle-Spiel in der therapeutischen Arbeit – Dialog und problemlösendes Denken. In: Dammann G, Meng T (Hrsg.). Spiegelprozesse in Psychotherapie und Kunsttherapie. Göttingen: Vandenhoeck & Ruprecht, S. 89–101.
Günter M (2010b). Kunsttherapie als Form des problemlösenden Denkens. In: Sinapius P, Wendlandt-Baumeister M, Niemann A, Bolle R (Hrsg.). Bildtheorie und Bildpraxis in der Kunsttherapie. Bern, Berlin, Brüssel: Peter Lang, S. 211–221.
Günter M (2017). Psychotherapeutische Erstinterviews mit Kindern. Winnicotts Squiggletechnik in der Praxis. 3. A. Stuttgart: Klett-Cotta.
Klein M (1932). Die Psychoanalyse des Kindes. Gesammelte Schriften. Bd. 2. Stuttgart: Frommann-Holzboog.
Mertens W (Hrsg.) (2014). Handbuch psychoanalytischer Grundbegriffe. 4., überarb. und erw. A. Stuttgart: Kohlhammer.
Ogden TH (2006). Frühe Formen des Erlebens. Gießen: Psychosozial-Verlag.
Ricœur P (1974). Die Interpretation. Ein Versuch über Freud. Frankfurt/a. M.: Suhrkamp.
Stern D (2000). Die Lebenserfahrung des Säuglings. 8. A. Stuttgart: Klett-Cotta.
Winnicott DW (1971). Therapeutic Consultations in Child Psychiatry. London: Hogarth. Dt. Übers.: Die therapeutische Arbeit mit Kindern. München: Kindler.

8.5 Der künstlerisch-therapeutische Prozess als Entwicklungsraum im stationären Setting

Constanze Künstler, Anne Utikal und Alexander Korte

8.5.1 Klinische Gesamtbehandlungskonzeption

Die Klinik und Poliklinik für Kinder- und Jugendpsychiatrie, Psychosomatik und Psychotherapie des Klinikums der LMU München ist eine von zwei kinder- und jugendpsychiatrischen Kliniken in München (➤ Kap. 8.6). In zwei offenen und einer geschützten Station sowie einer Tagesklink werden insgesamt 40 Kinder und Jugendliche zwischen 6 und 18 Jahren stationär bzw. teilstationär betreut. Dabei liegt ein Schwerpunkt in der Behandlung psychosomatischer Erkrankungen. Die Klinik verfügt außerdem über eine große psychiatrische Institutsambulanz und eine eigene Forschungsabteilung und kommt mit der Ausbildung von Ärzten, Therapeuten und Mitarbeitern im Pflege- und Erziehungsdienst zudem ihrem Auftrag als Lehrkrankenhaus nach.

Im stationären und teilstationären Setting arbeiten unterschiedliche Berufsgruppen in interdisziplinären Teams zusammen. Neben Ärzten und Psychologen gehören insbesondere der Pflege- und Erziehungsdienst, aber auch Kreativtherapeuten, Sozialpädagogen, Ernährungswissenschaftler und Lehrer zum Behandlungsteam. Im Rahmen von Visiten und Supervisionen findet ein regelmäßiger Austausch statt, und zu Beginn jeder Behandlung werden gemeinsam mit Patienten und ihren Eltern individuelle Behandlungspläne erarbeitet. Das Gesamtkonzept der Klinik ermöglicht dabei eine besonders intensive psychotherapeutische Behandlung bei einer damit verbundenen verhältnismäßig langen Behandlungsdauer sowie die gezielte Aufnahme von Patienten mit Erkrankungen aus dem Bereich der Behandlungsschwerpunkte (Essstörungen, affektive Erkrankungen und Psychosen).

Diese besonders günstigen Rahmenbedingungen des 2010 eröffneten Hauses gestatten dem noch jungen Team die Entwicklung und Umsetzung multimodaler Behandlungskonzepte. Diese basieren auf der Annahme eines **mehrdimensionalen Entstehungsprozesses von psychischen und psychosomatischen Erkrankungen,** also auf der Vorstellung, dass die Erkrankung als Ausdruck eines unbewältigten (intrapsychischen) Konflikts, als suboptimale Lösungsstrategie im Spannungsfeld schwieriger familiärer, sozialer bzw. soziokultureller Rahmenbedingungen und/oder als Folge einer auch neurobiologisch begründeten, teils genetisch mitbedingten Störung verstanden werden kann. Diagnostik und Behandlung erfolgen entsprechend auf der Grundlage des mehrdimensionalen Krankheitsverständnisses und multimodal-integrativen Behandlungskonzepts, wobei das Behandlungsteam therapieschulenübergreifend arbeitet und je nach Bedarf des Patienten verhaltenstherapeutische (dialektisch-behaviorale), psychodynamische (tiefenpsychologisch fundierte bzw. gruppenanalytische), systemisch-familientherapeutische und pharmakotherapeutische Ansätze miteinander kombiniert.

Entsprechend setzt sich der **Behandlungsplan** der Kinder und Jugendlichen aus Gesprächstherapien im Einzel- und Gruppensetting, Kreativtherapien, Milieutherapie im Alltag, Unterricht in der Klinikschule sowie bei Bedarf einer begleitenden medikamentösen Behandlung zusammen. Ergänzt wird er durch die intensive Einbeziehung der Eltern mit wöchentlichen Eltern- bzw. Familiengesprächen und spezifischen Elterngruppen. Die wiederkehrende, vorhersehbare Tages- und Wochenstruktur sowie klare Regeln für ein wertschätzendes Miteinander vermitteln den Patienten die notwendige Sicherheit, um sich auf den therapeutischen Prozess einlassen zu können. Demzufolge ist der Alltag auf Station durch gemeinsame Mahlzeiten und den täglichen Schulunterricht, durch Besuchs-, Ruhe- und Gruppenzeiten sowie im wöchentlichen Rhythmus stattfindende pädagogische und therapeutische Angebote klar strukturiert. Hierzu zählen die nonverbalen kreativtherapeutischen Verfahren, die als komplementäre Therapien fester Bestandteil in der Behandlung der Kinder und Jugendlichen sind, wobei die Kunsttherapie auf einer offenen und der geschützten Station vertreten ist.

Neben der Zuordnung zu den jeweiligen Stationen sind auch die sonstigen Rahmenbedingungen der Kunsttherapie innerhalb des klinischen Settings klar abgesteckt. So sind Wochenstruktur und Verantwortlichkeiten grundsätzlich geregelt, während die Zuteilung der aktuell zu behandelnden Patienten und deren übergeordnete Therapieziele jeweils in Absprache mit dem gesamten Team festgelegt werden. Die konkrete, detaillierte Therapieplanung obliegt jedoch immer den Kunsttherapeutinnen selbst.

8.5.2 Entwicklungsraum Kunsttherapie

Kinder und Jugendliche, die aufgrund einer psychiatrisch-psychosomatischen Erkrankung in einer Klinik behandelt werden, erleben sich in mehrfacher Hinsicht als abhängig, fremdbestimmt und ohnmächtig. Es zählt zu ihren Entwicklungsaufgaben, ihren altersentsprechenden Autonomiebestrebungen zu folgen, sich schrittweise von der eigenen Familie zu lösen und dabei gleichzeitig weiterhin von ihr abhängig zu sein. Die Erkrankung nimmt ihnen ein großes Stück Selbstständigkeit und dominiert nicht selten ihren Alltag und ihr Leben, und zu guter Letzt müssen sie ihr Handeln an den Regeln und strukturellen Vorgaben der Klinik ausrichten.

Diesem Erleben von Ohnmacht und Abhängigkeit stellt die Kunsttherapie einen Raum größtmöglicher Offenheit, Freiheit, Selbstständigkeit und Individualität entgegen. Sie entwickelt in der Begleitung psychiatrisch-psychosomatisch erkrankter Kinder und Jugendlicher besondere Potenziale, da sie Patienten in ihrem aktuellen emotionalen wie auch kognitiven Entwicklungsstand abzuholen vermag und über den gestalterischen Prozess eine persönliche Entwicklung unterstützen und fördern kann. Sie bietet die Möglichkeit eines „intermediären Raums" (Winnicott 2010: 21), innerhalb dessen Patienten gehalten und dabei frei sind, der ihnen einen bewertungsfreien Rahmen für experimentelles Ausprobieren und spielerisches Forschen bietet, für individuelle Materialerkundungen und eigenständige Erkenntnisprozesse. Die Tatsache, dass sie die künstlerischen Prozesse weitestgehend selbstbestimmt gestalten können, ist insbesondere für Adoleszente von hohem Wert, da sie dadurch die Chance haben, Kontrolle (wieder) zu erlangen, Selbstwirksamkeit zu erfahren, sich abzugrenzen, in ihrer Persönlichkeit nachzureifen und eine eigene stabile Identität zu entwickeln.

Analog zu Winnicotts „intermediärem Raum" stellen auch in der kunsttherapeutischen Behandlung ein verlässlicher Rahmen und eine tragfähige, von Vertrauen geprägte Beziehung die Grundlage für die freie Entfaltung dar. Dementsprechend stehen die kontinuierliche Beziehungsarbeit und die Wahl des jeweils aktuell geeigneten Settings bzw. dessen Anpassung im Fokus der Begleitung. Je nach Bedarf und Bedürfnis der Kinder und Jugendlichen kann dies von einem niederschwelligen materialorientierten Gruppenangebot auf der geschützten Station (Konzept des „Offenen Ateliers") bis hin zu intensiver einzeltherapeutischer Begleitung mit Fokus auf der künstlerischen Auseinandersetzung mit krankheitsrelevanten Themen reichen. Berücksichtigt werden dabei neben kognitiven Fähigkeiten und emotionalem Entwicklungsstand auch individuelle gestalterische Vorerfahrungen und Zugang zu künstlerischen Medien sowie der Aufnahmeanlass, der konkrete Behandlungsauftrag und die anzunehmende Aufenthaltsdauer auf der Station. Abhängig von der aktuell im Vordergrund stehenden Thematik und Auseinandersetzung pendelt der Prozess dabei zwischen strukturiertem, materialorientiertem Arbeiten und freiem, selbstständigem Gestalten. Dies verhält sich analog zur Arbeit im Alltag und zur Gesprächspsychotherapie, die sich zwischen vorwiegend verhaltenstherapeutisch-strukturgebenden oder tiefenpsychologisch orientierten verstehenden Interventionen bewegen.

Handeln und wahrnehmen

Piaget sieht in der konkreten Handlung allen Anfang unserer Entwicklung. *„Wir erkennen nur, indem wir auf die Welt einwirken, indem wir zur Welt Stellung beziehen"* (Flammer 2009: 140). Entsprechend dieser Annahme wurde für die geschützte Station das Konzept des „Offenen Ateliers" entwickelt. Ziel ist es, alle Patienten, die aufgrund ihrer schweren Erkrankung in einem geschlossenen Setting behandelt werden müssen, an einem kunsttherapeutischen Angebot teilhaben zu lassen und ihnen einen Handlungsraum zur Verfügung zu stellen. Da die Patientengruppe sehr heterogen ist und viele Patienten durch ihre akute Symptomatik stark eingeschränkt werden, sind das Setting und das Materialangebot klar strukturiert. Neben den allgemeinen therapeutischen Zielen wie z. B. Aktivierung und Stärkung der eigenen Kompetenz im bewussten Gegensatz zum Erleben der erkrankungsbedingten Defizite wurden insbesondere mit dem Material Filzwolle positive therapeutische Prozesse beobachtet. Spezifische kunsttherapeutische Ziele sind dabei die Sensibilisierung der Selbst- und Körperwahrnehmung durch das haptische Erleben im Filzprozess. Aus der klaren Struktur der Arbeitsschritte heraus entsteht Sicherheit, die wiederum im Verlauf die Entwicklung einer gestalterischen Freiheit ermöglicht. Die Selbstwirksamkeit wird durch aktives Handeln im Gestaltungsprozess erlebt und der Selbstwert durch positive Bestärkung von außen für das eigene fertige Objekt gestärkt. Auch im Einzelsetting kann das Strukturniveau des Patienten (vgl. Rudolf 2006: 12 ff.) es erforderlich machen, den Fokus auf die konkrete Handlung auf der Materialebene zu legen, bevor eine bewusste inhaltliche Auseinandersetzung mit der eigenen Person und den dahinterliegenden inneren Konflikten möglich ist.

Fallbeispiel

Strukturentwicklung in der Kunsttherapie

Lukas[1] (14) wurde wegen massiver Schulverweigerung und starker Gegenwehr zur notwendigen Behandlung auf die geschützte Station aufgenommen. Alle im Vorfeld durchgeführten ambulanten Maßnahmen waren gescheitert. Bei Aufnahme hatte der Patient bereits mehrere Wochen des Schuljahrs aufgrund somatischer Beschwerden wie Kopf- und Bauchschmerzen sowie morgendlicher Übelkeit versäumt. Stattdessen spielte Lukas bis zu 12 Stunden am Tag am Computer, hatte einen verschobenen Tag-Nacht-Rhythmus, vernachlässigte seine Körperhygiene und hatte kaum noch soziale Kontakte. Die Kindseltern vermuteten starke soziale Ängste als Auslöser der Schulverweigerung. Diese verneinte Lukas jedoch rigoros, obwohl eine Belastung bei ihm spürbar war. Er bagatellisierte die Problematik und die Symp-

[1] Name und persönliche Daten dieses und der anderen Patienten wurden anonymisiert.

tome und wollte keine Hilfe annehmen. Ein wesentliches Ziel der stationären Behandlung war, die weitere Gefährdung der psychosozialen Entwicklung durch Schulabsentismus und sozialen Rückzug abzuwenden.

Lukas hatte im Verlauf über 4 Wochen Kunsttherapie im Einzel- und Gruppensetting und nahm zusätzlich am Offenen Atelier teil. In der ersten Einzel-Kunsttherapiestunde wirkte er sehr unsicher und ratlos. Die vermeintlich niederschwellige Intervention, Material selbst zu wählen und frei zu gestalten, überforderte ihn maßlos. Er konnte selbstständig keine Entscheidung treffen, und das Papier blieb leer. Es wurde deutlich, dass der Patient aufgrund seines emotionalen Entwicklungsstandes und seiner defizitären Ich-Struktur noch nicht in der Lage war, eigene Themen zu benennen oder eigenverantwortlich zu agieren.

Ganz im Sinne einer „good enough mother" (vgl. Winnicott 2010: 20) ist es die Aufgabe der jeweiligen Bezugsperson, auf die Bedürfnisse des Kindes (bzw. in diesem Fall des Patienten) einzugehen, damit es/er aus dem Gefühl heraus, gehalten zu werden, zukünftig besser mit Anforderungen im realen Außen umgehen kann. Aufgrund dessen intervenierte die Kunsttherapeutin und bot Lukas auf der Materialebene die Arbeit mit Peddigrohr an (➤ Abb. 8.12). Anhand einer strukturierten handwerklichen Technik, dem Korbflechten, erlangte Lukas Sicherheit. Die Umsetzung der vorhersehbaren, aufeinander folgenden Arbeitsschritte ermöglichte ihm, ins Handeln zu kommen und sich selbst als aktiv Gestaltender wahrzunehmen.

Unmittelbar zeigte er große Begeisterungsfähigkeit gegenüber dem kreativen Gestalten sowie der Tatsache, selbst etwas „zu (er)schaffen". Über das Erleben der eigenen Kompetenz und die schrittweise möglich gewordene Übernahme von Verantwortung gegenüber seinem Gestaltungsobjekt, dem Korb, erlebte Lukas seine Selbstwirksamkeit, und sein bisher geringer Selbstwert wurde gestärkt. Da Lukas in der Handhabung des Materials immer sicherer wurde, konnte sich die Kunsttherapeutin immer mehr aus dem Gestaltungsprozess herausnehmen und dem Patienten zumuten, eigenständig mit auftauchenden Frustrationen umzugehen (vgl. Winnicott 2010: 20 f.). Zudem ermöglichte ihm der geschützte Freiraum in der Kunsttherapie (vgl. Konzept des „intermediären Raums") sich auszuprobieren, ohne Angst vor Bewertung haben zu müssen. Gerade vor dem Hintergrund seiner Schulverweigerung und der Sorge, Anforderungen nicht gerecht zu werden, war dies eine wichtige Erfahrung.

Eine andere zentrale Gestaltung im weiteren kunsttherapeutischen Verlauf war der Löwe aus Ton (➤ Abb. 8.13), wobei an eine Fantasiereise zum Thema Lieblingstier angeknüpft wurde. Wie schon in der Arbeit mit Peddigrohr profitierte Lukas sehr von einem handfesten Material, das er im direkten Kontakt bearbeiten konnte und das ein Gegenüber darstellte, das er – im Wortsinn – „begreifen" konnte. Intuitiv formte er das Tier, pro-

8

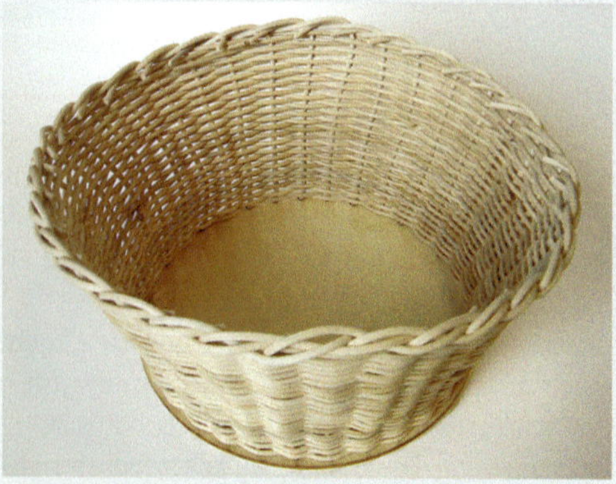

Abb. 8.12 Korb aus Peddigrohr

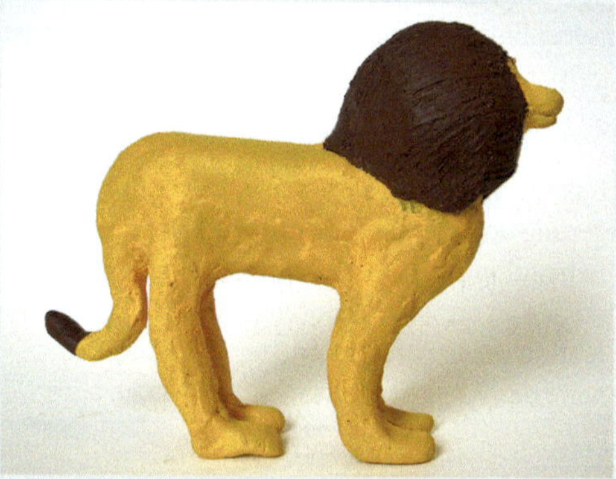

Abb. 8.13 Löwe aus Ton

bierte aus und entwickelte durch die direkte Rückmeldung des Materials notwendige Lösungsstrategien für die Umsetzung seiner Idee.
Lukas konnte durch den Löwen als dem König der Tiere symbolhaft Kraft und Mut zum Ausdruck bringen, deren Potenziale erleben und im Folgenden gestärkt seinen (Schul-)Ängsten begegnen. Durch Erschaffung dieses Übergangsobjekts gelang ihm, analog zur Autonomieentwicklung des Kleinkindes, eine zaghafte Lösung von der (ihn) haltenden Kunsttherapeutin. Lukas hatte über die konkrete Handlung, das Erleben und Wahrnehmen seines Tuns ein zunehmend klareres Bild von sich selbst, seinen Bedürfnissen und Kompetenzen entwickelt. Bezogen auf sein Strukturniveau hatte er im Sinne einer Nachreifung der Persönlichkeit wichtige Aspekte integriert, die ihm die Bewältigung des (schulischen) Alltags erleichterten und auf die er in der weiteren Behandlung aufbauen konnte. Über den gestalterischen Ausdruck hatte er eine Bestätigung seiner Person erlebt und Zugang zu seinen Ressourcen bekommen. Diese Erfahrung nutzte er von nun an, um neuen Aufgaben mit mehr Selbstvertrauen entgegenzutreten und sie mit gewachsener Selbstsicherheit seinen Möglichkeiten entsprechend umzusetzen.

Eine natürliche Beschränkung des kunsttherapeutischen Prozesses im klinischen Setting ist immer die begrenzte Aufenthaltsdauer des Patienten. Da Lukas nach 4 Wochen auf eine der offenen Stationen verlegt wurde, musste die kunsttherapeutische Begleitung aus konzeptionellen Gründen beendet werden, weshalb eine weitere Bearbeitung der Thematik in der Kunsttherapie nicht möglich war.

Der sukzessive Erwerb von Kompetenz ermöglicht laut Piaget die (Weiter-)Entwicklung eines jeden Menschen (vgl. Flammer 2009: 145). Übertragen auf die Kunsttherapie bedeutet dies, dass der Erwerb von Handlungskompetenz oder – in Anlehnung an Rudolf (2006: 11 ff.) – das Erleben von Selbstwirksamkeit sich positiv auf die Entwicklung des Selbstwerts auswirkt. Sobald der Patient sich als kompetentes Individuum erlebt und ein Bild von sich selbst und seiner Person entwickelt hat, kann er sich im nächsten Schritt mit seiner Identität auseinandersetzen.

Reflektieren und Bedeutung zuschreiben

Erst wenn ein Mensch das eigene Handeln und damit sich selbst als wirksam erlebt, wenn er sich seiner selbst als Individuum mit verschiedenen Kompetenzen und Mängeln weitestgehend bewusst ist, bietet sich ihm die Möglichkeit einer intensiven, autonomen Auseinandersetzung mit persönlichen Themen und Fragen zur eigenen Identität. In der (kunst-)therapeutischen Praxis trifft dies vor allem auf ältere Jugendliche zu, die aufgrund früherer hilfreicher Therapie- oder Alltagserfahrungen über eine gewisse innere Reife und Stabilität verfügen und eine intrinsische Motivation zur Auseinandersetzung mit eigenen Themen mitbringen. Des Weiteren ist es von Vorteil, wenn nicht gar notwendig, dass die Beziehung der Jugendlichen sowohl zum Kunsttherapeuten wie auch zum künstlerischen Material bereits so weit gereift und beständig ist, dass sie in der Lage sind, sich zu öffnen und auszuprobieren. Wenn sie sich mit all ihren Ängsten und Bedürfnissen gesehen und angenommen fühlen, kann ihnen die Kunsttherapie Raum zum Experimentieren und Hinterfragen, zur Selbstreflexion und Identitätsentwicklung bieten.

Besonderes Potenzial liegt hierbei im eigenständigen künstlerischen Handeln. Das gestaltete Objekt dient dabei als Container bewusster und unbewusster Inhalte. Es nimmt gewissermaßen Impulse, Emotionen und Regungen des Gestaltenden auf, lässt sie sichtbar werden, spiegelt sie dem Schöpfenden zurück und bietet ihm dadurch eine Möglichkeit zur Selbstreflexion. In der Regel wird das Werk dabei zunächst als Erweiterung des Selbst erlebt und wahrgenommen, sodass eine Art „narzisstische Beziehung“ besteht, die sich jedoch im Laufe der Auseinandersetzung hin zu einer reifen Objektbeziehung entwickeln kann. Im besten Fall erlebt der künstlerisch Handelnde sein Werk dann als eigenständiges Gegenüber, das ihm (Material-)Grenzen und (ästhetische) Bedürfnisse aufzeigt und nicht mehr nur als Spiegel des eigenen Selbst dient. Erst diese Begegnung mit dem Anderen, dem Fremden ermöglicht letztlich einen Zugewinn an Erfahrungen und Erkenntnissen (vgl. Kraft 2015).

Identitätsentwicklung in der Kunsttherapie

Dies erlebte z. B. Frieda, die mit 17 Jahren zunächst wegen drängender Suizidgedanken und massiven Untergewichts auf die geschützte Station aufgenommen wurde. Neben einer Essstörung, selbstverletzendem Verhalten und den erwähnten Suizidgedanken litt sie seit mehreren Jahren vor allem beim Sitzen unter starken Schmerzen am Steißbein, für die keine somatischen Ursachen gefunden werden konnten. Trotz vielfältiger Belastungen äußerte Frieda, dass sie eigentlich keine Notwendigkeit für eine Behandlung sehe, dass sie sich unsicher sei, ob sie ihre Symptomatik „loslassen" könne und wolle. Dementsprechend ließ sie sich nur zögerlich auf eine Auseinandersetzung mit relevanten Themen ein, blieb zunächst oberflächlich und in der therapeutischen Beziehung eher distanziert. Gleichzeitig zeigte sie in der Kunsttherapie von Anfang an große gestalterische Kompetenzen und arbeitete meist zielstrebig, selbstständig und eigenverantwortlich. In unterschiedlichen Settings (Offenes Atelier, themenzentrierte Gruppe, Einzelkunsttherapie) suchte sie dabei anfänglich Halt und Sicherheit auf der Materialebene oder in vorgegebenen Themen und ließ persönliche Themen weitestgehend außen vor.

Wie sich zeigte, hatte Frieda zwar einen guten Zugang zu inneren Bildern, erlebte diese aber immer wieder als sehr beängstigend und belastend. Ihr Wunsch, den Bildern nicht weiter hilflos ausgeliefert zu sein, veranlasste sie schließlich dazu, sie auf Papier zu bannen. Mit wachsendem Vertrauen in die Beziehung zur Kunsttherapeutin und zum Material, aber vor allem auch in die eigenen Handlungskompetenzen gelang es ihr, die belastenden Inhalte mit größer werdender Intensität und Klarheit wahrzunehmen, auszuhalten und auszudrücken. Dabei tauchten immer wieder Bilder von „Monstern" auf, die sie in vielfältigen Skizzen, Plastiken und Zeichnungen festhielt (➤ Abb. 8.14); auf diese Weise sorgte sie für eine erste Distanzierung. Sie erschuf ein Gegenüber, das sie als ein „Anderes" wahrnehmen und im weiteren Verlauf untersuchen, erforschen und in seiner Bedeutung verstehen lernen konnte.

Die Freiheit, auch außerhalb des Gestaltungsprozesses selbst über Tempo und Ausmaß der Auseinandersetzung zu bestimmen und dabei die Kontrolle zu behalten, ermöglichte Frieda, sich

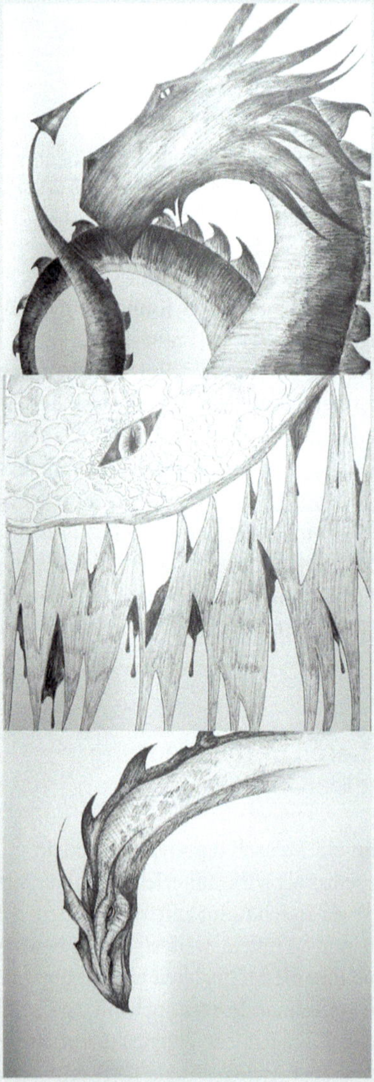

Abb. 8.14 Skizzen der „inneren Monster"

8

selbst, ihre Grenzen und Bedürfnisse sowie ihren Körper in kleinen Schritten immer achtsamer wahrzunehmen. Darüber gelang es ihr u. a., ihre Schmerzen zu differenzieren, sodass sie feststellte, dass diese sich einerseits in ihrer Herzgegend breitmachten und andererseits einen starken Druck auf Schultern und Rücken ausübten – ein Druck, der sie in ihrer Wahrnehmung immer kleiner werden ließ, der sich nach ihren Schilderungen anfühle wie eine übergroße Hand, die sie herunterdrücke und klein und ohnmächtig werden lasse. Sie umschrieb diese subjektive Empfindung bildlich-metaphorisch als die „Hand des Monsters".

Beeindruckt vom offensichtlichen Zusammenhang zwischen dem eigenen körperlichen Erleben und den inneren Bildern, zwischen dem „Monster" und der eigenen Person, begann Frieda, beides in einem Bild zusammenzubringen. Auf einem Format von etwa 2 × 3 Metern gestaltete sie in Lebensgröße ein imposantes, kraftvolles, energiegeladenes, zähnefletschendes Monster, das sie – das kleine, im unteren Bildteil befindliche zusammengekauerte Mädchen – fest im Griff hat (➤ Abb. 8.15).

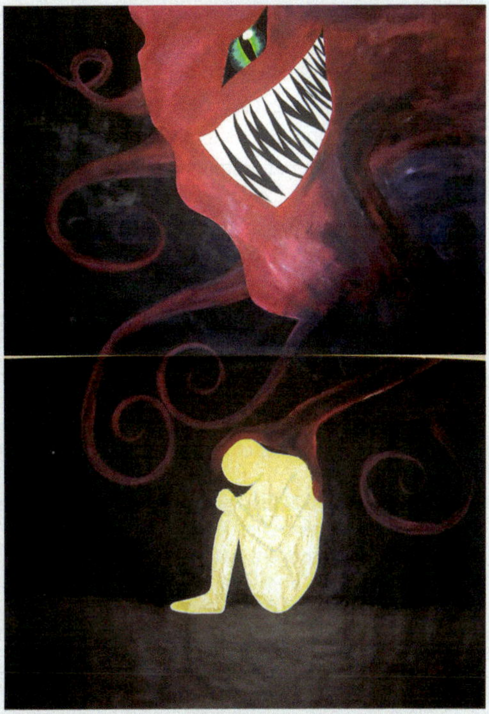

Abb. 8.15 Das „innere Monster"

Während des Malens, in der direkten Konfrontation mit diesem als übermächtig erlebten Wesen erkannte Frieda für sich, dass das „Monster" und dementsprechend auch die Schmerzen eine Botschaft für sie hatten. Sie wurden von ihr als Hinweis bzw. Aufforderung verstanden, ihre eigenen Bedürfnisse und Grenzen wahr- und ernst zu nehmen, sich nicht unterdrücken zu lassen und immer wieder dafür zu sorgen, Belastendes loszuwerden. Gleichzeitig stellte sie aber auch fest, dass die „Hand", der „Griff von oben" ihr eine Art Halt, Sicherheit, Geborgenheit und Schutz gaben – und dass dies möglicherweise der Grund war, warum sie sich so schlecht von dem „Monster" bzw. von ihrer Ess- und Schmerzstörung lösen konnte.

8.5.3 Zusammenfassung und Ausblick

Die in diesem Beitrag an zwei Beispielen veranschaulichten Prozesse geben Einblick in die intensive kunsttherapeutische Arbeit im stationären Setting. In beiden Fällen, bei Lukas wie auch bei Frieda, war die Auseinandersetzung mit persönlichen Themen und der eigenen Identität durch den hier beschriebenen Prozess keinesfalls abgeschlossen. Vielmehr konnte sie durch die intensive kunsttherapeutische Begleitung mit angeregt und gefördert werden. Dabei darf nicht außer Acht gelassen werden, dass es sich bei der Kunsttherapie lediglich um einen von vielen therapeutischen Zugängen handelte, der in einer Akutphase und im „Schonraum" Klinik, also weitestgehend losgelöst vom Alltag der Patienten zum Tragen kam. Erst die in der Regel für die Zeit nach dem Klinikaufenthalt empfohlene ambulante Weiterbehandlung, die Rückkehr in den Alltag und die persönliche Reifung können die angestoßene Entwicklung letztlich festigen und weiterführen.

Es sei außerdem darauf hingewiesen, dass die skizzierte Arbeitsweise der persönlichen Grundhaltung der beiden Kunsttherapeutinnen und ihrer

8

Möglichkeiten innerhalb des speziellen klinischen Rahmens entspricht, dabei aber nur eine von vielen möglichen Vorgehensweisen darstellt. Erfahrungsgemäß werden aber gerade die Freiheiten und der Entwicklungsraum, die Kunsttherapie in dieser Form zu bieten hat, von Patienten wie auch Kollegen des multiprofessionellen Teams gleichermaßen geschätzt.

LITERATUR

Flammer A (2009). Entwicklungstheorien – Psychologische Theorien der menschlichen Entwicklung. 4. A. Bern: Huber.

Kraft H (2015). Psychoanalytische Konzepte des Kunstmachens. In: Majer H, Niederreiter L, Staroszynski T (Hrsg.). Kunstbasierte Zugänge zur Kunsttherapie. München: kopaed, S. 141–150.

Rudolf G (2006). Strukturbezogene Psychotherapie – Leitfaden zur psychodynamischen Therapie mit strukturellen Störungen. 2. A. Stuttgart: Schattauer.

Winnicott DW (2010). Vom Spiel zur Kreativität. 12. A. Stuttgart: Klett-Cotta.

8.6 Die Krise im Bild: kunsttherapeutische Kurzzeittherapie in drei Phasen

Renate Wiendl, Tanja Holzmann und Thomas Boetsch

8.6.1 Einführung

Im Folgenden wird Einblick in die kunsttherapeutische Arbeit mit Kindern und Jugendlichen im Rahmen eines stationären Kurzzeitaufenthalts gegeben. Einen einleitenden Überblick liefert zunächst die Skizzierung des Stationskonzepts aus ärztlicher Sicht. Der Fokus liegt auf der Darstellung des kunsttherapeutischen Konzepts, das anhand eines ausführlichen Fallbeispiels praktisch veranschaulicht wird.

8.6.2 Konzept der offen geführten Krisenstation aus ärztlicher Sicht

Thomas Boetsch

Das kbo-Heckscher Klinikum für Kinder- und Jugendpsychiatrie, Psychosomatik und Psychotherapie ist die Versorgungsklinik für den Bezirk Oberbayern sowie akademisches Lehrkrankenhaus. Neben dem Stammhaus in München mit drei geschlossenen Stationen, einer offenen Krisenstation, drei offenen Therapiestationen, vier Tagklinikgruppen und einer psychiatrischen Institutsambulanz mit verschiedenen Spezialambulanzen gibt es eine weitere Klinik in Rosenheim und die Klinik Rottmannshöhe am Starnberger See sowie zusätzliche Ambulanzen in Wolfratshausen, Ingolstadt und Waldkraiburg.

Alle kinder- und jugendpsychiatrischen Notfälle im Bezirk Oberbayern können in der rund um die Uhr besetzten Notfallambulanz in München vorgestellt werden. Wird eine akute Selbst- oder Fremdgefährdung aufgrund einer psychiatrischen Erkrankung festgestellt oder liegt eine schwere akute psychiatrische Erkrankung vor (z. B. eine floride Psychose), wird die Aufnahme auf eine der geschlossenen Akutstationen angeboten.

Die Inanspruchnahme der Notfallambulanzen und damit einhergehend die Zahl der aufgenommenen psychiatrischen Notfälle hat in den letzten 10 Jahren stark zugenommen. Alle drei geschlossenen Stationen sind fast dauerhaft bis 150 % überbelegt, sodass zu deren Entlastung im Herbst 2015 eine offene Krisenstation eröffnet wurde. Die Krisenstation übernimmt möglichst rasch Patienten, die den geschlossenen Rahmen nicht mehr benötigen, die sich aber weiterhin in einer psychischen Krise befinden und stationäre Behandlung brauchen.

Dies sind häufig Patienten, die sich in akuten, belastenden Lebenssituationen befinden und depressive, ängstliche, emotional-instabile oder impulsiv-aggressive Symptome zeigen. Auf der Station werden bis zu 13 Patienten ohne Altersbegrenzung, hauptsächlich jedoch Jugendliche behandelt. Die Krisenstation hat einen Time-out-Raum, der geschlossen werden kann und mit einer Kamera überwacht ist. Fixierungen oder Zwangsmedikationen werden dort jedoch nicht durchgeführt. In Gefährdungssituationen kann die Station auch für 1–2 Tage elektiv geschlossen werden. Häufigster Rückverlegungsgrund auf die geschlossene Station sind erhebliche Selbstverletzungen und suizidale Krisen.

Das Konzept der offenen Krisenstation orientiert sich an den vorhandenen Konzepten der Erwachsenenpsychiatrie (Schleuning und Menzel 2007) und modifiziert diese für den Kinder- und Jugendbereich. Ein wesentlicher Wirkfaktor der Krisenstation ist die von Beginn an für alle transparente Begrenzung der Behandlungszeit auf maximal 4 Wochen. Dies fördert die Selbstwirksamkeit und Eigenverantwortung bei Patienten und Angehörigen und entspricht den jugendlichen Wünschen nach Autonomie, d. h., das Konzept verhindert regressive Hospitalisierungstendenzen.

Der primäre Behandlungsauftrag ist die Bewältigung der Krise durch Fokussierung auf die aktuelle Problemlage, eine damit einhergehende aktive Haltung des interdisziplinären Teams und des Patienten sowie dessen Ressourcenaktivierung. Dies erfordert eine intensive Zusammenarbeit des multiprofessionellen Teams mit Einbeziehung der Familie, ggf. auch der Schule und des Jugendamtes. Das stationäre Behandlungsangebot umfasst verhaltenstherapeutisch-heilpädagogisch orientierte Milieutherapie durch den Pflege- und Erziehungsdienst, Einzel- und Familiengespräche mit dem behandelnden Arzt oder Psychologen, Beratung und Unterstützung bezüglich anschließender Jugendhilfe durch unseren sozialpädagogischen Fachdienst sowie weitere therapeutische Angebote: Kunst-, Musik-, Ergo- und Sporttherapie, jeweils einzeln oder in einer Kleingruppe, sowie soziale Kompetenz- und Skills-Gruppe. Außerdem findet eine Beschulung mit Schwerpunkt schulischer Diagnostik und Beratung an unserer Klinikschule statt. Die meisten Patienten können innerhalb von 4 Wochen wieder stabilisiert in ihr gewohntes Umfeld zurückkehren. Bei einigen zeigt sich jedoch ein intensiverer therapeutischer Bedarf, sodass wir eine längere psychiatrisch-psychotherapeutische Behandlung auf einer unserer regulären offenen Stationen anbieten.

Das hier vorgestellte kunsttherapeutische Kurzzeitkonzept wurde von den beiden Kunsttherapeutinnen der Klinik spezifisch für die Bedürfnisse der Patienten der Krisenstation entwickelt. Die Visualisierung und gestalterische Bearbeitung der Krise im Einzelsetting ist für viele Jugendliche ein ansprechendes und hilfreiches Behandlungsangebot. Es unterstützt die Diagnostik und spiegelt und verdichtet in seinen klar strukturierten fünf Einheiten den Ablauf einer fokussierten Krisenintervention.

8.6.3 Die Rolle der Kunsttherapie im Rahmen einer offen geführten Krisenstation

Tanja Holzmann

Im Rahmen der seit Oktober 2015 offen geführten Krisenstation mit einer Verweildauer von 3–4 Wochen haben wir Kunsttherapeutinnen im kbo-Heckscher-Klinikum München eine krisenorientierte kunsttherapeutische Einzeltherapie mit regulär fünf Behandlungseinheiten entwickelt. Setting, Vorgehensweise und zeitlicher Umfang unserer Methode entsprechen den Bedürfnissen unserer jungen Patienten in Verbindung mit den stationären Gegebenheiten.

Entstanden ist ein kunsttherapeutisches Kurzzeit-Einzeltherapie-Konzept im Sinne einer konfliktzentrierten Behandlungsmethode, das sich in drei Behandlungsphasen gliedert. Dabei arbeiten die Kinder und Jugendlichen mit gestalterischen Mitteln, ausgehend von einer mit zu Beginn eingegrenzten Problematik und Zielformulierung, möglichst konstruktiv an der Bewältigung ihrer Krise. Diese kunsttherapeutische Einzelarbeit mit klar abgestecktem zeitlichem Rahmen ermöglicht schnellen Zugang zum Wesentlichen, begleitet die Patienten individuell, unterstützt die Diagnostik und setzt Impulse für die Therapie innerhalb der interdisziplinären Behandlung und die anschließende Weiterbehandlung.

Sichtbarmachen und bearbeiten

Die Kunsttherapie in unserer Klinik ist ein psychotherapeutisches Verfahren mit bildnerischen Mitteln. Wir bedienen uns verschiedener therapeutischer Schulen, wobei der Kurzzeitbehandlung im Wesentlichen der psychodynamische Ansatz auf Basis der psychoanalytisch-systemischen Lehre der Kunsttherapie nach Prof. Dr. Gisela Schmeer zugrunde liegt. In „Krisen auf dem Lebensweg" schreibt Schmeer (1994: 16): *„Der Erkenntnisprozess steht im Vordergrund."* Neben dem gestalterischen Ausdrucksprozess geht es demnach um Erkennen und Bewusstwerden durch die Visualisierung einer Problematik. Die Behandlung fokussiert die Krise, den Konflikt oder die Problematik und bearbeitet Teilaspekte auf bildnerischer Ebene. Gedanken und

Gefühle werden dabei sichtbar: „So sieht meine Krise aus, so fühlt sich mein Problem an." Dieser einzeltherapeutische gestalterisch-visuelle Prozess ermöglicht durch Externalisierung der inneren Bilder erste Veränderungen, initiiert durch psychodynamische Interventionen in Kombination mit kunsttherapeutischen Gestaltungsmöglichkeiten.

„Der Ausdruck innerer Bilder und deren Veränderung im Rahmen der kunsttherapeutischen Einzeltherapie ermöglicht es unseren Kindern und Jugendlichen, einen Ausdruck jenseits von Worten zu finden, ihre Probleme sichtbar, begreifbar und bearbeitbar zu machen. Die Einbeziehung dieses Prozesses unterstützt die ärztlich-psychologische Arbeit und ist ein wesentlicher Baustein für die Diagnostik und die individuelle Behandlung und Perspektivenplanung."

Prof. Dr. Franz-Joseph Freisleder, Ärztlicher Direktor kbo-Heckscher Klinikum

Die klare Vorgehensweise und der zeitlich gesetzte Rahmen ermöglichen es den Patienten im Sinne von Aktivierung und Motivation, sich auf den Prozess einzulassen und die Einzelstunden für Klärung und Veränderung zu nutzen.

Grundsätzlich sei erwähnt, dass wir großen Wert darauf legen, die Patienten in ihrem Vertrauen in den gestalterischen Ausdruck und Entstehungsprozess zu bestärken: „So wie dein Bild wird, ist es richtig, und wir werden damit arbeiten können." Dabei geht es niemals um formalästhetische Aspekte und Wertungen; vielmehr entdecken die Jugendlichen eine neue, häufig unbekannte Art, über die sie anstelle von Worten, die fehlen oder nicht über die Lippen kommen, kommunizieren können.

8.6.4 Das Drei-Phasen-Modell

Renate Wiendl

Auf einen Blick

Das Drei-Phasen-Modell der kunsttherapeutischen Kurzzeit-Einzeltherapie ist im Überblick in ➤ Abb. 8.16 dargestellt.

Die drei Phasen der kunsttherapeutischen Kurzzeittherapie

In den drei Phasen des 3- bis 4-wöchigen Behandlungszeitraums sind insgesamt fünf, bei Bedarf bis zu acht Therapieeinheiten à 50 Minuten vorgesehen. Zu Beginn jeder Therapieeinheit erhält der Patient die Möglichkeit, seine momentane Befindlichkeit in einem **„Stimmungsbild"** im Sinne eines „Blitzlichts" auszudrücken. Er soll dieses „Blitzlicht" in frei gewählter Form, einer Szene oder einer Symbolik innerhalb von 2–3 Minuten darstellen. Anschließend werden die Gedanken und die Gefühle inhaltlich mit dem Patienten vertieft. Im Therapieverlauf entsteht eine Serie von „emotionalen Momentaufnahmen", auf die im Verlauf zurückgegriffen werden kann.

Phase 1: Orientierung und Zielformulierung

Die erste Phase umfasst ein bis zwei Therapieeinheiten. Sie dient dem Erstkontakt, um die Therapiebereitschaft für die Behandlung zu eruieren und die Vorgehensweise zu erklären. Dabei erläutern wir den klar abgegrenzten Ablauf, die sinngebende Struktur und die Möglichkeiten, die sich daraus ergeben.

Nach dieser Einführung wird der Patient aufgefordert, seinen Konflikt oder seine Probleme und die damit verbundenen Gedanken und Gefühle, die seine Krise ausgelöst haben, in einem Bild, dem **Initialbild,** darzustellen. Ziel ist es, das innere Erleben der Krise zum Ausdruck zu bringen. Oftmals ist es für die jungen Patienten hilfreich, wenn sie für ihre Themen eine kreative Symbolsprache wählen: „Versuche deine Krise, deine Probleme und deine Sorgen in Form von Symbolen darzustellen." Beispielsweise malt ein Patient eine Gewitterwolke mit einigen Blitzen und stellt so sinnbildlich seinen Konflikt dar, den er mit Mitschülern in seiner Schule hat.

Häufig erleichtert das kreative Gestalten den Kindern und Jugendlichen, „unaussprechliche Dinge" vorerst nonverbal darzustellen und sie wirken zu lassen, ohne sie benennen zu müssen. Die jungen Patienten können durch die kreative Auseinandersetzung mit sich und ihrer Krise durch einen inneren Verwandlungsprozess auf der Symbolebene zu

Therapiephase	Orientierung und Zielformulierung	Fokussierung und Bearbeitung der Problematik	Reflexion und Neuorientierung
Therapieeinheit	1	2 3 4	5
Ziele	• Kennenlernen • Vorstellen der kunsttherapeutischen Kurzzeittherapie • Therapiemotivation • Zielformulierung	• Bewusstwerden der Krisendynamik • Inhaltliche Bearbeitung einzelner Aspekte: kreativer Symbolisierungsprozess der Sorgen und Konflikte • Konflikte und Probleme erkennen, verstehen, sortieren • Veränderungs- und Lernprozesse anregen	• Verwandlungsprozess und Neubeginn aktivieren • Bereitschaft anregen, Veränderungen zuzulassen • Selbstwirksamkeit spürbar machen • Lern- und Veränderungsprozesse bestärken • Neuorientierungen und Lösungen visuell verankern
Fragestellungen	• Fragen zum Initialbild • Wie ist deine aktuelle Lebenssituation? • Worum geht es? • Was ist dein Anliegen? • Welche Gefühle sind damit verbunden? • Was soll nach der Therapie anders sein?	• Fragen zum Bild/zur Gestaltung • Was macht die Krise mit dir? (emotionale Besetzung, Körperempfindung) • Was wäre, wenn? (freies Fabulieren möglich machen) • Was würde dich entlasten/stärken? • Hast du Ideen für die Veränderung? • Welche Unterstützung brauchst du dafür? • Was würde das für dich/deine Familie bedeuten?	• Fragen zum Bild/zur Gestaltung • Welche Handlung/Haltung steht als nächster Schritt an? • Was kannst du aktiv mitgestalten? • Welche Unterstützung brauchst du noch? • Wen holst du dir an deine Seite? • Welche Unsicherheiten und Ängste sind noch zu bewältigen? • Was hat sich verändert (auf Bild- und Realebene) und wie fühlt sich diese Veränderung an?
Gestaltungsebene	• Stimmungsbild • Initialbild/Initialwerk • Krise und Belastungen eine Form und Farbe geben • Meine Gefühlswelt	• Stimmungsbild • Teilaspekte gestalterisch bearbeiten und verwandeln • Einsatz kunsttherapeutischer Methoden, z.B. erweitern, entfernen, zerstören, probehandelnd verändern • Meine inneren und äußeren Ressourcen • Ideen, Träume, Sehnsüchte u.a. „Mein Leben nach eigenen Herzenswünschen gestalten“ oder „So wäre meine (Gefühls-)Welt in Ordnung“	• Stimmungsbild • Integratives Gestalten = bildnerische Zusammenfassung des Prozesses • Imagination von guten Bildern (heilende Symbole • und Rituale) • Imagination des (radikalen) Wandels • Meine Erkenntnisse • Meine Perspektive/Ziele „Ich nehme mein Leben in die Hand“
Psychodynamische Interventionen	• Herausarbeitung des Wesentlichen in der Bildbesprechung • Konkretisierung der Zielformulierung (ggf. schriftlich)	• Sinnfragen und zirkuläre Fragen (Selbst-/Fremdwahrnehmung) • Perspektivenwechsel durch Externalisierung: Krisenzusammenhänge „sehen“ • Emotions- und Entlastungsarbeit • Ressourcenaktivierung • Selbstwirksamkeit stärken	• Prozessverlauf auf der Bildebene wirken lassen • Reflexion und Fazit der Kurzzeittherapie • Priorisierung der neuen Erkenntnisse • Leitsatz formulieren • Lösungsbild verankern • Mobilisierung der Selbstverantwortung

Abb. 8.16 Das Drei-Phasen-Modell der kunsttherapeutischen Kurzzeit-Einzeltherapie

einer für sie möglichen, akzeptierten nonverbalen Dimension gelangen. In einem Interview schildert Prof. Dr. G. Schmeer (2016) diesen methodischen Vorgang: *„Man geht auf die Symbolebene und kehrt aus der Symbolebene wieder zurück ins reale Leben."*

Ist die Thematik im Außen, also auf dem Papier sichtbar, bewirkt sie ein „Rückschwingen" auf den Patienten. Schmeer (2003: 71) schreibt von komplexen Vorgängen: *„Es basiert auf einem psychologischen Phänomen: dass nämlich die Psyche bewusst oder unbewusst dauernd in Resonanz tritt mit Inhalten der Umwelt und dabei – bewusst oder unbewusst – eine Auswahl trifft."* Im ständigen Dialog mit dem eigenen Selbst werden Eindrücke aufgenommen, reflektiert und abgewogen. Dieses reaktive Schwingen rührt „etwas" im Innern an und führt dazu, dass es zu arbeiten, zu „wirken und zu (ver-)wandeln" beginnt. In diesem Umwandlungsprozess vollzieht sich durch die reaktive Wechselwirkung oftmals eine überraschende, innerpsychische Dynamik. Ein „Aha-Erlebnis", eine gewisse Irritation zur vermeintlichen Schwere können auftauchen. Oftmals treten zudem Gefühlsreaktionen in Verbindung mit der „Krisenproblematik" auf, weil die gespeicherte Gefühlswelt reaktiviert wird. Verdrängtes, Angestautes, Leidvolles kann sich mit Schluchzen, Verstummen, Unwohlsein usw. äußern.

Die Patienten erklären ihr Bild, erzählen von den Bildinhalten, von den Ursachen und den Umständen der Problematik. Im Dialog mit dem Initialbild können sich bereits sinnergebende Erkenntnisse einstellen oder emotionale Entlastungen beginnen. In der ersten Phase werden die zu bearbeitenden Inhalte herausgearbeitet und benannt. Um das Wesentliche der Krise besser zu erfassen, stellen wir Fragen, um damit zu einem besseren Verständnis und zu einer individuell abgestimmten Zielformulierung zu gelangen („Wie fühlt sich das Mädchen/der Junge im Bild?" – „Was müsste sich ändern, damit es besser ist – auf der Bildebene?"), oder erkunden über zirkuläres Fragen: „Gibt es jemanden in deinem Leben, der dieses Bild versteht?"

Bewusste und unbewusste Kriseninhalte werden dank des Initialbildes offenbar. Tabuthemen, auftauchende und wiederholende „Krisenmuster", etwa bei wiederkehrenden Überforderungen, Außenseiterpositionen, Opferrollen, Stresssituationen, und bedrückende innere Sorgen finden über das Malen einen Weg, sichtbar und begreifbar zu werden. Im Gespräch über das Bild geben die Inhalte im Initialbild Aufschluss über den möglichen Auslöser, über das Ausmaß der Krise auf der Real- und Gefühlsebene und in der Gedankenwelt.

In dieser ersten Phase geht es zunächst um die Sortierung und um das Verstehen von inhaltlichen Zusammenhängen und um die Formulierung der Krisenproblematik. Die erste Phase endet mit der Herausarbeitung der Problematik, und es werden realisierbare Ziele formuliert, z. B. der Wunsch nach einer emotionalen Entlastung oder gewisse inhaltliche Darstellungen und ihre Zusammenhänge im Bild besser zu verstehen oder die eigenen, gerade aufgrund der aktuellen Krisensituation nicht spürbaren und greifbaren Ressourcen wiederzuentdecken, um sie im Sinne der Zielerreichung einzusetzen.

Phase 2: Fokussierung und Bearbeitung der Problematik

Die zweite Phase umfasst drei bis vier Sitzungen, die der Fokussierung, dem Herausfinden und dem Verstehen der Krisenzusammenhänge dienen. Dabei legen wir ein besonderes Augenmerk auf das Familiensystem, auf die sozialen und emotionalen Gegebenheiten in Verbindung mit der Mitwelt, auf die eigenen Persönlichkeitsanteile, auf die inneren und äußeren Ressourcen sowie auf die individuell abgestimmte methodische Bearbeitung einzelner Teilaspekte der Krise. Wir arbeiten prozessrelevante Aspekte aus dem Initialbild heraus, wenden gezielte Fragen und Interventionsmethoden auf der Bildebene an und suchen gemeinsam mit dem Patienten Ideen für Veränderungsansätze.

Das erstellte Initialbild erlaubt es, die Aktualität, die alltäglichen Einschränkungen, die störungsspezifischen Symptome und die gefühlte Schwere zu erfassen: „Wie fühlten sich die Belastungen vor der Klinikeinweisung an, und wie fühlen sie sich jetzt nach dem Malen an?" Bei dieser Frage wird der Patient oftmals nachdenklich, geht in sich, schildert sein Empfinden. Falls die Auskunft nicht präzise genug ist, bietet es sich an, den Patienten auf einer Skala von 1–10 oder in Prozentzahlen eine Bewertung anzugeben. Zum Beispiel fühlte sich der familiäre Konflikt bei einem Jugendlichen mit der Angabe von

100 % sehr belastend an. Durch den stationären Aufenthalt reduzierte sich seine gefühlte Bedrücktheit auf 75 %. Daraufhin könnte gefragt werden: „Wie kam es zu der Besserung?"

Nach der ersten **Initialbildanalyse** wird inhaltlich aus dem kunsttherapeutischen Behandlungsrepertoire die sinngebende Methode für den Patienten gewählt, die für die zweite Phase der Kurzzeitbehandlung realisierbar ist. Mithilfe von psychotherapeutischen Methoden aus verschiedenen Schulen (Schmeer, Benedetti, Heller u. a.) begleiten wir den Patienten im Prozessverlauf mit kreativen Mitteln individuell ich-stützend und lösungsorientiert.

Unsere Fragen und angewandten Methoden basieren zum Teil auf denen von G. Schmeer, so z. B. das **Probehandeln im Bild,** das *„sich wechselweise auf der Symbol- und Realebene bewegen kann"* (Schmeer 2006: 27), oder auf der systemischen Beziehungsebene mithilfe des Einsetzens von farbigen „Halma-Kegeln" oder anderen figürlichen Objekten. Ebenso hilfreich erleben wir es, mit ausgewählten Bildelementen in Dialog zu gehen, oder wir lassen die Symbole für sich in der Erzählform sprechen: „Erzähl doch mal von deiner Steinmauer im Bild." – „Und da sprach die Mauer ..." – „Warum ist ‚dein' Riss in der Steinmauer bedrohlich?" Somit findet eine direkte und indirekte Bearbeitung mit dem Bild und dem eigenen respondierenden Selbst statt. Zusätzlich bietet sich z. B. eine **Bilderweiterung** durch Anlegen eines Blattes an. Dadurch werden inhaltliche Aspekte im Bild fortgesetzt, und es kann eine spontane Bildergeschichte entstehen.

Alternativ bedienen wir uns der **„progressiv therapeutischen Spiegelbildmethode"** (Schmeer 1992: 196). Hierbei wird auf das (Initial-)Bild ein Transparentpapier gelegt und im wechselseitigen, nonverbalen Bilddialog mit dem Patienten lösungsorientiert interveniert. Zudem unterstützen bei Bedarf verschiedene Bild- und Kartenmaterialien den methodischen Prozess, insbesondere dann, wenn ein Patient aus sich selbst heraus zunächst wenig schöpferisches Potenzial zeigt. Positiv anregendes Resonanzbildmaterial kann der Patient in seinem Sinne uminterpretieren und eigene Bilder dazu entwickeln.

Unter Transparentpapier wirkt das Initialbild etwas „weicher" und kann, falls für den Patienten die eigene Ausdrucksintensität zu heftig erscheint, visuell beruhigend auf ihn wirken. Auf dem durchsichtigen Papier können die Patienten probehandelnd ihre innerseelischen Belastungen spielerisch erträglicher abwandeln. Schmeer empfiehlt den Patienten, dass sie versuchen sollten, mögliche Veränderungen auf dem Pauspapier visuell neu zu gestalten oder abzuwandeln, damit es sich besser anfühlt: „Schauen Sie mal, was Sie an dem Bild verändern könnten, damit Sie sich ein bisschen besser fühlen" (Schmeer 2016). Bei Belastungen, die von verbalen Angriffen, Beleidigungen, Gewaltszenen usw. herrühren, empfiehlt es sich, hilfreich und bestärkend zu intervenieren: „Wie könntest du dich im Bild besser schützen oder dich stärken, damit es erträglicher und besser wird?"

Auf der Bildebene und im Gespräch arbeiten wir intensiv mit der aufkommenden Gefühlswelt unserer Patienten und begleiten sie mit ihren emotionalen Empfindungen, der Traurigkeit, der verspürten Einsamkeit, der Wut und mit ihren diversen Ängsten. Prof. Dr. J. Heller schlägt in ihrem Buch „Resilienz" vor, bestimmte Gefühlsqualitäten zunächst anzunehmen und sie zu akzeptieren, damit sie nicht überfallartig zu viel Raum einnehmen. So kann es dem Patienten helfen, seinen Gefühlsempfindungen mit etwas Neuem, einer selbstentwickelten Haltung, einem Symbol oder einem Satz gegenüberzutreten, z. B. mit einer Begrüßung „Hallo Angst, da bist du ja wieder" (Heller 2015: 22). Mit diesen Interventionsmöglichkeiten lassen sich wiederkehrende, bedrückende Gefühle, Gedanken und psychosomatische Erscheinungen gezielt verändern.

Die Behandlung berücksichtigt bisherige erfolgreiche Bewältigungsstrategien, stabilisierende Helfer und das eigene zur Verfügung stehende Potenzial an Ressourcen. Inspirierende Themen zu den eigenen Stärken sind: „Male, was dir Freude bereitet, und alles, was du gut kannst!" oder „Gibt es jemanden, der dich versteht, stärkt, unterstützt oder etwas, das dir Erleichterung verschafft?" Bestärkende Fragen, die eine Umwandlung „der Schwere" und dadurch eine andere Sichtweise erlauben, sind: „Wie sähe deine (Gefühls-)Welt ohne Probleme aus?" oder „Wie würdest du dein Leben nach eigenen Herzenswünschen gestalten?"

Die fokussierte thematische Bearbeitung auf der Bild- und Gestaltungsebene und mögliche kreative Erweiterungen lassen neue Erkenntnisse zu, die spürbar eine emotionale Erleichterung und ggf. eine situative Entschärfung hervorrufen. Somit können sich positive Regungen und neue Anliegen und Wünsche einstellen. Die Bildebene eignet sich dafür, um durch Fragestellungen weitere Ideen zu entwickeln, die eine Neuorientierung sowie aufkommende und einzuleitende Veränderungen fördern: „Hast du Ideen für Veränderungen?" – „Was würde dich entlasten/stärken?" oder „Was würde das für dich/deine Familie bedeuten?"

In der zweiten Phase geht es um die Bewusstwerdung der Krisendynamik, um die inhaltliche Bearbeitung einzelner Aspekte im Gesamtkontext. In dieser Phase eröffnet die methodische Arbeit auf der Bildebene neue, durchaus treibende Impulse für weitere kreative Auseinandersetzungen und sinngebende Neuschöpfungen. Dieser Umwandlungsprozess und die reflektierende Bearbeitung erlauben das Erfahren von neuen Erkenntnissen. Im erlebbaren Erkenntnisprozess mit den zusätzlichen Bildern eröffnen sich für die Jugendlichen sinnvolle Möglichkeiten für emotionale Entlastungen, stabilitätsfördernde Maßnahmen, und es fließen mögliche Handlungs- und Lösungsansätze ein. Konkrete anstehende nächste Schritte zur Veränderung werden überlegt, aufgezeigt, evtl. ausprobiert oder im kurzen Rollenspiel erprobt und besprochen.

Phase 3: Reflexion und Neuorientierung

Die zweite Phase geht manchmal fließend in die abschließende dritte Phase über. Letztere umfasst in der Regel ein bis zwei Therapieeinheiten und rundet die Kurzzeit-Einzeltherapie mit der Verlaufsreflexion, der Formulierung von Erkenntnissen, von Lösungen und dem Integrieren von erarbeiteten Denk- und Handlungsweisen ab.

Die im gesamten Verlaufsprozess entstandenen Stimmungsbilder, das Initialbild, die Ressourcenbilder und Bildgestaltungen, einfach „alles", wird auf den Tisch gelegt oder an die Wand gepinnt und zueinander in Beziehung gesetzt. Dieses Ausbreiten der Bilder verschafft eine erweiterte „Szenen-Neu-Gestaltung", einen Überblick im Gesamtkontext.

Dieser Erweiterungsprozess kann regulierend auf die innere Problemverarbeitung der Patienten wirken. Positive Effekte sind, dass sowohl eine emotionale Distanzierung zur Thematik erfolgt als auch das Erlebte besser angenommen und als zum Leben zugehörig betrachtet werden kann. Mögliche essenzielle Gedanken, Schritte zur Veränderung und Lösungsbilder können sogar über diesen Erkenntnisprozess „visionär aufsteigen" und wiederum auf der Bildebene gestaltet werden.

Noch bestehende nicht lösbare Probleme aus dem Initialbild lassen sich in einem weiteren symbolischen Schritt in eine bildnerische Neuschöpfung umfunktionieren und anschließend interpretieren: „Wie könntest du dein Problem verwandeln, damit es erträglicher oder entschärft wird?" Eine spürbare „Last" könnte auf der Bildebene beispielsweise visionär in eine Mülltonne gepackt und zur Kompostierung abtransportiert werden. Über diese Verwandlung entsteht nicht nur etwas „Neues", sondern es erlaubt durch die eigene Vorstellungskraft eine illusionäre Veränderung im innerpsychischen Erleben.

Um zukünftige Herausforderungen besser meistern zu können, sprechen wir die noch vorhandenen Unsicherheiten an und stellen Fragen wie: „Welche Unsicherheiten sind noch zu bewältigen?" – „Welche Handlung/Haltung steht als nächster Schritt an?" – „Was hat sich verändert – auf der Bild- und Realebene –, und wie fühlt sich diese Veränderung an?"

Die abschließende Reflexion über den Verwandlungsprozess auf der Bildebene führt zu konkreten Lösungen und Strategien zur Alltagsbewältigung und zur Neuorientierung. Unterstützende Hilfen und alternative Perspektiven werden aufgezeigt, wie z. B. sich auf etwas „Neues" im Leben zu freuen oder einzulassen. Etwas „Neues" im Leben kann sein, im Prozess gewonnene Erkenntnisse umzusetzen, alternative Denk- und Handlungsmuster im Alltag auszuprobieren und zu integrieren. Ziel ist es, eigene lösungsorientierte Vorschläge – z. B. kreatives Schaffen im Sinne von Malen und Gestalten, Aufnahme einer sportlichen Betätigung, Einführung von Ritualen, Wiederbelebung positiver Beziehungen usw. – nahezulegen oder zu bestärken.

Alle Umwandlungsprozesse auf der Bildebene und alle priorisierten Interventionen zur Krisenbewältigung verhelfen den jungen Patienten zur Aktivierung ihrer Selbstwirksamkeit, zur Stärkung ihrer Eigenverantwortung und sorgen bei erfolgreicher Umsetzung für mehr Lebensqualität. Zum Therapieende nimmt der Patient seine Bildermappe, seine Lösungsbilder mit den erarbeiteten und gewonnenen Erkenntnissen sowie einen persönlichen Leitsatz je nach Thematik für seine Neuorientierung mit: „Ich gönne mir regelmäßig Pausen!", „Ich bin einmalig und wertvoll!" oder „Ich begrüße jede Veränderung!"

Zusammenfassung

Insgesamt ermöglicht das Drei-Phasen-Modell einer speziell kunsttherapeutisch ausgerichteten Kurzzeit-Einzeltherapie in einem psychotherapeutischen Beziehungsprozess einen schnellen Zugang zur Krise der Patienten. Die kunsttherapeutische Behandlung erlaubt durch die Visualisierung der eigenen inneren schöpferischen Ausdruckskräfte, die bedrückende Situation und die damit verbundenen Gefühle und Gedanken sichtbar werden zu lassen. Durch gezielte Fragen und kunsttherapeutische Interventionen gelingt auf der Bildebene ein Bewusstwerden und Begreifbarmachen der Krisenzusammenhänge. Die dabei stattfindenden Erkenntnisprozesse leiten Wandlungs- und Veränderungsprozesse ein, die neue Sichtweisen für umsetzbare Lösungen aufzeigen. Dieser fokussierte Wandlungsprozess bewirkt eine Aktivierung innerer und äußerer Ressourcen und eine Neuorientierung. Er weckt somit das eigene schöpferische Potenzial, belebt die Selbstwirksamkeit, leitet eine symptomatische Verbesserung ein und öffnet Raum für Neues.

8.6.5 Fallbeispiel

Tanja Holzmann

„Ich gehe durch die Welt und zeige mich"

Linus (15;9) wird nach einem Suizidversuch mit Tabletten geschlossen-stationär in unserem Haus aufgenommen. Nach 1 Woche Stabilisierung und klarer Distanzierung von Eigengefährdung wechselt Linus auf die offen geführte Krisenstation zur weiteren Behandlung und Perspektivenklärung. Die Diagnose lautet „mittelgradige depressive Episode mit gedrückter Grundstimmung, Schlafstörungen, Selbstwertproblemen, selbstverletzendem Verhalten, Suizidgedanken und -impulsen".

Zweimal wöchentlich besucht der junge Patient währenddessen die Kurzzeit-Einzel-Kunsttherapie in insgesamt sechs Einheiten.

Der Patient lebt mit seinem Vater und seiner 2 Jahre jüngeren Schwester zusammen. Er blickt auf eine belastete Kindheit zurück: Bereits im Alter von 2 Jahren hat sich die Mutter vom Vater getrennt, Linus und seine Schwester mitgenommen und ihn 2 Monate später zum Vater zurückgebracht. Sechs Wochen danach ist die Mutter, zusammen mit der kleinen Schwester, wieder zur Familie zurückgekehrt. Als Linus 11 Jahre alt war, haben sich die Eltern endgültig getrennt, die Mutter hat Linus beim Vater gelassen, die Schwester mit zu sich genommen; diese ist später jedoch wiederum zum Vater und Bruder zurückgekehrt.

Über die Jahre hinweg versuchte Linus einen adäquaten Kontakt zur Mutter aufrechtzuerhalten, was nicht gelang: Die Mutter interessiere sich nicht für ihn, sodass er nun seinerseits den Kontakt abgebrochen habe. Auslöser für den Suizidversuch war ein Stimmungseinbruch des Patienten nach erlebter Zurückweisung: Infolge eines kurzfristig von seiner Freundin abgesagten Treffens stellten sich abrupt intensive Gefühle von Verlust, Verlassenwerden, Enttäuschung und Verzweiflung ein.

Phase 1: Orientierung und Zielformulierung

Linus, der mit Malen, Zeichnen und dreidimensionalem Gestalten kaum vertraut ist, erlebe ich aufgeschlossen, interessiert, therapiemotiviert und angemessen offen im Kontakt. Emotional wirkt er aufgewühlt und erschrocken. Traurig berichtet er über seinen von ihm so bezeichneten „Gefühlsrausch", der ihn zum Suizidversuch veranlasste.

Linus stellt seine Krise mit dem Initialbild in ➤ Abb. 8.17 vor: In seiner Bildbeschreibung stehen ihm Hindernisse, oben ein Teufelchen mit Gabel, unten eine Gabel im Weg – Symbole für seine inneren Blockaden. Sie halten ihn davon ab weiterzugehen. Der gedachte Weg führt ihn oben

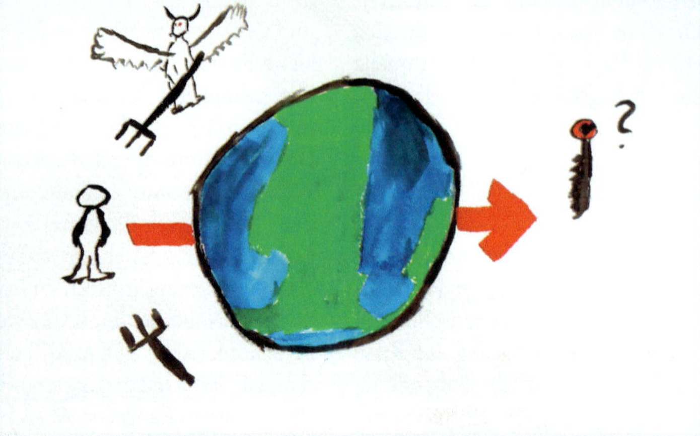

Abb. 8.17 „Meine Krise – Blockaden, die mich nicht in die Welt gehen lassen"

oder unten um die Weltkugel herum. Das Ziel, so berichtet Linus, sei markiert durch den roten Pfeil – ans andere Ende der Welt zu gelangen. Dort ersehnt sich Linus seinen Lösungsschlüssel, symbolisiert durch ein mit Fragezeichen versehenes Herz: Gehalten- und Geliebtwerden. In seiner Vorstellung liegt diese Lösung im Zusammensein auf der Beziehungsebene mit seiner Freundin, die tatsächlich räumlich etwa zwei Fahrstunden entfernt lebt.

Gezielte Fragen wie z. B. „Wie geht es dem Jungen im Bild an seiner Position?", „Welche Gefühle sind damit verbunden?", „Was soll nach der Therapie anders sein?" helfen, das Wesentliche herauszuarbeiten, um die Ziele der kunsttherapeutischen Behandlung mit dem Patienten festzulegen: Linus erkennt im Verlauf der Bildreflexion, dass der Junge im Bild Teufelchen und Gabel *oben* sowie die Gabel *unten* als Hindernis wahrnimmt. Sein roter Pfeil jedoch weist ihm den Weg *durch* die Welt hindurch. Diesen Weg kann der Patient in diesem Moment noch nicht wahrnehmen. Wir vereinbaren, die Blockaden zu identifizieren und zu versuchen, sie zu verstehen. Gleichzeitig wollen wir dem wegweisenden roten Pfeil mit den damit verbundenen Emotionen nachspüren. Als Ziel bzw. Aufgabenstellung für die Behandlung formulieren wir folgenden Satz: „Was brauche ich, um meinen Weg aus dieser Krise heraus zu gehen?"

In der weiteren Behandlung wird es auch darum gehen, den vom Patienten beschriebenen „Gefühlsrausch" zu verstehen und mit der im Initialbild sichtbar gemachten Thematik in Verbindung zu bringen: „Wie fühlt sich dieser Cocktail an, wie sieht er aus?" Innere Bilder können so in einen Gesamtzusammenhang gebracht, bewusst, verstanden und verändert werden. Mit Linus bespreche ich, dass wir durch die Arbeit und Auseinandersetzung mit den Bildern, z. B. „durch Probehandeln im Bild", alternative Handlungsmuster für künftige, ähnlich empfundene Situationen erproben können. Dies gilt insbesondere für seine impulshaften, gegen sich selbst gewandten Handlungen.

Momentaufnahmen veranschaulichen die Veränderung

Wie im Drei-Phasen-Modell beschrieben, soll das „Stimmungsbild" das aktuell vorherrschende innere Erleben zu Beginn einer jeden Therapieeinheit in aller Kürze abbilden. Diese visuellen Momentaufnahmen bieten sich häufig an, um das Gezeigte in der Therapieeinheit zu vertiefen. Sie erfassen aktuelles inneres Erleben visuell und zeigen Veränderungen auf. Linus zeigt sich in der zweiten Behandlungseinheit in einer angestrengten, verharrenden Körperhaltung, den Mund mit einem Reißverschluss zugezogen – „verschlossen": „Silence" – „Stille" notiert er dazu

8

(➤ Abb. 8.18). Er berichtet, dass er immer mehr wahrnimmt, wie schwer es ihm fällt, sich zu öffnen, obwohl er gerade auch im Rahmen seines stationären Aufenthalts Gelegenheiten und Raum zum Ausprobieren hat. Die hier abgebildeten, über 3 Wochen hinweg erfassten Stimmungsbilder dokumentieren anschaulich die Selbstwahrnehmung in Haltung und Ausdruck sowie deren Veränderung von „still-verschlossen" über „nachdenkend-imaginierend" (➤ Abb. 8.19) bis hin zu „entspannt-zurückgelehnt" (➤ Abb. 8.20).

Phase 2: Fokussierung und Bearbeitung der Problematik

Linus denkt laut darüber nach, wie sein Stimmungsbild „Silence" (➤ Abb. 8.18), sein Verhaltensmuster des „Sich-Verschließens", des „Stillseins" mit seiner Krise in Zusammenhang steht. Auf der Ausdrucksebene arbeitet er in der Folge sehr gezielt am Bewusstwerden und Begreifen des von ihm so beschriebenen „Gefühlsrausches", den er auch „Cocktail" nennt. Um diese Mischung aus Verlassenheitsgefühl, Einsamkeit, Verzweiflung und dem damit verbundenen Impuls zur Handlung gegen sich begreifen zu können, eröffnet das Material Tonerde ihr Potenzial. Das dreidimensionale Gestalten ermöglicht weitere Perspektiven. Der Materialwiderstand erfordert körperlichen Einsatz beim Gestalten, das Objekt erlaubt auch „haptisches Begreifen".

Das innere Erleben sichtbar machen

Linus formt ein rundliches Objekt mit einem Hohlraum und Stacheln sowie einem kleinen Ventil, das den Innenraum mit der Außenwelt verbindet (➤ Abb. 8.21). Er bezeichnet das Entstandene als „Schutzpanzer", der ein fragiles Innen schützt und durch dessen Ventil nur besonders intensive oder eine große Menge angesammelter Gefühle herausgelangen können. Durch gezielte Fragestellung wird es Linus möglich, eine weitere, ihm bisher nicht bewusste Sichtweise einzunehmen: Die äußere Gestalt des Panzers zeigt sich durch ihre Form, nach dem Glasieren auch durch ihre Farbgebung als abweisend: Gefährliche, aggressive „Stacheln" zieren die Außenwand. Linus stellt Überlegungen zu Aggression und Gefahr in seinem Leben an. „Gefahr" assoziiert er mit emotionalen Kränkungen, und bei „Aggression" fällt ihm „gegen sich selbst gerichtet" ein.

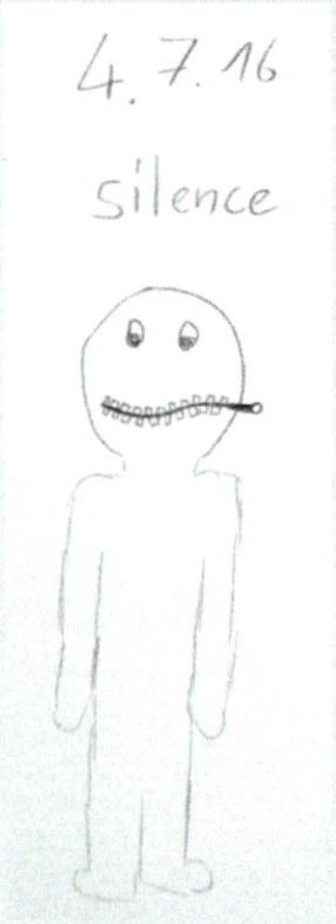

Abb. 8.18 Momentaufnahmen im Verlauf dreier Einheiten – Stimmungsbild 1: „Stille"

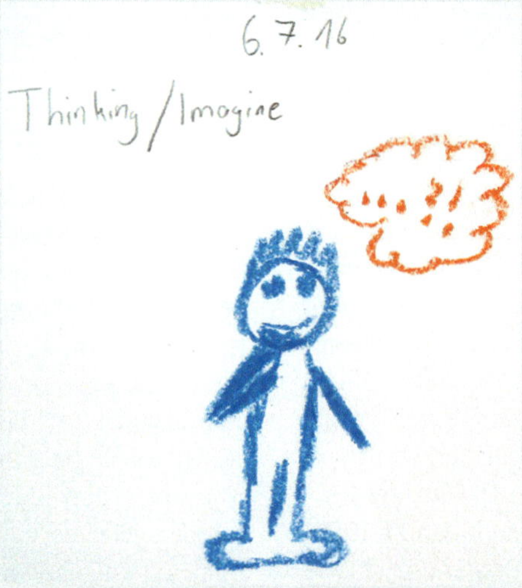

Abb. 8.19 Stimmungsbild 2: „Nachdenkend"

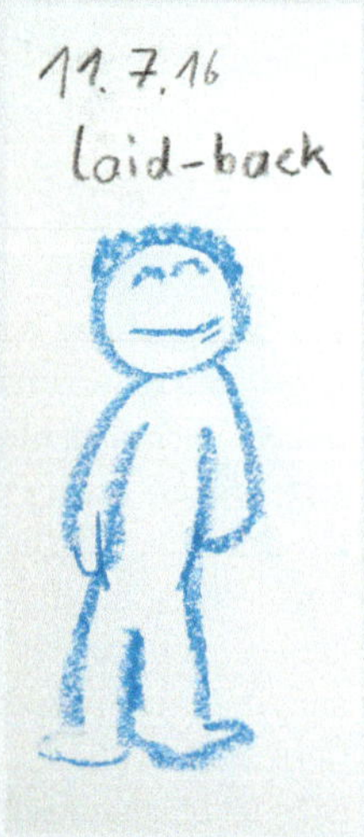

Abb. 8.20 Stimmungsbild 3: „Entspannt"

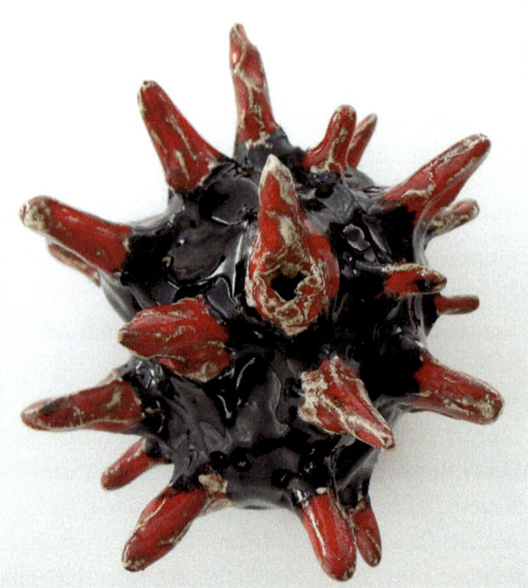

Abb. 8.21 „Mein Schutzpanzer"

Die Krisendynamik begreifen und verändern

Linus geht den Erkenntnisprozess weiter: Im Innern des Objekts verortet er Gedanken und Gefühle. Diese zeigen sich in Form von in die Tonerde hineingeritzten Symbolen. Neben den belastenden Anteilen entdeckt Linus in seiner geformten Innenwelt auch positive, ihn stärkende Symbole, die dort gehütet werden. Beschützt wird insbesondere seine Traurigkeit, „die in meinem Schutzpanzer verborgen bleibt". Linus überlegt, diesen Anteilen mehr Bedeutung und Wertschätzung beizumessen: „Ich möchte so sein dürfen, wie ich bin." Es geht um Authentizität, darum, sich nicht mehr zu verstecken, sich anderen zu zeigen und zuzumuten: „Ich möchte mich mehr trauen, mich auch mit Trauer und Verzweiflung zeigen." Gleichzeitig stellt er fest, dass der stachelige Schutzpanzer auch positiv von außen auf ihn Einwirkendes häufig kaum zu ihm durchlässt und „gegen mich arbeitet". Sinnfragen und Überlegungen unter Einbeziehung des Objekts werden (an)gestellt: „Wie schafft es mein inneres Erleben, adäquat hinauszutreten, ohne dass es erneut zu einer Explosion, einem ‚Gefühlsrausch', kommt?" und „Wie könnte sich der ‚Schutzpanzer' verändern, damit Bewegung in beide Richtungen möglich wird?"

Linus imaginiert weitere Ventile, kleine Öffnungen dazu, die beide Richtungen der Gefühlswelt im wechselseitigen Austausch erlauben: die eigene Emotionalität „portioniert" auszudrücken, ebenso positiv Stärkendes von außen zuzulassen. Linus erlebt im Prozess: „Ich selbst kann gestalten." In den Fokus rückt für Linus seine spürbare Bereitschaft für Veränderung. Er erlebt Selbstwirksamkeit, und seine Eigenverantwortlichkeit wird gestärkt. Stück für Stück arbeitet Linus am emotionalen und kognitiven Verstehen seiner Krisendynamik. Das geformte Objekt als Drittes, neben Therapeut und Patient, ermöglicht ein Begreifen und Erkennen, ein Verbalisieren von Abstraktem durch das visuelle Wahrnehmen. Linus nimmt Bezug auf sein Stimmungsbild aus der zweiten Einheit: „Der Reißverschluss darf sich langsam öffnen" – diese Erkenntnis ergibt sich für Linus durch die Arbeit am stacheligen „Schutzpanzer".

In diesem Zusammenhang wird der „Schutzpanzer" auch wertgeschätzt: Einst funktionierte er zum emotionalen Bestehen in seiner Welt. Er schützte Linus vor Enttäuschung, vor der Angst, erneut verlassen zu werden, und damit verbundenen Gefühlen von Unsicherheit und Wertlosigkeit. Jetzt wird der Panzer in dieser Form nicht mehr gebraucht, darf sich verändern: Ventile kommen dazu, die Stacheln dürfen sich zurückziehen.

Phase 3: Reflexion und Neuorientierung

In der dritten Phase der Kurzzeittherapie geht es auch darum, zu einer bildnerischen Zusammenfassung des Erfahrenen zu gelangen. Der Patient stellt sich im Stimmungsbild in der letzten Einheit „entspannt-zurückgelehnt" dar. Die Auflösung der im Initialbild gezeigten Krise gelingt mit der Einbeziehung der in Phase 2 bearbeiteten Teilaspekte. So stellt sich nochmals die Frage nach dem Weg: „Wie kann es dem Jungen im Bild aus heutiger Sicht gelingen, ans Ziel zu kommen?" Linus erhält die Aufgabe, eine bildnerische Lösung dafür zu finden: „Probehandeln im Bild". Auf Transparentpapier, das ich über sein Initialbild lege, zeichnet er mit Ölpastellkreiden intuitiv den Globus umspannende Steine und sagt: „Es gibt noch

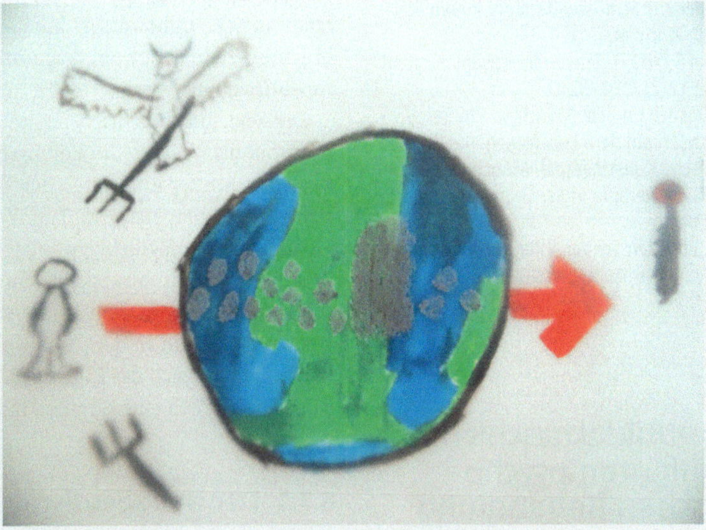

Abb. 8.22 „Mein Weg führt durch die Welt"

einen anderen Weg als um die Welt herum, aber einen sehr steinigen" (➤ Abb. 8.22).

Wir spüren der möglichen Bedeutung nach, und Linus kann die von ihm selbst imaginierten Steine nicht nur mehr als steinige Hindernisse, sondern vielmehr als Hilfsmittel anerkennen, um die Gewässer zu durchqueren. Teufelchen und Gabel, Symbole für innere Blockaden, stehen ihm nicht mehr im Weg; er kann die Richtung des roten Pfeils als Weg aus der Krise wahrnehmen.

Probehandeln und Perspektivenwechsel

Der Pfeilrichtung zu folgen anstatt auszuweichen gibt Klarheit. Diesen Weg hatte Linus sich zwar durch den roten Pfeil selbst von Beginn an gesetzt, jedoch nicht „beschreiten" können. Über die Öffnung und den beginnenden Abbau seines „Schutzpanzers" erlebt er sich nun als bereit: *Durch* die Welt zu gehen heißt, sich zu zeigen, sich zuzumuten mit allen Anteilen durch neue Ventile. *Durch* die Welt zu gehen bedeutet gleichzeitig, die „Stacheln" einzufahren, sodass Positives von außen angenommen werden kann. Unbekannte Wege, darunter möglicherweise auch steinige, dürfen ausprobiert werden.

Von der Krise im Bild zur Veränderung

Linus konnte über die bildnerische Arbeit an seinem Konflikt einen für ihn bis dahin unbekannten Ausdruck für sein inneres Erleben finden. Das anschließende visuelle Erfassen seiner Gedanken und Gefühle erlaubte es ihm, in nur wenigen Einheiten ganz wesentliche Zusammenhänge seiner Krisendynamik zu erkennen. Die Externalisierung und Bearbeitung der Teilaspekte und anschließende Zusammenführung der veränderten „Bausteine" ermöglichte dem jungen Patienten einen ganz grundsätzlichen Perspektivenwechsel: Linus nimmt den wegweisenden roten Pfeil durch die Welt hindurch nun als gehbaren Weg wahr. Die imaginierten Steine werden neu als Hilfsmittel und nicht mehr als Blockaden interpretiert. So nimmt er neben seinen gestalterischen Arbeiten für sich den Leitsatz mit: „Ich gehe durch die Welt und zeige mich."

Diese im Prozess erarbeiteten, für Linus zentralen Erkenntnisse fließen in die interdisziplinäre Gesamtbehandlung ein. Der junge Patient konnte emotional gestärkt und motiviert für die Fortsetzung seiner inneren Arbeit im Rahmen einer ambulanten Psychotherapie entlassen werden. Zusätzlich wurden ambulante Jugendhilfemaßnahmen empfohlen.

LITERATUR
Heller J (2015). Resilienz: 7 Schlüssel für mehr innere Stärke. München: Gräfe & Unzer.
Schleuning G, Menzel S (2007). Stationäre Krisenintervention. Psychotherapie 12(2): 314–324.
Schmeer G (1992). Das Ich im Bild. München: Pfeiffer.
Schmeer G (1994). Krisen auf dem Lebensweg: psychoanalytisch-systemische Kunsttherapie. München: Pfeiffer.
Schmeer G (2003). Kunsttherapie in der Gruppe. Stuttgart: Pfeiffer bei Klett-Cotta.
Schmeer G (2016). „Erzählen Sie von Ihrem Bild". Interview, Münchner Ärztlicher Anzeiger, Ausgabe 9, 30. April.

8.7 Comics – Bildergeschichten in der ambulanten psychotherapeutischen Behandlung von Kindern

Ursula Mußgnug-Kempmann-Hirsch

Die Methode, den Comic in die therapeutische Arbeit mit Kindern einzubeziehen, entstand durch Erfahrungen mit Bildern in der Kinder- und Jugendlichen-Therapie. Manche dieser Bilder sind nicht statisch, bilden nicht nur eine Situation ab, sondern komprimieren Ereignisse und Eindrücke aus verschiedenen Zeiträumen in die Gleichzeitigkeit. Das erschwert die Rekonstruktion. Die Bilderfolge des Comics hingegen erlaubt es, Abläufe darzustellen und dadurch **Geschichten** entstehen zu lassen. Vom Therapeuten gemalte Tier- oder Comicfiguren erleichtern manchmal die Kontaktaufnahme zum Kind, ähnlich einem Stofftier, das als Medium in der therapeutischen Beziehung eingesetzt wird. Fühlt ein Kind sich von dem Gemalten angesprochen, lässt es sich darauf ein und antwortet ebenso malend – so kann ein **Dialog in Bildern** entstehen.

Eindrucksvoll hat D.W. Winnicott in seinem „Squiggle-Spiel" (Schnörkel-Zeichenspiel) gezeigt, dass im dialogischen Malen in der Abfolge der einzelnen Bilder unbewusste Probleminhalte zutage treten, die therapeutisch genutzt werden können: *„Bei diesem Schnörkel-Zeichenspiel zeichne ich spontan ein paar Linien und fordere das Kind auf, daraus irgendetwas zu machen; danach macht das Kind ein Squiggle für mich, aus dem ich etwas machen soll."* (Winnicott 2006: 27) Den daraus zeichnerisch entstandenen Dialog, der in seiner unkontrollierten Spontaneität unbewusste Inhalte zum Ausdruck brachte, setzte er sowohl diagnostisch als auch therapeutisch ein.

Der von ihm beschriebene „intermediäre Erfahrungsbereich" schafft die Voraussetzung dafür, dass zwischen Mutter und Kind oder Therapeut und Patient durch gemeinsames Tun Vertrauen und ein Gefühl von Verlässlichkeit entsteht und dass sich kreatives Spielen entwickeln kann. In diesem geschützten Raum, in dem keine Anforderungen gestellt werden und in dem wohlwollende Akzeptanz herrscht, kann sich das Kind auf seine eigenen kreativen Fähigkeiten einlassen und tätig werden.

8.7.1 Der therapeutische Prozess

Bevor anhand einer Fallvignette ein gemeinsam gemalter Comic vorgestellt wird, bedarf es noch einiger Gedanken zum therapeutischen Prozess und zur analytischen Arbeit mit Kindern.

In der Regel weisen die Kinder den Weg – ihren Weg, sich ihren problematischen Themen, ihren unbewussten Konflikten, ihren verdrängten Wünschen und Bedürfnissen anzunähern. Kinder verwenden oft **Spiele** als Mitteilungsmedium, seltener die Sprache. Dabei wählen sie ihrer kognitiven und emotionalen Entwicklung entsprechend „ihre Spiele", abhängig von ihrer gegenwärtigen Lebenssituation und im Kontext aktueller Ereignisse.

Kinder zeigen in Rollenspielen und Regelspielen sehr eindrucksvoll und lebendig, was sie unbewusst oder auch bewusst beschäftigt. Der Therapeut als Begleiter, zugleich als Beobachter und Akteur, versucht durch sein waches „Dabeisein" zu verstehen, was das Kind mitteilen möchte. Er wird oft als Mit- oder Gegenspieler ins Spiel einbezogen. So entsteht ein Miteinander oder auch ein Abgrenzen voneinander. Durch Rollenzuteilung und Regieanweisungen gibt das Kind den Weg des Spiels vor. Der Therapeut erlebt im Mitspielen entsprechend den Rollenanweisungen seine eigenen Gefühle in Antwort auf den Spielprozess. Zugleich nimmt er die Initiative des Kindes wahr. Er bemüht sich, zu verstehen, warum das Kind ihn in diese Gefühlssituation bringt, und überlegt, inwieweit diese Interaktionserfahrungen durch Beziehungserfahrungen des Kindes bedingt sind. Dadurch gelingt ein Zugang zu den hinter den Spielszenen stehenden Gefühlen des Kindes – oft mit großer Intensität.

Schutz und Geborgenheit in der therapeutischen Beziehung ermöglichen dem Kind, sich unangenehmen, schmerzlichen Themen zuzuwenden und diese auch auszuhalten. Dabei kann manche „kluge" Erkenntnis des Therapeuten durch voreiliges unsensibles Deuten diesen Prozess stören. Kinder wehren sich zum Glück häufig, fragen: „Warum redest du so komisch?" oder sagen: „Red nicht, spiel lieber." „*Allzu leicht kann die Kreativität des Patienten durch einen Therapeuten, der zu viel weiß, eingeengt werden*" (Winnicott 2006: 69).

Der Therapeut kann im gemeinsamen Spiel verstehen, *ohne* seine Einsicht thematisieren zu müssen. Er wird sein Verstehen des kindlichen Spiels, in eigene spielerische Antworten transformiert eingebracht, nur gelegentlich verbalisieren. Dies ermöglicht dem Kind, in den Dialog über seine Gefühle einzutreten und so Ordnung und Struktur in die eigene Gefühlswelt zu bringen.

8.7.2 Der Comic in der Kindertherapie

Wird das Medium des Comics verwendet, so kann der Therapeut die ihm zugewiesenen Rollen zeichnend übernehmen und die Rollenanweisungen beachten. Regie führt das Kind, es bestimmt die Handlungsabfolge, auch die Wortwahl für Texte und Sprechblasen. Hier ist die Beschränkung aufs „Mitspielen", ohne „pädagogische" Zielvorgaben zu machen, absolut vorrangig – wohin die Reise auch immer gehen mag. Ähnlich der Identifikation mit Spielfiguren, z. B. im Puppenhaus, gelingt auch mit den gemalten Gestalten ein Identifikationsprozess, der Fantasie und kreative Lösungen ermöglicht.

Was passiert nun im Comic?

Unter einem Comic versteht man sequenzielle Kunst, also eine Folge von Bildern, die einen Vorgang beschreiben oder eine Geschichte erzählen und damit auch als **Bildergeschichte** bezeichnet werden können. Je einfacher, vereinfachter und doch ausdrucksfähiger Gesichter und Figuren sind, desto schneller können sie erfasst und aufgenommen werden, und umso leichter eignen sie sich zur Identifikation.

Einzelne, voneinander deutlich abgegrenzte, manchmal auch eingerahmte Bilder (Panels) werden mit Zwischenraum gemalt. Nach jedem Bild steht also ein Raum zur Verfügung, um das nächste Bild zu konzipieren und mithilfe der Fantasie inhaltlich auszugestalten. Ähnlich wie im Spielfilm verschmelzen die gemalten Bilder inklusive der Fantasien über die Zwischenräume zwischen den Einzelbildern zu einer geschlossenen Bildergeschichte.

Symbolisierungen als visuelles Vokabular (z. B. Herz für Verliebtsein, dunkle Wolken und Blitze für Wut) werden schnell erkannt und sind emotional eindeutig. Stimmungen und Gefühle werden also vereinfacht und schnell verstehbar ausgedrückt; der seelische Zustand der Figuren in den Bildern wird plastisch.

Texte unterstützen Inhalt und Fortgang der Geschichten, Sprech- oder Denkblasen zeigen verbale oder nonverbale Dialoge. Zusätzlich können Gefühlszustände, Geräusche usw. lautmalerisch („heul", „schluchz", „fauch", „knall" und andere Onomatopoetika) dargestellt werden.

Fallbeispiel

Die Malerin des folgenden Comics kam im Alter von 5 Jahren wegen Trennungsängsten und Kontaktschwierigkeiten im Kindergarten zu mir in psychotherapeutische Behandlung. Die Patientin, ein Einzelkind, lebte mit ihren Eltern in sehr enger familiärer Bindung. Sie weigerte sich, im eigenen Bett zu schlafen und allein einzuschlafen; sie wurde deshalb abwechselnd von Vater oder Mutter ins Bett gebracht, die dann jeweils auch bei der Tochter einschliefen. Vor Therapiebeginn war die Schwester der Mutter an einer unheilbaren Krankheit gestorben. Auf den schmerzlichen Verlust für die Mutter, die bereits beide Eltern bei einem tragischen Unfall verloren hatte, reagierte der Vater mit starker Verunsicherung und der Angst, seine Frau könnte ebenfalls erkranken.

8

Die Patientin, also das 5-jährige Mädchen, war ca. 6 Monate in meiner Behandlung, als der Vater vorübergehend Frau und Tochter verließ; er hatte sich in eine andere Frau verliebt und war zu ihr gezogen. Nach einiger Zeit kam er zurück und zog dann erneut wieder aus. Über seine Absichten ließ er alle Beteiligten im Unklaren. In ihrer eigenen Betroffenheit und Bedürftigkeit erschien die Mutter für die Tochter unerreichbar.

Die Patientin äußerte in der Therapie von sich aus nichts über den Auszug des Vaters. Da sie gern malte, schlug ich ihr vor, gemeinsam eine Bildergeschichte zu malen. Sie ging sofort darauf ein, und so malten wir auf Notizzettel die Figuren der Geschichte und eine Szenenfolge, die ihr spontan einfiel: Sie malte den König, ich sollte die Königin und die Prinzessin Elisabeth malen und den Text, den sie mir diktierte, mitschreiben. Die Königin sei gestorben, König und Prinzessin seien traurig (➤ Abb. 8.23). Prinz Arold wolle die Prinzessin heiraten, die Prinzessin lehne dies ab. „Irona die Böse“ wolle nun den König heiraten, er aber wolle, dass seine Frau wieder lebendig werde. Irona nehme daraufhin den „Zauberstaub“, der die „Männer verzaubert, damit sie bei den Frauen bleiben“. Der Zauberstaub wirke und der König verliebe sich in Irona (➤ Abb. 8.24). Die dazukommende Zauberfee habe aber ein Gegenmittel, das den Zauberstaub wegzaubere. Danach komme es zum Streit zwischen König und Irona (➤ Abb. 8.25). Nun dächten sich Irona und ihre Schwester Kara eine neue List aus, doch die Prinzessin belausche beide und warne ihren Vater vor den beiden. Erneut werde die Zauberfee aktiv und braue einen „Punsch“, damit Irona und Kara den König vergessen (➤ Abb. 8.26). Diesmal jedoch würden Irona und Kara lauschen und einen Gegenzauber erfinden, der den König 3 Jahre lang schlafen lasse.

Zur Symbolsprache dieses Comics

Die Patientin erwähnte die häusliche Situation in der Psychotherapie nicht, erst durch die Symbolsprache der Bilder konnte sie mich daran teilhaben lassen. Sie malte „drauflos“, als würde sie in Bildern frei assoziieren. Hauptperson der Geschichte ist der König, der für ihren Vater steht und der verunsichernde Veränderungen in die Familie gebracht hat. Die Königin, für die Mutter stehend, wird als Tote frei von Verantwortung dargestellt. Das bedeutet auch, dass sie ihrer Tochter, der Patientin, nicht helfen kann und nicht imstande ist, das weitere Geschehen zu beeinflussen.

Da ich die Rolle der Königin malend zu übernehmen hatte, war mir in der Übertragung die Ohnmacht zugeteilt, der Prinzessin bzw. der Patientin helfen zu können. Zusätzlich lag es an mir, stellvertretend als Prinzessin (Patientin) Kummer, Schmerz und Trauer zu erleben. Der auftretende Prinz Arold, der die Prinzessin heiraten will, macht den ödipalen Konflikt erkennbar: Sie will nicht; nachdem Mutter Königin tot ist, könnte sie den Vater gewinnen – für einen Prinzen an ihrer Seite ist (noch) kein Platz. Sie idealisiert den König zu einem Opfer ohne eigene Verantwortlichkeit: Er wird zum Opfer verschwörerischer Frauen, gegen die auch sie selbst ankämpft – ohne absehbaren Erfolg. Sie empfindet anscheinend den Vater als schwach und verführbar; starke Frauen entscheiden über sein Schicksal; er ist Spielball in den Händen von Frauen.

Reflexion: Gibt es wie in vielen Märchen ein Happy End?

Die Geschichte wurde eine Verbindungsbrücke zwischen Isolationstendenzen und Kontaktwünschen der Patientin. Ebenso zeigte sich die Bildergeschichte als Spiegel zwischen ihren Tendenzen zum Ausklammern der belastenden Wirklichkeit und ihren Wünschen, sich damit in einer tragfähigen Beziehung auseinanderzusetzen. Ich selbst erhielt in der Geschichte die Doppelidentität, Mutter und zugleich Tochter zu sein. Da die reale Mutter in ihrem Schmerz wenig haltgebend war, gestaltete sie in der Geschichte mich zugleich tot, unerreichbar und doch auch als Prinzessin fühlend. So wurde ich als reale Bezugsperson nutzbar. Dem geliebten Vater begegnet sie respektvoll, aggressive Impulse lässt sie nicht zu. Noch ist vielleicht die Angst des Kindes zu groß, der Vater könne auch sie verlassen. Sie lässt ihn schlafend für alle unerreichbar sein; möglicherweise steht dieses Bild symbolisch für erste Ablösungsversuche von ihm.

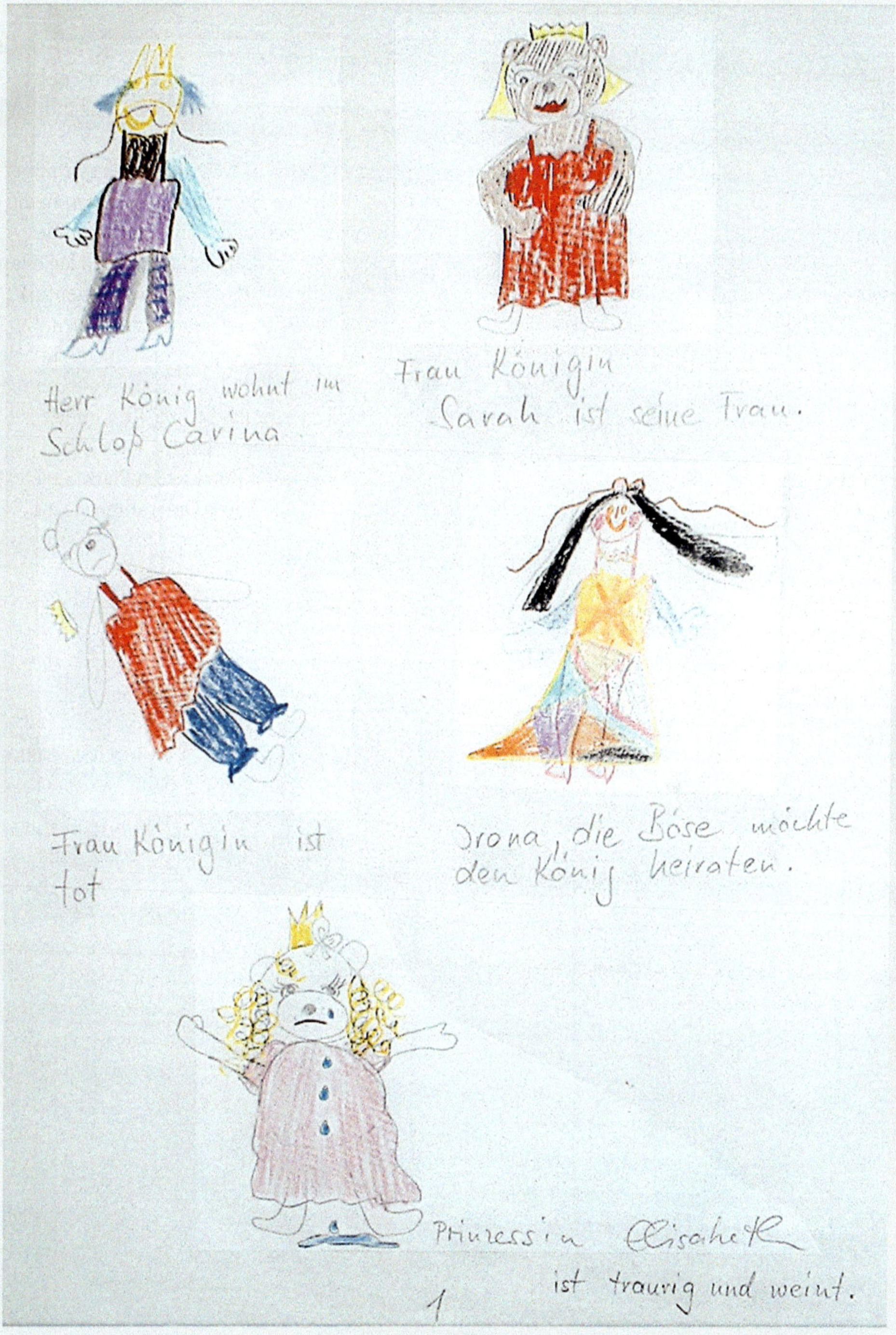

Abb. 8.23 Prolog: Einige Darsteller werden entsprechend den Rollenzuweisungen der Patientin von Therapeutin und Patientin gezeichnet.

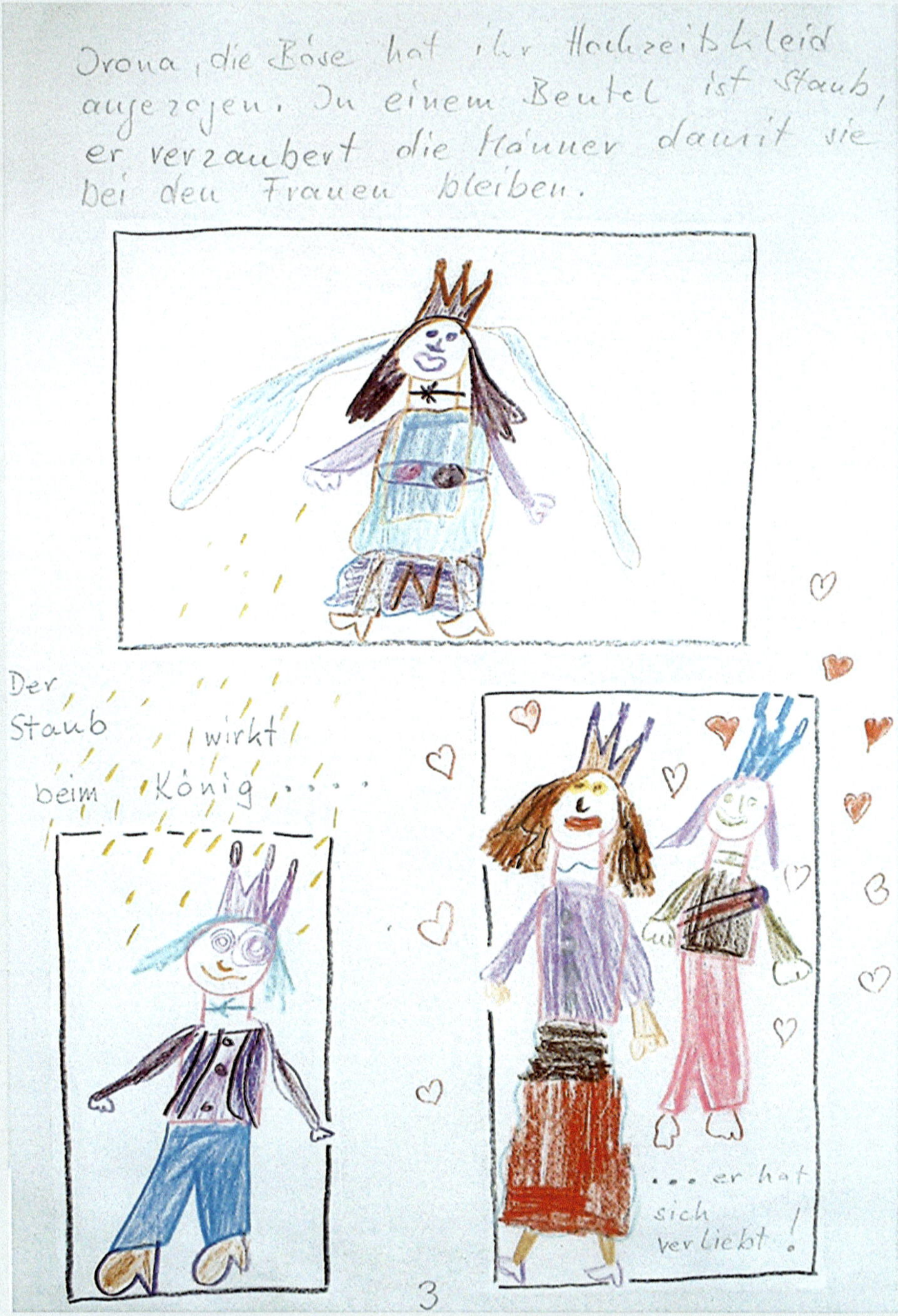

Abb. 8.24 Das Böse – die Gefahr – tritt auf.

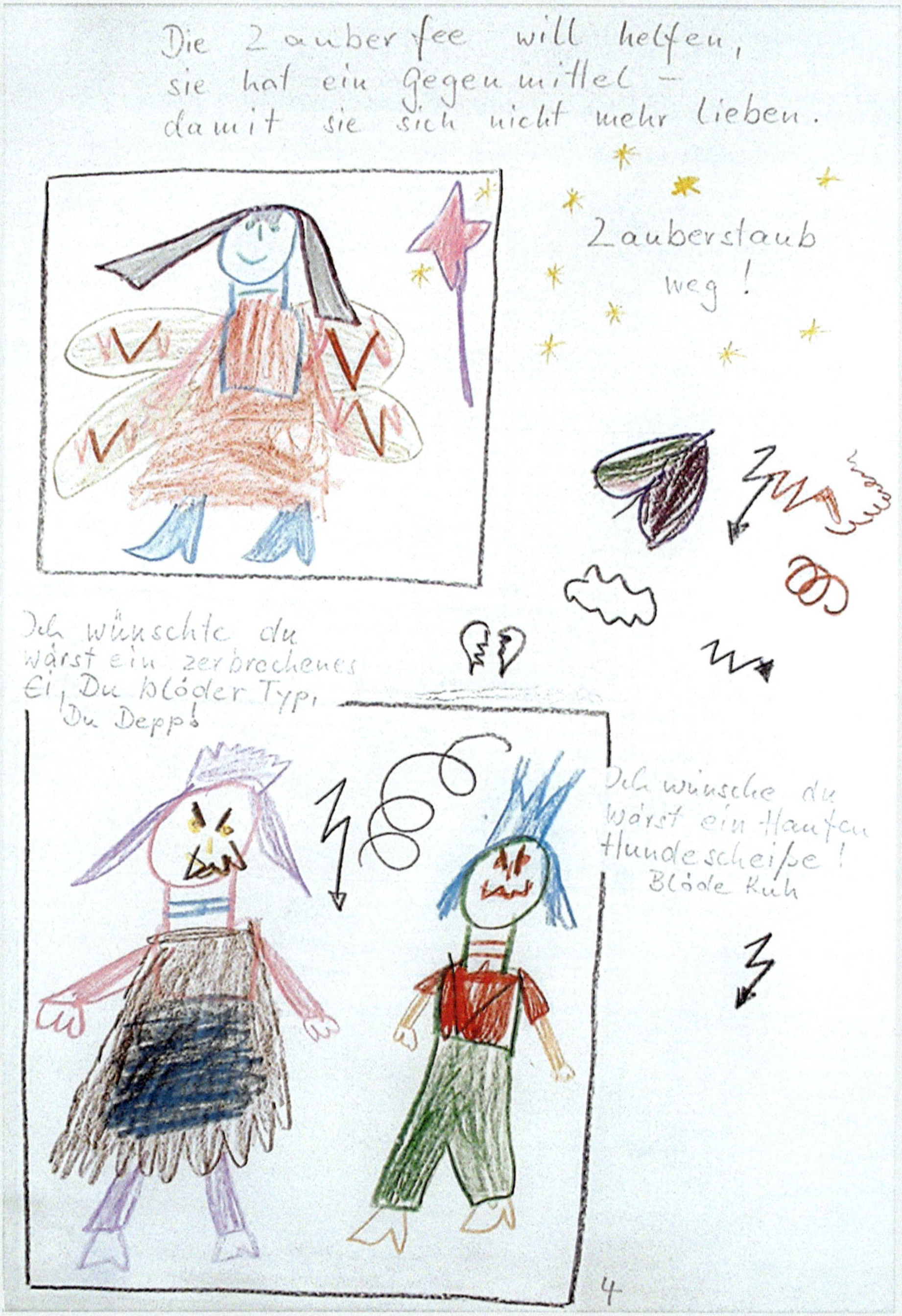

Abb. 8.25 Die gute Fee stört das Komplott.

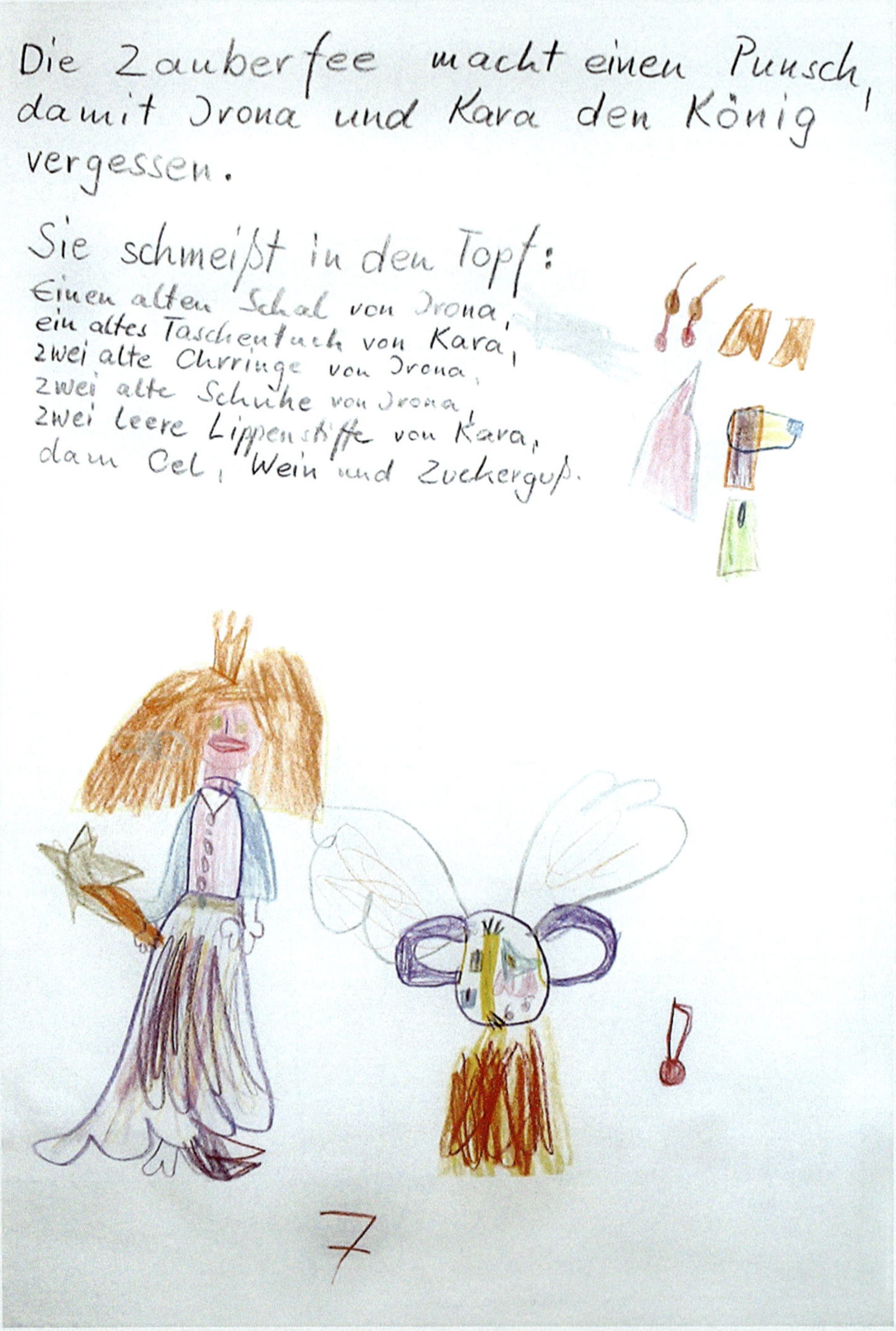

Abb. 8.26 Weder Gut noch Böse kann sich durchsetzen, die Entscheidung des Königs bleibt offen.

8.7.3 Fazit

Dieses Fallbeispiel aus der Therapie mit Kindern zeigt, dass das Medium des Comics in vielfältiger Weise hilfreich sein kann. Kreative Fantasien wurden zur Beschreibung einer unerträglich gewordenen Gegenwart und zu deren Veränderung in der Bilderfolge genutzt. Durch die Mitwirkung bei der Ausgestaltung und Rollenübernahme wird die therapeutische Bezugsperson in den seelischen Entwicklungsprozess, wie er sich im Comic zeigte, mit eingebunden. Der in dieser Gestaltung entwickelte gemeinsame Fantasieraum wurde zum tragfähigen Untergrund der weiteren therapeutischen Entwicklung.

8.7.4 Nachtrag

Als 17-jährige junge Frau suchte mich die Patientin erneut auf; 4 Monate davor war ihre Mutter gestorben. Sie leide unter Schuldgefühlen, weil sie sich nicht ausreichend um ihre Mutter gekümmert habe, und sie fühle sich sehr einsam. Dazu habe sie Suizidgedanken. Weiter hatte die junge Frau selbstverletzendes Verhalten (parasuizidal?) entwickelt.

Sie hatte bei der Mutter gelebt, die Eltern hatten sich schon vor einiger Zeit getrennt und jetzt war sie zum Vater gezogen. Es wirkte, als habe sie längerfristig sehr parentifiziert gelebt, was rückwirkend betrachtet, zu der Zeit, als der Comic entstand, sicherlich auch schon der Fall war.

Katamnestisch gesehen konnte die Patientin ihre Erfahrungen während der früheren Therapie als beziehungsstiftend auch ohne realen Kontakt wieder verfügbar machen. Wahrscheinlich ermöglichte ihr die therapeutische Arbeit, u. a. mithilfe des Comics, zur Zeit des damaligen beängstigenden intrapsychisch-chaotischen Erlebens die Entwicklung ordnender, strukturierender hilfreicher Fantasien, die ein günstiges Therapieergebnis ermöglicht haben.

Möglicherweise ist es ihr in ihrer Comicerzählung auch gelungen, einseitige Identifizierung mit der Mutter gegen den Vater zu vermeiden, indem sie ihn von der Täterrolle befreite, um dadurch ihrem Parentifizierungsauftrag gerecht zu werden.

LITERATUR

McCloud S (2001). Comics richtig lesen. Hamburg: Carlsen.
Winnicott DW (1973). Die therapeutische Arbeit mit Kindern. München: Kindler.
Winnicott DW (2006). Vom Spiel zur Kreativität. 11. A. Stuttgart: Klett-Cotta, S. 27–69.

8.8 Aspekte der Prävention am Beispiel eines kunsttherapeutischen Projekts mit Jugendlichen

Doris Titze und Gudrun Falk

8.8.1 Einführung

Kunsttherapie ist die Idee eines gemeinsamen Ortes für Kunst und Therapie. Dabei gilt es, die partizipatorischen künstlerischen Aktionen von therapeutischer Begleitung zu unterscheiden, wenn auch vieles gemeinsam scheint. Doch die partizipatorische Arbeit stellt (sehr grob unterschieden) die Kunst mithilfe der Menschen in ihr Zentrum, die therapeutische Arbeit den Menschen mithilfe der Kunst. Die Übergänge sind fließend: Auch Kunsttherapie-Projekte arbeiten werkbezogen, und hier verbindet sich die Kunsterziehung mit der Kunsttherapie.

Die deutsche Kunsttherapie wurde stark von der in die USA emigrierten österreichischen Künstlerin Edith Kramer (1916–2014) beeinflusst, die seit den 1940er-Jahren dort die „Art Therapy" (vor allem für Kinder) entwickelte (Kramer 2014). Edith Kramers Lehrerin und Freundin war die 1898 in Wien geborene Künstlerin Friedel Dicker-Brandeis: Diese hatte im Bauhaus bei Johannes Itten studiert, der Kunst und Leben zu einen suchte und dessen Weltsicht sie teilte (Titze 2013). Friedel Dicker-Brandeis wiederum malte und zeichnete im Nationalsozialismus unter allerschwierigsten Bedingungen als selbst verfolgte Jüdin mit 8- bis 15-jährigen Kindern im Konzentrationslager Theresienstadt. In der Pinkas-Synagoge in Prag sind ca. 180 der knapp 7.000 erhaltenen Kinderzeichnungen ausgestellt. Man spürt die existenziellen Aussagen der Bilder, selbst wenn sie anscheinend alltägliche Motive beinhalten wie Blumenwiesen oder Haustiere: Die Kinder kannten diese nur noch aus der Erinnerung. Daneben stehen bedrückend deutliche Zeichnungen des Lageralltags. In Theresienstadt verfasste sie 1943 kunstpädagogisch-theoretische Überlegungen im Aufsatz „Kinderzeichnen“: *„Also sollte dem Kind uneingeschränkt vertraut werden. Wenn wir das Beste für das Kind tun wollen, geben wir ihm Material und ermuntern es, mit der Arbeit zu beginnen. In diesem Stadium sind alle unsere ‚ästhetischen‘ Bewertungen sinnlos“* (zit. in Müller 2009: 97). Friedel Dicker-Brandeis wurde 1944 in Auschwitz umgebracht.

8.8.2 Wirkung der Projektarbeit

Mit diesem uneingeschränkten Vertrauen in die Kraft der Menschen und der Bilder arbeiten wir in der (Kunst-)Therapie. Während in der Kunstpädagogik ein ästhetisch wertvolles Ergebnis erzielt werden soll, ist die Kunsttherapie unabhängig von ästhetischer Bewertung der Schöpfungskraft in ihrer ursprünglichen Bedeutung verbunden, um diese therapeutisch wirksam werden zu lassen. In Kunsttherapieprojekten steht die Analyse des Prozesses und der Form der Gestaltung in Einklang mit deren therapeutischer Wirkkraft. Sie bieten Freiräume innerhalb einer festen Struktur und fördern individuelle Gestaltungswünsche innerhalb eines verbindlichen Konzepts. Der Kunstanspruch des Konzepts und der therapeutisch sinnvolle, individuelle Ausdruck sind aufeinander abgestimmt und stützen sich gegenseitig. Projektarbeit bewährt sich mit ihren nonverbalen Anteilen und zeitgebundenen Gestaltungszielen auch bei interkulturellen Ansätzen. Die schöpferische Handlung wird in Kreativitätstheorien als ein Sinnbild der Lebenserhaltung gesehen, als ein oszillierender Akt auf der schmalen Grenze zwischen unbewussten und bewussten Prozessen.

Generell fördert kunsttherapeutische Projektarbeit den Eigenwert der Teilnehmer, ihren Realitätssinn, ihr Durchhaltevermögen und ihre Kontaktfähigkeit. Sie gewinnen einen Einblick in die eigenen Ressourcen und Flexibilität im Umgang mit den Anforderungen des Materials bezüglich der umsetzbaren Ideen; sie üben den Blick auf die Realitätsbezüge, bewältigen Phasen der Frustration, genießen die Zeitlosigkeit des Flow und erleben Momente des glücklichen Gelingens. Der neue Blick auf sich selbst und auf bisher ungeahnte Fähigkeiten bleibt in der (oft gemeinsam erarbeiteten) Gestaltung sichtbar und stärkt zusätzlich das Zusammengehörigkeitsgefühl einer Gruppe, die am Ende gemeinsam alle Hürden gemeistert hat. Neben neuen Kontakten und der Anerkennung auch von außen ermöglichen Projekte eine Unterbrechung der etwaigen Routine des (Schul- oder Klinik-)Alltags mit der Erfahrung, dass sich auch in festgefügten Institutionen neue Räume öffnen können. Im besten Falle werden Eigenständigkeit und Eigenwert deutlich und Selbstbewusstsein wird gewonnen.

Nonverbale Arbeit erleichtert außerdem die verbale Kommunikation als ein „Drittes“, auf das man sich beziehen kann, gerade im gemeinsamen Gestalten eines Ziels (Menzen et al. 2005a, b; Titze 1994). Gesprächsrunden der Gruppen als kommunikatives Übungsfeld mithilfe der Gestaltungen erzeugen größere Kontaktfreudigkeit. Dieses Dritte wird angereichert durch vielfältige Assoziationen, Gedanken und Gefühle. Es kann als ein eigenständiges Gegenüber von Therapeut und Patient von beiden befragt werden und bleibt, anders als ein Gespräch, für beide gleich sichtbar. Das heißt nicht, dass beide das Gleiche sehen, denn die Wahrnehmung von Bildern ist ein hoch kreativer Vorgang. Die materielle Ebene der Gestaltung birgt daher eine virtuelle, vielschichtige Tiefe, die erneut gelesen werden muss, und lässt in der Reflexion die eigene Entwicklung gewahr werden.

Aktuell werden (digitale) Bilder fast ununterbrochen konsumiert und erstellt; Ereignisse ohne Bilder werden kaum registriert, und manipulierte Fotos erschaffen die Wirklichkeiten, die sie abzubilden vorgeben (Weibel 2003). Nicht nur deshalb ist in der kunsttherapeutischen Arbeit eine **Sensibilisierung der Wahrnehmung** notwendig, auch und gerade innerhalb der eher niederschwelligen Projektarbeit. Bewusst gewordene bildnerische Handlungen können in den Alltag übertragen werden: Indem man übt, eine noch unfertige Zeichnung weiterzuführen, obwohl sie dadurch missraten kann; indem man das Bild sorgfältig betrachtet, anstatt schematisch weiterzuarbeiten; indem man sich neuen Medien anvertraut und Experimente wagt oder riskiert, dass die eigene Arbeit unvertraute Züge entwickeln kann. Therapeutisches wie bildnerisches Handeln sind kreative Prozesse, die Erfahrung, Reflexion und präzise Wahrnehmung erfordern. Die dadurch (wieder) gewonnene Einbildungskraft wird letztlich im Menschen selbst wirksam.

8.8.3 Bedingungen und Strukturen der Projektarbeit

Das **Projektkonzept** einer Gruppe sollte möglichst den Prozesscharakter der gemeinsamen Arbeit widerspiegeln, dabei – altersgemäß und hinsichtlich der Ausdauer sowie der (kognitiven) Fähigkeiten und handwerklichen Fertigkeiten – auf die Teilnehmer abgestimmt sein und die Beteiligungsmöglichkeit aller Teilnehmer sicherstellen. Es sollte Halt und Sicherheit im formalen Entwurf geben, innerhalb dieses konkreten Rahmens Offenheit für die Gestaltung der Teilnehmer bieten und Flexibilität bei unvorhergesehenen Änderungen ermöglichen, bestenfalls das Gesamtprojekt aus den Arbeiten der Teilnehmer heraus aufbauen. Die **Materialvorgaben** sollten so spontanes wie geplantes, so additives wie subtraktives Arbeiten ermöglichen und auf die jeweilige Korrigierbarkeit, Herausforderung und das Anregungspotenzial achten, dabei Ungewohntes und eine bestimmte Vielfalt einbeziehen, jedoch weder Überforderung noch Unübersichtlichkeit erzeugen. Die **Zeitdauer** sollte vorab festgelegt werden, sowohl für das Projekt insgesamt als auch für die einzelnen Arbeitsphasen der Hinführung, der Durchführung und des Abschlusses sowie übersichtliche Strukturen des (Tages-)Ablaufs gewährleisten, dazu (hinsichtlich einer notwendigen Flexibilität) gewisse Zeitpuffer einplanen.

Im **Verlauf** der Projektarbeit sollte man möglichst gleich zu Beginn einen evtl. Kunstanspruch sowie zu hohe Erwartungen und Spannungen abbauen und vor allem eigene Ausdrucksformen und Motive innerhalb eines (gemeinsamen) Themas bestärken. Man kann Materialerfahrungen anregen – z. B. vom zweidimensionalen zum dreidimensionalen Gestalten übergehen – und manchmal auch das Gesamtkonzept zusammen erarbeiten. Eine Dokumentation der Arbeit für alle Beteiligten kann den Abschluss erleichtern und Erfahrungen vertiefen; hier benötigt es Einwilligungserklärungen der beteiligten Personen für eine potenzielle Öffentlichkeit.

Bei **mehreren Therapeuten** ist die transparente Arbeitsaufteilung der Betreuer untereinander sowie für die Patienten wichtig, so (bei Betreuerfluktuation) Pläne der Übersicht, die Benennung des Hauptansprechpartners und/oder der den jeweiligen Patienten zugeordneten Betreuer. Der Betreuerschlüssel sowie die zeitliche Einbindung aller müssen vorab geklärt werden. Sehr wichtig bleibt der Austausch mit bzw. die Einbindung von zusätzlich betreuenden Personen und/oder den Ansprechpartnern der beteiligten Institution.

Kunsttherapieprojekte fördern im Realitätsbezug der Gestaltung und seinen materialbezogenen Lösungen eine stete Übung des Entscheidens, Reflektierens und Handelns. Dies ermöglicht vor allem eine liebevolle Annahme der eigenen Unvollkommenheit und jener der anderen. Es erfordert Kraft, Enttäuschungen und Unzulänglichkeiten zu akzeptieren, ohne dadurch die eigene Existenz als völlig bedroht zu erleben, wie dies bei psychisch kranken Menschen oft der Fall ist. Künstlerisches Schaffen kann sowohl eine Eigenstrukturierung unterstützen als auch entgrenzen: Kunsttherapeuten helfen daher materialbezogen, den drängenden Inhalten Raum zu geben, sie ferner oder näher zu rücken, sie zu konturieren oder zu lösen. Jedes Material beeinflusst das innere Thema, die Ausdrucksweise und Handhabung; es stützt individuelle Entwicklungsprozesse, ändert Zielvorstellungen und erzeugt Unwägbarkeiten. Oft widerspricht oder unterstreicht die Art der Gestaltung deren Inhalt: Hier bedarf es neben einer generell reflektierten und empathischen Wahrnehmung des Therapeuten des professionellen Blicks auf die Kongruenz oder Differenz des Bildes zu den Worten, Handlungen oder der (Körper-)Haltung des Gestaltenden.

Die Gestaltung setzt der flüchtigen Erinnerung und dem steten Wandel des Gedächtnisses ein handhabbares, unveränderliches Gebilde entgegen. Diese Objektkonstanz schafft Verlässlichkeit, und die oft ungreifbare, ängstigende oder überwältigende Welt der Patienten erhält einen stabilen Ort. Manche Bilder erschrecken. Doch die dargestellten Bilder bleiben Bilder und können mit Worten umschrieben werden. Im Bild stellvertretend ausgelebt und im Tageslicht angesehen, verlieren bedrohliche Figuren und Themen ihre Übermacht, und Aggressionen werden flüchtig. Einer tatsächlichen Gewaltausübung oder seelischen Ohnmacht wird präventiv zuvorgekommen, ebenso können Wünsche oder Ideale formuliert werden.

8.8.4 Bildhauerprojekt in einem Kinderheim

Hintergrund

In der kunsttherapeutischen Arbeit in verschiedenen Kinderheimen zeigte sich eine besondere Bedeutung dreidimensionalen Schaffens in Bezug auf den therapeutischen Prozess. Die sehr häufigen Diagnosen ADHS bzw. Störung des sozialen Verhaltens zeigten sich durch Unruhe und oftmals in Kombination mit aggressivem Verhalten auch in der Kunsttherapie. Es wurde mir ein Anliegen, diese Energie anzuerkennen, aufzunehmen und zu wandeln, denn sonst wären sehr bedürftige Kinder ausgeschlossen worden. Der Einsatz von Material, das physische Präsenz zeigte und mit Körpereinsatz bearbeitet werden konnte, ohne dass jemand zu Schaden kam, ermöglichte eine positive Entwicklung. Äußerst selbstzufrieden und wesentlich ausgeglichener konnte dann das jeweilige Kind wieder in die Wohngruppe zurückkehren.

In Kinderheimen ist ein kunsttherapeutisches Angebot meist nicht fest verankert, sondern findet als Projektangebot statt, meist durch Spenden und Fördervereine finanziert. Kunsttherapeutische Begleitung für Kinder im Heim ist sehr wertvoll, da die Kinder durch ihre Vorgeschichte meist sehr belastet sind und oft gar nicht die Möglichkeit haben, ihre innerpsychischen Konflikte verbal auszudrücken. In forensischen Psychiatrien und Justizvollzugsanstalten finden sich nach meiner eigenen Erfahrung viele ehemalige Heimkinder; dies verdeutlicht die Notwendigkeit, dass Kinder in der Heimsituation besser gestützt werden sollten.

Fallbeispiel

Nashorn, Nashorn – Käfer, Käfer

Ein „Bildhauer“-Projekt im Einzelsetting mit Fabian, einem 12-jährigen Jungen mit einer sehr belastenden Vorgeschichte, wurde einmal wöchentlich für 120 Minuten über 4 Monate hinweg durchgeführt und in Bezug auf Besonderheiten der Materialwirkung untersucht. Störungsbilder waren Enkopresis und Enuresis, ADHS, Hörschädigung sowie eine Störung des Sozialverhaltens. Erschwerend hinzu kam eine sehr reduzierte Sprachentwicklung. Durch Kunsttherapie sollte stabilisierend gearbeitet und die Integration in die Wohngruppe gefördert werden, da sich der Heimalltag mit Fabian nur schwer gestalten ließ. Vor allem häufige aggressive Durchbrüche und eine scheinbare Angst vor geschlossenen Räumen waren die Gründe dafür, im angrenzenden Wald im Freien zu arbeiten. Mit Farbe und einfachen Werkzeugen wie Sägen, Bohrern, Steinbildhauereisen und Holzhammer durfte er abgestorbene Bäume bearbeiten. Hier konnte Fabian seine ungestüme Energie besser leben.

Prozessbezug

Im Fall von Fabian bot sich das prozesshafte kunsttherapeutische Arbeiten an. Es waren die Prozesse, die ihn vordergründig interessierten. Auch Orte spielten dabei eine Rolle. Das Fließen des Bachwassers wurde zum Gegenstand der Gestaltung. Seine besondere Vorliebe galt toten Bäumen. Schon aufgrund der Sprach- und akustischen Verständnisschwierigkeiten sowie der Unruhe und auch Angst von Fabian war es schwierig, überhaupt so etwas wie ein Thema zu vermitteln.

Materialbezug

Das Ausagieren von destruktiven Aggressionen am Material lindert den innerpsychischen Druck. Dies muss in einem sicheren Rahmen und mit klaren Regeln geschehen. Wichtig ist es, als Therapeut mit dem Patienten in Kontakt zu bleiben und zu intervenieren, sobald die Gefahr der Selbstschädigung besteht. Aggressive Energie kann in der Bildhauerei durchaus als Ressource betrachtet werden. *„Holz ist fest und recht beständig, es hält auch vehementer Bearbeitung stand, ist ein zuverlässiges Gegenüber und bietet dadurch Objektkonstanz. Aggressive Energie muss eingesetzt werden, um dieses harte Material zu gestalten. Der Umgang mit der eigenen aggressiven Energie kann bewusst gemacht und, bei einer Hemmung, Blockaden gelockert werden“ (Wieland und Keßler 2008: 194).*

Affektregulation

Anfänglich war das Handeln des Jungen ein wildes Ausagieren seiner Impulse, wobei es schwierig war, den Kontakt aufrechtzuerhalten, und er die Selbstkontrolle gänzlich zu verlieren schien. Zur Affektre-

8

gulation entwickelte sich eine Übung mit einer Zwei-Personen-Säge, eine sog. Schrot- oder Trummsäge, die Fabian im Wald gefunden hatte. Wir sägten gemeinsam, jeder betätigte eines der zwei Enden der Säge; im Wechsel wurde geschoben und gezogen. Die Personen stehen über die Säge in einem dialogischen Kontakt miteinander. Sie bleiben es auch in den verschiedenen Intensitäten. Die Tempoangaben waren folgendermaßen: „Ganz langsam, langsam, etwas schneller, schnell, ganz schnell", und dann werden die verschiedenen Tempos durcheinander angesagt. Das Tempo in Zahlen anzusagen war für Fabian nicht begreiflich. Die Therapeutin hat die Möglichkeit zu begleiten und direkt zu intervenieren. Die Zwei-Personen-Säge hat den Vorteil, dass ich mich aktiv beteilige und ggf. bremsen oder antreiben kann. So konnte Fabian über die Körperbewegung die Unterschiede der einzelnen Stufen begreifen. Für ihn wurde diese Übung zu einem Spiel, das er freudig annehmen konnte.

Selbstwirksamkeit

Große Zufriedenheit erlebte Fabian offensichtlich dadurch, Selbstwirksamkeit zu erleben; mit großer Begeisterung bewegte er Materialmassen, wuchtete Stämme, grub Wurzeln aus oder erzeugte Berge von Sägespänen. In der Begleitung galt es, die Wahrnehmung des Jungen auf das Objekt zu lenken und den Blick für das negative, also das abzutragende Material zu schärfen, um zugleich das positive Objekt im Auge zu behalten. Man kann hin- und herwechseln, wie bei einem Wackelbild. Indem ich etwas abtrage, entsteht eine neue Form – ein Wandlungsprozess vom Zerstören hin zum Erschaffen.

Beziehung

Die Beständigkeit des Objekts und die langsamen Fortschritte beim Bildhauern bringen mit sich, dass man über eine längere Zeitspanne mit dem Objekt in Kontakt steht und ebenso die Erfolge wie das Scheitern und die dementsprechend erhebenden oder frustrierenden Gefühle erlebt. Dies suggeriert einen Kennenlernprozess, ein Vertrautwerden mit dem Material, vergleichbar mit dem Vertrautwerden mit einer Person. Fabian hatte im Wald einige abgestorbene Bäume gefunden, die er regelmäßig „besuchte", wobei deutlich zu spüren war, dass er sie schätzte. Beim jeweiligen Baum angekommen, begann er sofort, ihn zu bearbeiten, Rinde zu entfernen, etwas abzusägen. Bei allem Einsatz blieb das Material, der Baum, doch stehen oder liegen, da die gewählten Objekte eine enorme Größe hatten (> Abb. 8.27). Das feste Material in seiner Prä-

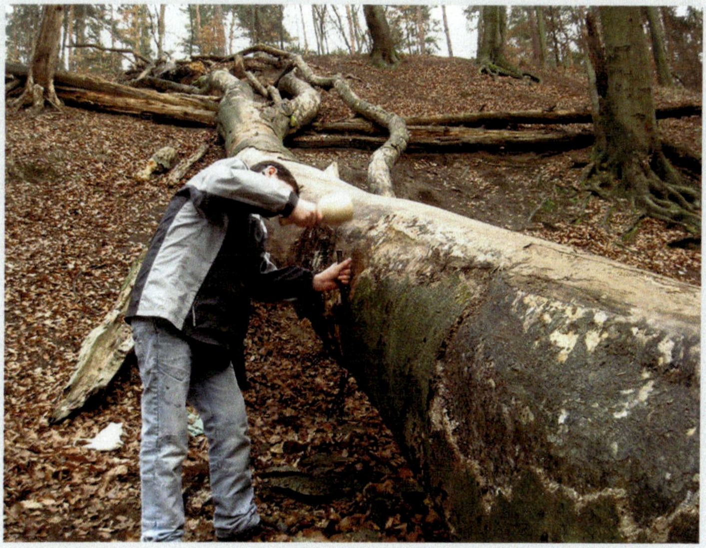

Abb. 8.27 Baum

senz durch Größe und Beständigkeit ermöglichte das Erleben einer stabilen Beziehung. Im kunsttherapeutischen Arbeiten werden auch Beziehungsqualitäten und basale Verhaltensmuster sichtbar.

Fabian besuchte die Bäume in treuer Regelmäßigkeit; beim Bearbeiten konnte er höchst wütend werden, wenn etwas nicht nach seinem Willen ging, und hatte dann Schwierigkeiten, sich wieder zu beruhigen. Gleichzeitig verblüffte seine enorme Wertschätzung gegenüber dem Werkzeug und seine große Neugier gegenüber dem Material. *„Wir können davon ausgehen, daß die Kunst und menschliche Beziehungen von Gemeinsamkeiten geprägt sind. So lebt sowohl die Kunst als auch jede Beziehung von paradoxen und gegensätzlichen Strukturen, die gleichzeitig vorhanden sind und im Prinzip einander sogar bedingen" (Dannecker 2001: 27).* Der Patient erlebt sich selbst als wirksames Gegenüber während der Gestaltung mit dem Material.

Handlungsmuster

Die Stunden erhielten meist eine ähnliche Struktur. Fabian musste erst Energie loswerden und bearbeitete das Material zunächst sehr heftig, bis er plötzlich Interesse fand an dem, was sich ihm dadurch zeigte: Tierchen, Moose, Farben, Formen, Temperaturen, Gerüche, Gewicht, Größe – alles, was ihn beeindruckte. Mit großer Aufmerksamkeit verfolgte Fabian die Materialeigenschaften und freute sich an Prozessmomenten wie den Sägespänen, die beim Sägen aufgewirbelt durch die Luft fliegend im Sonnenlicht aussahen „wie Goldstaub" (➤ Abb. 8.28). *„Gelegentlich können wir die Form als den Inhalt betrachten – dann nämlich wenn vage und undeutliche Gefühle oder Ideen eher in der Form oder im Prozess übermittelt werden als in dem eigentlichen Gegenstand." (Rubin 2005: 88)* Eine Reihe von Arbeitstechniken wiederholte sich regelmäßig und schien für ihn von besonderer Bedeutung zu sein: Er schälte Stämme, spaltete, sägte. Dabei sagte er Dinge wie „das Kranke muss weg" oder „Herz", wenn er den Kern des Stammes freigelegt hatte.

Wort und Bild

Eine wiederkehrende „Skulptur" entstand aus dem Werkzeug. Steineisen wurden in einer Reihe unterschiedlich tief in einen Stamm geschlagen (➤ Abb. 8.29). Je nach Tagesform sahen die Ergebnisse unterschiedlich aus. Die Eisen standen in lockerer Entfernung zueinander oder waren ganz dicht gedrängt, entweder nur oberflächlich ins Material gepikst oder bis zum Anschlag ins Holz getrieben. Die entstandene Skulptur wirkte schmerzhaft und brutal. Sie ließ (mich) an einen verwundeten Stier in der Arena denken, die Speere des Torero im Rücken.

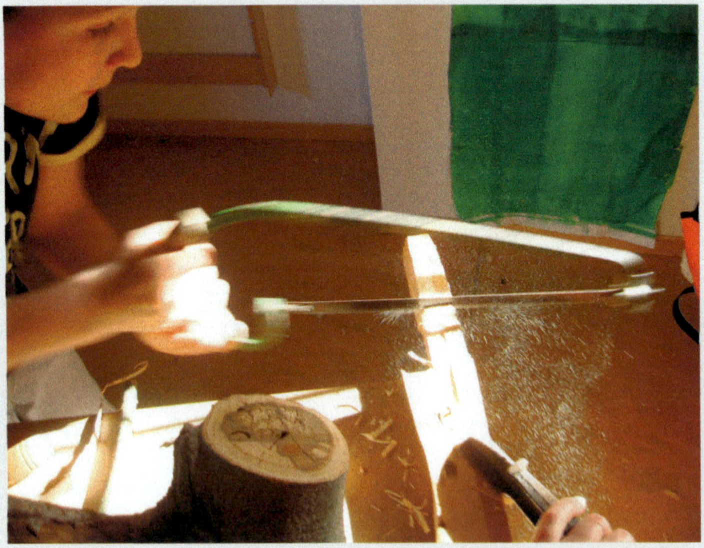

Abb. 8.28 Goldstaub

8

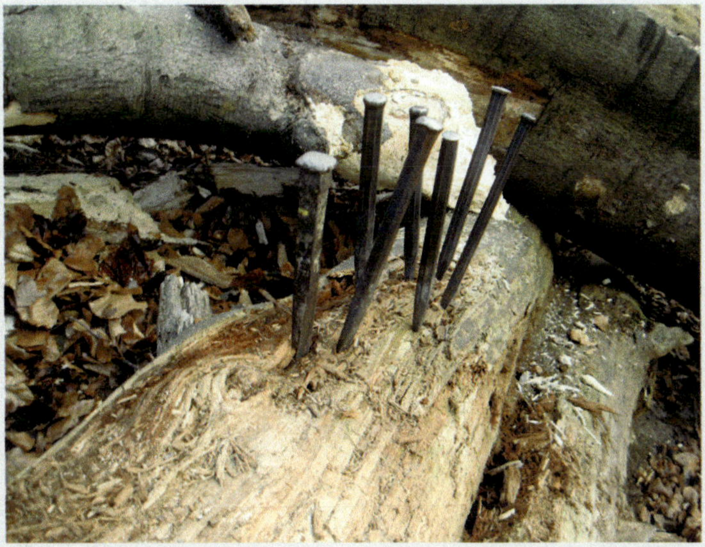

Abb. 8.29 Gepikst

Dieses Arrangement kann wohl als Sinnbild für seine eigenen seelischen Verletzungen betrachtet werden. *„Wir vergessen die destruktiven Elemente des Schöpferischen, jene die existenziell in der Kunst enthalten sind. Wir vergessen die dunkle Seite der Farben. Doch gerade das Auftauchen jener dunklen Seite ist oft der eigentlich heilende Moment, indem sie schmerzhaft bewußt und schließlich integriert werden kann" (Titze 2005: 181).* Fabian schien sehr zufrieden zu sein mit dem „Bild", das er gefunden hatte, und wies mit einem entspannten Lächeln und einem Anflug von Stolz darauf. *„Der Akt des Formens (…) heißt mit seiner inneren Welt in Verbindung zu stehen, die sich in die Skulptur oder das Bild nach außen transformiert" (Dannecker 1999: 208).*

Durch Fabians Schwerhörigkeit und seine stark reduzierte sprachliche Ausdrucksfähigkeit verliefen die Treffen zunehmend schweigsam. Außerdem rebellierte er regelmäßig gegen den zeitlichen Rahmen und versuchte, die Stunde zu verlängern. Um die verbale Kommunikation zu stimulieren und um besser zu wissen, was Fabian wirklich beschäftigte, wurde das Ritual am Ende der Stunde eingeführt, als Resonanz jeweils ein Gedicht zu verfassen. Dieses Ritual brachte Ruhe ins Geschehen, sodass der Rahmen besser eingehalten werden konnte. Er sollte formulieren, was für ihn wichtig war, und die Kunsttherapeutin schrieb auf:

3. Mai 2012
Nashorn, Nashorn-Käfer, Käfer
Gesägt
Baum runterfallen wollen
Zu schwer
Geht nicht mehr
Foto gemacht
Nashorn, Nashorn
Käfer, Käfer
Erde Käfer, Nashorn
Holz, Käfer, Raupe
Wasser gespritzt
Maus
Maus war das
Geseh'n im Haus
Geseh'n Baby
Verschreckt und sterbt gleich
Angst kriegt
VORSICHTIG

Entwicklungsprozess

Der Kontakt mit Fabian stabilisierte sich so weit, dass er Holzbildhauerwerkzeug zur besseren Bearbeitung der Bäume erhielt. Im weiteren Verlauf wurde ein Entwicklungsprozess deutlich erkennbar. Er ließ Objekte entstehen: entweder spontan oder zufällig, aber auch geplant. Es entstanden u. a. Schalen in Sandstein geschlagen, eine Murmelbahn in einen Baumstamm gehauen oder ein Fledermausbrutkasten. Nach wie vor enthielt eine Kunsttherapiestunde mit Fabian viele destruktive Momente, allerdings hatte sich das Ausmaß der Heftigkeit und Dauer seiner Kontrollverluste auf ein umgängliches Maß reduziert. Seine anfänglich ständige Ernsthaftigkeit hatte sich gelockert und er wirkte beweglicher. Seine Gestaltungen erhielten zunehmend spielerische Elemente, und im Kontakt zeigte er sich humorvoller. Seine Anerkennung in der Wohngruppe wuchs, indem er Fotos seiner Projekte oder Videos zeigte, die während seines Arbeitens aufgenommen worden waren. Hier wurde seine Kompetenz deutlich.

Fazit

Das Material (hier besonders Holz und Stein) ist dazu in der Lage, dem Bedürfnis des Gestalters, mit dem ganzen Körper in Kontakt zu treten, standzuhalten. Das Material bietet die Möglichkeit, Aggressionen zu entladen, körperliche Grenzerfahrungen zu machen und den eigenen Körper als Gegenüber zu erleben. Je nach Anforderungen und Bedürfnis der Patienten kann eine adäquate Materialwahl den jeweiligen Therapieprozess stützen.

LITERATUR

Dannecker K (1999). Horror in der Kunst – Horror Vacui? Angst in der Kunst von Kindern und Jugendlichen und ihre Behandlung in der Kunsttherapie. In: Hampe R, Ritschel D, Waser G (Hrsg.). Kunst, Gestaltung und Therapie mit Kindern und Jugendlichen, Bremen, Universität Bremen, S. 206–222.

Dannecker K (2001). Die Fähigkeit zum Gegenüber. Kunst & Therapie: Zeitschrift für bildnerische Therapien 2001/2002. Köln: Claus Richter Verlag, S. 27–30.

Menzen K-H, Rech P, Wendlandt-Baumeister M (Hrsg.) (2005a). Kunst & Therapie: Zeitschrift für bildnerische Therapien. Heft 1: Projekte I. Köln: Claus Richter Verlag.

Menzen K-H, Rech P, Wendlandt-Baumeister M (Hrsg.) (2005b). Kunst & Therapie: Zeitschrift für bildnerische Therapie Heft 2: Projekte II. Köln: Claus Richter Verlag.

Müller U (2009). Bauhaus-Frauen. Meisterinnen in Kunst, Handwerk und Design. Friedl Dicker 1898–1944. München: Sandmann.

Rubin JA (2005). Kunsttherapie als Kindertherapie. Kinderbilder zeigen Wege zu Verständigung und Wachstum. Karlsruhe: Gerardi Verlag für Kunsttherapie.

Titze D (2005). Kunst an sich ist nicht heilsam. In: Titze D/HfBK Dresden (Hrsg.). Kunstaustausch. Dresden: Sandstein, S. 181.

Titze D (2008). Wir selbst sind der Ort unserer Bilder. In: Titze D/HfBK Dresden (Hrsg.). Resonanz und Resilienz. Dresden: Sandstein, S. 96–104.

Weibel P (2003). Magie und Bild. Ein Gespräch mit Birgit Richard. In: Kunstforum international Bd. 163: Das Magische. Januar – Februar 2003, Rupichterroth: Kunstforum-Verlag, S. 151–155.

Wieland E, Keßler W (2008). Plastisches Gestalten in der Kunsttherapie. 2. A. Dortmund: Verlag Modernes Leben.

8.9 Spiritualität von Kindern und Jugendlichen

Alexander von Gontard

8.9.1 Einleitung

Spiritualität ist ein wichtiger, oft vernachlässigter Aspekt der kindlichen Entwicklung, obwohl er gerade jungen Menschen besonders nahe steht. Spiritualität kann definiert werden als *„individuelle Fähigkeit und Bedürfnis einer Person nach überpersönlicher Transzendenz. Sie ist ein intrinsischer, biologischer Aspekt der menschlichen Entwicklung, die sich in positiven, wie auch negativen – leichten, aber auch intensiven Erfahrungen zeigen kann"* (von Gontard 2013a: 21). Spirituelle Erlebnisse sind subjektiv real, können im Spiel und in Gestaltungen beobachtet und verbal mitgeteilt werden. Spiritualität ist deshalb in der Psychotherapie im Allgemeinen wie auch in der Kunsttherapie im Speziellen von besonderer Bedeutung. Spiritualität kann zu jeder Zeit erlebt und erfahren werden. Leiden, Krisen und Krankheiten sind besondere Lebenssituationen, welche die Bereitschaft des Individuums zur Spiritualität erhöht (Corbett 2015). In der Psychotherapie ist es hilfreich, wenn die spirituelle Dimension anerkannt, thematisiert und im Dialog wertgeschätzt wird.

Viel etablierter ist Spiritualität in der Psychotherapie Erwachsener, wie das Handbuch von Utsch et al. (2014) mit vielen Beispielen verdeutlicht. Dagegen steckt nach Utsch (2005: 116) die *„Entwicklungspsychologie der Spiritualität noch ganz in den Kinderschuhen“*. In den letzten Jahren sind erfreulicherweise zunehmend auch Studien und Bücher zur Spiritualität von Kindern und Jugendlichen erschienen (s. von Gontard 2013a, 2017). Ziel dieses Kapitels ist es, einen kurzen Überblick über die Spiritualität von Kindern und Jugendlichen und ihre Bedeutung in der therapeutischen Arbeit zu geben.

8.9.2 Definitionen

Wie bereits erwähnt, weist die **Spiritualität** auf etwas jenseits des persönlichen Lebens hin, d. h., sie hat eine transzendente Qualität. Sie ist eine anlagebedingte Dimension der kindlichen Entwicklung, die jedem Menschen zu jeder Zeit zugänglich ist. Intrinsisch bedeutet auch, dass die Spiritualität nicht erworben werden muss. Dazu sind keine Voraussetzungen oder Training notwendig, nur die Offenheit für die Vielfalt spiritueller Erfahrungen. Krisen, psychische Störungen und körperliche Erkrankungen scheinen Spiritualität eher zu begünstigen, ebenso wie Stille, Natur, Introspektion, Introversion, Achtsamkeit und Versunkenheit.

Spiritualität ist somit ubiquitär bei allen Kindern von Beginn des Lebens an vorhanden. So haben retrospektive Befragungen von Erwachsenen gezeigt, dass die meisten Menschen sich an bedeutsame, bewegende spirituelle Erfahrungen während ihrer Kindheit erinnern können. Diese spirituellen Erlebnisse können Wendepunkte darstellen und das weitere Leben entscheidend verändern. Sie können Richtungen vorgeben und Ressourcen für die Bewältigung späterer Lebenskrisen darstellen. Sie können helfen, das eigene persönliche Leiden in einen größeren, nichtpersönlichen Zusammenhang zu stellen (Corbett 2015). Wenn sie allerdings nicht anerkannt werden, können sie auch negative Auswirkungen haben und Trauer, Angst und Selbstwertprobleme auslösen. Die Erlebnisse können auch rationalisiert, verdrängt und verleugnet werden, d. h. nicht integriert werden.

Im Gegensatz zur Spiritualität unterliegt die **Religiosität** historischen und gesellschaftlichen Bedingungen. Religiosität kann definiert werden als *„ein überindividuelles System transzendierender Werte, das formal in Institutionen, Glauben, Theologien und Ritualen strukturiert wird“* (von Gontard 2013a: 21). So unterscheiden sich in Studien die Angaben von Kindern und Jugendlichen in verschiedenen Ländern zur Bedeutung von Glauben und Gott im Leben erheblich. Gerade in europäischen säkularen Gesellschaften hat die Bedeutung von Religiosität bei jungen Menschen deutlich nachgelassen. Viele geben an, dass die etablierten Kirchen keine Antwort haben auf die Fragen, die sie wirklich bewegen. Religiosität und Spiritualität schließen sich nicht aus. So kann Spiritualität durchaus in einem religiösen Rahmen erlebt werden. Auch ist natürlich Religiosität ohne Spiritualität möglich.

Neue empirische Studien haben gezeigt, dass Spiritualität ein protektiver Faktor für viele Störungen darstellt, insbesondere Depression und Sucht, z. T. auch Angststörungen und externalisierende Störungen. Spiritualität vermittelt Resilienz gegenüber Krisen und deren Bewältigung. Sie ist mit erhöhter seelischer und körperlicher Gesundheit assoziiert, wie auch mit Gefühlen von Glück und Wohlbefinden (Übersicht von Gontard 2017).

8.9.3 Erscheinungsformen der Spiritualität

Spiritualität kann sich ganz unterschiedlich manifestieren, wie es der amerikanische Psychologe Tobin Hart (2003) eindrücklich darstellt. Deskriptiv, phänomenologisch lassen sich folgende fünf Dimensionen unterscheiden: Wundern und Staunen, philosophische Fragen, Weisheit, Verbundenheit und das Sehen von Unsichtbarem.

Wundern und Staunen

Kinder begegnen ihrer Umgebung mit Neugier und Offenheit und erleben Gefühle von Staunen und Ehrfurcht, die häufig durch Naturerlebnisse, aber auch durch alltägliche Begegnungen ausgelöst werden können.

Wie von Hart (2003) beschrieben, lassen sich diese Eindrücke oft nicht adäquat in Worten ausdrücken. Diese Augenblicke können zeitlos und ewig wirken. Sie erscheinen subjektiv absolut wahr und selbstevident. Auch können sie einem seltsamerweise bekannt vorkommen.

Das Staunen ist nichtrational. Die spirituellen Zusammenhänge werden unmittelbar bewusst, ohne den Umweg über das Denken. Für manche Kinder sind solche Augenblicke verbunden mit einem Gefühl, dass jemand oder etwas anderes anwesend ist, etwas Göttliches oder Heiliges. Eine weitere Eigenschaft von Staunen und Wundern ist, dass die subjektiven Grenzen zwischen Innen und Außen verwischen. Wundern und Staunen kann sich einerseits in umschriebenen Momenten der Erkenntnis und Wahrnehmung äußern, sie kann auch bei vielen Kindern über viele Tage anhalten und nachschwingen.

Wundern und Staunen kann quantitativ das gesamte Spektrum umfassen – von kleinen Gefühlen und Wahrnehmungen bis zu überwältigenden Einsichten. Die Qualität kann ausgesprochen positiv und von Ekstase, Harmonie und Glück begleitet sein. Wundern und Staunen kann jedoch auch negativ, überwältigend und schwer sein und sich in Schuldgefühlen, Depression, Scham, Verwirrung, Depersonalisation, Derealisation und Verzweiflung zeigen.

Philosophische Fragen

Der zweite Aspekt der kindlichen Spiritualität ist das Philosophieren. Kinder und Jugendliche stellen große Fragen nach dem Sinn des Lebens, Tod, Liebe, Ethik und Wahrheit. Sie beschäftigen sich mit den Grundgeheimnissen des Lebens wie „Warum bin ich hier?", „Was ist der Sinn des Lebens?" und stoßen dabei oft auf das Unverständnis der Erwachsenen. Religiöse Annahmen und Traditionen werden infrage gestellt.

Ein weiteres wichtiges Thema ist das der Vergänglichkeit (von Gontard 2017). Vergänglichkeit oder Unbeständigkeit gehören zu den drei Daseinsmerkmalen des Buddhismus, zusammen mit den Prinzipien des Leidens und der Leere bzw. des Nichtselbst. Nichts im Leben bleibt gleich, alles kommt und geht. Alle Dinge unterliegen diesem Grundprinzip, die lebende wie die anorganische Natur. Nichts hat man im Griff, nichts kann man aufhalten, alles kommt und vergeht. Wenn man trotzdem versucht festzuhalten, kann Leiden entstehen. Die Beschäftigung mit diesen Grundfragen kann einerseits Trauer auslösen, andererseits die eigene Vergänglichkeit in einen größeren Zusammenhang stellen.

Das Philosophieren der Kinder ist oft intuitiv, lebendig und magisch. Manche Kinder gehen eher spielerisch mit ihrem Philosophieren um, sie genießen die Freiheit, alles zu hinterfragen. Andere Kinder neigen zu radikaleren Fragen mit einer schrittweisen Dekonstruktion der Wirklichkeit und der bisherigen Annahmen. In ihrer Exploration benötigen Kinder und Jugendliche Dialogpartner, die sie ernst nehmen und begleiten. Auch in Psychotherapien ist das Reden über die großen Fragen des Lebens für manche Kinder und Jugendliche ein wichtiges Anliegen und ein heilsamer Aspekt der therapeutischen Beziehung.

Verbundenheit

Die Beziehungsspiritualität ist für Kinder besonders wichtig. Sie leben in Beziehungen zu sich, der Umwelt, anderen Menschen und dem Überpersönlichen, Heiligen – und erleben ihre Spiritualität gerade in diesen Beziehungen am intensivsten. Ihre interpersonelle Verbundenheit bezieht sich nicht nur auf Menschen, sondern auch auf andere Lebewesen, Tiere, Bäume und sogar die gesamte Natur. In solchen Augenblicken der Verbundenheit fällt alles Egozentrische ab, und die Grenzen zwischen sich und anderen lösen sich auf. Daraus erwächst die Unfähigkeit, anderen Lebewesen zu schaden.

Dabei können verschiedene Aspekte der interpersonellen Verbundenheit unterschieden werden (von Gontard 2017; Corbett 2015). Sympathie drückt sich in Sorge für andere Menschen aus, ohne sich unbedingt in ihr inneres Erleben einzufühlen. Empathie deutet an, dass man sich tatsächlich in den anderen Menschen einfühlt und sich in seine Position versetzt. Liebende Güte ist ein allgemeines Gefühl von Großzügigkeit und Freundlichkeit, die nicht unbedingt an Leiden gekoppelt ist. Dagegen deuten Mitleiden und Mitgefühl an, dass man sich in den anderen hineinversetzt mit dem Wunsch, sein Leiden zu beenden oder zumindest zu reduzieren. Kinder und Jugendliche sind zu der gesamten Bandbreite der interpersonellen Spiritualität spontan und ohne Anweisungen fähig und drücken sie offen aus.

Weisheit

Weisheit ist ein komplexes, multidimensionales Konstrukt, das Einsicht und Verständnis der Grundprobleme des Lebens ermöglicht. Weisheit beinhaltet, verschiedene Perspektiven einnehmen zu können und trotz aller Unsicherheiten des Lebens wichtige Entscheidungen zu treffen. Eine positive Grundeinstellung im Angesicht von Schwierigkeiten gehört ebenso zu Merkmalen der Weisheit. Weise Einsichten treten oft spontan auf und sind eben nicht Folge von kognitiven Denkprozessen. Weisheit muss nicht durchgängig vorhanden sein, d.h., es ist durchaus möglich, in einer Situation sehr weise und einsichtig zu handeln – und in anderen Situationen sehr unweise zu sein. Weisheit kann etwas sehr Persönliches sein und schließt Integrität, Transzendenz, Humor, Offenheit und eine gute Emotionsregulation ein.

Weisheit ist kein Privileg des Alters, sondern ist schon jungen Kindern zugänglich, die Schmerz, Trauer, Authentizität und Ungerechtigkeiten unmittelbar erkennen. In der psychotherapeutischen Arbeit ist es immer wieder erstaunlich, die Kapazität zur Weisheit bei Kindern und Jugendlichen zu erleben. Weisheit zeigt sich dabei als ein unmittelbares Wissen. Oft sind Kinder dabei viel weiser als ihre Eltern. Besonders deutlich erkennt man die Weisheit von Kindern in Zeiten des Verlustes, bei der Verarbeitung von Traumata und in der Konfrontation mit dem Tod.

Das Unsichtbare sehen

Mit dem Sehen von etwas Unsichtbarem wird ein Grundaspekt der Transzendenz angesprochen. Kinder haben eine besondere Vorliebe für die Vorstellung, dass es eine versteckte, unsichtbare zweite Welt gibt, die sich hinter unserer Welt versteckt. Manche haben das Gefühl, dass sie durch diese Welt hindurchsehen können und von dieser in eine andere, bessere, magische Welt hinübertreten. Diese mystischen Erlebnisse von Kindern werden oft geheim gehalten aus Sorge vor Missverständnissen und Scham.

Doch sind es nicht nur Fantasien, sondern unmittelbare, direkte Erlebnisse des Gefühls, dass etwas anderes außer der unmittelbaren, sinnlich wahrnehmbaren Welt vorhanden ist. Diese Erlebnisse können zur Offenheit und tiefen Erkenntnissen über uns und die Annahmen der Welt führen (Hart 2003). Manche Kinder sehen Farben, Auren und Lichter. Die Intensität der Wahrnehmung kann verzerrt sein, Größenverhältnisse können verändert sein, und es kann eine Mischung der sensorischen Qualitäten wahrgenommen werden. Auch Halluzinationen, Pseudohalluzinationen, illusionäre Verkennungen, Déjà-vu-Erlebnisse können vorkommen (von Gontard 2017). Diese Erlebnisse müssen nicht Zeichen einer Pathologie sein, sondern können als entscheidender Anteil der Spiritualität anerkannt werden. Gerade in solchen tiefen Erfahrungen sind Rückmeldung, Dialog und Begleitung durch eine andere Person hilfreich und heilsam, um sie zu integrieren.

8.9.4 Spiritualität in der Psychotherapie

Spiritualität wurde über lange Zeit nicht in der Psychotherapie von Kindern und Jugendlichen berücksichtigt – bis auf zwei Ausnahmen. So wurden umschriebene Aspekte der buddhistischen Spiritualität, vor allem der Achtsamkeit und des Mitgefühls, insbesondere in kognitiv-verhaltenstherapeutischen Psychotherapien aufgenommen und integriert (von Gontard 2017). Erste Therapiestudien konnten die Wirksamkeit dieser Therapierichtungen eindeutig bestätigen.

Andererseits haben manche tiefenpsychologischen Schulen wie z.B. die analytische Psychologie C.G. Jungs schon immer eine hohe Wertschätzung für die therapeutische Bedeutung der Spiritualität gehabt. Der Begriff des Numinosen, der von C.G. Jung verwendet wird, kann als synonym mit dem der Spiritualität angesehen werden. Das Numinose (oder das Spirituelle) wird nach C.G. Jung erfahren im Kontakt mit den Archetypen, d.h. den tiefen nicht persönlichen Strukturen der Psyche. Diese werden über Bilder und Symbole wahrgenommen und erfahren.

Eine Besonderheit der Kinderpsychotherapie ist es, dass Worte und Gespräche nicht allein ausreichen, sondern dass kindgerechte Medien wie Spiel und künstlerische Gestaltungen für die Psychotherapie in diesem Entwicklungsstadium oft viel geeigneter und wirksamer sind. Eine für Kinder besonders ansprechende und intensive Psychotherapie, die auf der analytischen Psychotherapie C. G. Jungs basiert, ist die Sandspieltherapie, die von Dora Kalff (1996) begründet wurde (von Gontard 2013b). Ohne inhaltliche Vorgaben bauen Kinder in zwei Sandkästen mit Miniaturfiguren (oder auch nur mit dem Sand) Bilder auf, die Bewusstes wie auch Unbewusstes ausdrücken. Im Kontakt mit den Archetypen sind solche Bilder und Therapiestunden spirituell oder numinos. Als Beispiel soll ein Bild aus einer Sandspieltherapie gezeigt werden.

Fallbeispiel

Emilie (9) leidet an einer Störung des Sozialverhaltens und der Emotionen. Sie hält sich nicht an Regeln, verhält sich aggressiv, ist aber auch unglücklich und unsicher. Emilie hatte eine große Bereitschaft zu numinosen Erfahrungen. Viele Stunden ihrer Psychotherapie verliefen ganz im Schweigen ab, auch Fragen blockte sie ab oder ignorierte sie. Die Spiritualität drückte sich in diesen Stunden unmittelbar und direkt aus.

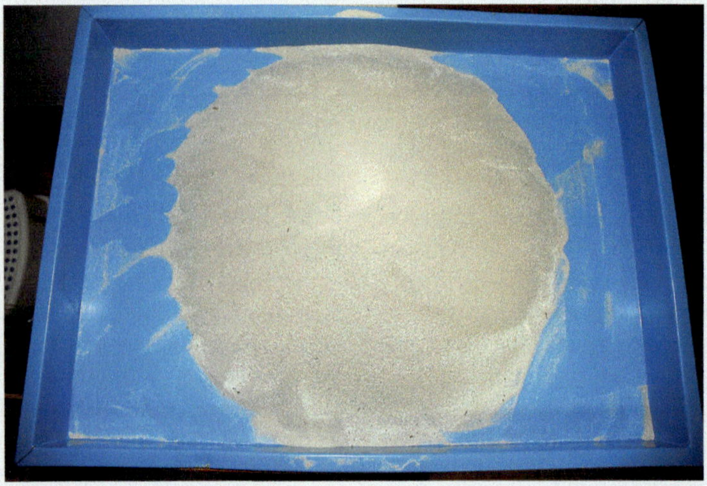

Abb. 8.30 Insel mit Hügel, in Schweigen gestaltet

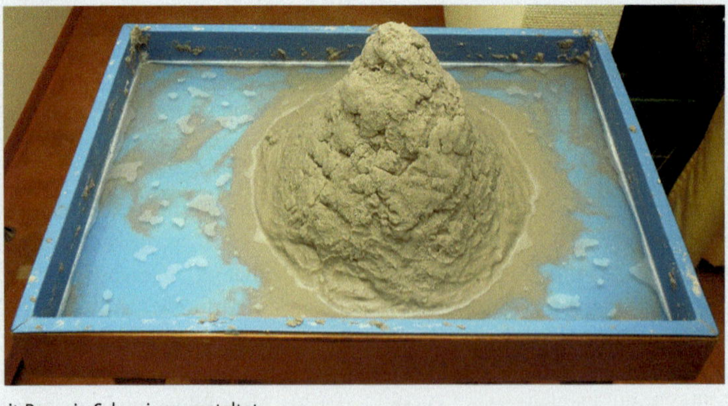

Abb. 8.31 Insel mit Berg, in Schweigen gestaltet

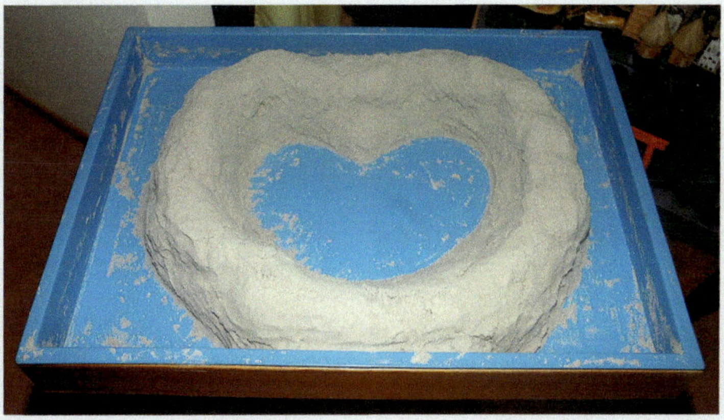

Abb. 8.32 Burg in Herzform, in Schweigen gestaltet

In der 4. Stunde sieht man im linken Kasten einen runden Hügel. Sehr genau fegte Emilie den Sand in die Mitte, bis der Berg wirklich ganz rund und ganz in der Mitte war. Hügel und Berge sind Ganzheitssymbole. Durch den freigelegten blauen Boden des Kastens wird Wasser dargestellt, ein Ursymbol des Unbewussten. Inseln können Bewusstsein, aber auch Sicherheit und Zuflucht symbolisieren. In dieser Stunde war die numinose Qualität des gemeinsamen Staunens in Stille entscheidend.

Im rechten Kasten wird die Symbolik verstärkt – durch wirkliches Wasser. Mit viel Energie baut Emilie einen noch viel höheren Berg, der weit in den Himmel ragt. Immer wieder holt sie Krüge mit Wasser, befeuchtet den Berg und füllt den Kasten immer weiter. Dies ist jetzt wirklich eine echte Insel, die von Wasser umspült wird.

In der 18. Stunde sieht man wieder den blauen Kasten (Symbol des Wassers) durchscheinen. Mit ihren Händen schiebt sie den feuchten Sand zusammen und formt einen Wall – oder auch eine Insel mit einem zentralen See. Auch Vulkaninseln bilden oft Seen in ihren Kratern. Die gesamte Stunde verläuft im Schweigen. Als einzige verbale Erklärung sagt Emilie: „Dies ist eine Burg."

Man sieht tatsächlich einen zentrierten Wall, der aber nicht kreisförmig ist, sondern wie ein Herz aussieht. Das Herz ist ein zentrales Organ des Körpers, das mit Gefühlen und Emotionen assoziiert ist. Es kann verstanden werden als Zuneigung zu sich selbst, zu dem Erleben, vielleicht zu der therapeutischen Beziehung. Nie wäre es ihr möglich gewesen, diese Zuneigung in Worten auszudrücken. Emilie ist mit diesem zentrierten Bild in ein tiefes Erleben eingetaucht, das ihr als gutes seelisches Fundament für ihre nächsten Entwicklungsschritte dienen wird.

Dieses Beispiel soll genügen, um die Bedeutung des nichtverbalen Ausdrucks der Spiritualität zu illustrieren, wie sie in der Psychotherapie, aber auch in anderen Therapien wie der Kunsttherapie sich zeigt und wirkt.

8.9.5 Therapeutisches Vorgehen

In der Sandspieltherapie können die entstandenen Sandbilder als Projektion innerer Bilder verstanden werden, die sowohl bewusstes als auch unbewusstes Erleben ausdrücken. Entscheidend ist dabei das gemeinsame Erleben über das Medium des Sandes und der Figuren in der therapeutischen Beziehung, d. h. das Übertragungsgeschehen. Die Sandbilder können am Ende der Stunde besprochen und Symbole durch Assoziationen angereichert werden. Sie werden zurückhaltend und verzögert interpretiert. Das Ziel ist es, die emotionale Wirkung der Symbole in den Sandbildern aufrechtzuerhalten. Aus diesem Grund werden die Bilder in Abwesenheit der Kinder dokumentiert, fotografiert und abgebaut – nie durch das Kind selbst. Diese symbolische Aktivierung in der therapeutischen Beziehung verläuft nach Dora Kalff in einem „freien und geschützten" Rahmen. Die Richtung der Therapie gibt die Psyche der Kinder vor.

Durch den „freien und geschützten" therapeutischen Rahmen und das Zulassen des Schweigens verlaufen manche Stunden wie eine Meditation. Manche Kinder bauen versunken und ohne Worte ihre Sandbilder auf, und das unmittelbar Erlebte in der Stunde ist wichtiger als verbale Interpretationen. Manche Stunden sind von ihrer Qualität numinos oder spirituell und sind von Erfahrungen wie Staunen, Wundern, Ehrfurcht, Glück, Verbundenheit, Stille und Zeitlosigkeit, aber auch von Trauer und emotionaler Schwere begleitet. Diese Qualitäten sind für Therapeuten leicht erkennbar, wenn sie ihnen vertraut sind. Behutsam geht es darum, diese Begegnung mit den Kindern zu würdigen, in einen geeigneten emotionalen Kontext zu stellen und zu einer Integration beizutragen. Manchmal ist ein gemeinsames Anschauen und Schweigen der adäquate Umgang. In anderen Fällen geht es darum, diese Erfahrung als etwas Wertvolles und Heilsames therapeutisch mit Worten zu unterstützen.

Numinose, spirituelle Bilder können ganz unterschiedlich sein, je nachdem, welcher Archetyp sich gerade in dieser Stunde in einem archetypischen Bild ausdrückt. Bei einer Manifestation des Selbst-Archetyps können zentrierte Bilder auftauchen, die oft ausgeglichen, symmetrisch, kreis- und quadratförmig sein und religiöse Symbole beinhalten können. Bei der Vielfalt der Archetypen können sie auch völlig anders, ohne Zentrierung und Symmetrie, gestaltet sein. Letztendlich ist die numinose Qualität in der therapeutischen Beziehung, d. h. in der Übertragung, entscheidend – nicht ein formales Kriterium.

Diese Ausführungen zur Sandspieltherapie gelten natürlich auch für andere Therapieformen wie die Kunsttherapie, wenn nichtverbale Medien zum Einsatz kommen. Ein Erkennen und eine Würdigung der Manifestation des Spirituellen ist einfach, wenn diese spirituellen Dimensionen dem Therapeuten bekannt sind, z. B. durch eigene meditative Erfahrungen als Erwachsener – oder durch spirituelle Erfahrungen als Kind. Letztendlich ist es entscheidend, Staunen und Wundern sowie die anderen Aspekte der kindlichen Spiritualität auch beim Erwachsenen wachzuhalten. Wie es der berühmte australische Maler John Olsen ausdrückte: *„I like to keep the open-eyed innocence of a child"* und *„Stay with your dream and learn how to play"* (zit. in von Gontard 2017: 140).

8

8.9.6 Zusammenfassung und Ausblick

Zusammengefasst ist Spiritualität von allen jungen Menschen erlebbar. Für viele ist sie ein tiefes, reales Anliegen und Bedürfnis – und eine heilsame Ressource in der Bewältigung von Krisen und Störungen. Spiritualität kann sich in verschiedenen Aspekten zeigen: Wundern und Staunen, philosophische Fragen, Weisheit, Verbundenheit und Sehen des Unsichtbaren.

Die Bedeutung der Spiritualität in der Psychotherapie von Kindern wurde anhand eines Beispiels aus der Sandspieltherapie illustriert. Die Spiritualität ist an der numinosen Qualität der Bilder, aber vor allem in der therapeutischen Beziehung zu erkennen. Der Zugang zu diesen präverbalen Bildern kann heilsamer sein als eine reine verbale Therapie. Für die Zukunft ist zu wünschen, dass die spirituelle Dimension als wichtige Erfahrung und Wirkfaktor in der Psychotherapie und der Kunsttherapie integriert und gewürdigt wird.

LITERATUR

Corbett L (2015). The Soul in Anguish – Psychotherapeutic Approaches to Suffering. Ashville: Chiron Publications.

Hart T (2003). The Secret Spiritual World of Children. Novato: New World Library.

Kalff DM (1996). Sandspiel – seine therapeutische Wirkung auf die Psyche. 3. A. München/Basel: Reinhardt.

Utsch M (2005). Religiöse Fragen in der Psychotherapie – Psychologische Zugänge zu Religiosität und Spiritualität. Stuttgart: Kohlhammer.

Utsch M, Bonelli RM, Pfeifer S (2014). Psychotherapie und Spiritualität – Mit existentiellen Konflikten und Tranzendenzfragen professionell umgehen. Berlin: Springer.

von Gontard A (2013a). Spiritualität von Kindern und Jugendlichen. Stuttgart: Kohlhammer.

von Gontard A (2013b). Theorie und Praxis der Sandspieltherapie – Ein Handbuch aus kinderpsychiatrischer und analytischer Sicht. Stuttgart: Kohlhammer.

von Gontard A (2017). Buddhist Understanding of Childhood Spirituality. London: Jessica Kingsley.

KAPITEL

9 Stolpersteine fürs Leben – traumatische Kindheit

9.1 Folgen von Traumatisierungen in der Kindheit

Martin Sack

Patienten mit psychosomatischen Erkrankungen berichten häufig über Erfahrungen von sexueller Gewalt, Vernachlässigung und Misshandlung in der Kindheit. Therapeuten aller Berufsgruppen werden daher zwangsläufig in ihrer Arbeit mit Berichten über kindliche Traumatisierungen konfrontiert und müssen sich persönlich – einschließlich möglicher eigener traumatischer Erfahrungen – mit dieser Thematik auseinandersetzen und ein professionelles Verständnis für den Umgang mit Traumafolgestörungen entwickeln.

9.1.1 Symptomatik und Definition der Störungsbilder

Die *International Classification of Diseases* (ICD) der Weltgesundheitsorganisation unterscheidet in ihrer aktuellen Version ICD-10 akute und chronische Folgen von psychischen Traumatisierungen.

Durch akute außergewöhnliche Belastungen (Naturkatastrophe, Unfall, Gewalttat) ausgelöste psychische Reaktionen werden als **akute Belastungsreaktion** (ICD-10 F43.0) klassifiziert. Kennzeichen der akuten Belastungsreaktion sind Gefühle von Entfremdung und emotionaler Abstumpfung, Wiedererleben der traumatischen Szene und Angstzustände mit unmittelbarem Beginn innerhalb weniger Minuten nach dem traumatischen Ereignis. Die Symptome der akuten Belastungsstörung sind vorübergehend und klingen mit einer Zeitdauer von wenigen Tagen bis maximal wenigen Wochen ab.

Abhängig von der Schwere der Traumatisierung, von möglichen Vorbelastungen und von den verfügbaren psychischen und sozialen Ressourcen entwickelt sich bei einem Teil der Betroffenen eine chronische Symptomatik im Sinne einer **posttraumatischen Belastungsstörung** (PTBS, ICD-10 F43.1), die eine schlechtere Prognose zur Spontanremission hat und unbehandelt oft über Jahre fortbesteht. Für die Diagnose einer PTBS wird gefordert, dass ein außergewöhnlich bedrohliches traumatisches Ereignis tatsächlich erlebt wurde (als selbst bedrohte oder verletzte Person oder als Zeuge der Traumatisierung einer anderen Person) und dass dieses mit einer relevanten subjektiven Belastung einherging (Kriterium A). Die Symptomkriterien beschreiben eine für psychische Traumafolgen charakteristische Konstellation von drei Symptombereichen:

- Wiedererleben (Kriterium B)
- Vermeidungsverhalten (Kriterium C)
- Erhöhtes psychophysiologisches Erregungsniveau oder Erinnerungslücken bezüglich des Traumas (Kriterium D)

Psychische Belastungsreaktionen nach Stressoren, die nicht die Kriterien einer außergewöhnlichen oder katastrophalen Belastung erfüllen, werden als **Anpassungsstörung** (ICD-10 F43.2) klassifiziert. Kennzeichen der Anpassungsstörung ist ein Beginn in engem zeitlichem Zusammenhang mit der psychosozialen Belastung. Das Beschwerdemuster ist unspezifisch und kann depressive Reaktionen, Angstsymptome, sozialen Rückzug und körperliche Beschwerden umfassen, ohne die vollen Symptomkriterien anderer Störungen zu erfüllen. Die Beschwerdedauer ist definitionsgemäß auf maximal 6 Monate nach Ende der belastenden Situation beschränkt, was aber nicht unbedingt der klinischen Realität entspricht, da viele Anpassungsstörungen wesentlich länger dauern.

Posttraumatische Belastungsstörungen infolge von Traumatisierungen in der Kindheit oder im späteren Leben sind eine in ihrer Häufigkeit und sozioökonomischen Bedeutung immer noch unterschätzte Erkrankung. Unter Zugrundelegung der Diagnosekriterien der PTBS nach DSM-III-R findet sich eine **Lebenszeitprävalenz** in den USA für beide Geschlechter von 7,8–12,3 %, wobei Frauen etwa doppelt so oft betroffen sind wie Männer (Kessler et al. 1995). Für die deutsche Allgemeinbevölkerung gibt es keine epidemiologisch gesicherten Prävalenzzahlen, aber die Bedeutung von Traumatisierungen für die Entstehung oder Chronifizierung psychischer Störungen wird immer deutlicher. Ein Beispiel hierfür ist die in der letzten Zeit lebhaft geführte Diskussion in den Medien über die psychischen Folgen von Traumatisierungen bei Unfallopfern und Rettungskräften.

Die empirischen und klinischen Befunde zu **Traumatisierungen in der Kindheit** haben Egle et al.

Tab. 9.1 Häufige Symptome und zugeordnete klinische Diagnosen bei chronisch traumatisierten Patienten

Symptomatik	Klinische Diagnose
Intrusionen, Vermeidungsverhalten	Posttraumatische Belastungsstörung
Soziale Ängste, Phobien	Angststörungen
Suizidalität, Hoffnungslosigkeit	Depressive Störungen
Erschöpfung, Schmerzsyndrome, erhöhtes vegetatives Erregungsniveau	Somatoforme Störungen
Amnesien, Depersonalisation und Derealisation, Bewegungsstörungen, Anfälle	Dissoziative Störungen
Beziehungsstörungen, Misstrauen, Impulsivität, Selbstverletzen, Scham und Schuldgefühle	Persönlichkeitsstörungen
Alkohol- und Medikamentenmissbrauch	Suchterkrankungen
Wasch- und Reinigungszwänge	Zwangsstörungen

(2015) in einer Monografie zusammengestellt. Danach ist die Rolle von Vernachlässigung, Missbrauch und Misshandlung für eine Reihe von psychischen Störungen (z. B. selbstverletzendes Verhalten, Borderline-Persönlichkeitsstörung und dissoziative Störungen) mittlerweile unstrittig und scheint auch für Subgruppen von Patienten mit Ess-, Angst-, Persönlichkeits- und Somatisierungsstörungen von erheblicher Bedeutung zu sein. Schon seit Langem wurde in der Diskussion über die Folgen von sexueller Gewalt und Misshandlung in der Kindheit kritisiert, dass das Spektrum der traumaassoziierten Symptome weit über den eng eingegrenzten Bereich der PTBS hinausreicht und durch diese diagnostische Kategorie nur unzureichend erfasst wird.

Einmalige Traumatisierungen (Typ-I-Trauma) (z. B. Unfälle oder Naturkatastrophen) unterscheiden sich in ihrer Pathogenität und im Ausmaß der potenziellen psychischen Folgesymptome von Extremtraumatisierungen (Typ-II-Trauma), die besonders schwerwiegend, wiederholt oder lang dauernd einwirken. Als **Langzeitfolgen** von lebensgeschichtlich frühen, besonders schweren oder lang dauernden Traumatisierungen lassen sich körperliche Beschwerden unklarer Ätiologie, dissoziative Symptome, chronisches selbstschädigendes oder selbstverletzendes Verhalten sowie eine verzerrte kognitive und affektive Selbstwahrnehmung beispielsweise im Sinne von Schuld- und Schamgefühlen beschreiben. Ergänzend zur Diagnose PTBS wurde daher die Diagnose **komplexe posttraumatische Belastungsstörung** vorgeschlagen (Herman 1992; Sack 2004). Die zugehörigen Symptombereiche sind Störungen der Affektregulation, dissoziative Symptome, gestörte Selbstwahrnehmung, Störungen der Sexualität und Beziehungsgestaltung sowie Veränderungen persönlicher Glaubens- und Wertvorstellungen. Trotz empirischer Befunde, die eine hohe Prävalenz komplexer Traumafolgestörungen belegen, hat die Diagnose „komplexe PTBS" noch nicht Eingang in die internationalen Klassifikationssysteme gefunden. In der Regel erhalten Patienten mit komplexen Traumafolgestörungen daher eine Vielzahl sogenannter komorbider Diagnosen (➤ Tab. 9.1). Allerdings wurde von einer Arbeitsgruppe der WHO vorgeschlagen, die Diagnose „komplexe PTBS" in die 2018 erscheinende neue Version der Diagnoseklassifikation (ICD-11) einzubeziehen (Maercker et al. 2013).

9.1.2 Ätiologische Konzepte

Die Vielfalt der Beschwerden, an denen Patienten infolge schwerer kindlicher Traumatisierungen leiden, erschließt sich dem Verständnis erst dann, wenn man die Symptomatik als Anpassungsstrategie und kompensatorische Bewältigung von zugrunde liegenden Regulationsdefiziten, Ängsten und traumatischen Beziehungserfahrungen begreift (van der Kolk 1996). Aus der Perspektive der Betroffenen erscheint die Umwelt aufgrund von traumatischen Erfahrungen oft als unsicher und durch nicht vorhersehbare Gefahren gekennzeichnet. Hinzu kommt ein fehlendes Gefühl von Kompetenz und Selbstsicherheit, vermittelt durch die Erfahrung, dass die eigenen Impulse und Affekte schwer steuerbar und schwer beherrschbar sind. Zudem erleben sich Patienten häufig ihren in Albträumen und Intrusionen andrängenden belastenden Erinnerungen in einer sehr quälenden Weise ausgeliefert. Vor dem Hintergrund wiederholter negativer Beziehungserfahrungen entwickeln sich in zunehmendem Maße Misstrauen, Ängste, Rückzugsverhalten sowie Kontakt- und Beziehungsschwierigkeiten. Diese Symptomatik erreicht schließlich ein so großes Ausmaß und betrifft so viele Lebensbereiche, dass sie als schwere psychische Erkrankung mit dem Rang einer Persönlichkeitsstörung imponiert.

In der Regel waren Patienten mit komplexer PTBS in der Kindheit über lange Zeit schweren Traumatisierungen ausgesetzt. Dabei sind nicht nur einzelne traumatisierende Handlungen wie sexueller Missbrauch oder schwere körperliche Misshandlungen als pathogen einzustufen. Auch die häufig mit desolaten Familienverhältnissen einhergehende Vernachlässigung im Sinne fehlender emotionaler Ansprache und Unterstützung sowie psychische Misshandlungen, z. B. in der Form von Beschimpfen oder Anschreien, müssen als kumulativ traumatisierend eingeschätzt werden. Dies trifft besonders dann zu, wenn die Traumatisierungen bereits in den ersten Lebensjahren begannen, da dann besonders vulnerable Entwicklungsphasen betroffen sind.

Ergebnisse der Bindungsforschung zeigen, dass ein hoher Anteil von Kindern mit Gewalt-, Verlust- oder Vernachlässigungserfahrungen ein **desorganisiertes Bindungsmuster** aufweist (Muller et al. 2000). Ein desorganisierter Bindungsstil lässt sich psychologisch als Fehlen einer Bewältigungsstrategie für den Umgang mit Stress in Beziehungen verstehen. Verlässliche und haltgebende Beziehungserfahrungen können dann, auch aufgrund der Vermeidung der mit Gefahr von erneuter Traumatisierung assoziierten Nähe, kaum mehr ausreichend gemacht werden. Dies hat zur Folge, dass eine Internalisierung guter Beziehungserfahrungen misslingt und so die Entwicklung von regulativen Kompetenzen in Beziehungen sehr erschwert wird. Frühkindliche Traumatisierungen haben daher häufig einen negativen Einfluss auf die Entwicklung der Fähigkeit zu sicherer Bindung, zu Affektregulation und Stressmodulation und damit nicht zuletzt auch auf neurobiologisch verankerte Funktionsmuster, die Grundlage einer adäquaten Bewältigung von angstbesetzten Reaktionen und von Stress sind (Schore 2002).

9

9.1.3 Behandlung von Folgen kindlicher Traumatisierungen

Die Einteilung der Behandlung in die Phasen **Stabilisierung, Traumabearbeitung** und **Reintegration** erscheint für die Therapie komplex traumatisierter Patienten nur begrenzt sinnvoll. Häufig ist es notwendig, zwischen den idealtypischen Therapiephasen zu pendeln und z. B. Elemente der Stabilisierung in die Traumabearbeitung zu integrieren oder auch schon bei noch nicht völlig abgeschlossener Bearbeitung traumatischer Erinnerungen an einer Neuorientierung im Alltag zu arbeiten (➤ Box 9.1).

BOX 9.1

Strategien zur Behandlung von Traumafolgestörungen nach schweren kindlichen Traumatisierungen

- Die Traumabearbeitung erfolgt zunächst mit Auslösesituationen und traumabezogenen Belastungen in der Gegenwart, erst danach mit zeitlich früher liegenden Traumatisierungen.
- Distanzierungstechniken (z. B. Beobachterperspektive) werden zur Dosierung der Belastung gezielt eingesetzt.
- Es kann hilfreich sein, unter Einbeziehung von Techniken der „Ego-State-Therapie" die Traumabearbeitung mit zur Phase der Traumatisierung gehörenden Persönlichkeitsanteilen (z. B. traumatisierter kindlicher Anteil) durchzuführen.
- Günstig ist, Traumabearbeitung mit Techniken zur Aktivierung von Ressourcen zu kombinieren, im Sinne eines Pendelns zwischen Ressourcenaktivierung und Aktualisierung der traumatischen Erinnerung.
- Eine besonders sorgfältige Nachbearbeitung der Traumatherapiesitzungen (mit dem Ziel einer Integration der neu gewonnenen Information) ist erforderlich.

Gerade bei Patienten mit komplexer PTBS nach schweren kindlichen Traumatisierungen kommt – aufgrund der Defizite der Affekt- und Selbstregulation – der Stabilisierungsphase eine besonders große Bedeutung zu. Ein ganz wesentliches Element der Stabilisierung ist die Anknüpfung an bereits vorhandene persönliche Fähigkeiten und Ressourcen, um diese auszubauen und zu fördern (Gromes 2010).

Ziel der ersten Therapieschritte ist es, wieder Kontrolle über die eigenen emotionalen Reaktionen zu gewinnen und ein Grundgefühl von persönlicher Sicherheit zu erreichen. Patienten mit Folgesymptomen kindlicher Traumatisierungen sind oft zwischen den Extremen, zu viel zu fühlen (**Intrusionen**) oder zu wenig zu fühlen (**Dissoziation**), gefangen. Vorrangiges Ziel ist daher der Aufbau von Fähigkeiten zur **Affektregulation,** also zur Fähigkeit, emotionale Erregung zu ertragen, ohne sich selbst zu verletzen, aggressiv zu werden oder zu dissoziieren. Solange diese Fähigkeit noch nicht in ausreichendem Maße vorhanden ist, läuft eine Bearbeitung von traumatischen Erinnerungen, beispielsweise im Rahmen einer Expositionsbehandlung, Gefahr, erfolglos zu bleiben oder sogar dem Patienten zu schaden. Auf der anderen Seite kann eine beständige Stabilität oft erst dann erreicht werden, wenn traumatische Erinnerungen – die, durch Auslöser getriggert, immer wieder zur Destabilisierung führen – bearbeitet sind. In diesem Sinne kann es sinnvoll sein, eine Traumabearbeitung relativ frühzeitig mit dem Ziel der Stabilisierung durchzuführen, auch wenn die Voraussetzungen hinsichtlich der Fähigkeit zur Affektregulation noch nicht optimal sind. Hierfür empfiehlt sich besonders der Einsatz von ressourcenaktivierenden und schonenden Traumabearbeitungstechniken (Sack 2010).

Patienten mit Folgen kindlicher Traumatisierungen profitieren insgesamt eher von einer **speziell auf ihre Problematik ausgerichteten Behandlung** und weniger von ausschließlich symptomorientierten Behandlungsansätzen (z. B. Expositionsbehandlung) oder von ausschließlich konfliktorientierten Behandlungsansätzen. Spezifische Themen für die psychotherapeutische Behandlung komplex traumatisierter Patienten sind der Verlust des Vertrauens in andere Menschen, Scham, Schuldgefühle und die fehlende Fähigkeit zur Selbstfürsorge bzw. autodestruktive Tendenzen.

Bei Patienten mit komplexen Traumafolgestörungen wird die Traumabearbeitung in der Regel nicht mit der schlimmsten traumatischen Erinnerung begonnen. Es ist sinnvoll, zunächst mit einem weniger belastenden Trauma bzw. mit traumabezogenen Ängsten und Auslösesituationen in der Gegenwart zu beginnen, um die Patienten an die Behandlung zu gewöhnen und auch um als Therapeut Informationen über die Belastbarkeit des Patienten zu sammeln. Diese Vorgehensweise hat zudem den Vorteil, dass spezifische, die aktuelle Symptomatik unterhaltende unverarbeitete traumatische Erinnerungen durch Rückwärtsprojektion (Therapeut: „Auf welche traumatische Belastung lässt sich diese akute Problematik beziehen?") gezielt identifiziert und dann aufgearbeitet werden können (➤ Box 9.1). Die Steuerbarkeit der Traumaexposition lässt sich durch die Einbeziehung von Distanzierungstechniken verbessern, z. B. kann explizit vereinbart werden, dass das Trauma aus einer Beobachterperspektive heraus geschildert und bearbeitet wird (Reddemann 2004).

Im Regelfall sind im Anschluss an eine Bearbeitungssitzung weitere Gesprächstermine notwendig, um das Erlebte zu verarbeiten und um die neu gewonnenen Informationen zu verknüpfen und zu integrieren. Diese **Nachbereitung** hat das Ziel, die eigene Geschichte – einschließlich belastender und negativer Aspekte – faktisch und emotional zugänglich zu machen und in die individuelle Biografie zu integrieren.

In dieser Behandlungsphase sind individuell sehr unterschiedliche Bedürfnisse zu berücksichtigen. Hierzu gehört oft auch die Auseinandersetzung mit der Scham, zum Opfer geworden zu sein, und mit den dazugehörenden Schuldgefühlen. Der Betroffene steht vor der Notwendigkeit, das traumatische Erlebnis, die erlittenen seelischen und körperlichen Verletzungen und Verluste in die persönliche Biografie und Weltsicht zu integrieren. Was tatsächlich geschehen ist und was man sich gewünscht hätte, muss nebeneinander existieren können. Die Abschlussphase einer Traumabehandlung hat Ähnlichkeiten mit einem Trauerprozess. Es verwundert daher nicht, dass es nach erfolgreichem Abschluss der Traumabearbeitung zu existenziellen Krisen mit dem Gefühl der Sinnlosigkeit, der Isoliertheit und Unverbundenheit mit anderen Menschen bis hin zur Suizidalität kommen kann.

Zur Wiederanknüpfung an das Leben ist es wichtig, dass es gelingt, zusätzliche **Unterstützungssysteme** aufzubauen, auch wenn die therapeutische Beziehung vorübergehend vorrangig heilende Kraft sein kann. Durch gemeinsame Gespräche in Gegenwart der Partner und anderer Familienmitglieder können diese hilfreich in die Behandlung einbezogen werden. Auch die Planung der konkreten nächsten Zukunft gehört in diesen Rahmen. Oft bringt die Traumatherapie eine Neuorientierung mit sich, die sich in einer Veränderung persönlicher Pläne und Ziele niederschlägt.

Ein weiteres Behandlungsziel, besonders bei in der Kindheit schwer traumatisierten Menschen, ist der Umgang mit verinnerlichten traumatischen Beziehungserfahrungen. Diese können sich als Impulse ausdrücken, genauso grausam oder unbeherrscht zu reagieren wie traumatisierende Bezugspersonen. Oft beschreiben Patienten die Angst, genauso zu werden wie ihr gewalttätiger Vater oder wie eine andere traumatisierende Bezugsperson. Wenn Patienten im Verlauf einer Therapie feststellen, dass sie selbst die Neigung zu Gewalt oder impulsiven Handlungen in sich tragen, löst dies Selbsthass und Scham aus. Es empfiehlt sich dann, in der Therapie die Mechanismen der Prägung durch gute wie schlechte Beziehungserfahrungen zu erklären. Jemand, der um seine eigenen destruktiven Impulse weiß, kann lernen, damit umzugehen, und ist diesen inneren Tendenzen nicht wehrlos ausgeliefert. Traumatherapie birgt die Chance, dass der Kreislauf der über die Generationen weitergegebenen Gewalt erfolgreich durchbrochen werden kann.

LITERATUR

Egle UT, Hoffmann SO, Joraschky P (2015). Sexueller Mißbrauch, Mißhandlung, Vernachlässigung. 2. A. Stuttgart: Schattauer.

Gromes B (2010). Ressourcenaktivierung als therapeutische Zielsetzung. In: Sack M, Sachsse U (Hrsg.). Schonende Traumatherapie. Ressourcenorientierte Behandlung von Traumafolgestörungen. Stuttgart: Schattauer, S. 61–102.

Herman JL (1992). Complex PTSD: A syndrome in survivors of prolonged and repeated trauma. J Trauma Stress 5: 377–391.

Kessler RC, et al. (1995). Posttraumatic stress disorder in the National Comorbidity Survey. Arch Gen Psychiatry 52: 1048–1060.

Maercker A, et al. (2013). Proposals for mental disorders specifically associated with stress in the International Classification of Diseases-11. Lancet 381: 683–685.

Muller RT, Sicoli LA, Lemieux KE (2000). Relationship between attachment style and posttraumatic stress symptomatology among adults who report the experience of childhood abuse. J Trauma Stress 13: 321–332.

Reddemann L (2004). Psychodynamisch Imaginative Traumatherapie. PITT – das Manual. Stuttgart: Pfeiffer bei Klett-Cotta.

Sack M (2004). Diagnostische und klinische Aspekte der komplexen posttraumatischen Belastungsstörung. Nervenarzt 75: 451–459.

Sack M (2010). Schonende Traumatherapie. Stuttgart: Schattauer.

Sack M, Sachsse U, Schellong J (2013). Komplexe Traumafolgestörungen – Diagnostik und Behandlung von Folgen schwerer Gewalt und Vernachlässigung. Stuttgart: Schattauer.

Schore AN (2002). Dysregulation of the right brain: A fundamental mechanism of traumatic attachment and the psychopathogenesis of posttraumatic stress disorder. Aust N Z J Psychiatry 36: 9–30.

van der Kolk BA(1996). The complexity of adaptation to trauma: Self-regulation, stimulus discrimination, and characterological development. In: van der Kolk BA, McFarlane AC, Weisaeth L (Hrsg.). Traumatic Stress. The effects of overwhelming experience on mind, body, and society. New York, London: Guilford, S. 182–214.

9.2 Migration, Flucht und Integration: Fremdheit und Entfremdung der Fremden

Wielant Machleidt

9.2.1 Die Angst der einen …

Vier Wochen, nachdem Bundeskanzlerin Merkel am 5. September 2015 die Öffnung der Grenzen für Flüchtlinge verkündet hatte und dadurch die Phase der sog. Willkommenskultur auslöste, kam eine meiner Psychotherapiepatientinnen in großer äußerer und innerer Erregung in die (insgesamt 15.) Therapiestunde. Sie stieß Sätze hervor, die politische Situation mache ihr Angst, die ungesteuerte Flüchtlingsaufnahme, die vielen Fremden. Ihr Weltbild stürze zusammen. Ihr Geborgenheitsraum werde ihr genommen. Sie habe das Gefühl, sich nicht mehr kontrollieren zu können. Der Rahmen und die Ordnung lösten sich auf. „Ich löse mich auf. Ich erkenne mich nicht wieder. Das ist *mein* Europa und *mein* Deutschland!“, forderte sie. Sie fühle sich persönlich betroffen und in ihrer Identität bedroht. Das Ausgeliefertsein gegenüber dem Unvorhersagbaren und das Geschehenlassen könne sie nur schwer ertragen. Sie fürchte die kommenden Verteilungskämpfe, z. B. um einen Kitaplatz für ihre Tochter. „Und Geld ist auf einmal da für die Flüchtlinge. Die kriegen das heute ohne Anstrengung.“ Sie müsse sich dagegen abschotten. Es sei anmaßend für Flüchtlinge, Forderungen zu stellen. Sie fresse alles Mögliche in sich hinein und habe in den letzten Wochen 5 kg zugenommen. Ich vermutete als Schutz, um dem äußeren Grenzverlust stärkere eigene Körper-Außengrenzen entgegenzusetzen. Sie kenne die Erzählungen über die schweren Flüchtlingsjahre aus ihrer eigenen Familie, die nach 1945 aus Osteuropa nach Deutschland geflohen sei.

Die Patientin traf mich in ihren Ängsten völlig unvorbereitet an einem ganz entgegengesetzten emotionalen Ort an. Ich fühlte mich Mitte Oktober 2015 noch ganz von der hochgefühligen Verfassung der Willkommenskultur getragen. Auf die von der Patientin in großer Erregung hervorgebrachten Befürchtungen musste ich mich erst besinnen, um Zugang zu ihrer Angst zu finden. Und ich dachte bei mir: „Diese Angst ist die Kehrseite deiner Euphorie." Meine Patientin und ich verkörperten die beiden gegensätzlichen Pole der Ambivalenz gegenüber den Fremden: auf der einen Seite ihre Angst und Wut und auf der anderen Seite meine Neugier und Erwartungsfreude. Die Ängste meiner Patientin wurden in der Folge dann auch von den unterschiedlichen, teils populistischen und extremistischen gesellschaftlichen Gruppierungen ins Spiel gebracht.

9.2.2 Die Boten des Unglücks

Insbesondere Flüchtlinge werden als die Symbolfiguren des Fremden schlechthin erlebt. Flüchtlinge setzen prinzipiell ambivalente Gefühle frei. So kann der Flüchtling als „der Bote des Unglücks", wie es bei Brecht heißt, mit paranoiden Befürchtungen vor kommendem Unheil, Angst vor materiellen Nachteilen und vor Überfremdung oder mit hochfliegenden messianischen Erwartungen in Gestalt von Befreiungs- und Erlösungsfantasien empfangen werden. Der massive Einbruch der Flüchtlinge in die deutsche Wirklichkeit hatte etwas von beidem. Nachdem 2015 die Nachrichten vom Brennen vieler Flüchtlingsunterkünfte abschreckende Bilder erbracht hatten, zeigte die euphorische Willkommenskultur im „Deutschen Herbst 2015", die auch mich erfasst hatte, der Welt ein neues humanitäres Gesicht von unserem Land. Die Deutschen hatten zu einer neuen souveränen, ja reifen humanitären Qualität im Umgang mit schutzsuchenden Kriegsflüchtlingen gefunden. Das Gegenbild dazu, die Flüchtlinge als „Boten des Unglücks", entstand nur einige Wochen später. Das Umkippen der Willkommenskultur bei Bevölkerungsteilen in Angst, Hass, Besorgnisse vor Überfremdung und Enteignung der eigenen Kultur etc. geschah abrupt aus Anlass vieler Ereignisse, initial der Silvesternacht 2015/16 in Köln. Beide Seiten der Ambivalenz – sowohl die Euphorie der Willkommenskultur als auch die reaktive Dämonisierung der Flüchtlinge – gingen mit irrationalen Einschätzungen wie Entwertung der Fremden oder ihrer Idealisierung einher und waren gleichermaßen geeignet, die Integrationsbereitschaft und -fähigkeit der Einheimischen zu überfordern und die ohnehin schwierigen sozialen Prozesse der Entfremdung der vermeintlich Fremden zu komplizieren.

Der Wettbewerb, den Immigranten und Flüchtlinge um die Ressourcen einer Gesellschaft auslösen, bringt Feindbilder durch Verdichtung von Vorurteilen hervor (Wirth 2001). Dabei geht es konkret um Ausbildungs- und Arbeitsplätze, Wohnraum, Kitaplätze, Leistungen des sozialen Netzes, die Wahrnehmung im öffentlichen Raum etc. Die daraus resultierende stereotype Ablehnung der Fremden lässt sich als Ergebnis realer sozialer Konflikte verstehen und findet sich vorrangig in den Bevölkerungsteilen, die in unmittelbarer Konkurrenz zu den Immigranten und Flüchtlingen stehen. Gruppenegoismen und Fremdenhass treten dabei als eine Art „Revierreflex" regelmäßig auf und sind so etwas wie eine anthropologische Konstante. Diese empirischen Fakten wurden in der aktuellen Flüchtlingssituation sozialpolitisch klug berücksichtigt, z. B. durch die Erhöhung der Zahl der Kitaplätze, durch Investitionen in den sozialen Wohnungsbau, durch Rentenerhöhungen (4,5 % in 2016!) etc. Das trug zur weitgehenden Entaktualisierung von Rivalitätskonflikten mit der autochthonen Bevölkerung bei.

Bei einer besonders hohen Fremdenfeindlichkeit spielt ein irrationales Element eine nicht unwesentliche Rolle, das in der Fantasie von Menschen entsteht. Angst und Hass entstehen individuell und/oder kollektiv aus einem Gefühl der Unsicherheit und der vermeintlichen Bedrohung. Diese findet, wie z. B. bei meiner Patientin, ihren projektiven Ausdruck in einer Angst vor sozialen Nachteilen und Abstieg, vor Kämpfen um Selbstbehauptung, Befürchtungen, Opfer von sozialpolitischen Umbrüchen zu werden, vor Bedrohungen der moralischen und kulturellen Ordnung u. a. m. Alle diese Bedrohungsfantasien mit allenfalls sehr vagem Realitätsbezug lassen sich ganz überwiegend im Alltagskontakt mit Migranten zerstreuen. Wenn es subjektiv notwendig ist, die projektiven Feindbilder zur narzisstischen Selbststabilisierung aufrechtzuerhalten, dann kommt es zu fremdenfeindlicher Ideologiebildung und Gewalttätigkeit.

9.2.3 … und die Angst der anderen

Die 41-jährige Frau Sch., die im Herbst 2015 mit ihrem Ehemann aus Aleppo flüchtete, berichtet, dass sie Angst als eine Art unterschwelliges Lebensgefühl kenne. Durch das Aufwachsen bei einer „bösen Stiefmutter“ nach dem frühen Tod ihrer geliebten Mutter habe sie kein Gefühl von Geborgenheit entwickeln können. Im Syrienkrieg habe diese latente Angst durch Tote in der Familie, durch Bombardierungen von Aleppo und durch das Näherrücken der IS-Miliz erheblich zugenommen. Auf der Flucht aus Syrien, angesichts der skandalösen, menschenverachtenden Behandlung als Flüchtling in Bulgarien oder wie jetzt bei Abschiebedrohungen werde diese Angst so stark, dass sie „explodiere“ und sie überflute. Sie sei dann übererregt, überbesorgt und überempfindlich. Die Angst halte lange an und werde durch negative Nachrichten und grausame Bilder erneut stunden- oder tagelang aktiviert. Sie komme schwer wieder zur Ruhe und finde keinen Nachtschlaf. Wenn sie allein in der Wohnung sei, wie jetzt in dem Flüchtlingsheim, habe sie Angst. Wenn sie nachts aus der Wohnung zur Gemeinschaftstoilette müsse, brauche sie Begleitung. Sie habe Befürchtungen, jemand greife sie an. Sie mache sich auch Sorgen um ihre Verwandtschaft und Familie, die in Syrien zurückgeblieben oder in die verschiedensten Länder ausgewandert sei. Sie reagiere mit Unruhe, sei reizbar, wütend und schlage dann mit bloßen Fäusten auf die Wände ihres Zimmers ein. Bei Knallgeräuschen sei sie übermäßig schreckhaft, z. B. fahre sie zusammen, wenn ein harmloser Luftballon platze. Manchmal sei ihr Kopf zum Platzen voll, und sie bekomme Migräne. Die negativen Gedanken erinnerten sie an die schlimmen Verhältnisse in Bulgarien, aber auch ihr Familienschicksal. Es gebe keine speziellen Ereignisse, die ihr in den Sinn kämen, aber es seien die Bedrohungen und Unsicherheiten in der Vergangenheit und die ungewisse Zukunft.

9.2.4 Psychische Gesundheit bei Flüchtlingen und Asylbewerbern

In der heterogenen Gruppe der Flüchtlinge und Asylsuchenden befinden sich Menschen unterschiedlicher Herkunftsländer, Generationen und Ausbildungsstandards. Etwa die Hälfte der Flüchtlinge und Asylsuchenden sind minderjährig, oftmals unbegleitet (in Deutschland > 65.000 in 2015, BAMF 2016) – eine besonders schutzbedürftige Gruppe. Zudem unterscheiden sich Flüchtlinge hinsichtlich der Beweggründe für die Flucht und der Erfahrungen auf der Flucht. Der Verlust wichtiger Bezugspersonen, die Zerstörung von Eigentum und Existenzgrundlagen, Unsicherheit der Lebensbedingungen, Krieg, Folter, Inhaftierung, Terroranschläge, Misshandlungen und sexualisierte Gewalt zählen zu den traumatisierenden Erlebnissen, die von Flüchtlingen und Asylbewerbern berichtet werden und die zur Flucht führten. Auf der Flucht erleben viele Betroffene Schutz- und Orientierungslosigkeit, mangelnde medizinische Versorgung, Überfälle, Übergriffe und Diskriminierung.

Nach der meist sehr beschwerlichen, oft unter Lebensgefahr bewältigten Flucht finden sich Geflüchtete häufig in einer Gemeinschaftsunterkunft auf engstem Raum mit fremden Menschen anderer Kulturen, Sprachen, Küche und Religion wieder, wo sie ohne geklärte Zukunftsperspektiven zusammenleben müssen. Oftmals sind sie auch hier traumatisierenden Ereignissen ausgesetzt. Der Aufenthalt in Sammelunterkünften, Schwierigkeiten im Umgang mit Behörden wegen sprachlich-kultureller Barrieren, Zuordnung des Wohnorts und eingeschränkte Reisefreiheit führen zu zusätzlicher Stressbelastung. Eine fehlende Arbeitserlaubnis, Abhängigkeit von Sozialleistungen, fehlende Zukunftsperspektiven, Diskriminierungen und Anfeindungen, unklarer Aufenthaltsstatus und drohende Abschiebung können auslösend für psychische Störungen sein.

Bei Kindern und Jugendlichen stellen ein kurzer Aufenthaltsstatus und mangelnde Chancen auf einen Ausbildungsplatz erhebliche Risiken dar. Mit der Dauer des Asylverfahrens nehmen die Raten körperlicher Gesundheitsprobleme und psychischer Störungen wie Depression, Angst und posttraumatische Belastungsstörungen (PTBS) deutlich zu. Gleichzeitig nehmen die Lebensqualität und Zufriedenheit der Betroffenen ab. Hierauf scheinen insbesondere ein mangelhafter Zugang zum Gesundheitssystem, geringe Lebensqualität, wahrgenommene Diskriminierung sowie eine fehlende Arbeitserlaubnis und finanzielle Sorgen einen wesentlichen Einfluss zu haben (Übersicht: Machleidt und Graef-Calliess 2018). Daher besteht großer Handlungsbedarf, um die Asylverfahren möglichst kurz zu gestalten, aber ohne die Rechte der Betroffenen, insbesondere bei einem ablehnenden Bescheid, einzuschränken. Denn ein unsicherer Aufenthaltsstatus ist als schwerwiegender psychologischer Stressor zu bewerten. Deshalb sind intensive Maßnahmen zur Integration bereits direkt nach der Einreise erforderlich.

Im Vergleich zur Allgemeinbevölkerung haben Flüchtlinge ein bis zu 10-fach höheres Risiko für eine PTBS. Komorbide Störungen wie Angst- und depressive Syndrome sind bei ihnen ebenfalls häufiger zu finden. Darüber hinaus haben Flüchtlinge im Vergleich zu Migranten aus derselben Gegend, die keine Flüchtlinge sind, eine um zwei Drittel höhere Wahrscheinlichkeit, psychotische Störungen zu erleiden (Übersicht s. Machleidt und Graef-Calliess 2018).

9.2.5 Psychische Gesundheit von freiwilligen Migranten

Die Forschungen insbesondere der letzten beiden Jahrzehnte zur psychischen Gesundheit von **freiwilligen Arbeitsmigranten** zeigen eine augenfällige und durchgängige psychosoziale Logik in enger Abhängigkeit von den Migrationskontexten. Der Migrationsprozess als vulnerable Entwicklungsphase der „kulturellen Adoleszenz" (Machleidt 2013: 11 ff.) zeigt eindrucksvoll, dass ungünstige psychosoziale Migrations- und Integrationsbedingungen wie ethnisch gemischte elterliche Migrationsbiografien, Diskriminierung durch körperliche Merkmale (z. B. Hautfarbe), Leben in einer ethnischen Diaspora, geringere soziale Entfaltungsmöglichkeiten, persönliche Niederlagen und psychische Belastungen durch Migrationsstress mit einem erhöhten psychischen Erkrankungsrisiko einhergehen.

Migrationen sind demnach im Kontext der Migrationsbedingungen mit mehr oder weniger großen Risiken für die psychische Gesundheit assoziiert. Die erhöhten Erkrankungsrisiken erstrecken sich über das gesamte Spektrum psychischer Störungen. Die Annahme einer größeren körperlichen und psychischen Robustheit von Migranten, als der **„Healthy-Migrant-Effekt"** bekannt, ist offenbar ein passageres Phänomen, von dem man heute weiß, dass er im Migrationsverlauf abnimmt: Migranten mögen zum Zeitpunkt der Migration bzw. Zuwanderung psychisch und physisch besonders gesund und belastbarer als Einheimische sein. Die Folge konsekutiver schlechterer Arbeits- und Lebensbedingungen ist, dass der Healthy-Migrant-Effekt nur einen kurzfristigen „Überlebensvorteil" darstellt (Machleidt und Sieberer 2013; Übersicht in Machleidt und Graef-Calliess 2018).

Zusammenfassend lässt sich schlussfolgern: Ungünstige Umstände und Bedingungen vor und während der Migration, nach der Ankunft im Aufnahmeland und während der Integration erhöhen das Risiko für die Manifestation psychischer Störungen und gefährden die Integration. Psychische Störungen bei Arbeitsmigranten, Flüchtlingen und Asylsuchenden sind so etwas wie ein Spiegel für die soziale Qualität der Migrations- und Integrationsbedingungen im Aufnahmeland.

9.2.6 Prävention

Die empirischen Befunde zur psychischen Morbidität von Migranten zeigen, dass die Erhaltung ihrer psychischen Gesundheit präventiv wesentlich durch ein Zusammenwirken sozialer, gesellschaftlicher, politischer und gesundheitsstrategischer Akteure positiv beeinflusst werden kann. Aus der Perspektive der universellen (primären) Prävention ist eine detaillierte Kenntnis dieser Zusammenhänge für die Einwanderungs- und Integrationspolitik von vorrangiger Bedeutung, um einem Scheitern von Integrationsprozessen vorzubeugen. Denn universell ausgerichtete Strategien zielen darauf ab, *„Vorurteile, Ängste, Befürchtungen oder auch Ablehnung und Feindseligkeit abzubauen und ein gesellschaftliches Miteinander herzustellen"* (Magdeburger Erklärung 2016). Die in der Magdeburger Erklärung von 2016 geforderte Einrichtung von interdisziplinären Präventionszentren, in denen Vertreter aller Präventionsbereiche präsent sind, bieten die ideale Voraussetzung zur Früherkennung psychisch und sozial beschädigender Integrationsbedingungen und damit korrespondierender erhöhter Risiken für die seelische Gesundheit.

9.2.7 Integration

Die Integrationsdebatte in Deutschland ist wesentlich von zwei Motiven geprägt. Einerseits geht es dabei um die panische Angst der Einheimischen vor dem Abdriften von Immigranten in Segregationsräume (Parallelgesellschaften: „Klein-Istanbul") und andererseits um das Bedürfnis nach demografischem Ausgleich durch soziale Reproduktion (Einwanderung) und wirtschaftlichen und kulturellen Zugewinn durch Integration (Arbeitskräfte). Integration geschieht insoweit keineswegs aus „Nächstenliebe", sondern ist getrieben von Nützlichkeitserwägungen und einem Eigeninteresse mit der Erwartung, dass die Migranten das durch Investitionen in ihre Befähigung erworbene „soziale Kapital" vor Ort gewinnbringend einsetzen und dadurch auch der Gefahr ihres Abdriftens in Segregationsräume vorgebeugt wird.

Integration wird verstanden als gewinnversprechendes gesellschaftliches Großexperiment und als Beunruhigungsprophylaxe gegenüber dem Fremden durch Entfremdung und Vereinnahmung ins Eigene. Dieses ist der erste von zwölf Imperativen, die als Grundsätze einer systematischen und vorausschauenden Integrationspolitik (nach Münkler und Münkler 2016: 227–278) verstanden werden können. Weitere Imperative sind z. B., die Partizipation von immigrierten Frauen an Arbeit und sozialen Teilhabeprojekten, Integration in Schulen vorzuleben und einzuüben unter den Bedingungen ausbalancierter Relationen von Einheimischen und Migranten (ca. 30 %), ebenso wie in den Stadtteilen; aktives Vorgehen gegen Diskriminierung, Erschließung von Möglichkeiten der Lebensplanung für Jugendliche, dafür Offenhalten des Bildungs- und Ausbildungssystems und eine frühe Arbeitsmarktintegration sowie nicht zuletzt und unverzichtbar der Bezug auf das Grundgesetz. Es bleiben berechtigte Zweifel, inwieweit Zuwanderer und insbesondere Muslime zu einer derart anspruchsvollen Akkulturation bereit und in der Lage sind.

9.2.8 Fazit

Integration erfordert ein großformatiges liberales Denken und großformatige Lösungen in Abstimmung mit allen beteiligten Gruppen. Integration ist der Schlüssel für das Vertrauen in die abendländische Zukunftsutopie vom friedlichen Zusammenleben von Menschen unterschiedlicher Herkunft und unterschiedlichen Glaubens. Dieses Ziel fordert interkulturell geprägte Zivilgesellschaften mit guten Kümmereigenschaften (s. Willkommenskultur) dazu heraus, mit ihren gesellschaftlichen Langzeitperspektiven zur Einwanderung identifiziert zu sein. Neben einem langen Atem sollten ihre Bürger eine robuste Frustrationstoleranz mitbringen, Zuversicht und weder leicht zu beunruhigen noch zu entmutigen sein.

LITERATUR

BAMF Flüchtlingsstatistik 2016; www.bamf.de/DE/Infothek/Statistiken/statistiken-node.html (letzter Zugriff: 10.10.2017).

Machleidt W (2013). Migration, Kultur und psychische Gesundheit. Dem Fremden begegnen. Stuttgart: Kohlhammer.

Machleidt W, Graef-Calliess IT (2018). Mental health and approaches to treatment among refugees and migrants. In: Besier G, Stokłosa K (eds.). How to Deal with Refugees? Europe as a Continent of Dreams. Münster, Berlin, Wien, Zürich: LIT Verlag.

Machleidt W, Sieberer MG (2013). From Kraepelin to a modern and integrative scientific discipline: the development of transcultural psychiatry in Germany. Transcult Psychiatry 50(6): 817–840.

Machleidt W et al. (Hrsg.) (2018). Praxis der interkulturellen Psychiatrie und Psychotherapie. Migration und psychische Gesundheit. 2. A. München: Elsevier Urban & Fischer.

Magdeburger Erklärung des Deutschen Präventionstages 2016, www. praeventionstag.de (letzter Zugriff: 10.10.2017).

Münkler H, Münkler M (2016). Die neuen Deutschen. Ein Land vor seiner Zukunft. Berlin: Rowohlt.

Wirth H-J (2001). Fremdenhaß und Gewalt als familiäre und psychosoziale Krankheit. Psyche 11: 1217–1244.

9.3 Ressourcenorientierte Kunsttherapie mit traumatisierten Menschen

Barbara Gromes

9.3.1 Grundlagen

Ressource ist eine stärkende, unterstützende, energiespendende Quelle. Dazu zählen alle inneren und äußeren, alten und neuen positiven Erfahrungen und Handlungsmöglichkeiten.

Die meisten Menschen leben mit einem ausreichend guten Kohärenzgefühl, d. h. mit dem Grundgefühl und Vertrauen, dass sie ihr Leben sinnvoll, verstehbar und handhabbar gestalten können (Antonovsky 1997). Schon ein unvorhersehbares Ereignis kann zu einer Erschütterung dieser Grundüberzeugung führen – ein traumatisches Ereignis kann einen nachhaltigen, emotionalen Verlust dieses inneren Gefühls von Sicherheit auslösen. Gründe hierfür sind die Erfahrung extremer Hilflosigkeit und Ohnmacht in der traumatischen Situation sowie das Erleben, von allen Ressourcen abgeschnitten zu sein: Es gab keine Möglichkeit, Einfluss zu nehmen, das Geschehen abzuwenden, zu kämpfen oder zu fliehen. Vielen in der Kindheit chronisch traumatisierten Menschen fehlte es zudem an Beistand, Trost und Hilfe durch andere.

Nach Klaus Grawe stellt die Ressourcenaktivierung ein primäres Wirkprinzip in der Psychotherapie dar, neben drei weiteren Wirkfaktoren: Motivationsaufbau, Problemaktualisierung und Problembewältigung (Grawe und Grawe-Gerber 1999). **Ressourcenorientierte Psychotherapie** umfasst sowohl die auf Ich-Stabilität und Wachstum ausgerichtete psychotherapeutische Arbeit durch aktives Einbeziehen innerer und äußerer Ressourcen des Patienten als auch die Haltung des Therapeuten sowie die Art, wie er die therapeutische Beziehung und die Behandlung gestaltet. Besonders für früh traumatisierte Menschen, deren Grenzen auf zum Teil extreme Weise verletzt wurden, ist eine wertschätzende, Sicherheit vermittelnde Haltung des Therapeuten von zentraler Bedeutung. Es ist von Belang, ob der Therapeut den Blick des Patienten auf bestehende Defizite oder auf vorhandene Ressourcen lenkt. Die Erklärung des Behandlungsmodells vor dem Hintergrund der aktuellen Symptomatik hilft dem Patienten, seine Erkrankung zu verstehen, und macht das therapeutische Vorgehen nachvollziehbar. Das Erfragen emotionaler Belastungen und Probleme im Alltag macht die individuellen Entwicklungsbedürfnisse deutlich und bestimmt die Behandlungsziele.

Ziele von Ressourcenaktivierung:

- Gegenwartsbezug und Alltagsbewältigung
- Stressreduktion
- Stress-/Symptommanagement
- Förderung der Persönlichkeitsentwicklung
- Förderung der Beziehungsfähigkeit
- Korrektur dysfunktionaler Kognitionen und schädigender Muster im Erleben und Verhalten
- Voraussetzung für die Bearbeitung belastender Kindheitserfahrungen

Welches der genannten Ziele an erster Stelle steht und welche Vorgehensweise passend ist, richtet sich nach den individuellen Bedürfnissen und Fähigkeiten des Patienten.

9.3.2 Traumafolgestörungen aus kunsttherapeutischer Sicht

Ein Weg, traumabedingte Verletzungen zu heilen, ist die vorsichtige und sorgfältige Rekonstruktion und Integration aller zum traumatischen Geschehen gehörenden Bruchstücke des Erlebten und Erlebens. Voraussetzung für die therapeutische Konfrontation mit traumatischen Erinnerungen ist eine ausreichende Ich-Stabilität – die Fähigkeit, sich selbst beruhigen, versorgen und emotional wieder distanzieren zu können.

In einem ressourcenorientierten, kunsttherapeutischen Setting werden individuelle Ressourcen und Möglichkeiten des Patienten gezielt aktiviert, die aufgrund der Problemaktualisierung im Alltag nicht zugänglich sind. Ressourcen wirken wie eine Brücke, von einem blockierten Zustand hin zu Kompetenz und Handlungsfähigkeit. Die kunsttherapeutischen Interventionen sind lösungsorientiert fokussiert, ohne dabei die Bedürfnisse des Patienten nach Anerkennung seines Leids zu übergehen.

Für viele früh Traumatisierte sind Probleme im Bezug zu sich selbst und zu anderen alltagsbestimmend und chronisch belastend. Häufig besteht ein verzerrtes Selbstbild mit Unsicherheit, Selbstablehnung und Vermeidung. Veränderung und Umdenken anstoßende Interventionen sowie praktische Handlungsmöglichkeiten ermöglichen dem Patienten neue Erfahrungen, die aus dem subjektiven Erleben von Machtlosigkeit und Überforderung heraushelfen. Der Umgang mit dem gestalterischen Material unterstützt zugleich ein Begreifen und Handhaben der aktuellen Thematik auf einer anderen Ebene.

Bilder und Gestaltetes können zum Container für Belastendes werden, schaffen einen Zugang zu Veränderung fördernden Kräften und werden zum Anker für heilsame Erfahrungen. Verschüttetes kann gesehen, geborgen und versorgt werden. Isoliertes findet Anschluss und bekommt einen Platz. In den gestalterischen Prozess können jetzt die Achtsamkeit, der Schutz und die notwendige Kontrolle einfließen, die es damals nicht gab. Sich gestalterisch mitzuteilen eröffnet die Chance, eigene Themen und sich selbst aus einer anderen Perspektive zu sehen – und das Wahrgenommene in Ruhe reflektieren und integrieren zu können. Neben dem Zugang zu eigenen Fähigkeiten, zu der Erfahrung von Selbstwirksamkeit und Selbstermächtigung, können die neuen Erfahrungen auch dabei helfen, alte Muster und negative Glaubenssätze zu überwinden. Besonders für Patienten mit frühen traumatischen Beziehungserfahrungen stellen die Verbesserung des Selbstbezugs und die Korrektur dysfunktionaler Glaubenssätze wichtige Behandlungsziele dar.

Schöpferisch tätig zu sein, zu gestalten und zu verändern, zu einer stimmigen Form zu finden heißt auch, das Eigene wiederzufinden und in Kontakt zu sein mit dem durch die Traumatisierung unbeschädigten Bereich des Selbst.

9.3.3 Kunsttherapeutisches Vorgehen

Sicherheit und Orientierung

Äußere Sicherheit ist eine Voraussetzung für das Gefühl innerer Sicherheit. Überschaubare, verstehbare und verlässliche Bedingungen und äußere Strukturen machen es besonders beziehungstraumatisierten Patienten leichter, sich auf die Kunsttherapie einzulassen. In einem Vorgespräch kann der ressourcenorientierte kunsttherapeutische Ansatz vorgestellt und über den therapeutischen Umgang mit dem gestalteten Material in der Gruppe sowie in der Teambesprechung informiert werden. Zudem können verbindliche Gruppenregeln mitgeteilt werden. Individuelle Ressourcen des Patienten sollten ebenso angesprochen werden wie Wünsche oder Vorbehalte des Patienten hinsichtlich der Teilnahme an der Kunsttherapie (Gromes 2010).

Während der laufenden Kunsttherapie ist eine (angemessen) aktive Haltung des Kunsttherapeuten besonders für Patienten mit komplexer Traumafolgestörung bzw. für Patienten mit ausgeprägten dissoziativen Symptomen hilfreich. Ein aktiver, prozessinteressierter Therapeut bietet weniger Projektionsfläche für negative Erfahrungen als ein abwartender oder deutender. Zudem gelingt es nur auf Augenhöhe und mit der gegenseitigen Anerkennung der vorhandenen Kompetenzen, *„Seite an Seite auf ein Problem zu schauen“* (Reddemann 2004) bzw. auf ein Bild oder Objekt.

Achtsamkeit und Stabilität

Entwicklungsfokussierte Fragen an den Patienten sind: Worunter leidet er? – Was kann er für sich tun, was muss sich ändern, damit es ihm besser geht? – Welche Hilfe braucht er dabei? Achtsamkeit und Selbstbezug schaffen innere Stabilität und Balance. Die Ermutigung, den eigenen Gestaltungsprozess sowie die aktive Beteiligung in der Gruppe bewusst zu steuern, ggf. zu stoppen, wenn etwas nicht gut läuft, sich Unterstützung zu holen etc., hilft dem Patienten, die eigene Befindlichkeit und die eigenen Bedürfnisse wahrzunehmen. Für viele früh traumatisierte Patienten ist diese Form der Selbstwahrnehmung und Selbstfürsorge schwierig. Hier können kleine Rituale zwischen Patient und Kunsttherapeut hilfreich sein, z. B. wenn ein Patient weiß, dass seine Kunsttherapeutin regelmäßig „mal vorbeischaut“ und sie beide eine kurze, aktuelle Bestandsaufnahme des Bildes sowie der inneren Befindlichkeit des Patienten machen können. Ziel ist, dass der Patient lernt, mit sich in Kontakt zu bleiben und regulierende Funktionen selbst zu übernehmen.

Kunsttherapeutische Ressourcenaktivierung

Alle wichtigen Ich-stabilisierenden Lernziele aus der psychodynamisch-imaginativen Traumatherapie (PITT, Reddemann 2004, s. auch ➤ Kap. 9.1) – z. B. Distanzierung, Selbstberuhigung, Hilfe holen, Themen- und Ortswechsel etc. – lassen sich in kunsttherapeutische Interventionen und Ziele übersetzen und wirken ressourcenaktivierend.

Viele kleine praktische Schritte in der Kunsttherapie führen zu erlebter Handlungskompetenz. Distanz entsteht durch das Zurücktreten von einem schwierigen Bild. Wie viel Abstand braucht der Patient, damit es ihm besser geht? Hilft durchatmen? Gibt es noch etwas Hilfreiches? Sobald der Patient sich wieder stabil fühlt, kann überlegt werden, ob es einen Handlungsimpuls gibt. Soll und kann das Bild konstruktiv verändert werden? Wie müsste die Veränderung genau aussehen? Verändert sich die innere Resonanz nach der Überarbeitung des Bildes? Was sagt diese Erfahrung über den Patienten aus? Ein Transfer in den Alltag ist hilfreich, um Handlungsmöglichkeiten im Alltag anzuwenden.

Themenzentriertes vs. freies Malen und Gestalten

Je belastender und je unkontrollierbarer Traumafolgesymptome erlebt werden, desto mehr Steuerung braucht der gestalterische Prozess.

Zielgerichtetes, kontrolliertes gestalterisches Arbeiten

Emotional instabilen Patienten mit wenig eigenen Ressourcen und Patienten mit einer stark ausgeprägten dissoziativen Symptomatik hilft eine genaue und verbindliche Vorbereitung – den Inhalt des Bildes sowie das passende gestalterische Material betreffend – sowie eine engmaschige Begleitung während des Gestaltens.

Viele traumatisierte Menschen malen, um Gefühle und inneres Erleben auszudrücken und „etwas von sich selbst" im Bild wiederzufinden. Malen kann entlastend sein, wenn die innere Bewegtheit schwer in Worte zu fassen ist und das Bild zum Fokus für die Reflexion wird. Belastendes gezielt im Bild abzulegen könnte eine andere Vereinbarung sein. Das Bild kann im Anschluss, im Sinne einer Distanzierung, weggepackt werden, oder es kann eine lösungsorientierte Veränderung des Bildes vereinbart werden, mit dem Ziel der Verarbeitung und Integration belastender Inhalte. Auch die Aufgabe, sich eine Zeitlang von traumarelevanten Inhalten bewusst zu distanzieren und die Aufmerksamkeit gezielt auf etwas anderes zu lenken, kann entlastend und stabilisierend sein. Das Abzeichnen eines Objekts oder der Umgebung kann den Realitätsbezug verbessern. Das Entwerfen von Mandalas oder ein künstlerisches Projekt über mehrere Therapiestunden beispielsweise kann inneren Halt geben und ist gut geeignet, um innere und handlungsorientierte Ressourcen zu aktivieren.

Assoziatives, integratives gestalterisches Arbeiten

Patienten, die über eine ausreichende Ich-Stabilität verfügen, können vom freien Malen profitieren, das die spielerische und experimentelle Suche nach Neuem zulässt. Das freie und assoziative Gestalten bringt verstärkt unbewusste Prozesse in Fluss und damit die Chance auf neue Blickwinkel und Lösung von (traumabedingten) Blockaden. Ziel ist hierbei jedoch nicht das Aufdecken von Traumaerinnerungen oder ein forciertes Arbeiten auf Katharsis hin. Vielmehr findet eine integrative Arbeit statt, die durch die Aktivierung und Integration vormals abgespaltener Gefühle oder Erfahrungen zu mehr innerer Stabilität und Lebendigkeit führt.

Für emotional stark belastete Patienten mit komplexen Traumafolgestörungen bzw. für Patienten mit einer stark ausgeprägten dissoziativen Symptomatik ist dieser Ansatz bedingt geeignet. Es besteht die Gefahr, dass im freien Gestalten traumatische Erinnerungen getriggert werden, indem, z. B. über Assoziationsketten, Traumaerinnerungen mit intrusivem Erleben aktiviert werden oder unbekannte, traumaassoziierte Bilder hochkommen, die nicht eingeordnet werden können.

Einige kunsttherapeutische Interventionen und Techniken für die Behandlung schwer traumatisierter Patienten haben Susanne Lücke (2001, 2005) und Marion Wendlandt-Baumeister (2005) beschrieben.

Kunsttherapeuten, die mit Traumatisierten arbeiten möchten, sollten bereit sein, sich mit der Theorie und den Konzepten der Psychotraumatologie auseinanderzusetzen. Für die therapeutische Aufarbeitung eines traumatischen Ereignisses ist eine spezielle Ausbildung erforderlich (Sack 2010).

Fallbeispiel

„Das Leben ist kein Problem, das gelöst werden muss, sondern eine Erfahrung, die realisiert werden kann."

Karin Horney

Vorgeschichte

Frau P. (22) ist vor 2 Jahren plötzlich an einem kavernösen Hämangiom erkrankt. Eine Notoperation hat ihr das Leben gerettet. Seit der Erkrankung fühlt sie sich verunsichert, hat sich aus sozialen Bezügen zurückgezogen und zu nichts mehr Lust. Sie hat starke Ängste vor einem Rezidiv, fühlt sich dadurch bedroht, hilflos und ausgeliefert. Alleinsein bereitet Frau P. große Probleme im Alltag. Wenn die Ängste zu groß werden, wendet sie sich an ihre Eltern. Bereits vor der Erkrankung vor 2 Jahren hat Frau P. unter diffusen Ängsten gelitten. „Etwas stimmt nicht", habe sie immer gedacht. Als körperliche Untersuchungen ohne Ergebnis blieben, begann sie eine Verhaltenstherapie, die ihr half, sich psychisch zu stabilisieren. Damals wurde eine generalisierte Angststörung diagnostiziert.

Die gezielte Aufarbeitung des traumatischen Erlebnisses lehnt Frau P. vehement ab. Sie befürchtet, dass die Erinnerungen sie zu sehr destabilisieren und dass sie deshalb ihren Ausbildungsplatz verlieren könnte. Aber auch hinsichtlich einer psychotherapeutischen Behandlung hat Frau P. Vorbehalte. Die Vorstellung, dass „in ihrer Biografie gekramt werden könnte und dass dadurch zum Vorschein kommen könnte, dass ihre Eltern schuld sind an irgendetwas", macht ihr Angst.

Nach Informationen über das ressourcenorientierte Therapiekonzept fühlt Frau P. sich sicherer. Es werden zwei weitere probatorische Sitzungen zum Kennenlernen und als Entscheidungshilfe vereinbart.

Als Behandlungsziel formuliert Frau P., dass sie ihre Ängste im Alltag loswerden will. Sie möchte selbstbewusster und selbstständiger werden und ihre Abschlussprüfung schaffen.

Einschätzung der Problematik

Ein Teil der Ängste, unter denen Frau P. leidet, wurden durch die traumatisch erlebte Erkrankung vor 2 Jahren ausgelöst. Es bestehen Symptome einer PTBS: Rückzug und Vermeidungsverhalten, intrusive Gedanken, Albträume, körperliche und psychische Anspannung, Probleme, sich selbst zu beruhigen und sich zu distanzieren, ein negativ verändertes Bild von der Zukunft. Erinnerungen und körperliche Symptome sind triggerbar. Andere gravierende Ängste bestanden schon vorher und erfüllen das Bild einer generalisierten Angststörung.

Die traumatisch erlebte Erkrankung hat Ängste vor einer Neuerkrankung ausgelöst, deren Anzeichen Frau P. durch die genaue Beobachtung des eigenen Körpers frühzeitig zu erkennen und zu kontrollieren versucht. Alleinsein (keine Hilfe zu haben) kann emotional instabile Zustände mit vermehrter Unsicherheit, Angst, Panikanfällen und Hyperventilation auslösen. Die Zuwendung der Eltern wirkt beruhigend, allerdings ist dadurch eine starke, emotionale Abhängigkeit und Unselbstständigkeit entstanden.

Frau P. verfügt über gute eigene Ressourcen, kann diese jedoch nicht als solche wahrnehmen und für sich nutzen. Es entsteht der Eindruck, als sitze sie auf einem Pulverfass unverwirklichter Wünsche und Möglichkeiten, deren Umsetzung durch Ängste verhindert wird.

Setting und Methode

Vereinbart wurden wöchentliche Sitzungen im Wechsel zwischen Gesprächspsychotherapie (50 Minuten) und Kunsttherapie (90 Minuten). Frau P. wurde in 35 Einzeltherapiestunden in der ambulanten Praxis behandelt.

Geplant ist, aktuelle Probleme in den Gesprächstherapiesitzungen lösungsorientiert zu bearbeiten. Individuelle Ressourcen sollen gezielt aktiviert werden, damit sie im Alltag wieder zur Verfügung stehen. Für die Regulation von Ängsten und Traumafolgesymptomen ist das Erlernen von Ich-stabilisierenden Fertigkeiten wichtig. Sie können bei Bedarf gezielt genutzt werden, um sich von intrusiven Gedanken und Erinnerungsbildern zu distanzieren, sich abzulenken und zu beruhigen und um Kontrolle über bisher als unkontrollierbar erlebte Zustände zu erlangen. Die erlernten Imaginationen, praktischen Techniken und Methoden werden als Ressourcen eingesetzt, die Sicherheit geben und den Handlungsspielraum der Betroffenen erweitern (Huber 2003; Reddemann 2001; Sack 2000).

Da Frau P. gern gemalt hat, besteht die Hoffnung, dass der Umgang mit flüssigen Gouache-Farben „ihre Lebensgeister weckt". **Ausdrucksmalen** ist eine geeignete Methode, um aktuelle Probleme aus einer neuen Perspektive zu betrachten, hilfreiche, unbewusste Aspekte einzubeziehen und neue Impulse zu finden. Ziel ist es, einen Veränderungs- und Entwicklungsprozess in Gang zu bringen und im Fluss zu halten, ohne ihn dem Zufall zu überlassen.

Behandlungsverlauf

Da Frau P. zu Beginn der Behandlung wenig Zugang zu eigenen Ressourcen hat, erlernt sie als erste Imagination „Das innere Team" (Huber 2003). Es entsteht ein überraschend guter Zugang nach innen. Frau P. ist sehr berührt, die eigenen Stärken so klar zu sehen, mit ihnen in Kontakt treten zu können und darüber hinaus die Gestalt einer inneren weisen Frau zu finden. In der folgenden Stunde malt Frau P. das erste Bild.

Das verlassene (innere) Kind

Auf einem großen Format malt Frau P. das Meer, hinten einen Landstreifen, weit weg. Im Vordergrund schwimmt ein Schwarm Fische. Oben im Bild fliegen zwei Möwen im Wind (➤ Abb. 9.1). Was ist die Bildgeschichte? Das Fischkind findet es schön bei den anderen, es hat jedoch Angst, die Eltern aus dem Blick zu verlieren. Die Eltern sind in der Nähe, doch sie schauen von den Kindern weg nach vorn. Sie können nicht sehen, was hinter ihnen los ist. Die Möwen könnten eines der Kinder fressen wollen, schließlich ernähren sie sich von Fisch.

Die Möwen scheinen Frau P.s Bedrohungsgefühl, erneut zu erkranken und sterben zu müssen, zu symbolisieren. Bezüglich der Ressourcen (Eltern und Kindergruppe) besteht eine Ambivalenz. – Auf der Bildebene geht es nicht weiter. Verschiedene gestalterische Veränderungsideen bringen keine Entlastung. Um die Blockade zu lösen, folgen wir dem stärksten Affekt: Angst und Verlassenheitsgefühl.

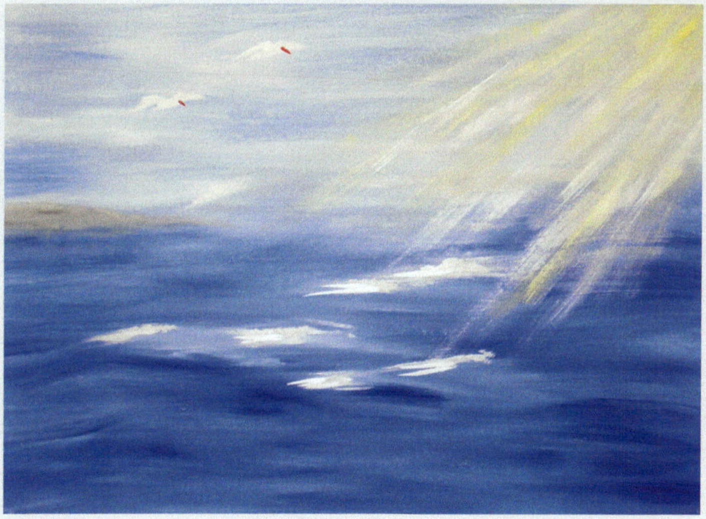

Abb. 9.1 Die Fischfamilie

9

Da Frau P. sich am stärksten mit der kindlichen Not identifiziert, frage ich nach. Was hat es mit dem Verlassenheitsgefühl des Kindes auf sich? Frau P. kann sich an Ängste und Verlassenheitsgefühle als kleines Kind erinnern, wenn die Eltern weggingen und sie in der Obhut der Nachbarin zurückließen. Mir fällt auf, dass Frau P. mit ihrem Verständnis sehr bei den Eltern ist und dass von ihren eigenen Gefühlen damals so gar nichts spürbar wird.

Die therapeutische Arbeit mit inneren Seiten der Persönlichkeit, hier mit einer kindlichen Seite, kann bei der Auflösung aktueller Probleme hilfreich sein, die auf frühere Konflikte oder emotionale Verletzungen zurückzuführen sind (Watkins und Watkins 2003). Häufig findet eine emotionale Lösung statt, wenn es gelingt, die verdrängten, belastenden Gefühle zugänglich zu machen.

Nach einigem Hin- und Herpendeln zwischen Erzählen und Nachspüren bekommt Frau P. Mitgefühl mit dem kleinen Mädchen. Sie erinnert sich, wie sie versucht hat, tapfer zu sein, wenn die Eltern fort waren. Sie habe viele Nöte und Ängste ausgestanden, doch sie habe ihren Eltern keine Sorgen bereiten wollen. – Was könnte dem Kind jetzt helfen und ihm gut tun? Der damalige emotionale Zustand von Verlassenheit und Angst soll positiv verändert werden. Frau P. fällt die weise Frau aus dem inneren Team ein. Sie kann für das innere Kind da sein, es trösten und umsorgen.

Zurück zum Bild. Wie sieht Frau P. die Szene jetzt? Mit Blick auf den Alltag ist Frau P. den Eltern dankbar für deren verlässliche Unterstützung. Das bedrohliche Gefühl hat sich aufgelöst: „Eigentlich sind die Möwen frei. Sie können fliegen, wohin sie wollen." Eine Vision, eine neue Ressource ist entstanden. Und Frau P. spricht an, dass sie tatsächlich, anders als das Fischkind auf dem Bild, ziemlich allein ist.

Frau P. bekommt eine Hausaufgabe: Sie soll überlegen, was ihr Spaß macht, und ausprobieren, etwas in einer Gruppe zu unternehmen.

Fortschritte

„Ich hole alles nach, was ich früher nicht gemacht habe" – Frau P. hat sich zu einem Tanzkurs angemeldet und sorgt mehr für ihre persönlichen Interessen. Sie nutzt ihre neu erlernten Fähigkeiten und Imaginationsübungen, um ihre Ängste zu steuern und sich zu beruhigen. Viele stress- und traumabedingte Symptome haben sich gebessert. Mit den Eltern gibt es feste Verabredungen, unabhängig von akuten Angstgefühlen.

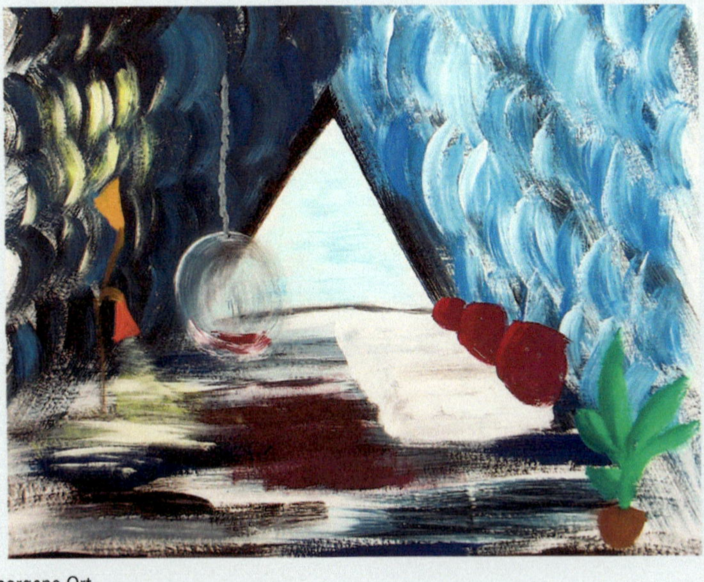

Abb. 9.2 Der geborgene Ort

Das Malen hilft Frau P. weiterhin, den Zugang zu eigenen Stärken und Potenzialen zu finden. Die gute innere Entwicklung wird deutlich, als Frau P. spontan einen geborgenen und sicheren Ort (➤ Abb. 9.2) malt – ohne diese Imaginationsübung zu kennen. Später stellt sie sich das Bild zu Hause hin, zur Erinnerung an die inzwischen neu erlernte Imagination „Der sichere innere Ort".

Krisen

Wiederholt werden Ängste, Unsicherheit, Gefühle von Hilflosigkeit und Bedrohung in Frau P. s Bildern deutlich. Der kunsttherapeutische Umgang mit den Bildern und Gefühlen wird zum Übungsfeld für Distanzierung und Selbstberuhigung. Die Bilder helfen ihr, fokussiert zu bleiben und an einer Veränderung zu arbeiten. Nach und nach entsteht mehr Gelassenheit und Neugier auf Veränderung.

Schließlich wird ein starker innerer Konflikt zwischen zwei unterschiedlichen Bestrebungen deutlich greifbar: Es gibt autonom-expansive Bedürfnisse sowie angstbesetzte, verhindernde, auf Sicherheit bedachte, aber eben auch Lebendigkeit blockierende Gedanken.

Frau P. muss anerkennen, wie stark die unverarbeiteten krankheitsbezogenen Ängste sind und wie sehr diese sie noch einschränken. Doch die Bilder haben ihr geholfen, ihre Gefühle in Worte zu fassen und zu begreifen, wie überwältigend und erschreckend diese Erkrankung für sie gewesen ist – und wie bedroht sie sich heute mitunter noch fühlt.

Abschluss: Der innere Garten

Kurz vor Ende der Therapie malt Frau P. einen Garten (➤ Abb. 9.3). Beim genauen Hinschauen entdeckt sie einen kleinen schwarzen Fleck, der wie eine Spinne aussieht. Sie findet diesen Eindringling eklig; Spinnen machen ihr Angst. Übermalen oder lassen? Frau P. malt zunächst den Springbrunnen fertig und ignoriert die Spinne. Schließlich muss sie eine Entscheidung treffen. Ich schlage vor, die Spinne abzudecken und sich das Bild ohne sie vorzustellen. Frau P. probiert es aus und lächelt verschmitzt: „Ohne die Spinne wäre das Ganze ja langweilig!"

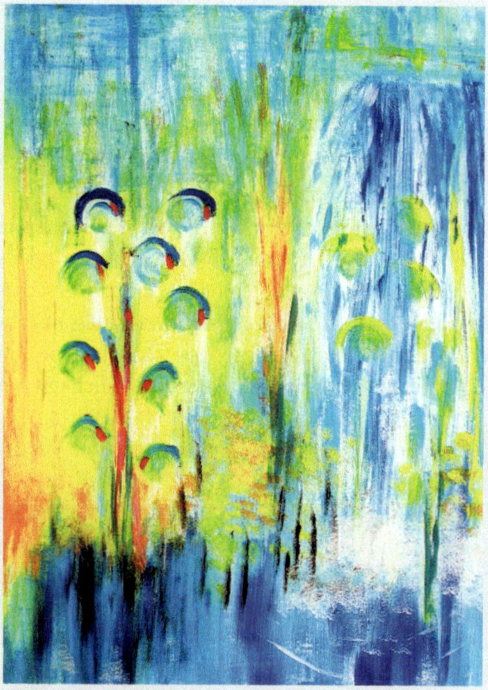

Abb. 9.3 Der Garten

Frau P. ist berührt von dieser neuen Erfahrung, dass es ihr gelungen ist, die Störung, das Ängstigende auf dem Bild mit einzubeziehen und ihren Frieden damit zu schließen. In ihrem Bild kann sie es als kleinen Teil eines größeren Ganzen sehen. In einer der letzten Stunden bringt sie ein Buch über Krafttiere mit: Dort steht die Spinne für Kreativität und symbolisiert das Weben des Schicksals.

9.3.4 Reflexion

Die Behandlung von Traumafolgestörungen bringt Patienten mit einer Angststörung in ein Dilemma: Traumafolgesymptome können nicht behandelt werden, ohne dass der Patient sich ihnen zuwendet – doch das erzeugt Angst und aktiviert die für Angstpatienten typischen dysfunktionalen Abwehr- und Vermeidungsstrategien, welche die psychische Stabilität wiederherstellen sollen. Die Behandlung

9

der Angsterkrankung ist in diesem Zusammenhang als Teil der Ich-Stabilisierung zu sehen.

Das Malen wurde zur Brücke für Reflexion, Selbstbezug und Perspektivwechsel sowie ein wichtiger Zugang zu personalen Ressourcen. Der Transfer des Erarbeiteten in den Alltag hat zu einer guten emotionalen Stabilität, zu mehr emotionaler Unabhängigkeit und zu einer deutlichen Verbesserung der Traumafolgesymptome geführt. Zugleich hat es die Voraussetzung und die nötige Toleranz geschaffen, die Frau P. für die Auseinandersetzung mit ihren traumatischen Erinnerungen braucht. Die Arbeit mit einer jüngeren Seite der Persönlichkeit hat zu Akzeptanz und Integration von abgewehrten Gefühlen sowie zu einer Aufarbeitung früherer Verletzungen geführt.

Nicht aufgelöst haben sich die traumaassoziierten Gefühle von Hilflosigkeit und Ausgeliefertsein. Frau P. will nun erst einmal eine Therapiepause machen und dann die Bearbeitung der traumatischen Erinnerungen mit EMDR angehen. Die Prognosen für die Verarbeitung des Ereignisses und die Auflösung der Traumafolgesymptome sind gut.

LITERATUR

Antonovsky A (1997). Salutogenese: Zur Entmystifizierung der Gesundheit. Tübingen: DGVT.

Grawe K, Grawe-Gerber M (1999). Ressourcenaktivierung. Ein primäres Wirkprinzip in der Psychotherapie. Psychotherapeut 44: 63–73.

Gromes B (2010). Ressourcenaktivierung. In: Sack M (Hrsg.). Schonende Traumatherapie – Ressourcenorientierte Behandlung von Traumafolgestörungen. Stuttgart: Schattauer, S. 61–102.

Huber M (2003). Wege der Traumabehandlung. Teil 2. Paderborn: Junfermann.

Lücke S (2001). Kunst- und Gestaltungstherapie im Prozess der Traumaheilung. In: Reddemann L (Hrsg.). Imagination als heilsame Kraft. Stuttgart: Pfeiffer bei Klett Cotta, S. 125–157.

Lücke S (2005). Tiefenpsychologische fundierte Kunsttherapie in der Behandlung traumabedingter Störungen. In: von Spreti F, Martius P, Förstl H (Hrsg.). Kunsttherapie bei psychischen Störungen. 1. A. München: Elsevier Urban & Fischer, S. 140–151.

Reddemann L (2001). Imagination als heilsame Kraft. Stuttgart: Pfeiffer bei Klett Cotta.

Reddemann L (2004). Psychodynamisch Imaginative Traumatherapie. Stuttgart: Pfeiffer bei Klett Cotta.

Sack M (2000). Die Behandlung posttraumatischer Belastungsstörungen. In: Lamprecht F (Hrsg.). Einführung in die Traumatherapie. Was kann EMDR leisten? Stuttgart: Pfeiffer bei Klett-Cotta, S. 63–113.

Sack M (2010). Schonende Traumatherapie. Stuttgart: Schattauer.

Watkins JG, Watkins H (2003). Ego States, Theorie und Therapie. Heidelberg: Carl Auer.

Wendlandt-Baumeister M (2005). Kunsttherapie mit Folterüberlebenden. In: von Spreti F, Martius P, Förstl H (Hrsg.). Kunsttherapie bei psychischen Störungen. 1. A. München: Elsevier Urban & Fischer, S. 159–173.

9.4 Interkulturelle Kunsttherapie – wir verändern uns gemeinsam

Monika Breuer-Umlauf

9.4.1 Einführung

In den letzten 10 Jahren haben sich Beiträge über interkulturelle Zusammenarbeit in Theorie und Praxis vervielfacht. In der kunsttherapeutischen Ausbildung jedoch sind noch keine einheitlichen professionellen Standards zu finden, die ausreichend auf eine kunsttherapeutische interkulturelle Zusammenarbeit vorbereiten. Kunsttherapeuten, die interkulturelle Kompetenzen erworben haben, haben diese aus Erfahrungslernen und selbst gewählten Weiterbildungsangeboten gewonnen. Momentan können praktizierende Kunsttherapeuten nur auf ihre autodidaktischen Lernerfahrungen zurückgreifen und hoffen, dass diese ausreichen, um den Bedürfnissen ihrer Klienten gerecht zu werden. Es ist zu hoffen, dass die Entwicklung interkultureller Fähigkeiten zu einem festen Bestandteil der Ausbildung für Kunsttherapeuten wird.

Die aktuellen Migrationsbewegungen erfordern eine Auseinandersetzung mit herkömmlichen Vorstellungen über Therapieprozesse, therapeutische Methoden und die Beziehungen zwischen Therapeuten und Klienten. Die *British Association of Art Therapists* hält in ihrem „Code of Ethics and Principles of Professional Practice“ (2014) eine Erweiterung des Wissens über kulturelle Aspekte und eine Anpassung des eigenen Angebots für unabdingbar, um auf verschiedene kulturelle Bedürfnisse der Klienten eingehen zu können. Auch wird auf kulturelle Unterschiede in visuellen Symbolen oder Bildern hingewiesen.

Der folgende Beitrag soll dazu beitragen, auf wichtige Aspekte der interkulturellen Zusammenarbeit und Kommunikation hinzuweisen. Ein Fallbeispiel einer Einzelkunsttherapie mit einem Jungen in einem Londoner Projekt für Flüchtlingskinder soll als Beispiel für eine lebendige „Interkultur" dienen, die sich aus dem Zusammentreffen einer deutschen Kunsttherapeutin und einem tschechischen Romakind in einem für beide fremden Land in einer für beide fremden Sprache entwickelte.

9.4.2 Die Kulturgebundenheit unserer Wahrnehmung

Kunsttherapeuten, die sich dem Thema interkulturelle Therapie zuwenden, sollten sich immer der Kulturgebundenheit ihrer eigenen Wahrnehmung bewusst sein. Alles, was sie gelernt haben und denken mögen, ist nicht universell auf verschiedene kulturelle und geografische Kontexte übertragbar. Wir alle sehen die Welt durch eine „kulturelle Brille", ein Modell, welches das Ergebnis unserer Sozialisation, unserer (westlichen) Bildung und Wertebildung und unserer bisherigen Erfahrungen ist.

Objektive Interpretationen über Gruppen, die sich vom eigenen kulturellen Kontext unterscheiden, sind daher fehlerhaft. Denn es handelt sich nie um homogene Gruppen. Sobald es um die Lebenswirklichkeiten von Individuen geht – und dies ist für die therapeutische Arbeit relevant –, können wir nicht an Informationen über eine Gruppe, eine Ethnie, eine Nation, eine Religionsgemeinschaft o. Ä. festhalten. Zu groß ist die Gefahr, dass es zu Stereotypisierung und „interkulturellen" Missverständnissen kommt, die der Entwicklung einer vertrauensvollen Beziehung im Wege stehen. Schulz von Thun (2014) weist auf unseren Umgang mit „implizierten Selbstverständlichkeiten" hin, deren wir uns erst dann bewusst werden können, wenn wir auf andere Regeln und Selbstverständlichkeiten stoßen, die uns fremd erscheinen und für Menschen anderer kultureller Herkunft „normal" sind.

Dennoch kann es einer ersten Orientierung dienen, Informationen über die Traditionen, die Werte, die Sprache, den Glauben oder „typische" Verhaltensmerkmale einer Gruppe zu erwerben. Dabei darf nur nicht vergessen werden, dass wir Individuen oder Gruppen immer aus einer bestimmten Perspektive betrachten und dass diese Perspektive unsere Schlussfolgerung maßgeblich bestimmt. Bolten (2007) erläutert eine sehr hilfreiche Metapher für diese Vorgänge, das **„Zooming"** im Zusammenhang mit einem „offenen erweiterten Kulturbegriff". Allgemein gilt für Prozesse, die wir „heranzoomen", dass zuvor noch klar wahrnehmbare „Kulturgrenzen" verschwimmen. Das, was zuvor noch als homogen empfunden wurde, stellt sich nun als heterogen dar. Beim „Wegzoomen" erscheint das vermeintlich Homogene wieder. Auf das kunsttherapeutische Fallbeispiel bezogen, stellt sich der Klient sowohl als Individuum mit seiner einzigartigen Lebenssituation vor als auch als Teil verschiedener Gruppen (z. B. Schüler einer Schule in Südost-London, Migrant, ein Junge aus Tschechien, ein Rom[1]). Bolten (2007) erklärt, dass es hilft, sich zuerst durch ein Heranzoomen mit der individuellen Lebenswelt der Menschen zu befassen und dann erst „wegzuzoomen", um nicht der Gefahr zu verfallen, sich Kulturen wie Container vorzustellen (wie es im Zusammenhang des herkömmlichen Kulturbegriffs der Fall ist). Wir müssen uns auch vergegenwärtigen, dass wir durch unsere „westliche Denkkultur" geprägt sind. Die Trennung von Natur und Kultur, von Körper, Geist und Seele, ein „Entweder-oder-Denken", ein Kategorisieren von Informationen, unsere Idee von wissenschaftlicher Beweisführung, unsere Art und Weise, Sachverhalte objektiv zu analysieren, sind einige Beispiele, die uns an einer ganzheitlicheren Wahrnehmung der Realität hindern können.

9.4.3 Interkulturalität und interkulturelle Fähigkeiten

Boltens (2007) Definition von „Interkulturalität", angewandt auf „interkulturelle Kunsttherapie", beschreibt einen Prozess, der sich im Wesentlichen auf die Dynamik der Begegnung von Therapeuten und Klienten aus unterschiedlichen Lebenswelten, auf ihre Beziehungen zueinander und ihre Interaktionen untereinander bezieht. „Interkulturell" ist etwas, das sich zwischen unterschiedlichen Lebenswelten ereignet oder abspielt. Da es sich in der Be-

9

[1] „Rom" = Singular von „Roma".

gegnung zwischen Kunsttherapeuten und Klienten immer um ein Zusammentreffen unterschiedlicher Lebenswelten handelt, sind interkulturelle Kompetenzen für alle Kontexte der Kunsttherapie relevant.

➤ Box 9.2 enthält eine (gekürzte) Übersicht über relevante Teilkompetenzen, die Bolten (2007) zu „interkultureller Kompetenz" zählt. Professionalität bedeutet, diese individuellen, sozialen, fachlichen und strategischen Teilkompetenzen in ihrer bestmöglichen Verknüpfung auf interkulturelle Handlungskontexte beziehen zu können.

BOX 9.2

Teilkompetenzen interkultureller Kompetenz

- **Ambiguitätstoleranz:** Fähigkeit, das Spannungsverhältnis zwischen unvereinbaren Gegensätzen und Mehrdeutigkeiten „aushalten" zu können.
- **Akzeptanzgrenzen erkennen und Akzeptanzspielräume aushandeln können:** In interkulturellen Kontexten müssen unter Einbeziehung entsprechender Akzeptanzgrenzen aller Beteiligten „gemeinsame Nenner" als Handlungsgrundlage ausgehandelt werden.
- **Dissensbewusstsein:** Unterschiedliche Positionen und Standpunkte bewusst zu halten, ist wichtig, um eine Akzeptanz aller Beteiligten herbeiführen zu können.
- **Empathie:** Einfühlungsvermögen in Bezug auf die Befindlichkeiten und Denkweisen der fremdkulturellen Partner.
- **Flexibilität:** Bereitschaft, Neues zu lernen, Denk- und Verhaltensschemata des primären Sozialisationssystems kritisch betrachten zu können; Fähigkeit, sich auf ungewohnte/fremde Situationen schnell einstellen zu können, Spontaneität.
- **Interkulturelle Lernbereitschaft:** Bereitschaft, interkulturelle Situationen als Lernsituationen und nicht als Bedrohung oder notwendiges Übel zu betrachten. Dies sollte verknüpft sein mit einer Neugier auf Fremdes.
- **Kommunikationsfähigkeit:** Vermögen, kommunikativ auf andere zuzugehen und Beziehungen aufzubauen.
- **Kulturwissen:** Wissen primär nicht über kulturelle Fakten und „Normen" als vielmehr über deren Hintergründe und die Systemzusammenhänge der eigenen und der fremden Lebenswelt.
- **Metakommunikation:** Fähigkeit, über Kommunikationsprozesse zu kommunizieren oder Probleme, die im interkulturellen Handeln auftreten, mit allen Beteiligten früh genug und in angemessener Weise thematisieren zu können.
- **Polyzentrismus** als Gegenteil von Ethnozentrismus: Der Versuch, interkulturelle Handlungszusammenhänge nicht vor dem Hintergrund primärer Sozialisationserfahrungen zu interpretieren; Anerkennen der Eigenständigkeit anderer Kulturen; Bereitschaft, kulturspezifische Wertungen zu relativieren.
- **Rollendistanz:** Fähigkeit, sich neben sich zu stellen, sich in seinem Handeln vergegenständlichen bzw. beobachten zu können.
- **Synergiebewusstsein:** nicht an bestehenden Strukturen festhalten, sondern prozessorientiert handeln, Zufälligkeiten zulassen („kreatives Chaos") und die Entstehung von qualitativ Neuem, das weder für die eine noch für die andere Kultur „typisch" ist, befördern.

Die *American Art Therapy Association* definiert ausführlich relevante „art therapy multicultural/diversity competencies" (2015), wobei zwischen Wahrnehmung, Wissen und Fähigkeiten unterschieden wird. Die eigenen professionellen Grenzen müssen erkannt und durch Beratung oder Weiterbildungsangebote erweitert werden. Außerdem soll man sich in Eigenverantwortung mit dem neuesten Stand der Forschung vertraut machen. Die Wahl der künstlerischen Materialien und therapeutischen Methoden müssen auf ihre Stimmigkeit für das jeweilige Setting überprüft werden.

9.4.4 Interkulturen

Entstehende „Interkulturen" sind immer von den jeweiligen Erfahrungen und Erwartungen des Therapeuten und des Klienten beeinflusst. Durch Kommunikation und eine neue „gemeinsame" Erfahrung entsteht etwas Drittes, das eine neue, eigene „Normalität" bedeuten kann – eine Qualität, die weder der Therapeut noch der Klient für sich allein hätte erzielen können (nach Bolten 2007). Gleichzeitig ist eine Hierarchie gegeben: Der Therapeut soll dem Klienten mit seiner Expertise helfen, dass es ihm besser geht. In interkulturellen Begegnungen kann sich jedoch nicht nur eine der beteiligten Personen verändern; durch neue „Informationen" (lat. „informare" = formen) verändern sich alle Personen durch die gemeinsame „Kommunikation" (lat. „communicare" = gemeinsam machen).

9.4.5 Ein interkulturelles Fallbeispiel

Die folgende Fallvignette stammt aus der Zeit, als die Autorin an Londoner Schulen mit kriegstraumatisierten Kindern und Jugendlichen aus Migranten- und Flüchtlingsfamilien kunsttherapeutisch arbeitete.

Fallbeispiel

Kunsttherapie mit einem schweigenden Kind

Ein 9-jähriger Junge aus Tschechien, der mit seiner Familie 3 Jahre zuvor nach London gezogen ist und den ich Michal nennen werde, sollte Einzelkunsttherapie bekommen, da er Schwierigkeiten hatte, sich im Gastland einzuleben und Beziehungen zu Gleichaltrigen oder zum Lehrpersonal aufzubauen. Das größte Problem war, dass er nicht sprach. Seine schriftliche Beteiligung im Unterricht zeigte jedoch gute Englischkenntnisse. Michals Mutter wirkte sehr ängstlich; sie nahm den Jungen auf dem Weg zur Schule noch an die Hand.

Stark „herangezoomt“, lässt sich mein neuer Klient folgendermaßen beschreiben: Ich lernte einen dünnen zarten Jungen mit blondem Haar kennen, auf dessen Gesicht keinerlei Emotionen zu erkennen waren. Ich erfuhr, dass er in Tschechien noch keine Schule besucht hatte und mit seinen Eltern, seinem Bruder und anderen Verwandten in einer kleinen Wohnung auf engstem Raum lebte. In einem ersten Gespräch mit einer Dolmetscherin verneinte die Mutter, dass Michal ernsthafte Probleme habe; er sei nur schüchtern. Ich erklärte, was mein wöchentliches Kunsttherapieangebot beinhalten würde: Michal könne lernen, sich mitzuteilen, um auch außerhalb der Therapie Beziehungen zu anderen Kindern aufbauen zu können, denn er sei auf dem Schulhof in den Pausen ganz allein. Die Dolmetscherin und ich ließen Michal und seine Mutter einen Moment allein, damit sie miteinander sprechen konnten. Schließlich stimmte die Mutter zu und teilte uns mit, dass Michal es gern versuchen würde.

Durch ein „Wegzoomen“ gaben mir Informationen über die Situation der Roma als größte ethnische Minderheit in Tschechien eine erste Orientierung über Michals Lebenswelt. Roma sind von sozialer Exklusion bedroht, leben oft in ghettoartigen Siedlungen mit mehreren verwandten Familien auf engstem Raum. Arbeitslosigkeit, Verschuldung, Kriminalität, Drogenabhängigkeit und Prostitution bestimmen das Leben vieler Roma. Während des Nationalsozialismus wurden mindestens 90 % der tschechischen Roma ermordet, Zwangssterilisationen an Roma-Frauen wurden auch vor nicht allzu langer Zeit noch durchgeführt. Die Verfolgung der Roma begann im Mittelalter. Immer wieder gab es Gesetze, mit denen das Wanderleben der Roma unterbunden werden sollte. Die Entwicklungen seit 1989 haben die Situation der Roma noch verschlechtert. Die Großfamilie garantiert sozialen und ökonomischen Schutz, Generationen beteiligen sich gemeinsam an der Lebensgestaltung und der Bildung der Kinder durch Weitergabe von Geschichten, Märchen, Rätseln und Liedern.

Therapiebeginn

Michal bekam zu Beginn seiner ersten Kunsttherapiesitzung eine eigene Mappe für Bilder und einen Karton für dreidimensionale Kunstwerke. Die große moderne Küche der Schule diente als Therapieraum. Michal stand eine große Auswahl an verschiedenen Gestaltungsmaterialien sowie unterschiedlichen Papiersorten und -formaten zur Verfügung. Wir saßen an zwei zusammengeschobenen Tischen. Wahrscheinlich hatte Michal noch nie so viel Platz für sich allein gehabt, was befreiend, aber auch beängstigend wirken kann. Der von mir vorgegebene zeitliche Rahmen der Therapie, die Gestaltung des Raumes mit den Kunstmaterialien und mein Vorschlag, Michal dürfe selbst wählen, was er gern benutzen wollte, sind mein Beginn, mit Michal zu kommunizieren. Wie er mein Angebot nutzt, wird seine Antwort darauf sein. Was wir zusammen im Raum als Therapeutin und Klient erleben, ist eine sich neu entwickelnde „Interkultur“.

In den ersten Wochen der Kunsttherapie war Michal sehr angespannt und ängstlich. Er konnte sich weder an meinen Namen erinnern noch daran, was er die vorherige Woche gemalt hatte. Er sprach nicht und bewegte sich kaum. Doch war er von Beginn an eigenständig schöpferisch. Er malte immer wieder Bäume, Häuser, Menschen und Wolken.

In den folgenden Wochen ließ Michals Angst etwas nach. Er lächelte, wenn ich ihn von seinem Klassenraum abholte, und ging mit festen Schritten in den Kunsttherapieraum. Unsere langen Schweigeperioden hielt ich aus, weil zu sehen war, wie sich Michal mit Eifer auf das Material stürzte, viele kleine Figuren schuf und somit „viel zu sagen" hatte.

Es dauerte noch 4 weitere Wochen, bis ich Michals Stimme zum ersten Mal laut und deutlich hörte. Jede Woche fragte ich ihn 10 Minuten vor dem Ende der Therapiestunde, ob ich ihm Fragen zu seinen kreativen Arbeiten stellen dürfe. Ich wartete sein leises „Ja" ab, bevor ich ihn fragte, was die einzelnen Dinge darstellten. Michals Antworten waren zunächst sehr einsilbig, aber ein Anfang war gemacht.

Wenn ich Michal half, seine Figuren in seinen Karton zu räumen, ging ich mit ihnen sehr behutsam um. Sie erschienen mir so zerbrechlich wie er selbst. Vielleicht spürte er, dass, wenn ich seine Figuren gut behandelte, ich mich auch um ihn gut kümmern konnte.

Nach weiteren 2 Monaten zeigte Michal zum ersten Mal seine Gefühle: Er war darüber enttäuscht, dass einige der sehr dünnen getrockneten Tonfiguren zerbrochen waren. Michal begann nun, seine Ton- und Knetfiguren dicker und stärker zu machen. Er blendete mich während unserer 40 „Schweigeminuten" komplett aus. Dennoch war er nicht allein im Raum, sondern hatte in der Therapeutin eine Zeugin seines Schaffensprozesses und eine „Assistentin", wenn er sich neue Materialien beschaffen musste. Ein therapeutisches Umfeld entstand, in dem Michal nicht unter Druck gesetzt und seine Entscheidung, nicht zu sprechen, respektiert wurde.

Weiterer Therapieverlauf

Michals schöpferischer Spielraum entfaltete sich immer weiter. Langsam schienen der Junge und ich uns näher zu kommen. Außerhalb der Therapiestunden hatte ich oft das Bedürfnis, Michal zu verteidigen und zu schützen, und wurde zu einer Art „Puffer" zwischen ihm und der Schule. Die Lehrerin, die Michal anfangs überwiesen hatte und in regelmäßigen Abständen an Treffen mit meiner Projektleiterin und mir teilnahm, übte Druck auf mich aus: „Spricht er endlich?" In meinen Ohren klang das so: „Nur wenn er spricht, ist Kunsttherapie sinnvoll. Wenn er nicht spricht, ist es reine Zeitverschwendung." Auch Michals neue Lehrerin wollte sich einen Eindruck über die The-

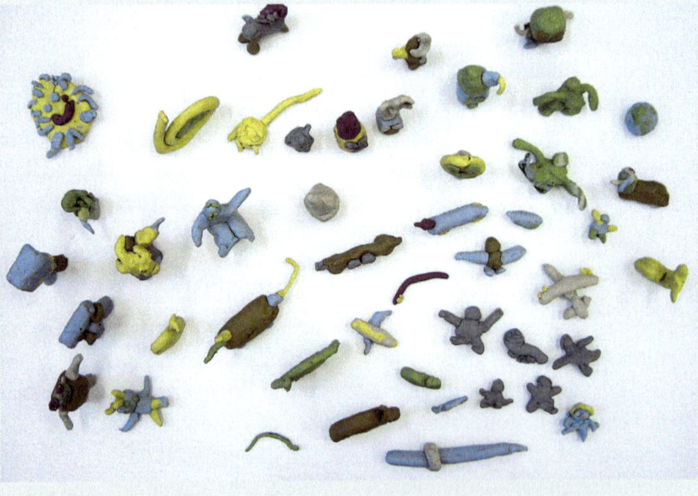

Abb. 9.4 Figuren aus Knete

9

rapie verschaffen und sich seine Bilder und Figuren ansehen. Wieder musste ich den zerbrechlichen kleinen Jungen schützen. Ich hatte ihm versichert, dass niemand seine Bilder und Figuren sehen werde, bis er, nach Beendigung seiner Therapie, selbst entscheiden würde, was damit geschehen sollte. Die Lehrerin musste mir also auch ohne „Beweise" vertrauen, dass Michal Fortschritte machte, obwohl er in der Kunsttherapie immer noch nicht unaufgefordert sprach.

Inzwischen bevölkerte eine große Ansammlung von Geistern, Engeln, Robotern, Häusern, Rittern und Tieren Michals Kunsttherapiekiste (➤ Abb. 9.4). Michal, den jeder als passiv erlebte, war während der Kunsttherapiestunden aktiv geworden.

Michals Schweigen

Michals Schweigen kann eine Reaktion auf seine schwierigen Lebensumstände gewesen sein. Er war aus einer vertrauten Umgebung gerissen worden, musste ohne Vorbereitung die Migration nach England erleben und war diesen Erfahrungen schutzlos ausgeliefert. Lücke (2013) weist darauf hin, dass die Wiederherstellung des Vertrauens in die eigene Handlungskompetenz (hier durch künstlerisches Gestalten) nach traumatischen Erfahrungen gar nicht genug betont werden kann.

Michal spricht weiter …

Nach 7 Monaten wurden die 10-minütigen Gespräche am Ende der Therapiestunden differenzierter. Michal begann Metaphern zu benutzen, um die Bedeutung seiner Gefühle in Bezug auf seine Kunstwerke auszudrücken. Jedoch erschien er unfähig zum Spielen und konnte sich nicht auf „Als-ob"-Szenarien einlassen. Zum ersten Mal aber teilte er mir Erinnerungen an Tschechien mit. Er erinnerte sich an die Katze eines Nachbarn, während er eine Katze aus Ton formte.

Als Michal in einer Therapiestunde nicht sofort einfiel, was er machen könnte, zeigte er mir deutlich seinen Unmut. Er sagte, dass er sich langweile und nicht wisse, ob er die darauf folgende Woche wiederkommen wollte. Er schien das, an dem er zuvor wie automatisch gearbeitet hatte, nun ausgeschöpft zu haben. Ich schlug ihm vor, etwas Neues auszuprobieren. Er könne sich selbst aussuchen, wie er seine Stunden nutzen wollte. Michal stimmte zu.

Es folgten Wochen, in denen Michal malte und sich mit meiner Hilfe Geschichten zu den einzelnen Bildern ausdachte. Ich schrieb Michals Ideen auf und brachte ihm in der darauf folgenden Therapiestunde eine getippte Version seiner Geschichte mit, die er dann mit Klebestreifen auf die Rückseite seines Bildes klebte. Zeitgleich entstand der erste Augenkontakt mit Michal (sinnigerweise nach 9 Monaten Therapie!). Ungeplant ist so im Rahmen einer entstehenden Interkultur eine Handlung zur „Normalität" der Therapiestunde geworden. Wir kreierten gemeinsam Rituale, die uns miteinander vertraut werden ließen.

Eines Tages nahm mich Michals Klassenlehrerin auf dem Flur zur Seite und beschwerte sich, dass Michal mit seinem Sitznachbarn den Unterricht störte und dazwischen quatschte. Ich machte große Augen und sagte: „Das sind ja hervorragende Neuigkeiten!" Zunächst guckte die Lehrerin irritiert, aber dann begriff auch sie Michals „Stören" als positiven Schritt in seiner Entwicklung und freute sich mit mir.

Abschied

Nach mehr als 1½ Jahren wöchentlicher Kunsttherapie mussten Michal und ich uns voneinander verabschieden. Mittlerweile hatte sich unsere Beziehung so weit entwickelt, dass wir miteinander reden und spielen konnten. Michal durfte gegen Ende der Therapie entscheiden, welche seiner Sachen er mit nach Hause nehmen wollte. Wir breiteten alle Bilder und alle Figuren auf dem Boden des Kunsttherapieraums aus. Die Stimmung war feierlich. Ich hatte den Eindruck, dass Michal sehr hart gearbeitet hatte und mit Stolz auf seine Werke blickte.

Nach Lücke (2013) sind künstlerische Arbeiten Teil sowohl der Innen- als auch der Außenwelt, auf die Einfluss genommen, die mit den eigenen Händen verwandelt und in ihrer veränderten Form internalisiert werden können.

9.4.6 Schlussbemerkung

Michal und ich nahmen uns „alle Zeit der Welt", die es brauchte, um eine einzigartige, authentische Begegnung miteinander zu erleben. Ich versuchte, mich in den Jungen einzufühlen und seine Körpersprache zu deuten, um ihm möglichst viel Raum zu lassen, er selbst zu sein. Meine Vorerfahrungen und Erwartungen musste ich hintanstellen, damit der therapeutische Prozess zu einem Synergieprozess werden und eine Qualität entwickeln konnte, die weder Michal noch ich allein hätten herstellen können. Meine kunsttherapeutische Expertise konnte ich nutzen, um Michal ein Angebot zu machen; gleichzeitig musste ich es „aushalten", dass ich nicht voraussehen konnte, wie sich die Entwicklung unserer interkulturellen Kommunikation auf das Therapiegeschehen (und das Therapieziel) auswirken würde. Denn: Wir veränderten uns gemeinsam.

LITERATUR

Art Therapy Multicultural/Diversity Competencies (2015). www.arttherapy.org/upload/Multicultural/Multicultural.Diversity%20Competencies.%20Revisions%202015.pdf (letzter Zugriff: 10.6.2017).

BAAT Code of Ethics (2014). www.baat.org/About-BAAT/BAAT-Council/Code-of-ethics (letzter Zugriff: 10.6.2017).

Bolten J (2007). Interkulturelle Kompetenz. Landeszentrale für politische Bildung Thüringen: Erfurt.

Lücke S (2013). Kunst- und Gestaltungstherapie im Prozess der Traumaheilung. In: Reddemann L (2013). Imagination als heilsame Kraft. Zur Behandlung von Traumafolgen mit ressourcenorientierten Verfahren. Stuttgart: Klett-Cotta.

Schulz von Thun F, Pörksen B (2014). Kommunikationspsychologie und Realitätskonstruktion in der interkulturellen Kommunikation. In: Schulz von Thun F, Pörksen B (Hrsg.). Kommunikation als Lebenskunst. Philosophie und Praxis des Miteinander-Redens. Heidelberg: Carl-Auer, S. 176–191.

KAPITEL

10 Wie Pech und Schwefel: Partnerschaft, Sexualität und Familie

10.1 System Familie

Manfred Cierpka[1] und Philipp Martius

[1] Herr Professor Dr. Manfred Cierpka ist im Dezember 2017 nach langem Leiden verstorben. Er hatte sich sehr gewünscht, die Erscheinung dieses Buches noch erleben zu dürfen. Alle Herausgeber sind Herrn Professor Cierpka über viele Jahre eng verbunden gewesen. Wir empfinden tiefe Trauer und seinen Tod als einen auch persönlich schmerzlichen Verlust.

10.1.1 Einleitung: Was ist Familienmedizin?

Haus- und Landärzte waren schon immer Familienmediziner. Sie kennen ihre Patienten oft von Geburt an bis ins Erwachsenenalter. Sie betreuen ganze Generationen, sie betreuen ganze Familien, sie betreuen die Kranken in ihrem häuslichen und sozialen Umfeld. Sie sind erste Ansprechpartner in Krisensituationen – sei es in der Praxis oder mal eben „auf der Straße". Damit ist pragmatisch beschrieben, was heute unter Familienmedizin verstanden wird. Wis-

Tab. 10.1 Familienmedizinische Interventionsstufen (nach Cierpka et al. 2001: 137)

Stufe	Medizinische Standardversorgung:	Familienmedizin:	Familientherapie:
	Information und Beratung der Angehörigen	Einbeziehung der Angehörigen	Therapie mit Patient und Angehörigen
Ziele	Information und Beratung der Familie über die Krankheit, ihre Entstehung, ihre Prognose und den Behandlungsplan	Identifikation und Veränderung von familiären Beziehungen und Verhaltensmustern, welche die Erkrankung des Patienten beeinflussen können	Psychotherapie mit dem Patienten und seiner Familie, wenn Leidensdruck und/oder Therapiemotivation besteht
Inhalte	• Medizinische Befunde und Behandlungsmöglichkeiten regelmäßig und verständlich darstellen • Angehörige krankheitsbezogen befragen (Fremdanamnese) • Krankheitsbezogene Anliegen und Bedürfnisse der Angehörigen wahrnehmen und ggf. berücksichtigen • Beratung, um familiäre Ressourcen zu aktivieren bzw. dysfunktionale Muster zu hemmen	• Gemeinsames, gut vorbereitetes und strukturiertes Gespräch mit *allen* Familienmitgliedern: – Alle sollen sich äußern – Interaktionen beobachten – Beschwerden in Problemlösungen umdeuten • Krankheitseinsicht und gemeinsam getragene Bewältigungsstrategien vermitteln • Ggf. therapeutische Empfehlungen aussprechen	• Psychotherapeutische Hypothesen bilden • Krankheitseinsicht und Therapiemotivation stärken • Widerstand, Übertragungs- und Gegenübertragungsmuster beachten • Leiterfunktion wahrnehmen • Ggf. für ein Familienmitglied Partei ergreifen • Mit anderen „Systemen" kooperieren

10

senschaftlich gesprochen beinhaltet die Familienmedizin eine *„umfassende Gesundheitsfürsorge für … Menschen in deren persönlichen Kontext und ihren Gruppen“* im Sinne einer sozialen Unterstützung (Cierpka et al. 2001: 13). Etwas ausführlicher ist die Bestimmung von Ewert (1992: 36): Familienmedizin *„… umfasst die hausärztliche und gesundheitliche Betreuung von Familien oder familienähnlichen Gruppen in somatischer, psychischer und sozialer Hinsicht. Wesentliche Voraussetzung ist die Kenntnis der Beziehungen der Familienmitglieder untereinander und zu ihrer Umwelt.“*

Die Familienmedizin hat sich seit den 1970er-Jahren bewusst mit dem Anspruch des **biopsychosozialen Modells,** wie es Engel (1977) formulierte, auseinandergesetzt. Während Mediziner durch ihre Ausbildung für den „Bio-“Teil des Modells gut ausgebildet sind, gibt es deutlichen Bedarf bezüglich der psychologischen und sozialen Kompetenzen. Dabei erwies es sich für eine Professionalisierung als sinnvoll, systemische Ansätze des psychosozialen Bereichs in das familienmedizinische Aufgabengebiet zu integrieren. Entsprechende Ausbildungen im Rahmen der psychosomatischen Grundversorgung oder in speziellen Curricula werden heute angeboten.

Epidemiologische Studien belegen den Bedarf dieser Behandlungsansätze. Der Bedarf wird auf mehreren Stufen gesehen (Cierpka et al. 2001: 18): Einbeziehung der Familie und Information der Familie, familienmedizinische Beratung und emotionale Unterstützung der Familie sowie Familientherapie (➤ Tab. 10.1). Nach diesen Untersuchungen ist bei ca. 40 % der Patienten eine familienmedizinische Perspektive nicht zwingend nötig oder möglich. In etwa 30 % geht es um Einbeziehung und Information und in weiteren 30 % um konkrete Interventionen im obigen Sinn. Für sinnvoll erachtet wird die Einbeziehung der Familie dabei in fast allen Fällen!

10.1.2 Balint-Arbeit und Familienmedizin

Michael Balints klassisches Buch „Der Arzt, der Patient und die Krankheit“ (1966) führte die Beziehung zwischen Arzt und Patient als diagnostisches (und therapeutisches) Element in die Medizin ein. Balint nannte das **„Medikament Arzt“** in seinem Buch „das meistgebrauchte Heilmittel in der allgemeinen Praxis“. Aus der Erfahrung im Umgang mit schwierigen Patienten in englischen Allgemeinpraxen, deren Anliegen und Probleme durch eine reflektierende Besprechung im Kollegenkreis besser verstanden und behandelt werden konnten, entstand eine Gruppenarbeit, die weltweit zu einer bisher nicht da gewesenen Psychologisierung der Medizin führte. Balint-Gruppen treffen sich heute vielerorts, um die „Dosierung, die Risiken, die Nebenwirkungen“ der „Droge Arzt“ zu diskutieren.

Dabei hat die Familienmedizin den Ansatz Balints zu einem **triadischen Wahrnehmungsmuster** er-

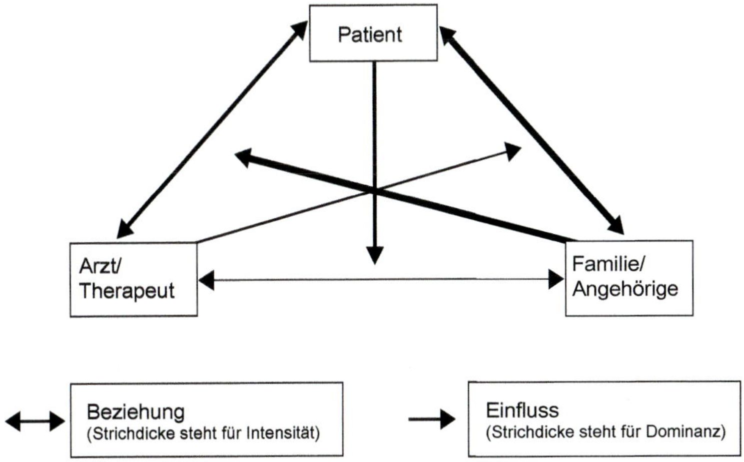

Abb. 10.1 Das therapeutische Dreieck (mod. nach Doherty und Baird 1983; vgl. Fallbeispiel)

weitert (➤ Abb. 10.1): Aus der Beziehung zum Arzt wird auf aktuelle und biografisch relevante Beziehungsmuster des Patienten geschlossen, und deren Auswirkungen werden herausgearbeitet. Ziele sind, ein Problembewusstsein für Beziehungsschwierigkeiten zu entwickeln, soziale Interaktionsmuster und verborgene emotionale Gestimmtheiten zu erfassen und die gegebene „Subjektposition" des Arztes zu identifizieren (Seidler 1991). Der Arzt gilt dabei immer als Teil des Systems und kann nie unbeteiligter Beobachter seiner Patienten sein. Er muss deshalb in der Lage sein, seinen eigenen biografischen, sozialen, emotionalen und professionellen Hintergrund als mögliche Quelle des Verständnisses seines Verhaltens gegenüber dem Patienten einzubeziehen. Hier klingen sogenannte systemische Behandlungskonzepte an.

Warum tun sich Ärzte mit der Einbeziehung der Angehörigen ihrer Patienten im Allgemeinen schwer? Schon Sigmund Freud wusste zu berichten, dass bei den *„psychoanalytischen Behandlungen … das Dazwischenkommen der Angehörigen geradezu eine Gefahr [sei] und zwar eine solche, der man nicht zu begegnen weiß"* (Freud 1916/17: 477 f.). Die Hauptschwierigkeiten dürften in der Unsicherheit im Umgang mit den Informationen über das Krankheitsbild des Patienten, in der Anwendung der Schweigepflicht, in der Unkenntnis der familiären Strukturen (z. B. „Wer hat die Hosen an?"), im Faktor Zeit und in abrechnungstechnischen Problemen liegen. Oft bereitet es auch Unbehagen, die (teils kritischen, teils ängstlichen) Fragen der Familienmitglieder beantworten zu müssen. Besonders aber muss sich der Arzt evtl. mit komplizierteren **Entscheidungsprozessen** bezüglich der Krankheit, ihrer Behandlung und ihren Konsequenzen beschäftigen. Es ist nicht zu vergessen, dass erst seit gut 100 Jahren die Medizin die Hoheit über die Gesundheit und deren Wiederherstellung gewonnen hat. Ansonsten waren zu allen Zeiten alte Weise, Frauen, Priester, erfahrene Laien, Hobbymediziner, „Kräuterdoktoren" o. Ä. eine wesentliche Säule der Gesundheitsversorgung. Wenn sich der Arzt heute den Kranken einschließlich ihrer Angehörigen „aussetzt", muss er sich auch ausdrücklich für deren subjektives „Gesundheitssystem" interessieren, was nicht immer einfach ist. Andererseits kann er bei geschicktem und respektvollem Umgang damit wertvolle Helfer und unentbehrliche Ressourcen für den Gesundungsprozess des Kranken aktivieren. Dazu sind, wie schon angedeutet, Grundkenntnisse in Gesprächsführung und im Umgang mit Übertragungsprozessen nötig. Es soll nicht verschwiegen werden, dass sich ändernde gesellschaftliche Rahmenbedingungen das moderne System Familie deutlich instabiler haben werden lassen. Zu den Ursachen zählen die größere Mobilität heutiger Familien, Lebensabschnittspartnerschaften und die sich wandelnde Arbeitswelt. Daraus ergeben sich zwangsläufig erhebliche Auswirkungen auch auf die sozialen Unterstützungsfunktionen der Familie.

10.1.3 Familien(medizin)theorie

Was charakterisiert eine Familie? Eine Familie ist etwas eigenes Ganzes und mehr als die Summe der einzelnen Familienmitglieder (Cierpka 2001: 80 f.). Ein Familiensystem lässt sich unter verschiedenen Gesichtspunkten beschreiben: Das Familienleben wird von Interaktionsabläufen und Verhaltensmustern bestimmt und strukturiert, die stabilisierend oder belastend wirken können. Dadurch entsteht eine natürliche Spannung zwischen den autonomen Tendenzen des Einzelnen und den gemeinsam geteilten Grundüberzeugungen der Familie, die immer wieder aufgelöst werden muss. Dazu dient das Ziehen von Grenzen, mit denen intrafamiliär üblicherweise die Kommunikation und das Ausmaß von Nähe und Intimität untereinander reguliert werden. Auch die Hierarchie, also das Maß an Zuständigkeiten und Verantwortlichkeiten innerhalb einer Familie, wird im Wesentlichen durch Grenzsetzungen bestimmt.

Wie bestimmen sich die Beziehungen innerhalb einer Familie? Heider (1958) definierte gut funktionierende Zweierbeziehungen als die Grundlage für ein funktionierendes Mehrpersonensystem oder Beziehungsdreieck. Umgekehrt werden folgende Konstellationen als dysfunktional angesehen:

- **Konfliktumleitung:** Der Streit zwischen zwei Parteien wird auf eine dritte Person verlagert. So führen in Mehrgenerationenfamilien Konflikte mit anwesenden Älteren oft zu einem Streit der Eheleute (die „berühmte" Schwiegermutter).
- **(Pathologische) Triangulation:** Der Streit zwischen zwei Parteien im System wird über eine

dritte Person ausgetragen (am häufigsten wird dabei das Kind zum Zankapfel der Eltern).
- **(Pathologische) Koalitionen:** Hierbei bilden sich Allianzen „hinter dem Rücken“ der normalen Beziehungsmuster zwischen den Familienangehörigen, z. B. bei Bindungen zwischen Großeltern und Enkeln, welche die elterliche Autorität unterlaufen.
- **Rollenumkehr/Parentifizierung:** Hierbei übernimmt ein Kind elterliche Aufgaben und Funktionen, z. B. wenn ältere Geschwister Erziehungs- oder Aufsichtspflichten für jüngere Geschwister übernehmen. Das Pathologische bemisst sich hierbei an dem Ausmaß, in dem sich die Eltern dabei „ohne Not“ auf Kosten des Kindes entlasten bzw. das Kind mit Funktionen betrauen, denen es altersgemäß noch nicht gewachsen sein kann.

Familiensysteme lassen sich außerdem durch die Begriffe **Kohäsion** (Bindungsfähigkeit), **Stabilität bzw. Flexibilität** (der Rollen und Muster) und den aktuell durchlaufenen **Lebenszyklus** (Ablösung vom Elternhaus > Partnerwahl > Elternschaft > Ablösung der Kinder > Alter und Ruhestand > Tod) beschreiben.

Krankheitssymptome haben innerhalb einer Familie immer eine Beziehungsfunktion. Das neurodermitische oder asthmatische Kind löst ebenso ein verändertes Beziehungsverhalten der fürsorgenden Personen aus, wie Angstattacken Partner binden können und eine Demenz zur Übernahme von Verantwortung durch Familienangehörige führen kann. Diese Veränderungen zu erkennen und zu verstehen kann Wege zur manchmal dramatischen Besserung der Kranken aufzeigen.

Bezüglich möglicher **Konflikte** werden symmetrische („Was du kannst, kann ich schon lange!“) und komplementäre (sich ergänzende) Streitigkeiten (z. B. stärkere Hilflosigkeit bei stärkerer Fürsorge) unterschieden.

Insgesamt lässt sich das System einer Familie recht anschaulich in einem **Genogramm** erfassen, das aber den diagnostischen Notwendigkeiten angepasst werden muss, in dem die oben beschriebenen Charakteristika einer Familie berücksichtigt werden. Dazu dienen Pfeile unterschiedlicher Dicke und spezifische Icons sowie individuelle Benennungen bestimmter Muster (➤ Abb. 10.1).

10.1.4 Das Behandlungsdreieck Arzt/Therapeut – Patient – Familie

Wie kann das familienmedizinische Wissen in der Medizin und Psychotherapie genutzt werden? Das in ➤ Abb. 10.1 gezeigte therapeutische Dreieck ist ein **Soziogramm:** Es stellt die Verbindungen zwischen verschiedenen Mitgliedern eines sozialen Systems schematisch dar. Durch Symbole oder Text können diese Beziehungen genauer beschrieben werden. Letztlich wichtig für die klinische Situation ist, dass jedes Mitglied des Dreiecks die abgebildeten Strukturen mehr oder weniger unbewusst verinnerlicht und Teil von ihnen wird. Übrigens sind natürlich auch andere Vielecke denkbar, dabei leidet aber erfahrungsgemäß die Übersichtlichkeit. Jedenfalls muss, wenn eine Veränderung erwünscht oder notwendig ist, das System reflektiert werden können. Die Abbildung macht auch deutlich, dass Veränderungen im System immer Verbesserungen oder Verschlechterungen sein können und dass Verbesserungen eines Dreieckschenkels (entsprechend einer Teilbeziehung im Dreieck) durchaus zu einer Verschlechterung im anderen Teil des Systems führen können.

Fallbeispiel

Ein 75-jähriger Patient wird wegen hochgradiger Pflegebedürftigkeit bei schwerem Parkinson-Syndrom in eine neurologische Klinik aufgenommen. Der Hausarzt hat den Patienten eingewiesen, da die Ehefrau erschöpft und überfordert mit der Pflege sei. Diese, eine recht resolute und rüstige Siebzigerin, wirkt aber überhaupt nicht glücklich darüber. Sie sitzt „Tag und Nacht“ am Bett des Patienten und hat sich offensichtlich völlig auf die Pflege ihres Mannes eingestellt. Die einzige Tochter unterstützt die Eltern, ist aber durch ihre Berufstätigkeit nur sehr begrenzt dazu in der Lage. Außerdem seien die Eltern immer „ein Herz und eine Seele“ gewesen.

Im Krankenhaus zeigt sich rasch, dass der Patient mit der Antiparkinsonmedikation deutlich unterdosiert ist, obwohl er diese an sich gut toleriert. Er wird, von der Ehefrau kritisch beäugt, allmählich beweglicher und krankengymnastisch mit gutem Erfolg mobilisiert. Es entsteht der Verdacht, dass die Ehefrau die Medikamente dem scheinbar hilflosen und immobilen Partner nicht wie verordnet gegeben hat. Völlig überraschend lässt die Ehefrau den Ehemann nach einigen Tagen abends gegen ärztlichen Rat aus der Klinik abholen. Sie beklagt sich bitter, dass der Ehemann in der Klinik noch „völlig verrückt" gemacht werde. Der behandelnde Stationsarzt ist empört und erwägt ein Betreuungsverfahren, um der Frau „das Handwerk zu legen".

In einer Supervision kann anhand des Behandlungsdreiecks (> Abb. 10.1) reflektiert werden, dass offensichtlich die Ehefrau des Patienten einen erheblichen Gewinn aus der Pflegebedürftigkeit des Partners zieht – sehr zum Ärger des Arztes. Dagegen kommt die Tatsache, dass sich der Ehemann gar nicht gegen diese Art der Fürsorge zur Wehr setzt, beim Kollegen emotional gar nicht an. Es scheint, als sei der Anlass der Einweisung eine Konfliktumleitung des hilflosen Hausarztes auf die Klinik gewesen. Im Weiteren ist es wohl zu einer „unguten Triangulation" gekommen: Das heißt, die Ehefrau und der Stationsarzt streiten darum, wer die besseren Mittel hat, dem Patienten zu helfen; dabei hat sich die Ehefrau letztlich durchgesetzt.

Da es dennoch notwendig erscheint, den Mann nicht unnötig leiden zu lassen, wird beschlossen, die Tochter über die Behandlungsmöglichkeit und -bedürftigkeit zu informieren, und sie zu motivieren, bei den Eltern im Sinne der ersten Stufe des Interventionsmodells zu intervenieren (> Tab. 10.1). Mit dieser der aktuellen Situation der Eltern angemessen erscheinenden Parentifizierung soll das Behandlungsdreieck im häuslichen Rahmen (> Abb. 10.1) verändert werden. Die Tochter ist erleichtert, dass ihr lange gehegtes Unbehagen Resonanz findet, und beschließt, gemeinsam mit den niedergelassenen Kollegen nach Möglichkeiten zu suchen, den Vater auch im häuslichen Umfeld unter Einbeziehung der Mutter angemessen zu behandeln.

LITERATUR

Balint M (1966/2001). Der Arzt, der Patient und seine Krankheit. 10. A. Stuttgart: Klett-Cotta.

Cierpka M, Krebeck S, Retzlaff R (2001). Arzt, Patient und Familie. Stuttgart: Klett-Cotta.

Doherty WJ, Baird MA (1983). Family Therapy and Family Medicine: Toward the primary care of families. New York: Guilford.

Freud S (1916/1917). Vorlesungen zur Einführung in die Psychoanalyse. Gesamtwerk Bd.11. Frankfurt: Suhrkamp.

Heider F (1958). The Psychology of Interpersonal Relations. New York: Wiley.

Seidler Ch (1991). Balintgruppenarbeit – Training zur Optimierung der Arzt-Patient-Beziehung. In : Hess H (Hrsg.). Soziale Beziehung und Krankheit (Psychotherapie und Grenzgebiete 11). Leipzig, Heidelberg: Barth, S. 44–54.

10.2 Medizinische Psychologie: Intimität und Sexualität

Bernhard Strauß

Sexualität, von der Freud sagte, sie gehöre zu den „gefährlichsten Betätigungen des Individuums", kann auf unterschiedliche Weise definiert werden:

- Sexualität ist eine biologisch verankerte Form des menschlichen Erlebens, die aber nicht notwendigerweise manifest werden muss.
- Sexualität ist ein vielschichtiger, zahlreiche Aspekte umfassender Verhaltens- und Erlebensbereich, der durch eine enge Verknüpfung von körperlichen und psychischen Prozessen gekennzeichnet ist.

Beim Menschen hat die Sexualität neben ihrer biologischen Funktion (Fortpflanzung) eine große Bedeutung für die Selbstbestätigung (narzisstischer Aspekt der Sexualität) und eine zentrale interpersonale Funktion (Sexualität als Mittel der Bezogenheit und Beziehungsgestaltung).

Sexuelles Erleben, sexuelle Erregung und sexuelle Lust sind in starkem Maße subjektiv und durch biologische, psychologische und soziokulturelle Faktoren beeinflusst (vgl. Bancroft 1986).

Die sexuellen Störungen werden in ➤ Kap. 10.4 dargestellt. In diesem Abschnitt sollen kurz zwei bedeutende Rahmenbedingungen der Sexualität skizziert werden: die sexuelle Entwicklung und soziokulturelle Hintergründe von Sexualität und Intimität.

10.2.1 Sexuelle Entwicklung

Die Entwicklung der Sexualität ist multidimensional und immer auf dem Hintergrund des komplexen soziokulturellen Kontextes zu betrachten. Bancroft (1989) schlug ein **interaktionelles Modell** der sexuellen Entwicklung vor. Danach sind verschiedene Entwicklungsstränge differenzierbar, die sich zwar zunächst relativ unabhängig voneinander entwickeln mögen, dann jedoch zunehmend miteinander verschränkt bzw. verwoben werden. Die sexuelle Entwicklung kann somit anhand einer Matrix von Entwicklungslinien oder Entwicklungskonstituenten differenziert werden, die zusammengenommen die Phänomenologie des Sexuellen bestimmen. Diese **Linien der sexuellen Entwicklung** beziehen sich auf (vgl. Strauß 2005):

- Biologische Funktionen als Basis für die Entwicklung des Erlebens und Verhaltens
- Differenzierungen sexueller Motive und Bedürfnisse
- Entwicklung sexueller Reaktionen und sexueller Reaktionsfähigkeit
- Entwicklung von Bindung bzw. Bindungsfähigkeit und möglichen Funktionen der Sexualität in Beziehungen
- Entwicklung der Geschlechtsidentität und Geschlechtsrolle, sexueller Orientierungen und des manifesten sexuellen Verhaltens.

Eine grundlegende Bedeutung für die Entwicklung von Theorien der **Differenzierung sexueller Bedürfnisse und Motive** kommt der psychoanalytischen Entwicklungspsychologie zu, der zufolge von Geburt an – im weitesten Sinne – sexuelle (sinnliche) Bedürfnisse zu erkennen sind und die Entwicklung des Sexualtriebs definierte Phasen durchläuft. In der frühen Entwicklung kommt außerdem der Ausbildung des Selbstsystems eine große Bedeutung für die Sexualität zu. Der Narzissmus, also das Ausmaß positiver Gefühle, die mit der Erfahrung des Selbst verbunden sind und die einen wesentlichen Bestandteil späterer Selbstrepräsentanzen darstellen, kann als eine wesentliche Grundvoraussetzung für sexuelle Befriedigung gesehen werden.

Die **Entwicklung sexueller körperlicher Reaktionen** setzt naturgemäß eine ungestörte Entwicklung der Geschlechtsorgane voraus, die in einem frühen Stadium der pränatalen Entwicklung gebahnt wird. Es ist den Sexualwissenschaftlern Masters und Johnson (1966) zu verdanken, dass sie die sexuelle Reaktion bei Erwachsenen erstmalig systematisch mit psychophysiologischen Methoden erforscht haben. Von ihnen stammen prototypische Darstellungen sexueller Erregungsabläufe bei Frauen und Männern, die allerdings individuell stark variieren können und nicht als normativer Bezug gesehen werden sollten.

Die Bindungstheorie bietet ein entwicklungspsychologisches Modell für die **Entstehung von Beziehungen und inneren Repräsentanzen des Selbst und anderer Personen** sowie die Basis für die Qualität von Beziehungen. Im Sinne Bancrofts (1989) ist Bindungsfähigkeit ein wesentlicher Bestandteil der „Kapazität für enge Zweierbeziehungen". Einen Zusammenhang zwischen der Bindungsentwicklung und der Entwicklung sexuellen Erlebens und Verhaltens anzunehmen, liegt nahe. Es liegen bereits einige empirische Befunde zum sexuellen Verhalten und Erleben in Abhängigkeit von Bindungsmustern vor (z. B. Brenk 2005). Bisherige Studien deuten an, dass eine sichere Bindung eher mit einer vergleichsweise geringeren Präferenz für Sex außerhalb der Beziehung und einer größeren Bedeutung von Gegenseitigkeit und körperlichem Kontakt in sexuellen Beziehungen einhergeht. Für Personen mit ambivalenter Bindung scheinen sexuelle Praktiken weniger Bedeutung zu haben als die Erfahrung von Zärtlichkeit und „Gehaltenwerden". Personen mit abweisender Bindung sollen eher eine positivere Einstellung zu Gelegenheitssex (One-Night-Stands) und „Sexualität ohne Liebe" zeigen und weniger Intimitätsempfinden berichten.

Heute wird davon ausgegangen, dass sich eine **Kerngeschlechtsidentität** (also die innere „Überzeugung", männlich oder weiblich zu sein) meist bereits vor dem Ende des 2. Lebensjahres gebildet hat. Mit der Geschlechtszuweisung bei der Geburt ist eine Kaskade differenzieller Verhaltensweisen durch die Bezugspersonen gegenüber dem Kleinkind verbunden, die zur Formierung der Kerngeschlechtsidentität beitragen. Geschlechtsspezifisches Verhalten ist deutlich abhängig von den Einflüssen der Umgebung (also sozialen Lernprozessen) und kulturellen bzw. gesellschaftlichen Faktoren. Bereits im Säuglingsalter ist unterschiedliches Verhalten von kleinen Jungen und Mädchen gegenüber Männern und Frauen sichtbar. Für die Ausformung geschlechtstypischen Verhaltens ist neben sozialen Lernprozessen auch die kognitive Entwicklung bedeutsam. Es wird davon ausgegangen, dass sich in den ersten Lebensjahren „sexuelle Schemata" entwickeln, die zu einer kognitiven Selbstkategorisierung (Zugehörigkeit zu einer Geschlechtergruppe und Geschlechtskonstanz) führen. Diese Kategorisierung ist wiederum die Voraussetzung für die Identifikation mit einer spezifischen Rolle bzw. für die Aneignung von Rollenvorstellungen und -erwartungen.

Die **sexuelle Orientierung** bezieht sich auf die gesamte Reaktivität einer Person gegenüber Männern und Frauen. Es ist das Verdienst Alfred Kinseys, im Rahmen seiner sexualwissenschaftlichen Umfragen in den späten 1940er- und frühen 1950er-Jahren die sexuelle Orientierung in verschiedene Komponenten differenziert zu haben. Zum einen zeigte Kinsey, dass die sexuelle Orientierung auf einem Kontinuum mit den Extremen einer exklusiven Homo- bzw. Heterosexualität anzusiedeln ist, zum anderen konnte er nachweisen, dass sich die sexuelle Orientierung auf verschiedenen Ebenen manifestiert, und zwar auf den Ebenen der physiologischen Reaktion (auf homo- bzw. heterosexuelle Reize), der Fantasie (Tagträume, Masturbationsfantasien), des Verhaltens (also die tatsächliche Interaktion mit gleich- bzw. gegengeschlechtlichen Personen) und der Selbsteinordnung (die durch die vorherrschende erotische Anziehung definiert wird). Diese vier Ebenen müssen diesen Ergebnissen zufolge keineswegs konvergieren. Die ausschließlich homosexuelle oder heterosexuelle Partnerwahl repräsentiert somit nur die Endpunkte einer Verteilungskurve.

Sexuelle Verhaltensweisen formieren sich in Abhängigkeit von der jeweiligen Entwicklungsphase. Übereinstimmungen mit den vorherrschenden sexuellen Motiven werden dabei deutlich. Schon sehr früh, etwa ab dem 2. Lebensjahr, werden deutliche Geschlechtsunterschiede im Sexualverhalten manifest. Die Entwicklung des Sexualverhaltens von Mädchen und Jungen in der frühen und mittleren Kindheit und das generelle Verhalten der Geschlechter dienen zunächst „ganz dem Ziel der Trennung" und verlaufen separiert. Erst mit Beginn der Pubertät gehen die Geschlechter wieder aufeinander zu.

Nicht nur an den Untersuchungen zur sexuellen Entwicklung wird sichtbar, dass sexuelle Einstellungen und Verhaltensweisen stark durch den jeweiligen **soziokulturellen Hintergrund** geprägt werden. Beispielsweise gibt es Kulturen, in denen bezüglich bestimmter sexueller Praktiken sehr freizügige Einstellungen bestehen, in anderen sind diese eher restriktiv. Auch unterliegen sexuelle Werte, Einstellungen und Praktiken immer einem historischen Wandel, der sich in der „Postmoderne" an unterschiedlichen Phänomenen zeigt, die nachfolgend skizziert werden.

10.2.2 Kultureller Wandel von Sexualität und Intimität

Seit etwa einigen Jahrzehnten wird in der sexualwissenschaftlichen Literatur ein kultureller und sozialer Wandel ungekannten Ausmaßes diskutiert. Die Rede ist von „spätmodernen Sexualverhältnissen", von einem „postmodernen Gebrauch der Sexualität" oder gar von einer **neosexuellen Revolution.** In einem Essay versuchte Sigusch (1996) mit diesem Begriff deutlich zu machen, dass wir eine – im Vergleich mit der letzten sexuellen Revolution Ende der 1960er-, Anfang der 1970er-Jahre – viel rasantere Umwertung der Sexualität erleben würden. Die alte Sexualität würde auseinandergelegt und neu zusammengesetzt, wodurch Dimensionen, Intimbeziehungen und Sexualfragmente hervorträten, die bisher gar keinen Namen gehabt oder möglicherweise gar nicht existiert hätten. Auch deshalb sei die Vorsilbe *neo* für die Beschreibung dieses Phänomens gerechtfertigt.

Es gibt viele Erscheinungen, die einen Beleg für den enormen kulturellen Wandel der Sexualität in den letzten Jahren darstellen und die auch dazu beigetragen haben, dass sich der Blick der Soziologie

„zunehmend auf die Bereiche Liebe, Sexualität, Beziehung, Intimität und Identität gerichtet hat".

Eine der treibenden Kräfte oder gar das Epizentrum aller öffentlichen Diskurse über die Sexualität der letzten Jahrzehnte war unzweifelhaft der **Feminismus.** Die Debatten um Pornografie, sexuellen Missbrauch, sexuelle Belästigungen und Vergewaltigungen innerhalb und außerhalb der Ehe, die auf den so weit verbreiteten Stellenwert von Gewalt in sexuellen Beziehungen hingewiesen haben, wären ohne den Feminismus nicht denkbar gewesen. Heute ist es schon fast selbstverständlich, die Bedeutung von Gewalt im Zusammenhang mit Sexualität zu reflektieren und zu berücksichtigen. Die genannten Debatten haben bewirkt, dass bis dahin Verschwiegenes und Verleugnetes ins Bewusstsein der Öffentlichkeit gedrungen ist; sie haben aber auch die Vorstellungen davon, was akzeptierbare Sexualität ist, drastisch verändert. Es ist die Rede davon, dass die alte Sexualmoral „unter den Schlägen der weiblichen Kritik" zusammenbrach. Das „Verschwinden der Sexualmoral" war der Titel eines Buches von Gunter Schmidt (1996) – ein Titel, der missdeutet werden kann, weil er zunächst *nicht* impliziert, dass die bislang geltende essenzialistische Sexualmoral mit ihren klaren Wertungen im Hinblick auf sexuelle Handlungen und ihren klaren Vorstellungen von guter oder schlechter Sexualität durch eine andere Form der Sexualmoral *ersetzt* worden ist. Sexualwissenschaftler haben in den letzten Jahren viele Beispiele gefunden, die darauf hindeuten, dass die uns allen vertraute alte Sexualmoral mehr und mehr durch eine **„Interaktions-, (egoistische) Konsens- oder Verhandlungsmoral"** ersetzt wird. Was vor noch nicht allzu langer Zeit als „normale Sexualität" verstanden wurde, ist nun zu einer von vielen möglichen Lebensformen geworden und wird obendrein zunehmend infrage gestellt.

Sexualwissenschaftliche Untersuchungen der letzten Jahrzehnte machen deutlich, dass sich – zumindest auf einzelnen Ebenen des sexuellen Verhaltens – **Geschlechtsunterschiede,** wie sie noch in Zeiten der Kinsey-Reporte ausgeprägt waren, reduzieren. Dies zeigte sich bisher am deutlichsten in Untersuchungen von Studierenden, die als mobile und gut ausgebildete Subgruppe in den Sozialwissenschaften eine beliebte Population zur Untersuchung sozialer Veränderungen des Verhaltens waren und sind (z. B. Schmidt 2000).

Ebenso wie eine Auflösung von Stereotypen im Hinblick auf die männliche und weibliche Sexualität ist in jüngster Vergangenheit eine **Auflösung der Grenzen** zwischen Heterosexualität, Homosexualität und Perversion beobachtbar, was laut Sigusch ein wesentliches Kennzeichen der „neosexuellen Revolution" darstellt:

> *„Es gibt jetzt nicht nur eine Sexualität, sondern zunächst einmal die männliche und die weibliche, die nicht mehr das bloße Negativ der männlichen ist. Gleichzeitig werden … Homosexualität und Perversion nicht mehr so strikt von der Heterosexualität getrennt. Die Grenzen sind durchlässiger geworden."*
>
> Sigusch (1996: 128)

Die in den letzten Jahrzehnten drastisch zunehmende **Brüchigkeit von Beziehungen** ist ein Phänomen, das keineswegs nur Sexualwissenschaftler beschäftigt. Die Heiratsraten in den westlichen Industrieländern nehmen ab, die Scheidungsraten nehmen drastisch und linear zu, die Kinderzahl pro Partnerschaft reduziert sich erheblich, Ein- und Zweipersonenhaushalte nehmen zu, ebenso die Zahl der allein erziehenden Mütter und Väter. Zu diesen Phänomenen gehört auch die Tatsache, dass heute immer mehr Kinder in Familien aufwachsen, in denen mindestens ein Partner bereits eine Ehescheidung hinter sich hat. Dieses Phänomen wurde von Beck und Beck-Gernsheim (1994) als die „postfamiliale Familie", von anderen als „Patchworkfamilie" bezeichnet. Damit ist beschrieben, dass heute andere Lebensformen als die der traditionellen Ehe erheblich an Bedeutung gewonnen haben und noch weiter gewinnen werden. Ob diese Phänomene Ausdruck eines Werteverfalls, einer narzisstischen Gesellschaft oder die Folge einer Befreiung von institutionellen und moralischen Zwängen ist, sei dahingestellt.

Aus soziologischer Sicht scheint das zunehmend bedeutsamere Ideal einer „reinen Beziehung" mit der heute beobachtbaren Brüchigkeit von Beziehungen in engem Zusammenhang zu stehen. Anthony Giddens (1993) beschreibt damit Beziehungen, die nicht mehr materiell oder institutionell getragen, sondern nur noch um ihrer selbst willen eingegangen werden. Dementsprechend bestehen sie auch nur so lange, wie sich beide Beteiligten darin wohlfühlen, wenn man so will: solange die Verhandlungen zwischen beiden Partnern zu einem tragbaren Konsens führen.

An der heute üblichen Darstellung des Sexuellen und der Sexualität in den Medien lässt sich gut veranschaulichen, dass die Gesellschaft offensichtlich zwanghaft danach sucht, neue Erlebniswelten zu erschließen. Dieses Phänomen ist nach Meinung einiger Philosophen unseres Jahrhunderts eine zwangsläufige Entwicklung der Überflussgesellschaft. Günter Anders (1980: 94) beispielsweise hat in seinem Buch über die „Antiquiertheit des Menschen" schon vor Jahren prophezeit, dass *„wir keinen Mangel an Befriedigungsmitteln, an Gütern haben werden, sondern einen Mangel an Bedürfnissen"*. Nicht die Ressourcen seien begrenzt, sondern die Wünsche. *„Nicht um das tägliche Brot werden wir beten, sondern um den täglichen Hunger."* Schmidt (2000: 8) stellt auf der Basis empirischer Daten die Frage, ob diese neue, auf „Spaß" ausgerichtete Sexualität eine *„oberflächliche, affektabgewehrte und banalisierte"* sei oder eine Sexualität, die *„frei ist von falschem Tiefsinn"*.

Dem öffentlichen Bild der Sexualität, wie man es in den Fernsehkanälen betrachten kann, stehen allerdings auch deutliche Zeichen einer **Entsexualisierung** im Privaten oder Inneren gegenüber. Sexualwissenschaftliche Umfragen der letzten Jahre in ganz unterschiedlichen Ländern geben deutliche Hinweise darauf, dass die Sexualität innerhalb von Beziehungen eine immer geringere Rolle spielt: Etwa 80 % aller Befragten geben z. B. in unterschiedlichen Studien an, im Jahr vor der Befragung keinen oder nur einen Sexualpartner gehabt zu haben; die Hälfte aller Befragten hat seltener als einmal in der Woche Geschlechtsverkehr. Es hat ferner den Anschein, als würde die Sexualität mehr und mehr aus Beziehungen ausgelagert, nicht in andere Beziehungen, sondern primär auf die eigene Person, was sich daran zeigt, dass die Masturbation zu einer eigenen Sexualform – unabhängig von Beziehungen – geworden zu sein scheint.

10

Es gibt in jüngster Zeit verschiedene Hinweise auf die drastische Zunahme der **Lustlosigkeit** generell und als Präsentiersymptom in der psychotherapeutischen Praxis. Die Zunahme der Lustlosigkeit gilt primär für Frauen, in reduziertem Maß aber auch für Männer. Vielleicht ist die zunehmende Zahl bekennender Asexueller auch ein Indiz für einen Rückgang sexuellen Verlangens.

10.2.3 Fazit

Zusammengenommen ist ein dramatischer Wandel der Sexualität seit der „ersten sexuellen Revolution" zu verzeichnen, der sich in vielerlei Hinsicht, auch im klinischen Kontext, bemerkbar macht. Im Hinblick auf die Gegenwart und Zukunft der menschlichen Sexualität sind die Diagnosen und die Prognosen unterschiedlich. Sigusch (2005: 8) meint, *„wenn die Masken abgenommen werden, finden wir überall, oft hinter einer lärmenden Buntscheckigkeit versteckt, ungestillte Sehnsucht, aufgepeitschte Nerven, abgespeistes Verlangen, enttäuschte Liebe, eingeredeten oder tatsächlichen Missbrauch, Geschlechtszweifel, Sexismus, Ängste, Schuldgefühle, Wiederholungszwänge, Einsamkeit und Egoismus"* – alles also, was die Sexualität schon immer so „gefährlich" macht.

Deutlich positiver bewertet Gunter Schmidt auf der Basis seiner sozialwissenschaftlichen Studien bei Jugendlichen und jungen Erwachsenen die Sexualität zu Beginn des 21. Jahrhunderts:

„... es ist eine Sexualität, frei von falschem Tiefsinn, entmystifizierter, entdramatisierter Sex. Und so scheint es, als sei die Sexualität zu Beginn des Jahrhunderts gründlich entrümpelt: vom Katholizismus, vom Patriarchat (fast) und von der Psychoanalyse. Das ist nicht wenig für 50 Jahre, fast schon eine Erfolgsgeschichte."

Schmidt (2000: 12)

LITERATUR

Anders G (1980). Die Antiquiertheit des Menschen. München: Beck.

Bancroft J (1986). Die menschliche Sexualität und ihre Probleme. Stuttgart: Enke.

Bancroft J (1989). Human Sexuality and Its Problems. 2nd ed. Edinburgh: Churchill Livingstone.

Beck U, Beck-Gernsheim E (1994). Riskante Freiheiten. Frankfurt a. M.: Suhrkamp.

Brenk K (2005). Bindung und Sexualität. Marburg: Kovac.

Giddens A (1993). Wandel der Intimität. Frankfurt: Fischer.

Masters WH, Johnson VE (1966). Human Sexual Response. Boston: Little & Brown.

Schmidt G (1996). Das Verschwinden der Sexualmoral. Hamburg: Klein-Verlag; 2. A. 1998 unter dem Titel: Sexuelle Verhältnisse. Reinbek b. Hamburg: Rowohlt.

Schmidt G (Hrsg.) (2000). Kinder der sexuellen Revolution. Kontinuität und Wandel studentischer Sexualität 1966–1996. Gießen: Psychosozial-Verlag.

Sigusch V (1996). Die Zerstreuung des Eros. Über die „neosexuelle Revolution". Der SPIEGEL 50: 126–130.
Sigusch V (2005). Praktische Sexualmedizin. Köln: Ärzte-Verlag.
Strauß B (2005). Sexualität. In: Resch F, Herpertz-Dahlmann S, Schulte-Markwort M, Warnke A (Hrsg.). Entwicklungspsychopathologie. Schattauer: Stuttgart, S. 163–173.

10.3 Medizinische Psychologie: frühe Bindung

Anna Buchheim

Das Thema der Bindung wird in diesem Buch dem Kapitel Familie zugeordnet, weil dort Bindung entsteht und gelebt wird. Die Bindungsforschung und deren Ergebnisse haben in den letzten Jahren eine grundlegende Bedeutung für die psychosomatische Medizin erlangt. Die Bindungstheorie hat in dieser Zeit die Entwicklungspsychologie revolutioniert, und ihre Auswirkungen auf Aspekte des psychosomatischen Krankheitsverständnisses und der psychotherapeutischen Behandlungstechnik werden zunehmend diskutiert und wissenschaftlich untersucht (Buchheim 2016). In dieser kurzen Einführung werden die Grundlagen der Bindungstheorie und die typischen Bindungsmuster beschrieben und klinische Anwendungen diskutiert.

10.3.1 Die Bindungstheorie nach John Bowlby und deren Weiterentwicklung

Der englische Psychoanalytiker John Bowlby (1973) beschreibt in seiner Trilogie, dass Säuglinge von sich aus dauerhaft den Schutz durch ihre Bindungsperson suchen, den sie für ihr Überleben benötigen. Aufgrund einer biologischen Bindungsneigung nehmen sie Interaktionen mit der Bindungsperson auf und erhalten sie aktiv, um sie als sichere Basis für das Erkunden ihrer Umwelt zu nutzen. Dieses ethologisch verankerte „**Bindungsverhaltenssystem**" existiert nach Bowlby (1973) von der „Wiege bis zur Bahre" und wird bei Belastung, Trennung und Gefahr aktiviert. Mittlerweile ist nachgewiesen, dass über alle Kulturen hinweg einjährige Kinder durch Weinen, Anklammern, Rufen oder Nachlaufen ihr Bindungsbedürfnis signalisieren. Auch die Eltern verfügen über eine biologisch festgelegte Verhaltensbereitschaft, um auf die Bindungssignale des Kindes intuitiv und feinfühlig zu reagieren.

In der Folge wurden Methoden entwickelt, um das Bindungsverhalten von Kindern und ihren Bezugspersonen zuverlässig zu messen. Bei kleinen Kindern wird dazu eine experimentelle Laborsituation, die sogenannte **Fremde Situation** eingesetzt (Ainsworth et al. 1978): Zwei Trennungssituationen aktivieren das Bindungssystem des Kindes; in den beiden Wiedervereinigungsepisoden werden die inneren Arbeitsmodelle von Bindung der Kinder beobachtet und klassifiziert. Der Schwerpunkt der Beobachtung liegt dabei auf den kindlichen Aktivitäten, mit denen es den Kontakt zur Mutter nach deren Abwesenheit wiederherstellt. Eine dreiminütige Trennung löst bei jedem einjährigen Kind in der Regel Unbehagen und Stress aus. In dieser Untersuchungssituation lassen sich im Wesentlichen vier prototypische **Bindungsstrategien** beschreiben:

- **Sicher gebundene Kinder** zeigen deutlich ihren Trennungsschmerz, beruhigen sich aufgrund ihrer Erfahrung einer vorhersehbaren Verfügbarkeit der Bindungsfigur nach der Trennung und Wiedervereinigung rasch wieder und wenden sich erkundend der Umgebung zu.
- Dagegen haben **unsicher gebundene Kinder** gelernt, die Nähe zu ihrer Bindungsperson am besten so zu erhalten, indem sie sie entweder meiden (**vermeidende Bindung**) oder in der bedrohlichen Situation weinen, ihr nachlaufen und das eigene Umfeld kaum erkunden (**ambivalente Bindung**). Die Messung hormoneller Parameter (Kortisol) in diesen Experimenten hat gezeigt, dass unsichere Bindungsmuster mit erhöhtem Stress einhergehen bzw. dass die sichere Bindungsstrategie stressmindernd wirkt.

Im Schnitt und über alle Studien hinweg zeigen sich in den Untersuchungen 50–80 % der weltweit untersuchten Kinder sicher gebunden, 30–40 % unsicher-vermeidend gebunden und 3–15 % unsicher-ambivalent gebunden.

- In den späten 1980er-Jahren kam noch ein weiterer Bindungstyp hinzu, das sogenannte **desorganisierte Bindungsmuster.** Hier suchen Kinder einerseits die Nähe zur Mutter, weichen ihr aber auch aus, indem sie sich auf den Boden fallen lassen oder an die Wand stellen. Diese Kinder scheinen über keine zusammenhängenden beziehungserhaltenden Bewältigungsstrategien zu verfügen. Hintergrund ist vermutlich, dass „desorganisierte" Kinder im Konflikt sind, die Bindungsperson einerseits als sicheren Hafen aufsuchen zu wollen, sich aber andererseits vor ihr ängstigen und die Flucht zu ergreifen suchen, ein für ein einjähriges Kind nicht lösbares Dilemma. Das desorganisierte Bindungsverhalten (z. B. stereotype Bewegungen nach Phasen der Starrheit, sogenanntes Freezing, Ausdruck von Angst gegenüber einem Elternteil) wird heute als maßgeblicher Risikofaktor für die weitere Entwicklung des Kindes angesehen.

Die Basis für eine sichere Bindung des Kindes sind einerseits das **feinfühlige Verhalten** der Bindungsperson und andererseits die mütterliche **Repräsentation von Bindung** in Bezug auf eigene Bindungserfahrungen.

Das Konzept der Feinfühligkeit wurde von der Kanadierin Mary Ainsworth entwickelt. Feinfühliges Verhalten zeichnet sich dadurch aus, dass eine Mutter die Bindungssignale des Kindes wahrnimmt, angemessen interpretiert und darauf prompt und adäquat reagiert. Feinfühlige Eltern wissen in der Regel gut über ihre Kinder Bescheid und können spontan typische Erlebnisse mit ihren Kindern auf lebendige Weise beschreiben.

Bei Erwachsenen werden Bindungsmuster über die Sprache und Erzählung gemessen. Dazu wurden von Carol George und Mitarbeitern valide und zuverlässige Interviewverfahren entwickelt, das **Adult Attachment Interview** (AAI) und das **Adult Attachment Projective Picture System** (AAP) (George und West 2012; Buchheim und George 2012). Mit diesen Interviews wird anhand von halbstrukturierten Fragen (AAI) zu früheren Bindungserfahrungen oder anhand von bindungsrelevanten Bildern (AAP) das Bindungssystem der Befragten sukzessive aktiviert, indem die Fragen oder Themen immer stressreicher werden. Die erzählten Narrative werden daraufhin auf sprachliche Kriterien hin analysiert (Kohärenz, Lebendigkeit, Stimmigkeit, Abwehrprozesse etc.) und in eine der vier Bindungsklassifikationen (sicher-autonom, unsicher-verstrickt, unsicher-distanziert und unverarbeitete[s] Trauer/Trauma) eingestuft. Das AAP wurde in klinischen und experimentellen Studien vielfach eingesetzt (Buchheim 2016). Zahlreiche Studien mit dem AAP belegen bedeutsame neuronale Korrelate von Gesunden und Patienten (Erwachsenen und Jugendlichen) in bindungsrelevanten Situationen (Buchheim et al. 2017).

Es ist seit Jahren nachgewiesen, dass Bindung über die Generationen relativ stabil weitergegeben wird: Mütter geben ihr Bindungsmuster in etwa drei Viertel der Fälle weiter. Sicher gebundene Mütter haben also in der Regel sicher gebundene Kinder, und unsicher gebundene Mütter haben überwiegend unsicher gebundene Kinder. So konnten Fonagy et al. (1991) zeigen, dass das Bindungsmuster Schwangerer (gemessen mit dem AAI) ein recht zuverlässiger Prädiktor für das Bindungsmuster des später geborenen und untersuchten einjährigen Kindes ist. Eine derzeitige transgenerationale Studie mit einer großen Kohorte von Müttern und ihren Kindern untersucht psychologische, biologische und soziale Resilienz- und Risikofaktoren bei unterschiedlicher Schwere von Traumatisierung und den Einfluss der mütterlichen Bindungsrepräsentationen (gemessen mit dem AAP) auf die Entwicklung des Kindes (Ziegenhain et al. 2016).

Wegen der praktischen Bedeutung für die therapeutische Situation werden im Folgenden einige Interviewsequenzen als Beispiele für Bindungsmuster von Erwachsenen, gemessen mit dem Adult Attachment Interview (AAI), dargestellt, durch die anschaulich gemacht werden soll, wie sich die Bindungsmuster dem geschulten Interviewer im (psychotherapeutischen, diagnostischen) Gespräch typischerweise darstellen können.

Fallbeispiel 1

Sichere Bindung

Es wird über unterstützende Erfahrungen berichtet, die zusammenhängend und auch nachdenklich erzählt werden.

Patient (Pat.): „Ich erinnere mich, z. B. damals, als ich mein Knie verletzt hatte, das war in den Sommerferien, ich war ungefähr 6 Jahre alt, da bin ich zu schnell mit meinem Rad um die Kurve gefahren und war ganz im Schock. Da bin ich gleich zu meiner Mutter, die hat alles stehen und liegen lassen und hat mich in die Arme genommen und gesagt: ‚Oh das muss wehtun, aber es wird wieder heilen!'. Ja, wenn ich so darüber nachdenke, muss ich sagen, sie hat es gut gemacht."

Fallbeispiel 2

Unsicher-distanzierte Bindung

Es werden meist kurze, unvollständige und teilweise auch widersprüchliche Angaben zu Beziehungserfahrungen berichtet.

Pat.: „Ich habe eine glückliche Kindheit gehabt, also das war echt super."

Interviewer (I): „Gibt es dazu eine Erinnerung?"

Pat.: „Nein, ich kann mich nicht erinnern, keine, nein. … Also, ich weiß nur noch, dass es mich als Kind immer so aufgeregt hat, wenn ich die abgetragenen Kleider von meiner Schwester tragen musste, so Sachen fallen mir ein, aber es war eigentlich alles super."

Fallbeispiel 3

Unsicher-verstrickte Bindung

Diese Erfahrungsberichte sind oft langatmig und umständlich, sie zeigen auch im Sprachstil konflikthaftes, ängstliches oder ärgerliches Denken, und verschiedene Gefühlsqualitäten wechseln sich rasch ab.

Pat.: „Ich habe – allerdings sehr, sehr spät – eine sehr starke Auseinandersetzung mit meiner Mutter gehabt, musste ich, um mich zu lösen –, aber sie war diejenige, die für uns alles entschieden hat: alles im Praktischen und daheim und so – … Es war alles sehr sauber und ‚da gehst du nicht hin, und das mach' ich, und das ziehst du an', das bestimmt sie und … es ging schon sehr, sehr weit, ich war so unentschlossen und … ich will sie immer beschützen, und ich weiß nicht warum. Bis heute, und na ja, und eigentlich hat man sich immer gedacht, bis sechzehn legt die einem die Wäsche hin und ‚das musst du so machen' und so, und … ich habe bis heute Träume, wo ich also schier aggressiv gegen sie werde. Das quält einen bis heute."

Fallbeispiel 4

Unverarbeitete Trauer anlässlich des Todes der Großmutter

Diese Passage über eine traumatisch erlebte Verlusterfahrung lässt eine nachhaltige Auswirkung des Todes und eine aktuelle Verwirrung über das Erlebte bis hin zur zeitlichen oder räumlichen Zuordnung deutlich werden.

Pat.: „Ach, der Tod meiner Oma war schon schlimm, ich kann gar nicht glauben, dass sie tot ist, ich habe es immer noch nicht begriffen, sie ist vor 2 Jahren gestorben, und es ist für mich wie gestern … (ca. 30 Sekunden Pause) … ja, letztes Jahr, das war schlimm, ich weiß nicht mehr genau, wie viel Uhr es war, doch genau 12:00 Uhr haben sie den Sarg runtergelassen, und meine Oma hatte ihre Lieblingsbluse an, die mit den roten Blümchen, ihre Brille war etwas verrutscht. Das war vor 2 Jahren …"

10.3.2 Bindungsmuster und Psychosomatik – erste Befunde

Bowlby ging als Kliniker der Frage nach, warum psychische Störungen wie Angst, Wut, Depression und emotionale Belastung durch Trennung und Verlust ausgelöst werden. Im Folgenden werden drei Krankheitsbilder mit ihren bindungsspezifischen Merkmalen herausgegriffen.

Somatoforme Störungen

Es hat sich in Studien gezeigt, dass Patienten mit somatoformen Störungen in besonderem Maß ein **unsicher-distanziertes Bindungsmuster** im Bindungsinterview zeigen. Der Befund ist im Hinblick auf die Bewältigungsstrategien dieser Patienten und die therapeutische Herangehensweise klinisch bedeutsam. Eine Untergruppe dieser Diagnosegruppe sind Schmerzpatienten (➤ Kap. 20); bei ihnen fällt oft ein Verhalten auf, bei dem zwar Beschwerden geschildert, gleichzeitig aber deren Folgen und Ausmaß stark bagatellisiert werden.

Soweit diesem Verhalten ein unsicher-distanzierter Bindungstyp zugeordnet werden könnte, wäre es aus Sicht der Bindungsforschung notwendig, dem Schmerzpatienten mit eher aktiv bindungsfördernden Behandlungstechniken zu begegnen (Ermutigung zum Finden eines Zugangs zu bindungsrelevanten Gefühlen). Vermutlich würden die Patienten im Sinne einer guten Arzt-Patient-Beziehung eher davon profitieren als von einer Herangehensweise, die – z. B. durch das rasche Ausstellen eines Rezepts im Rahmen eines Dreiminutenkontakts – den genannten Bindungstyp in Richtung „Unterdrücken von Gefühlen" und Bagatellisieren unterstützt.

Außerdem ist zu erwarten, dass der Arzt bzw. Therapeut von unsicher-distanziert gebundenen Patienten eher weniger, von unsicher-verstrickt gebundenen Patienten wegen ihrer ängstlich-anklammernden Haltung dagegen eher übermäßig in Anspruch genommen werden. Eine aktuelle Studie belegt ebenso einen erhöhten Anteil an unsicheren Bindungsrepräsentationen im AAP bei Patienten mit Hypertonie und einen erhöhten Anstieg kardiovaskulärer Aktivität im Verlauf des AAP-Interviews (Balint et al. 2016). Das Wissen um verschiedene Bindungsmuster kann es dem Kliniker erleichtern, sich auf die verschiedenen unbewussten Beziehungsangebote vor dem Hintergrund der Bindungserfahrungen der Patienten besser einzustellen.

Angststörungen

Auch Patienten mit Angststörungen wurden bereits im Hinblick auf ihre Bindungserfahrungen untersucht. Patienten mit Agoraphobie klagten im Unterschied zu Gesunden häufiger über frühe Trennungserlebnisse oder Scheidung der Eltern sowie Vernachlässigung. Patienten mit Panikstörung dagegen berichteten im Vergleich zu Gesunden vermehrt von Verlusterfahrungen vor dem 11. Lebensjahr oder extrem ungünstigen Bedingungen in der Kindheit. Patienten mit einer generalisierten Angststörung erlebten häufiger als Gesunde Abweisung, Kontrolle und Rollenwechsel mit ihren Bindungsfiguren.

Von anderen klinischen Gruppen unterschieden sich Patienten mit Angststörungen im AAI durch ihren überproportional hohen Anteil an der Kategorie „unverarbeitete Trauer" nach dem Verlust einer wichtigen Bindungsperson durch Tod. In einer eigenen Studie konnten wir dieses Ergebnis mit dem AAI und dem AAP bestätigen. 85 % der untersuchten Patientinnen mit der Hauptdiagnose Angst, insbesondere Panikstörungen, wurden aufgrund sogenannter unverarbeiteter Trauererlebnisse als **desorganisiert** (unverarbeitete Trauer) klassifiziert (Buchheim et al. 2007). Dieser Befund deckt sich mit der klinischen Charakterisierung dieser Störungsgruppe: Demnach findet sich bei Angstpatienten gehäuft eine Abhängigkeit von anderen Bezugspersonen; außerdem beschreiben sie, dass sie sich angewiesen fühlen auf „harmonische" und „sichere" Beziehungen und dass sie Aggressionen aufgrund massiver Verlustängste eher vermeiden (Hoffmann und Bassler 1995).

Borderline-Persönlichkeitsstörung

Die Bindungsmuster von Patienten mit einer Borderline-Persönlichkeitsstörung wurden in zahlreichen Studien untersucht (Buchheim 2016); damit ist dieses Störungsbild das in der klinischen Bindungs-

10

forschung bisher am besten untersuchte. Als gemeinsames Ergebnis ist festzuhalten, dass Borderline-Patienten konsistent als **„unsicher-verstrickt“** (hasserfüllt, konfliktreich, stark oszillierende Denkvorgänge) kombiniert mit einem **„unverarbeiteten Trauma“** aufgrund von Missbrauchs- und Misshandlungserfahrungen klassifiziert werden.

In einer eigenen Studie wurde darüber hinaus deutlich, dass die Gruppe der Borderline-Patienten sowohl über unverarbeitete Missbrauchserfahrungen als auch über unverarbeitete Verlusterfahrungen berichteten, also „doppelt traumatisiert“ waren im Vergleich zu den Gesunden, die lediglich frühere Verlusterfahrungen nicht verarbeitet hatten (Buchheim und George 2011). In einer aktuellen Studie zeigten Borderline-Patienten eine erhöhte Amygdala-Aktivierung im Verlauf des AAP-Interviews. Dagegen zeigte die gesunde Kontrollgruppe bei limbischer Aktivierung auch signifikante frontale Aktivierungen, die mit kognitiver Kontrolle assoziiert sind (Buchheim et al. 2016).

Ergebnisse der Bindungsforschung im Bereich der Psychotherapieforschung belegen eine signifikante Veränderung von unverarbeiteten Traumata im AAI durch die übertragungsfokussierte Therapie bei Borderline-Patienten (Buchheim et al. 2017) und signifikante Veränderungen von unverarbeiteten Verlusterfahrungen bei depressiven Patienten durch psychoanalytische Behandlungen auf narrativer und neuronaler Ebene (Buchheim et al. 2012). Der fruchtbare diagnostische Einsatz des AAP im klinischen Setting wurde für Erwachsene (Buchheim 2016) und Jugendliche beschrieben (Gander et al. 2017).

LITERATUR

Ainsworth M, Blehar MC, Waters E, Wall S (1978). Patterns of Attachment: A Psychological Study of the Strange Situation. New York, Hillsdale: Lawrence Erlbaum.

Balint EM, Gander M, Pokorny D, et al. (2016). High prevalence of insecure attachment in patients with primary hypertension. Front Psychol 7: 1087.

Bowlby J (1975). Bindung. München: Kindler (dt. Ausgabe von Bowlby J [1973]), Attachment and Loss. Bd 1: Attachment. New York: Basic Books.

Buchheim A (2016). Bindung und Exploration. Ihre Bedeutung im klinischen und psychotherapeutischen Kontext. Stuttgart: Kohlhammer.

Buchheim A, Ziegenhain U, Peter A et al. (2007). Unverarbeitete Verlusterfahrungen bei Müttern mit einer Angststörung und ihre Kinder: Eine transgenerationale Pilotstudie. Nervenheilkunde 26(12): 1130–1135.

Buchheim A, George C (2012). Das Adult Attachment Interview (AAI) und das Adult Attachment Projective Picture System (AAP). In: Doering S, Hörz S (Hrsg.). Handbuch der Strukturdiagnostik. Stuttgart: Schattauer, S. 182–218.

Buchheim A, George C, West M (2003). Das Adult Attachment Projective – Gütekriterien und neue Forschungsergebnisse. Psychother Psych Med 53: 419–427.

Buchheim A, Viviani R, Kessler H, et al. (2012). Changes in prefrontal-limbic function in major depression after 15 months of long-term psychotherapy. PLoS One 7(3): e33745.

Buchheim A, Erk S, George C, et al. (2016). Neural response during the activation of the attachment system in patients with borderline personality disorder: an fMRI study. Front Hum Neurosci 10: 389.

Buchheim A, Hörz-Sagstetter S, Doering S, et al. (2017). Change of unresolved attachment in borderline personality disorder: RCT study of transference-focused psychotherapy. Psychother Psychosom 86: 314–316.

Buchheim A, George C, Gündel H, Viviani R (2017). Editorial: Neuroscience of human attachment. Front Hum Neurosci; www.frontiersin.org/articles/10.3389/fnhum.2017.00136/full (letzter Zugriff: 17.1.2018).

Dozier M, Stovall K, Albus K (1999). Attachment and psychopathology in adulthood. In: Cassidy J, Shaver PR (eds.). Handbook of Attachment. New York: Guilford, pp. 497–519.

Fonagy P, Steele H, Steele M (1991). Maternal representations of attachment during pregnancy predict the organization of infant-mother attachment at one year of age. Child Dev 62: 891–905.

Gander M, Sevecke K, Buchheim A (2015). Eating disorders in adolescence: attachment issues from a developmental perspective. Front Psychol 6: 1136.

George C, West M (2012). The Adult Attachment Projective Picture System. New York: Guilford.

Hoffmann SO, Bassler M (1995). Zur psychoanalytisch fundierten Fokaltherapie von Angsterkrankungen. Forum Psychoanalyse 11: 2–14.

Ziegenhain U, Buchheim A, Schury K et al. (2015). Mechanismen der generationsübergreifenden Transmission belastender Kindheitserfahrungen – Theoretischer Hintergrund, Forschungsdesigns und erste Ergebnisse zweier multizentrischer Studien in Deutschland. Trauma & Gewalt 2: 134–147.

10.4 Sexuelle Störungen

Klaus M. Beier

10.4.1 Zum Grundverständnis menschlicher Sexualität

Sexualität ist durch Wechselwirkungszusammenhänge von drei Dimensionen gekennzeichnet, die jeweils biopsychosozial determiniert sind:

- *Beziehungsdimension,* welche die Bedeutung der Sexualität für die Befriedigung grundlegender biopsychosozialer Bedürfnisse nach Akzeptanz, Nähe, Sicherheit und Geborgenheit durch sexuelle Kommunikation in Beziehungen zum Ausdruck bringt
- *Fortpflanzungsdimension,* welche die Bedeutung der Sexualität für die Reproduktion umfasst
- *Lustdimension,* welche die Möglichkeiten des Lustgewinns durch sexuelles Erleben beinhaltet (vgl. Beier et al. 2005)

Die **Beziehungsdimension** ist stammesgeschichtlich entstanden, da erst Säugetiere, im besonderen Primaten und vor allem der Mensch auf Bindung programmierte und von Bindungen abhängige „Beziehungswesen" sind, deren Überlebenschancen von der Erfüllung existenzieller Grundbedürfnisse nach Angenommen-Sein und Zugehörigkeit abhängen, die sich besonders intensiv in der körperlichen Nähe von (intimen) Beziehungen verwirklichen lassen – mit den daraus resultierenden Gefühlen von Geborgenheit und Sicherheit. Sexualmedizinische Interventionen basieren auf diesem Grundverständnis (➤ Kap. 10.4.4). Neurobiologische Befunde zeigen immer deutlicher, in welchem Ausmaß das Gehirn ein auf zwischenmenschliche Beziehungen eingestelltes und von Bindungen abhängiges System ist (vgl. z. B. Bartels und Zeki 2004; Langeslag et al. 2007; Acevedo et al. 2012), wobei dem Neuropeptid Oxytocin – experimentellen Befunden zufolge – eine prominente Rolle zugeschrieben wird (Meyer-Lindenberg 2011) und auch für die psychobiologische Stressantwort bzw. -reduktion in Paarbeziehungen eine relevante Größe sein dürfte (Ditzen et al. 2009). Die salutogene und/oder pathogene Bedeutung von Beziehung für Gesundheit bzw. Krankheit – eindrucksvoll nachgewiesen in der Metaanalyse von Holt-Lunstad et al. (2012) – stellt einen in den bisherigen ätiopathogenetischen Ansätzen der Medizin weitgehend vernachlässigten Einflussfaktor dar.

Die **Fortpflanzungsdimension** kann sich zwischen überhöhter und fehlender Bedeutsamkeit bewegen – mit dem Geschlechtsunterschied, dass Männer bis ins hohe Alter prinzipiell fortpflanzungsfähig sind, während die Fortpflanzungsfähigkeit bei Frauen mit dem Klimakterium ausklingt. Dabei ist zu beachten, dass im Rahmen der Geschlechtsidentitätsentwicklung die Genitalorgane einschließlich ihrer biologischen Funktionen auch psychisch integriert werden müssen und dies in Auseinandersetzung mit den unmittelbaren Bezugspersonen geschieht.

Die **Lustdimension** beginnt mit dem Auftreten von körperlichen Lustempfindungen wahrscheinlich schon intrauterin, jedenfalls sehr früh in der Kindheit und behält ihre Bedeutung ab der Geschlechtsreife regelhaft für den Rest des Lebens. Sie ist aber in hohem Maße abhängig von der individuellen sexuellen Präferenzstruktur, die sich bei jedem Menschen auf drei Achsen manifestiert:

1. hinsichtlich des präferierten Geschlechts des Sexualpartners (männlich und/oder weiblich),
2. hinsichtlich des präferierten (körperlichen Entwicklungs-)Alters des Sexualpartners (vorpubertäres, frühpubertäres, adultes Entwicklungsschema) und
3. hinsichtlich der präferierten Art und Weise sexueller Betätigung mit und ohne Sexualpartner (Typ, Objekt, Modus etc.).

Dabei gilt, dass die endgültige Konstituierung der sexuellen Bedürfnisstruktur im Jugendalter erfolgt und dann in ihren grundsätzlichen Merkmalen lebensüberdauernd durch hohe Stabilität gekennzeichnet ist, was auch für sexuelle Präferenzbesonderheiten gilt.

10.4.2 Das Spektrum der Sexualstörungen

Die in den klinischen Klassifikationssystemen (ICD-10 und DSM-5) vorgeschlagenen Einteilungen sind rein deskriptive und willkürliche Schemata, die bei genauerer Betrachtung der Komplexität menschlicher Sexualität nicht gerecht werden. Schon die aus sexualmedizinischer Sicht gebotene Differenzierung der drei Dimensionen von Sexualität lässt derartige Einteilungsversuche als unplausibel erscheinen (vgl. ➤ Kap. 10.4.1). So können sexuelle Funktionsstörungen nicht nur die Lustdimension, sondern auch die Beziehungsdimension so weit in Mitleidenschaft ziehen, dass weniger die gestörte sexuelle Funktion als vielmehr die dadurch irritierte Beziehungszufriedenheit den eigentlichen Leidensgrund darstellt.

Das chronische Fehlen von körperkommunikativ entstehenden Geborgenheitsgefühlen (Frustration psychosozialer Grundbedürfnisse nach Angenommen-Sein, Zugehörigkeit, Geltung, Respekt, mitmenschlicher Zuneigung, Nähe, Wärme und der daraus resultierenden Geborgenheit und Sicherheit) erhöht nach bisherigem Wissensstand die Wahrscheinlichkeit, psychische und physische Störungen zu entwickeln. Ebenso erschwert es die Überwindung bestehender Erkrankungen (Egle et al. 1997).

Die Besonderheit der Syndyastischen Sexualtherapie als sexualmedizinischer Therapieoption (vgl. Beier und Loewit 2004, 2011; ➤ Kap. 10.4.4) liegt darin, dass sie explizit an den Wurzeln – den frustrierten Grundbedürfnissen – ansetzt. Dies geschieht mit einer auf andere Weise kaum erreichbaren Intensität, indem die (Wieder-)Erfüllung der Grundbedürfnisse durch die körperliche Annahme in der Intimität mit dem Partner realisiert wird, was auch auf andere Lebensbereiche bzw. Symptome heilsame Auswirkungen hat (➤ Abb. 10.2).

Wenn also beispielsweise Rückenschmerzen vom Orthopäden biomedizinisch erfolgreich behoben werden, ändert sich gleichwohl nichts auf der Ebene der psychosozialen Grundbedürfnisse. Ihre mögliche Frustration wird dadurch nicht aufgelöst; sie kann somit Grund für ein Rezidiv oder für andere Symptome sein.

Unter Berücksichtigung dieser Einschränkungen für eine systematische Erfassbarkeit werden nachfolgend die klinisch bedeutsamen Sexualstörungen des Menschen kurz charakterisiert (Übersicht ➤ Box 10.1).

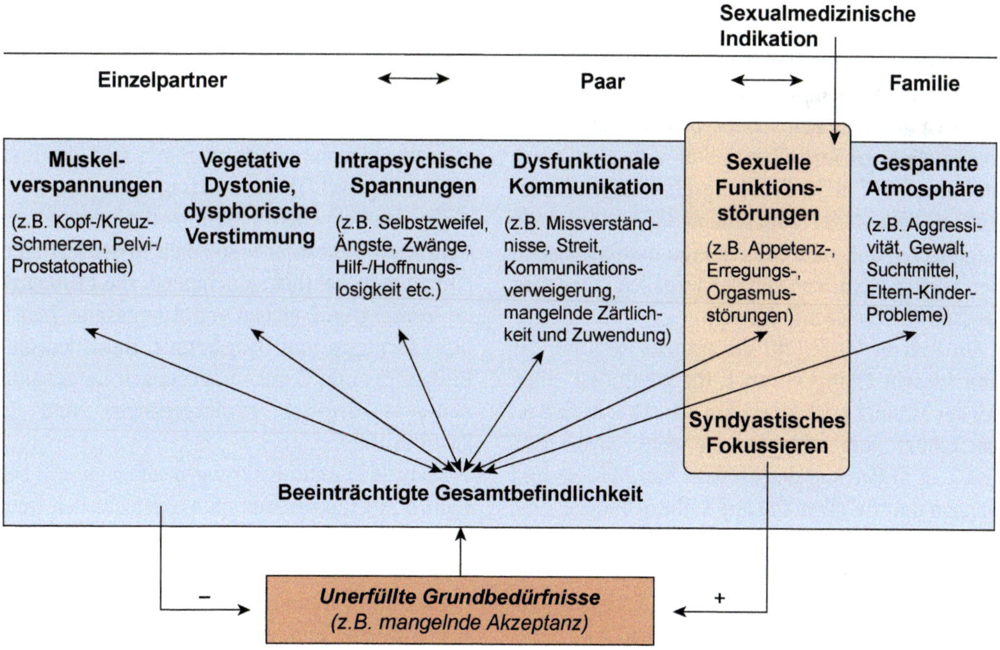

Abb. 10.2 Zusammenhang zwischen psychosozialen Grundbedürfnissen und verschiedenen Symptomen. Es wird dargestellt, dass die Syndyastische Sexualtherapie zwar nur an einer aus der Vielzahl möglicher Störungsebenen ansetzt, die durch sie erreichte Wiedererfüllung der Grundbedürfnisse sich jedoch auch auf alle anderen Symptome heilsam auswirken kann (➤ Kap. 10.4.4).

BOX 10.1

Überblick über die Sexualstörungen

1. Störungen der sexuellen Funktion
2. Störungen der sexuellen Entwicklung
   a. Störung der sexuellen Reifung
   b. Störung der sexuellen Orientierung
   c. Störung der sexuellen Identität
   d. Störung der sexuellen Beziehung
3. Störungen der Geschlechtsidentität (Geschlechtsdysphorie)
4. Störungen der sexuellen Präferenz (Paraphilien/paraphile Störungen)
5. Störungen des sexuellen Verhaltens (Dissexualität)
6. Störungen der sexuellen Reproduktion

Störungen der sexuellen Funktion

Die sexuelle Reaktion lässt sich in die Phasen Appetenz, Erregung, Orgasmus und Entspannung gliedern, und jede dieser Phasen kann als solche gestört sein (vgl. Masters und Johnson 1966). Diese Einteilung gilt bei Masters und Johnson im Prinzip für beide Geschlechter, wenn es auch Unterschiede im zeitlichen Verlauf gibt: Die gesamte Reaktion läuft beim Mann rascher ab, woraus sich Probleme für das Erreichen des Orgasmus bei der Frau ergeben können. Die Verlaufskurven der sexuellen Reaktion von Männern gleichen sich stereotyp, während die von Frauen eine größere Variabilität aufweisen. Nur beim Mann tritt in der Erholungsphase eine mit steigendem Lebensalter zunehmend länger dauernde Refraktärzeit auf, während die Frau multiple Orgasmen erleben kann, also von der sexuellen Potenz her das „starke Geschlecht“ darstellt.

Ein anderes Modell für die sexuelle Reaktion der Frau (dessen Gültigkeit auch für zumindest einen Teil der Männer noch zu prüfen wäre) hat Ruth Basson (2002) vorgeschlagen. Sie geht davon aus, dass – in Ergänzung des Modells von Masters und Johnson und vor allem in Langzeitbeziehungen – die sexuelle Reaktion der Frau bzw. das Erwachen ihrer Libido eher von Bedürfnissen nach Intimität als vom Bedürfnis nach physischer sexueller Erregung und Befriedigung ausgeht. Dementsprechend wird sexuelles Verlangen eher als Antwort auf zunächst nichtsexuelle Bedürfnisse verstanden und weniger als spontanes oder primäres Ereignis gesehen (das es speziell bei jüngeren Frauen auch sein kann). Ausgehend von einem Zustand „sexueller Neutralität“ wird aufgrund zunächst nichtsexueller Bedürfnisse nach Intimität dann auch bewusst sexuelle Stimulation gesucht, was wiederum die Erfahrung von Intimität verstärkt, die sexuelle Erregung steigern und schließlich – mit oder ohne Orgasmus – zu körperlich-seelischem Wohlbefinden führen kann.

Sexuelle (Funktions-)Störungen haben eine hohe Prävalenz und sind als Verursacher „hohen Leidendrucks und zwischenmenschlicher Schwierigkeiten“ (DSM-5; vgl. APA 2013) mit ihren Auswirkungen auf Gesundheit und Wohlbefinden (ICD-10; vgl. WHO 1994) von besonderer klinischer Relevanz.

Laumann et al. (1999) fanden in einer repräsentativen Stichprobe von 18- bis 59-jährigen US-Amerikanern, dass je 5 % der Probanden Appetenz- bzw. Erektionsstörungen und 21 % Orgasmusstörungen im Sinne einer Ejaculatio praecox aufwiesen, wobei sich im internationalen Vergleich (Laumann et al. 2005) teilweise Gemeinsamkeiten, teilweise aber auch bedeutsame interkulturelle Variationen ergaben, was die biopsychosoziale Fundierung derartiger Störungen belegt. Auch die negativen Auswirkungen sexueller Funktionsstörungen auf Partnerschaft und Lebensqualität sind mittlerweile in verschiedenen Studien hinreichend deutlich geworden (z. B. Fisher et al. 2005; Abraham et al. 2008). Epidemiologisch dominieren beim Mann hiernach der vorzeitige Orgasmus („premature ejaculation“) und die Erektionsstörungen (ED) sowie Versagensängste.

Bei den sexuellen Funktionsstörungen der Frau steht nach wie vor, aber ebenfalls in den letzten drei Jahrzehnten deutlich zunehmend, die Lustlosigkeit im Vordergrund, gefolgt von Anorgasmie, Lubrikationsstörungen und Dyspareunie, wobei jedoch die Erregungs- und Orgasmusstörungen im genannten Zeitraum deutlich zurückgegangen sind (vgl. Schmidt 1996).

Sexuelle Funktionsstörungen sollten gemäß DSM-5 (APA 2013) nach **Subtypen** unterschieden werden in:

- Lebenslanger Typ (seit Beginn der sexuellen Funktion vorhanden)
- Erworbener Typ (entwickelt sich nach einer Zeit normalen Funktionierens)
- Generalisierter Typ (ist nicht auf besondere Stimulationsarten, Situationen oder Partner beschränkt)

Tab. 10.2 Sexuelle Funktionsstörungen nach ICD-10 und DSM-5

F52 Nichtorganische sexuelle Funktionsstörungen		Sexuelle Funktionsstörungen	
F52.0	Mangel oder Verlust von sexuellem Verlangen	**302.71**	Störung mit verminderter sexueller Appetenz beim Mann
F52.1	Sexuelle Aversion und mangelnde sexuelle Befriedigung		
F52.2	Versagen genitaler Reaktionen (Erektions-, Lubrikationsstörung)	**302.72**	Erektionsstörung Störung des sexuellen Interesses bzw. der Erregung bei der Frau
F52.3	Orgasmusstörung	**302.73**	Weibliche Orgasmusstörung
		302.74	Verzögerte Ejakulation
F52.4	Ejaculatio praecox	**302.75**	Vorzeitige (frühe) Ejakulation
F52.5	Vaginismus		
F52.6	Dyspareunie	**302.76**	Genito-pelvine Schmerz-Penetrationsstörung (Dyspareunie/Vaginismus)
F52.7	Gesteigertes sexuelles Verlangen		
F52.8	Sonstige nichtorganische sexuelle Funktionsstörungen	**302.79**	Andere näher bezeichnete sexuelle Funktionsstörung
F52.9	Nicht näher bezeichnete nichtorganische sexuelle Funktionsstörungen	Substanz-/medikamenteninduzierte sexuelle Funktionsstörung	

- Situativer Typ (ist auf besondere Stimulationsarten, Situationen oder Partner beschränkt)

In den meisten Fällen gelingt dies durch die Sexualanamnese ohne zusätzliche apparative Diagnostik. So ist die Unterscheidung zwischen generalisiertem und situativem Typus recht leicht durch Fragen zu Funktionseinschränkungen bei der Masturbation möglich.

Einen Überblick über die Störungen der sexuellen Funktion nach ICD-10/DSM-5 gibt ➤ Tab. 10.2, wobei bedacht werden muss, dass in Verbindung mit der Funktionseinschränkung ein klinisch signifikanter Leidensdruck vorliegen muss, um die Diagnose zu stellen.

Störungen der sexuellen Entwicklung

Dieser Indikationsbereich umfasst Störungen, die im Rahmen der somato-, psycho- und soziosexuellen Entwicklung über die gesamte Lebensspanne auftreten und die Betroffenen in ihrer sexuellen Interaktionsmöglichkeit beeinträchtigen, bis hin zur Unmöglichkeit sexueller Kontaktaufnahme. Entsprechende Schwierigkeiten führen bei den Betroffenen häufig sekundär zur Ausprägung von anderen psychischen und Verhaltensstörungen, die dann eher als Vorstellungsgrund angeführt werden als die ursächliche Problematik selbst. Mutmaßlich bleiben die meisten sexuellen Entwicklungsstörungen selbst unberücksichtigt und werden allein auf der (sekundären) Symptomebene behandelt, u. a. deshalb, weil die Betroffenen in der Regel selbst nicht benennen können, dass ihre Schwierigkeiten eigentlich oder auch im Bereich ihrer sexuellen Entwicklung liegen.

Dies gilt umso mehr, wenn die Problematik in eine gesamte Entwicklungsverzögerung (Retardierung) eingebettet ist. An dem Bedürfnis nach sexueller und partnerschaftlicher Kontaktaufnahme ändert Retardierung jedoch nichts. Insbesondere bei geistiger Behinderung ist von einer großen Gruppe Betroffener auszugehen, die wie Nichtbehinderte ihre biopsychosozialen Grundbedürfnisse nach Akzeptanz, Nähe und Geborgenheit mit einem Partner befriedigen möchten und dies durch vertrauensvolle Intimität auch erreichen könnten, wenn sie adäquat vermittelte Informationen über Sexualität und Empfängnisverhütung erhalten würden (vgl. Beier et al. 2005).

Störungen der Geschlechtsidentität (Geschlechtsdysphorie)

Zu diesem Indikationsgebiet gehören Verunsicherungen, Irritationen und Missempfindungen bezüglich der eigenen Geschlechtszugehörigkeit, was im aktuellen „Diagnostischen und statistischen Leitfaden psychischer Störungen" der amerikanischen Psychiatrie-Vereinigung (DSM-5; vgl. APA 2013) zusammenfassend als „Geschlechtsdysphorie" bezeichnet wird, während die Bezeichnung im derzeit gültigen Klassifikationssystem der Weltgesundheitsorganisation (ICD-10; vgl. WHO 1994) „Störungen der Geschlechtsidentität" lautet.

Klinisch bedeutsam ist vor allem das innerliche Gefühl, entgegen dem eigenen biologischen Geburtsgeschlecht dem anderen Geschlecht anzugehören, also im „falschen" Körper leben zu müssen (woraus der Wunsch entsteht, diesen Zustand zu ändern) und das Unbehagen im eigenen Geschlecht. Innerhalb dieser Störungsgruppe gibt es verschiedene Abstufungen und Ausprägungen, die unterschiedliche Hintergründe haben können und unterschiedlich behandelt werden müssen. Vorübergehendes Unbehagen im Geburtsgeschlecht, Unzufriedenheit und Unsicherheit bezüglich der eigenen sozialen Geschlechtsrolle sowie evtl. kosmetisch oder anders begründete Bedürfnisse nach körperverändernden Maßnahmen sind hiervon zu unterscheiden.

Menschen mit dem Gefühl der Geschlechtsinkongruenz sollte die Möglichkeit geboten werden, sich über einen längeren Zeitraum ergebnisoffen und differenziert mit der eigenen Geschlechtsidentität auseinanderzusetzen. Dies dient auch dazu, das eigene Leben in der eigentlich empfundenen Geschlechtszugehörigkeit in allen sozialen Bereichen auszuprobieren bzw. sich selbst im eigentlich empfundenen Geschlecht sozial zu erproben (sog. „Alltagstest" – dabei werden nicht die Betroffenen „getestet", sondern diese „testen" den Alltag, machen also in der gewünschten Geschlechtsrolle Alltagserfahrungen; vgl. Becker et al. 1997) und die dabei auftretenden Eindrücke, Erlebnisse und Empfindungen mit sachverständiger Hilfe und Beratung verstehen und verarbeiten zu können. In Deutschland sind die entsprechenden Leitlinien derzeit in Überarbeitung, wobei in dem Indikationsgebiet berücksichtigt werden muss, dass sich somatomedizinische, psychotherapeutische, juristische und gesellschaftspolitische Fragestellungen erheblich durchmischen, was eine integrative Gesamtbetrachtung erschweren kann. In der konkreten Betreuung von Menschen mit Geschlechtsinkongruenz geht es vor allem darum, die jeweiligen Lebensentwürfe zu verstehen und individuumsbezogene Lösungen zu finden.

Dabei ist auch das „Kunstcoaching" als psychologisch-morphologische Technik, die durch das intensive Betrachten von Kunstwerken Zugang zu bislang nicht beachteten oder gar unbewussten seelischen Bereichen ermöglicht und zur Selbstreflexion motiviert, für den therapeutischen Prozess im Alltagstest als nützlich erwiesen (vgl. Ulrich et al. 2016). Denn die zentrale und schwierige Aufgabe der weiterführenden Diagnostik besteht darin, die im Einzelfall gegebene Gewichtung des Unbehagens im Geburtsgeschlecht sowie des Zugehörigkeitsgefühl zum anderen Geschlecht im Kontext der individuellen Entwicklung auszuloten. Dabei bestehen meist sehr konkrete Erwartungen und Ziele für den weiteren Weg, auf dem sich Betroffene schnell vom Gesundheitssystem aufgehalten fühlen können, was auch Hintergrund dafür sein dürfte, dass nicht selten die Selbstdiagnose „Transsexualität" so zentral in den Vordergrund rückt, dass eine Auseinandersetzung mit der lebensgeschichtlichen Entwicklung eher zu vermeiden versucht wird, obschon die Befassung mit der körperlichen Geschlechtsentwicklung im diagnostisch-therapeutischen Prozess genauso unumgänglich ist wie eine Rekonstruktion der Geschlechtsidentitätsentwicklung – und zwar vor dem Hintergrund der allgemeinen Persönlichkeitsentwicklung (vgl. Becker 2012).

Die stärkste und irreversible Ausprägungsform einer Geschlechtsinkongruenz wird als **Transsexualität** bezeichnet. In diesem Fall liegt eine biografisch überdauernde, unumkehrbare Desintegration der eigenen geschlechtlichen Körperlichkeit vor, die deshalb in der Regel auch – neben der notwendigen psychotherapeutischen Begleitung – mit gegengeschlechtlicher Hormongabe und ggf. geschlechtskorrigierenden Operationen behandelt werden muss. Hierüber besteht auch international Einigkeit (vgl. Zucker et al. 2016). Im Erwachsenenalter ist der transvestitische Fetischismus bei biologischen Männern eine der wichtigsten Differenzialdiagnosen, bei biologischen Frauen eine ich-dystone homosexuelle Orientierung. Klinisch relevant sind zudem Persönlichkeitsstörungen, die – insofern den diagnostischen Prozess erschwerend – entweder die Geschlechtsidentitätsproblematik erklären (z. B. eine Borderline-Persönlichkeitsstörung) oder aber auch zusätzlich vorliegen können.

Störungen der sexuellen Präferenz (Paraphilien)

Unter Störungen der sexuellen Präferenz (Paraphilien) werden Störungsbilder verstanden, bei denen die Betroffenen unter normabweichenden sexuellen Impulsen leiden. Demzufolge werden Personen, die abweichende sexuelle Neigungen aufweisen, jedoch nicht unter diesen leiden, auch nicht als gestört, krank oder behandlungsbedürftig angesehen, solange sie weder andere noch sich selbst durch ihre abweichenden sexuellen Bedürfnisse beeinträchtigen oder gefährden.

Dem wird im DSM-5 (APA 2013) insofern Rechnung getragen, als eine Diagnosestellung nur dann möglich ist, wenn die betreffende Person unter der paraphilen Neigung leidet oder diese zu Einschränkungen in wichtigen sozialen oder beruflichen Funktionsbereichen geführt hat bzw. bei den mit potenzieller Fremdgefährdung verbundenen Paraphilien (z. B. eine pädophile Neigung), wenn die betreffende Person entsprechend diesen Impulsen gehandelt hat (unabhängig von möglicherweise vorhandenem Leidensdruck). Erst dann liegt eine paraphile Störung vor, sonst handelt es sich um eine Paraphilie ohne Krankheitswert, die keiner diagnostischen Zuordnung bedarf.

Es handelt sich dabei um eine Besonderheit der sexuellen Präferenzstruktur, die sich bei jedem Menschen auf drei wesentlichen Achsen (Geschlecht, Körperschema, Praktiken) im Jugendalter manifestiert und dann in ihren kategorialen Merkmalen stabil bleibt (vgl. Beier und Loewit 2011).

➤ Tab. 10.3 gibt einen Überblick über die wichtigsten Störungen der Sexualpräferenz (Paraphilien) nach DSM-5 (APA 2013)/ICD-10 (WHO 1994).

Ersten epidemiologischen Daten zufolge (vgl. Långstrøm und Zucker 2005; Ahlers et al. 2011; Joyal und Carpentier 2017) ist die **Prävalenz** paraphiler Neigungen höher, als bisher angenommen wurde. Für den deutschen Sprachraum ergibt sich dies aus den Ergebnissen einer Teilstichprobe der „Berliner Männer Studie". Die Daten ermöglichen eine Vorstellung von der möglichen Prävalenz paraphiler Neigungen in der Allgemeinbevölkerung, denn es wurden diesbezüglich die häufigsten sexuellen Erregungsmuster hinsichtlich ihres Auftretens in den Sexualfantasien, bei der Masturbation (als Fantasieinhalte) und für das reale Sexualverhalten abgefragt (vgl. Ahlers et al. 2011). 57,6 % der befragten Männer kannten eines dieser Erregungsmuster als Teil ihrer Fantasiewelt, 46,9 % nutzten diese zur Erregungssteigerung bei der Selbstbefriedigung, und

Tab. 10.3 Störungen der Sexualpräferenz/paraphile Störungen nach ICD-10/DSM-5

ICD-10	Störungen der Sexualpräferenz	DSM-5	Paraphile Störungen
F65.0	Fetischismus	**302.81**	Fetischistische Störung
F65.1	Fetischistischer Transvestitismus	**302.3**	Fetischistisch-transvestitische Störung
F65.2	Exhibitionismus	**302.4**	Exhibitionistische Störung
F65.3	Voyeurismus	**302.82**	Voyeuristische Störung
F65.4	Pädophilie	**302.2**	Pädophile Störung
F65.5	Sadomasochismus	**302.83**	Sexuelle masochistische Störung
		302.84	Sexuelle sadistische Störung
		302.89	Frotteuristische Störung
F65.6	Multiple Störungen der Sexualpräferenz		
F65.8	Sonstige Störungen der Sexualpräferenz		
F65.9	Nicht näher bezeichnete Störungen der Sexualpräferenz	**302.9**	Nicht näher bezeichnete Paraphilie

Tab. 10.4 Prävalenz paraphilieassoziierter Erregungsmuster auf verschiedenen Erlebnisebenen bei Männern zwischen 40 und 79 Jahren (keine klinische Inanspruchnahmepopulation; Ergebnisse der „Berliner Männer Studie II"; N = 373)

Erregungsmuster	Erlebnisebenen (%)		
	Sexualfantasien	Begleitfantasien bei der Selbstbefriedigung	Sexualverhalten
Nichtmenschliche Objekte (z. B. Stoffe oder Schuhe)	29,5	26,0	24,1
Tragen von Frauenkleidung	4,8	5,6	2,7
Gedemütigtwerden	15,5	13,4	12,1
Quälen anderer Personen	21,4	19,6	15,3
Heimliches Beobachten von Intimsituationen	34,3	24,1	17,7
Genitales Präsentieren gegenüber Fremden	3,5	3,2	2,1
Berühren fremder Personen in der Öffentlichkeit	13,1	7,0	6,4
Kindliche Körper	9,4	5,9	3,8
Sonstiges	6,2	6,2	4,6
Sexuelle Ansprechbarkeit auf mindestens ein Erregungsmuster	57,6	46,9	43,7

43,9 % lebten sie auf der Verhaltensebene aus. Selbst wenn wegen der obligatorischen, nahezu unvermeidbaren Selektionseffekte eine Übertragung dieser Zahlen auf die Allgemeinbevölkerung unzulässig erscheint, ist doch eine Vorstellung über die mutmaßliche Verbreitung zu gewinnen, die auch Umfang und Vielfalt entsprechender Angebote der pornografischen Industrie nachvollziehbarer macht (➤ Tab. 10.4).

Störungen des sexuellen Verhaltens (Dissexualität)

Unter dieser Rubrik werden sämtliche sexuellen Verhaltensweisen subsumiert, bei denen das Wohl und die sexuelle Selbstbestimmung anderer Menschen beeinträchtigt oder geschädigt werden und die aus diesem Grunde strafrechtlich verfolgt werden können. Insgesamt sind mit dieser Störungsgruppe – unabhängig von ihrer strafrechtlichen Relevanz oder Verfolgbarkeit – sämtliche sexuellen Übergriffe (ob psychisch oder physisch) gegen die sexuelle Selbstbestimmung gemeint, die unter dem Begriff **Dissexualität** zusammengefasst werden (vgl. Beier 1995a).

Zu den sexuellen Verhaltensstörungen zählen auch Versuche oder Durchführungen sexueller Handlungen vor, an oder mit Kindern (sog. „pädosexuelle Handlungen", strafrechtlich: „Sexueller Missbrauch von Kindern") oder Jugendlichen oder sonstigen Personen, die in die sexuellen Handlungen nicht einwilligen können. Gehen diese auf das Ausleben entsprechender Paraphilien zurück, sind sie als **Neigungstaten** aufzufassen; sind sie auf eine andere Hintergrundproblematik zurückführbar, stellen sie **Ersatzhandlungen** dar. Das bedeutet, dass im sexualdiagnostischen Prozess Störungen der sexuellen Präferenz und Störungen des sexuellen Verhaltens genau differenziert werden müssen und nicht verwechselt oder gar gleichgesetzt werden dürfen.

➤ Abb. 10.3 zeigt schematisch, dass im gesamten Spektrum der Paraphilien der größte Teil *nicht* mit sexueller Übergriffigkeit, also Dissexualität verbunden ist. Umgekehrt geht Dissexualität in den meisten Fällen nicht auf eine Paraphilie zurück. Vereinfacht: Die große Mehrheit der Männer mit sexuellen Präferenzstörungen („Paraphilien") ist nicht dissexuell, und die große Mehrheit der Männer mit sexuellen Verhaltensstörungen (Dissexualität) ist nicht paraphil.

10

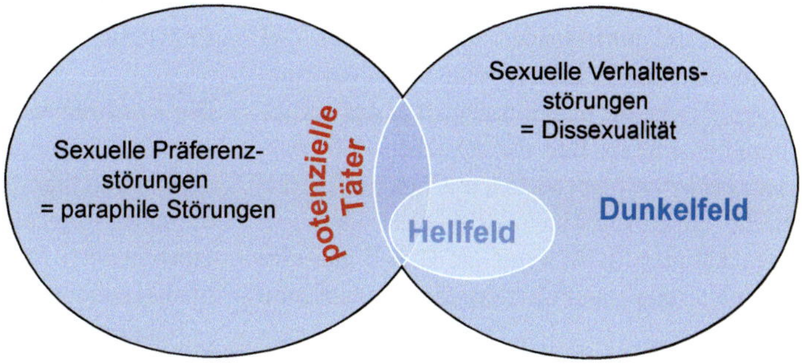

Abb. 10.3 Spektrum der sexuellen Präferenz- und Verhaltensstörungen

Hinzu kommt, dass nur ein kleiner Teil dissexueller Handlungen im „Hellfeld" begangen wird, die meisten also nicht justizbekannt werden (Dunkelfeld) – gleichwohl im klinischen Alltag der Sexualmedizin eine große Rolle spielen.

Störungen der sexuellen Reproduktion

Diese Störungen sind charakterisiert durch psychische und psychophysiologische Beeinträchtigungen der Fortpflanzung in ihren unterschiedlichen Phasen (Zeugung, Schwangerschaft, Geburt sowie Kinderpflege/-erziehung); sie verursachen deutliches Leiden und/oder zwischenmenschliche Schwierigkeiten. Eine adäquate Codierbarkeit in den internationalen Klassifikationssystemen (ICD-10 und DSM-5) ist nicht möglich. Aus klinischer Sicht sind sie aber unterscheidbar (vgl. Beier et al. 2006):

- **Präkonzeptionelle Störungen:** z. B. unerfüllter Kinderwunsch; eingebildete Schwangerschaft – dabei werden die mit einer tatsächlich nicht bestehenden, aber ersehnten Schwangerschaft verknüpften psychischen und psychophysiologischen Umstellungsvorgänge (Sistieren der Monatsblutung, Gewichtszunahme, Kindsbewegungen) von der betroffenen Frau als gegeben erlebt und der Umgebung entsprechend präsentiert.
- **Pränatale Störungen:** z. B. negierte Schwangerschaft – hier werden die mit einer bereits eingetretenen Schwangerschaft verknüpften psychischen und psychophysiologischen Umstellungsvorgänge (Sistieren der Monatsblutung, Gewichtszunahme, Kindsbewegungen) von der betroffenen Frau bei sich selbst nicht wahrgenommen oder der Wahrnehmung anderer entzogen (verheimlicht); Aborte.
- **Postnatale Störungen:** z. B. postpartale Depressionen, Besonderheiten im Erziehungsverhalten wie Kindesmisshandlung, aber auch Behandlung des Kindes als „Selbstobjekt" (vgl. Beier 1995b).

Vor diesem Hintergrund ist die These aufgestellt worden, dass es einen geschlechtstypischen innerpsychischen Modus der Konfliktverarbeitung gibt: Während beim Mann das Thema aus dem sexuellen Bereich (und verknüpft mit den äußeren Genitalien) stammt, kommt es bei der Frau aus dem reproduktiven Bereich (verknüpft mit den inneren Genitalien). Es wurde vorgeschlagen – analog zum Begriff der „Perversion" – von einer **Reproversion** zu sprechen (zur ausführlicheren Darstellung dieses Konzepts vgl. Beier 1994, 2000).

10.4.3 Prinzipien der Diagnostik sexueller Störungen

Die biopsychosoziale Abklärung einer sexuellen und/oder partnerschaftlichen Beziehungsunzufriedenheit muss die Exploration der sexuellen Störung, die Auswertung körperlicher Befunde und etwaiger labormedizinischer Parameter beinhalten. Dabei gibt der Therapeut bzw. die Therapeutin ein *Modell* für die Möglichkeit ab, offen über Sexualität als integralen Bestandteil menschlichen Lebens zu sprechen. Dies wirkt sich bereits therapeutisch aus. Dabei ist zu beachten, dass der Behandler sich nicht auf die Rolle des Experten zurückziehen kann, sondern immer auch mit subjektiven Bedeutungszuweisungen – der Patienten und eigenen – konfrontiert wird und daher persönliche Anteilnahme nicht umgehen kann.

Die Durchführung einer zielführenden Behandlung basiert auf umfassenden Informationen über das konkrete sexuelle Erleben und Verhalten eines Patienten/Paares, die eine Einschätzung des sexuellen Funktionsniveaus und der sexuellen Präferenzstruktur *beider* Partner möglich machen, weil therapeutische Schritte sonst ineffektiv bleiben oder sogar schaden könnten (z.B. wenn als Grund für eine Funktionsstörung eine Präferenzstörung unerkannt bleibt).

Auch vom ersten Ansprechpartner her ergeben sich grundlegende Unterschiede: Während sexualmedizinisch ausgewiesene Kollegen von vornherein von bereits motivierten Patienten oder Paaren wegen sexueller Probleme aufgesucht werden, muss ein niedergelassener Allgemein- oder Facharzt das Thema Beziehung und Sexualität vielfach erst ins Spiel bringen. Dies kann etwa bei unspezifischen Somatisierungen oder bei Herz-Kreislauf-Erkrankungen, Stoffwechselstörungen, urologischen oder gynäkologischen Krankheitsbildern etc. durchaus naheliegend sein, aber beim Patienten heftige Abwehr auslösen. Viele sind zunächst auf organisch bedingte und medikamentös zu heilende Leiden bzw. ohne viel Eigenverantwortung vom Fachmann zu reparierende Störungen fixiert. Es muss bei diesen überhaupt nicht auf Sexuelles ausgerichteten Einzelgesprächen also zunächst ein ganzheitliches Verständnis angebahnt werden, bevor man auf die eventuelle Bedeutung emotionaler und/oder sexueller Probleme für die primär vorgebrachten Beschwerden zu sprechen kommen kann.

Dabei erweitert sich die übliche Therapeut-Patient-Beziehung speziell bei den sexuellen Funktionsstörungen zu einer **Therapeut-Paar-Beziehung.** Die Parteinahme für den einzelnen Patienten wird zur Allparteilichkeit: zur Parteinahme für beide Partner und für ihre Beziehung, solange dies der therapeutische Auftrag des Paares an den Therapeuten ist. Im Sinne des Paracelsus-Wortes „Der Patient ist der Arzt, und der Arzt ist sein Gehilfe" liegt die eigentliche therapeutisch wirksame Arbeit beim Paar; der „Gehilfe" begleitet es (vgl. Beier und Loewit 2011).

10.4.4 Prinzipien der Therapie sexueller Störungen

Die beschriebene biopsychosoziale Verursachung sexueller Störungen erfordert auch eine dementsprechende therapeutische Herangehensweise, also die bedarfsgerechte Kombination von Methoden der „sprechenden Medizin" mit jenen der somatisch-medikamentösen Medizin (vgl. Engel 1977).

Dabei ist vom zeitlichen Aufwand her zwischen kurzen Sexualberatungen oder Gesprächen, die für eine Sexualtherapie motivieren sollen, und der eigentlichen Sexualtherapie, die über einen längeren Zeitraum von etwa 3–6 Monaten mit wöchentlichen Sitzungen im „Paar-Setting" verläuft, zu unterscheiden.

Sexualberatungen haben einen informatorisch-klärenden sowie ermutigenden Schwerpunkt und können ggf. noch im Rahmen der üblichen Sprechstundenzeiten durchgeführt werden, wobei aber gerade Paargespräche meist einen Zeitrahmen von 1 h beanspruchen, was einen eigenen Termin verlangt. Die Sexualtherapie macht regelmäßige (wöchentliche) Sitzungen mit dem Paar erforderlich, in denen die zwischenzeitlich gemachten (auch intimen) Erfahrungen mit besonderer Beachtung des syndyastischen Erlebens gemeinsam ausgewertet werden. Im Verlauf der Therapie kann sich dieser Zeitaufwand progressiv verkürzen.

Dissexualitätstherapie

Eine besondere Verantwortung bei der Therapie sexueller Störungen besteht hinsichtlich der sexuellen Präferenzbesonderheiten – insbesondere, wenn diese mit Fremdgefährdung verbunden sein könnten, wie z.B. bei der **Pädophilie** oder auch beim sexuellen Sadismus, da die Sexualpräferenz als relativ stabile Komponente der individuellen Persönlichkeit anzusehen ist. Eine Person ist nicht verantwortlich für ihre sexuellen Ansprechbarkeiten, wohl aber für das daraus resultierende Verhalten. So ist das Vorliegen einer pädophilen Neigung mit lebenslangen Anforderungen bezüglich der sexuellen Selbstregulation und der Verhaltenskontrolle verbunden, wobei die Angst vor sozialer Stigmatisierung (vgl. Jahnke et al. 2015) die Entwicklung adäquater Bewältigungsstrategien erschwert. Diesbezüglich haben sich in den letzten 10 Jahren primärpräventive Therapieangebote bewährt, die sich zunächst an Erwachsene (vgl. Beier et al. 2009, 2015), nun aber auch an Jugendliche richten (vgl. Beier et al. 2016), eben weil sich sexuelle Präferenzbesonderheiten im Jugendalter manifestieren. Gleichwohl besteht das Therapieziel in der Einflussnahme auf Risikofaktoren, die zur Dissexualität (d. h. sexuellen Verhaltensstörungen, ➤ Kap. 10.4.2) führen könnten und dann Opfer fordern würden (BEDIT, Berliner Institut für Sexualwissenschaft und Sexualmedizin 2013). Dieser Ansatz hat sich bewährt und ist Gegenstand einer seit 2017 gesetzlich verankerten Erprobung im Rahmen eines von den Krankenkassen finanzierten Modellvorhabens (vgl. § 65d SGB V).

Syndyastische Sexualtherapie

Die von Beier und Loewit (2004) entwickelte Methode der Syndyastischen Sexualtherapie (der Begriff ist von dem griechischen Wort „syndyastikós" – „disponiert zur Gemeinsamkeit zu zweit oder zur Zweier- bzw. Paarbeziehung" – entlehnt, das erstmals von Aristoteles in seiner Nikomachischen Ethik verwendet wurde) stellt die Kernthematik jeder Beziehung, nämlich die Erfüllung der psychosozialen Grundbedürfnisse in den Therapiefokus. Damit unterscheidet sie sich grundlegend von anderen Behandlungsmethoden. Nicht die Sexual*funktion* soll in erster Linie wiederhergestellt werden, sondern das *Verständnis* von Sexualität erweitert und die (auch sexuelle) Beziehungszufriedenheit insgesamt verbessert werden. Methodisch kann die mikroanamnestisch genaue Besprechung der – von den Partnern im Rahmen der Behandlung selbst vorgeschlagenen und nicht von therapeutischer Seite vorgegebenen – neuen Erfahrungen eine Neubelebung partnerschaftlicher Intimität ermöglichen. Dabei handelt es sich nicht um „Übungen", da man nicht „übungshalber" in Beziehung treten kann, sondern reale, ganzheitliche und bewusst erlebte Beziehungserfahrungen, also „Einübungen" in Beziehung – letztlich die Aktivierung von grundsätzlich bereits vorhandenen Erlebnispotenzialen. Es wird lediglich etwas (wieder) hervorgeholt und nichts „hineingegeben", was zugleich die Grenzen des Behandlungsverfahrens aufzeigt. Der Einsatz wirksamer Medikamente oder Hilfsmittel ist dabei kein Widerspruch, sondern zum gegebenen Zeitpunkt eine hilfreiche Ergänzung.

Dabei dient die Erfüllung oder Frustration der biopsychosozialen Grundbedürfnisse als Basis von Beziehungsqualität und partnerschaftlicher (Un-) Zufriedenheit als das entscheidende Messkriterium (syndyastischer Fokus). Dadurch erhält ein bisher vielfach isolierter und auf Orgasmus ausgerichteter „Sex" eine neue Bedeutung als körpersprachliche Kommunikation der lebenswichtigen Sehnsüchte bzw. Werte, die vor allem in Liebesbeziehungen und Partnerschaften erhofft und gesucht werden: Der pathogene Gegensatz zwischen Sex und Liebe wird gegenstandslos, eine neue Sinndimension kann entdeckt werden und ihre salutogene Wirkung entfalten. Das erklärt, weshalb die Syndyastische Sexualtherapie auch als Kurztherapie nachhaltige Erfolge ermöglicht (vgl. hierzu ausführlicher Beier et al. 2005; Beier und Loewit 2011) und deckt sich gut mit den Erkenntnissen von Kleinplatz und Menard (2007) über entscheidende Bestandteile gelungener Sexualität (➤ Box 10.2).

BOX 10.2

Bestandteile gelungener Sexualität

Nach einer Interview-Studie von Männer und Frauen in Langzeitpartnerschaften sind die entscheidenden Bestandteile gelungener Sexualität (übersetzt nach Kleinplatz und Menard 2007):

- „Bei der Sache sein" (Aufmerksamkeit füreinander)
- Authentizität
- Intensiv im emotionalen Kontakt sein
- Erotische Intimität (man gibt sich gegenseitig Raum zu nehmen und zu geben, zu genießen und Genuss zu verschaffen)
- Kommunikation
- Transzendenz (die Erfahrung ist überindividuell und allein nicht zu erreichen, daher eine Erweiterung)

Hinsichtlich des therapeutischen Vorgehens handelt es sich um einzel- oder paarbezogene gesprächsbasierte Interventionen, die in besonderer Weise Bezug nehmen auf das sexuelle Erleben und Verhalten, indem sie damit verknüpfte Schwierigkeiten sowie Einschränkungen der sexuellen und partnerschaftlichen Beziehungszufriedenheit thematisieren. Für eine solche Fokussierung auf die ubiquitären, für jeden evidenten Grundbedürfnisse (i. e. syndyastische Fokussierung) bedarf es keiner psychotherapeutischen Qualifizierung, weshalb die sexualmedizinische Behandlung als besonders geeignet angesehen werden muss, um Patienten und Patientinnen in der Allgemeinmedizin, Gynäkologie, Urologie oder auch der Inneren Medizin bei vielen sexuellen Störungen direkt Hilfen anzubieten und sie nur gegebenenfalls – dann aber auch wirksam – an Kolleginnen und Kollegen mit psychotherapeutischer (und sexualmedizinscher) Weiterbildung zu vermitteln.

Insofern sei betont, dass die syndyastische Sexualtherapie nicht an Fachgebiete und auch nicht an bestimmte psychotherapeutische Schulen gebunden ist. Sie setzt lediglich ein grundlegendes biopsychosoziales Verständnis voraus und die Bereitschaft, sich nicht auf eine quasi höherstehende Expertenrolle zurückzuziehen, sondern sich tatsächlich auf den syndyastischen Fokus zu konzentrieren – im Bewusstsein, dass sich die damit intendierte Verbesserung in der Erfüllung psychosozialer Grundbedürfnisse auf alle weiteren Lebensbereiche auswirken wird.

Im Rahmen der Weiterbildung für die Zusatzbezeichnung Sexualmedizin (seit 2007 Bestandteil der Weiterbildungsordnung der Ärztekammer Berlin; Antrag auf bundesweite Einführung liegt der Bundesärztekammer vor) können daher entsprechende Kenntnisse und Fertigkeiten von Kollegen und Kolleginnen verschiedener Facharztgebiete (Frauenheilkunde und Geburtshilfe, Haut- und Geschlechtskrankheiten, Innere Medizin und Allgemeinmedizin, Kinder- und Jugendmedizin, Kinder- und Jugendpsychiatrie und -psychotherapie, Psychiatrie und Psychotherapie, Psychosomatische Medizin und Psychotherapie, Urologie) sowie klinischen Psychologen und Psychologinnen erworben werden (s. ausführlicher in Beier und Loewit 2011).

LITERATUR

Abraham L, Symonds D, Morris FM (2008). Psychometric validation of a sexual quality of life questionnaire for use in men with premature ejaculation or erectile dysfunction. J Sex Med 5: 595–601.

Ahlers CJ, et al. (2011). How unusal are the contents of paraphilias? Paraphilia-associated sexual arousal patterns in a community-based sample of men. J Sex Med 8: 1362–1370.

APA – American Psychiatric Association (2013). Diagnostic and Statistical Manual of Mental Disorders. Fifth edition (DSM-5). Washington DC: APA-Press.

Acevedo BP, et al. (2012). Neural correlates of long-term intense romantic love. Soc Cogn Affect Neurosci 7: 145–159.

Bartels A, Zeki S (2004). The neural correlates of maternal and romantic love. NeuroImage 21: 1155–1166.

Basson R (2002). A model of women's sexual arousal. J Sex Marit Therap 28: 1–10.

Becker S (2012). Transsexualität – Geschlechtsidentitätsstörungen – Geschlechtsdysphorie. Diagnostik, Psychotherapie und Indikation zur somatischen Behandlung. HIV&more 2: 26–35.

Becker S et al. (1997). Standards der Behandlung und Begutachtung von Transsexuellen. Sexuologie 4: 130–138.

Beier KM (1994). Weiblichkeit und Perversion – Von der Reproduktion zur Reproversion. Stuttgart, Jena: Fischer.

Beier KM (1995a). Dissexualität im Lebenslängsschnitt. Berlin, Heidelberg, New York: Springer.

Beier KM (1995b). Aurorismus: Klinische Erscheinungsform einer „weiblichen Analogie" zur Perversion. Geburtsh Frauenheilk 55(6): 323–330.

Beier KM (2000). Female analogies to perversion. J Sex Marit Ther 26: 79–93.

Beier KM, Loewit K (2004). Lust in Beziehung. Einführung in die Syndyastische Sexualtherapie. Heidelberg: Springer.

Beier KM, Loewit K (2011). Praxisleitfaden Sexualmedizin. Von der Theorie zur Therapie. Berlin, Heidelberg: Springer.

Beier KM, Bosinski HAG, Loewit K (2005). Sexualmedizin. 2. A. München: Elsevier Urban & Fischer.

Beier KMB, Wille R, Wessel J (2006). Denial of pregnancy as a reproductive dysfunction: a Proposal for international classification systems. J Psychosom Res 61: 723–730.

Beier KM, Ahlers CJ, Goecker D, et al. (2009). Can pedophiles be reached for primary prevention of child sexual abuse? First results of the Berlin Prevention Project Dunkelfeld (PPD). J Forens Psychiatry Psychol 20: 851–867.

Beier KM, Grundmann D, Kuhle L, et al. (2015). The German Dunkelfeld project: A pilot study to prevent child sexual abuse and the use of child abusive images. J Sex Med 12(2): 529–542.

Beier KM, Oezdemir UC, Schlinzig E, et al. (2016). "Just dreaming of them": The Berlin Project for Primary Prevention of Child Sexual Abuse by Juveniles (PPJ). Child Abuse Neglect 52: 1–10.

Berliner Institut für Sexualwissenschaft und Sexualmedizin (2013). BEDIT – The Berlin Dissexuality Therapy Program. Weimar: Gutenberg.

Ditzen B, Schaer M, Gabriel B, et al. (2009). Intranasal oxytocin increases positive communication and reduces cortisol levels during couple conflict. Biol Psychiatry 65: 728–731.

Egle UT, Hoffman SO, Steffens M (1997). Psychosoziale Risiko- und Schutzfaktoren in Kindheit und Jugend als Prädisposition für psychische Störungen im Erwachsenenalter. Nervenarzt 68: 683–695.
Engel GL (1977). The need for a new medical model: a challenge for biomedicine. Science 196: 129–136.
Fisher WA, Rosen RC, Eardley I, et al. (2005). Sexual experience of female partners of men with erectile dysfunction: the female experience of men's attitudes to life events and sexuality (FEMALES) study. J Sex Med 2: 675–684.
Holt-Lunstad J, Smith TB, Bradley J (2010). Social relationships and mortality risk. PLoS Med 7(7): e1000316.
Jahnke S, Imhoff R, Hoyer J (2015). Stigmatization of people with pedophilia: Two comparative surveys. Arch Sex Behav 44(1): 21–34.
Joyal CC, Carpentier J (2017). The prevalence of paraphilic interests and behaviors in the general population: a provincial survey. J Sex Res 54(2): 161–171.
Kleinplatz PJ, Ménard AD (2007). Building blocks toward optimal sexuality: constructing a conceptual model. The Family Journal 15: 72–78.
Langeslag SJ, Jansma BM, Franken IHA, van Strien JW (2007). Event-related potential response to love-related facial stimuli. Biol Psychol 76: 109–115.
Långstrøm N, Zucker KJ (2005). Transvestic fetishism in the general population: prevalence and correlates. J Sex Marital Ther 31: 87–95.
Laumann EO, Paik A, Rosen RC (1999). Sexual dysfunction in the United States: prevalence and predictors. JAMA 281: 537–544.
Laumann EO, Nicolosi A, Glasser DB, et al. (2005). Sexual problems among women and men aged 40–80 y: prevalence and correlates identified in the Global Study of Sexual Attitudes and Behaviors. Int J Impot Res 17: 39–57.
Masters WH, Johnson VE (1966). Human sexual response. Boston: Little, Brown & Co. (dt.: Die sexuelle Reaktion. Reinbek: Rowohlt 1970).
Meyer-Lindenberg A, Domes G, Kirsch P, Heinrichs M (2011). Oxytocin and vasopressin in the human brain: social neuropeptides for translational medicine. Nat Rev Neurosci 12: 525–538.
Schmidt G (1996). Paartherapie bei sexuellen Funktionsstörungen. In: Sigusch V (Hrsg.). Sexuelle Störungen und ihre Behandlung. Stuttgart: Thieme, S. 139–163.
Ulrich H, Siegel S, Beier KM et al. (2016). Kunstcoaching als explorative Technik im Alltagstest bei Menschen mit Geschlechtsdysphorie. Sexuologie 23: 59–70.
WHO – World Health Organization (1994). ICD-10: International Statistical Classification of Diseases and Health Related Problems. Tenth Revision (ICD-10), Volume III Alphabetical Index.
Zucker KJ, Lawrence AA, Kreukels BPC (2016). Gender dysphoria in adults. Annu Rev Clin Psychol 12: 217–247.

10.5 Das Liebesdreieck in Schieflage – schwierige Beziehungen in Patchworkfamilien

Claudia Starke und Thomas Hess

10.5.1 Hintergrund und Literatur

Die Zahl der Stief- oder Patchworkfamilien nimmt stetig zu und parallel dazu der Bedarf zur therapeutischen Begleitung. Zur gesellschaftspolitischen Erklärung des Patchworkbooms der letzten Jahrzehnte gibt es kaum wissenschaftlichen Erkenntnisse, aber zahlreiche einleuchtende Erklärungen.

Zwei Triebfedern für die Entstehung von Patchworkfamilien sind auszumachen:

1. Das „romantische Liebesideal" (Sieder 2008), das suggeriert, dass Liebe zwischen zwei perfekt zusammenpassenden Partnern das Glück garantiert. Folge: Bei auftauchenden Konflikten hat man falsch gewählt, man trennt sich und sucht den oder die „wirklich Richtige".
2. Das „Kleinfamilienideal" (Ochs und Orban 2008) oder die Sehnsucht nach der Kernfamilie. Dies führt zu folgenden ungünstigen Tendenzen:
   - Paare, die sich nach einer Trennung neu gebildet haben, ziehen oft zu schnell zusammen. Expartnern und Kindern wird die Chance genommen, sich langsam an die neue Situation zu gewöhnen, und die Probleme, die nach der Fusion der zwei Familienkulturen entstehen, überraschen sie.
   - In der neuen Familie vereint, verführt das Wunschbild „Kernfamilie" dazu, „Mutter, Vater und gemeinsame Kinder" zu spielen. Die Erwachsenen haben den Anspruch, alle Kinder gleich zu behandeln, ob Stiefkinder, eigene oder gemeinsame. Die Erziehung soll für alle gleich sein; Rituale und Gewohnheiten werden nivelliert und Aktivitäten immer gemeinsam unternommen.
   - Es entsteht auch Druck, dass sich alle auf Anhieb lieben. Die Stiefeltern verwischen Beziehungsunterschiede und übersehen, dass die Kinder und der neue Freund oder die neue Freundin einander erst einmal fremd sind. Dies löst Widerstand aus, weil ihnen die Wahl

genommen wird, frei über „Sich-Mögen" oder „Nicht-Mögen" zu entscheiden.
- Da die Familie ja nun wieder komplett zu sein scheint, wird der extern lebende Elternteil als „überflüssig" gesehen, sodass er häufig nicht einbezogen, ausgegrenzt, verleugnet oder bekämpft wird.

Bezüglich empirischer Forschung fristen Patchworkfamilien ein Stiefkinddasein. Es gibt zwar zahlreiche Erlebnisberichte, aber unseres Wissens nur zwei wissenschaftliche Arbeiten: Vischer und Vischer (1996) beschreiben die erfolgreichsten Interventionen bei Patchworkfamilien, und Sieder (2008) publizierte eine soziologische Einzelfallstudie zur Dynamik in Patchworkfamilien. Von den Erstgenannten stammt außerdem die erste Publikation zur Beratung von Patchworkfamilien (Vischer und Vischer 1979).

Zur Therapie von Stieffamilien erschien 1986 ein erstes Werk in deutscher Sprache (heute in 7. Auflage: Krähenbühl 2011) und zu Patchworkfamilien von Hess und Starke (2017).

Im vorliegenden Beitrag fokussieren wir auf das Liebesdreieck in Schieflage als eine der häufigsten schwierigen Dynamiken in sich anbahnenden Patchwork- oder Stieffamiliensituationen.

Wenn ein getrennter Elternteil wieder eine Liebesbeziehung eingeht, liebt er sowohl die eigenen Kinder als auch den neuen Partner bzw. die neue Partnerin. Er hätte am liebsten immer beide ganz nah bei sich und wünscht sich sehnlichst, dass sich die beiden auch lieben. Er versucht beide zusammenzubringen und ihnen gleichzeitig Liebe zu zeigen und Zeit zu schenken. Das ist aber nicht möglich, und es entsteht eine Konkurrenzsituation. Neid und Eifersucht zwischen Kind und Partner sind die Folge.

Die Dynamiken im Liebesdreieck wurden u. E. nie wissenschaftlich untersucht – weil sie zu trivial oder alltagspsychologisch so einfach erklärbar sind?

10.5.2 Entstehung eines Liebesdreiecks in Schieflage

Fallbeispiel

Fallbeispiel 1

Brigitte und Peter

Brigitte und Peter haben mit knapp 40 Jahren endlich ihre große Liebe gefunden. Vieles verbindet sie. Sie sind sich sicher, dass sie zusammengehören, und suchen Verbindlichkeit: Brigitte zieht bei Peter ein. Peter lebte nach einer schwierigen Trennung vor 6 Jahren vorwiegend allein in der früheren Familienwohnung. Brigitte hatte einige, aber immer wieder unglücklich verlaufene Beziehungen hinter sich. Sie freuen sich auf etwas Familienleben, wenn Peters 13-jährige Tochter Lea, die sonst bei der Mutter lebt, jede Woche einmal zu ihm kommt. Für Brigitte ist die Vorstellung, ein bisschen Familie zu haben, verlockend, da sie selbst keine Kinder bekommen kann. Und sie ist sich sicher, dass es mit Lea gut gehen würde. Als Sozialpädagogin weiß sie gut mit jungen Mädchen umzugehen, und die ersten Treffen sind auch sehr gelungen. Und Peter ist glücklich, dass er seine beiden liebsten Menschen um sich haben kann. Für ihn ist es das Schönste, wenn sie ihre Liebe zu dritt genießen können. Dass es so anders kommt, hätte niemand von den dreien gedacht.

Brigitte erzählt

„Ich hätte nie gedacht, dass Peter überhaupt zu so etwas in der Lage ist: Sobald seine Lea in der Tür erscheint, verändert er sich total. Es scheint dann nur noch diese freche Göre zu geben, und mich übersieht er einfach. Und von Zärtlichkeit mir gegenüber kann ich dann nur noch träumen! Wenn ich ihn umarmen will, dann schüttelt er mich ab wie eine lästige Fliege: ‚Jetzt nicht, sie muss das nicht sehen', raunt er mir dann zu. Nur Lea zählt, sie kann von ihm alles einfordern und bekommt es prompt. Es gelten nicht einmal minimale Regeln, sie muss nirgendwo mithelfen und kann sich benehmen, wie sie will. Mir gegenüber wird sie frech, mault herum oder behandelt mich wie Luft. Völlig anders als am Anfang, als

10

wir uns kennenlernten. Steckt da ihre Mutter dahinter? Weil Peter und ich nun zusammenwohnen? Und warum ist er plötzlich so wenig einfühlsam mit mir? Liebt er mich nicht mehr wie früher? Denn wenn er mich wirklich lieben würde, dann würde er seine Tochter endlich mal in die Schranken weisen."

Peter erzählt

„Ich weiß nicht, was in Brigitte gefahren ist. Ich komme nicht mehr an sie ran, sie ist launisch, kritisiert alle und macht mir ständig Vorwürfe: dass ich mich nicht mehr um sie kümmere, dass alles andere wichtiger sei als sie usw. Alles muss so gehen, wie sie es sich vorstellt. Besonders wenn Lea da ist, wird sie manchmal richtig pingelig. Und sogar richtig eifersüchtig auf das Kind. Ständig meckert sie an Lea herum, was diese alles falsch macht, was sie tun muss. Das arme Kind weiß gar nicht mehr, ob es überhaupt auch mal was richtig macht. Immer ist Brigitte durch irgendwas gekränkt, schweigt beleidigt, und wir wissen gar nicht warum. Ich muss mich total zusammennehmen, damit ich nichts sage. Ich will ja auch nicht vor Lea mit ihr streiten. Ich bin völlig verzweifelt, denn alles hat so gut angefangen. Lea hat Brigitte gemocht und umgekehrt. Warum kann es denn nicht einmal gut gehen? Ob mich Brigitte verlassen will? Ich will sie nicht verlieren."

Lea erzählt

„Jetzt habe ich gehofft, dass es wieder gut wird, wenn Papa eine neue Frau hat und er einfach wieder gechillter wird. Das war am Anfang auch so. Er ist wieder lustiger geworden und macht auch nicht mehr so ein furchtbar trauriges Gesicht, wenn ich wieder zur Mama gehe. Aber jetzt verstehe ich die Welt nicht mehr. Warum mag mich die Brigitte nicht? Warum fängt die jetzt auch an, mich herumzukommandieren und an mir herumzumäkeln? Mir langt schon, wenn die Mama mir in den Ohren liegt mit dem ewigen ‚Zuerst Hausaufgaben-Tischabdecken-Zimmer aufräumen-Schuhe weg'.

Anfangs war Brigitte richtig cool und nett zu mir. Aber seit sie bei Peter wohnt, ist sie komisch geworden, und wenn ich dann nix mehr sage und ins Zimmer geh oder zu Papa, dann ist es auch wieder nicht okay. Ich glaube, sie will nicht, dass ich zu Papa komme. Die will ihn für sich allein. Aber ich will auch nicht dran schuld sein, wenn die sich wieder trennen, denn dann wird's dem Papa wieder schlecht gehen, und er wird wieder jahrelang traurig – und das wäre echt schlimm."

Erklärungen

Diese Situation tritt in vielen ähnlichen Fällen auf: Das Liebesdreieck ist in Schieflage geraten. Peter ist das Liebesbindeglied zwischen Brigitte und Lea. Nur dann, wenn er zwischen seiner Liebe zur Freundin und seiner Liebe zur Tochter unterscheidet und deutlich macht, dass er nicht gleichzeitig für beide voll da sein kann, haben sie eine gute Chance, langsam zur Wochenend-Stieffamilie zusammenzuwachsen – und alle drei müssten nicht darunter leiden.

Beide Erwachsene haben aber falsche Voreannahmen, die zur Schieflage führen:

- Peter glaubt, seine große Nähe zu Brigitte bewirke, dass sie seine Tochter genauso lieben müsse wie er und umgekehrt. Deshalb gibt er ihnen zu wenig Zeit, um eine eigene Beziehung aufzubauen. Er selbst möchte die wenige Zeit mit seiner Tochter möglichst genießen. Er geht davon aus, dass Brigitte ihn versteht, weil sie sich ja lieben. Er deutet es als Eifersucht, wenn Brigitte sich nicht beachtet fühlt, sobald Lea bei ihm ist.
- Offensichtlich tauschen sich Peter und Brigitte nicht darüber aus, wie sie mit Leas Besuchen umgehen. Und welche Position Brigitte als „Teilzeit-Stiefmutter" hat: wann sie Erziehungsfunktion von Peter übertragen bekommt und wann dieser allein für Lea verantwortlich ist.
- Und weil Brigitte über Leas Verhalten irritiert ist, versucht sie die Gründe vor allem außerhalb zu finden: Sie vermutet, dass die Mutter Lea gegen sie aufhetzte.

10.5.3 Beratungsszenarien

Welches Setting?

Wenn einer der Betroffenen therapeutische Hilfe sucht, muss die beratende Person zuerst klären, in welcher Zusammensetzung das Erstgespräch am zielführendsten wäre.

Einzelberatung?

Entscheidet sich die Therapeutin[2] für die Beratung von nur einer Person, könnte die Wirkung in dieser Situation eine Richtung einnehmen, die für alle Beteiligten aus folgenden Gründen ungünstig wäre:

- Bei einer Einzeltherapie von Brigitte könnte sich diese ermutigt fühlen, sich mehr für ihre Bedürfnisse einzusetzen: Sie wird gestärkt, noch mehr um Peters Beachtung zu kämpfen, wenn Lea bei ihnen ist. Dadurch setzt sie ihn, ohne es zu wollen, weiter unter Druck. Die partnerschaftlichen Konflikte verschärfen sich, und die Beziehung zu ihm gerät in Gefahr. Oder sie beginnt, Lea erzieherische Grenzen zu setzen, was den Konflikt zwischen ihr und Lea, aber auch zwischen ihr und Peter verstärkt. Beides ist sicher nicht in Brigittes Interesse.
- Eine Einzeltherapie von Peter könnte ihn bestärken, seine Vaterrolle noch deutlicher wahrzunehmen und Brigitte mehr in ihre Grenzen zu verweisen: Vermehrte Konflikte mit ihr treten auf, die ihre Beziehung labilisiert.
- Lea zu unterstützen, ihre Situation mit den Erwachsenen allein zu klären, wäre sicher eine Überforderung für sie. Sie steht schon in einem Loyalitätskonflikt zwischen ihren Eltern und fühlt sich für das seelische Gleichgewicht ihres Vaters verantwortlich. So würde ihr noch mehr Verantwortung aufgeladen.

Paarberatung?

Deshalb macht eine Beratung mit beiden Erwachsenen als den Hauptverantwortlichen mehr Sinn und führt zu folgendem Prozess:

Brigitte kann erkennen, dass Peters Erwachsenenliebe zu ihr eine andere ist als die väterliche Liebe zu Lea und dass die beiden Formen von Liebe nicht miteinander konkurrieren. Brigitte und Peter können klären, wie sie den Umgang miteinander gestalten wollen, wenn Lea da ist:

- Wann gilt Peters Aufmerksamkeit nur Lea?
- Welche Aktivitäten in der Dreierkonstellation machen allen Spaß?
- Wie wollen sie als Paar in Anwesenheit der Jugendlichen leben? Wie viel darf Lea von ihrer Liebe mitbekommen? Weshalb hatte Peter bisher Mühe, diese seiner Tochter zu zeigen?
- Wie kann Peter Brigitte die Sicherheit geben, dass in der Lea-freien Zeit genügend Raum ist für die ausschließliche Zuwendung zu ihr?

Weiterhin kann Brigitte akzeptieren, dass in den Zeiten, in denen Lea bei ihrem Vater ist, diese den Vorrang hat. So wird es ihr leichter fallen, ohne Eifersucht zurückzustehen. Sie kann diese Zeit dann mehr für sich und ihre eigenen Interessen nutzen. Sie sollte Peter auch deutlich machen, dass sie in ihrer neuen Rolle als Stiefmutter Unterstützung von ihm braucht, da sie diesbezüglich keine eigene Erfahrung hat. Peter und Brigitte sollten sich austauschen, z. B. über folgende Themen:

- In welchen Bereichen soll und darf Brigitte Lea zurechtweisen?
- Wann soll Peter Brigitte vor Leas Provokationen oder Entwertungen schützen?

Andere Faktoren, welche die Dynamik beeinflussen, sollten ebenfalls untersucht werden:

- Was hat beide beim Entschluss zusammenzuziehen geleitet?
- Welche Erinnerung an seine frühere Familie führt Peter zu inadäquaten Erwartungen an Brigitte?
- Welche Fantasien nach „etwas Familienleben genießen" bestehen?
- Haben beide den Wunsch, „Kernfamilie" zu spielen, weil sie etwas nachholen möchten?

Alle Beteiligten einbeziehen?

Wir postulieren, dass alle Familienmitglieder berücksichtigt werden müssen, um rasch und erfolgreich auf eine Lösung hinzuwirken. Dies geht am besten in einer gemeinsamen Beratungssitzung oder

[2] Wir wechseln zwischen der weiblichen und männlichen Form ab.

in sogenannten „Einzelsitzungen in Anwesenheit der anderen“. Alle Beteiligten können so die Sichtweisen der anderen hören und deren Gefühle miterleben. Unsere Erfahrung ist, dass analoge Verfahren (wie z. B. die Arbeit mit Symbolen, Figuren usw.) und kreative Methoden sowohl mit Erwachsenen als auch mit Kindern nachhaltiges Verständnis füreinander bewirken.

In unserem Fall ließen sich damit viele Missverständnisse klären und Konflikte reduzieren. Denn die drei Beteiligten realisieren, was in den anderen vor sich geht, und ihre Empathie füreinander wächst. Und Lea könnte aus ihrer Rolle, zwischen den Erwachsenen zu stehen und sich für das seelische Gleichgewicht ihres Vaters verantwortlich zu fühlen, erlöst werden.

Beratungsverlauf im Mehrpersonensetting – zur Fragetechnik

Im beschriebenen Fall könnten die folgenden Fragen hilfreich sein:

1. **Hinsichtlich Prioritäten von Zuwendung:**
   - *Zu Brigitte:*
     „Glauben Sie, wenn Ihr Freund sich an den Wochenenden auf seine Tochter fokussieren will, dass dies ein Zeichen seiner schwindenden Liebe ist?“
     „Was geht in Ihnen vor, wenn Peter die Tochter scheinbar Ihnen vorzieht?“
     „Was vermuten Sie, weshalb Ihr Partner nicht vor seiner Tochter zu Ihnen stehen will?“
     „Erhalten Sie in der Zeit zwischen den Kinderbesuchswochenenden die gewünschte Zuwendung von Ihrem Freund?“
   - *Zu Peter:*
     „Wie könnten Sie Brigitte deutlich machen, dass Ihre Nähe zu Lea Ihre Liebe zu ihr nicht mindert?“
   - *Zu Lea:*
     „Angenommen, du würdest an jedem Wochenende, an dem du beim Papa bist, zuerst mit Brigitte zusammensitzen und verabreden, wann Papa dir gehört und wann Brigitte, hättet ihr dann weniger Stress?“
     „Weißt du, was du machen musst, damit es Brigitte mit Peter schlechter geht, und was, damit es ihnen beiden besser geht?“
   - *Zu allen dreien:*
     „Was ist aus Ihrer Sicht vorrangig, wenn Sie zu dritt sind? Der Kontakt von Brigitte zu Lea, von Peter zu Lea oder von Brigitte zu Peter?“
     „Wie soll Lea verstehen, dass der Platz neben dem Vater nun von Brigitte besetzt ist?“
2. **Hinsichtlich Zukunft, Alternativen und Lösungen:**
   - *Zu Brigitte:*
     „Was könnten Sie denn außerhalb unternehmen, wenn Sie zu Hause nicht ausreichend Aufmerksamkeit bekommen?“
   - *Zu Peter:*
     „Möchten Sie die Liebe Ihrer Freundin testen, indem Sie sie etwas ungerecht behandeln?“
     „Finden Sie, dass Ihre Freundin Ihnen zu wenig Anerkennung für Ihr Engagement als Vater gibt?“
     „Vermuten Sie ebenfalls, dass die Mutter von Lea Ihre Partnerschaft hintertreibt?“
   - *Zu Lea:*
     „Woran würdest du merken, dass du dich nicht mehr verantwortlich fühlen müsstest für das Glück deines Vaters?“
   - *Zu allen dreien:*
     „Was machen Sie lieber zu zweit, was lieber zu dritt?“
     „Gibt es gemeinsame Aktivitäten, an denen Sie alle drei Freude haben und bei denen die Zuwendungskonkurrenz nicht auftritt?“

In Situationen wie dieser, wo viel Liebe und Goodwill im Spiel ist, muss die Beraterin gar nicht viel beitragen, damit die Betroffenen miteinander klären, wie viel Zeit sie jeweils miteinander verbringen und wann sie wem Zuwendung schenken.

10.5.4 Mögliche Folgen eines Liebesdreiecks in Schieflage

Fallbeispiel

Fallbeispiel 2

Geschichte von Julia und Martin

Julia lebt seit 4 Jahren als alleinerziehende Mutter mit der heute 7-jährigen Tochter Jessica. Sie ist halbtags als Zahnärztin berufstätig und wird zusätzlich von den Eltern unterstützt. Zu Jessicas Vater besteht regelmäßiger Kontakt.

Martin arbeitet als kaufmännischer Angestellter und hat zwei Söhne, Kevin (6 Jahre) und Justin (9 Jahre), die überwiegend bei seiner Exfrau leben. Diese arbeitet kaum und benötigt infolge einer chronischen Erkrankung häufig Unterstützung. Martin erlebt sich insofern oft als „alleinerziehender Vater".

Julia und Martin sind froh, dass sie beide Eltern sind, und fühlen sich jeweils vom anderen gut verstanden. Sie bringen ihre Kinder bald zusammen. Bei gemeinsamen Unternehmungen verstehen sich diese zunächst sehr gut. Als Martin aber regelmäßiger bei Julia ist, reagiert Jessica mit vermehrter Anhänglichkeit an ihre Mutter, was die Beziehung der Erwachsenen zunehmend belastet. Martin reagiert darauf mit Rückzug und der Hoffnung auf die seltenen kinderfreien Zeiten. Julia befürchtet, dies sei ein Zeichen für Martins schwindende Liebe.

Martin und Julia beschließen, öfter zusammen mit allen Kindern etwas zu unternehmen, in der Hoffnung, dass die Kinder miteinander spielen und sie beide dann mehr Zeit füreinander hätten. Nach ½ Jahr sieht es dann so aus:

Julia erzählt

„Ich fand unsere Idee super, dass wir mehr miteinander machen – wie eine ‚richtige Familie'. Denn nur so kann man ja zusammenwachsen, wenn wir uns mehr aneinander gewöhnen.

Das ging auch die ersten paar Male gut: Jessica hat total nett mit dem kleinen Kevin gespielt – und alle drei waren mal einen Nachmittag vereint beim Legobauen. Auch Martin war so glücklich, und wir lagen uns in den Armen. Ich hatte seit Monaten wieder das Gefühl, geliebt zu sein, und war mir sicher, dass wir zusammengehören. Auf unsere Umarmungen und Zärtlichkeiten reagierten die Kinder dabei erst mit Albernheiten, wurden aber zunehmend aggressiv und zwängten sich mit Gezanke zwischen uns – es war oft die Hölle. Dazu kommen jetzt ständige Fragen von Kevin und Justin: ‚Hast du jetzt die Julia lieber als mich?' bzw. von Jessica: ‚Hast du jetzt den Martin lieber als mich?'. Darüber kriegen Martin und ich uns inzwischen auch dauernd in die Haare."

Martin erzählt

„Als Familie zusammenwachsen, dachten wir. Und Julia ist eigentlich toll mit Kindern, sie bietet ihnen wahnsinnig viel, damit sich alle wohlfühlen und zusammen spielen. Hat sogar mal geklappt, dass wir beide ein Stündchen Zeit für uns hatten.

Aber dieses ständige Gezanke, das Jessica vom Zaun bricht, wird immer mehr zur Belastung. Und Julia setzt ihr überhaupt keine Grenzen! Immer soll ich derjenige sein, der es wieder falsch macht. Von Liebe kann ich jetzt kaum noch sprechen, eher von ständigem Streitschlichten – selbst meine Jungen kommen nicht mehr so gut klar miteinander wie früher."

Justin und Kevin im Gespräch

Justin: „Eigentlich ist es schon okay bei der Julia, aber die will immer nur knutschen mit dem Papa – ich will auch mal mit ihm sein. Immer müssen wir zu dritt spielen, damit die uns loshaben, aber das machen wir nicht mehr mit, gell Kevin?"

Kevin: „Genau, die Julia ist manchmal total doof – die mag nur den Papa und die Jessica. Und die Jessica ist auch doof, die spielt nicht mehr mit mir und gibt mir kein Lego."

Justin: „Na ja, die Jessica ist halt ein Mädchen – obwohl sie eigentlich total gut bauen kann und tolle Verstecke weiß. Aber sie nervt, weil sie gleich losheult. Nur weil ich sie mal ein klein bisschen schubse. Dann kriegt sie auch gleich blaue

10

Flecken. Wir Jungs sind eben stark – das sagt auch der Papa. Der hat sie auch mal geschimpft. Das war gut."

Jessica erzählt:

„Alle sind gemein zu mir. Und die Mama hat mich gar nicht mehr richtig lieb – sonst wäre der Martin nicht immer mit seinen Jungen da. Die wollen, dass wir immer zusammen sind, das weiß ich! Aber dann verliere ich meine Mama! Die Jungen sind zu zweit, haben immer ihren Papa und müssen sich auch die Mama nicht mit jemand teilen – das ist ungerecht."

Erklärungen

Die Schieflage in diesem Liebesdreieck lässt sich so beschreiben: Julia und Martin wollen als engagierte Eltern ihre neue Liebe gleich zusammen mit ihren Kindern genießen. Dabei stellen sie fest, wie sehr sie sich beide zwischen ihren Kindern und dem neuen Partner hin- und hergerissen fühlen. Ihnen ist der Unterschied zwischen der Liebe zu ihren Kindern und der Liebe zum Partner nicht klar. Das Paar hat seine verschiedenen Rollen als Liebes-, Eltern- und Stiefelternpaar und die damit verbundenen Bedürfnisse und Erwartungen noch nicht ausreichend differenziert.

Wie immer im Liebesdreieck schwingt bei den Kindern mehr oder weniger die Befürchtung mit, sie könnten ihren leiblichen Elternteil verlieren. Deshalb versucht sich Jessica die Liebe ihrer Mutter durch Einfordern vermehrter Aufmerksamkeit zu sichern und rebelliert gegen Martin. Und Kevin und Justin versuchen durch ihre Streitereien und Ablehnung den Vater auf ihre Seite zu holen. So haben Julia und Martin immer mehr mit ihren Kindern zu tun und weniger Zeit für ihre Partnerschaft. Neben der Konkurrenz um Aufmerksamkeit und Liebe wachsen bei den Erwachsenen Zweifel, ob sie vom anderen geliebt werden. Martin zieht sich anfangs zurück, vielleicht um zu testen, ob Julia sich ihm wieder mehr zuwendet?

Julia und Martin wollen ihre Liebe retten, indem sie das Zusammenwachsen als Familie forcieren. Da die Kinder sich anfangs gut verstanden, nehmen sie an, dass es nur besser werden kann, wenn sie diese öfter zusammenbringen. Die ersten Zusammenkünfte klappen aber nur, weil die Kinder neugierig auf das Neue sind. Sobald die Kinder befürchten, es könnte sich in ihrem gewohnten Lebensgefüge etwas ändern, beginnen sie um die volle Aufmerksamkeit ihres leiblichen Elternteils zu kämpfen. Die Kinder tasten ab, wie ihr Elternteil reagiert, wenn sie sich mit den anderen nicht vertragen.

Alle drei Kinder zeigen auf ihre Weise, dass sie mit dem neuen Arrangement nicht zufrieden sind: Sie rebellieren gegen die Tendenz der Erwachsenen, so zu tun, als wären sie eine gewachsene Kernfamilie. Verstehen Martin und Julia diese Hinweise nicht, dann fühlen sie sich von ihren Stiefkindern abgelehnt, was wiederum zu Gegenreaktionen führt.

Es kann so weit gehen, dass sich die Eltern nur noch vor ihre eigenen Kinder und gegen den neuen Partner stellen. Dann ist es bis zur Trennung des neuen Paares nicht mehr weit.

Eine umfassende Beschreibung der möglichen Dynamiken finden Sie in Starke et al. (2015).

10.5.5 Therapie und Beratung

Wenn Sie sich auf eine Beratung mit einer ganzen Patchworkfamilie einlassen wollen, dann sollten Sie folgende wesentlichen therapeutischen Besonderheiten im Umgang mit sog. Liebesdreiecken in Schieflage beachten.

Perspektivenwechsel

Wie wir am Beispiel gezeigt haben, ist es entscheidend, die verschiedenen Sichtweisen aller Betroffenen einzuholen. Wie jeder die Beziehungen erlebt und die Situation erklärt, kann äußerst unterschiedlich sein. Die Therapeuten erkennen so am besten, wo die Schieflagen sind. Und die Beteiligten kommen besser zu neuen Lösungen, wenn sie innerhalb der Beratung jeweils die Wahrnehmung und Sichtweisen der anderen mitbekommen und dann zusammen diskutieren, was sie anders machen wollen.

Symptome als Hinweisschilder

Das Leiden der Kinder weist auf die Schieflage des Liebesdreiecks hin und ist nicht die primär zu behandelnde Störung. Konflikte haben oft Stellvertreterfunktion für dahinterliegende Probleme: Verhalten sich Kinder z. B. zickig oder aufsässig, so steht dies für ihre Verunsicherung oder Angst, die Liebe von Vater und/oder Mutter zu verlieren. In Patchworkfamilien, in denen beide Partner Kinder mitbringen, sind Streitigkeiten unter den Kindern bzw. die gegenseitige Abneigung auch ein Hinweis auf die Befürchtung, die Liebe des eigenen leiblichen Elternteils an die neue Partnerin oder deren Kinder zu verlieren.

Wesentliche Themen im Liebesdreieck

Folgende Themen dürfen bei der Beratung von Patchworkfamilien nicht fehlen:

- **Unterschiedliche Sorten Liebe:**
  Zuallererst ist die Differenzierung der unterschiedlichen Qualitäten der Liebe der Erwachsenen sowie der unterschiedlichen Qualitäten der jeweiligen Beziehungen notwendig. Ob sich die Stiefgeschwister untereinander oder Stiefeltern ihre Stiefkinder einmal lieben werden, hängt davon ab, wie sie eine Beziehung zueinander aufbauen.
- **Aufmerksamkeit aufteilen und Ausgleiche schaffen:**
  Patchworkpartner müssen miteinander klären, wer wann von wem die volle Aufmerksamkeit erwarten darf. Niemand kann sich simultan auf Kind und Partner fokussieren. Da besonders direkt nach der Trennung Kinder Sicherheit in den Beziehungen zu ihren Eltern brauchen, bis sie sich mit der neuen Situation arrangiert haben, benötigen sie Geduld und viel Aufmerksamkeit. Und sie brauchen die Gewissheit, dass trotz Stiefgeschwistern – oder evtl. auch später geborener Halbgeschwister – die Liebe ihrer Eltern zu ihnen bestehen bleibt. Neue Partner müssen dafür Verständnis aufbringen. Es muss Ausgleich geschaffen werden für Zeiten, in denen die Betroffenen auf die Aufmerksamkeit eines Erwachsenen verzichten müssen. Dies gelingt durch besondere Beziehungsangebote, spezielle Zeiten zu zweit, sowohl für das neue Paar wie auch Vater und Mutter jeweils mit ihren leiblichen Kindern. Es empfiehlt sich, alle Beteiligte bestimmte Zeiten definieren zu lassen.
- **Partnerschaft pflegen:**
  Auf Patchworkeltern lastet viel Druck und die Liebe droht im Alltagsstress zu versickern. Wir lassen sie deshalb „Paarinseln" zur ausschließlichen Selbstfürsorge schaffen. Das Paar soll diese Zeitinseln nur für ihre Zweisamkeit nutzen, für Organisationsaufgaben, Diskussionen und Entscheidungen aber andere Zeiträume vereinbaren. Oft müssen Partner erst differenzieren lernen, was sie für sich allein brauchen, was gut ist für die Paarbeziehung und was für das gesamte Familiensystem.
- **Beziehungsaufbau zwischen Stiefkind und Stiefeltern:**
  Bei Kindern bis zum Grundschulalter braucht der Aufbau einer stabilen Beziehung zwischen Stiefelternteil und Stiefkind in der Regel ein bis zwei Jahre. Die Kinder müssen spüren, dass die Erwachsenen eine stabile Beziehung führen, damit sie sich im eigenen Tempo auf den neuen Stiefelternteil einlassen und diesen mit der Zeit als neu hinzugekommene Bezugsperson akzeptieren können. Bei Teenagern kann der Beziehungsaufbau länger dauern. Beratende sollten Patchworkeltern unterstützen, mit Geduld Beziehungen wachsen zu lassen und den Druck wegnehmen, dass sich alle lieben müssen: Gegenseitiger Respekt reicht aus, um eine gut funktionierende Gemeinschaft zu bilden.
  Besonders wichtig ist, die Beziehungspflege mit den zwei oder drei Sorten Kindern individuell zu gestalten, denn die Kinder sind Geschwister, Halb- und Stiefgeschwister und haben ein feines Gespür, wenn eine Gleichbehandlung nicht stimmig ist. Für sie ist es ein selbstverständliches Bedürfnis, mit beiden leiblichen Eltern Zeiten allein zu verbringen.

- **Rollen differenzieren:**
  Patchworkeltern haben mehrere Rollen inne: Zu den Rollen als Geliebte, Eltern und Stiefeltern kommt für eine oder beide noch die der Familienernährer hinzu.
  Es gibt noch keine tradierten Vorbilder für Stiefmütter und Stiefväter. Und bis der durch Jesper Juul (2011) eingeführte Begriff der „*Bonuseltern*" sich eingebürgert hat und das negative Bild von Stiefelternschaft sich verändert, wird es noch einige Zeit dauern. Paare brauchen deshalb Unterstützung, sich in ihre Rollen einzufinden.
  Es lauern diverse Fallen für Stiefeltern: Verstehen sie sich als Elternersatz, treten sie in Konkurrenz zu den leiblichen Eltern, tun sie so, als wären sie eine Kernfamilie, rebellieren die Kinder gegen die Gleichmacherei oder entwickeln Symptome.

Reihenfolge in der Beratung, Prozessgestaltung

In der Beratung von Patchworkfamilien folgt auf die Settingklärung die Frage, mit welchem Anliegen zuerst begonnen werden soll. Dabei haben der Schutz und die Entlastung der Kinder Vorrang. Gibt es mehrere Konfliktbereiche in Patchworkfamilien, dann müssen diese offen ausgetragenen oder die am störendsten wirkenden Konflikte vorrangig bearbeitet werden. Dennoch gilt es bei aller Dringlichkeit immer den Überblick zu bewahren, damit die Anfangsziele durch therapeutische „Feuerwehreinsätze" nicht vergessen gehen.

Weiter gilt das „Anciennitätsprinzip der Beziehungen": Konflikte oder Verstrickungen eines Elternteils mit den eigenen Eltern kommen vor denjenigen zu den Expartnern. Die Beziehung zum Expartner wird vorrangig vor der Beziehung zum aktuellen Partner bearbeitet. Denn wenn z. B. die früheren Beziehungs- und Trennungsmuster erkannt werden, haben die Beteiligten die Möglichkeit, für ihre neue Partnerschaft etwas daraus zu lernen.

Als Faustregel für die Reihenfolge der Bearbeitung gilt:

1. Kinder schützen
2. Offene Konflikte vor verdeckten bearbeiten
3. Frühere Beziehungen vor neueren klären

Wenn der größte Leidensdruck weg ist, neigen viele Patchworkeltern dazu, die Beratung abzuschließen. Deshalb sind fraktionierte Abschlüsse, d. h. ein vorläufiges Ende nach Erreichen von Teilzielen, oft sinnvoll, um Zeit für Entwicklungen zu geben und zu einem späteren Zeitpunkt die Beratung mit einem anderen Auftrag wieder zu beginnen. Wir bezeichnen diese Art des therapeutischen Prozesses, die für Patchworkfamilien typisch ist, eine „Stop-and-go-Beratung". Näheres zur therapeutischen und Beratungsarbeit findet sich in Hess und Starke (2017).

10.5.6 Schlussbemerkung

Eine Patchworkfamilie mit ihrem komplexen Beziehungsgefüge stellt für alle Beteiligten eine große Herausforderung dar. Meist kommen solche Familien erst in Beratung, wenn sich bereits eine Vielzahl an Problemen angesammelt hat.

Nach unserer Erfahrung lässt sich ein großer Teil der Patchworkprobleme auf das Liebesdreieck, das in Schieflage geraten ist, zurückführen. Denn auf schiefen Beziehungsebenen rutschen die Menschen aus. Ihre Bedürfnisse werden nicht erkannt, es entstehen mehr Distanz, Einsamkeit und Konflikte. Wenn Patchworkeltern die wichtigen Liebesdreieckthemen klären können, werden sie in der Lage sein, eine stabile Beziehungsfläche zu bilden, die als Basis für eine gelingende Patchworkfamilie dienen kann.

Die wichtigen zugrunde liegenden Themen des Liebesdreiecks zu kennen und die Betroffenen ggf. darauf aufmerksam machen, ist deshalb für den gesamten Beratungsprozess mit Patchworkfamilien nützlich.

LITERATUR

Hess T, Starke C (2017). Patchwork-Familien: Therapie und Beratung. Stuttgart: Kohlhammer.

Krähenbühl V, Jellouschek H, Kohaus-Jellouschek M, Weber R (2011). Stieffamilien. Struktur – Entwicklung – Therapie. 7. A. Freiburg: Lambertus.

Ochs M, Orban R (2008). Familie geht auch anders. Wie Alleinerziehende, Scheidungskinder und Patchwork-Familien glücklich werden. Heidelberg: Auer.

Sieder R (2008). Patchworks – das Familienleben getrennter Eltern und ihrer Kinder. Stuttgart: Klett-Cotta.

Starke C, Hess T, Belviso N (2015). Das Patchwork Buch. Wie zwei Familien zusammenwachsen. Weinheim, Basel: Beltz.
Visher EB, Visher JS (1979). Stepfamilies. A guide to working with stepparents and stepchildren. New York: Brunner/Mazel.
Visher EB, Visher JS (1996). Therapy with Stepfamilies. New York: Brunner/Mazel.

10.6 Regenbogenfamilien – eine neue Familienform

Udo Rauchfleisch

10.6.1 Was sind „Regenbogenfamilien"?

In vielen Berufsfeldern treffen wir mit Frauen, Männern und Kindern zusammen, die in Regenbogenfamilien leben. Es ist deshalb wichtig, dass wir uns als Fachleute der psychosozialen Versorgung die Besonderheiten dieser Familienform bewusstmachen, um diesen Eltern und Kindern gerecht zu werden.

Mit dem Begriff „Regenbogenfamilie" bezeichnen wir eine Familie von Eltern und Kindern, wobei mindestens ein Elternteil lesbisch oder schwul ist. Häufig wird der Begriff aber vor allem für **gleichgeschlechtliche Paare mit Kindern** verwendet. Dass diese Familien einen eigenen Namen verwenden, stiftet Identität und stärkt das Selbstbewusstsein dieser Eltern.

Regenbogenfamilien können auf verschiedene Weise entstehen: Am häufigsten sind Familien mit Kindern **aus vorangegangenen heterosexuellen Beziehungen.** In den letzten Jahren gibt es auch zunehmend **lesbische und schwule Eltern,** die sich zu gemeinsamen Kindern entschließen, die sie dann u. U. auch gemeinsam versorgen. Bei Lesbenpaaren können es auch **Inseminationskinder** sein, wobei die professionell begleitete künstliche Befruchtung in den meisten europäischen Ländern jedoch heterosexuellen Paaren vorbehalten ist. Schwule Männer können Elternschaft über eine **Ersatzmutter** erreichen. Sie trägt das Kind aus, das sie durch künstliche Insemination mit dem Sperma eines der Partner empfangen hat. Dieser wird entweder aufgrund Gesetzes Vater oder anerkennt die Vaterschaft und erhält sodann die elterliche Sorge übertragen.

In Bezug auf die **Häufigkeit von Regenbogenfamilien** und die **Anzahl der darin lebenden Kinder** finden sich in der Literatur stark voneinander abweichende Angaben: Während aufgrund der Daten des Statistischen Landesamtes in Baden-Württemberg für Gesamtdeutschland von 73.000 gleichgeschlechtlichen Paaren mit ca. 9.000 Kindern ausgegangen wird, kommt Gerlach (2013) in ihrer Hochrechnung auf ca. 875.000 Paare mit ca. 70.000 Kindern (zur Schweizer Situation s. Nay 2016; zum Vergleich US-amerikanischer und deutscher Schätzungen s. auch Berger et al. 2000 und Dittberner 2004). Somit stellen Regenbogenfamilien doch eine relativ große Gruppe mit einer keineswegs geringen Zahl von Kindern dar.

Die **Partnerschaftsgesetze** der verschiedenen Länder regeln die rechtliche Situation. Während in einigen – wenigen – Ländern die Regenbogenfamilie der heterosexuellen Ehe gleichgestellt ist, sind in den meisten europäischen Ländern, soweit sie überhaupt ein Partnerschaftsgesetz haben, den gleichgeschlechtlichen Paaren nach wie vor eine Reihe von Rechten verwehrt.

Im öffentlichen Diskurs werden immer wieder psychologische Argumente angeführt, mit denen zur Wahrung des Kindeswohls begründet werden soll, dass Kindern das Aufwachsen in Regenbogenfamilien nicht zuträglich sei. Deshalb ist eine kritische Auseinandersetzung mit diesen Argumenten dringend erforderlich. Die Argumente der Gegner von Regenbogenfamilien lauten, diese Kinder würden in emotionaler und sozialer Hinsicht eine für sie verhängnisvolle Entwicklung durchlaufen.

10.6.2 Wie entwickeln sich die Kinder in Regenbogenfamilie tatsächlich?

Eines der Hauptargumente von Kritikern ist die Annahme, den Kindern in Regenbogenfamilien fehle der andersgeschlechtliche Elternteil. Nur in einer Familie mit Mutter und Vater könne sich ein Kind ungestört entwickeln.

Dieses Argument ist insofern unsinnig, als lesbische Frauen und schwule Männer, die zuvor in heterosexuellen Ehen gelebt haben, durch ihr Coming-out ja nicht ihre erzieherische Kompetenz verlieren. Wenn sie vorher „gute" Mütter und Väter waren, bleiben sie dies auch, wenn sie später in einer Regenbogenfamilie leben.

Was die Kinder aus Regenbogenfamilien betrifft, kommen die uns vorliegenden Studien, zumeist aus dem angloamerikanischen Bereich, z. B. die große, prospektive, seit 1996 laufende „US National Longitudinal Lesbian Family Study" (Gartrell et al. 1996, 1999, 2000, 2005, 2010), ebenso wie die Studien aus Deutschland, z. B. die Studie der Universität Bamberg (Rupp 2009), zu übereinstimmenden Resultaten: Die in Regenbogenfamilien aufwachsenden Kinder zeigen in ihrer **emotionalen und sozialen Entwicklung** keinerlei Abweichungen von Kindern aus Familien mit heterosexuellen Eltern (s. auch die Übersichtsarbeit von Patterson 2006; Patterson et al. 1998; die Studie von Berger et al. 2000, die Dokumentation des LSVD 2003 und die Übersicht bei Rauchfleisch 1997, 2011). Was das Gegengeschlecht eines Elternteils angeht, „suchen" sich diese Kinder die Aspekte des nicht in der Familie lebenden Elternteils von anderen Frauen und Männern aus dem familiären Kreis und dem weiteren Umfeld und nutzen sie zur Identifikation (vgl. Rauchfleisch 1997).

Kinder aus Regenbogenfamilien weisen gegenüber Kindern aus Familien mit heterosexuellen Eltern ein größeres Ausmaß an **Akzeptanz und Einfühlungsfähigkeit gegenüber anderen Menschen** auf, sind **sensibler für Geschlechterrollen und Kompetenzen von Frauen und Männern** und lernen in ihrer Familie einen **partnerschaftlichen Erziehungsstil und eine egalitäre Rollenverteilung** ihrer Mütter bzw. Väter kennen.

Ein weiteres kritisches Argument lautet, diese Kinder seien einer erhöhten **Diskriminierungsgefahr** ausgesetzt. Auch in dieser Hinsicht belegen die Resultate der erwähnten US-amerikanischen und der deutschen Studie, dass die in Regenbogenfamilien aufwachsenden Kinder keine schwerwiegenden, sie traumatisierenden Diskriminierungen erleben und sich im Verlauf von Kindheit und Jugend Copingstrategien zur Bewältigung solcher Situationen aneignen, die sie erfolgreich einsetzen.

Fasst man die Befunde der uns vorliegenden Studien zur Entwicklung von Kindern aus Regenbogenfamilien zusammen, so kann man sagen, dass diese Kinder nicht nur eine gleich gute Entwicklung durchlaufen wie Kinder aus Familien mit zwei heterosexuellen Eltern, sondern dass sie in einiger Hinsicht sogar einen **Entwicklungsvorsprung** aufweisen. Das Fazit lautet dementsprechend: **Lesbische Mütter und schwule Väter sind in gleicher Weise befähigt, Kinder zu erziehen, wie heterosexuelle Eltern.**

10.6.3 Inwiefern sind Regenbogenfamilien doch „anders"? Und welche Folgen hat dieses „Anderssein"?

Bei Regenbogenfamilien mit Kindern aus einer **vorangegangenen heterosexuellen Beziehung** besteht ein wichtiger Unterschied zu anderen Familien darin, dass der gleichgeschlechtlich empfindende Elternteil ein **Coming-out** durchlaufen hat. Die Mitteilung der Homosexualität an die heterosexuelle Ehepartnerin bzw. den Ehepartner sowie an die Kinder steht am Ursprung einer solchen Regenbogenfamilie. Wichtig ist die **Art, wie die Eltern mit dieser Situation umgehen.** Es kann fatale Folgen für die Kinder haben, wenn sie in die Konflikte der Eltern involviert werden und die Eltern ihre Auseinandersetzungen über die Kinder führen.

Inseminationskinder werden in eine bereits bestehende gleichgeschlechtliche Partnerschaft hinein geboren. Für sie ist von Anfang an klar, dass ihre Eltern lesbisch oder schwul sind. Diese Kinder sind **Wunschkinder** par excellence. Es ist klar, dass die Art der Insemination (anonymer oder persönlich bekannter Samenspender) und die Frage, ob der Vater dem Kind und auch der Mutter bekannt ist bzw. wie weit er sich an der Erziehung beteiligt, einen Einfluss auf die Entwicklung des Kindes hat. Es ist jedoch schwierig, diesbezüglich allgemein gültige Aussagen zu treffen. Wesentlich ist die Art, wie die biologische Mutter und die soziale Mutter damit umgehen und wie sie dem Kind die Information über seine Entstehung vermitteln.

Ein Unterschied zu anderen Familien liegt darin, dass in der Regenbogenfamilie zwei Menschen mit gleichgeschlechtlicher Orientierung zusammenleben. Die uns diesbezüglich vorliegenden Befunde zeigen, dass die Entwicklung der Kinder und ihre Situation im weiteren sozialen Umfeld wesentlich davon abhängt, ob die lesbischen Mütter bzw. die schwulen Väter eine **positive Einstellung zu ihrer gleichgeschlechtlichen Orientierung** haben und dementsprechend frei und unbefangen damit auch in der Öffentlichkeit umgehen können.

Die **größtmögliche Offenheit** der Eltern ist aus zwei Gründen notwendig: Zum einen würde aus einer ängstlich-verheimlichenden Art des Umgehens mit dem Thema Homosexualität den Kindern vermittelt, die gleichgeschlechtliche Orientierung sei etwas, dessen man sich schämen müsse. Dadurch würde in den Kindern ein negatives Bild der Eltern entstehen, und es würde sich in ihnen selbst eine homophobe Haltung entwickeln. Zweitens würden die Kinder durch das Verheimlichen der gleichgeschlechtlichen Orientierung der Eltern in eine für ihre Entwicklung unheilvolle Situation geraten, indem sie in zwei strikt voneinander getrennten Welten leben müssten: innerhalb der Familie im Wissen um die gleichgeschlechtliche Orientierung ihrer Mütter bzw. Väter und außerhalb des Hauses in einer Welt, der sie diese Tatsache verheimlichen müssten. Die Kinder gerieten dadurch in einen erheblichen Konflikt und wären Belastungen ausgesetzt, die negative Folgen für ihre psychische und soziale Entwicklung hätten.

10.6.4 Was brauchen Regenbogenfamilien? Worauf kommt es in Zukunft an?

In erster Linie kommt es darauf an, die **Akzeptanz gleichgeschlechtlicher Orientierungen und Lebensweisen zu vergrößern,** d. h. die in der Gesamtgesellschaft existierenden Vorurteile und negativen Klischeebilder von Lesben und Schwulen abzubauen und die dahinterliegende homosexualitätsfeindliche Haltung (Homophobie) aufzudecken. Größere Akzeptanz macht das Leben für Regenbogenfamilien einfacher, sehen sie sich dann doch weniger als bisher mit Misstrauen in die erzieherischen Kompetenzen der Eltern und mit Ablehnung ihrer Lebensweise konfrontiert. Größere Akzeptanz von außen führt bei den lesbischen und schwulen Eltern aber auch zu einer größeren Selbstsicherheit und Selbstakzeptanz, wodurch das Familiensystem entlastet wird.

Regenbogenfamilien sollten **vorurteilsfreie, über gleichgeschlechtliche Orientierungen und Lebensweisen gut informierte Fachleute** zur Verfügung stehen. Wenn dies gewährleistet ist, können Regenbogenfamilien, falls (wie in anderen Familien auch) irgendwelche Probleme auftreten, frühzeitig eine ihnen angemessene Beratung und Begleitung finden. Ferner ist es wichtig, dass Regenbogenfamilien auch in **Kinder- und Schulbüchern** als eine den heterosexuellen Ehen gleichwertige Partnerschaft dargestellt werden. Auf diese Weise wird diese Lebensform für die Heranwachsenden zu etwas „Normalem". Außerdem sind die Eltern homosexueller Kinder zu informieren und in ihrer Auseinandersetzung mit dem Thema zu unterstützen (Rauchfleisch 2012).

Wichtig zum Abbau von Vorurteilen und zur Erreichung einer breiteren Akzeptanz von Regenbogenfamilien sind schließlich die **Förderung von Kontakten und der Erfahrungsaustausch unter Regenbogenfamilien.** Vielfach stehen diese Familien unter dem Eindruck, sie seien die „einzigen" dieser Art, und leiden darunter, sich nicht mit anderen Regenbogenfamilien austauschen zu können. Eine wichtige Aktivität zur Erreichung dieses Ziels ist in Deutschland das **Modellprojekt des LSVD „Regenbogenfamilien"** unter der Leitung von Frau Dr. Elke Jansen. Im Rahmen dieses Projekts sind Anlaufstellen für Regenbogenfamilien, die Vermittlung von Information über diese Lebensform, Begegnungsmöglichkeiten und Beratungsangebote für Regenbogenfamilien sowie für Institutionen und Fachleute geschaffen worden.

10.6.5 Fazit

- Regenbogenfamilien stellen eine den heterosexuellen Familien gleichwertige, ihren Kindern gedeihliche Entwicklungsbedingungen bietende Lebensform dar.
- Die Kinder aus Regenbogenfamilien entwickeln sich gleich wie Kinder aus anderen Familien. In mancherlei Hinsicht zeigen sie sogar einen gewissen Entwicklungsvorsprung gegenüber Kindern aus traditionellen heterosexuellen Familien (z. B. größere Sensibilität für Diskriminierungen und für die Geschlechterrollen mit den daran geknüpften Machtverhältnissen).

- In mancherlei Hinsicht sind Regenbogenfamilien aber auch anders. Daraus resultieren z. T. Schwierigkeiten, die jedoch nicht von den Familien selbst herrühren, sondern durch die soziale Situation bedingt sind, in der sie in unserer z. T. immer noch homosexualitätsfeindlichen Gesellschaft mit ausgeprägter Heteronormativität leben.
- Wichtig ist schließlich, dass die Professionellen in Pädagogik, Psychologie und Medizin eine vorurteilsfreie Haltung gegenüber Regenbogenfamilien haben und über die spezifische Situation solcher Familien gut informiert sind.

LITERATUR

Berger W, Reisbek G, Schwer P (2000). Lesben-Schwule-Kinder. Eine Analyse zum Forschungsstand. Düsseldorf: Ministerium für Frauen, Jugend, Familie und Gesundheit des Landes NRW.

Dittberner M (2004). Lebenspartnerschaft und Kindschaftsrecht. Die rechtliche Situation gleichgeschlechtlicher Paare unter besonderer Berücksichtigung kindschaftsrechtlicher Regelungen. Diss. Universität Frankfurt/M. Bern: Peter Lang.

Gartrell N, et al. (1996). The National Lesbian Family Study: I. Interviews with prospective mothers. Am J Orthopsychiatry 66: 272–281.

Gartrell N, et al. (1999). The National Lesbian Family Study: II. Interviews with mothers of toddlers. Am J Orthopsychiatry 69: 362–369.

Gartrell N, et al. (2000). The National Lesbian Family Study: III. Interviews with mothers of five-year-olds. Am J Orthopsychiatry 70: 542–548.

Gartrell N, et al. (2005). The National Lesbian Family Study: 4. Interviews with the 10-year-old children. Am J Orthopsychiatry 75: 518–524.

Gartrell N, Bos H (2010). US National Longitudinal Lesbian Family Study: psychological adjustment of 17-year-old adolescents. Pediatrics 126: 28–36.

Gerlach S (2013). Irreführende Zahlen zu Homopaaren aus Baden-Württemberg. www.rainbowfamilynews.de/2013/11/irrefuehrende-zahlen-zu-homopaaren-aus-baden-wuerttemberg/ (letzter Zugriff: 14.10.2017).

LSVD – Familien- und Sozialverein des Lesben- und Schwulenverbandes Bern in Deutschland (LSVD) (Hrsg.) (2003). Dokumentation der bundesweiten Fachtagung des LSVD: „Regenbogenfamilien – familiäre und gesellschaftliche Wirklichkeit". 11./12. Oktober 2003 Berlin.

Nay Yv E (2016). Was sagt die Wissenschaft zu „Regenbogenfamilien"? Eine Zusammenschau der Forschung; www.regenbogenfamilien.ch/files/Nay-Yv_Was-sagt-die-Wissenschaft-zu-,Regenbogenfamilien'_-Eine-Zusammenschau-der-Forschung_2016.pdf (letzter Zugriff: 14.10.2017).

Patterson C (2006). Children of lesbian and gay parents. Curr Direct Psychol Sci 15(5): 241–244.

Patterson CJ, Hurt S, Mason CD (1998). Families of the baby boom: children's contact with grandparents and other adults. Am J Orthopsychiatry 68: 390–399.

Rauchfleisch U (1997). Alternative Familienformen. Eineltern, gleichgeschlechtliche Paare, Hausmänner. Göttingen: Vandenhoeck & Ruprecht.

Rauchfleisch U (2011). Schwule. Lesben. Bisexuelle. Lebensweisen, Vorurteile, Einsichten. 4. A. Göttingen: Vandenhoeck & Ruprecht.

Rauchfleisch U (2012). Mein Kind liebt anders. Ein Ratgeber für Eltern homosexueller Kinder. Ostfildern: Patmos.

Rupp M (Hrsg.) (2009). Die Lebenssituation von Kindern in gleichgeschlechtlichen Lebensgemeinschaften. Köln: Bundesanzeiger-Verl.-Ges.

10.7 Kunsttherapie: Partnerschaft

Klara Schattmeyer-Bolle und Ralf Bolle

„Wenn man einen Menschen liebt, so lässt man ihm doch jede Möglichkeit offen und ist trotz aller Erinnerungen einfach bereit, zu staunen, immer wieder zu staunen, wie anders er ist, wie verschiedenartig und nicht einfach so, nicht ein fertiges Bildnis."

Max Frisch (1996)

In der Regel werden sich Paare, die Hilfe suchen, zunächst eher an einen Paartherapeuten als an Kunsttherapeuten wenden. Es hat sich aber gezeigt, dass kunsttherapeutische Unterstützung oder Vertiefung in Zusammenarbeit mit einer Psychotherapie entscheidende Impulse geben und Veränderungen bewirken kann. So kann auch ein Kunsttherapeut mit entsprechender psychotherapeutischer Ausbildung Paare, die sich eine „Paar-Kunsttherapie" wünschen, kompetent und kreativ begleiten.

Es kann günstig sein, als Kunsttherapeutin bei Paargesprächen mit dabei zu sein, um dem Patientenpaar ein „Therapeutenpaar" (bei männlichen Psychotherapeuten) zur Seite zu stellen und damit eine Ausgewogenheit der Geschlechter herzustellen.

Wenn Paare Hilfe suchen, haben sie in der Regel die Fähigkeit verloren, sich adäquat über Worte zu verständigen und im guten Sinne, wie Max Frisch es ausdrückt, zu staunen. Sie stehen sich vielleicht in bestimmten Bereichen noch nahe, sind aber gegenseitig nicht mehr in befriedigender Weise imstande, sich Gehör zu verschaffen. Die Sprache versagt, die Dialoge sind festgefahren.

Bilder zeigen in einer solchen Situation oftmals auf, was über Worte nicht mehr kommuniziert werden kann. Sie lassen bewusste und unbewusste Beziehungsmuster mit den dazugehörigen Emotionen sichtbar werden und regen zu Gedanken, Fragen und Antworten an. Die Möglichkeit des Spiegelns und Gespiegeltwerdens über die Gestaltungen im Beisein eines Therapeuten schafft Hoffnung, festgefahrene Beziehungsstrukturen zu erkennen und zu lösen. Da die meisten Beziehungen daran scheitern, eigene Themen und Gefühle dem anderen nahezubringen, können Bilder und Symbole diese Aufgabe – zumindest übergangsweise – übernehmen.

Der Gestaltung kommt die Aufgabe zu, zerstrittene oder sprachlose, aber trotzdem noch eng verbundene Paare über das Einschalten einer dritten Dimension – der Ebene des **Dazwischen** – in einen heilsamen Abstand im dyadischen Konflikt und dadurch wieder in einen Dialog zu bringen. Gleichzeitig werden neue Impulse für ein verändertes Miteinander gesetzt. Der gemeinsame Prozess beider Partner bietet neue Wege des Wahrnehmens, Einfühlens, Erspürens und Verstehens sowohl der eigenen Rolle als auch der des Gegenübers.

Ein weiterer wichtiger Aspekt ist die Zeitlichkeit:

„So wie Worte verklingen, wenn sie einmal ausgesprochen und nur als geprägte Erinnerung weiterleben können, lassen Bilder Zeit zum Verstehen. Sie drängen nicht und sind geduldig. Bilder halten den Moment fest. Beim Malen hinterlässt der Maler bleibende Spuren, welche die Möglichkeit der längeren Betrachtung ein und derselben Aussage zulassen und die Möglichkeit bieten, dieser Aussage zu jedem Zeitpunkt neu zu begegnen. Bilder sind Zeugen, Spiegel von Zuständen, Gedanken und Emotionen, die bleiben und immer wieder abhängig vom Auge des Betrachters neue Sichtweisen in sich bereithalten. In Bildern spiegeln sich Maler und Betrachter von verschiedenen Seiten."

Hamann (2006)

Oft fällt auf, dass die Paare sich bei Schilderung der Konflikte in Schuldzuweisungen und Schuldgefühlen verlieren. In der Regel sind „Opfer" und „Täter" schnell ausgemacht. Die verbalen Erklärungen vonseiten der Therapeuten, dass es sich bei partnerschaftlichen Konflikten eher um festgefahrene, teilweise unbewusste Systeme handle, in denen beide zu gleichen Teilen beteiligt sind, werden zwar gehört, aber zunächst nicht wirklich verstanden. In einer Paartherapie ist das „Paar" der „Patient", und die Therapie besteht darin, das zwischenmenschliche Miteinander und die reaktiven Verhaltensweisen mit dem Ziel wieder zurechtzurücken, ein kompatibleres und lebbares System zu schaffen. Gelingt dies nicht, so kann die Paartherapie dabei helfen, eine nicht aufhaltbare Trennung zu ermöglichen und würdevoll auseinanderzugehen.

Den nutzlosen Schlagabtausch zu unterbrechen und jedem der Beteiligten Zeichenblock und Stifte anzubieten, verändert die Situation sofort, da so jeder auf sich selbst zurückgeführt wird. Er muss seine eigene innere Bewegung zu Papier bringen und sich dadurch mit sich selbst befassen. Auf Sprache wird verzichtet und somit auch auf den Beziehungsaspekt möglicher verbaler Verletzungen, automatisierter Gesprächsmuster und der Wiederholung alltäglicher Streitinhalte.

Folgende Überlegungen sprechen für eine kunsttherapeutische Begleitung:

- Bildliche Darstellung der eigenen Position ohne Beeinflussung und Bewertung
- Gegenseitige Wahrnehmung des getrennten Malprozesses, Auflösung von Verknotungen
- Differenzierung der Besonderheiten der einzelnen Partner und der Schwierigkeiten des Zusammenseins
- Verstehen der eigenen Emotionen, Verstehen der Emotionen des anderen
- Empathisches Einfühlen in das Bild des anderen
- Sich einlassen auf den eigenen Malprozess als Spiegel des sich Einlassens auf die Therapie
- Eröffnen neuer anderer Blickwinkel auf die Beziehung
- Erweiterung des Verständnisses für das „So-sein" des anderen
- Aufzeigen von Entwicklungsperspektiven und Ressourcen in der Beziehung

10.7.1 Setting und Arbeitsweise

Zu Beginn der Arbeit werden zunächst mit den Paaren **Dauer und Frequenz** der Sitzungen sowie **Ab-**

lauf und Vorgehensweise beim künstlerischen Gestalten besprochen. Da es immer um die Lösung der gemeinsamen Probleme geht, soll das künstlerische Tun eher als eine spielerische Komponente und nicht als Quelle für zusätzlichen Leistungsdruck betrachtet werden. Damit genügend Raum zur Verfügung steht, hat sich für eine Sitzung eine Doppelstunde als zeitlicher Rahmen bewährt. Die Frequenz richtet sich einerseits nach dem Leidensdruck, andererseits sind aber auch einige Wochen Pause zwischen den Sitzungen hilfreich, um den Bildern und Gedanken, die sich dem Paar eröffnet haben, Raum für die Umsetzung zu lassen.

Bevor mit der Therapie begonnen wird, sollten beide Beteiligten im Sinne der eingangs beschriebenen Diagnostik nach **Therapiezielen** befragt werden.

Thematische Anregungen und **Materialempfehlungen** dienen der Strukturierung und Fokussierung des Prozesses. Da eine Paartherapie immer die aktuelle Situation des Paares im Blick haben muss, ist es wichtig, zu verdeutlichen, dass im Wesentlichen die **Kommunikationsstrukturen** Thema der Therapie sein werden und andere, vermutlich tieferliegende Störungen in eine gesonderte Psychotherapie gehören.

Im Folgenden werden einige Ideen beschrieben, die sich aus Sicht der Autorin für kunsttherapeutisches Arbeiten mit Paaren gut bewährt haben. Jedoch muss immer bedacht werden, dass der Prozess des Gestaltens auch heftige Gefühle und Erinnerungen auslösen kann, die zunächst nicht vorhersehbar sind und immer mit der nötigen Vorsicht behandelt werden müssen. Deswegen sind eine vertrauensvolle Beziehung zum Therapeuten, der beide Beteiligten im Auge hat, und ein haltender Rahmen eminent wichtig. Neben den beschriebenen Vorzügen der kunsttherapeutischen Begleitung von Paaren sind hier immer auch die Gefahren im Auge zu behalten: Bilder können schnell, manchmal zu schnell die pathologische Dynamik und eine tiefer liegende traumatische Störung offenlegen.

10.7.2 Anfangsphase

Thematische Anregungen

Der Einstieg kann folgendermaßen gestaltet werden: Jeder bringt für sich seine **momentane Sicht der Beziehung** zu Papier. Das kann verbale Missverständnisse klären und dadurch eine erste Deeskalation herbeiführen.

In einem weiteren Schritt kann als Gestaltungsvorschlag an den **Beginn der Beziehung** erinnert werden: Wie gestaltete sich der Anfang? Diese Bilder schaffen eine Brücke zu oft längst vergessenen Gefühlen des Verliebtseins und der einmal bestandenen Hoffnung auf ein vielleicht lebenslanges Zusammensein. Die Klärung dessen, was davon übriggeblieben ist und ob an positive Bilder angeknüpft werden kann, gibt prognostische Hinweise für mögliche Ressourcen und den Verlauf einer Behandlung.

Ein weiterer Schritt könnte der Vorschlag zur Gestaltung von Visionen, z. B. einem **Wunschbild der Beziehung** nach erfolgreicher Therapie sein. Neben positiven Zielen zeigen diese Bilder, warum es sich lohnen könnte, die Strapazen einer Paartherapie auf sich zu nehmen.

Als weitere Vorgehensweise eignet sich auch eine **„Ich.Du.Wir"-Übung,** bei der jeder auf einem Blatt einen eigenen und einen gemeinsamen Bereich zum Bearbeiten hat. Je nach künstlerischen Fähigkeiten kann man hier ein größeres Blatt vorschlagen, an dessen gegensätzlichen Seiten jeder seinen Bereich gestaltet, während die Mitte gemeinsam bearbeitet wird. Hier kann natürlich auch mit bestimmten Vorgaben variiert werden, z. B. jeder gestaltet auf dem gemeinsamen Blatt eine Landschaftsseite; ein Weg in der Mitte oder ein Fluss ist das Gemeinsame. Diese Übungen geben den Beteiligten Halt; es gibt jenseits der Konflikte anhand der Bilder Austauschmöglichkeiten, da man über ein Drittes sprechen und Lösungen fantasieren kann. Natürlich liefern Gemeinschaftsbilder auch dem Therapeuten eine Fülle von diagnostischen Beobachtungen und Daten bezüglich des Umgangs miteinander und der üblichen Kommunikationsstrukturen.

Squiggle-Spiel

Je nach Differenziertheit der Klienten kann auch das Schnörkel-Zeichenspiel nach Winnicott die diagnostische Phase sehr bereichern. In seinem Aufsatz „The Squiggle Game“ (1968) schreibt er: *„Das Prinzip ist, dass Psychotherapie in einem Überschneidungsraum zwischen dem Bereich des kindlichen Spiels und dem Bereich des Spiels des Erwachsenen oder Therapeuten durchgeführt wird. Das Squiggle-Spiel ist ein Beispiel für die Art und Weise, wie ein solches Zusammenspiel möglich werden kann.“*

In der Paartherapie bittet man beide Partner, einfach einen Schnörkel auf ein DIN-A4-Blatt zu malen, dann werden die Blätter getauscht, und der andere gestaltet daran weiter, indem er ihn mit seinen Fantasien vervollständigt. Dieses Spiel gibt in sehr kurzer Zeit Einblicke in die unbewussten Fantasien einer Paardynamik. Dem Therapeuten bieten sie wichtige diagnostische Hinweise; dem Paar können sie Ausgangspunkt für eine Entdeckungsreise in die unerforschten Landschaften ihrer Beziehung sein.

Fallbeispiel

Sie nimmt einen roten Stift, er einen blauen. Sie malt eine schwungvolle Linie, die sie abrupt beendet durch senkrechtes Hin-und-her-Fahren. Er macht einen blauen Kritzelkringel mit ausladender Linie (➤ Abb. 10.4).

Er gestaltet aus ihrem Schnörkel eine Landschaft mit Haus. Sie macht aus seinem ein zentrales Gesicht und malt an das Ende der Linie ein Kindergesicht (➤ Abb. 10.5).

Beide sind zunächst ratlos, lächeln etwas verunsichert. Auf die Ermunterung, doch zu erzählen, was ihnen dazu einfällt, sind sie sofort beim Grundkonflikt ihrer Beziehung. Sie erläutert zu den Bildern: „Eigentlich wollte ich eine lockere, gelöste Stimmung ausdrücken, dann bekam ich Angst, dass es nicht stimmt, und habe mich gestoppt. Und du machst ein Haus, dessen eines Fenster aussieht wie ein Gefängnis. Ich fühle mich immer zuständig für das Häusliche, und du siehst es immer wieder als Gefängnis.“ Er antwortete darauf: „Ich habe, ohne zu denken, einfach gespielt. Für mich war es wie ein Musikinstrument, und du machst daraus eine Mutter, die ihren kleinen Jungen an die Leine legt.“

So zeigt sich bereits in den ersten Beschreibungen ein zentraler Konflikt in der Beziehung mit einer polarisierten Rollenverteilung zwischen repressiv-„kindlichen“ und progressiv-

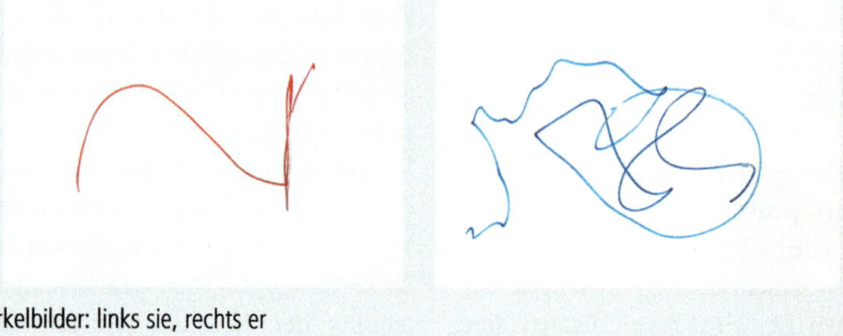

Abb. 10.4 Schnörkelbilder: links sie, rechts er

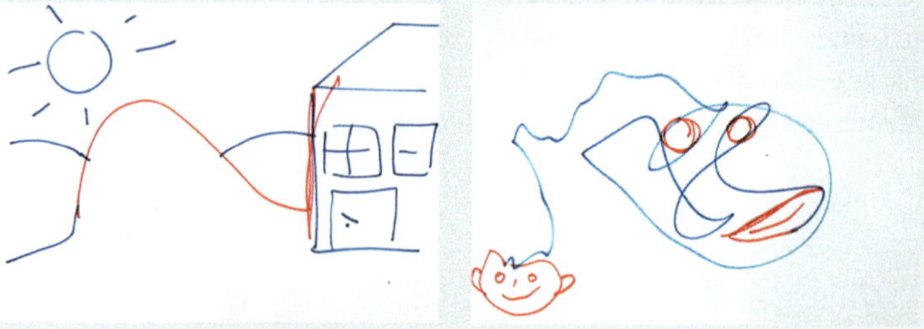

Abb. 10.5 Schnörkelbilder, ergänzt durch den Partner: links er, rechts sie

„erwachsenen“ Verhaltensweisen (Willi 2005). Deutlich werden aber auch ein konstruktiver Zugang zur Bildebene und die Möglichkeit zu weiterführender Reflexion, die dann in der Therapie genutzt werden kann.

Reflexion

Je nach Störung und Zielsetzung der Therapie können, so wie oben erläutert, unterschiedliche Schwerpunkte gesetzt werden, wie z. B. Förderung der Kommunikation, der Kreativität und/oder der Problemlösestrategien.

Wenn sich vonseiten eines Partners keine oder nur wenig Bereitschaft für die Suche nach Gemeinsamkeiten und Ressourcen zeigt und der Wunsch nach Abgrenzung überwiegt, sollte dies auch in den Themenvorschlägen berücksichtigt werden. Meist geht es dann über längere Zeit um die Suche nach dem eigenen Selbst und einer eigenen Identität. „Wer bin ich?“ oder „Wie kann ich mich finden?“ können dann Themen des einen sein, und der Umgang mit den Verletzungen, den die Abgrenzung hervorruft, die Themen des anderen. Auch hier ist die Suche nach den eigenen Wurzeln oft ein schmerzhafter Weg.

Bei bestehenden Dreiecksbeziehungen kann die Aufspaltung als ein Versuch gesehen werden, mit ungelösten Spannungen umzugehen.

Fallbeispiel (Forts.)

Beide Partner benutzen einen gemeinsamen Kasten mit wasserlöslichen Ölkreiden. Er beginnt mit der blauen Abgrenzung einer Ecke, in der er farbige Flächen anlegt. Sie nimmt ebenfalls Blau und beginnt in der Mitte. Im Laufe der Zeit wird er mutiger, indem er die beiden Blumen in ihre Richtung wachsen lässt, die sie ausmalt. Daraufhin nimmt auch er einen Pinsel und Wasser, und beide gestalten gemeinsam den freundlichen Hintergrund. Grenzen werden teilweise verwischt. Stolz und tief befriedigt betrachten beide ihr gemeinsames Werk (➤ Abb. 10.6).

Die Therapeuten bestätigen die Stimmung, das Gemeinsame, das Eigene von jedem als Teil eines Ganzen. Erinnerungen an die Anfänge der Beziehung werden wach.

Kritische und analysierende Interventionen wären hier kontraindiziert, da es um das Installieren von positiven inneren Erlebnisräumen geht. Hier ist das Thema die Frage nach einem gemeinsamen Kind.

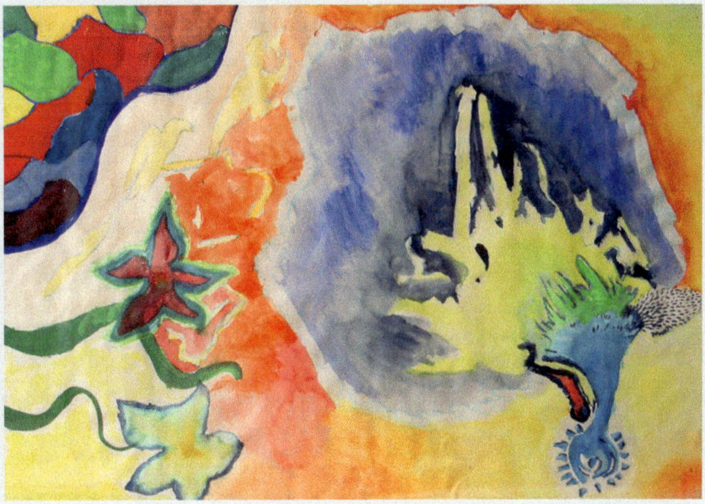

Abb. 10.6 Gemeinschaftsbild eines Paares

10.7.3 Vertiefungsphase

Gemeinschaftsbilder

Um an frühe positive Erlebnisse in der Beziehung anzuknüpfen, kann das Spiel mit Farben auf einem gemeinsamen Blatt Entspannung bringen und Ressourcen zutage fördern. Alte, festgefahrene Muster können gelockert werden, wenn der Therapeut die Anregung gibt, ausschließlich auf emotionales Erleben im Prozess selbst zu achten. Dieser gemeinsame schöpferisch-emotionale Akt kann Verbindung schaffen. Der beobachtende Therapeut erhält zudem Einblick in Rollenverteilung und in angelegte Muster. Bietet man diese Übung mehrmals an, entstehen Reflexionen über Grenzen, Nähe, Distanz und über den eigenen oder fremden Raum.

Mein inneres Bild von dir

Eine sehr intensive Auseinandersetzung bietet die Übung, ein inneres Bild vom Partner zu malen, so wie er sich im anderen abbildet (➤ Abb. 10.7). Das kann sowohl ein Porträt vom anderen als auch ein abstraktes Bild sein. Es geht darum, Gefühle und Haltungen in Bezug auf den anderen malerisch darzustellen. In einem Porträt werden innere und äußere Besonderheiten zu Papier gebracht, und zwar so, wie der Malende den anderen wahrnimmt, sozusagen durch seine eigene Brille. Diese Form der Annäherung bringt Kontakt zu intensiven Gefühlen von Anziehung, Ablehnung und Verinnerlichung. Klassische hemmende Projektionen von Vater, Mutter oder Geschwistern auf den Partner können hier besonders gut erkannt werden.

Fallbeispiel (Forts.)

Beide beginnen spielerisch auf kleinen Formaten. Es sieht so aus, als würden sie sich entscheiden, keine konkreten Porträts zu gestalten. Sie verteilen Farben, ziehen Muster und Linien, er mit helleren freundlichen Farben, sie eher kämpfend. Dann bemerkt sie, dass sie mehr Platz braucht, und legt ein größeres Blatt darunter; er greift für sich den Impuls auf. Ihr Blatt ist fast voll, da sieht sie, wie er sich mit einem Gesicht versucht, daraufhin arbeitet sie auch ein Gesicht ein, eher aus dem Untergrund entwickelnd. Er beschäftigt sich dann länger mit den Augen.

Aus dem Nachgespräch: Beide betonen, keine Gesichter malen zu können. Trotzdem scheint etwas getroffen. Sie findet ihr Männergesicht dunkel, aber doch nicht so bedrohlich, wie sie während des Malens befürchtet hat. Das feurige Orange und das dunkle Blau bringt sie mit ihm in Verbindung. Auch er hatte eher ein Monstergesicht befürchtet, das er vermeiden wollte. Die spielerischen Momente in einem Bild sind eher neu und kindlich für ihn, wenig perfekt, aber er konnte sie zulassen. Im weiteren Verlauf kommen beide auf ihre verinnerlichten Eltern zu sprechen – sie auf einen ambivalenten Vater, der teils jähzornig entwertend, andererseits sie als Prinzessin hofierend erlebt wurde. Er erzählt von einer Mutter, die er als schwach ablehnt, sich aber fragt, was ihn hindert, ein positiveres Mutterbild zuzulassen. Er ist sehr erstaunt über den Ausdruck seines Bildes.

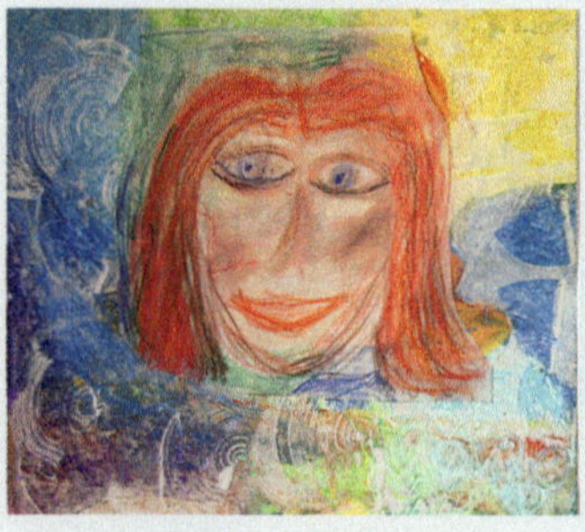

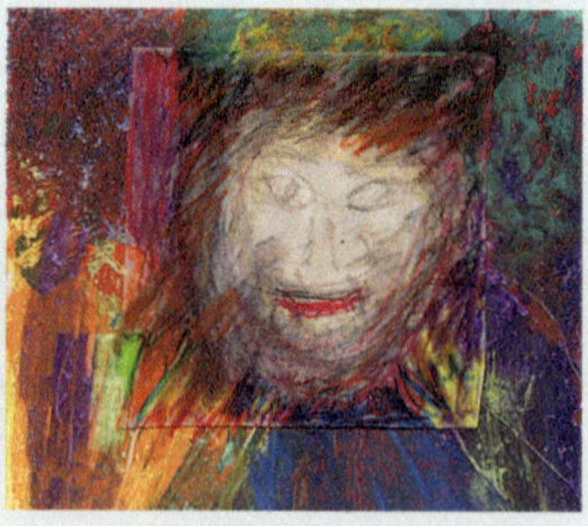

Abb. 10.7 Mein inneres Bild von dir

Progressiv therapeutisches Spiegelbild

Das progressiv therapeutische Spiegelbild und das begleitende Malen sind sehr differenzierte kunsttherapeutische Methoden. Beide setzen als Gegenüber einen Therapeuten voraus, der gut darin geschult ist, mit seinem künstlerischen Gespür und vor allem mit seiner Fähigkeit der Gegenübertragung professionell umzugehen und sie adäquat fördernd für den therapeutischen Prozess einzusetzen. Gerade diese Fähigkeiten von Einfühlung und gleichzeitiger Distanz sowie dem Erkennen von eigenen projektiven Mechanismen sind in der Regel in einer Partnerschaft verloren gegangen. Die Methode wurde ursprünglich von Benedetti und Peciccia entwickelt:

> *„Im Progressiv therapeutischen Spiegelbild gestaltet der Therapeut zusammen mit seinem Patienten, kopiert dessen Bilder auf Pauspapier, verändert sie durch eigene Einfälle, schlägt neue Lösungen und Perspektiven vor. Er übernimmt stellvertretend für den Patienten das, was dieser von sich aus noch nicht kann."*
>
> (Benedetti und Peciccia 2001: 28)

Werden in diesem Sinne die Bilder zwischen den Partnern mit der Anleitung getauscht, die Strukturen des Bildes des Partners zunächst auf einem Transparentpapier nachzuempfinden, um dann aus der Zeichenbewegung heraus eine kleine Wunschänderung anzubringen, können Prozesse der Perspektivenübernahme, des Verstehens und des Berührens in Gang gesetzt werden.

Begleitendes Malen

Eine gute Partnerschaft setzt voraus, dass ein Gleichgewicht zwischen Versorgen und Versorgtwerden besteht. Beim Begleitenden Malen übernimmt der begleitende Partner die Rolle dessen, der wahrnimmt, aufnimmt, verwandelt, anwesend ist, während der, der begleitet wird, die Freiheit besitzt, einfach zu tun, zu spielen und sich fallen zu lassen. Die Fähigkeit, sich innerlich zu trennen und sich gleichzeitig empathisch auf den Partner zu beziehen, kann es in einem weiteren Stadium der Therapie als angemessen erscheinen lassen, die Prinzipien des Begleitenden Malens anzuwenden. Die Methode, die von Schrode (1996) und Schattmayer-Bolle (2006) beschrieben wurde, eignet sich in abgewandelter Form sehr gut für eine Paartherapie. Beim Begleitenden Malen gestalten Therapeut und Patient je auf einem Papier. Der Therapeut bezieht sich in seinem Tun auf das Gestalten des Patienten, indem er Bewegungen, Rhythmus, Farbe und Form aufnehmend ein eigenes Bild schafft und es als Teil einer Gegenübertragungsreaktion zur Verfügung stellt. Dieses Vorgehen kann für kunsttherapeutische Paartherapien modifiziert werden. *„Der Hauptunterschied liegt vor allem darin, dass Partner und Partnerin malen und der Therapeut die Rolle des Beobachters einnimmt"* (Hamann 2006).

Die Partner beziehen sich in einer Therapieeinheit wechselseitig aufeinander. Hierbei erweist es sich als nützlich, kurze Erläuterungen zu geben, etwa in dieser Weise: Der Partner, der begleitet wird, malt entweder frei ein Bild, oder im vorausgegangenen Gespräch wird ein Thema deutlich, das einen oder beide beschäftigt und das dann aufgegriffen wird. Beide beziehen sich auf das entstehende Bild auf einem eigenen Blatt, indem jeder seinen eigenen Impulsen, Assoziationen und Malbewegungen als Resonanz nachspürt. Der gemeinsame Beziehungsraum bleibt erhalten, und im nachfolgenden Gespräch kann reflektiert werden, wo sich ein Paar in Bezogenheit, in Getrenntheit wahrnimmt. Fürsorgliche und individuelle Aspekte können herausgearbeitet werden.

10.7.4 Fazit

Kunsttherapie mit Paaren kann ein großer Gewinn sein, wenn es gelingt, über die gemeinsame Arbeit den kreativen Raum einer Beziehung zu erweitern. Aus statischen Bildern und Vorstellungen können vielleicht bewegliche Bilder, d. h. wieder Filme entstehen, in denen die Höhen und Tiefen des Lebens, die alltäglichen Katastrophen, das kleine und große Glück ihren Ausdruck finden. Am Ende könnte die Erkenntnis stehen, dass man zusammen mehr ist und allein weniger.

LITERATUR

Benedetti G, Peciccia M (2001). Selbstbild, therapeutisches Spiegelbild, Selbstobjekt und Übergangssubjekt im Traum und in der Imagination. Zürich: Forum für Kunsttherapie, S. 28.

Frisch M (1996). Stiller Gesamtwerk. Frankfurt/M.: Suhrkamp.

Hamann J (2006). Das Bild als Spiegel der Zweierbeziehung. Begleitendes Malen als Quelle der Wahrnehmung in der kunsttherapeutischen Arbeit mit Paaren. Dresden: Hochschule der Bildenden Künste, unveröffentlichte Diplomarbeit, S. 20.

Schattmayer-Bolle K (2005). Begleitendes Malen als dialogische Methode in der Kunst- und Gestaltungstherapie. In: Titze D (Hrsg.). Die Kunst der Kunsttherapie. Bd. 1. Aus der Mitte. Dresden: Sandstein, S. 150–154.

Schrode H (1995). Klinische Kunst- und Gestaltungstherapie. Regression und Progression im Verlauf einer tiefenpsychologisch fundierten Therapie. Stuttgart: Klett-Cotta.

Willi J (2005). Die Zweierbeziehung. Spannungsursachen, Störungsmuster, Klärungsprozesse, Lösungsmodelle. Reinbek: Rowohlt, S. 13 ff.

Winnicott DW (1968). The Squiggle Game. In: Winnicott C, Shepherd R, Davids M (eds.) (1989). Psycho-Analytic Explorations. London: Karnac, S. 299–317.

KAPITEL

11 Die letzten 30 Jahre …

11.1 Gerontopsychosomatik und Alterspsychotherapie

Gudrun Schneider und Gereon Heuft

11.1.1 Definition

Der Begriff **Gerontopsychosomatik** wurde erstmals von Heuft 1990, kurz danach von Lamprecht formuliert. Das Lehr- und Forschungsgebiet befasst sich mit (Heuft et al. 2006):

- den psychischen Auswirkungen bzw. der Bewältigung des normalen körperlichen Alternsprozesses, der als Entwicklungsaufgabe verstanden wird;
- den im Alter durch Zunahme von körperlichen Erkrankungen und Behinderungen vermehrt auftretenden somato-psychosomatischen Wechselwirkungen;
- der Erforschung adaptiver Prozesse im Kontext der im Alter auftretenden Gewinne („späte Freiheit") und Verluste (z. B. Rollenverluste, Veränderungen im sozialen Netzwerk), der Identifikation von Faktoren, welche die erfolgreiche Bewältigung des körperlichen Alternsprozesses fördern oder gefährden;
- der Erstmanifestation psychogener Störungen im Alter, deren Ursachen und Bedingungen;
- den Folgen psychischer Traumatisierungen auch in früheren Lebensabschnitten;
- der besonderen Phänomenologie vorbestehender psychischer Störungen und Persönlichkeitsstörungen im Alter.

11.1.2 Symptomatik, Pathologie und Epidemiologie

Die Altersforschung belegt, dass wir heute nicht mehr von „dem Alter" und „den Alten" sprechen können. Ältere Menschen altern sehr unterschiedlich, die interindividuelle Variabilität bezüglich physiologischer und psychologischer Parameter nimmt mit dem Alter zu (Lehr und Thomae 1987; Mayer und Baltes 1996).

Mit zunehmendem Alter steigen körperliche Risikofaktoren durch eine Zunahme von somatischen Erkrankungen und funktionellen Behinderungen, von demenziellen Erkrankungen, von Hilfs- und Pflegebedürftigkeit mit Gefährdung der selbstständigen Lebensführung und häufigerer Institutionalisierung in den höheren Altersgruppen stark an. Frauen sind in den hohen Altersgruppen überrepräsentiert, und das Risiko der Verwitwung steigt im hohen Alter stark an. Der Anteil alter Menschen, die keine Geschwister mehr haben, nimmt über die Altersgruppen zu, die Häufigkeit enger Freundschaften deutlich ab; ebenso verringert sich die Netzwerkgröße insgesamt (Mayer und Baltes 1996).

Angesichts der mit dem Alter zunehmenden Belastungen erscheint es kontraintuitiv und paradox, dass psychische Störungen bei über 60-Jährigen mit ca. 23–27 % nicht häufiger sind als in der jüngeren Allgemeinbevölkerung, wenn man von den demenziellen Störungen mit ihrer organischen Verursachung absieht. Bis auf die Demenzen gleicht das Spektrum psychischer Störungen dem jüngerer Altersgruppen: Es dominieren depressive Störungen (9,1 %), gefolgt von Angststörungen (1,9 %) und psychischen Störungen durch psychotrope Substanzen (1,8 %). Eine besondere Rolle scheint im Alter den sog. „subdiagnostischen" oder „subklinischen" psychischen Störungen zuzukommen (Störungen von Krankheitswert, die jedoch nicht die Diagnosekriterien nach ICD-10 erfüllen), die z. B. in der bevölkerungsrepräsentativen Berliner Altersstudie mit 17,8 % subdiagnostische depressive und 2,5 % subdiagnostische Angststörungen vertreten waren (Mayer und Baltes 1996; Schneider et al. 2000). Da die Abgrenzung zwischen organisch bzw. psychogen bedingten Körperbeschwerden bei gleichzeitig bestehender Multimorbidität im Alter oft schwierig ist, liegen genaue Prävalenzzahlen zu somatoformen Störungen im Alter nicht vor, klinisch spielen sie jedoch eine große Rolle (Schneider et al. 2003).

Auch das subjektive Wohlbefinden bleibt bei der Mehrzahl alter Menschen stabil. Empirische Untersuchungen belegen, dass subjektive Bewertungen der objektiven Lebensbedingungen und Persönlichkeitsmerkmale das eigene Wohlbefinden mehr beeinflussen als die objektiven Lebensbedingungen (Mayer und Baltes 1996; Schneider et al. 2006).

Dies sind Hinweise darauf, dass alte Menschen ihrem Schicksal nicht passiv ausgeliefert sind. Aktive Bewältigungsprozesse ermöglichen es der Mehrzahl alter Menschen, die Entwicklungsaufgaben, die sich mit dem Alter stellen, erfolgreich zu lösen und so ihr seelisches Wohlbefinden und ihre psychische Gesundheit aufrechtzuerhalten.

Aus einer anderen Perspektive betrachtet zeigen die Zahlen zur Häufigkeit psychischer Erkrankungen im Alter, dass psychische Störungen im Alter zwar nicht häufiger, aber genauso häufig sind wie in jüngeren Altersgruppen. Dennoch beträgt der Anteil der über 60-Jährigen in der kassenfinanzierten Richtlinienpsychotherapie nur 0,2–3 % (Heuft et al. 2006). Alte Menschen sind damit psychotherapeutisch weiterhin erheblich unterversorgt.

11.1.3 Diagnostik

Es bedarf keiner grundsätzlich anderen psychosomatischen Diagnostik im Alter, aber in der Diagnostik sollten alterstypische Aspekte und Themen (Verluste und Belastungen, aber auch Erfahrungen und Ressourcen) besonders berücksichtigt werden. Gegebenenfalls explizit zu erfragen sind die besonderen historischen Erfahrungen und die politische Biografie: Die heute über 70-Jährigen sind vor 1947 geboren, haben ihre Kindheit bzw. Jugend also z. T. im Zweiten Weltkrieg und in der Nachkriegszeit gelebt, die bei vielen von Entbehrungen, Vaterlosigkeit, Flucht und Vertreibung, Bombenangriffen, Indoktrination bei der Hitlerjugend oder beim BDM und ggf. Verstrickungen der Eltern im Nationalsozialismus geprägt war. Hinzu kommen ggf. die Folgen der politischen Verhältnisse in der DDR.

Die **syndromale Diagnostik** erfolgt nach der internationalen Klassifikation psychischer Störungen ICD-10, **die psychodynamische Diagnostik** z. B. nach der Operationalisierten Psychodynamischen Diagnostik (OPD). Die OPD, inzwischen in der zweiten Version erschienen (Arbeitskreis OPD 2006), ist ein multiaxiales Diagnoseinstrument mit den Achsen (I) Krankheitserleben und Behandlungsvoraussetzungen, (II) Beziehung, (III) Konflikt und (IV) Struktur. Die Achse V der OPD umfasst die syndromale Diagnostik nach ICD-10 und vermittelt so zwischen einer ausschließlich deskriptiven Diagnostik und einer psychodynamischen Diagnostik. Die OPD wird sowohl im Bereich ambulanter als auch stationärer Psychotherapie sowie im Rahmen der Qualitätssicherung zunehmend eingesetzt. Die zweite Version OPD-2 bietet gegenüber der OPD-1 über die Diagnostik hinaus Hilfe und Anleitung in der Psychotherapieplanung und Therapieevaluation.

Verhaltenstherapeutische Diagnostik bei Älteren umfasst wie auch bei Jüngeren Problem-, Bedingungs- und Verhaltensanalysen, ergänzt um standardisierte psychometrische Testverfahren (z. B. Hautzinger 2000).

In der Motivation zu einer Psychotherapie sind – wie bei jüngeren Patienten auch – mögliche Abwehrhaltungen der Patienten oder auch ihrer Angehörigen zu berücksichtigen. In einer Studie von Zank (1998) waren Vorurteile gegenüber und Ängste vor Psychotherapie in den höheren Altersgruppen signifikant ausgeprägter als in jüngeren, wobei die mittleren Scores jedoch nicht sehr hoch waren. Hier spielen vermutlich auch Kohorteneffekte eine Rolle.

11.1.4 Wissenschaftliche Hypothesen zur Erkrankungsursache (Ätiologie)

Bisherige entwicklungspsychologische Modelle des Alterns lassen sich häufig dem sogenannten **Halbkreismodell** oder **Verlustmodell** zurechnen. Es suggeriert, dass der Alternsprozess sich im „absteigenden Schenkel des Halbkreises" abspielt, sozusagen als Entsprechung der Kindheit, wodurch das Defizitmodell des Alterns tradiert wird. Dieses Halbkreismodell des Lebenslaufs findet sich z. B. bei C. G. Jung, der den Lebenslauf mit dem Lauf der Sonne oder einer Wasserfontäne verglich.

E. H. Erikson versuchte in seiner **Life-Cycle-Theorie** das Leben als acht aufeinander bezogene zentrale Entwicklungsaufgaben zu beschreiben. Eriksons Modell ist eines der wenigen psychodynamischen Modelle, das eine psychische Weiterentwicklung über den gesamten Lebenslauf postuliert und damit über die Annahme hinausgeht, dass ungelöste Konflikte aus Kindheit und Jugend auch im Alter neurosefördernd sein können. Im Alter wird nach Erikson (1982) *„die Frucht dieser sieben vorausgegangenen Phasen"* geerntet, womit das Stadium der „Ich-Integrität" erreicht würde. Mangel oder Verlust dieser Ich-Integrität ist nach Erikson (1982) durch Verzweiflung und Todesfurcht gekennzeichnet, mit dem Gefühl, *„dass die Zeit zu kurz ist, zu kurz für den Versuch, ein anderes Leben zu beginnen* *und andere Wege der Integrität zu suchen"*. Die auf dieser Stufe zu erwerbende Grundkompetenz wird von Erikson „Weisheit" genannt. Damit kommen diese Begriffe und Kategorien über eine idealisierende Beschreibung des Alterns nicht hinaus. Außerdem erscheint heute die Phase 8 (Alter), die 30 und mehr Lebensjahre umfasst (vom 60. bis über das 90. Lebensjahr), zu undifferenziert angesichts der oben in Kürze dargelegten empirischen Befunde, die eine Differenzierung eines jüngeren Alters vom hohen Alter nahelegen.

Kritisch kann angemerkt werden, dass das Stufenmodell nicht beantwortet, wie es zu einer Entwicklungsnotwendigkeit von der einen zur nächsten Stufe kommt, was den Erwachsenen zu weiteren, ja auch konflikthaften Entwicklungsschritten vorantreibt. Alternativ entwickelte unsere Arbeitsgruppe das **Konzept von Organisatoren als Triebfedern der Entwicklung** und postuliert den körperlichen Alternsprozess als *„somatogenen Organisator der Entwicklung im Alter"* (Heuft et al. 2006). Empirische Untersuchungen unterstützen diese Theorie. In ausführlichen biografischen Interviews alter Menschen im Rahmen der sogenannten **Eldermen-Studie** beantworteten rund 80 % die Frage „Woran merken Sie, dass die Zeit vergeht?" unter Bezugnahme auf den körperlichen Alternsprozess (Heuft et al. 2006).

Die Auseinandersetzung mit dem körperlichen Alternsprozess und die Anpassung an diesen stellt für den alternden Menschen ein bedeutsames Entwicklungsthema dar. Die im Alternsprozess auftretenden natürlichen körperlichen Veränderungen bis hin zu häufig chronischen körperlichen Erkrankungen, einhergehend mit Behinderungen im Alltag und Gefährdung der selbstständigen Lebensführung, müssen psychisch bewältigt und in das Selbstbild integriert werden. Die Bewältigung dieser Thematik hat Auswirkungen auf das körperliche und seelische Befinden. Die psychische Integration des körperlichen Alternsprozesses ist ein somatopsychisch-psychosomatischer Prozess. Groen bezeichnete 1982 den **Alternsprozess als ein psychosomatisches Paradigma.**

➤ Abb. 11.1 zeigt die von Heuft entwickelte Typologie der Entstehung psychosomatischer oder psychischer Symptombildungen im Alter:

1. Hierbei kann ein in der Kindheit entstandener **neurotischer Kernkonflikt** oder eine **strukturelle Störung** in sogenannten Auslösesituationen – häufig sind dies Schwellensituationen in der Biografie (Übergang ins Berufsleben; Heirat; Geburt eines Kindes, aber eben auch Übergang ins Rentenalter; körperliche Erkrankungen im Alternsprozess) – aktiviert werden. Der **neurotische Konflikt** oder die **strukturelle Vulnerabilität** ermöglichen es dem Individuum nicht, die anstehende Entwicklungsaufgabe zu bewältigen, im Rahmen eines „suboptimalen" unbewussten Lösungsversuchs entsteht eine körperliche oder psychische Symptomatik.
2. Daneben unterscheiden wir eine zweite Patientengruppe, deren Symptomatik nicht auf einer seit Langem bestehenden neurotischen Thematik bzw.

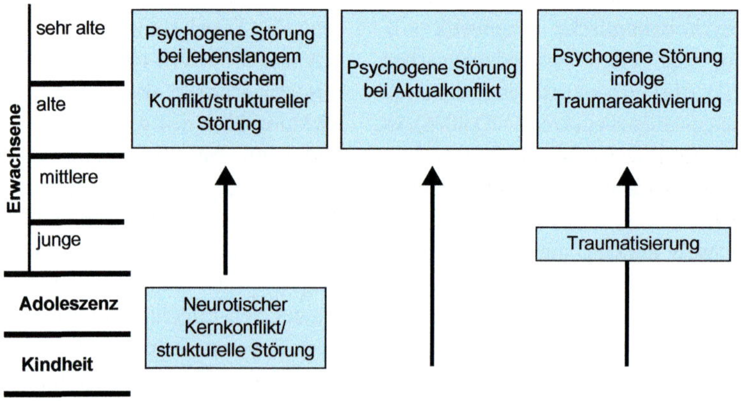

Abb. 11.1 Typologie psychogener Störungen im Alter (modifiziert nach Heuft et al. 2006)

einer strukturellen Vulnerabilität basiert, sondern auf einem sogenannten **Aktualkonflikt** (Arbeitskreis OPD 2006). Diese Gruppe umfasst alternde Menschen, die ein akutes psychisches oder psychosomatisches Symptom entwickeln, deren Anamnese und Biografie aber trotz sorgfältiger Untersuchung keine pathogenen repetitiven Konfliktmuster erkennen lässt und deren Lebenslauf nach Erreichung des Erwachsenenlebens eine strukturelle Störung mit an Sicherheit grenzender Wahrscheinlichkeit ausschließt.
Ursächlich für die Probleme dieser Patienten können massive konflikthafte äußere Lebensbelastungen oder primär intrapsychisch erlebte konflikthafte Belastungen durch Entwicklungs- und Alterungsprozesse im Lebenslauf sein. Dabei sind im Gegensatz zu psychoneurotischen Konflikten dem Patienten die motivationalen Beweggründe im Erleben äußerer und innerer aktueller Konflikte teilweise oder ganz bewusst. Das pathogene Element ist hier die prinzipielle subjektive oder objektive Unlösbarkeit (Beispiel: ein Mensch, der keinen lebenslangen Abhängigkeits- vs. Autonomiekonflikt hat, d. h. die Entwicklungsaufgaben der Lösung und Individuation vom Elternhaus, der Partnerwahl und flexiblen Regulierung der Nähe bzw. Distanz in der Ehe, generative Aufgaben: Geburt, Erziehung und Loslösung der Kinder, bewältigt hat, dekompensiert depressiv angesichts einer drohenden oder tatsächlichen schweren körperlichen Erkrankung mit Behinderung und Pflegebedürftigkeit angesichts der damit verbundenen Abhängigkeit von anderen).

3. Und schließlich ist eine dritte Gruppe von Patienten dadurch charakterisiert, dass der Symptombeginn auf eine **akute Traumatisierung** (nach ICD-10 schwerste Erlebnisse, die praktisch jeden Menschen extrem belasten und zur Verzweiflung treiben würden mit Erleben von Hilflosigkeit und Ausgeliefertsein) oder **Reaktivierung einer früheren Traumatisierung** zurückzuführen ist. So kann beispielsweise das Erleben von Hilflosigkeit und Angewiesensein (z. B. durch Pflegebedürftigkeit) das Erleben von Hilflosigkeit im Rahmen eines früheren Traumas (Kriegserlebnisse, Flucht und Vertreibung, Vergewaltigung, Konzentrationslagerhaft u. a.) reaktivieren (s. dazu auch Heuft et al. 2006).

Aus **verhaltenstherapeutischer Sicht** gibt es bisher keine explizit neuen Entwicklungsmodelle für die zweite Hälfte des Erwachsenenlebens; vielmehr werden die bewährten verhaltenstherapeutischen und kognitiven Konzepte (z. B. verhaltenskontingente Verstärkung, das Modell der erlernten Hilflosigkeit, das kognitive Modell von Beck) auch auf Ältere angewandt (Übersicht bei Hautzinger 2000).

11.1.5 Behandlungsansätze: Psychotherapie im Alter

Wie in der Diagnostik bedarf es auch keiner ganz anderen Psychotherapie im Alter, sondern es können die üblichen psychodynamischen Verfahren (ambulante tiefenpsychologisch fundierte Psychotherapie; ambulante analytische Psychotherapie; ambulante tiefenpsychologisch fundierte oder analytische Gruppentherapie; stationäre integrative Therapiemodelle) mit bestimmten Modifikationen unter Berücksichtigung von Besonderheiten der Übertragung und Gegenübertragung zum Einsatz kommen. Die Indikationsstellung für ein bestimmtes Verfahren bzw. Setting sollte unter ähnlichen Gesichtspunkten wie für jüngere Patienten erfolgen (s. dazu ausführlich Heuft et al. 2006)

Besonderheiten und technische Modifikationen, spezifische Themen

In der **praktischen Planung** der Psychotherapie sind ggf. sensorische Einschränkungen (z. B. Schwerhörigkeit, Sehbehinderung), Einschränkungen der Mobilität (adäquate, nicht zu niedrige Sitzgelegenheit oder Couch; rollstuhlgerechte Praxis), Einschränkungen der Konzentrationsfähigkeit (Tageszeit und evtl. Aufteilen der Sitzungen) zu berücksichtigen.

Spezifische Themen in der Psychotherapie mit Älteren, die nicht nur, aber vorrangig im höheren Lebensalter auftreten, sind: Verlust wichtiger Bezugspersonen, Rollenwechsel, Verlust sozialer Rollen, Verlust körperlicher und kognitiver Fähigkeiten, körperliche Erkrankungen, Schmerzen, sensorische Einschränkungen, aufgrund von Hilfsbedürftigkeit im Alltag auftretende aktualisierte

Abhängigkeits-Autonomie- oder Selbstwert-Thematik, Thematisierung von Tod und Sterben, interpersonelle und intergenerationelle Konflikte unter besonderer Berücksichtigung der historischen Perspektive (z. B. Erleben von und eventuell. als Täter oder Opfer in zwei Weltkriegen, Vor- und Nachkriegszeit, Flucht, Vertreibung, Traumatisierungen etc).

Ein Literaturüberblick über die **Behandlungsziele,** die in der Literatur zur Psychotherapie mit Älteren genannt werden, ergab vorrangig folgende Ziele: Symptomreduktion, Wiederherstellung von Selbstwertgefühl, Bewältigung der körperlichen und interpersonellen Belastungen, Erwerb neuer interpersoneller Fähigkeiten und Bewältigungsmechanismen, Bearbeitung individueller Konflikte, Ängste, Anpassung an die Situation und Rolle des Alternden trotz eingeengter Möglichkeiten, Trauerarbeit, Selbstfindung im letzten Lebensabschnitt, mehr Bewusstheit und Wachstum, Förderung der Kontakt- und Kommunikationsfähigkeit, allgemeine Aktivierung, Realitätsüberprüfung.

Damit unterscheiden sich die genannten Behandlungsziele nicht grundlegend von denen, die in der Literatur für jüngere Erwachsene genannt wurden (Überblick bei Schneider und Heuft 2001). Allerdings sind Besonderheiten der Übertragung, Gegenübertragung und Eigenübertragung zu beachten (Heuft 1990).

Übertragung

Die psychoanalytische bzw. tiefenpsychologisch orientierte Einzel- und Gruppenpsychotherapie Älterer unterscheidet sich von der Behandlung jüngerer Erwachsener durch besondere und komplexe **„umgekehrte und multigenerationelle" Übertragungskonstellationen** (Heuft et al. 2006). Hiatt (1971) hat die multigenerationelle Übertragung in drei Kategorien eingeteilt: Elternübertragung, Geschwisterübertragung und Kinder-Enkel-Übertragung.

Obwohl auch bei den Älteren entsprechend der klassischen Übertragungskonstellation weiterhin der Wunsch nach mächtigen Elternimagines besteht, werden die jüngeren Therapeuten zunächst eher als Kinder oder Enkelkinder gesehen. An sie werden Wünsche und Erwartungen nach besonderer Zuwendung, Hilfestellung und Versorgung herangetragen, oder sie werden zunächst nicht in ihrer Expertenrolle akzeptiert, oft auch eher entwertet. Diese „Sohn- bzw. Tochter-Übertragung" ermöglicht den alten Patienten in besonderer Weise, die in der Beziehung zur nächsten Generation unbewältigt gebliebenen Konflikte durchzuarbeiten. Die sich nach dieser Bearbeitung allmählich einstellende klassische Übertragungskonstellation wird im Behandlungsverlauf häufig durch multigenerationelle Übertragungsangebote kompliziert, indem der Therapeut auch im Weiteren nacheinander oder parallel Eltern, Kinder, Geschwister, Kollegen oder Partner des Patienten repräsentiert.

Gegenübertragungsprobleme und Eigenübertragungsfantasien bei chronologisch jüngeren Therapeuten

In der **Gegenübertragung** (hier verstanden als die nichtneurotische Reaktion des Therapeuten auf die Übertragung des Patienten) kann der Therapeut die älteren Teilnehmer in der Elternrolle erleben. Neben den durch die Übertragung des Patienten auf den Therapeuten aktivierten Gegenübertragungsaspekten können aber auch eigene Übertragungsbereitschaften (sog. **Eigenübertragung**) des Therapeuten aktiviert werden, z. B. im Zusammenhang mit ungelösten Konflikten in der Beziehung zu den eigenen Eltern (Heuft 1990; Heuft et al. 2006).

Folgende Gegen- bzw. Eigenübertragungsprobleme können auftreten:

- Ältere werden als schwache, hilfsbedürftige Eltern gesehen; pathologisches Verhalten wird als Altersvariable begriffen
- Rache und Revanchegelüste sowie Schuldgefühle gegenüber den älteren Patienten
- Aktivierung eigener Ängste vor Alter bzw. Abhängigkeit und Hilflosigkeit
- Abwehr der Sexualität der Eltern und Verleugnung der Sexualität älterer Patienten, Abwehr eigener ödipaler oder präödipaler Wünsche
- Aktivierung unbewusster Wünsche nach idealen Eltern, weisen Alten
- Identifizierung mit Kindern und Enkelkindern von Patienten
- Probleme mit intensiven Hass- oder Verliebtheitsgefühlen des älteren Patienten im Rahmen der Übertragung

Daraus können spezifische Abwehrreaktionen gegenüber den älteren Patienten resultieren, die z. T. die geringe Prävalenz der Älteren in der Kassenpsychotherapie erklären können. Diese haben zur Folge, dass die Psychotherapieindikation nicht gestellt wird oder für über 60-Jährige nur ein reduziertes Psychotherapieangebot (z. B. nur supportive Therapien), aber keine psychoanalytischen Behandlungen indiziert werden oder die Behandlung weitgehend medikamentös und polypragmatisch erfolgt.

Aufgrund der eigenen Ängste können die Phänomenologie des normalen Alterns und adaptive Bewältigungsstrategien als pathologisch oder umgekehrt pathologische Symptome als altersphysiologisch verkannt werden. Es kann zu verbalen Äußerungen mit infantilisierenden Zügen kommen, oder die mangelnde eigene Behandlungskompetenz bzw. Unsicherheit wird projektiv verkannt als Rigidität und fehlende Motivation des Patienten. Die Bereitschaft von Psychotherapeuten, mit über 60-Jährigen zu arbeiten, wurde in einer empirischen Studie nur von vorherigen Erfahrungen der Psychotherapeuten mit Älteren vorhergesagt, nicht vom Alter der Therapeuten oder von ihrem gerontologischen Wissensstand.

Wirksamkeit von Psychotherapie im Alter

Die Wirksamkeit tiefenpsychologisch fundierter Einzeltherapie bei alten Menschen ist in einigen Studien vor allem für depressive Störungen auch im Vergleich zu kognitiver Verhaltenstherapie nachgewiesen, wobei beide Verfahren sich als gleich wirksam erwiesen (Übersicht bei Heuft und Marschner 1994). Für die psychoanalytische Einzeltherapie liegen nur Einzelfallberichte vor (z. B. Radebold und Schweizer 1996).

Für psychodynamische und kognitiv-behaviorale Gruppenpsychotherapie mit Älteren wurde die Wirksamkeit in kontrollierten Studien für eine ganze Reihe von Störungen nachgewiesen (Depressionen, Angststörungen, psychosomatische Beschwerden, Persönlichkeitsstörungen, reaktive Störungen nach Verlusterlebnissen u. a.), wobei vergleichende Gruppentherapiestudien keine klare Überlegenheit für ein bestimmtes Verfahren ergeben haben.

Ergebnisse von Metaanalysen (Übersicht bei Schneider und Heuft 2001, 2011, 2012) zeigen, dass psychotherapeutische Interventionen bei Älteren sowohl als Einzel- wie auch als Gruppentherapie im Vergleich zu Kontrollbedingungen wirksam sind, wobei die kognitiv-behavioralen Verfahren und als Erkrankungsentitäten Angst- und depressive Störungen am besten untersucht sind und Therapeuten mit höherer Qualifikation (Erfahrung im Umgang mit Senioren) erfolgreicher sind. Sie belegten jedoch keine klare Überlegenheit eines bestimmten Verfahrens.

11.1.6 Resümee

Zusammenfassend ist Psychotherapie im Alter offenbar erfolgreich und effizient, bedarf jedoch weiterer Evaluation durch kontrollierte Studien. Es gibt bisher keine gesicherten besonderen Indikationskriterien für ein bestimmtes Setting oder bestimmtes Verfahren. In der Psychotherapie Älterer sind Besonderheiten der Übertragung, Gegenübertragung und Eigenübertragung zu berücksichtigen, jedoch gibt es insgesamt mehr Gemeinsamkeiten als Unterschiede zur Psychotherapie Jüngerer.

Angesichts der empirischen Befunde, dass Erfahrungen in der Psychotherapie mit Älteren die Bereitschaft erhöhen, Ältere in Psychotherapie zu nehmen, und zu besseren Therapieergebnissen beitragen, ist eine stärkere Verankerung der Gerontopsychosomatik und Alterspsychotherapie in der Weiterbildung bzw. Ausbildung von Psychotherapeuten zu fordern.

LITERATUR

Arbeitskreis OPD (Hrsg.) (2006).Operationalisierte Psychodynamische Diagnostik OPD-2. Das Manual für Diagnostik und Therapieplanung. Bern: Huber.

Groen J (1982). Psychosomatic aspects of aging. In: Groen J (ed.). Clinical Research in Psychosomatic Medicine. Assen: van Gorkum.

Hautzinger M (2000). Depression im Alter. Weinheim: Beltz PVU.

Heuft G (1990). Bedarf es eines Konzepts der Eigenübertragung? Forum der Psychoanalyse 6: 299–315.

Heuft G, Marschner C (1994). Psychotherapeutische Behandlung im Alter – State of the art. Psychotherapeut 39: 205–219.

Heuft G, Kruse A, Radebold H (2006). Lehrbuch der Gerontopsychosomatik und Alterspsychotherapie. 2. A. München: Reinhardt.
Hiatt H (1971). Dynamic psychotherapy with the aging patient. Am J Psychother 25: 591–600.
Lehr U, Thomae H (Hrsg.) (1987). Formen seelischen Alterns. Ergebnisse der Bonner Gerontologischen Längsschnittstudie. Stuttgart: Enke.
Mayer KU, Baltes PB (Hrsg.) (1996). Die Berliner Altersstudie. Berlin: Akademie Verlag.
Radebold H, Schweizer R (2001). Der mühselige Aufbruch – über Psychoanalyse im Alter. 2. A. München: Reinhardt.
Schneider G, Heuft G (2001). Gruppenpsychotherapie mit alten Menschen. In: Tschuschke V (Hrsg.). Praxis der Gruppenpsychotherapie. Stuttgart: Thieme, S. 312–321.
Schneider G, Heuft G (2011). Organisch nicht erklärbare, somatoforme Beschwerden und Störungen im Alter: ein systematischer Literaturüberblick. Z Psychosom Med Psychother 57: 115–140.
Schneider G, Heuft G (2012). Angst und Depression bei älteren Menschen. Z Psychosom Med Psychother 58: 336–356.
Schneider G, et al. (2006). Old and ill and still feeling well? Determinants of subjective well-being in > 60 year olds: the role of the sense of coherence. Am J Geriat Psychiatry 14: 850–859.
Schneider G, et al. (2000). The prevalence and diagnostics of subclinical depressive syndromes in inpatients 60 years and older. Psychother Psychosom 69: 251–260.
Schneider G, et al. (2003). Subjective body complaints in the elderly – an indicator for somatization? Psychosomatics 44: 91–99.
Zank S (1998). Psychotherapy and aging: results of two empirical studies between psychotherapists and elderly people. Psychotherapy 35: 531–536.

11.2 Kunsttherapie im höheren Lebensalter

Gerhard Gerstberger und Philipp Martius

Die fast 80-jährige, rüstig wirkende Patientin, zu der einem bei der ersten Begegnung sofort der Begriff „Dame“ einfiel, hatte sich vor allem auf Betreiben ihrer erwachsenen Kinder mit einer Reha-Behandlung einverstanden erklärt. Auslöser für ihre Behandlung war die Trauerreaktion auf ihre Verwitwung. Im Jahr zuvor war ihr Ehemann, mit dem sie mehr als 50 Jahre verheiratet war, verstorben. Er hatte jahrzehntelang an einer chronischen Krankheit gelitten, weswegen er wiederholt im Krankenhaus gewesen war, und hatte u. a. auch eine Organtransplantation überstanden. Im Alter kamen Gefäßkomplikationen und Infektionen dazu und nach einem in solchen Situationen ja fast schon obligatorischen Sturz noch eine Schenkelhalsfraktur und zunehmende Verwirrtheit.

In den ersten Gesprächen berichtete sie unter Tränen, dass er gestorben sei, als sie nur einen kurzen Moment das Zimmer habe verlassen müssen, das könne sie sich gar nicht verzeihen. Auch dass sie noch im ständigen inneren Kontakt mit ihrem Mann stehe, ihn atmen höre, ihn auch manchmal vor sich sehe, zeigte ihre immer noch starke innere Verbundenheit und hatte keine Zeichen eines Wahns. Morgens spreche sie ein Bild von ihm im Wohnzimmer an, und sie träume viel von ihm. Am allermeisten fürchte sie, dass der Moment eintrete, in dem sie merke, dass sie ihn zu vergessen beginne. Dies alles erschüttere sie sehr, sie weine viel und fühle sich sehr erschöpft. Sie habe in den letzten Monaten der Pflege 7 kg an Gewicht verloren; das habe sich jetzt allerdings stabilisiert. Derzeit habe sie kaum Außenkontakte, und zu Alltagsaktivitäten müsse sie sich regelrecht zwingen. Hier nehme sie allerdings eine allmähliche Veränderung in den letzten Wochen wahr. Es bestand ausdrücklich kein Wunsch, ihrem Mann „zu folgen“.

Diagnostisch bestand also eine ausgeprägte Trauerreaktion mit depressiver Symptomatik. Dazu kamen altersgemäß eine Reihe von komorbiden organischen Einschränkungen wie Bluthochdruck, eine leichte Funktionsstörung der Herzklappen und daraus resultierende Momente des Schwindels beim Aufstehen und Bücken. Nach einer Ohr-OP 1997 sei eine halbseitige Gesichtslähmung (Fazialisparese) aufgetreten, die etwas gebessert sei, die aber immer noch durch Zuckungen im betroffenen Bereich zu bemerken war. Das Laufen falle ihr schwer, nachdem sie ihren Mann zuletzt viele Monate gepflegt und die Selbstfürsorge hinsichtlich Ausgleich und Bewegung stark vernachlässigt habe. Sie habe Schmerzen in den Gelenken und sei kurzatmig. Entsprechend nahm sie diverse Medikamente, worüber sie allerdings nicht sehr glücklich war.

Frau K. war in den 1930er-Jahren geboren worden; zu Hause hätten einfache und geordnete Verhältnisse geherrscht, der Vater sei Handwerker gewesen, die Mutter Hausfrau. Sie sei Nachzüglerin gewesen; ihre Geschwister lebten nicht mehr. Die

Jugend sei durch die Kriegsjahre erschwert gewesen: Sie habe Bombardierungen erlebt, und nach dem Krieg seien Besatzungssoldaten bei ihnen einquartiert worden. Der Bruder sei durch mehrere Kriegsverletzungen schwer versehrt gewesen.

Ihren Mann habe sie von klein auf gekannt. Sie sei jung Mutter geworden und stolz auf ihre drei Kinder und sechs Enkel. Sorgen hätten ihr allerdings Krebserkrankungen zweier Kinder vor wenigen Jahren bereitet, die aber derzeit ausgeheilt seien. Die letzten 25 Jahre seien von den schweren Erkrankungen des Ehemanns gekennzeichnet gewesen, die gemeinsam geplanten Reisen „im Ruhestand" habe man aufgeben müssen. Die letzten 5 Jahre habe bei ihrem Mann dann Pflegestufe 2 und später 3 bestanden – trotz aller Warnungen habe sie auf der Hauptverantwortung für die Versorgung ihres Mannes bestanden, solange es irgend möglich gewesen sei. Ihren Verwaltungsberuf hatte Frau K. wegen der Kinder aufgegeben und, nachdem diese außer Haus waren, auf Wunsch des Ehemannes auf eine Wiederaufnahme der Arbeit verzichtet, was sie im Prinzip bedauere. Jetzt sei sie Altersrentnerin.

Als Therapieziele benannte Frau K. ihren Wunsch, akzeptieren zu lernen, dass ihr Mann verstorben ist, und sich auf die veränderte Lebenssituation einzurichten. Frau K. wurde, da sie auch ausreichend rüstig war, trotz ihres Altersvorsprungs in eine Patientengruppe integriert, in der sie mit ihrer immer noch vorhandenen Vitalität und dem von ihr Geleisteten viel Anerkennung erfuhr und gleichzeitig zu Alltagsaktivitäten und zum sozialen Austausch motiviert wurde. Sie konnte am multimodalen Behandlungsangebot mit Psychotherapie einzeln und in der Gruppe, Bewegungstherapie, Kunsttherapie einzeln und in der Gruppe sowie physikalischen Anwendungen nach Indikationen gut teilnehmen.

In der ersten Phase der Behandlung durchlief Frau B. nochmals einen intensivierten Trauerprozess, konnte sich jedoch zunehmend und auch durch den Abstand vom häuslichen Umfeld und die neuen Erfahrungen hier aus ihrer Trauer lösen, ohne ihren Mann, wie sie befürchtet hatte, zu „vergessen". Angeregt durch die vielfältigen Aktivitäten der Gruppe und ihrer Mitpatienten nahm sie wieder aktiv ihre Lebensgestaltung auf und konnte sich mit Zukunftsgedanken befassen.

Ihr körperliches Befinden verbesserte sich deutlich. Von daher war sie bei Entlassung sichtlich aufgehellt und zuversichtlich. Sie hatte auch ihre Zurückhaltung gegenüber ihren Kindern, denen sie zuvor mit ihrem „Zustand" keine Sorgen hatte machen wollen, aufgegeben und mit diesen offener kommuniziert.

In der Bewegungstherapie zeigte sie sich ungewöhnlich rüstig und belastbar. Es trug zu ihrer Selbstbestätigung bei, dass sie in der Gruppe mit Jüngeren „mithalten" konnte. Besonders auch in der Kunsttherapie gelang es ihr, belastende emotionale Befindlichkeiten auszudrücken und gleichzeitig Distanz dazu zu gewinnen. Dabei bewies sie, die – wie viele Patienten in der Rehabilitation – seit der Schulzeit nicht mehr „gemalt" hatte, viel Geschick. Sie plante, nach Entlassung weiter bildnerisch tätig zu sein. Darüber möchten wir im Weiteren ausführlich berichten.

Aus unserer Sicht bestand für die Zeit nach Entlassung keine Notwendigkeit einer weiteren Psychotherapie, und es wurde daher ins Ermessen der Patientin gestellt, ob sie sich an einen Kollegen, dessen Adresse wir ihr mitgaben, wenden sollte.

Fallbeispiel

In der ersten Kunsttherapie Stunde malte Frau K. ein Bild, das in zwei entgegengesetzte Abschnitte aufgeteilt war (➤ Abb. 11.2). Auf der linken Seite stellte sie einen blühenden Baum mit grünen Blättern und einer Blumenwiese an seinen Wurzeln dar. Der Baum war mit Vögeln belebt. Im Hintergrund schien die Sonne. Auf dem rechten Bildteil daneben, war ein Durcheinander mit unklaren Formen abgebildet. Das Bild zeigte deutlich die zwei Seiten ihrer aktuellen Zerrissenheit und Problematik. Auf der einen Seite zeigte sie scheinbar den Wunsch nach Kontrolle ihrer Betrübtheit, vor allem ihrer Familie gegenüber, denen sie ihre Tränen und Trauer nicht weiter zumuten wollte. Der Baum wirkte daher wie der Ausdruck ihres Wunsches, wie es in ihrem Leben sein sollte. Demgegenüber fand sich auf der rechten Bildseite das für sie nur schwer zu ertragende und sehr belastende

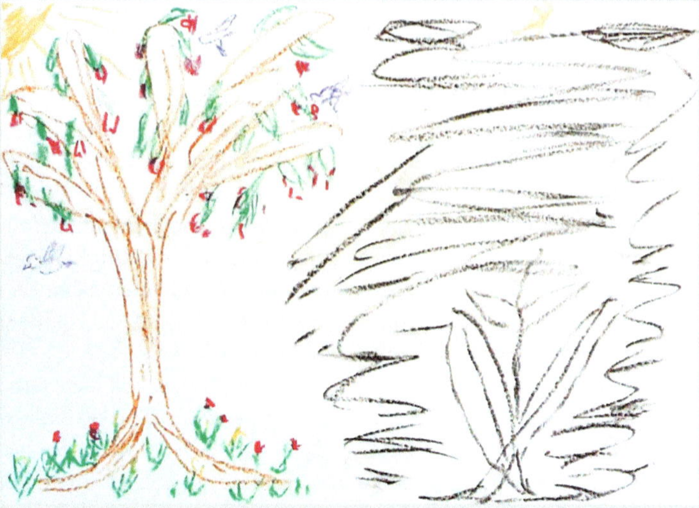

Abb. 11.2 Lebensbaum durcheinander

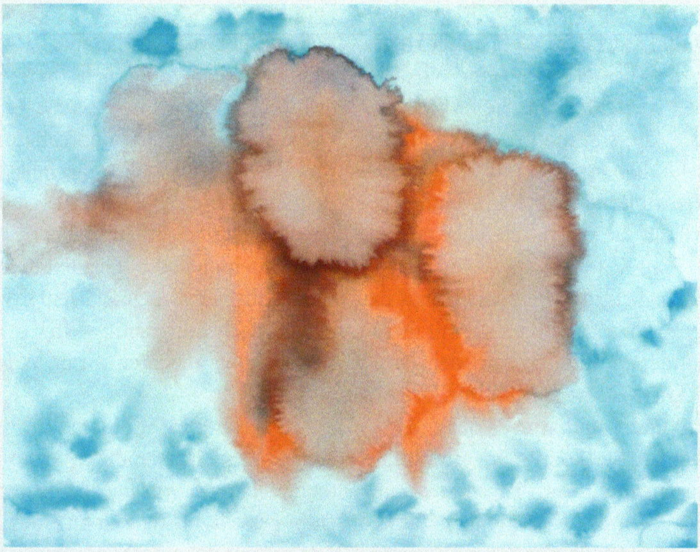

Abb. 11.3 In der Entstehung

emotionale Durcheinander. Bemerkenswert bei dem „idealisierten" Baum ist, dass die Blätter „Trauer tragen", sie hängen teilweise schlaff nach unten. Als Hoffnungsaspekt scheinen die frisch aufblühenden Blumen in der Wurzelregion dagegengestellt. Möglicherweise ist dies auch eine Darstellungsweise ihrer Enkel, denn die sechs roten Blumen könnten die sechs Enkel symbolisieren, die eine wichtige Ressource in ihrem Leben darstellen.

Das Bild war für sie seelisch so sehr bewegend, dass sie heftig zu weinen begann. Angesichts ihrer Situation war dies eine durchaus verständliche und natürliche Reaktion. Für sie wiederholte sich jedoch eine vergleichbare beschämende Situation, die sie zuvor mit den Kindern erlebt hatte (s. o.). Nach dieser Erfahrung zweifelte sie am Erfolg der Therapie und am Sinn, diesen leidvollen emotionalen Zustand weiter wiederholen zu müssen. Sie war kurz davor, die Therapie abzubrechen.

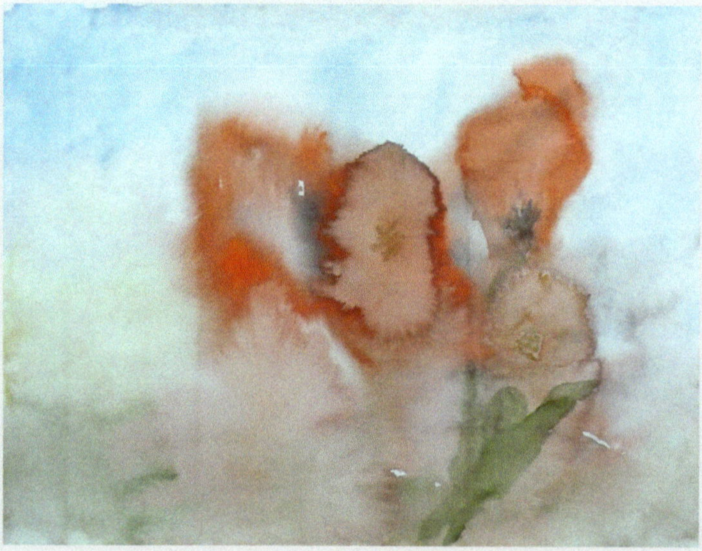

Abb. 11.4 Blumen 1

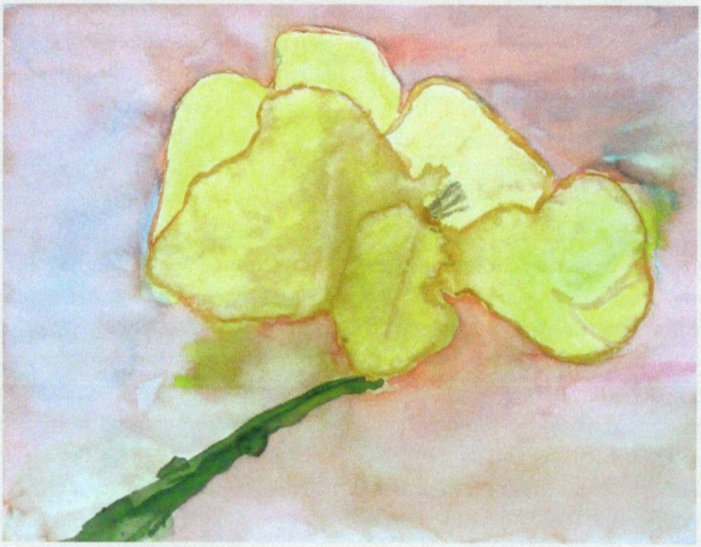

Abb. 11.5 Blumen 2

Die Patientin entschied sich aber nach Kriseninterventionen zu bleiben und das therapeutische Angebot weiter wahrzunehmen. In der Kunsttherapie war sie sehr aufmerksam, interessiert an den Bildern und Aussagen der Mitpatienten. Die Gruppe bestand aus 14 Teilnehmern. Sie war die Älteste, während die jüngste Teilnehmerin erst Anfang 20 war. Während des Malens war sie sehr fantasievoll und konzentriert bei der Entstehung ihrer Bilder. Sie sagte, dass sie dies als entlastend empfinde. Sie entdeckte dabei zunehmend ein „neues Leben" außerhalb ihrer Trauer. Im Kunst-Einzelsetting konnte sie dies vertiefen, und wir arbeiteten an weiteren kreativen Möglichkeiten, ihrer aufkeimenden Lebensfreude Ausdruck zu verleihen. Auf einer symbolischen Ebene betrachtet bedeutete dies, die zwei polarisiert dargestellten Bildteile (➤ Abb. 11.2) in ein ganzes Gesamtbild

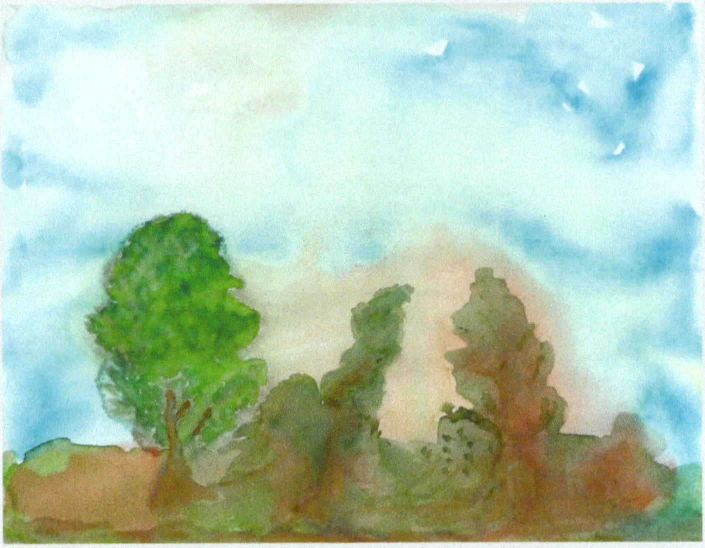

Abb. 11.6 Entdeckungsreise

zu integrieren, in dem Trauer und Freude nebeneinander eine Daseinsberechtigung haben.

Im Einzelsetting berichtete die Patientin, dass sie mit einem Aquarell, das in der Gruppe entstanden war, nicht zufrieden sei. Es sage ihr „gar nichts" (➤ Abb. 11.3). Wir betrachteten das Bild gemeinsam, und sie assoziierte frei dazu. Sie beschloss, weiter daran zu arbeiten. Die Patientin war sehr konzentriert, und ihr fielen während des Malens fortwährend neue Gestaltungsmöglichkeiten ein, die sie sofort umsetzte. Das Bild wurde zunehmend gegenständlicher. Die Blatt- und Blütenstrukturen entwickelten sich aus den ursprünglichen informellen Farbklecksen (➤ Abb. 11.4). Sie war zufrieden mit dem Ergebnis und begann in einer ähnlichen Vorgehensweise mit einem weiteren Bild (➤ Abb. 11.5).

Als ➤ Abb. 11.5 im Entstehungsprozess war, d. h. in einem ähnlichen Stadium wie ➤ Abb. 11.3, erinnerte es sie an eine gelbe Orchidee, die sie zu Hause hatte. Im Verlauf näherte sie sich in der Darstellung immer mehr dieser Blume an, die sie aus ihrer Erinnerung heraus abbildete. Sie war von ihrer Darstellung überrascht und stolz auf das Bild: „Ich hätte nicht gedacht, dass ich dazu in der Lage bin."

Bezüglich des kunsttherapeutischen Vorgehens erschien es nicht weiter erforderlich, das therapeutische „Dahinter" zu thematisieren, denn der handelnde, gestaltende Prozess wirkte wie die unmittelbare Ebene und der Motor zur Überwindung ihrer Trauerreaktion.

➤ Abb. 11.6 ist ein weiteres Beispiel eines Bildes, das einen ähnlichen Entstehungsverlauf hatte wie die vorher beschriebenen Darstellungen. Sie begab sich dabei in einen künstlerischen Prozess, der ganz gut mit den Worten Picassos beschrieben werden kann: „Ich suche nicht, ich finde."

Frau K. fand über ihre „Entdeckungsreisen" zu ihren Bildern Mut und Zuversicht für die weitere Gestaltung ihres Lebens. Zu ihren Erfahrungen in der Kunsttherapie sagte sie einmal: „Für mich war es eine wichtige Erfahrung, dass selbst wenn ein Bild noch so verkorkst ist, man noch etwas daraus machen kann."

11.3 Kunst und Therapie mit Senioren

Sylvie de Muralt† und Flora von Spreti

11.3.1 Was bleibt …

Flora von Spreti

Was bleibt zurück an Erinnerungsspuren an die Künstlerin und Therapeutin **Sylvie de Muralt?** Bereits in den 1980er-Jahren rückte sie die Kunst in das Zentrum ihrer engagierten Begleitung alter Menschen und wenig später auch in der klinisch-therapeutischen Behandlung seelisch Kranker. Sie war ein Beispiel dafür, was Kunst als therapeutisches Medium – dargereicht von einer empathischen, feinfühligen Künstlerin – als erweiternde entlastende Methode im Kranken zum Positiven hin verändern und bewegen kann. Gesegnet mit leidenschaftlicher Hingabe an die Kunst und einer unerschrockenen Begegnungsfreude mit Menschen jeglichen Alters und kulturellen und sozialen Hintergrunds, war es – neben manch anderem – auch ihr feiner und oft selbstkritischer Humor, durch den sie so herzlich auch über sich lachen konnte. Dazu kam ihre Fähigkeit, in Ausnahmesituationen des Lebens spontan, hilfreich und präsent zu reagieren. Sie erspürte mit dem sensiblen, intuitiven Wissen der Künstlerin, an welcher Stelle und zu welchem Zeitpunkt das Schöpferische seine zentrale Rolle in der therapeutischen Beziehung übernehmen sollte. In der kunsttherapeutischen Begleitung nutzte sie das Bildnerische als hilfreiche Mittlerin zwischen einem entlastenden, erhellenden, bildnerischen Ausdruck und der sprachlich noch nicht zu benennenden Macht unzugänglicher, destruktiver und krankheitsfördernder Emotionen. An dieser Stelle sei der Künstlerin und begabten Menschenbegleiterin, Sylvie de Muralt, gedacht, die, ungebrochen, trotz späterer langwieriger Krankheit auch ihrer eigenen Kunst bis an ihr Lebensendes treu blieb.

11.3.2 Erste Schritte auf neuem Terrain

Sylvie de Muralt†

Im folgenden Beitrag geht es um Menschen im höheren Lebensalter (ca. 70–95 Jahre), die sich – oft hoch motiviert – in die Terra incognita eigener künstlerisch-bildnerischer Tätigkeit wagen. Oft folgen sie damit einer Sehnsucht, die sie schon seit Jahren begleitet, die sie aber nie verwirklichen konnten. In der Malgruppe für Senioren, die im Rahmen der Volkshochschule (VHS) München angeboten wurde, konnten sich manche von ihnen erstmals diesen lang gehegten Wunsch erfüllen:

„Sie wollen nicht pädagogisiert, nicht therapiert werden. Sie wollen als selbstbewusste und lebenserfahrene Menschen zusammenkommen, um Kompetenzen zu erwerben und auszutauschen.“

Forchheimer (1994)

Doch wie es in den meisten Gruppen so ist, entsteht auch in dieser Gemeinschaft, die eigentlich nur miteinander malen möchte, eine gewisse Gruppendynamik. Hier ist das Geschick der Dozentin/Therapeutin gefragt, den auftretenden Problemen nicht psychodynamisch auf den Grund zu gehen, sondern zu versuchen, das gemeinsame Ziel des bildnerischen Gestaltens durch vorsichtige Intervention am Bild selbst wieder in den Vordergrund zu rücken. Um die heilsame Wirkung bildnerischer Tätigkeit für die Teilnehmer erlebbar zu machen, ist therapeutische Kompetenz dennoch erforderlich. Denn durch die Begegnung im Bild mit sich selbst kann Heilsames im Sinne eines Ganz-Werdens entstehen, d. h., wer lernt, sein Bild so, wie es ist, anzunehmen, lernt in gleicher Weise auch, sich selbst anzunehmen. Das kann einen Gewinn an Authentizität und Sicherheit bedeuten und einen Zuwachs an Selbstvertrauen und beglückendem Wohlbefinden schaffen. Dass dies nicht immer von selbst gelingt, sondern die Maler anfangs auch Unerwartetem – manchmal auch dem „Ungenügend-Sein“ begegnen, löst nicht nur heilsame Gefühle aus.

Fallbeispiel 1

Aller Anfang …

Als Malerin habe ich über viele Jahre mit kunstinteressierten Laien – auch mit kranken Menschen – bildnerisch gearbeitet. Zum ersten Mal aber begleite ich eine Gruppe älterer Menschen, im Rahmen eines Seniorenprogramms der Stadt München, beim „Kunstmachen".

In einem schmalen Atelier mit Blick auf einen lichtarmen Innenhof sind schon einige Kursteilnehmer damit beschäftigt, auf einem Blatt Papier bunte Blumenkärtchen so genau wie möglich zu gestalten. Andere kommen dazu und machen dasselbe, sie fragen, wie ein Ton genau gemischt gehört, wie ein Übergang von einer Farbe zur anderen zu gestalten sei. Ich bemühe mich, eine Antwort zu geben und gelassen zu erscheinen. Aber im Stillen beschließe ich, so gut es mir gelingen mag, sie zu eigenständigem Gestalten zu verführen! Doch dies muss langsam, sehr langsam angegangen werden: denn Zimmerpflanzen kann man auch nicht von heute auf morgen der Sonne und den Unbilden der Natur aussetzen.

So bringe ich bald ein Sträußchen Blumen mit, stecke es in eine ansprechende Vase, wende mich an die kühnsten Teilnehmer und erzähle, wie viel aufregender es sein könnte, selbst zu entscheiden, wie die Blüten auf dem Blatt Papier komponiert werden könnten, wie groß sie sich auf dem Blatt zeigen oder ob auch vielleicht nur ein Ausschnitt interessant wäre, und wie man es erreicht, dass die Farben des Hintergrunds mit dem Vordergrund harmonieren. In der Gruppe spüre ich anfangs leichtes Zögern, doch allmählich wagen sie es.

Reflexion

Die ersten autonomen Schritte ins Reich der bildenden Kunst werden hier gewagt. Das Aufgeben des Gewohnten und gleichzeitig das Gefühl, bildnerische Entscheidungen selbst zu treffen, bewirken einen beachtlichen Zuwachs an Autonomie und können dazu beitragen, im Sinne einer Ich-Stärkung wirksam zu werden.

Besprechung der Bilder

Bei der anschließenden Besprechung herrscht große Lebendigkeit. Die Bilder sind sehr unterschiedlich und werden bestaunt und bewundert, jede Arbeit wird anerkennend betrachtet und die Stärken eines jeden Malers werden von der Gruppe gewürdigt. Die Bildbesprechung bietet eine neue Begegnungsform für die Kursteilnehmer. Die Eigenart der Individuen wird als eine Bereicherung erfahren. Die Pluralität des Ausdrucks prägt die Gruppe, in der jeder und jede einen Platz hat.

Fallbeispiel 1 (Forts.)

Im botanischen Garten

Nicht lange danach trauen wir uns mehr: Wir fahren in den botanischen Garten, der eine Auswahl von mannigfaltigen Motiven bietet: Bäume, Blumen, Glashäuser mit einer Fülle von Pflanzen, verwunschene Ecken und Brunnen. Alle finden das ihnen Gemäße.

Herr K. fragt mich: „Wie geht ein Baum?" „Weiß ich nicht", ist meine Antwort. „Schauen Sie ihn an, folgen Sie mit den Augen dem Stamm, wie er sich entfaltet, betrachten Sie die Rinde, die Äste, das Laub – atmen Sie ihn tief ein und hauchen Sie ihn auf Ihr Blatt, so wie Sie ihn erleben." Er lässt sich darauf ein, und es wird eine schöne Arbeit.

Reflexion

Das Geständnis, selbst nicht zu wissen, „wie ein Baum geht“, spiegelt die Verweigerung der Gruppenleiterin, ein gewohntes Schema als schnelle Antworten auf die vielen Fragen der Teilnehmer zu liefern. Vielmehr regt die Dozentin die Maler dazu an, selbst zu schauen und wahrzunehmen, um dann das ganz eigene Erleben auf das Blatt zu bringen.

Fallbeispiel 1 (Forts.)

Das Unkraut

Frau M. schaut sich Löwenzahnblüten an. Sie hat sich ganz bewusst diese bescheidenen Blumen ausgewählt. Vielleicht, weil diese Pflanze so unauffällig und unbemerkt wachsen – so wie auch sie selbst –, scheinbar ohne jede Eitelkeit, fern von der Pracht der Rosen, Königskerzen und Sonnenblumen, die im Licht prahlen. Plötzlich weint Frau M: „Was soll ich mit dieser Pflanze machen, die keiner mag außer den Kindern?“ Ganz traurig fragt sie mich das, und ich frage zurück: „Wie könnte denn eine Liebeserklärung an dieses ‚Unkraut‘ ausschauen?“ Es wird eine zarte, sensible Arbeit, in der sich sicher viel von Frau M.s Seele widerspiegelt.

Frau M. braucht Trost, sehnt sich nach jemandem, der sie wahrnimmt. Das bekommt sie auch durch die Unterstützung ihrer malerischen Tätigkeit. Durch liebevolle Anerkennung ihrer Person, aber auch ihres zarten bescheidenen Bildes fühlt sie sich wahrgenommen und kann sich selbst, so wie sie ist, besser annehmen.

Im Farbenrausch

Andere Maler der Gruppe schöpfen aus dem Vollen; sie baden in einem Farbenrausch. Die meisten, verführt von den vielen Tönen in Rot, Gelb, Blau und Grün, gestalten plötzlich sehr großzügig, abstrahieren die konkrete Form in ein stimmiges Ganzes. Sie staunen über das, was ihnen plötzlich aus der Hand fließt. Etwas abseits sitzt Frau S. auf einer Bank: Vögel umfliegen sie, setzen sich auf ihre Schultern, picken zu ihren Füßen. Mit dem kleinsten Pinsel (Nr. 1), der ca. 3½ Haare hat, schafft sie ein großzügiges Bild – ruhig, heiter und von Licht erfüllt. Ein Wunder …!

Besprechung

Zum Abschluss jeder Maleinheit findet die Besprechung der Bilder statt. Alle Arbeiten werden aufgestellt und betrachtet. Es ergibt sich eine neue Form der Begegnung unter den Teilnehmern: anfangs eine vorsichtige, delikate Annäherung, die später nicht selten in tiefe Freundschaft mündet. Durch das Aussprechen der jeweiligen Qualitäten einer Arbeit, zuerst natürlich der Form (Komposition, Farbharmonie, Spannungsfelder usw.), wird auch der Ausdruck eines Bildes vorsichtig verbalisiert, z. B. Vitalität, Sensibilität, Ruhe, Zurückgenommenheit und dergleichen. Für mich ist es sehr bewegend zu erleben, mit welcher Feinheit, mit welchem Interesse die Menschen auf ganz andere Temperamente, als sie selbst es sind, einzugehen vermögen.

Reflexion

Die Besprechung erfordert viel Einfühlungsvermögen von der Dozentin. Manche Kursteilnehmer wollen sich mit ihren Bildern nicht stellen, sie dürfen ohne Weiteres auf die Teilnahme an der Besprechung verzichten. Jeder bildnerische Ausdruck gehört gewürdigt und hervorgehoben, die positiven Aspekte gehören betont. Es entsteht eine Art Schule der Toleranz, eine interessierte Neugier dem anderen und sich selbst gegenüber, ein Erstaunen, sich plötzlich auf eine ganz neue, ungewohnte Weise zu begegnen und zu entdecken.

11.3.3 Neue Räume, neue Dimensionen

Sylvie de Muralt†

Fallbeispiel 1 (Forts.)

Nach einigen Monaten sind wir umgezogen. Ein großer Malraum steht uns zur Verfügung, ausgestattet mit Staffeleien, Tischen, Stühlen und einer Kammer, in der Arbeiten, Objekte und Malmaterial wie z. B. Farben aufbewahrt werden können. Ein attraktiver Garten dehnt sich hinter dem Haus mit Bänken und einem Teich, in dem Fische zwischen Seerosen schwimmen.

Neue Herausforderungen

Um die Spannung zu erhalten und vor allem, um weitere Bereiche des Gestaltens zu erschließen, reize ich die Kursteilnehmer mit neuen Herausforderungen: Ich biete ihnen das Zeichnen und Malen mit lebendigen Modellen an, die in dem farbigen Umfeld des Ateliers sitzen. Beim Aktzeichnen und -malen und dem Zeichnen in Museen, wie z. B. in der Abgusssammlung der Antikensammlung, begegnet mir mancherlei Widerstand, weil es Knochenarbeit ist und die Ergebnisse nicht so spektakulär sind wie die freie Farbgestaltung. Doch ich gebe nicht nach und versuche, auch die Verzagten davon zu überzeugen – was leider nicht immer ganz gelingt –, dass Zeichnen die Basis der künstlerischen Gestaltung bildet und für jede weitere Entwicklung notwendig ist. Ja, Lernen kann schmerzhaft sein! Museumsbesuche ergänzen die neuen Erfahrungen. Wir lernen, die Werke langsam aufzunehmen, die Komposition zu erfassen und sie mit der Gestaltung anderer Bilder zu vergleichen.

Reflexion

So bekommen die Kursteilnehmer einen zusätzlichen, vielleicht tieferen Zugang zum Künstlerischen. Das intensive Erlernen der künstlerischen Sprache ist unerlässlich, um ein Stagnieren, ein Verharren im Gewohnten zu vermeiden. Vor allem das Zeichnen bietet ein Gerüst, das neue bildnerische Wege ermöglicht.

11.3.4 Abenteuer Malreise

Sylvie de Muralt†

Fallbeispiel 2

Eines Tages und für mich vollkommen überraschend fragt mich der Leiter des VHS-Seniorenprogramms, ob ich Lust hätte, mit einer Gruppe älterer Menschen zum Malen nach Griechenland zu fliegen. Er wisse einen Ort in der Nähe von Delphi, wo wir gut aufgehoben wären. Ich sage zu, ohne einen Augenblick zu zögern.

Das Land der Griechen mit der Farbe suchen …

Meine Unterlagen in der Tasche, übernehme ich die neue Malgruppe am Flughafen. Manche kennen sich bereits und sprechen miteinander, andere sind sichtlich aufgeregt. Frau O. quengelt, weil sie an Flugangst leidet, während Frau B. sich auf die Socken macht und erst einmal „in dringenden Geschäften" verschwindet. Doch sie kommt pünktlich wieder, und der Flug verläuft reibungslos.

Das Land, die Vegetation, das Meer und das Dorf lösen nach der Ankunft bei allen Teilnehmern Begeisterung aus. Wir verabreden uns für einen ersten Erkundungsspaziergang. Ich freue mich über die Menge schöner Plätze zum Malen; gleichzeitig realisiere ich den Umfang meiner Aufgaben: Neben der Begleitung beim Malen zeichnet sich schon jetzt eine schwierige Dynamik innerhalb der Gruppe ab. Es wird mir klar, dass meine Aufmerksamkeit von früh bis spät gefordert sein wird.

Struktur

In einem Zitronenhain nehmen wir eine kleine Mahlzeit ein. Der nächste Tag wird geplant. Wann wird gefrühstückt, wann mit der Arbeit begonnen? Was ist mitzunehmen? Ist ein gemeinsames Mittagessen oder Picknick gewünscht oder eine Siesta? Sinnvoll ist wegen des veränderten Lichts für den Nachmittag ein Motivwechsel. Wann findet die Besprechung statt? Wird sie täglich von der Gruppe gefordert, oder reicht es, die Bilder jeden zweiten oder gar dritten Tag zu besprechen? Wie zu erwarten, gehen die Meinungen stark auseinander. Ich bilde eine Synthese aus dem Gesagten und entscheide, dass ich mich stets beim Gros der Gruppe aufhalten werde. Die „Abweichler", die gebeten werden, sich von Zeit zu Zeit blicken zu lassen, können mich bei Bedarf dort antreffen.

Der erste Tag

Am nächsten Tag bleibt die Gruppe doch geschlossen zusammen. Im Schatten zwischen großen Felsen und dem Meer mit seinen leichten Wellen, das uns angenehme Kühle spendet, verbringen wir eine erfüllte Zeit. Mittags verzehren wir im Kreis am Meer Brot, Käse, Obst und Oliven – es geht entspannt und harmonisch zu (➤ Abb. 11.7 und ➤ Abb. 11.8).

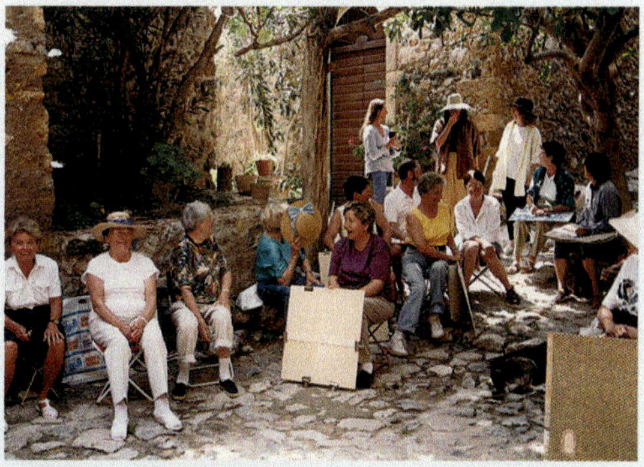

Abb. 11.7 Bildbesprechung

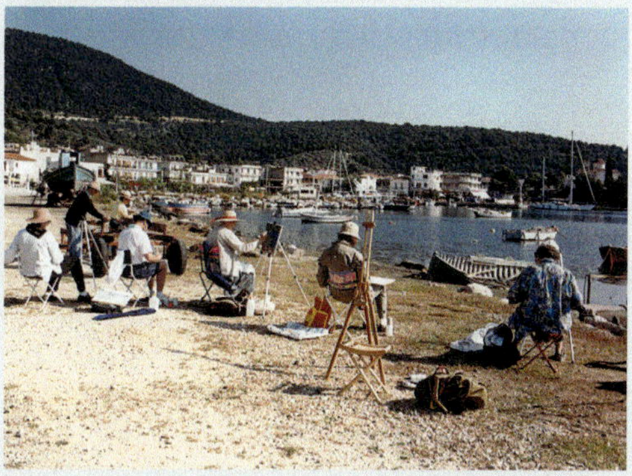

Abb. 11.8 Malplatz

Frau B.

Doch abends nimmt mich Frau B. auf die Seite. Zitternd und weinerlich erklärt sie mir, wie übel die Gruppe sie behandle. Keiner verstehe sie, und sowieso male sie anders als die anderen, und alle fänden ihre Bilder schlecht. „Ihre Bilder weisen eine besondere Sensibilität auf", antworte ich, „sie sind äußerst zart, feingliedrig und gut komponiert. Sie springen den Betrachter nicht an, sie wirken langsam und gehen in die Tiefe. Ich kann mir nicht vorstellen, dass die Gruppe solche Qualitäten nicht wahrnehmen kann. Und eine Ablehnung ist mir nicht aufgefallen", versuche ich sie zu beruhigen und verspreche ihr, noch besser auf sie aufzupassen und ihr ggf. zu helfen. Frau B. gibt sich etwas widerwillig zufrieden, und ich ahne, dass ihr Problem tiefe, andere Wurzeln hat.

Reflexion

Frau B. fällt auf durch ihre Unruhe, ihre selbstgewählte Außenseiterrolle und das objektiv unbegründete Gefühl, von allen verfolgt und missachtet zu werden. Die erste Intervention betrifft ihre bildnerische, ganz spezielle Qualität. Durch die Zusage, in der Gruppe sicheren Schutz von der Dozentin zu erhalten, wirkt sie erst einmal ruhiger.

Fallbeispiel 2 (Forts.)

Weniger ist mehr

Am folgenden Tag entscheiden die Maler sich, ihr malerisches Glück in einem prachtvollen Eukalyptuswald zu suchen. Er besteht aus mächtigen alten Bäumen mit ihrer seltsamen Rinde, die wie helle Locken am Stamm hängen. Ein wunderbarer rötlicher Boden verzaubert das Licht. Große graue Felsen gliedern das Ganze auf das Schönste. Doch ist dies keine leichte Gestaltungsaufgabe. Ich empfehle, mehrere Bleistiftskizzen anzufertigen, um sich für eine gute Komposition entscheiden zu können. Wir schauen uns gemeinsam die Bildentwürfe an und stellen immer wieder fest, wie der anfängliche Versuch, das Gesamte auf dem verhältnismäßig kleinen Blatt einzufangen, eine schwierige Aufgabe darstellt und auf dem Papier verwirrend wirkt. Eine reduzierte Fassung des überwältigenden Motivs erweist sich als die passendste Lösung, und es entstehen aus der Reduktion heraus farbenfrohe, die Maler zufriedenstellende Bilder. Dies ist eine für alle unerwartete und lehrreiche Erfahrung.

Für die Teilnehmer wird im wahrsten Sinne des Wortes auf den Bildern sichtbar, dass in der Malerei, genauso wie im Leben, die Konzentration auf das Wesentliche die notwendige Klarheit bringt!

Die Farben begegnen sich

Nun kann aus dem reichen Fundus der Skizzen von jedem Maler eine als stimmig empfundene Zeichnung auf die Leinwand übertragen werden. Alle malen mit Eifer spontan drauflos. So muss ich immer wieder meine häufigste und wichtigste Intervention anbringen, die da lautet: „Wenn sich die Flächen (z. B. die Gegenstände im Vordergrund und die Farben des Hintergrunds) nicht berühren, blitzen weiße Felder im ganzen Bild auf, und die Formen stehen isoliert. Wenn sich aber die Farben nicht begegnen, klingen sie nicht. Um untereinander Beziehung zu schaffen, müssen sie sich berühren", das erkläre ich immer wieder. Meine Hinweise tragen Früchte, die aber dennoch schnell wieder verloren gehen.

Reflexion

Das Problem der Scheu vor Kontakt und Nähe wird hier über die bildnerische Aussage deutlich gespiegelt. Die Erfahrung, durch die Berührung der Farbflächen die Farben zum Klingen zu bringen, kann als Vehikel auch im zwischenmenschlichen Raum dienen. Im Übungsraum von Bild und Gruppe mehr Begegnung zu wagen kann zum neuen Erleben von tieferen, befriedigenden Beziehungen führen.

Fallbeispiel 2 (Forts.)

Bild und Gruppe

Zusätzlich üben wir Ungewohntes: Wir sitzen im Olivenhain und malen nur den Hintergrund eines Baums. Die Gruppe ist erstaunt, wie klar das Bild ist. Eine weitere Übung besteht darin, auf ein Blatt Papier eine Farbfläche zu setzen. Es entstehen eigentlich zwei Flächen, die aufs Papier gemalte und ihr Umfeld, die Natur. Erfahrbar wird hier, dass es um ein Ganzes geht, um Zusammenhänge und nicht um die Aneinanderreihung von Elementen, die sich in der Leere verlieren.

Gruppendynamik

Das interpersonelle dynamische Geschehen innerhalb der Gruppe spielt in unserem gemeinsamen Leben eine nicht unerhebliche Rolle. Als Leiterin ist meine Zuständigkeit auf vielen Gebieten gefordert: ob es die Auswahl der Garderobe, ein laufender Wasserhahn, die Lösung eines Konflikts, Bauchweh oder der für einen Vanillepudding zu zahlende Preis ist. Schon früh, wenn ich meinen Kopf aus dem Schlafzimmer herausstrecke, sitzen da zwei, die mir aufgeregt Bilder unter die Nase halten. Ich freue mich über die Begeisterung, die das Malen auslöst, aber wehre mich gegen allzu übergriffiges Verhalten. Frau B. wird nach wie vor

„verfolgt“ und braucht regelmäßig vermittelnde Hilfe. Freundschaften werden zwischen Gleichgesinnten geknüpft, und Frau A., der Gruppenschreck, nimmt kein Blatt vor den Mund und posaunt ihre ehrlichen, für die meisten aber schockierenden Ansichten frei heraus. Sie benimmt sich auf eine herrliche Weise unkonventionell und dadurch stets daneben.

Herr P.

Am meisten macht mir aber Herr P. zu schaffen. Er ist von sich vollkommen überzeugt und spielt sich als Co-Dozent auf. Freundlich, aber entschieden weise ich ihn in seine Schranken. Seine Bilder fließen förmlich aus der Fläche des Papiers heraus und zeigen sein entgrenztes Verhalten. „Versuchen Sie, Ihr Bild so zu komponieren, dass sich eine gefasste, lebendige Form innerhalb der verfügbaren Fläche bildet“, predige ich ihm täglich. Es kostet ihn viel Konzentration und Mühe, aber letztendlich schafft er es. „Malen ist schwer“, bemerkt er seufzend. Aber von diesem Moment an kann er mehr bei sich bleiben.

Reflexion

Hinter dem Lauten „Sich-in-Position-Setzen“ versteckt sich in diesem Fall ein ganz unsicherer Mensch. Da bietet das Bildnerische einen Königsweg an, der frei von kränkenden Bemerkungen ist. Die Aufgabe, sich auf seinem eigenen Bildfeld organisch zu bewegen, bringt den Malenden und somit auch den Menschen in seine Grenzen zurück.

Fallbeispiel 2 (Forts.)

Die Reise ist zu Ende

Das Ende unserer Malreise rückt immer näher. Die Gruppe ist mittlerweile stark zusammengewachsen. Freundschaften werden besiegelt, und ein Wiedersehen ist gesichert. Alle werden auch weiterhin am Malkurs teilnehmen. Jedem von ihnen ist das Malen sehr wichtig geworden. Auch Frau B. hat Anschluss bekommen und bleibt dem Malen treu. Sie wird von ihren Malkollegen sehr behutsam behandelt.

Für mich waren die 14 Tage natürlich anstrengend, aber auch sehr bereichernd. Zu meiner Freude werden auch in den nächsten Jahren weitere Reisen stattfinden.

11.3.5 Fazit

Sylvie de Muralt†

Wie die Teilnehmer der Malreisen und Malgruppen immer wieder festgestellt haben, ist im Laufe der Jahre für sie eine andauernde positive Veränderung in ihren Alltagsstrukturen eingetreten. Für ältere Menschen spielt der soziale Aspekt in der Gruppe eine tragende Rolle. Durch das gemeinsame Tun und die neu erfahrene Nähe finden sie aus innerer und äußerer Isolation heraus. Die entstandenen Lebensfreundschaften bewirken auf vielen Ebenen ein Füreinander-da-Sein. Die Gewichtung dessen, worauf es ankommt, hat sich radikal verändert. Von allen wird ein offener und wertschätzender Umgang mit den Mitmenschen gepflegt, weil durch die Erfahrung eines freieren Miteinanders das Leben viel intensiver genossen werden kann. Auch das Abschiednehmen und der Tod werden in das Geschehen integriert. Die Gruppe begleitet die Sterbenden bis zuletzt und trauert bei deren Tod gemeinsam um sie.

Die Frage, ob das Malen heilsam sei, kann mit einem vorsichtigen „Ja“ beantwortet werden. Es geht hier ja nicht nur um das Malen selbst: Sich selbst besser annehmen zu können in dem engen und kontinuierlichen Austausch im vertrauten Rahmen einer Gruppe, bringt über die Malerei als gemeinsames Drittes einen hohen Gewinn an Lebensqualität. Die Einsamkeit und oft auch Perspektivlosigkeit des Alters, die viele Ältere so schmerzlich erfahren müssen, verlieren durch das gemeinsame Erleben von schöpferischem Handeln, von Freude und Schmerz, Trauer und Zuneigung, Erfolg und Nähe einen Teil ihres Schreckens. Es versteht sich aber auch von selbst, dass im Falle einer ausgewiesenen psychischen Störung eines Teilnehmers ein modifiziertes therapeutisches Vorgehen erforderlich sein wird.

LITERATUR

Beauvoir S de (1987). Das Alter. Hamburg: Rowohlt.

Forchheimer G, Seitz R (1994). Senioren sind kreativ. München: Don-Bosco-Verlag.

Lehr U (1987). Psychologie des Alterns. Heidelberg: Quelle & Meyer.

Lessing D (1984). Das Tagebuch der Jane Somers. Stuttgart: Klett-Cotta.

Meiser HC (1988). Die wilden Achtzigjährigen. Ein Plädoyer für ein Leben ohne Grenzen – eine Provokation. München: Goldmann.

Spreti F von (2012). Die ambulante Gruppe. In: Spreti F von, Martius Ph, H. Förstl (Hrsg.). Kunsttherapie bei psychischen Störungen. München: Elsevier Urban & Fischer, S. 264–270.

11.4 Steinalt – stahlhart? Stahlskulpturen

Angelika Thomas-Roper

„Der Hauptzweck aller Plastik ist, dass die Würde des Menschen innerhalb der menschlichen Gestalt dargestellt werde. Daher ist alles außer dem Menschen zwar nicht fremd, aber doch nur ein Nebenwerk, welches der Würde des Menschen angenähert werden muss…"

Johann Wolfgang von Goethe

11.4.1 Einführung

Auch und gerade im Alter geht es um Lebensqualität, lebenswertes Leben und Zufriedenheit. Mit dem Stahlprojekt sollte eine „passende Landschaft" für hochbetagte Menschen gefunden werden – eine Landschaft, in der ihre Identität gestärkt und erhalten werden kann. Es galt, den älteren Menschen im Prozess des Akzeptierens seiner gegenwärtigen Situation mit allen damit verbundenen Einbußen und Defiziten positiv unterstützend zu begleiten. Das hieß, die Ressourcen und Kompetenzen der älteren Menschen aufzuspüren und zum Leben zu erwecken.

Kunst im Kontext der Kunsttherapie bedeutet hier mehr, als rein ästhetisch bemerkenswerte Werke in die Welt zu setzen. Hier stehen die menschliche Zuwendung und Aufmerksamkeit für seine Mitmenschen ebenso im Mittelpunkt wie die Bereitschaft, einen anderen Menschen in seinem aus der Norm gerückten Zustand zu akzeptieren, zu würdigen und zu begleiten. Kunsttherapie darf die Hochbetagten nicht mit dem konfrontieren, was sie nicht mehr können, sondern mit allem, was sie noch können. Herausfordern, aber nicht überfordern und vor allem: *selbst* keine Erwartungshaltung haben! Über die gestaltende Betätigung werden Erinnerungsfenster in der Biografie geöffnet und neue Räume erschlossen.

Ein kunsttherapeutisches Projekt mit dem Material Stahl in einem Seniorenheim ist ein großes Abenteuer. Gerade der Umgang mit einem neuen, noch nicht besetzten Material kann helfen, die Räume des lustvollen und spielerischen Gestaltens zu betreten. Das Material Stahl drückt Feuer und Lebendigkeit aus, es ist unendlich „vital" und nicht etwa eine kalte, tote Materie. Dieses Lebendige und Feurige war aus diesem Kontext heraus gerade in der Zusammenarbeit mit hochbetagten Menschen eine plausible Wahl.

11.4.2 Das Stahlprojekt im Altenheim

Vorgeschichte

Ein kurzer Rückblick: In einem mehr als ein Jahr andauernden Projekt im Caritas-Altenheim St. Michael in München waren 2003 unter dem Thema „Körper-Kontakt, Wahrnehmung des eigenen Körpers" unter der engagierten Mithilfe der Mitarbeiter des Altenheims 18 Skulpturen entstanden. Im Nachhinein stellte sich die Frage, ob ein solches Projekt nicht auch in einem kürzeren Zeitrahmen zu bewältigen sei. Kurz nach dem Projekt in München bot sich die Chance, ein Kurzzeitprojekt in Werfen/Österreich zu initiieren. Nach einem „Schnupperbesuch" im dortigen Seniorenheim stand die Entscheidung fest: Es sollte eine Wiederholung des Projektes gewagt werden, jedoch mit einer zeitlichen Begrenzung von insgesamt 4 Wochen, eingeteilt in zwei Projektphasen à 2 Wochen. Von den 38 Bewohnern des Hauses sollten 28 in das Vorhaben eingebunden werden, und auch das Pflegepersonal – zu dem sich im Verlauf des Projekts auch noch das Küchenpersonal gesellte – sollte sich aktiv beteiligen. Nach den Münchener Erfahrungen sollte der Fokus in Werfen auf einem biografischen Ansatz liegen, dementsprechend sollten ausschließlich individuelle Einzelskulpturen entstehen.

Der schöpferische Prozess

„Nie erhebt sich ein Mensch höher, als wenn er nicht weiß, wohin ihn sein Schicksal noch führen wird."

Friedrich Nietzsche

Das Thema der kreativen Auseinandersetzung war diesmal der eigene Körper, die Körperform, die Gestaltwahrnehmung und die „Gestaltrekonstruktion" – Letzteres im Sinne einer Prozessumkehr des zerfallenden Körpers, also der Gestalt. Der äußere Umriss des eigenen Schattenbildes sollte aus Bandstahl kalt gebogen, geschweißt und auf einer Stahlplatte befestigt werden. Nach Fertigstellung dieser äußeren Form war geplant, unter Einbeziehung sinnesfördernder Materialien und mit biografischem Arbeitsansatz das „Innere" der Skulptur zu gestalten; der Umrissform sollte damit eine „Seele" gegeben werden.

Die Wahrnehmung des eigenen Körpers ist für hochbetagte Menschen ein heikles Thema, werden doch besonders im Alter körperliche Defizite, Einbußen der Beweglichkeit und Veränderungen des Körperbildes schmerzlich bewusst. Diesem Thema muss man sich behutsam und mit viel Einfühlsamkeit nähern. Neue, ungewohnte Wege zu gehen erfordert von allen Beteiligten Mut. Ein gutes Grundgerüst, d. h. eine klare Struktur, ist für eine solche Arbeit unabdingbar – alles andere ist das tägliche Abenteuer. Was heute rund ist, kann morgen eckig sein; was heute gelb ist, kann morgen rot sein; wer mich heute erkennt, kann sich morgen auf einer ganz anderen „Erinnerungsinsel" befinden, und es gibt kein Erkennen mehr.

Der Gesamtprozess wurde in mehrere kleine Schritte unterteilt, wobei jeweils ein Prozessschritt den nächsten vorbereiten und bedingen würde. Wenn möglich, sollte im ersten 2-wöchigen Projektabschnitt die äußere Körperform als Stahlskulptur sichtbar werden, um dann im zweiten Abschnitt die „Seelen" der Skulpturen entstehen zu lassen.

Die erste Projektphase in Werfen

„Entwicklung ist für mich ein ganz, ganz wichtiger Begriff. Dass man morgen nicht mehr der ist, der man heute ist. Wäre das nicht, würde man ja auch überhaupt kein Interesse haben an der Veränderung."

Joseph Beuys

Mein kleines Auto hatte ich vollgepackt mit den unterschiedlichsten Materialien und reiste mit einer großen „Werkzeugkiste" zur ersten Arbeitsetappe im April in Werfen an. Hier kennt jeder jeden. Die Bewohner des Seniorenheims sind die Mütter und Väter der Werfener – so strahlt dieses Projekt weit über das Seniorenheim auf den ganzen Ort aus. Zunächst bin ich hier ein Eindringling, eine Fremde, die man beobachtet. Ich nehme vorsichtig mit den Menschen Kontakt auf. So langsam erreicht meine Begeisterung über die Projektidee auch die Bewohner des Ortes. Viele haben, wie auch ich, vor den alten Menschen im Seniorenheim, vor ihrem gelebten, zumeist schweren und harten Leben große Hochachtung. Was diese Frauen und Männer alles geleistet haben!

Fallbeispiel

Erste Phase

Erster Schritt: „Alle Sinne berühren"

Der erste Tag im Seniorenheim! Ich etabliere eine Gruppe vormittags und eine nachmittags, sodass ich alle 28 Bewohner erreiche. Für unsere Arbeit steht uns ein Gestaltungsraum zur Verfügung, in dem bisher einmal in der Woche gebastelt wurde. Wir sitzen in diesem Raum um einen großen Tisch herum. Erste Kontakte. „Eigentlich wollte ich gar nicht kommen. Wir haben gehört, wir wollen so moderne Kunst machen. Das will ich aber nicht." Und aus einer anderen Seniorin sprudelt es nur so heraus: „Ich war mal in Paris im Louvre. Da kann ich nichts mit anfangen mit diesem Kunstzeug." Teilweise spüre ich Ablehnung, teilweise vorsichtige Neugierde, teilweise auch Freude, weil überhaupt etwas passiert. Ich bin aufgeregt. Ich weiß: Der erste Kontakt ist entscheidend. Ganz behutsam möchte ich mit den Menschen um mich herum in Beziehung gehen. Neugierig bin ich auf sie, möchte von ihrem Leben wissen, von ihrer Welt. Langsam entsteht ein Gespräch, wir reden miteinander. Für jeden habe ich eine Tonkugel vorbereitet. Vorsichtig wird sie angenommen, in den Händen gerollt, bewegt. Fast von allein gestalten die Hände. Kleine Formen, kleine Figuren, Abdrücke im Ton entstehen. Staunen und Berührtheit über das, was durch die „Berührung" entstanden ist. Das Eis bricht. Begegnungen werden möglich. Ich bin über die Zeit der Arbeit hinaus den ganzen Tag vor Ort, und diese Präsenz hilft – ich bin da und erreichbar.

Am zweiten Tag beginne ich mit einem langsamen Herantasten an das Thema „Alle Sinne berühren". Wir nehmen uns für die Wahrnehmung und Sensibilisierung der einzelnen Sinnesorgane jeweils einen Tag Zeit. Für den Beginn des jeweils zweistündigen Settings gibt es zur Begrüßung ein Gedicht, und wir mobilisieren zusätzlich den Körper mittels gymnastischer Übungen. Zu jedem Sinnesthema gibt es unterschiedliche Materialien, die für alle sichtbar auf dem Tisch ausgebreitet sind.

- Der Mund – das Schmecken: Wir schmecken Süßes, Saures, Mildes und Scharfes und sind in innerer und äußerer Bewegung. Die Senioren beginnen, aus ihrem Leben zu erzählen. In Form von Collagen auf großen bunten Plakaten halten wir Zusammenfassungen der erarbeiteten Wahrnehmungsschritte für alle sichtbar fest. Diese werden im Gruppenraum aufgehängt und verändern so, Tag für Tag ein bisschen mehr, den Charakter des Raums.
- Die Nase – das Riechen: Hier entdecken wir unterschiedlichste Gerüche. „Das duftet ja nach Veilchen!", ruft eine Bewohnerin ganz begeistert und erzählt von einem Veilchenstrauß, den sie einst von ihrem Verlobten bekommen hatte.
- Die Augen – das Sehen: „Ich sehe ja nur noch ganz schlecht – aber das ist ein Apfelbaum, so einen hatten wir als Kinder im Garten stehen!"
- Die Ohren – das Hören: „Ist das jetzt wirklich eine Amsel, die da singt?"
- Die Hände – das Spüren: „Das ist aber schön weich! Wie ein Katzenfell! Wir hatten ganz viele Katzen im Haus!"

So gab es – mehr oder weniger ergiebig – Unterschiedlichstes zu schmecken und zu riechen. Durch mein „Leben" mit den Bewohnern entstehen anrührende zarte Beziehungen. Sehr achtsam und vorsichtig versuche ich, einen Schritt auf dem anderen aufzubauen und etwaige Überforderungen im Auge zu behalten.

Zweiter Schritt: „Sich fühlen, sich bewegen, sich spüren, sich entdecken"

Anfang der zweiten Woche ist es so weit: Wir ziehen in einen größeren Raum um. Der Raum ist abgedunkelt, an einer Wand hängt ein großes weißes Papier, auf das ein Diaprojektor helles Licht wirft. Werden die Bewohner weiter mit mir gehen – sich auf so Ungewohntes einlassen? Bewegte Schattenbilder des eigenen Körpers auf Papier! Zunächst hat niemand Mut. Da ist es wichtig, Zeit zu geben, keinen Druck zu machen, nicht selbst unter Erfolgsdruck zu geraten. Und da, endlich: Frau L. springt auf, stellt sich in Position: „Ich bin ganz froh heute, ich strecke meine Arme lachend in die Höhe! So will ich gemalt werden!"

Der Bann ist gebrochen – spielerisch darf mit dem eigenen Schattenbild umgegangen werden. Munter werden die Schattenrisse kommentiert. „Wie soll ich stehen?" „Vielleicht soll ich doch lieber winken, das sieht freundlicher aus!" „Ich möchte gerne der Frau M. die Hand reichen – alleine will ich hier nicht stehen!" „Sehe ich so auch wirklich gut aus?" Zunächst war dieser Schritt, sich vor dem Papier in Positur zu stellen oder zu setzen, für viele irritierend – dazu gehört Mut. Aber schnell hatten alle Beteiligten Spaß an der Aktion, halfen und berieten sich gegenseitig. Eine lebendige Interaktion begann. War die richtige Körperposition gefunden, wurde sie mit einem

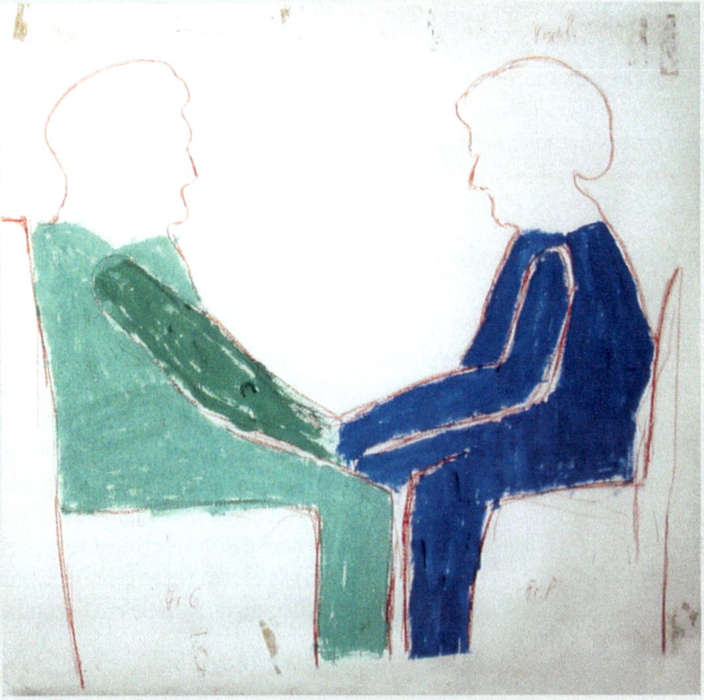

Abb. 11.9 Frau G. und Frau P. im kreativen Kontakt

dicken Stift als Umrisslinie auf dem Papier nachgemalt und festgehalten. Nicht jeder mochte sich als Schattenbild abmalen lassen, aber im Laufe des Tages entstehen 14 Körperfiguren. Die lebensgroßen Bilder hänge ich in einem langen Flur des Hauses auf. Frau M. zieht mich immer wieder zu ihrem Bild: „Schau, schau, das bin ich! Bin ich da nicht schön?"

Am nächsten Tag bekomme ich zum Glück Unterstützung von einer ehrenamtlichen Mitarbeiterin. Wir wollen mit einem Ausmalen der Körperbilder beginnen – ein erstes „Füllen" der Körperumrisse. Im langen Flur hängen die noch „leeren" Körperbilder. Viele bunte Gouachefarben, Pinsel, Schürzen, Wasser – alles ist bereit. Ein kleines Wunder geschieht: Die bereitgestellten Farben und Pinsel inspirieren. Erste zaghafte Tupfer im Körperbild – und mehr und mehr! Die Körper „füllen" sich, teilweise wird zu zweit gemalt, manche im Rollstuhl sitzend. Die Wangen röten sich, sodass ich schon fast Angst bekomme, es könne zu viel werden. Die einzelnen Persönlichkeiten werden sichtbar und von allen bewundert. Es ist aufregend, zu sehen, mit welch lustvoller Hingabe die Senioren ihren Körperumriss ausmalen und welche Herausforderung sie dabei bewältigen, ist es doch das erste Mal in ihrem Leben, dass sie so großformatig malen (> Abb. 11.9).

Dritter Schritt: „Körper entstehen lassen, formen, biegen, gestalten"

Natürlich sollten die Bewohner des Seniorenheims ihre Stahlskulpturen nicht selber biegen müssen. Die Körperformen, nochmals auf Folie nachgezeichnet, treten eine Reise an. Für mich heißt es ab dem 10. Arbeitstag, mit Unterstützung eines Mitarbeiters des Kulturvereins Werfen, die Figuren aus Bandstahl in einer Werkstatt zu biegen. Die Schlosserei Pfister sponsert unser Projekt, in ihrer Werkstatt dürfen Fritz und ich unter den Argusaugen der Schlosser den Stahl kalt biegen und schweißen. Bis zum Ende der ersten Arbeitsphase entstehen erste Skulpturen, die wir als neue „Bewohner" im Seniorenheim aufstellen. Am letzten Arbeitstag der ersten Projektphase präsentieren wir eine „Schlossereiwerkstatt" auf der Terrasse des Seniorenheims. Wir biegen den Stahl, die Funken fliegen, wir schweißen. Ein unmittelbares sinnhaftes Erleben: Riechen, Hören, Sehen, Anfassen. Die Bewohner erleben „hautnah“ das Schweißen hinter ihren Schweißmasken und verfolgen so den gesamten Entstehungsprozess der eigenen Skulptur mit. Nach diesem Arbeitsschritt heißt es für mich erst einmal, Abschied zu nehmen.

Die zweite Projektphase in Werfen

„Der Mensch hat in der Phase des Alters eine spezifische Aufgabe zu erfüllen, nämlich die Entwicklung und Entfaltung der inneren Persönlichkeit. Alles, was im Unbewussten liegt, will Ereignis werden, und die Persönlichkeit will sich aus ihren unbewussten Bedingungen entfalten und sich als Ganzheit erheben.“

C. G. Jung

Nach 3 Monaten reise ich wieder an. In der Zwischenzeit waren hier bei zwei Kurzaufenthalten alle Stahlfiguren gebogen worden. So befanden sich vierzehn neue „Bewohner“ im Seniorenheim. Viele Fragen beschäftigen mich: War die Unterbrechung des Projekts zu lang? Hat der Kontakt gehalten? Wie geht es jetzt den Bewohnern? Ich bin überrascht: Freude bei meiner Ankunft. „Machen wir endlich weiter?“ Und nicht nur im Seniorenheim, auch im Ort Werfen hat man das Projekt nicht vergessen und wartet darauf, wie es nun weitergeht. Vierzehn Skulpturen warten darauf, ihre „Seele“ zu bekommen.

Fallbeispiel

Zweite Phase

Vierter Schritt: „Der äußeren Form eine Seele geben“

Es kommt zu einer erneuten Annäherung an die Bewohner des Seniorenheimes durch die Wiederbelebung der im April eingeführten Gruppenstrukturen. Wir tasten uns vorsichtig zu dem hin, was Einzelne in ihren Skulpturen zeigen möchten. Gemeinsam und in Einzelarbeiten wird den Figuren eine „Seele“ eingehaucht, d. h., das Innere des Stahlumrisses wird ausgestaltet. Um auch bei diesem Arbeitsschritt möglichst unterschiedliche Sinne anzuregen, stelle ich ein vielfältiges Materialangebot zur Verfügung: Ton, gefundene Hölzer, gesammelte alte Fundstücke, klingende Metallrohre, Mosaiksteine – vor allem aber alte, vertraute Gegenstände (> Abb. 11.10). Aufgrund der reichen biografischen Erzählungen in der ersten Projektphase war es mir möglich, in München auf Flohmärkten auf „Materialsuche“ zu gehen und so ein großes Materialreservoir anzubieten.
Frau M. wünscht sich für ihre Skulptur einen alten Vogelkäfig. Und da müssen dann noch zwei Vögel hinein, damit sie miteinander singen können. Wir machen aus Gips Handabgüsse, die für zwei Skulpturen, die sich die „Hand reichen“, bunt angemalt werden. Frau L. wird von der ganzen Gruppe aus Mosaiksteinen der „Lauf des Lebens“ geschenkt, „weil sie so viel Steine im Leben hatte“. Herr S. widmet sich mit viel Geduld seinem „Buch des Lebens“. Der Schmied, der meine Schweißnähte ganz besonders kritisch betrachtet und für gut befunden hatte, möchte altes Schmiedewerkzeug in seine Skulptur einbinden. Frau B., die Musik immer so geliebt hat, gerne singt, gern etwas zum Klingen bringt, verwandelt ihre Skulptur mit Klangrohren in ein Klang-Kunstwerk: „Da kann ich immer Musik machen und vielleicht auch mit anderen Musik machen.“ Mit viel Liebe und Einsatz gestaltet auch das Pflegepersonal eine Skulptur – und das Küchenpersonal wünscht sich im Bauch ihrer Skulptur einen großen Topf, aus dem zur Ausstellungseröffnung Bowle geschöpft werden soll.

Mit welchem Engagement und Fantasie die Senioren ihre Ideen entwickeln, mit wie viel Behutsamkeit und Achtsamkeit gemeinsame Lösungen zum Ausgestalten der Skulpturen gefunden werden, ist eine wunderbare Erfahrung.

11

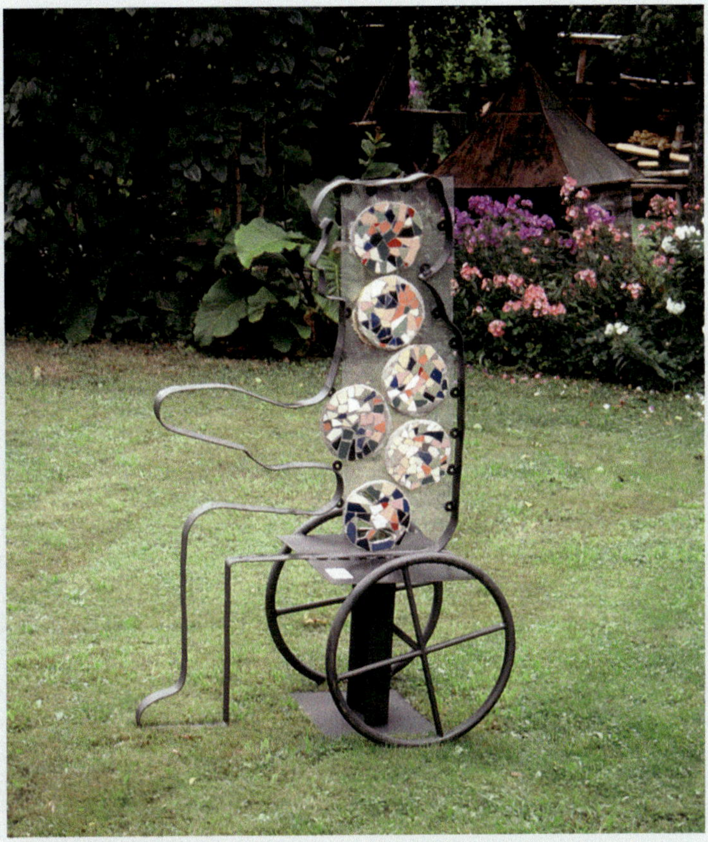

Abb. 11.10 Bunte Lebenskreise von Frau P.

Das Abenteuer des Schöpferischen

„Man braucht sehr lange, um jung zu werden."
Pablo Picasso

Nach zwei intensiven Arbeitswochen ist es Ende August 2004 so weit. Es ist ein besonderer Tag in dem idyllischen Städtchen Werfen: Der Ort hat neue Bewohner bekommen. Der Marktplatz im Ortszentrum, das Seniorenheim und der Garten des Seniorenheims werden von ihnen bevölkert – vierzehn Stahlskulpturen, aus Stahlband geformt, scheinen hier wie zum Leben erweckt: Sie begrüßen einander, sie sitzen, stehen, tanzen dort. Die gemalten großformatigen Körperbilder haben in den Fluren des Hauses Platz gefunden, zwei Skulpturen stehen auf dem Marktplatz im Ortszentrum. Eine Fotodokumentation des gesamten Projekts hängt in der Eingangshalle des Seniorenheims.

Auf dem Marktplatz eröffnet der Bürgermeister die Ausstellung. Er hat entschieden, dass die beiden Skulpturen später dort auch stehenbleiben dürfen. Das zeigt all denen, die sich am Projekt aktiv oder auch rezeptiv beteiligt haben, dass sie noch lange nicht zum „alten Eisen" gehören. Gemeinsam wandern Bürgermeister, Stahlkünstler, ihre Söhne, Töchter, viele Angehörige und Ortsbewohner zum Altenheim. Diese kleine Prozession verbindet das Ortszentrum mit dem Seniorenheim.

Am Eingang werden alle von dem sichtlich gerührten Herrn S. empfangen, der neben seiner Skulptur steht und erzählt: „Von jedem einzelnen Bewohner dieses Hauses wurden Schattenbilder gemacht, die äußere Form nachgezeichnet und mit Bandeisen geformt. Dann hat jeder von uns der äußeren Form sein charakteristisches Innenleben, eine Seele gegeben." Frau M. flattert wie ein Vögelchen durch das Haus und mag jeden auf die Terrasse entführen (> Abb. 11.11). „Das da, guck nur, das bin ich. Und ich hab so einen wunderschönen Vogelkäfig – da sind zwei Vogerl drin, schau mal. Einer alleine, das ist ja nicht gut. Jetzt sind die zwei beisammen!"

Die Bewohner des Seniorenheims sind stolz auf das von ihnen Geschaffene. „Schau nur, das ist doch bestimmt der Herr Sch., und da, das ist die Frau K., die reicht ihm die Hand", ruft staunend eine Stimme neben mir. Die Skulpturen werden erkannt und mit ihren Schöpfern identifiziert. „Wenn man sich gegenseitig stützt und sich die Hand reicht, dann können plötzlich alle etwas schaffen", erklärt ein 80-jähriger Bewohner bei der Eröffnung der Ausstellung. Er spricht damit aus, dass der kreative gestalterische Prozess nicht nur ein Annähern an sich selbst ist, sondern auch die Beziehungen der Senioren untereinander neu belebt hat. Und nicht nur das: Eine neue, lebendige Vernetzung der Heimbewohner mit den Bewohnern des Ortes hat durch das Stahlprojekt stattgefunden. „Wir sind keine Alten, die nichts mehr können", betont Herr S., „wir sind halt nur schon etwas länger auf der Welt!"

Resümee

Das Projekt wurde von den hochbetagten Senioren mit sichtlichem Spaß, mit Lebendigkeit und Neugierde gestaltet sowie auch einer großen Bereitschaft, sich auf neue Herausforderungen einzulassen und sich auch damit auseinanderzusetzen. Den Alltag im Alter durch eigene Ideen und Vorstellungen schöpferisch zu gestalten war ein ungewohntes Abenteuer; dieses zu bestehen stärkte den eigenen Selbstwert. Das Pflegepersonal erlebte die ihnen anvertrauten älteren und zum Teil pflegebedürftigen Menschen in neuer, ungewohnter Lebendigkeit. Die Beziehungen zwischen den Bewohnern des Hauses, aber auch zwischen ihnen und den Einwohnern des Ortes konnten spürbar intensiviert werden.

Wie sich gezeigt hat, sind mit einem solchen Projekt „zeitgenössischer Kunst", sogar mit dem ungewohnten Material Stahl, alte Menschen erreichbar, denen es gelang, ihren Alltag im Verlauf des Projekts selbst schöpferisch umzugestalten. Durch die neuen Rollen, die sie für sich entdeckten, steigerte sich ihr Selbstwertgefühl deutlich. Es ist zu hoffen, dass dieses Experiment auch andere Kollegen dazu anregt, ähnliche Abenteuerreisen zu wagen.

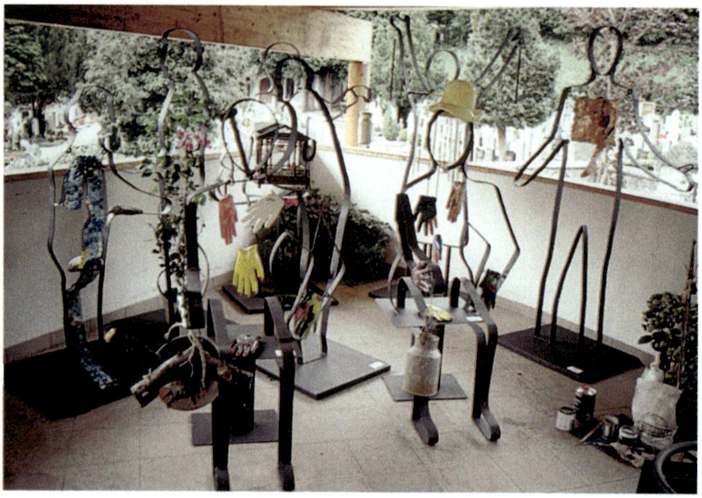

Abb. 11.11 Stahlskulpturen auf der Terrasse des Seniorenheims

Nachtrag zum Projekt

Leider waren im Jahr 2016 fast alle am Stahlprojekt beteiligten Senioren bereits verstorben und die Pflegeleitung ersetzt worden, weshalb es nicht möglich war, im Nachhinein noch Interviews mit den Beteiligten zu führen und die weitere Entwicklung zu verfolgen. Zudem wurden die Skulpturen auf dem Gelände inzwischen entfernt, sodass nichts mehr daran erinnern kann. Umso mehr steht zu hoffen, dass die positiven Erfahrungen und Rückmeldungen dazu animieren, ein solches Projekt erneut durchzuführen.

LITERATUR

Bodenmann-Ritter C (1975). Joseph Beuys – Jeder Mensch ein Künstler. Berlin: Ullstein.

Freie Internationale Universität Kassel (1989). Die unsichtbare Skulptur. Zum erweiterten Kunstbegriff von Joseph Beuys. Stuttgart: Urachhaus.

Trier E (1988). Bildhauer Theorien im 20. Jahrhundert. Berlin: Gebr. Mann Verlag.

Radebold H, Schweizer R (2001). Der mühselige Aufbruch. Reinhardts Gerontologische Reihe Bd. 24. München: Reinhardt.

Menzen K-H (2004). Kunsttherapie mit altersverwirrten Menschen. München: Reinhardt.

Kipp J (2004). Einführung in die praktische Gerontopsychiatrie. München: Reinhardt.

KAPITEL

12 In Deine Hand gegeben – Sterben und Tod

12.1 Hospiz und Palliativmedizin

Claudia Bausewein

Die Begleitung schwer kranker und sterbender Menschen hat durch die Hospizbewegung und die Palliativmedizin in den letzten Jahren stark an Bedeutung gewonnen. Die moderne Hospizbewegung geht auf die englische Ärztin Dame Cicely Saunders (1918–2005) zurück, welche die alte christliche Tradition der Sterbebegleitung aus dem Mittelalter mit Erkenntnissen der modernen Medizin verbunden hat. Ihr Ansatz des „total pain", d.h. das ganzheitliche Erleben von Schmerzen, aber letztlich auch Leiden mit seiner körperlichen, psychischen, sozialen und spirituellen Dimension (Saunders 1966) war in den 1960er-Jahren fast revolutionär und ist heute genauso aktuell wie damals. 1967 eröffnete sie das St. Christopher's Hospice in London, das als Geburtsstätte der modernen Hospizbewegung gilt, und entwickelte ihre Vorstellung der Sterbebegleitung. Neben der Patientenversorgung sah sie Forschung, Lehre, Aus- und Weiterbildung als weitere wichtige Aufgaben von St. Christopher's, um die Erkenntnisse und die Idee von St. Christopher's möglichst weit zu verbreiten.

Der Begriff „Palliativmedizin" oder „Palliative Care" basiert auf dem lateinischen Begriff „pallium" („Mantel") und bedeutet, etwas fürsorglich ummanteln oder lindern. Palliative Care wird von der Weltgesundheitsorganisation wie folgt definiert:

„Palliative Care ist ein Ansatz zur Verbesserung der Lebensqualität von Patienten und ihren Familien, die mit einer lebensbedrohlichen Erkrankung konfrontiert sind. Dies geschieht durch Prävention und Linderung von Leiden mittels Früherkennung und hervorragender Untersuchung und Behandlung von Schmerzen und anderen Problemen physischer, psychosozialer und spiritueller Natur."

WHO (2002)

Palliative Care ...

- bietet Linderung von Schmerzen und anderen belastenden Symptomen;
- bejaht das Leben und betrachtet Sterben als normalen Prozess;
- zögert den Tod nicht hinaus, beschleunigt ihn aber auch nicht;
- integriert psychosoziale und spirituelle Aspekte der Patientenbetreuung;
- ermöglicht es dem Patienten, so aktiv wie möglich bis zum Tod zu leben;
- bietet der Familie Unterstützung während der Erkrankung des Patienten und in der Trauerphase;
- nutzt einen Teamansatz zur Unterstützung bei Bedürfnissen der Patienten und ihrer Familien, einschließlich Trauerbegleitung, wenn notwendig;
- verbessert die Lebensqualität und kann möglicherweise auch den Verlauf einer Krankheit beeinflussen;
- kann frühzeitig im Krankheitsverlauf in Verbindung mit anderen auf die Lebensverlängerung abzielenden Therapiemaßnahmen wie Chemo- oder Strahlentherapie eingesetzt werden und schließt auch Untersuchungen ein, die helfen, belastende körperliche Komplikationen besser zu verstehen und zu behandeln (WHO 2002).

12.1.1 Symptomkontrolle

In der Palliativmedizin liegt das Hauptaugenmerk nicht auf der Behandlung der Grunderkrankung, z.B. einer Krebs- oder einer fortgeschrittenen Organerkrankung, sondern auf der Linderung von belastenden Symptomen, die durch die fortgeschrittene Erkrankung oder vorausgegangene Therapien verursacht werden. Zu den häufigsten Symptomen gehören Schmerzen, Schwäche, Gewichtsverlust, Atemnot, Übelkeit, Erbrechen und Verstopfung (Teunissen et al. 2007). Patienten mit fortgeschrittenen Tumorerkrankungen leiden im Median unter 11 Symptomen zu einem Zeitpunkt (Walsh et al. 2000). Durch gezielten Einsatz von Medikamenten und anderen nichtmedikamentösen Maßnahmen können die meisten dieser Symptome ausreichend gelindert werden, sodass die Lebensqualität des Patienten wieder besser wird. Dazu ist ein breites pharmakologisches Wissen notwendig, da die Therapie den Patienten nicht mehr belasten soll, als das durch die Erkrankung schon der Fall ist.

12.1.2 Kommunikation

Das Gespräch mit dem Patienten und seinen Angehörigen ist die wesentliche Grundlage in jeder Begleitung. Daher sollte sich die Kommunikation in der Palliativmedizin nicht von anderen Bereichen der Medizin unterscheiden. Trotzdem bringen Professionelle in der Palliativversorgung häufig mehr Fähigkeiten und Bereitschaft mit, den Patienten und seine Wünsche in den Mittelpunkt zu stellen, ihn in Therapieentscheidungen einzubeziehen und über sonst oft tabuisierte Themen wie Sterben und Tod zu sprechen. Dazu gehört auch das Erfassen der psychischen, spirituellen und existentiellen Situation. Neben dem gesprochenen Wort spielt die nonverbale Kommunikation eine große Rolle, da die Patienten häufig über ihre Körpersprache, Gestik und Mimik mehr aussagen, als das mit Worten möglich ist. Dazu helfen Angebote wie Kunst- und Musiktherapie, aber auch Atemtherapie, um den Patienten zusätzlich eine andere Ausdruckform anbieten zu können.

12.1.3 Rehabilitative Maßnahmen

Eine fortschreitende Erkrankung schränkt den Patienten zunehmend in seinen Aktivitäten und seiner körperlichen Funktion ein. Aktivitäten des täglichen Lebens sind plötzlich nicht mehr selbstverständlich, und mehr Hilfe und Unterstützung sind notwendig. Rehabilitative Maßnahmen, v. a. durch Physio- und Ergotherapie, sollen dem Patienten helfen, möglichst lange selbstständig und unabhängig zu sein. Körperliche Aktivität ist auch im fortgeschrittenen Erkrankungsstadium wichtig und kann ein wesentliches Element bei der Symptomkontrolle (z. B. von Fatigue oder Atemnot) sein.

12.1.4 Betreuung in der Sterbephase

In den letzten Lebenstagen und -stunden steht die Ermöglichung eines würdevollen und friedlichen Sterbens im Vordergrund. Belastende und evtl. neu auftretende Symptome müssen weiterbehandelt und medizinische Maßnahmen spätestens dann auf das Minimum reduziert werden. Die Begleitung der Angehörigen in dieser für sie häufig besonders schweren Lebensphase steht oft stärker im Vordergrund als die Betreuung des Patienten. Information über die zu erwartenden Veränderungen und emotionale Unterstützung können dazu beitragen, dass die Angehörigen den Abschied gut leben können.

12.1.5 Begleitung durch das multiprofessionelle Team

Um den vielfältigen und häufig komplexen physischen, psychischen, sozialen und spirituellen Bedürfnissen von Patienten und ihren Angehörigen zu begegnen, sind verschiedene Berufsgruppen notwendig. Dazu gehören neben Ärzten und Pflegenden Sozialarbeiter, Seelsorger, Kunst-, Musik- und Atemtherapeuten, Physio- und Ergotherapeuten genauso wie Apotheker. Auch ehrenamtliche Helfer unterstützen v. a. in ambulanten Hospizdiensten die Patienten und ihre Angehörigen.

12.1.6 Versorgungsstrukturen

Die breite Basis der Hospizbegleitung stellen ca. 1.500 **ambulante Hospizdienste** in Deutschland dar. Die wichtigste Säule dieser Hospizdienste sind ehrenamtliche Hospizhelfer, die neben Angehörigen und Freunden ohne eine beruflich gebundene Rolle dem sterbenden Menschen begegnen (Blümke et al. 2005). Sie stellen ein zusätzliches Angebot dar und ersetzen keine Hauptamtlichen, z. B. aus der Pflege. Zu ihren Aufgaben zählen regelmäßige Besuche und Gespräche mit den Betroffenen, Kranken- und Nachtwachen, aber auch patientenferne Tätigkeiten wie Hilfe im Büro eines Hospizvereins.

Stationäre Hospize betreuen schwer kranke und sterbende Menschen, die nicht zu Hause betreut werden können. Dies sind eigenständige pflegerische Einrichtungen mit multiprofessionellen Teams, aber ohne ständige ärztliche Anwesenheit. Die medizinische Betreuung erfolgt über Hausärzte oder andere niedergelassene Ärzte mit einer speziellen palliativmedizinischen Qualifikation. Die durchschnittliche Aufenthaltsdauer beträgt im stationären Hospiz 2–4 Wochen. Im Jahr 2016 gab es in Deutschland ca. 235 stationäre Hospize.

In **Palliativstationen** werden Patienten mit komplexen körperlichen, psychischen, sozialen und spirituellen Problemen aufgrund einer unheilbaren, weit fortgeschrittenen Erkrankung behandelt. Ziel ist eine Stabilisierung der Situation, um die Patienten in den häuslichen Bereich oder in ein stationäres Hospiz zu entlassen. Die Aufenthaltsdauer auf einer Palliativstation beträgt in Deutschland durchschnittlich 10–12 Tage; ca. 50 % der Patienten können entlassen werden. Palliativstationen sind immer Teil eines Krankenhauses mit ärztlicher Leitung und einem multiprofessionellen Team. Die Finanzierung erfolgt entweder im Rahmen des Fallpauschalensystems mit spezifischen Prozedurenschlüsseln oder als Besondere Einrichtung mit tagesgleichen Pflegesätzen. In 2016 gab es in Deutschland mehr als 300 Palliativstationen.

Um palliativmedizinische Expertise möglichst vielen Patienten zugutekommen zu lassen, betreuen **Palliativdienste** Patienten auf den Allgemeinstationen im Krankenhaus. Diese multiprofessionellen Teams beraten Primärbetreuer, Patienten und Angehörige in Fragen der Symptomkontrolle sowie bei pflegerischen und psychosozialen Problemen, bei Therapiezielfragen und vorausschauender Behandlungsplanung. Sie können auch den Weg in die weitere spezialisierte Palliativbetreuung bahnen, sei es auf eine Palliativstation oder im spezialisierten ambulanten Bereich. Durch die Einführung neuer Abrechnungsziffern im Fallpauschalensystem im Jahr 2017 bekommen die Palliativdienste auch eine Abrechnungsbasis, was zu einer breitflächigeren Etablierung solcher Palliativdienste führen sollte.

In der **Spezialisierten Ambulanten Palliativversorgung (SAPV)** arbeiten multiprofessionelle Teams, um Patienten zu Hause oder in Alten- und Pflegeheimen zu begleiten. Sie ergänzen bestehende Versorgungsstrukturen durch Hausärzte und Pflegedienste im ambulanten Bereich. Die Aufgaben der Teams decken das ganze Spektrum palliativmedizinischer Versorgung wie im stationären Bereich ab. Durch eine 24-Stunden-Rufbereitschaft können viele Notarzteinsätze und Krankenhauseinweisungen vermieden werden. Damit wird es vielen Menschen ermöglicht, zu Hause in ihrem gewohnten Umfeld zu sterben. Im ambulanten palliativmedizinischen Bereich ist in Deutschland eine nahezu flächendeckende Versorgung gewährleistet.

12.1.7 Palliativmedizinische Konzepte

Seit Beginn der Palliativmedizin in Deutschland in den 1990er-Jahren hat sich das Fach deutlich weiterentwickelt, nicht nur durch die Integration in das deutsche Gesundheitswesen, sondern auch in den Konzepten.

Lange Zeit wurde palliativmedizinische und hospizliche Betreuung nur für Patienten mit Tumorerkrankungen angeboten. Da in Deutschland aber drei von vier Menschen an anderen, vor allem chronischen Erkrankungen des Herz-Kreislauf-Systems, der Lunge und der Verdauungsorgane versterben (Statistisches Bundesamt 2016) und gezeigt werden konnte, dass Patienten mit chronischer Herzinsuffizienz, COPD oder chronischer Niereninsuffizienz mindestens vergleichbare Palliativbedürfnisse und eine hohe Symptombelastung haben (Bausewein et al. 2010; Murtagh et al. 2007), muss auch diesen Menschen eine entsprechende palliativmedizinische Betreuung angeboten werden. Zudem werden bei steigender Lebenserwartung immer mehr Menschen an Komorbiditäten mit z. T. komplexen Betreuungssituationen leiden. Diese Patienten wissen häufig nur wenig über ihre Krankheit, die Therapieziele oder die Prognose (Boyd et al. 2004). Palliativmedizinische Betreuungsmöglichkeiten sind ihnen wenig bekannt (Selman et al. 2007), aber auch Professionelle denken kaum daran, dass die Patienten von palliativmedizinischer Unterstützung profitieren könnten.

Zudem wird Palliativmedizin zu sehr mit dem Lebensende verbunden. Die Folge ist, dass viele Patienten zu spät Zugang zu palliativmedizinischer Betreuung erhalten. In der verbleibenden, oft sehr kurzen Zeit von Tagen bis wenigen Wochen vor dem Tod können manche Probleme nicht mehr so befriedigend gelindert werden, wie es wünschenswert wäre. Verschiedene Studien haben gezeigt, dass eine frühzeitige palliativmedizinische Einbindung, bei manchen Tumorerkrankungen mit kurzer Lebenserwartung schon zum Zeitpunkt der Diagnosestellung, nicht nur eine bessere Lebensqualität mit weniger körperlichen Symptomen und Depressionen und weniger aggressiven Therapien am Lebensende haben, sondern sogar länger überleben (Temel et al. 2010). Daraus resultiert, dass palliativmedizinische Betreuung nicht allein von der Prognose eines Patienten abhängen sollte, sondern dass die palliativmedizinischen Bedürfnissen des Patienten handlungsleitend sein sollten (NHS Scotland 2008). Dazu müssen die körperlichen, psychischen, sozialen und spirituellen Bedürfnisse regelmäßig im Krankheitsverlauf überprüft und palliativmedizinische Betreuung entsprechend angeboten werden (AWMF 2015).

Auch wenn die Prognose allein nicht ausschlaggebend sein sollte, kann die sog. „surprise question" ein Anhalt sein, über palliativmedizinische Bedürfnisse nachzudenken. Wenn die Frage „*Wären Sie überrascht, wenn Ihr Patient innerhalb der nächsten 12 Monate versterben würde?*" mit „Nein" beantwortet wird, sollten palliativmedizinische Angebote erwogen werden (Moss et al. 2010).

Durch diese Weiterentwicklung der Palliativmedizin und die frühzeitige Integration kann und muss palliativmedizinisches Handeln parallel zu krankheitsspezifischen Therapien wie Chemotherapie oder Bestrahlung angeboten werden. Dadurch wird auch der Übergang von kurativen oder langfristig palliativen Therapiemaßnahmen hin zur Fokussierung auf die Lebensqualität für die verbleibende Lebenszeit leichter, da der Patient nicht das Gefühl bekommen sollte, dass „nichts mehr getan werden kann" oder er „austherapiert" ist. Bei nichtonkologischen Erkrankungen ist die Weiterführung der krankheitsspezifischen Therapien in den allermeisten Fällen sogar geboten. Dies macht die enge Kooperation mit den ärztlichen Kollegen der entsprechenden Fachdisziplinen notwendig.

Aus dem Gesagten wird deutlich, dass palliativmedizinische Betreuung nicht nur eine Aufgabe für Spezialisten, sondern für alle im Gesundheitswesen Tätigen ist. Die Basisbehandlung von Schmerzen und anderen belastenden Symptomen, Gespräche über Therapieziele, Prognose und lebensverlängernde Maßnahmen wird auch als **allgemeine Palliativversorgung** bezeichnet (Quill und Abernethy 2013). Wenn die medizinische oder psychosoziale Situation eines Patienten und seiner Angehörigen durch unkontrollierte Symptome, Depression, Angst und existenzielle Belastung so komplex ist, dass allgemeine Kenntnisse über Schmerztherapie und Symptomkontrolle nicht mehr ausreichen, bedarf es der **spezialisierten palliativmedizinischen Betreuung.** Diese spezialisierte Betreuung wird von Professionellen und Diensten geleistet, deren Hauptaufgabe es ist, Patienten mit komplexen und schwierigen Bedürfnissen zu betreuen, und die ein höheres Maß an Ausbildung, Personal und Ressourcen zur Verfügung haben (Council of Europe 2003).

12.1.8 Aktuelle Situation und Perspektiven für Deutschland

Hospiz- und Palliativversorgung sind in der Zwischenzeit fest im deutschen Gesundheitswesen etabliert. Durch die ambulanten und stationären Strukturen mit entsprechender gesetzlicher Verankerung und Finanzierung konnte die Regelversorgung verbessert werden. Palliativmedizin ist als eigenes medizinisches Fachgebiet mit Zusatzbezeichnung anerkannt, auch die Akademisierung und Evidenzbasierung haben zur Verbreitung beigetragen (AWMF 2015). 2010 wurde die „Charta zur Betreuung schwerstkranker und sterbender Menschen" (www.charta-zur-betreuung-sterbender.de) veröffentlicht, welche die Stärkung der Rechte und Bedürfnisse schwerstkranker und sterbender Menschen zum Ziel hat. Die aus der Charta entstandene Nationale Strategie trägt auf politisch-gesellschaftlicher Ebene zu einer weiteren Verankerung der Hospiz- und Palliativversorgung bei. 2015 hat die Bundesregierung das Hospiz- und Palliativgesetz (HPG) verabschiedet und damit einen weiteren Meilenstein geschaffen, um noch vorhandene Betreuungslücken weiter zu schließen.

LITERATUR

AWMF (2015). Leitlinienprogramm Onkologie. S3-Leitlinie Palliativmedizin für Patienten mit einer nicht heilbaren Krebserkrankung. Stand: Mai 2015; www.awmf.org/uploads/tx_szleitlinien/128-001OLl_S3_Palliativmedizin_2015-07.pdf (letzter Zugriff: 14.10.2017).

Bausewein C, et al. (2010). Understanding breathlessness: cross-sectional comparison of symptom burden and palliative care needs in chronic obstructive pulmonary disease and cancer. J Palliat Med 13(9): 1109–1118.

Blümke D et al. (2005). Qualitätsanforderung zur Vorbereitung Ehrenamtlicher in der Hospizarbeit. Berlin: Bundesarbeitsgemeinschaft Hospiz e. V.; www.dhpv.de/tl_files/public/Service/Broschueren/broschuere_qualitaetsanforderung_ehrenamtliche.pdf (letzter Zugriff: 14.10.2017).

Boyd KJ, et al. (2004). Living with advanced heart failure: a prospective, community based study of patients and their carers. Eur J Heart Fail 6(5): 585–591.

Council of Europe (2003). Recommendation Rec (2003) 24 of the Committee of Ministers to member states on the organisation of palliative care. HYPERLINK "http://www.coe.int/t/dg3/health/Source/Rec(2003)24_en.pdf" www.coe.int/t/dg3/health/Source/Rec(2003)24_en.pdf (letzter Zugriff: 14.10.2017).

Moss AH, et al. (2010). Prognostic significance of the „surprise" question in cancer patients. J Palliat Med 13(7): 837–840.

Murtagh FE, et al. (2007). Symptoms in advanced renal disease: a cross-sectional survey of symptom prevalence in stage 5 chronic kidney disease managed without dialysis. J Palliat Med 10(6): 1266–1276.

NHS Scotland (2008). Living and dying well: a national action plan for palliative and end of life care in Scotland. Edinburgh; www.gov.scot/resource/doc/239823/0066155.pdf (letzter Zugriff: 14.10.2017).

Quill TE, Abernethy AP (2013). Generalist plus specialist palliative care – creating a more sustainable model. N Engl J Med 368(13): 1173–1175.

Saunders C (1966). The last frontier. Frontier 1966: 183–186.

Selman L, et al. (2007). Improving end-of-life care for patients with chronic heart failure: „Let's hope it'll get better, when I know in my heart of hearts it won't". Heart 93(8): 963–967.

Statistisches Bundesamt (2016). Gesundheit. Todesursachen 2014. Wiesbaden; www.destatis.de/DE/Publikationen/Thematisch/Gesundheit/Todesursachen/Todesursachen2120400147004.pdf?__blob=publicationFile (letzter Zugriff: 14.10.2017).

Temel JS, et al. (2010). Early palliative care for patients with metastatic non-small-cell lung cancer. N Engl J Med 363(8): 733–742.

Teunissen SC, et al. (2007). Symptom prevalence in patients with incurable cancer: a systematic review. J Pain Symptom Manage 34(1): 94–104.

Walsh D, Donnelly S, Rybicki L (2000). The symptoms of advanced cancer: relationship to age, gender, and performance status in 1,000 patients. Support Care in Cancer 8(3): 175–179.

WHO – World Health Organization (2002). Pain Relief and Palliative Care. National Cancer Control Programmes: Policies and Managerial Guidelines. 2nd ed. Geneva, pp. 83–91.

12.2 Kinderpalliativmedizin

Monika Führer

12.2.1 Epidemiologie

In Deutschland sterben jährlich etwa 3.500 Kinder, Jugendliche und junge Erwachsene unter 20 Jahren an einer unheilbaren, zum Tode führenden Erkrankung (n = 3.551 in 2009; ➤ Abb. 12.1). Die häufigsten Todesursachen sind angeborene Krankheiten, Fehlbildungen und Chromosomenanomalien, Folgen schwerer Beeinträchtigungen, die im Rahmen der Geburt auftreten (z. B. extreme Frühgeburtlichkeit, peripartale Asphyxie und ihre Komplikationen), sowie onkolo-

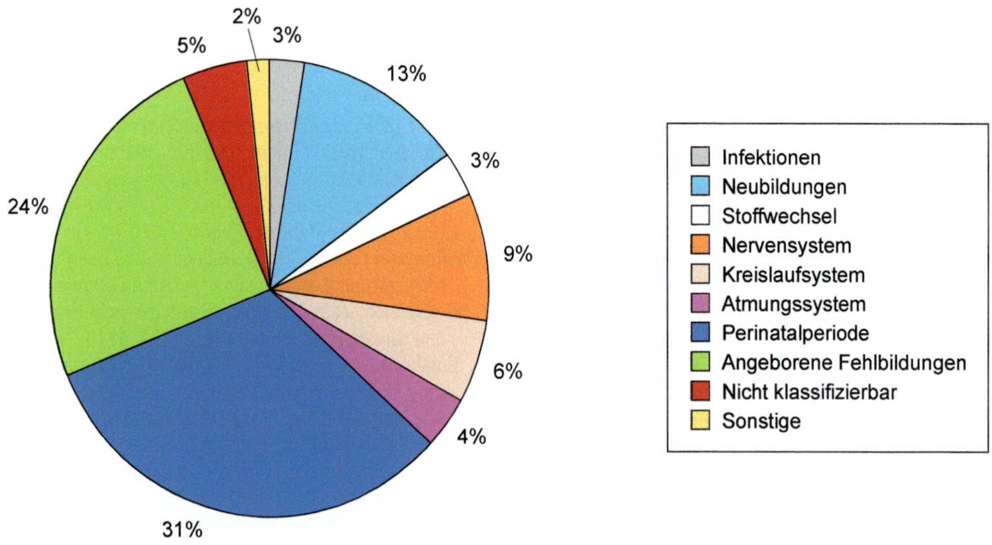

Abb. 12.1 Todesursachen in Deutschland 2009 (< 20 Jahre) ohne äußere Ursachen (Unfälle, Vergiftungen, Gewalt etc.) (n = 3.551) (Quelle: Statistisches Bundesamt)

gische und neurologische Erkrankungen. Etwa 60 % der frühen Todesfälle ereignen sich im ersten Lebensjahr; die meisten dieser Kinder sterben in den ersten Tagen oder Wochen nach der Geburt.

Viele Kinder und ihre Familien leben über viele Jahre mit der Diagnose einer lebensbegrenzenden Erkrankung. Verbesserte lebensverlängernde und supportive Therapien tragen dazu bei, dass sich die Lebenserwartung für viele betroffene Kinder im letzten Jahrzehnt deutlich erhöht hat. Da für Deutschland keine eigenen Zahlen zur Prävalenz lebenslimitierender Erkrankungen bei Kindern vorliegen, kann bei der Schätzung der Zahl der Betroffenen nur auf Daten aus Großbritannien zurückgegriffen werden. Fraser et al. (2012) beschreiben einen Anstieg der Prävalenz von 15 auf 32/10.000 Kinder und Jugendliche < 20 Jahre, wobei der stärkste Anstieg im Vergleich zur ursprünglichen Erhebung aus dem Jahr 2003 in der Gruppe der 16- bis 19-Jährigen stattfand.

Überträgt man diese Daten auf Deutschland, dann muss von bis zu 45.000 Kindern, Jugendlichen und jungen Erwachsenen < 20 Jahren mit einer lebensbegrenzenden Erkrankung ausgegangen werden. Diese jungen Patienten und ihre Familien brauchen umfassende medizinisch-pflegerische und psychosoziale Hilfe, um die extremen Belastungen, die sich aus der Diagnose und dem Krankheitsverlauf ergeben, bewältigen zu können.

12.2.2 Versorgungsbedarf

Die WHO hat die Palliativversorgung von Kindern erstmals 1998 wie folgt definiert:

„*Palliative care for children is the active total care of the child's body, mind and spirit, and also involves giving support to the family.*

It begins when illness is diagnosed, and continues regardless of whether or not a child receives treatment directed at the disease.

Health providers must evaluate and alleviate a child's physical, psychological, and social distress.

Effective palliative care requires a broad multidisciplinary approach that includes the family and makes use of available community resources; it can be successfully implemented even if resources are limited.

It can be provided in tertiary care facilities, in community health centers and even in children's homes.“

Um den unterschiedlichen Verlauf und Versorgungsbedarf der verschiedenen lebensverkürzenden Erkrankungen des Kindesalters besser zu beschreiben, wurde die folgende international gebräuchliche Einteilung in die vier Gruppen nach ACT (2003; Association for Children with Life-threatening or Terminal Conditions and their Families) entwickelt (> Box 12.1).

BOX 12.1

Einteilung von lebensverkürzenden Erkrankungen des Kindes nach ACT (2003)

Gruppe 1
Erkrankungen mit möglicher kurativer Therapie; palliativmedizinische Behandlung in Phasen prognostischer Unsicherheit oder bei Versagen der kurativen Therapie
Beispiele: Krebserkrankungen, Organversagen

Gruppe 2
Erkrankungen mit reduzierter Lebenserwartung, aber mit langen Phasen intensiver supportiver Therapie zur Lebensverlängerung, die meist die Teilnahme an üblichen Alltagsaktivitäten bis ins junge Erwachsenenalter erlaubt
Beispiele: zystische Fibrose, Muskeldystrophie Duchenne

Gruppe 3
Fortschreitende Erkrankungen, Behandlung ausschließlich palliativ, Erkrankungsdauer häufig über Jahre
Beispiele: schwere Stoffwechselerkrankungen, neurodegenerative Erkrankungen

Gruppe 4
Schwere, irreversible, meist neurologische Beeinträchtigungen ohne Progredienz mit besonderer Anfälligkeit gegenüber Komplikationen, die zu einer verkürzten Lebenserwartung führen; Verlauf häufig über Jahre mit wiederholten Krisen
Beispiele: schwere Störungen der Gehirn- oder Lungenfunktion z. B. nach peripartaler Asphyxie oder Unfällen mit schwerer Hirnschädigung

Der zeitliche Verlauf und die Intensität der Palliativbetreuung unterscheiden sich in den vier ACT-Gruppen:

- Patienten der **Gruppe 1** werden häufig über Jahre in Spezialabteilungen wie der Kinderonkologie oder -kardiologie hochintensiv mit kurativer oder lebensverlängernder Intention behandelt. Diese Patienten werden häufig erst spät im Verlauf ihrer Erkrankung in der Palliativmedizin vorgestellt und bedürfen dann meist aufgrund ihrer ausgeprägten Symptome einer sehr intensiven Betreuung.
- Patienten der **Gruppe 2** überleben heute ihre Erkrankung dank optimierter supportiver Therapie sowie lebensverlängernder Verfahren wie Lungentransplantation bei CF oder Heimbeatmung bei Muskeldystrophie Duchenne bis in das 3. oder 4. Lebensjahrzehnt. Diese Patienten werden daher nur noch bei ungewöhnlich schweren Verläufen durch die Kinderpalliativmedizin betreut. Bei beiden Gruppen bedeutet der medizinische Fortschritt für die meisten Patienten eine deutliche Verlängerung der Lebenszeit. Häufig ist jedoch die Kindheit dieser Patienten durch die Behandlung der Erkrankung, durch wiederholte Krankenhausaufenthalte und die Angst vor dem nächsten Rezidiv oder dem Fortschreiten der Erkrankung geprägt. Die Krankheit bestimmt wesentlich das Leben des kranken Kindes und seiner Familie.
- Die Familien der Patienten der **Gruppe 3** mit fortschreitenden, meist angeborenen Erkrankungen erleben häufig eine erschöpfende Odyssee bis zur Diagnosestellung, die dann jede Hoffnung auf eine kurative Therapie beendet. Viele dieser Kinder leiden unter **schweren neurologischen Beeinträchtigungen.** Sie zeigen früh Entwicklungsstörungen oder verlieren nach einer Phase normaler Entwicklung ihre Fähigkeiten. Sie können nicht mehr laufen, sprechen und schlucken, erblinden oder werden taub – Verluste, die bei den Kindern und Eltern häufig große Trauer auslösen.
- Patienten der **Gruppe 4,** die oft viele Jahre nach einer schweren neurologischen Schädigung an deren Komplikationen sterben, erleben wiederholte gesundheitliche Krisen, z. B. im Rahmen von schweren, meist pulmonalen Infektionen, die durch neurologisch bedingte Schluckstörungen und rezidivierende Aspirationen begünstigt werden. Ausgeprägte Spastik oder Dystonie und die daraus resultierenden orthopädischen Folgeprobleme wie Skoliose und Osteopenie verschlechtern die Lebensqualität zusätzlich und können zu belastenden Symptomen führen.

In allen vier ACT-Gruppen prägen z. T. sehr lange Krankheitsverläufe mit Phasen prognostischer Unsicherheit das Leben der betroffenen Kinder und ihrer Familien. Wiederholte schwere gesundheitliche Krisen, lange Krankenhausaufenthalte und die aufwendige Pflege der Kinder sind die Ursache für die häufig zu beobachtenden schweren psychischen wie physischen Erschöpfungszustände in den Familien. Wünschenswert wäre daher eine möglichst frühzeitige Integration der Palliativversorgung in die Betreuung der Patienten und ihrer Familien, um physische und psychosoziale Krisen bei den Eltern und Geschwistern zu vermeiden (EAPC Task Force 2007).

12.2.3 Versorgungsstrukturen

Die bisherigen Erfahrungen zeigen, dass nahezu **alle betroffenen Kinder und Jugendlichen** im Verlauf ihrer Erkrankung so schwere Krankheitsbeschwerden entwickeln, dass sie, z. T. auch wiederholt, einer **spezialisierten palliativmedizinischen und -pflegerischen Betreuung** bedürfen (Bayerisches Staatsministerium für Gesundheit und Pflege 2018).

Spezialisierte ambulante pädiatrische Palliativversorgung (SAPPV)

„Wir möchten so gerne zu Hause mit unserem Kind und der ganzen Familie zusammen sein. Aber wir haben solche Angst, etwas falsch zu machen."

Mutter eines 3-jährigen Sterbenden

In Deutschland fehlte für schwerstkranke und sterbende Kinder und ihre Familien bis vor wenigen Jahren ein palliativmedizinisches Betreuungskonzept, das insbesondere dem größten Wunsch betroffener Kinder Rechnung trägt: **möglichst viel selbstbestimmte Zeit mit ihren Eltern, Geschwistern**

und anderen wichtigen Bezugspersonen zu Hause verbringen zu können.

Mit der Gesundheitsreform 2007 wurde die sogenannte **spezialisierte ambulante Palliativversorgung (SAPV) Teil des Leistungskatalogs der gesetzlichen Krankenversicherungen** (§ 37b und § 132d Abs. 2 SGB V). Das Gesetz legt ausdrücklich fest, dass die „besonderen Belange von Kindern" zu berücksichtigen sind. Diesem Auftrag entsprechend wurden in den letzten Jahren eigene **Teams der spezialisierten ambulanten pädiatrischen Palliativversorgung (SAPPV)** geschaffen, die schwerstkranke und sterbende Kinder und Jugendliche zu Hause versorgen. Für eine flächendeckende Versorgung werden in Deutschland nach vorsichtigen Schätzungen voraussichtlich mindestens 30 Kinderpalliativteams gebraucht.

Ein **gemeinsames bundesweites Konzept** wurde 2012 durch die Arbeitsgemeinschaft Kinder und Jugendliche der Deutschen Gesellschaft für Palliativmedizin vorgestellt. Dieses Konzept bildet die Grundlage für die **Empfehlungen zur Ausgestaltung der Versorgungskonzeption der SAPV von Kindern und Jugendlichen,** die im Juni 2013 durch den GKV-Spitzenverband, die Verbände der Krankenkassen auf Bundesebene, die Deutsche Gesellschaft für Palliativmedizin und den Deutscher Hospiz- und Palliativverband vorgestellt wurden (GKV-Spitzenverband et al. 2013).

Die SAPPV-Teams arbeiten eng mit den vorhandenen Versorgungsstrukturen, insbesondere mit niedergelassenen Kinderärzten und Kinderkrankenpflegediensten, sowie den Kinderkliniken und ambulanten sowie stationären Kinderhospizen zusammen. Die SAPPV kann bei Vorliegen einer **schweren, unheilbaren, fortschreitenden und fortgeschrittenen Erkrankung mit aufwendiger Versorgung** durch den behandelnden (Kinder-)Arzt auf dem entsprechenden Formblatt verordnet werden. Die Eltern stimmen der Palliativbetreuung durch ihre Unterschrift auf dem Formblatt zu.

Entsprechend der Definition der WHO arbeiten in den SAPPV-Teams die verschiedenen Berufsgruppen gleichberechtigt zusammen. Ein Schwerpunkt der ärztlichen und pflegerischen Betreuung in der SAPPV liegt auf der Behandlung von **belastenden Symptomen** wie z. B. Schmerz, Atemnot, Übelkeit und Erbrechen oder neurologischen Symptomen. Neben dem physischen gilt die besondere Aufmerksamkeit aber auch dem sozialen (Einsamkeit, Isolation), seelischen (Wut, Trauer, Angst) und spirituellen (existenzielle Fragen, Sinn) Leiden aller Familienmitglieder. Leider wird der dringend benötigte Einsatz von Sozialarbeitern, Psychologen und Seelsorgern im Rahmen der SAPPV nicht von den gesetzlichen Krankenkassen refinanziert, da im Gesetz bisher nur die ärztliche und die pflegerische Palliativversorgung vorgesehen sind.

Die **frühzeitige Integration der Palliativversorgung** wird dadurch unterstützt, dass, anders als bei erwachsenen Palliativpatienten, von den gesetzlichen Krankenkassen eine **intermittierende Betreuung** durch ein SAPPV-Team in Krisensituationen getragen wird. Stabilisiert sich der Zustand des Kindes wieder, kann die SAPPV ausgesetzt und in einer erneuten Krise oder in der Sterbephase wieder aufgenommen werden (Bayerisches Staatsministerium für Gesundheit und Pflege 2018).

Kinderhospize

In den **ambulanten Kinderhospizdiensten** unterstützen ausgebildete ehrenamtliche Familienbegleiter unter der Anleitung und Koordination hauptamtlicher Mitarbeiter die Familien in der Bewältigung des Alltags. Weitere Aufgaben der Kinderhospizdienste liegen in der Geschwisterarbeit und der Begleitung der Familien in der Trauerphase. Eine enge Kooperation zwischen SAPPV und ambulanten Kinderhospizdiensten erlaubt es, ein möglichst individuelles Unterstützungsnetz für jede Familie zu knüpfen. Die gesetzlichen Krankenkassen fördern die Arbeit der ambulanten Kinderhospizdienste nach § 39 SGB V.

Stationäre Kinderhospize sind klinikunabhängige Einrichtungen für die ganzheitliche Versorgung, Pflege und Begleitung von Kindern und Jugendlichen mit lebenslimitierenden Erkrankungen und ihren Familienangehörigen. Viele Familien nehmen das vielfältige Angebot zur Entlastung und psychosozialen Betreuung und Begleitung sowie die Möglichkeit der Begegnung mit anderen betroffenen Familien gern und wiederholt wahr. In den Kinderhospizen gibt es keine Arztpräsenz; daher sollten die Symptome der Kinder stabil sein. Im Gegensatz zu

Hospizen für Erwachsene sterben nur ca. 10 % der dort betreuten Kinder im Kinderhospiz.

Kinderpalliativstationen

Die stationäre palliativmedizinische Versorgung von Kindern und Jugendlichen befindet sich noch im Aufbau. Die erste Kinderpalliativstation in Deutschland wurde im April 2010 am Zentrum für Kinderpalliativmedizin und Kinderschmerztherapie der Vestischen Kinderklinik in Datteln eröffnet; das erste universitäre Kinderpalliativzentrum mit einer eigenen Kinderpalliativstation nahm im April 2016 am Klinikum der Universität München den Betrieb auf. Aufgabe einer **Kinderpalliativstation** ist es, Kinder und Jugendliche in schwersten Krankheitskrisen, die auch unter SAPPV nicht zu Hause beherrschbar sind, palliativmedizinisch und -pflegerisch unter Einbeziehung z. B. moderner schmerz- und strahlentherapeutischer Verfahren zu behandeln. Gleichzeitig bietet eine Kinderpalliativstation eine möglichst kind- und familiengerechte Umgebung, welche die Mitaufnahme der Eltern, den uneingeschränkten Besuch von Geschwistern und Freunden und anderen wichtigen Bezugspersonen ermöglicht.

Neben der klinischen Versorgung erfüllen diese Stationen auch wichtige Aufgaben in der Forschung und Lehre auf dem Gebiet der Kinderpalliativmedizin. Mit der Etablierung des Stiftungslehrstuhls für Kinderpalliativmedizin an der Universität Witten-Herdecke 2008 und der Stiftungsprofessur für Kinderpalliativmedizin an der Ludwig-Maximilians-Universität München 2009 wurden in Deutschland erstmals die Voraussetzungen für akademische Lehre und Forschung auf diesem Gebiet geschaffen.

12.2.4 Wirksamkeit der spezialisierten Palliativversorgung

In einer retrospektiven Befragung von Eltern verstorbener Kinder, die durch das seit 2004 bestehende spezialisierte Kinderpalliativteam am Klinikum der Universität München versorgt wurden, konnten erstmals positive Auswirkungen auf die Lebensqualität der jungen Patienten und ihrer pflegenden Eltern gezeigt werden (Vollenbroich et al. 2012). Eine von der Bundesärztekammer im Rahmen ihres Programms zur Versorgungsforschung geförderten prospektiven Untersuchung zur **Wirksamkeit der SAPPV** konnte dieses Ergebnis in einer prospektiven Untersuchung eindrucksvoll bestätigen (Groh et al. 2013). Neben der verbesserten Symptomkontrolle trägt offenbar die Möglichkeit zu wiederholten Gesprächen über die Erkrankung, ihre Prognose und ihren Verlauf wesentlich zur Entlastung der Eltern bei (➤ Abb. 12.2). Eine groß angelegte qualitative Untersuchung an erwachsenen Patienten in

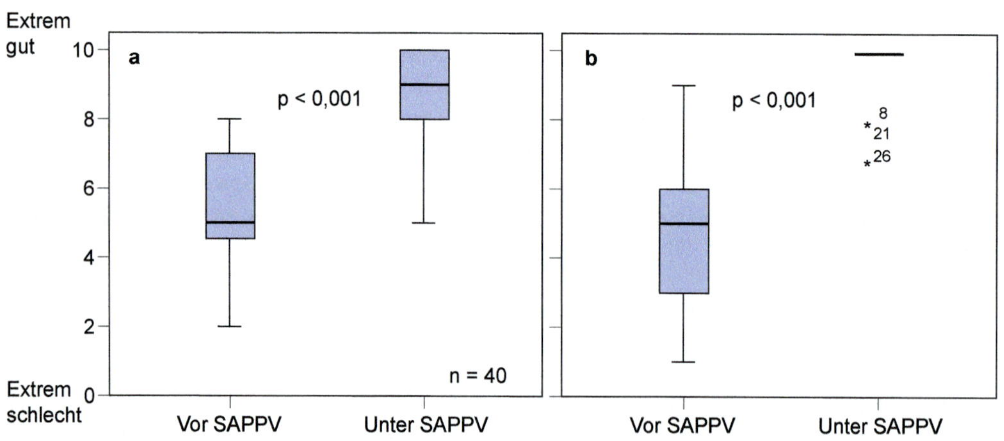

Abb. 12.2 Qualität der Symptomkontrolle (A) und Klärung wichtiger Fragen zur Erkrankung und Prognose (B) (Einschätzung der Eltern)

SAPV identifizierte u.a. das „Sicherheitsversprechen“ als ein wesentliches Qualitätsmerkmal (Schneider et al. 2012). Für die befragten Eltern war die aufsuchende 24/7-Rufbereitschaft des SAPPV-Teams eine wichtige Voraussetzung dafür, ihr Kind bis zu seinem Tod zu Hause zu pflegen.

LITERATUR

ACT – The Association for Children with Life-Threatening or Terminal Conditions and their Families and The Royal College of Paediatrics and Child Health (2003). A guide to the development of children's palliative care services. 2. Ausgabe ACT, Bristol; www.togetherforshortlives.org.uk/assets/0001/1649/ACT_Guide_to_Developing_Services.pdf (letzter Zugriff: 30.1.2018).

Bayerisches Staatsministerium für Gesundheit und Pflege (2018). Palliativversorgung von Kindern und Jugendlichen in Bayern; ww.stmgp.bayern.de/gesundheitsversorgung/sterbebegleitung/palliativversorgung/

EAPC Task Force on Palliative Care for Children and Adolescents (2007). IMPaCCT: Standards for Paediatric Palliative Care in Europe. Eur J Palliative Care 14(3): 109–114; www.eapcnet.eu/LinkClick.aspx?fileticket=ShMQyZuTfqU%3D (letzter Zugriff: 30.1.2018).

Fraser LK, Miller M, Hain R, et al. (2012). Rising national prevalence of life-limiting conditions in children in England. Pediatrics 129(4): 923–929.

GKV-Spitzenverband, Verbände der Krankenkassen auf Bundesebene, Deutsche Gesellschaft für Palliativmedizin, Deutscher Hospiz- und Palliativ Verband e.V. (2013). Empfehlungen zur Ausgestaltung der Versorgungskonzeption der Spezialisierten ambulanten Palliativversorgung (SAPV) von Kindern und Jugendlichen; www.gkv-spitzenverband.de/media/dokumente/krankenversicherung_1/hospiz_palliativversorgung/Palliativ_Empfehlungen_Kinder_Jugend_2013-06-12.pdf (letzter Zugriff: 30.1.2018).

Groh G, Borasio GD, Nickolay C, et al. (2013). Specialized pediatric palliative home care: a prospective evaluation. J Palliat Med 16(12): 1588–1594.

Schneider W, Eschenbruch N, Thoms U et al. (2012). Wirksamkeit und Qualitätssicherung in der SAPV-Praxis – Eine explorative Begleitstudie. Ergebnisbericht; www.sapv-forschung.de/fileadmin/user_upload/files/SAPV-Abschlussbericht_Wirkung-Wirksamkeit_FINAL.pdf (letzter Zugriff: 30.1.2018).

Vollenbroich R, Duroux A, Grasser M, et al. (2012). Effectiveness of a pediatric palliative home care team as experienced by parents and health care professionals. J Palliative Med 15(3): 294–300.

WHO (1998). WHO Definition of Palliative Care. www.who.int/cancer/palliative/definition/en/ (letzter Zugriff: 30.1.2018).

12.3 Es ist immer zu früh: ambulante Palliativbetreuung von Kindern und Jugendlichen

Nina Rümmelein

12.3.1 Was Kinderpalliativmedizin trotzdem leisten kann

Ein Kind, das nur noch wenige Wochen zu leben hat – eine Jugendliche, die ihre Volljährigkeit nicht mehr erreichen wird – ein Ungeborenes, das zum Sterben geboren wird, oder ein dem Alter nach erwachsener Mensch, der seit der frühen Kindheit abhängig geblieben ist von Pflege in allen Lebensbereichen: Diese Schicksale empfinden wir als zutiefst ungerecht.

„Nur einen Sommer gönnt, ihr Gewaltigen!

Und einen Herbst zu reifem Gesange mir,

Dass williger mein Herz, vom süßen

Spiele gesättigt, dann mir sterbe.“

Hölderlin, An die Parzen

Die Vorstellung, dass ein Leben schon enden muss, bevor es gelebt werden durfte, ist so schwer zu ertragen, dass die Mitarbeiter im Kinderpalliativteam häufig gefragt werden: „Wie kannst du diese Arbeit bloß machen?“

Ein glückliches Ende wird es nicht geben – und doch kann die Kinderpalliativmedizin Beschwerden effektiv lindern und so viel Halt bieten, dass nicht nur Verzweiflung und Angst herrschen, sondern das Leid getragen und die Trauer über Krankheit und Verlust er-lebt werden kann. Wenn das gelingt, entsteht neben dem unermesslichen Schmerz auch Raum für eine intensive und lebendige gemeinsame Zeit mit einem einzigartigen Kind und Zeit für menschliche Begegnung und Entwicklung.

12.3.2 Ambulante Betreuung

Das ambulante Kinderpalliativteam betreut die Kinder und Jugendlichen in ihrem Zuhause, um ihnen Krankenhausaufenthalte zu ersparen.

Solange Heilung ein Ziel sein kann und dafür komplexe und intensive Therapien erforderlich sind, nehmen Eltern die vorgegebene Routine einer Klinik in Kauf und bemühen sich, ihrem Kind unangenehme und oft beängstigende Maßnahmen erträglich zu machen. Sein Wohlergehen vertrauen sie hier zu einem großen Teil dem medizinischen Personal an. Wo Ärzte und Pflegende Sicherheit und Fachkunde bieten, erhoffen sich Eltern Hilfe und Heilung.

Wenn aber Heilung nicht mehr möglich ist und Klinikaufenthalte nur noch eine vorübergehende Besserung bewirken, rückt der damit verbundene Stress für Kind und Eltern in den Vordergrund. Das selbstbestimmte Leben am vertrauten Ort und eine möglichst normale gemeinsame Zeit werden immer wichtiger. Die Mehrzahl der betroffenen Eltern und der medizinischen Fachkräfte sehen im Zuhause eines Kindes den besten Ort für die letzte Lebensphase und das Sterben (Kassam 2014).

Dort sind wieder in erster Linie die Eltern verantwortlich für das Wohl ihres Kindes. Manchmal ist das ein lange ersehnter Schritt und zugleich eine Hürde, die verunsichert: Sie fragen sich, ob sie die medizinischen Bedürfnisse gut genug einschätzen und ob sie die schwierige, belastende Situation im eigenen Zuhause überhaupt ertragen können. Wenn sie die Arbeit des SAPPV[1]-Teams erleben und Vertrauen fassen, wird oft deutlich, dass ein Sterben zu Hause möglich und für alle weniger belastend sein kann.

Die Mitarbeiter des Kinderpalliativteams kommen als Gäste ins Haus. Sie bringen Erfahrung und Zeit mit, um Schwierigkeiten gemeinsam zu tragen und Krisensituationen rechtzeitig vorzubereiten. Sie sind rund um die Uhr telefonisch erreichbar und kommen, wenn notwendig, auch nachts und am Wochenende.

Bei den Hausbesuchen wird z. B. geklärt, ob die Hilfsmittelversorgung ausreicht, ob die Medikamente richtig angewendet werden, wie der Alltag bewältigt wird und wer dem Kind nahesteht und die Familie unterstützen kann – oder selbst Hilfe braucht. Das Familienleben geht dabei weiter: Manchmal müssen die kleinen Geschwister gefüttert, die großen an die Hausaufgaben erinnert werden, oder die Oma bringt Essen vorbei. Und im Unterschied zur Klinik passen sich die Fachkräfte an das Zuhause an: Sie hängen die Infusionsflasche an die Vorhangstange, teilen sich den einen Sitzplatz im engen Zimmerchen einer Flüchtlingsunterkunft oder klettern zum Patienten ans Hochbett, den geliebten Rückzugsort.

In verschiedenen Studien konnte gezeigt werden, dass die Betreuung durch ein ambulantes Kinderpalliativteam die Lebensqualität der Kinder (Friedrichsdorf 2015) und die Krankheitssymptome signifikant verbessert und die Wahrscheinlichkeit, zu Hause zu sterben, deutlich erhöht. Eltern, deren Kinder durch das SAPPV-Team in München betreut wurden, nannten als besonders hilfreich die psychosoziale Unterstützung, die 24-Stunden-Rufbereitschaft, ausreichend Zeit für detaillierte Gespräche, die aktive und kontinuierliche Evaluation der Bedürfnisse von Patient und Betreuenden sowie Informationen über den voraussichtlichen Verlauf der Erkrankung. Auch die Lebensqualität der Eltern wird signifikant verbessert, und sie sind weniger belastet durch Pflegeleistungen sowie durch Angst und Depression (Groh 2013).

12.3.3 Für das eigene Kind sorgen – Perspektive der Eltern

Für ein schwerkrankes oder sterbendes Kind zu sorgen setzt Eltern einer starken physischen und emotionalen Belastung aus (Rosenberg 2015). Erschwerte Trauer nach dem Tod eines Kindes beeinträchtigt ihre Gesundheit langfristig (Lannen 2008). Betroffene Eltern zeigen Symptome, die einer schweren Depression ähnlich sind. Eltern trauern jedoch häufig nicht erst nach dem Tod ihres Kindes. Viele erleben schon während der Erkrankung und besonders in Phasen schwerer Krisen eine sog. **vorgezogene Trauer.**

Viele verlassen die Wohnung kaum, geben z. T. ihre Berufstätigkeit auf und geraten damit auch in finanzielle Not. Sie stellen eigene Bedürfnisse zurück, verlieren Teilhabe am sozialen Leben und fühlen sich zu Hause gefangen. In der Rolle als Beschützer ihres Kindes kennen sie dessen Bedürfnisse am besten und fühlen sich in besonderer Weise verantwortlich. Häufig erscheint es ihnen kaum möglich,

[1] SAPPV = spezialisierte ambulante pädiatrische Palliativversorgung

dieses komplexe Wissen und die Verantwortung auf andere zu übertragen. Vor der unsicheren Zukunft, den drohenden Krisen und der Aussicht, das Sterben ihres Kindes erleben zu müssen, fühlen sie sich hilflos und alleingelassen. Sie trauern um die Normalität und die Gesundheit, die ihrem Kind nicht vergönnt sind. Aber betroffene Eltern beschreiben auch, dass sie ihre eigene Widerstandskraft in Zeiten der Not erfahren und einen Blick dafür gewinnen, was im Leben Bedeutung hat. Indem sie sich an ihren anderen Lebensweg anpassen, begegnen ihnen wertvolle Menschen; sie erleben intensive Beziehungen und eine persönliche Entwicklung (Collins 2016).

Neben der medizinisch-pflegerischen Hilfe entlastet das SAPPV-Team die Eltern von bürokratischer und organisatorischer Arbeit und ermöglicht ihnen dadurch, ihre Rolle als Eltern zu leben und ihrem Kind beizustehen.

12.3.4 Belastende Symptome lindern

Auch wenn das Therapieziel nicht mehr „Heilung" heißen kann, bleibt es für die Kinder wichtig, am Leben teilzuhaben und sich möglichst wohl zu fühlen – für die Medizin eine herausfordernde Aufgabe angesichts einer komplexen und fortschreitenden Erkrankung.

Symptome wie starke Schmerzen, ausgeprägte Atemnot, anhaltendes Erbrechen oder schwere muskuläre Spastik kosten Kraft, mindern die Lebensfreude und schränken die Teilnahme am sozialen Leben ein. Oft können diese Beschwerden erheblich gelindert werden. Gute Symptomkontrolle kann erreichen, dass ein andauernd schreiendes oder ein teilnahmsloses Kind wieder Interesse an seiner Umgebung zeigt, sich freuen und zufrieden sein kann. Trotz fortschreitender Erkrankung kann beispielsweise die gut gesteuerte Therapie von Atemnot dazu führen, dass ein Vierjähriger, der sich im Bett gar nicht mehr aufrichten mochte, wieder läuft, spielt und einen mehrstündigen Besuch bei der Feuerwehr genießt.

Die Sorge der Eltern, dass ihr Kind unerträgliches Leid erleben muss, ist groß. Dennoch ist es für sie oft schwer, die Palliativtherapie umzusetzen – bedeutet diese doch immer ein Anerkennen der Unheilbarkeit der Krankheit und ihres Fortschreitens. Vor allem, wenn Morphin angewendet wird – in der Schmerztherapie, aber auch als wirksamstes Medikament gegen Atemnot –, wird deutlich, wie sehr jeder Schritt in der Behandlung fachlich begleitet sein muss. Oft legen sich die Vorbehalte erst, wenn die Eltern und der Patient unmittelbar erleben, wie durch die Therapie belastende Symptome gelindert werden können und so wieder mehr Leben möglich wird. Erst wenn z. B. durch Verzicht auf parenterale Ernährung die Ödeme verschwinden oder Morphin das Kind wacher und aktiver werden lässt, lernen Eltern (und Patient) den Gewinn einzuschätzen und werden zunehmend selbstständiger darin, an der Therapie mitzuwirken. Dadurch, dass die Eltern durch aktives Handeln ihr Kind vor Leid schützen können, erleben sie sich als wirksam und hilfreich und fühlen sich nicht mehr in jeder Hinsicht dem Schicksal ausgeliefert.

12.3.5 Geschwister – im Schatten der Erkrankung?

Es ist wichtig, die Geschwister schwerkranker und sterbender Kinder rechtzeitig und altersgerecht einzubeziehen und zu unterstützen. Sie erleben, dass sich Aufmerksamkeit und Emotionen ihrer Eltern vorrangig auf das kranke Kind richten und sie selbst häufig von diesen getrennt betreut werden. Oft müssen sie rasch selbstständiger werden, ihre eigenen Bedürfnisse zurückstellen und Verantwortung übernehmen. Gleichzeitig sorgen sie sich um die Schwester oder den Bruder und machen sich Gedanken zu Krankheit und Tod.

Wissenschaftlich wurde vor allem die Situation von Geschwistern krebskranker Kinder betrachtet: Für diese besteht ein deutliches Risiko, Angst, Depression oder eine posttraumatische Belastungsreaktion zu entwickeln, vermehrt Alkohol und illegale Drogen zu konsumieren sowie eine beeinträchtigte Lebensqualität und medizinische Versorgung zu erfahren. Obwohl es selten zu einer schweren Psychopathologie kommt und ein großer Teil der Kinder und Jugendlichen langfristig eine gute Resilienz zeigt oder an der Erfahrung wächst, gibt es Hinweise, dass Erkrankung und Tod nicht nur zeitnah zu Schwierigkeiten führen, sondern auch später im

Leben die schulische, berufliche und soziale Entwicklung beeinträchtigen können (Gerhardt 2015; Bradley Eilertsen 2013; Rosenberg 2015).

Hilfreich ist, die Kinder nicht mit ihren Ängsten und Sorgen allein zu lassen: Sie brauchen einen verlässlichen Ansprechpartner, der ihnen zuhört und sie über die Erkrankung und Therapie ihres Geschwisterkindes informiert. Sie wollen beteiligt werden und mithelfen dürfen (Lövgren 2016). Der Rahmen der ambulanten Palliativversorgung kommt ihren Bedürfnissen entgegen, weil sie bei dem kranken Kind bleiben und sich zu Hause viel eher als hilfreich erleben können. Das medizinische Team ist niedrigschwelliger für ihre Fragen erreichbar, und ihre Eltern sind auch in besonders kritischen Phasen anwesend.

Das ambulante Kinderpalliativteam in München arbeitet im Geschwisterprojekt „UnSichtbar" mit der Fotografin und Künstlerin Nanni Schiffl-Deiler zusammen, die die Familien zu Hause besucht. Sie bringt den Geschwistern, manchmal auch dem kranken Kind selbst Kameras zum Fotografieren mit und viel Zeit, um die Fotos gemeinsam anzusehen. So öffnet sich ein Raum für die Kinder und Jugendlichen, in dem sie viel von sich erzählen und in dem die Aufmerksamkeit ganz ihrem Blick auf ihre Welt und ihr Leben gewidmet ist. Sie schaffen eigene Erinnerungen und machen ihre Verbundenheit mit dem kranken Kind – oder ihr Bedürfnis, sich anderen Dingen als der Krankheit zuzuwenden – sichtbar. Ihr aktives, kreatives Tun kann zum Anlass für wichtige Gespräche innerhalb der Familie werden.

12.3.6 Kunsttherapie für lebensbegrenzend kranke Kinder

Spezifisch auf die Situation palliativ betreuter Kinder und Jugendlicher bezogene Forschung zu Kunsttherapie fehlt weitgehend. Publiziert sind Einzelfallberichte, die z. B. festhalten, dass künstlerisches Gestalten einem lebensbedrohlich kranken Kind hilft, Gefühle auszudrücken, die zu belastend sind, um sie in Worte zu fassen oder der Familie mitzuteilen (McGregor 2016). Eine Pilotstudie zum Einfluss künstlerischer Therapien auf die Lebensqualität findet bei ambulant behandelten Kindern mit Hirntumoren weniger Schmerzen und Übelkeit sowie eine verbesserte Stimmungslage (Madden 2010). Auch schmerzhafte therapeutische Interventionen werden von leukämiekranken Kindern bei kunsttherapeutischer Begleitung besser toleriert (Favara-Scacco 2001).

Bei erwachsenen Palliativpatienten mit Krebserkrankung lindert Kunsttherapie belastende körperliche oder psychische Symptome wie Schmerzen, Angst oder Traurigkeit (Lefèvre 2016). Wurde sie während der Isolierung zur Stammzelltransplantation eingesetzt, gaben erwachsene Patienten als die hilfreichsten Wirkungen an: sich bei Angst zu beruhigen, belastende Gefühle auszudrücken und zu teilen und durch die entstandenen Bilder eine bedeutungsvolle Verbindung mit ihren Lieben herzustellen (Agnese 2012).

Um die Wirksamkeit von Kunsttherapie wissenschaftlich zu erfassen und ihren Einsatz gegenüber den Kostenträgern zu begründen, ist es wichtig, günstige Effekte auf belastende Symptome, Gefühle oder Therapien aufzuzeigen. Ihre Bedeutung für die existenzielle Auseinandersetzung mit der bedrohlichen Krankheit, mit Angst, Verlust und Trauer und die Fragen nach dem Sinn oder der eigenen Spiritualität ist schwieriger darzustellen. Welche Rolle spielt die entstehende Interaktion mit dem Therapeuten oder auch mit den Angehörigen? Wie wichtig ist es für die Patienten, etwas zu schaffen, das über den Tod hinaus bleibt? Welchen Wert haben Entspannung und Ablenkung und ein Raum, der von Leiden und Not möglichst unberührt sein darf?

Der Vergleich mit erwachsenen Palliativpatienten ist unzureichend: Die meisten palliativ betreuten Kinder und Jugendlichen sind von nichtonkologischen Erkrankungen betroffen. Viele sind stark körperlich und/oder kognitiv eingeschränkt. Insbesondere diese Patienten gewinnen Teilhabe am Leben, wenn sie sich aktiv gestaltend äußern können. Ihre Wahrnehmung und ihr Selbstvertrauen werden gefördert. Kinder lassen sich leichter auf kreatives Tun ein und gehen mit Erkrankung anders um. Gerade junge Kinder verfügen noch nicht über differenzierte verbale Kommunikation; umso wichtiger ist für sie eine nonverbale Ausdrucksmöglichkeit. Und schließlich stehen Kinder in enger Beziehung zu ihrer Familie und brauchen die Fürsorge der Eltern, sodass ein systemisches Herangehen an Bedeutung gewinnt.

Vor diesem Hintergrund erscheint es sinnvoll, die Kunsttherapie speziell in der Kinderpalliativmedizin in das therapeutische Konzept einzubeziehen. Im Folgenden wird exemplarisch der Einsatz der Kunsttherapie in der Begleitung eines Jungen mit einem schweren Verlauf eines angeborenen Herzfehlers dargestellt.

Fallbeispiel

J. s Erfahrung

(Kunsttherapie: Mona Schafitel, Augsburg)

J. ist 13 Jahre alt und hat zwei jüngere Brüder. Er wurde mit einem hypoplastischen Linksherzsyndrom geboren. Kinder mit dieser Herzfehlbildung sterben innerhalb der ersten Lebenstage, wenn sie nicht operiert werden. Mindestens drei große Herzoperationen sind in den ersten Lebensjahren erforderlich, um das Herz und die großen Blutgefäße so umzugestalten, dass die gesamte Herzarbeit allein vom schwächer ausgebildeten rechten Herzen übernommen werden kann.

Da sich der Erfolg dieser Operationen wesentlich verbessert hat, überleben mittlerweile fast 90 % der Patienten, und viele von ihnen werden mit recht guter Lebensqualität erwachsen (Greenleaf 2016).

Allerdings sind auch nach überstandener operativer Behandlung ernste Probleme zu befürchten. Dazu gehört die Eiweißverlust-Enteropathie, die sich bei etwa 9 % der Kinder nach der dritten Operation entwickelt und die Lebenserwartung deutlich begrenzt (10-Jahres-Überlebensrate: 35 %) (Pundi 2015): Über den Darm geht Eiweiß in erheblicher Menge verloren; die Ursache ist bisher nur unzureichend verstanden, eine ursächlich wirksame Therapie gibt es daher nicht.

J. war 5 Jahre alt, als sich zeigte, dass er von dieser Komplikation betroffen ist. Er ist wesentlich kleiner als seine jüngeren Brüder, und seine körperliche Belastbarkeit ist stark eingeschränkt, sodass er außerhalb der Wohnung meist auf einen Rollstuhl angewiesen ist.

Das Kinderpalliativteam übernimmt bei Hausbesuchen die Infusion von Humanalbumin, die den Eiweißverlust ausgleichen soll, nach Bedarf alle 1–4 Wochen. Immunglobuline werden subkutan durch J. s Vater verabreicht. So bleiben J. und seiner Familie bereits seit 4 Jahren die Krankenhausaufenthalte erspart, die zuvor für diese Behandlung erforderlich waren.

Im Alter von 7 Jahren erlitt J. eine lebensbedrohliche Lungenblutung. Daran erinnert er sich als die schlimmste Erfahrung, die er durch seine Krankheit erlebt hat. Als er etwa 3 Jahre später

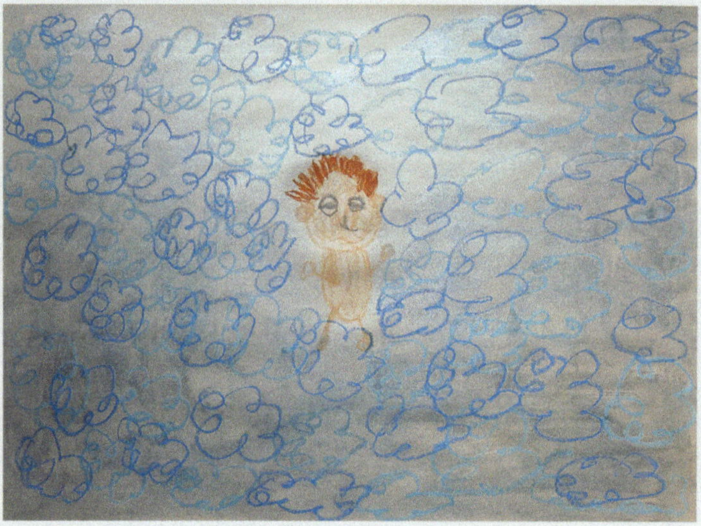

Abb. 12.3 Im Himmel

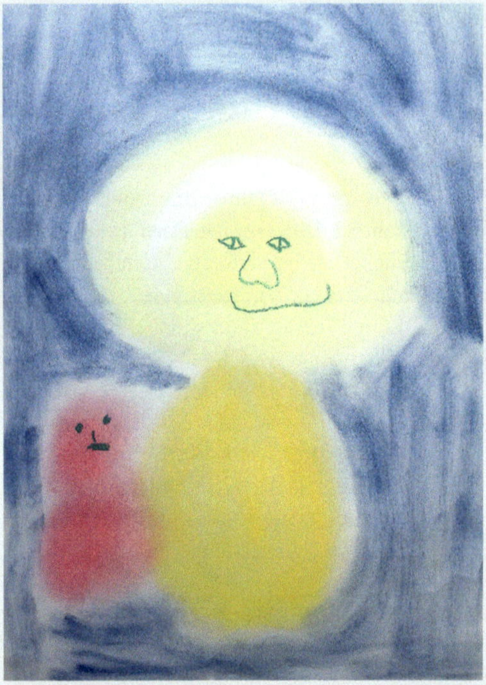

Abb. 12.4 J. mit Schutzengel

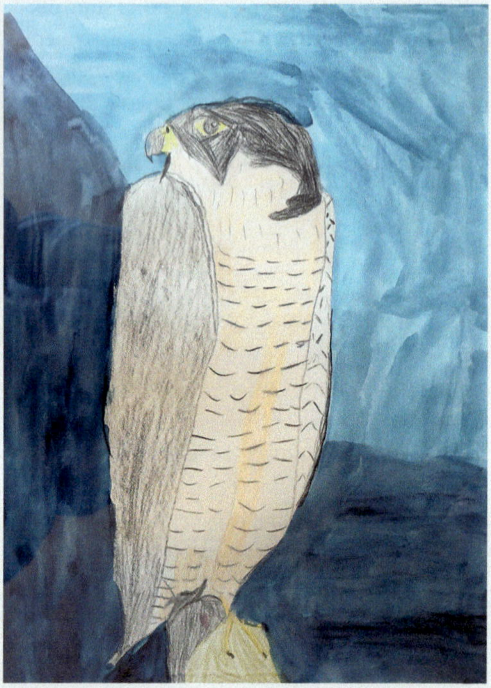

Abb. 12.5 Falke

mit der Kunsttherapie beginnt, berichtet er davon. Die Therapeutin bittet ihn zu malen, wo er damals am liebsten gewesen wäre und sich sicher und geschützt gefühlt hätte. Er malt sich selbst in einem Himmel voller blauer Wölkchen mit einem glänzenden Hintergrund (➤ Abb. 12.3). Im Gespräch sagt er: „Ich hab mich in den Himmel gewünscht. Wollte leicht sein, fliegen. Weg von dem Unangenehmen, von der Angst."

Ein zweites Bild entsteht einige Wochen später, kurz vor Weihnachten auf die Frage der Therapeutin, ob er an Engel glaube – mit der Intention, ihm für schwierige Momente eine innere Hilfe zu vermitteln. J. malt sich mit seinem großen, gelben Schutzengel (➤ Abb. 12.4). Er sagt dazu: „Ich werde beschützt, wenn's schwierig ist."

J. s Familie ist christlich, und er selbst fühlt sich in seinem Glauben an Gott geborgen. Er erwartet, nach dem Tod bei Gott zu sein, und das ist für ihn eine gute, tröstliche Vorstellung.

Seit er diese Bilder gemalt hat, sind 2 Jahre vergangen. J. ist froh, damals die kritische Situation überstanden zu haben, und sieht sich in der Zukunft, macht konkrete Berufspläne.

In der Kunsttherapie wird J. nicht auf seine Krankheit als Thema festgelegt. Er darf dort Abstand finden zum Alltag mit der Krankheit und wird in seinem Selbstwertgefühl unterstützt. Beim Abmalen erlebt er, dass er sehr begabt darin ist, gut hinzusehen und detailgenau wiederzugeben. So entstehen einige Monate später mehrere Bilder von Raubvögeln, mit denen er sich identifiziert – etwa ein Falke, der „besser als andere fliegen kann" (➤ Abb. 12.5). Mit den Vögeln verbindet er Stärke, Freiheit, Unabhängigkeit und Leichtigkeit. Es fällt auf, dass die Themen „Himmel" und „fliegen" wiederkehren. J. ist sich seiner starken körperlichen Einschränkung sehr bewusst. Gern würde er wie seine Brüder andere auch durch sportliche Fähigkeiten beeindrucken. Es belastet ihn, dass die ganze Familie immer wieder Rücksicht auf ihn nehmen muss.

Inzwischen hat sich für ihn in Gesprächen mit der Psychologin des SAPPV-Teams ein weiterer Raum geöffnet, in dem er sich ausdrücken kann. Hier findet er Worte für die Sorgen, vor denen er seine Familie, vor allem seine Mutter, gern schützen möchte. Er lernt, zu seinen Gefühlen zu stehen. Im geschützten Miteinander gelingt es ihm, Kognitionen von Emotionen zu unterscheiden. „Wie stelle ich mich dar?“ und „Was fühle ich tief in mir drinnen?“ sind dabei wichtige Themen. J. weiß, dass auch erprobte Kämpfer wie er ab und zu Zweifel und Angst empfinden.

Bisher ist J. von weiteren schlimmen Krisen verschont geblieben. Allerdings gefährden schon kleine Veränderungen wie z. B. Virusinfekte sein labiles Gleichgewicht. Dagegen, dass seine Krankheit sein Leben begrenzt, möchte er kämpfen, solange er kann. Er findet, dass er genug Erfahrung hat, um übers Sterben erst wieder nachzudenken, „wenn's so weit ist“, und möchte lieber das Leben genießen. Gott werde ihm ein Signal senden, wenn er sich auf das Sterben einstellen muss, sagt J.

LITERATUR

ACT (2009). The Association for Children with Life-Threatening or Terminal Conditions and their Families and The Royal College of Paediatrics and Child Health (2009). A Guide to the development of children's Palliative Care Services. 3rd ed.; www.togetherforshortlives.org.uk/assets/0001/1649/ACT_Guide_to_Developing_Services.pdf (letzter Zugriff: 14.10.2017), S. 8.

Agnese A (2012). Supportive care with art therapy, for patients in isolation during stem cell transplant. Palliat Support Care 10(2): 91–98.

Bayerisches Landesamt für Statistik 2016, Stand 9.12.2016

Bradley Eilertsen ME (2013). Impact of social support on bereaved siblings' anxiety: a nationwide follow-up. J Pediatr Oncol Nurs 30(6): 301–310.

Collins A (2016). Lived experiences of parents caring for a child with a life-limiting condition in Australia: A qualitative study. Palliat Med 30(10): 950–959.

Favara-Scacco C (2001). Art therapy as support for children with leukemia during painful procedures. Med Pediatr Oncol 36: 474–480.

Friedrichsdorf SJ (2015). Improved quality of life at end of life related to home-based palliative care in children with cancer. J Palliat Med 18(2): 143–150.

Gerhardt CA (2015). Supporting siblings as a standard of care in pediatric oncology. Pediatr Blood Cancer 62: S750–S804.

Greenleaf C (2016). Hypoplastic left heart syndrome: current perspective. Transl Pediatr 5(3): 142–147.

Groh G (2013). Specialized pediatric palliative home care: a prospective evaluation. J Palliat Med 16(12): 1588–1594.

Kassam A (2014). Parent and clinician preferences for location of end-of-life care: home, hospital or freestanding hospice? Pediatr Blood Cancer 61(5): 859–864.

Lannen PK (2008). Unresolved grief in a national sample of bereaved parents: impaired mental and physical health 4 to 9 years later. J Clin Oncol 26(36): 5870–5876.

Lefèvre C (2016). Art therapy among palliative cancer patients: aesthetic dimensions and impacts on symptoms. Palliat Support Care 14(4): 376–380.

Lövgren M (2016). Bereaved siblings' advice to health care professionals working with children with cancer and their families. J Pediatr Oncol Nurs 33(4): 297–305.

Madden JR (2010). Creative arts therapy improves quality of life for pediatric brain tumor patients receiving outpatient chemotherapy. J Pediatr Oncol Nurs 27(3): 133–145.

McGregor S (2016). Art therapy with a child with pulmonary hypertension. Arch Dis Child 102(6): 593.

Pundi KN (2015). 40-year follow-up after the Fontan operation: long-term outcomes of 1,052 patients. J Am Coll Cardiol 66(15): 1700–1710.

Rosenberg AR (2015). Long-term psychosocial outcomes among bereaved siblings of children with cancer. J Pain Symptom Manage 49(1): 55–65.

12.4 Kunst – ein Thema des Lebens und Sterbens

Senta Connert

12.4.1 Einführung

Kunsttherapie spielt im Rahmen psychoonkologischer Leistungen in der palliativen Versorgung von Menschen mit einer fortschreitenden unheilbaren Erkrankung eine immer bedeutendere Rolle, sowohl während eines stationären Aufenthalts in der Akutklinik oder im Hospiz, inzwischen aber auch vermehrt im Rahmen der ambulanten palliativen Versorgung (APV, SAPV)[2]. Der Anstoß zur schöpferischen Fantasie und das eigene künstlerische Handeln begünstigten die psychosomatische Befindlichkeit

[2] Patienten mit einer stark fortschreitenden unheilbaren Erkrankung haben in Deutschland das Recht, am Lebensende auch zu Hause eine pflegerische, medizinische, therapeutische und psychosoziale Versorgung zu erhalten: APV (ambulante palliative Versorgung) und SAPV (spezialisierte ambulante palliative Versorgung).

der Betroffenen. Anhand von Praxisbeispielen werden das therapeutische Setting innerhalb der Klinik, die Ziele und die vielfältigen Wirkungen des künstlerischen Prozesses, wie auch die kunsttherapeutische Haltung beschrieben. Es wird deutlich, dass auch eine kurzfristige kunsttherapeutische Begleitung von tiefgehender Bedeutung sein kann und ein therapeutischer Prozess nicht immer über einen längeren Zeitraum erfolgen muss.

12.4.2 Palliativmedizinische Voraussetzungen

„Ein Feld voller Sonnenblumen, die lieb ich. Und schau, ich mach das mit den Fingern. Ich verreibe das Schwarz. Vor dem Dunklen leuchten dann die Sonnenblumen umso stärker." (➤ Abb. 12.6)

Um die Symptome der Erkrankung medizinisch wie psychosomatisch zu behandeln, werden Menschen, die an einer progredienten unheilbaren Erkrankung leiden, vorübergehend auf einer Palliativstation aufgenommen. Im Hospiz verbringen unheilbar erkrankte Menschen ihre letzte Lebensphase, wenn die häusliche Versorgung oder eine besonders intensive Pflege nicht gewährleistet ist. Einige ziehen hier für mehrere Wochen oder Monate ein. Viele sind sterbend und leben nur noch wenige Tage.

Bei einer unheilbaren Erkrankung wie z. B. einer metastasierten Krebserkrankung hat ein Patient für einen vorübergehenden Zeitraum Anspruch auf eine palliativmedizinische Versorgung, in der Regel auf einer Palliativstation oder in einer Fachklinik (z. B. einer radioonkologischen Klinik), die über einige Palliativbetten verfügt. Zur Behandlung gehören neben der Schmerzreduktion weitere lindernde Maßnahmen, z. B. psychosoziale Begleitung, wozu auch die Künstlerischen Therapien zählen. Vor allem Menschen mit einem Tumorleiden und deren unterschiedlichen Begleiterscheinungen wie Schmerzen, neurologischen Defiziten, Kachexie (Untergewicht), Müdigkeit, Depressionen, Ängsten u. a. können die Hilfen in Anspruch nehmen. Inzwischen fallen auch neurologische Erkrankungen wie z. B. „Parkinson-Plus", amyotrophe Lateralsklerose (ALS), diverse Demenzformen, Schlaganfall und multiple Sklerose (MS) darunter (Voltz 2006).

Die Implementierung von Künstlerischen Therapien bei der Behandlung von bestimmten Krankheitsbildern in die Leitlinien erleichtert die Anwendung für Palliativpatienten, z. B. bei Schmerzen oder Brustkrebs. Im Hospiz und in der Zusatzqualifizierung bei Palliative-Care-Ausbildungen von Pflegekräften für Hospize werden die Künstlerischen Therapien unter *begleitende Therapien* oder *flankierende Maßnahmen* gezählt, zu der auch die Basale Stimulation® gehört. Wer in der Akutklinik mit unheilbar

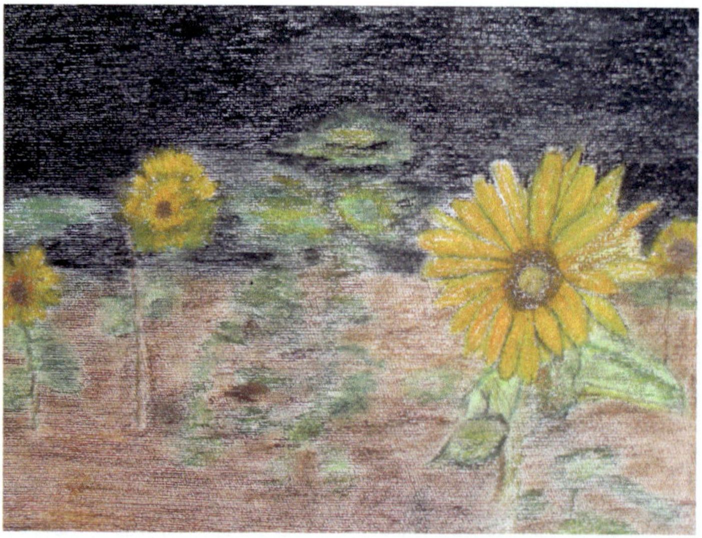

Abb. 12.6 Ohne Titel (2004)

Tab. 12.1 OPS-Ziffern für die kunsttherapeutische Dokumentation von Palliativpatienten

Einzelziffer 9–40: Psychosoziale, psychosomatische und neuropsychologische Therapie	9–401.4	„Künstlerische Therapien" inkl. Kunst- und Musiktherapie u. a.
Komplexziffern im Rahmen eines Behandlungsplans	8–982	Palliativmedizinische Komplexbehandlung
	9–401.5	Integrierte psychosoziale Komplexbehandlung
	8–98e	Spezialisierte stationäre palliativmedizinische Komplexbehandlung
	8–918	Multimodale Schmerztherapie
	8–91b	Multimodale schmerztherapeutische Kurzzeitbehandlung
	8–91c	Teilstationäre multimodale Schmerztherapie
	8–974	Multimodale Komplexbehandlung bei sonstiger chronischer Erkrankung

erkrankten Menschen in einem fortgeschrittenen Stadium kunsttherapeutisch arbeitet, kann in den Patientenakten nach OPS-Ziffern unterschiedlich dokumentieren[3]. Am weitesten verbreitet ist die palliativmedizinische Komplexbehandlung, in deren Rahmen unterschiedliche Berufsgruppen wöchentlich gemeinsam einen Behandlungsplan erarbeiten (➤ Tab. 12.1).

12.4.3 Kunsttherapie im Rahmen der palliativen Versorgung in der Akutklinik und im stationären Hospiz

Im stationären Hospiz wird den Betroffenen im Krankenzimmer und, je nach Mobilität und Situation, in weiteren Räumen der Einrichtung Kunsttherapie angeboten. Die Teilnahme gilt für Bewohner und Angehörige. Im Rahmen der palliativen Komplexbehandlung erhalten die Patienten Kunsttherapie in ihren Krankenzimmern. Auf der Palliativstation oder der Akutstation ist zu berücksichtigen, dass nicht jeder Patient allein im Zimmer ist. Doch gibt es auf den meisten Stationen weitere Multifunktionsräume, die auch für Gruppenangebote geeignet sind.

Kunsttherapeutische Haltung

Unverzichtbar für die kunsttherapeutische Haltung sind Einfühlsamkeit, Gelassenheit und das Eingehen auf die Bedürfnisse des Betroffenen. Grundvoraussetzung der kunsttherapeutischen Begleitung ist neben der Beziehungsfähigkeit, der dienenden Haltung und dem Angebot einer behutsamen Hilfestellung die Fähigkeit, trotz aller Empathie gegenüber dem Sterbenskranken eine therapeutische Distanz einzuhalten. Von besonderer Bedeutung ist auch der Verzicht auf jede Art von Deutung.

Ziele

Mithilfe der künstlerisch-therapeutischen Intervention versuche ich herauszufinden, welches konkrete Bedürfnis der Betroffene tatsächlich hat und welche Fragen, Wünsche oder auch Ängste im Vordergrund stehen. Mithilfe bildlicher Korrespondenz und durch aktive imaginierte Bildergeschichten suche ich nach einer möglichst stimmigen, für den jeweiligen Betroffenen passenden kunsttherapeutischen Vorgehensweise, die es ihm ermöglicht, die eigene Situation neu wahrzunehmen und den Blick auf erweiternde Perspektiven zu lenken. Auf diese Weise wird er ermutigt, auf der Bildebene selbst zu entlastenden Lösungen zu finden.

Diese Art des Gestaltens kann vorhandenen inneren Bildern zum Ausdruck verhelfen und Ablenkung und Entspannung fördern. Außerdem wird die Entfaltung schöpferischer Kräfte auch am Ende eines Le-

[3] OPS: Operationen- und Prozedurenschlüssel, jährlich aktualisierte Klassifikation zur Verschlüsselung siehe unter www.dimdi.de/de/klassi/ops/index.htm

bens angeregt. Die dabei abgerufenen Bildmetaphern dienen als Kommunikationshilfe und vermitteln den Angehörigen und dem Pflegepersonal ein differenzierteres Bild über das Befinden des Sterbenden. Dies ist gerade vor dem Hintergrund wichtig, dass sich viele Patienten kaum mehr verbal ausdrücken können. Über den schöpferischen Dialog eröffnet sich eine Möglichkeit, sich mit ihrem so gelebten Leben zu versöhnen und einen tieferen Sinn wiederzufinden.

Was geschieht?

Diese Form des Kommunizierens wird durch den entstehenden Dialog zu einem Heraustreten aus der Isolation einer palliativen Situation – unverhofft ausgelöst vielleicht durch ein paar Worte oder eine kleine Skizze, die am Rande der Begegnung beiläufig entsteht. Humor, aber auch Erinnerungen an traurige wie schöne Ereignisse im Laufe des Lebens, das Aufblitzen kleiner Erinnerungsfragmente an fast vergessene frühere Situationen. Unversehens fließen die Worte hin und her, und der Bann ist gebrochen. In diesem freien Raum – auch im geistigen Sinne – wird der Augenblick erfüllt erlebt und gestaltet. Das Bild kann so Ausdruck, ein Ventil für vieles werden: für die Sorge z. B., ob der Ehepartner allein zurechtkommt, unausgesprochene Konflikte mit der Familie, Trauer über den Verlust der Selbstständigkeit, für den Wunsch, noch einmal aufstehen zu können. Über die Freude an den Enkeln erzählen und den Stolz auf die berufliche Leistung kommunizieren zu können und noch einmal mit jemandem zu teilen, ist ein wertvolles Erleben für den Betroffenen und auch für die Therapeutin. Das bildnerische Medium unterstützt und begleitet die Selbstgestaltung des Alltags und unterstützt die Selbstwahrnehmung und die Wertschätzung des eigenen Lebensweges und kann im Idealfall auch mit dazu beitragen, das Annehmen des Schmerzes über den bevorstehenden Abschied vom Leben vorzubereiten. Bei den Betroffenen besteht die Kunst darin wahrzunehmen, was konkret ansteht, und auf Signale der Körpersprache zu achten. Ich versuche Anstöße für einen Gesprächsbeginn zu finden, die inneren Beweggründe des Sterbenden, aber auch seine Vorlieben zu erfragen: „Was machen Sie denn gern?", „Was haben Sie früher gern gemacht?"

Das therapeutische Setting

„Ich würde gern öfter kommen, aber ich weiß nicht, ob ich das schaffe. Ich bin immer so erschöpft von der Chemo. Ich weiß nun, dass es nicht mehr heilbar ist. Das hat der Arzt gesagt."[4] *(➤ Abb. 12.7)*

Wenn im Zimmer des Bewohners kunsttherapeutisch gearbeitet wird, steht oft nur wenig Zeit zur Verfügung, denn die körperliche Verfassung führt schnell zur Erschöpfung und erfordert deshalb, sich auf eine kurze, jederzeit auch wieder zu unterbrechende Interventionsphase zu beschränken. Der jeweilige Augenblick mit seinem konkreten Thema ist die angemessene Form künstlerisch-therapeutischen Arbeitens in dieser Lebensphase. Obwohl für Veränderungen meist nur eine kurze Zeitspanne verfügbar ist, läuft hier der Prozess oft innerhalb von Sekunden in einer spontanen Katharsis oder Erkenntnis ab. Die Situation muss schnell, intuitiv und mit großer Flexibilität erfasst und daraus die Handlung oder Intervention abgeleitet werden – mit viel Gelassenheit und ohne Druck. Es muss nichts geschehen. Eher geht es um das Bereitsein für den Augenblick, in dem etwas geschehen könnte. Manchmal sind es eher Fragmente, die sichtbar werden oder für einen kurzen Augenblick aufleuchten und noch einmal mitgeteilt werden wollen, oft mit letzter Kraft. Um diesen letzten Dialog geht es hier: mit Mitteln der Bildenden Kunst und der Fähigkeit, diese bildnerischen Erfahrungen mit ihren Metaphern und Symbolen in den konkreten Rahmen der gegebenen Situation zu transformieren.

Im therapeutischen Setting in der Gruppe, an der unheilbar erkrankte Bewohner mit etwas stabilerer gesundheitlicher Konstitution teilnehmen, ist u. U. eine Begleitung über einen längeren Prozess möglich. Meist steht die Problembewältigung, die Verarbeitung der Diagnose, bald zu sterben, am Beginn der therapeutischen Beziehung. Im Prozess des Annehmens von Sterben und Tod entwickelt sich mit-

[4] Spontane Äußerung zu Beginn der kunsttherapeutischen Gruppensitzung im Hospiz, an der eine junge Frau selbstständig von zu Hause aus teilnehmen möchte. Über die Kunsttherapie nimmt sie zum ersten Mal Kontakt zum Hospiz auf.

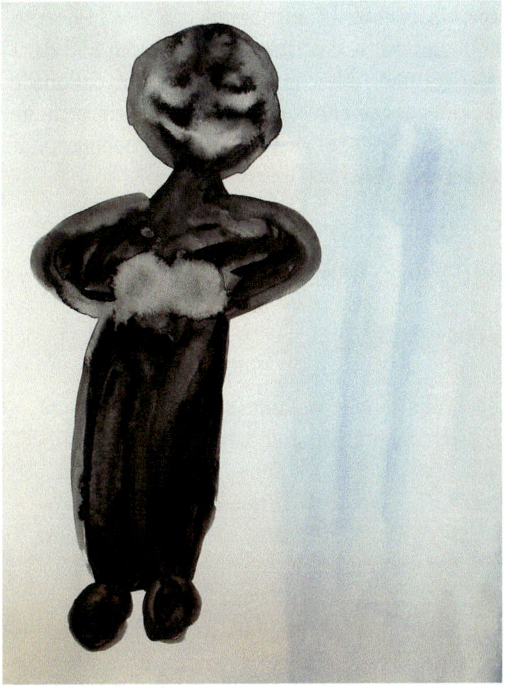

Abb. 12.7 Ohne Titel (2002)

hilfe des spielerisch kreativen Mediums oft eine sinnbetonte, freudvolle Gestaltung des Alltags, die Entspannung und soziale Kontakte ermöglicht.

Erste Begegnung im Krankenzimmer

Vor jeder Kontaktaufnahme bereite ich mich auf die Begegnung vor. Es findet eine gemeinsame Übergabe mit der Pflegedienstleitung und den Pflegekräften – in der Akutklinik mit der Psychotherapeutin – statt, in der die wichtigsten Informationen über den aktuellen Zustand des Palliativpatienten und auch der weiteren Bewohner der Station ausgetauscht werden. In der Regel sind dies 6–8 Personen.

Aufmerksam registriere ich, was mir im Zimmer begegnet. Bin ich im Augenblick überhaupt erwünscht? Sind noch weitere Personen, Angehörige oder Freunde im Krankenzimmer? Als Erstes frage ich: „Darf ich mich zu Ihnen setzen?" Dies geschieht bei einer bejahenden Antwort immer in einer für den Patienten angemessenen Distanz. Dann stelle ich mich vor und gebe die nötigen Informationen über meine Person, beschreibe den zeitlichen Ablauf. Mit dabei ist immer ein mobiler Wagen mit diversen Malutensilien, den ich häufig erst einmal draußen vor der Tür stehen lasse, bevor ich ihn ins Zimmer hole.

Orte des kunsttherapeutischen Settings sind je nach Mobilität und Situation das Krankenzimmer, der Aufenthaltsraum der Station oder die Terrasse. Gearbeitet wird einzeln oder in einer kleinen gruppenähnlichen Situation – im Hospiz mithilfe von zwei ehrenamtlichen Helferinnen, die bei den Vorbereitungen der Kunsttherapeutin zur Seite stehen; um eine engmaschige Betreuung zu gewährleisten.

Wenn ich mich dem Kranken zum ersten Mal vorstelle, erläutere ich ihm meist drei Möglichkeiten der bildnerischen Aktivität:

- Es gibt zum einen die Möglichkeit, eigene Bilder zu gestalten.
- Oder der Patient kann sich ein bestimmtes Motiv wünschen. Die Kunsttherapeutin versucht, diesen Wünschen nach den eigenen, auftauchenden Vorstellungen zu entsprechen und den Wunsch des Kranken möglichst einfühlsam umzusetzen. Der Patient sieht einfach zu und kann während des Gestaltungsprozesses Veränderungswünsche äußern.
- Falls das Gestaltungsangebot des Kunsttherapeuten nicht angenommen wird, kann er anbieten, auf jeden Fall zur Verfügung zu stehen und einfach nur anwesend zu sein.

Wichtig ist es, dem Kranken mitzuteilen, wann die Kunsttherapeutin wiederkommen wird, ohne dass jedoch eine Verpflichtung zum Malen besteht. Der Kranke kann dann neu entscheiden, ob er in diesem Augenblick den Wunsch nach einem Kontakt hat. Diese Begegnungen sind je nach Bedürfnis und Situation mit und ohne Angehörige möglich.

Auch Angehörige haben die Möglichkeit, eigene Bilder zu malen – mit oder ohne den Kranken. Sie werden eingeladen, sich mit an den für die Kunsttherapie vorbereiteten Tisch zu setzen. Auch sie frage ich nach ihren Wünschen zu bestimmten Motiven und biete ihnen ebenfalls die Möglichkeit an, nur zuzuschauen. Denn in der Phase, in der nahe Menschen sterben, herrschen oft große Anspannung, Leid und Belastung. So ist es gut, einfach einmal durchzuatmen, sich durch das bildnerische Tun einen Augenblick zu entspannen und sich in der kleinen Pause vielleicht auch auszusprechen. Kunsttherapie hat hier die Funktion einer Abstand ermöglichenden Bühne, die eine flexible regulierende Wirkung auf die konkrete, angespannte Situation ausüben kann und es den Angehörigen oft ermöglicht, sich auf die schwierigen Gegebenheiten des Abschieds einzustellen und zu reagieren. Die Kunsttherapeutin oder der Kunsttherapeut sollte in diesem Moment intuitiv das Gesamtbild erfassen und dazu kreative und manchmal auch unkonventionelle Bildanregungen anbieten, aber gleichzeitig auch die Bereitschaft zeigen, sich mit den Teilnehmern auf ein absolutes Nichts-Tun einzulassen.

12.4.4 Kunsttherapeutische Begegnungen in der Praxis

Fallbeispiel 1

„Malen Sie mir eine Null!"

Provokant gibt mir der Kranke in der ersten Sitzung indirekt durch diese Aufforderung zu verstehen, dass sein augenblickliches Leben und die Gewissheit, mit dieser Krankheit sowieso bald sterben zu müssen, dem Nichts oder der Zahl Null gleicht. Er sieht keinen Sinn mehr in meinem Angebot, ihm ein Bild zu malen, will aber wissen, wie ich darauf reagiere, denn er erlaubt mir, dass ich mich zu ihm setze. Ich nehme ihn beim Wort und skizziere mit dem Pinsel eine Null, male sie auf Nachfrage in eine Landschaft, in der sich ein Fluss schlängelt. Er meint beim Abschied, ich solle nächste Woche wiederkommen.

In der zweiten Sitzung bittet er mich darum, ihm „einen Eimer Hoffnung" (➤ Abb. 12.8) zu malen. Wieder nehme ich ihn beim Wort bzw. „beim Bild" und male ihm einen Eimer … Dann frage ich ihn, wie die Hoffnung gemalt werden soll. Wasser soll in den Eimer, am Strand soll er stehen, im Hintergrund das Meer, befiehlt der Kranke. Wenn man Unrat beseitigen will, kommt üblicherweise der Dreck in einen Eimer, dann ist er ein *Mülleimer.* Er wird zum *Putzeimer,* wischt man mit dem Wasser in ihm den Boden auf. Ein banaler Alltagsgegenstand, der doch für den Kranken Hoffnung birgt. Doch mit dem Bild des Müll- und Putzeimers wird von ihm auch seine Ambivalenz herausfordernd signalisiert. Doch hat sich sein inneres Bild verwandelt: von der Null zu einem geistigen und emotionalen Aspekt Hoffnung (Wasser) in einem bergenden Gefäß, wie einem simplen Eimer.

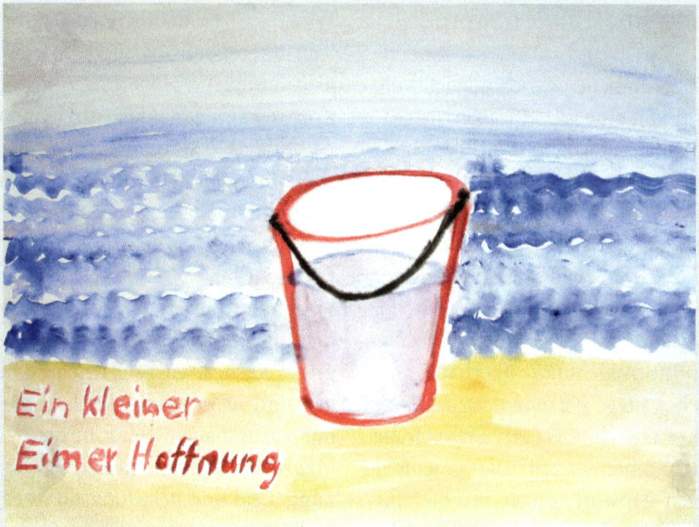

Abb. 12.8 Ein Eimer Hoffnung (2004)

Die Kunsttherapie im Hospiz und in der palliativen Begleitung ist davon geprägt, dass sich der therapeutische Prozess oft in einem einzigen Moment vollzieht. Es gibt so etwas wie kleine erleuchtete Augenblicke, die entweder eine bewusste Erkenntnis sind oder aber unbewusst durch eine veränderte Wahrnehmung ausgelöst werden. Dem Augenblick, der Gegenwärtigkeit kommt eine bedeutende Rolle zu. Auf der Erde ist das Dasein nur noch von kurzer Dauer. Was dann kommt, ist unbekannt. Es gibt die Angst vor Schmerzen, vor der Atemnot. Das Loslassen der Lieben ist manchmal schwerer als das Loslassen des Körpers. Manche Kranken haben schon abgerechnet, möchten möglichst bald sterben, um nicht noch mehr leiden zu müssen.

Fallbeispiel 2

„Da kann die Seele heraus ..."

So kommentierte die Malerin den schmalen Kanal auf ihrem Bild (➤ Abb. 12.9), das sie in violetten Tönen, ihrer Lieblingsfarbe, gehalten hatte. Es war ihr Erstbild, das sie malte, kurz nachdem sie zum ersten Mal ins Tageshospiz gekommen war. Sie musste großen inneren Druck loswerden. Danach malte sie mit selbst mitgebrachten feinsten Pinseln filigrane Darstellungen von Pflanzen und Tieren, so wie sie früher Köpfe von Porzellanpuppen angemalt hatte. Immer wenn sie in einer psychisch bedrohlichen Verfassung war, bevorzugte sie eine großzügige flächige Malweise, wählte violette Farbtönungen und thematisierte Begriffe wie „Seele“ und „Paradies“.

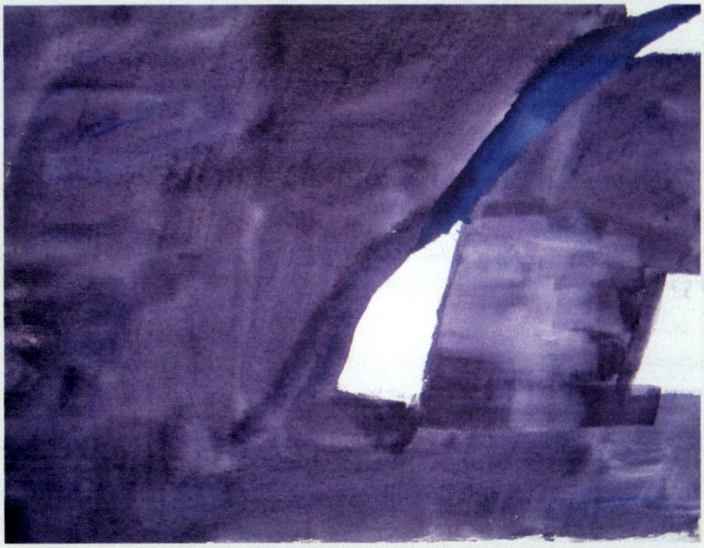

Abb. 12.9 Loch, aber auch Seele ..., und durch den Kanal, da kann die Seele heraus (2001)

Fallbeispiel 3

Ein Handicap überwinden

Frau K. wollte sehr gern selbst malen, konnte aber wegen der neurologischen Ausfälle keinen Pinsel mehr in der Hand halten. Not macht erfinderisch. Der Pfleger holte spontan ein großes Pflaster und klebte ihr kurzerhand den Pinsel in die Handinnenfläche. Ich führte ihre Pinselhand in die gewünschte Farbe, hielt ihr das Blatt auf einem Brett hin, und sie konnte selbstständig beginnen (➤ Abb. 12.10). Sie malte zeichenhaft und großzügig ein die ganze Bildfläche ausfüllendes Gefäß. Es stand stabil auf der unteren Kante des Papiers, was noch einmal mit einer Bodenlinie rechts und links des Blumentopfs am Blattrand unterstrichen wurde. Innen hinein setzte sie den Kopf einer Sonnenblume, das dem Bild eine vitale Dynamik verlieh. Sie genoss es, dass es ihr gelungen war, ihr Handicap zu überwinden, und sie sich trotz körperlicher Einschränkung den gesamten Bildraum selbstbestimmt erobern konnte.

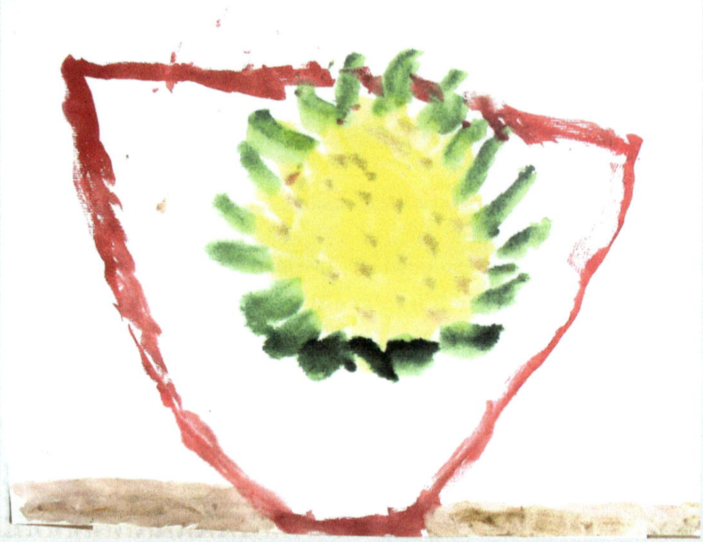

Abb. 12.10 Ohne Titel (2002)

Verlorenheit

„Das soll ein See sein. Das Grün, das ist der Wald, um den See herum. Drum herum ist er bewaldet."

Der Patient zeichnet ein Tier, knapp über der Seeoberfläche, mit einem Filzstift. Das kleine Tier wirkt auf mich etwas verloren auf der großen Papierfläche. Da ist noch ein Klecks an der Blattkante, farbig und ganz dick, sehr konzentriert. Und dann, ganz zart,

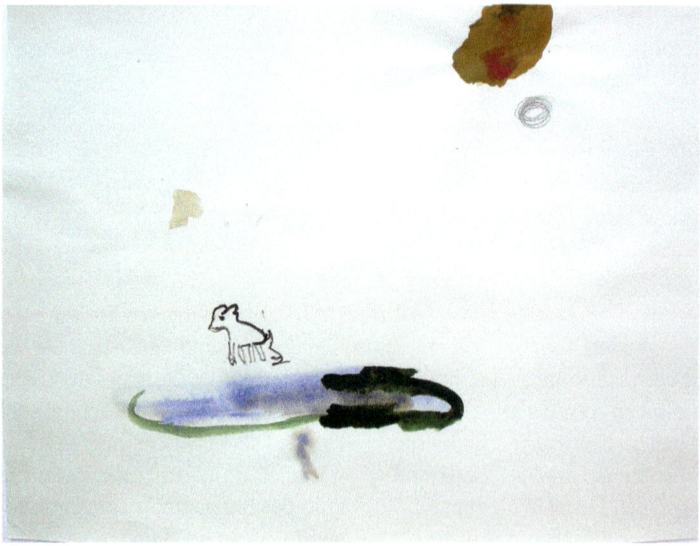

Abb. 12.11 Ohne Titel (2002)

sind mit Bleistift einige Kreislinien gezogen (➤ Abb. 12.11).[5]

Immer wieder entstehen Bilder, deren Gegenstände auf der Bildfläche einen eher verlorenen Eindruck hinterlassen. Irgendwo auf der Fläche oder am Bildrand bilden sich kleine Kringel, ein Klecks oder ein winzig klein gezeichnetes Tier, Gesichter oder Figuren. In dem kleinen Tier, das auf der Zeichnung in ➤ Abb. 12.11 zu sehen ist, erkenne ich eine Korrespondenz zwischen dem Kranken und seiner Verlorenheit in der für ihn noch kaum fassbaren Situation. Manchmal schlingert die Linie auf dem Bild beim Versuch, einen Gegenstand zu finden ... Wenn ich aber nachfrage, wird deutlich, dass auch hier oft noch Bezüge vorhanden sind. Hinter einem grünen Fleck verbirgt sich vielleicht ein Baum oder anderes, nicht Sichtbares. Das aber kann nicht mehr verbal geäußert werden. Die Gegenstände werden kleiner, Maßstäbe und Proportionen verändern sich. Auch der Lebensraum, in dem der Kranke lebt, beschränkt sich meist nur noch auf sein Zimmer, sein Bett.

Symbole

Tiere tauchen immer wieder in unterschiedlichen Zusammenhängen auf, erinnern an die Vorstellungen aus Mythologie und Märchen. Dort sind sie Begleiter und Beschützer der meist jungen Protagonisten, die in der Wildnis zurechtkommen müssen, Prüfungen zu bestehen haben, um nicht getötet zu werden. Die Taube ist ein Symbol für den Frieden (➤ Abb. 12.12). Die Eule, die eine Bewohnerin liebevoll ausgestaltete und sich ins Zimmer hing, hat einen Bezug zur Nacht und ist auch Symbol der Weisheit. Eulen werden sowohl als Glücksbringer als auch als Unglücksboten angesehen. Bekannt ist das jammernde Eulengeschrei, das nahendes Unglück, den Tod (z. B. bei Shakespeare) oder neues Glück ankündigt. Tiere dienen als Begleiter und ermöglichen Identifikation und Zugehörigkeit.

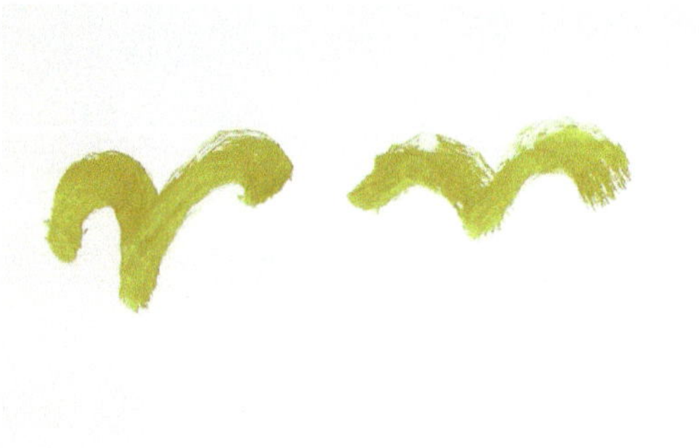

Abb. 12.12 Zwei Tauben (2004)

[5] Spontane Äußerung zu dem Bild während der Sitzung und Reflexion der Therapeutin, einige Zeit später

Fallbeispiel 4

Zuwendung

Zeichnen war früher Herrn B. s Hobby. Er zeigte mir eine Mappe mit Aktzeichnungen. Jetzt hatte ihn der Hirntumor rechtsseitig gelähmt und eine Aphasie hervorgerufen. Nur selten gelang es ihm, die passenden Worte zu finden. Daher ließ er sich Woche für Woche, ganz gleich, wie es ihm gerade ging, gern auf eine ihm angemessene bildnerische Tätigkeit ein. Diese Treffen waren ihm bis wenige Tage vor seinem Tod sehr wichtig. Er lag in einen Liegerollstuhl, halb sitzend, sodass wir uns sowohl sein Zimmer, das Wohnzimmer oder einen anderen, an diesem Tag besonders passenden Ort der Zusammenarbeit auswählen konnten. Ich half ihm beim Eintauchen des Pinsels in die Farbe. Die Auswahl der Farben erleichterte ich ihm, indem ich ihm die Fragen stellte, welche Farbe er gerade nehmen wollte. Die Fragen waren meist so gestellt, dass er mit ja oder nein antworten konnte. Er bestimmte die Farbnuancen, arrangierte sich mit der noch beweglichen linken Hand und brauchte immer viel Zeit für seine Entscheidungen. Ganz langsam begann er von links nach rechts mit abstrakt wirkenden farbigen Aquarellflächen zu malen und arbeitete oft in mehreren Sitzungen an einem Bild. An einigen Stellen wiederholte er Konturen so lange, bis andeutungsweise ein Gesicht auf dem Blatt auftauchte. Als dieses Bild fertig war, fragte ich, ob er ihm einen Titel geben wollte. Und in diesem Augenblick fand er tatsächlich Worte und sagte langsam, aber deutlich: „Figuren, einander zugewandt" (➤ Abb. 12.13).

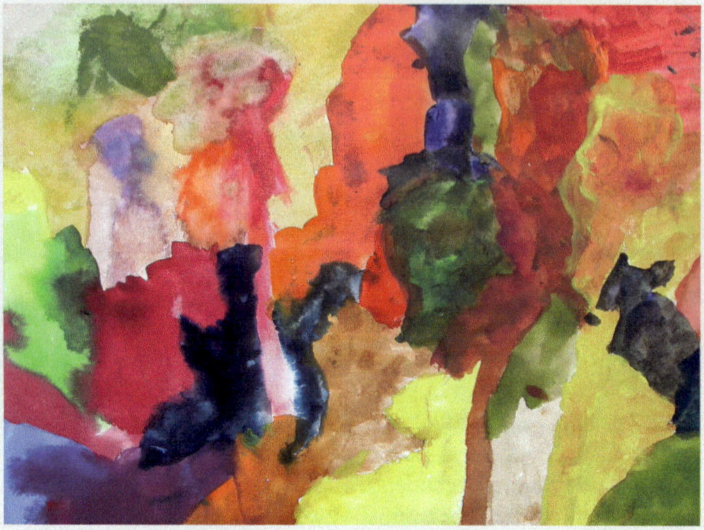

Abb. 12.13 Figuren, einander zugewandt (2000)

Bei genauerem Betrachten kann man sehen, wie sich jeweils paarweise zwei Figuren einander zuwenden: links eine Figur, die mit dem Oberkörper frontal im Bild steht, und rechts von der Seite eine etwas kleinere. In den beiden rechten Figuren dominieren zwei Köpfe, von der linken sieht man ein Ohr und das Profil einer männlichen Silhouette. Auf der rechten Seite ist eine weiße Aufhellung an Auge und Mund, ein eher weiblich anmutendes Gesicht. Das Bild könnte ein Ausdruck der vielfachen Zuwendung sein, die Herr B. im Hospiz auf unterschiedlichen Ebenen erfährt. Daneben könnte auch die therapeutische Beziehung in der Kunsttherapie gemeint sein, die ihm einen nonverbalen Ausdruck ermöglichte und die es ihm in manchen Augenblicken wieder möglich machte, mithilfe der Bilder komplexe Sinnzusammenhänge sprachlich komprimiert zu formulieren. Bilder fördern den sprachlichen Ausdruck bei Aphasie, besonders durch das aktive Zeichnen und Malen.

Der Blick aus dem Fenster

Oft wird der Blick aus dem Fenster vom Bett aus unterschiedlich thematisiert (> Abb. 12.14). Das Schattenspiel des Laubes korrespondiert unbewusst mit der eigenen Befindlichkeit. Beim Blick in das Laub erinnert sich ein Kranker an den Begriff „sombre“, den er mit dem dunklen, undurchsichtigen Hintergrund in Zusammenhang bringt, wie er ihn hinter dem grün leuchtenden Laub beobachtet hat, weiß aber nicht mehr, wo er diesen Begriff früher schon einmal gehört hat. Ich recherchiere und finde die Definition für die Malweise von Rembrandt. Er lässt den Raum im Hintergrund im Dunkeln, aus dem ebenfalls dunkel gehaltene Figuren, nur an wenigen Stellen aufgehellt, in einem diffusen Licht hervortreten. Die Veränderung der Farben des durch die Jahreszeiten sich verändernden Laubes korrespondiert unbewusst mit der eigenen Zeitlichkeit.

Zur Ruhe kommen

Manchmal möchten Bewohner, deren Leben durch Schmerzen, zahlreiche Krankenhausaufenthalte, Bestrahlungen und Chemotherapien bestimmt wird, einmal innerlich zur Ruhe kommen oder kurz ihrer inneren Unruhe Ausdruck verleihen, um sich zu entlasten. Sie bevorzugen einfache Motive, die eher dynamisch sind, oder dann im Gegenteil, in denen die Formen auf der Bildfläche gegliedert sind, einer Ordnung zugrunde liegen, formal wie farblich von Har-

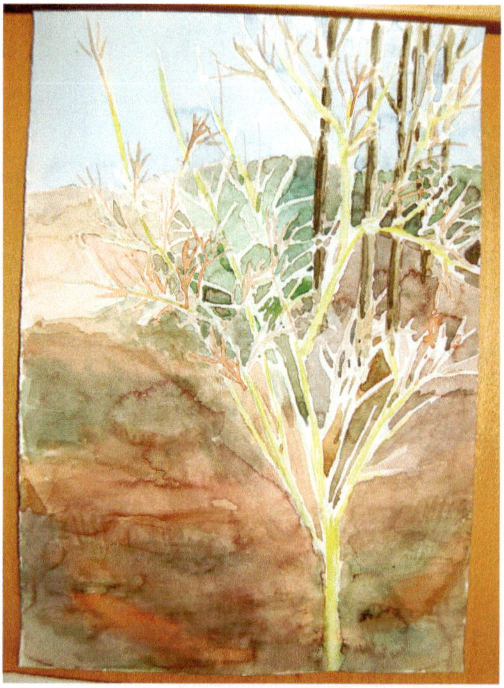

Abb. 12.14 Studie zu Fensteransicht im Winter (2006)

monie, Schlichtheit und Einfachheit geprägt sind. Doch versteht es sich von selbst, dass diese Todkranken beim Malen nicht zu lange im Zustand der inneren Unruhe gelassen werden sollten, da sie dies in ihrem Schwächezustand zu sehr belasten würde.

12.4.5 Letzte Bilder

„Ich mal die Jahreszeiten immer nach meiner Stimmung. Je nach Stimmung mal ich Herbst oder Frühling."

Es war viel „Herbststimmung" in den letzten Bilder einer Sterbenden. Hier im vorletzten Bild herrschten beide Stimmungen gleichzeitig (➤ Abb. 12.15). Meist malte die Frau Obstbäume im Herbst, an denen der Wind heftig zerrte, aber auch in lebhaften Rottönen gehaltene Wiesenblumen oder Blumenwiesen im Frühling, von denen es im Laufe der Monate unzählige Varianten gab. Sie sagte, dass sie immer die Jahreszeit male, die gerade zu ihrer Stimmung passt. Als vorletztes Bild gestaltete sie beides zugleich: den Baum im Frühling und den Baum im Herbstwind (➤ Abb. 12.15) – Gleichzeitigkeit am Ende des Lebens ...

Viele letzte Landschaften sind von einer großen Weite und Leere im Hintergrund geprägt (➤ Abb. 12.16).

Oft werden Vorstellungen von Gärten und Paradiesvorstellungen mit Sterbensvorstellungen zusammengebracht. Hier ist es die bewusste Auseinandersetzung mit dem Sterben. Mit dem Titel „Landschaft in der Abenddämmerung" drückt ein Sterbender wissend oder unbewusst den nahenden Abschied aus und schreibt sorgfältig mit Bleistift den Titel auf

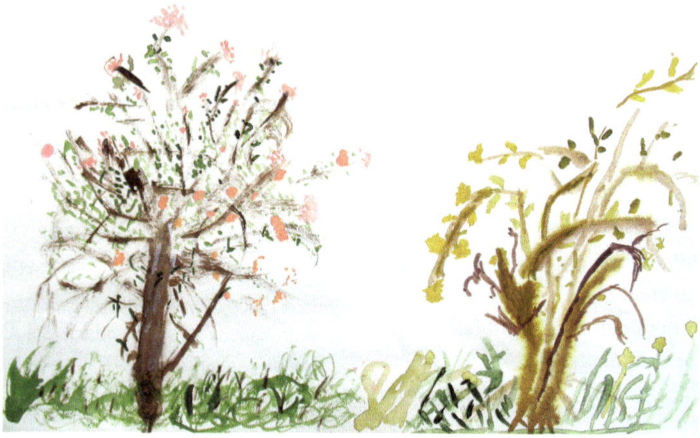

Abb. 12.15 Ohne Titel (2002)

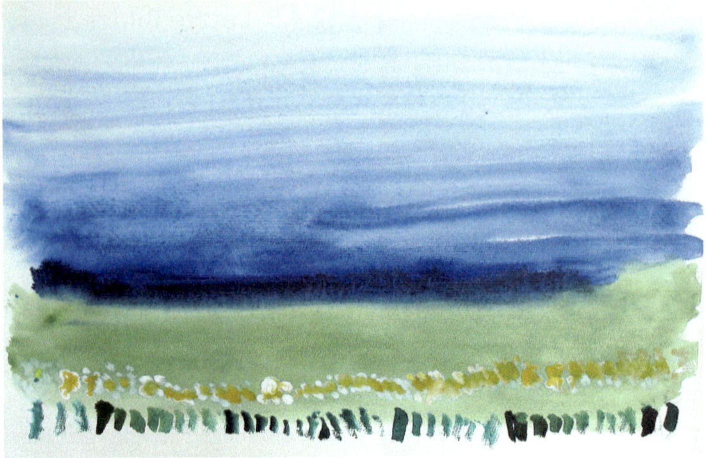

Abb. 12.16 Ohne Titel (2004)

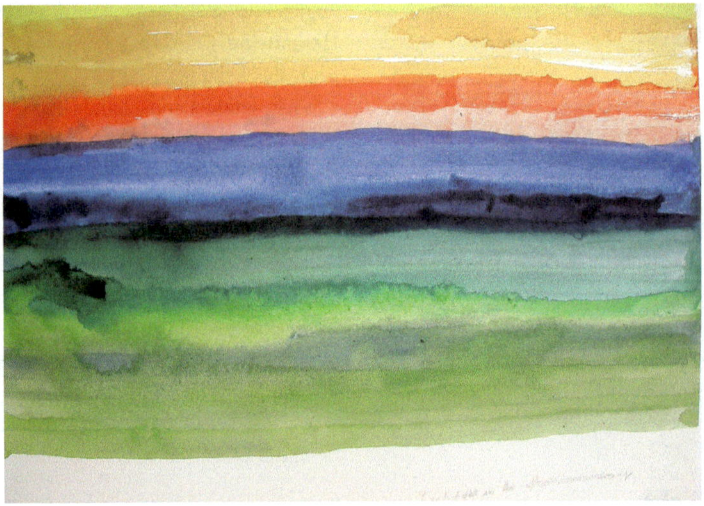

Abb. 12.17 Landschaft in der Abenddämmerung (1999)

den frei gebliebenen Platz unter die aus Streifen entwickelte Landschaft (➤ Abb. 12.17).

12.4.6 Resümee

Sich mit eigenen Bildern zu umgeben fördert das Selbstwertgefühl und kann dem Sterbenden die Anerkennung für die ihm in diesem Augenblick mögliche Ausdrucksweise schenken. Die Bilder zeigen eindrucksvoll und bleibend die unvergängliche, einmalige Individualität dieses Menschen. Eine Kommunikation auf der Bildebene entsteht, und das Malen von Bildern wird so zur Brücke zwischen dem Kranken und seiner Umgebung. Auch wird es dem Betroffenen vielleicht helfen, auf einer anderen Ebene zu sehen und verstehen zu lernen.

LITERATUR

Voltz R (2006). Palliativmedizinische Versorgung in der Neurologie. Vortrag. Neurologische Aspekte der Palliativmedizin, Palliativkonferenz 17.9.2006, Essen.

III Das ewig Weibliche! und Männliche?: Aspekte einer Gendermedizin

KAPITEL

13 Frauenbild und Geschlechtsidentität

Almuth Sellschopp

„Ich wünsche für die Frauen keine Macht über Männer, aber die Macht über sich selbst."

Mary Wollstonecraft

13.1 Identitätsbegriff

Identität ist etwas, was lebenslang erarbeitet wird und sich verändert. Auch Erikson hat Identität als Produkt einer anhaltenden und auch gefährdeten „Identitätsarbeit" verstanden, die sich auf subjektive Erfahrung des Selbst und seine Kontinuität bezieht, welche die verschiedenen Aspekte seines Erlebens und Verhaltens steuert (Dammann 2011). **Geschlechtsidentität** besteht – für Männer und Frauen gleich – im Wesentlichen aus den sehr frühen Prägungen (Kernidentität), den späteren kulturellen Prägungen (Rollenidentität), ihren Objektwahlen und der damit verbundenen Qualität sexuell-erotischer Befriedigung.

Dieses Kapitel beschreibt in einem kleinen Ausschnitt die Gestaltung der weiblichen Identität vom Anfang des letzten Jahrhunderts bis heute in zwei im Laufe der Jahrzehnte folgenden Phasen ihrer Wandlung, in denen es Frauen im Wesentlichen durch äußere Bedingungen möglich wurde, ihr Selbstverständnis in der eigenen Wahrnehmung, aber auch in relevantem sozialem Kontext zu verändern.

Lange Zeit hatte das Verständnis des primären Geschlechts den prägendsten Einfluss auf das Frauenbild und sein gesellschaftliches Selbstverständnis ausgeübt. Über das Jahrhundert hinweg haben entscheidend andere – soziale – Einflüsse das weibliche Selbstverständnis geprägt – eine Entwicklung, die man mit Kernberg (1995) als eine Entwicklung von der Dominanz der Kernidentität zur Rollenidentität bezeichnen kann. Dabei rückt z. B. die Freiheit der Objektwahl als befreite Wahl von biologischen Wurzeln in den Mittelpunkt der Betrachtung: LGBTIQA[1] gilt als Ausdruck der vielfältigen Formen sozial legitimierter Formen geschlechtlicher Identität, der Partnersuche und damit verbundener Formen sexuell-erotischer Befriedigungssehnsucht (Quindeau 2014).

Diese Veränderungen haben in die Theoriebildungen der Psychoanalyse und Psychotherapie zögerlich Einfluss gefunden und finden eigentlich bis heute keine ausreichende Berücksichtigung ihrer Dynamik in homosexuellen und heterosexuellen Dyaden von Behandlungen, die dadurch unbemerkt den Charakter eines „slippery slope" (Gabbard 2002), des potenziell Verführerischen, bekommen können.

[1] Abkürzung für: Lesbian – Gay – Bisexual – Transgender – Intersex – Queer – Asexual

13.2 Gestaltung der weiblichen Identität

13.2.1 Die unterworfene Frau am Anfang des 20. Jahrhunderts

Die Bestimmung der Frau erfolgte für Freud aus der Anatomie („Anatomie ist das Schicksal"). Die Biologie des männlichen Körperverständnisses, das Körperbild („Penisneid" der Frauen), die einseitige Bewertung des männlichen Körperbildes und die Dominanz konservativer Rollenvorstellungen waren prägend und für Frauen kränkend (King 1995). Die Krankengeschichten dieser Zeit zeigen als Behandlungsergebnis öfter einen leidvollen Verzicht auf die eigene Entwicklung. Es gab die konservative Sicht auf Frauen und ihre nach männlichen Vorgaben geprägten Möglichkeiten, sich in einer Behandlung zu entwickeln. Freuds Konzept von der Entwicklung der Frau schloss deren autonome Entwicklung in der psychoanalytischen Behandlung aus!

Frauen als Behandlerinnen gab es damals lange nicht. Auch später waren sie in der wissenschaftlichen Öffentlichkeit – gemessen an ihrer Zahl – nicht angemessen vertreten: Sie waren „Hintercouchlerinnen", prägten insofern aus der zweiten Reihe heraus die Zukunft der Psychoanalyse, als sie aus dem Beziehungswissen der psychotherapeutischen Arbeit heraus die meist männlichen Kandidaten prägten und dadurch wichtigen Einfluss ausübten.

Im Geschlechterverständnis dominierte also die Sicht auf die **Kerngeschlechtsidentität:** dass die frühe Erfahrung, männlich oder weiblich zu sein, die ab dem 3. Lebensjahr so gut wie irreversibel ist, von genetischen, aber auch von somatischen Erfahrungen geprägt ist, wie sie das Körperbild vorgibt, als prozedurales Gedächtnis verankert und von frühen Beziehungserfahrungen bestätigt wird, die sich im Laufe des Lebens wiederholen.

13.2.2 Wandlung des Frauenbildes

Frauenbilder haben sich im Laufe des letzten Jahrhunderts, besonders in den Jahrzehnten nach dem Krieg („Stunde der Frauen", Krockow 2000) stark gewandelt. Diese Veränderung, die bis heute anhält (vgl. FidAR e. V.), war ein meist subtil ablaufender, seltener mit Protest erkämpfter Prozess unter der Führung starker Frauen (Feministinnen der 1960er-Jahre). Er begann vor allem in Reaktionen auf die Kriegserfahrungen des Zweiten Weltkriegs, in denen Frauen nicht nur in Familien, sondern vielfach auch beruflich in Führung gingen und gehen mussten, weil ihre Männer nicht mehr zurückkehrten, kriegsversehrt waren oder ihre Berufe verloren hatten.

Simone de Beauvoir hatte mit ihrem Buch „Das andere Geschlecht" (1949) zunächst in Frankreich, später auch bei uns den Aufbruch und erste Wege in eine andere Zeit des weiblichen Selbstverständnisses geebnet.

Notwendige soziale Veränderungen wurden im Laufe der Zeit manchmal mit Protest erkämpft, aber sie waren überfällig und mobilisierten das Bewusstsein vieler Frauen. Es wie ein Privileg erscheinen zu lassen, nicht arbeiten gehen zu müssen, für Eigenes Zeit zu haben und sich den Kindern zu widmen, stieß auf Widerstände und gewinnt erst heute, da wir uns in einer wiederum veränderten Zeit weiblicher Selbstbehauptung befinden, die aus selektiver Partizipation an den wechselseitigen männlichen und weiblichen Lebensentwürfen besteht, erneut an Attraktivität durch die Möglichkeiten geteilter Elternschaften (Bouillon 2017).

Bald wurde deutlich, dass die Gleichheitsforderung, wie sie auch durch den Feminismus in die Welt kam, als Paradoxie der *„Ununterscheidbarkeit des Unterschiedenen"* (Luhmann 1988) sich nicht, wie politisch gefordert, einlösen ließ. Diese Gleichheit trägt ja immer auch den Gedanken der Differenz zwischen den Geschlechtern in sich: Eine gesellschaftliche Gleichstellung der Frau geschieht immer auf dem Boden der Unterschiedenheit von Männlichkeit und Weiblichkeit.

13.2.3 Zur heutigen Zeit

Mehr als jemals vorher müssen sich heute die frühen Erfahrungen der Kernidentität mit den sich wandelnden Formen komplexer werdender Rollenidentitäten verbinden, welche die ehemalige feministische Solidarität der Forderung nach Geschlechtergleichheit hinter sich gelassen haben.

Es geht um die Integration von mütterlicher und väterlicher Repräsentanz, je nach Qualität und Dauer der Bindung mit der Folge verschiedener Identifikationen zwischen Selbst und Objekt (etwa die Integration von emotionaler und sexueller Identität in unterschiedlicher Reihenfolge bei Mädchen und Jungen), aber auch um das unterschiedliche Gewicht und die Rolle des Vaterbildes (Kernberg 2014; Seiffge-Krenke 2016) oder die sozialen Wirklichkeiten – Stichwort alleinerziehende Mütter –, welche die Differenz ausfächern und dadurch auch zwischen Frauengruppen mit sehr unterschiedlichen Ich-Idealen jenseits einer grundsätzlichen Solidarität neue Spannungsverhältnisse erzeugen.

Gleichheitsforderungen sind daher nur dann in der eigenen Lebensplanung von Frauen erfolgreich, wenn sie gerade auch in Behandlungen von einer möglichst breit gefächerten Kenntnis von der Differenz der Lebenswelten von Frauen (auch aufseiten männlicher Therapeuten!) begleitet ist. Es setzt sich heute immer mehr die Bedeutung von „diversity" und Partizipation durch, bei der die engere geschlechtliche Identität nur noch einen wichtigen Teilaspekt darstellt.

„Geschlechtsidentität ist endgültig kontingent geworden, alles ist möglich" (Rohde-Dachser 2014). Geschlechterzugehörigkeit zeigt sich allein im Verhalten, wird performativ im Sinne eines „doing gender" vollzogen (Gildemeister 2004).

Für das Aufwachsen in unserer westlichen Welt bedeutet Differenz etwa nicht nur „stark und schwach" – z. B. männlich als „Selbstoptimierung und Erfolgsorientierung" gegenüber weiblich als „Emotionalität und Intuition" –, sondern bis in die Wirtschaftsleistung den Reichtum von richtig verstandener und geförderter Andersartigkeit und Chancenvermehrung zu fördern. Mit der Vielfalt der Chancen und der selektiven Teilhabe in unterschiedlichen Welten entstehen neue Probleme der Integration und neue Formen der Identität (androgyner Mann, phallische Frau).

Die Integration unterschiedlicher Welten kann neue Störungsformen provozieren (z. B. Borderline-Störung) und unter dem Aspekt der unterschiedlichen Wertigkeit von Lebensformen die vermehrte Beschäftigung mit klinischen Formen des Narzissmus verständlich machen. Erst in jüngerer Zeit werden dabei männliche und weibliche Formen des Narzissmus berücksichtigt (Morf und Rhodewalt 2006; Kernberg und Sellschopp 2014).

Die Erfahrung von Andersartigkeit hat in der Psychotherapie, soweit sie sich mit der geschlechtlichen Identität auseinandersetzt, zu einem viel breiteren Verständnis von Übertragungs- und Gegenübertragungsprozessen und damit mehr Chancen für das therapeutische Beziehungserleben als wichtigstem Motor der eigenen Entwicklung geführt. Sie verknüpft sich mit Fragen des Selbstwerts und der Entdeckung eigener Welten – eine Arbeit, bei der auch gerade die Lebenserfahrung von Therapeuten gefragt ist.

Die sich heute eröffnende Vielfalt der Wahlen für Frauen ist aber häufig auch ein Grund für sie, psychotherapeutische Hilfe aufzusuchen, weil die Angst vor dem fantasierten und realen Scheitern, aber auch vor der Zukunft oder die partnerschaftlichen Forderungen bei Familien-und Berufsplanung Konflikte bergen, die sich nicht mehr mit gängigen Identitätsschemata lösen lassen, egal ob geschlechtlicher oder kultureller Provenienz.

Hierbei sind insbesondere die äußere und innere Konstruktion von Mutterschaft-Elternschaft und gleichzeitig die Teilhabe an kulturellen Möglichkeiten, insbesondere etwa dem Beruf, ein langwieriger Prozess, in dem viele Faktoren zu einer kreativen Verbindung beitragen, die aber immer noch in erster Linie in informellen Räumen eben auch der psychotherapeutischen Arbeit aus den Bedürfnissen und Erfahrungen, der Rationalität und den Konzepten, die Frauen mitbringen, entworfen werden (Nadig 2008). Die Formen müssen immer wieder ausgehandelt werden, in denen sich Frauen für die eigene Selbstverwirklichung einsetzen (Möller 2014).

Interessant ist aktuell die Bewertung weiblicher Identität als Werteträgerin und in gewisser Weise Bewahrerin von Humanität (bis hin zur Rolle der Bundeskanzlerin). Der Dalai-Lama (2009) fasst es als Zukunftsvision: *„The world will be saved by the Western woman … But we need more effort to promote basic human values – human compassion, human affection and in that respect, females have more sensitivity for others' pain and suffering"* (2009). Daher bezeichnet sich der Dalai-Lama auch als Feminist, weil er ja für die Rechte von Frauen eintrete.

Die moralische Sicht, die sich als Forderung an die „Frau von heute" verbindet, zeigt besonders akzentuiert den weiten Weg, den die öffentliche Einschätzung von Frauen und ihrer Geschlechteridentität seit Anfang des letzten Jahrhunderts gegangen ist.

„Ich bin davon überzeugt, dass nur Selbstfindung und Selbstbehauptung es den Frauen ermöglicht, der von falschem Denken bedrohten Welt menschlichere Werte entgegenzusetzen. In diesen folgenreichen Auseinandersetzungen sollten wir Frauen uns davor hüten, uns als Opfer zu fühlen … indem wir lernen uns von perfektionistischen Weiblichkeitspostulaten zu befreien, lernen wir unsere Werte auf Menschlichkeit und unsere Rollen auf ihren Sinn und Zweck zu überprüfen" (Mitscherlich 1990). Der heute zunehmende Griff der Frauen nach unternehmerischer und politischer Macht ist eine Chance, in Zeiten von brüchiger Globalisierung und Neoliberalismus *„unlesbar gewordene Menschlichkeit zu erfinden"* (Liebsch 2014).

13.3 Das Frauenbild in der Kunst

In der Kunsttherapie steht natürlich die Auseinandersetzung mit Frauenbildern für die therapeutische Arbeit noch weniger im Zentrum. Da die meisten Kunsttherapeuten Frauen sind, wäre ihre Arbeit eine Chance, das Wissen um die auch unbewusste Wirksamkeit von Frauenbildern zu nutzen und vielleicht auf diese Weise gezielter zur inneren Entwicklung von Patientinnen (und Patienten!) beitragen zu können.

Künstlerinnen sind über viele Jahrhunderte im öffentlichen Bewusstsein eher unterrepräsentiert und hatten aus gesellschaftlichen Konventionen heraus keine Chance, sich den männlichen Schaffenden an die Seite zu stellen. Die Zahl trauriger, bedrückender Lebensgeschichten ist Legion.

Eher waren sie Objekt, Wertgeschätztes, aber auch in dieser Weise der Fantasie des männlichen Betrachters entsprungen oder zugeordnet. Dieses gewisse Maß an „Unterordnung" gleicht dem oben über die Lage zu Freuds Zeiten am Anfang des letzten Jahrhunderts Gesagten, an deren Ungleichheit unter Künstlerinnen zwar keine im engeren Sinne feministische Phase folgte, aber doch ein intensives Suchen und vor allem auch Kämpfen um Auseinandersetzung (Katalog Geschlechterkampf 2015). Die künstlerische Sprache dieser Bewegung, die Formen gefundener Abgrenzung, Begegnung, Verschiedenheit und Verschmelzung sind ein großartiger Ausdruck des Ringens um eine eigene weibliche Identität, die uns mit den oft unaussprechlich bleibenden, auch in körperlichen Symptomen eingesperrten schmerzlichen Erfahrungen unserer Patienten versöhnen und uns ihre Sprachlosigkeit begreifen lassen. Beispielhaft seien die Künstlerinnen Paula Modersohn-Becker, Frida Kahlo und Siri Hustvedt genannt.

LITERATUR

Beauvoir S de (1992). Das andere Geschlecht. Hamburg: Rowohlt.

Bullion K von (2017). Im Lummerland. Süddeutsche Zeitung 20. Februar 2017, S. 4; www.sueddeutsche.de/politik/gleichberechtigung-im-lummerland-1.3387168 (letzter Zugriff: 10.10.2017).

Dalai Lama (1998). The Art of Happiness, New York: Riverhaed-Penguin.

Dammann G et al. (2011). Identität und Identitätsstörung bei Borderline-Persönlichkeitsstörungen. In: Dulz B, Kernberg OF, Sachse R (Hrsg.). Handbuch der Borderline-Störungen. Stuttgart: Schattauer, S. 275 f.

FidAr e.V. Initiative für Frauen in den Aufsichtsrat. www.fidar.de (letzter Zugriff: 11.10.2017).

Freud S (1945). Beiträge zur Psychologie des Liebeslebens. Frankfurt: Fischer GW Bd. VIII, S. 90 f.

Gabbard GO (2003). Boundary violations and the abuse of power. Stud Gender Sexuality 3: 279–388.

Gildemeister R (2008). Doing Gender. Zentrale Praktiken der Geschlechterunterscheidung. In: Becker R, Koch-Tendieck B (Hrsg.). Handbuch Frauen und Geschlechterforschung. Berlin: Springer, S. 137–145.

Hustvedt S (2015). Die gleißende Welt. Hamburg: Rowohlt.

Katalog (2016). Geschlechterkampf: Franz von Stuck bis Frida Kahlo. München: Pergamon.

Kernberg O (1995). Liebesbeziehungen. Stuttgart: Klett-Cotta.

Kernberg OF, Sellschopp A (2014). Weiblicher Narzissmus. Unveröffentlichtes Manuskript München: IKTTP

King V (1995). Die Urszene der Psychoanalyse. Wien: Verlag Internationale Psychoanalyse.

Krockow C von (1988). Die Stunde der Frauen. Bericht aus Pommern 1944 bis 1947. Stuttgart: DVA.

Liebsch K (2014). Von der friedfertigen Frau zur unlesbaren Wut. In: Schrader C, Moeslein-Teising I (Hrsg.). Keine friedfertige Frau. Gießen: Psychosozial-Verlag, S. 116 f.

Luhmann N (1988) zit. n. Brede K (1989). Zum Verhältnis von Gleichheit und Unterschiedenheit der Geschlechter. In: Brede K (Hrsg.). Was will das Weib in mir. Freiburg i. Br, Kiel: Kore, S. 14 f.

Möller H, Ronja Müller-Kalkstein R (Hrsg.) (2014). Gender und Beratung. Göttingen: Vandenhoeck & Ruprecht.

Morf C, Rhodewalt F (2006). Die Paradoxe des Narzissmus – ein dynamisches selbstregulatorsiches Prozessmo-

dell. In: Kernberg OF, Hartmann HP (Hrsg.). Narzissmus. Stuttgart: Schattauer, S. 308–347.
Murken-Altrogge C (1992). Paula Modersohn-Becker. Köln: DuMont.
Nadig M (1989). Die gespaltene Frau. In: Brede K (Hrsg.). Was will das Weib in mir. Freiburg i.Br, Kore: S. 161 f.
Quindeau I (2015). Vom Umgang mit dem homophoben Erbe – Kritische Glosse. Psyche 69: 648–660.
Quindeau I, Dammasch F (2014). Männlichkeiten. Stuttgart: Klett-Cotta.
Rohde-Dachser C (2014). Dem Ungesagten eine Gestalt verleihen. Repräsentationen des Weiblichen in den Kulturproduktionen der Postmodernen. Vortrag COWAP Committee for Women and Psychoanalysis. Frühjahrskongress der DPV.
Seiffge-Krenke I (2016). Väter, Männer und kindliche Entwicklung: Ein Lehrbuch für Psychotherapie und Beratung. Berlin: Springer.
Wollstonecraft M (2008). Die Verteidigung der Frauenrechte. In: Meyer UI (Hrsg.). Philosophinnen. Band 21. Aachen: ein-FACH-Verlag.
Wollstonecraft M (2015) zit. n. Reinhard R. Kleine Philosophie der Macht nur für Frauen. Kiel: Ludwig.

KAPITEL

14 Psychosomatische Aspekte in der Frauenheilkunde

Ulrike Ackermann-Burkhart und Marion Kiechle

14.1 Einleitung

Die Frauenheilkunde begleitet wie kaum eine andere medizinische Fachrichtung das gesamte Leben einer Frau, mit all ihren Lebensübergängen wie Pubertät, Schwangerschaft, Geburt, Wochenbett und Klimakterium. Lebensübergänge sind besonders vulnerabel für psychosomatische Symptome und Störungen, da die Veränderungen sowohl somatische als auch hohe soziale und psychische Anpassungsleistungen erfordern. Diese Anpassungsleistung ist auch abhängig vom psychosozialen Kontext, von sich rasch ändernden gesellschaftlichen Aspekten in Bezug auf Rollenübernahme und Mehrfachbelastung (Klußmann 2002).

„Psychosomatische Störungen in der Frauenheilkunde manifestieren sich an den weiblichen Geschlechtsorganen, die mit Sexualität, Reproduktion und weiblicher Identifikation assoziiert sind. Die Krankheitsbilder werden z. B. als Folge von körperlichen, seelischen und sozialen Veränderungen in spezifischen Lebensphasen als Reaktion auf Lebensereignisse entwickelt."

Neises (2005)

Sich daraus ergebende bewusste und unbewusste Konflikte können sich direkt oder indirekt als gynäkologische Symptome (z. B. sekundäre Amenorrhö), als Komplikationen in der Geburtshilfe und Reproduktionsmedizin (z. B. Hyperemesis gravidarum) oder in der gynäkologischen Onkologie auswirken. Die Krankheitsbilder lassen sich zwei Gruppen zuordnen:

- **Psychosomatische Störungen:** Hier sind z. B. die Selbstwert- und Identitätskonflikte, aber auch Individuationskrisen der Entwicklung und Reifung zu nennen.
- **Somatopsychische Störungen:** Sie treten als psychische Folge somatischer Erkrankungen wie z. B. Karzinomerkrankungen oder als Folge von invasiven frustranen Kinderwunschbehandlungen auf. Hierbei handelt es sich vor allem um Angst- und depressive Störungen.

14.2 Psychosomatische Störungen in der Gynäkologie

14.2.1 Zyklusstörungen

Im Zusammenspiel von Nervensystem, Hypothalamus, Hypophyse und Ovar ist der Menstruationszyklus sowohl durch somatische als auch durch psychische Faktoren beeinflussbar.

Bei der Poly- oder Oligomenorrhö handelt es sich um eine sogenannte Tempoanomalie mit einem Zyklus von weniger als 24 bzw. mehr als 31 Tagen. Die Hyper- bzw. Hypomenorrhö ist dagegen eine Anomalie mit sehr starker bzw. schwacher Menstruationsblutung. Auch die Metrorrhagien (Zwischenblutungen, oft dysfunktionelle Blutungen) müssen in diesem Zusammenhang genannt werden. Diese Störungen hängen aus psychosomatischer Sicht meist mit dem Verlust von Sicherheit und Geborgenheit sowie der Abwehr von Sexualität zusammen (Klußmann 2002).

Sekundäre Amenorrhö

Unter sekundärer Amenorrhö versteht man das Ausbleiben der Menstruationsblutung für mindestens 6 Monate nach Eintritt der Menarche außerhalb von Schwangerschaft und Klimakterium. Während 80 % aller primären Amenorrhöen somatische Ursachen haben, ist es bei der sekundären Amenorrhö genau umgekehrt: 80 % aller sekundären Amenorrhöen haben eine psychische Ursache wie z. B. Extremsituationen (Konzentrationslager, Flucht und Folter) und gravierende psychosoziale Konfliktsituationen oder schwere psychische Störungen (Schüßler et al. 2001).

Obwohl psychosomatische Zusammenhänge unumstritten sind, gibt es keine spezifischen Persönlichkeitsmerkmale von Patientinnen mit sekundärer Amenorrhö. Sie tritt als unspezifisches Begleitsymptom bei Neurosen, Depressionen, Essstörungen und Konflikten mit Magen- und Verdauungsproblemen auf. Die einzige Gemeinsamkeit ist eine ausgeprägte Überkontrolle (Diederichs 2000).

Dysmenorrhö

Die Dysmenorrhö ist durch eine schmerzhafte Menstruationsblutung gekennzeichnet, die mit Übelkeit, Kopfschmerzen, Kreislaufregulationsstörungen und erhöhter Reizbarkeit einhergeht. Als Differenzialdiagnose sollte eine Endometriose bzw. Uterusanomalie ausgeschlossen werden. Die Psychoanalyse versteht diese Diagnose als Protest gegen die weibliche Rolle und als narzisstische Problematik, bei der eine psychotherapeutische Behandlung empfohlen wird (Diederichs 2000).

Prämenstruelles Syndrom

Als „prämenstruelles Syndrom" wird ein somatopsychischer Symptomkomplex bezeichnet, der 7–10 Tage vor Einsetzen der Menstruationsblutung auftritt. Symptome sind Brustspannen, Kopfschmerzen, Obstipation, Beinödeme, Nervosität und Reizbarkeit. Auch hier bietet die Psychosomatik keine spezifischen psychosozialen Zusammenhänge. Hertz und Molinski diskutieren, dass es sich dabei um Frauen handelt, die gegen das Rollenbild rebellieren und depressive Reaktionen aufweisen (nach Diederichs 2000). Als Therapie haben sich aufdeckende psychotherapeutische Verfahren bewährt (Diederichs 2002).

14.2.2 Unterbauchschmerzen und Vulvodynie

Etwa 15–20 % aller Konsultationen beim Frauenarzt betreffen das Symptom Unterbauchschmerz bzw. Vulvodynie. Gekennzeichnet ist diese Diagnose durch chronische Schmerzzustände im Bereich des Unterbauchs ohne zugrunde liegenden Organbefund.

Etwa jede achte Frau ist von solchen monatelang andauernden und quälenden Schmerzen betroffen (Giegerich 2009). Etwa 60–80 % aller Patientinnen weisen alle Symptome einer somatoformen Schmerzstörung (eine psychisch bedingte Erkrankung zeigt sich in Form von Schmerzen) auf (Schüßler et al. 2001). Diese Zahlen zeigen eindrücklich, welche Relevanz dieser Symptomkomplex für die Psychosomatik hat, nicht zuletzt um unnötige und wirkungslose chirurgische Eingriffe zu vermeiden. Die Patientinnen sind jedoch meist auf eine organische Ursache fixiert und haben oft eine lange Patientenkarriere hinter sich. In 20–50 % der Fälle liegt ein sexueller Missbrauch im Kindes- und Jugendalter vor. Psychosomatisch liegt bei diesen Patientinnen häufig eine strukturelle Ich-Störung mit vor allem depressiver Vulnerabilität vor. Sie haben Schwierigkeiten, eigene Bedürfnisse wahrzunehmen, und neigen zu autoaggressiven Handlungen, was sich häufig im Operationswunsch zeigt. Bei narzisstischem Hintergrund kommt es zur Umwandlung von Kränkung und Trauer in körperliche Beschwerden. Beim Konversionsmechanismus dagegen werden Schuldgefühle in einen symbolischen Sühnevorgang umgewandelt.

Die Arzt-Patient-Beziehung ist häufig durch eine massive Vorwurfshaltung vonseiten der Patientinnen gekennzeichnet. Aufseiten des Arztes kommt es zu Gefühlen der Hilflosigkeit und Enttäuschung, die wiederum zum Agieren und zu Handlungszwängen führen (Operationen, medikamentöse Behandlung). Darüber erleben die Patientin ggf. Wiederholungen der frühkindlich erlebten Traumata.

Auch die Vulvodynie, die durch juckende, brennende und einschießende Schmerzen der Vulva gekennzeichnet ist, gehört aus psychosomatischer und psychodynamischer Sicht zu dem oben beschriebenen Symptomkomplex.

14.2.3 Chronisch rezidivierende Adnexitiden

Bei chronisch rezidivierenden Adnexitiden, die durch einen eindeutigen somatischen Befund wie starke Schmerzen, Adnexbefund, Leukozytose und erhöhte Entzündungsparameter gekennzeichnet sind, lassen sich ebenfalls psychosomatische Zusammenhänge aufzeigen. Es finden sich spezifische Partnerkonfliktsituationen, bei denen unterschiedliche Partner mit kontroverser Bedürfnisbefriedigung gesucht werden. Auf der einen Seite steht der Wunsch nach Zärtlichkeit, Wärme, Sicherheit und Geborgenheit, auf der anderen Seite die sexuelle Lust, der Wunsch nach Abwechslung und Freizügigkeit. Die Unfähigkeit, sich für die jeweiligen Bedürfnisse zu entscheiden, führt zur Projektion der Enttäuschungsaggression auf den Unterleib. Die Therapie sollte die meist unbewussten Konflikte durch aufdeckende Verfahren aufarbeiten.

14.2.4 Fluor vaginalis

Unter Fluor vaginalis versteht man vermehrtes normales Vaginalsekret durch Hypersekretion und Transsudat der Vaginalwände. Psychosomatisch entspricht der Fluor dem Affektkorrelat einer gewünschten, aber unbefriedigten Sexualität (Wunsch- bzw. Abwehr- oder Gewissensfluor als Über-Ich-Problematik) (Klußmann 2002). Oft sind Gespräche im Rahmen der psychosomatischen Grundversorgung ausreichend. Eine iatrogene Fixierung auf die Fluorbekämpfung ist unbedingt zu vermeiden.

14.2.5 Pruritus genitalis/vulvae

Darunter versteht man ein anfallsweise auftretendes oder chronisches Jucken, Brennen oder Stechen in der Vulva und Klitorisgegend. Sekundär kann es durch Kratzen zu Ekzemen und Entzündungen kommen. Neben den Patientinnen mit chronischem Unterbauchschmerz sind diese Patientinnen am schwierigsten zu behandeln (Weidner und Neises 2017). Sexualität ist bei diesen Frauen oft tabuisiert. Zusätzlich zu den möglichen somatischen Ursachen (z. B. Diabetes oder Allergien) spielen psychische

Aspekte wie sexuelle Konflikte und Abwehraspekte eine Rolle. Psychoanalytisch handelt es sich um einen Triebkonflikt zwischen Wunsch und Abwehr. Psychotherapeutisch sollte ein aufdeckendes Verfahren gewählt werden.

14.3 Somatopsychische Reaktionen in der Onkologie

Eine Krebsdiagnose bedeutet für ausnahmslos jede Patientin einen tiefgehenden Einschnitt. Mit dem Wort „Krebs" werden Begriffe wie Leiden, Siechtum, Schmerz, Tod und Sterben assoziiert. In den letzten 20 Jahren jedoch haben sich durch innovative Therapien die Heilungschancen und das Langzeitüberleben glücklicherweise deutlich verbessert. Dadurch sind Patienten jedoch wesentlich häufiger mit den Langzeitbelastungen infolge von Diagnosestellung (Konfrontation mit der existenziellen Bedrohung) und Behandlung konfrontiert.

Dabei wird die Krebserkrankung von Patienten oft als „point of no return" erlebt. Sowohl Langzeiteffekte wie Progredienz- und Rezidivangst sowie depressive Verstimmung (Herschbach 2013) als auch Spätfolgen wie z. B. Fatigue (Müdigkeitssyndrom) sind bei einer Vielzahl von Patientinnen noch Jahre später in einem solchen Ausmaß zu beobachten, dass eine psychoonkologische Intervention indiziert wäre.

14.3.1 Befindlichkeitsstörungen

Die dominierende Emotion bei einer Krebsdiagnose ist die **Angst.** Hierbei handelt es sich um eine Realangst vor Progredienz, Rezidiv und Metastasierung. Diese Angst raubt der Patientin nicht nur im Stadium der Diagnosestellung einen großen Teil der Lebensqualität, sondern ist ab diesem Zeitpunkt auch Jahre danach selbst bei rezidivfreiem Überleben noch präsent (nach Mehnert et al. 2014).

42 % aller Mammakarzinomerkrankungen weisen eine Komorbidität mit einer psychischen Störung auf. Die häufigste Diagnose ist die Angststörung in 17 % und die **Anpassungsstörung** in 14 % aller erkrankten (Mehnert et al. 2014).

Ein wichtiger Prädiktor für das zukünftige Belastungserleben ist Pessimismus. In einer Studie mit 215 Teilnehmerinnen mit Mammakarzinom und gynäkologischen Tumorarten, die mittels diverser Fragebögen bezüglich Ängstlichkeit, Depressivität und Lebensqualität untersucht wurden, konnte gezeigt werden, dass optimistische Patienten weniger ängstlich sind, weniger unter Depression leiden, eine höhere Lebensqualität und weniger oft einen psychosozialen Betreuungsbedarf haben. Folglich sind pessimistische Patientinnen in substanziellem Maße stärker belastet, haben eine geringere Lebensqualität und weisen einen höheren Betreuungsbedarf auf (Zenger 2012). Optimismus und Pessimismus werden als relativ zeitstabiles und situationsinvariantes Konstrukt mit positiver bzw. negativer Erwartungshaltung betrachtet (Scheier und Carver 1985).

14.3.2 Reduzierte Leistungsfähigkeit (Fatigue-Syndrom)

Ein bedeutsames Symptom, das die Leistungsfähigkeit betrifft, tritt vor allem als Folge der Chemotherapie auf und wird als Fatigue-Syndrom bezeichnet. Fatigue ist gekennzeichnet durch reduzierte körperliche Leistungsfähigkeit, vermehrtes Schlafbedürfnis ohne Erholungseffekt, anhaltendes Müdigkeitsgefühl sowie Motivations- und Antriebsmangel. Die reduzierte Leistungsfähigkeit sowohl während der Behandlungsphase als auch danach hat deutliche Konsequenzen für das Berufsleben und die Karriere der Betroffenen.

Fatigue wird von Patienten mit über 50 % als häufigste Beeinträchtigung im Alltag angegeben, während die Einschätzung von Onkologen bezüglich der Häufigkeit von Fatigue bei 37 % liegt und damit deutlich unterschätzt wird (Stone 2000).

Bisher konzentrierte sich die medizinische Fatigue-Behandlung auf die Anämietherapie. Um der Komplexität der Beeinträchtigung jedoch Rechnung zu tragen, entwickelte das *Institut für Public Health und Pflegeforschung* ein psychoedukatives Selbstmanagementprogramm, das alle Dimensionen des komplexen Fatigue-Syndroms berücksichtigt. Es beinhaltet Aufklärung über Fatigue, Zeit- und Energiemanagement, Schlaf, Umgang mit Gefühlen und Alltagsgestaltung. Das Konzept ist vor allem handlungsorientiert, sodass die Selbstwirksamkeit der Patienten sehr unterstützt und damit ihre Lebensqualität deutlich verbessert werden kann. Auch andere Parameter wie Angst, Depression und körperliche Aktivität verbesserten sich bei den Teilnehmern des psychoedukativen Programms deutlich (de Vries 2011).

14.3.3 Partnerschaftskonflikte

Von der Komplexität der Begleitsymptome einer onkologischen Erkrankung sind sehr häufig auch die Partnerschaft und das Familiengefüge betroffen. Eine Ursache ist die veränderte Rolle der erkrankten Frau, die sehr häufig die Managerin der Familie ist. Durch das veränderte Rollengefüge und den Lebensstil von Karzinompatentinnen wird auch die Partnerschaft erheblich beeinflusst.

Trotz der Vielzahl von Stressoren (z. B. Unsicherheit über den Gesundheitszustand, Angst vor dem Tod, Veränderungen der Kommunikation und Sexualität, finanzielle Probleme) gelingt es vielen Partnern und Angehörigen, den veränderten Anforderungen gerecht zu werden (Kepplinger 1996):

- Im ersten Jahr nach einer Brustkrebserkrankung verändert sich die Partnerschaft überwiegend zum Positiven. 91 % der Befragten fühlten sich vom Partner im praktischen und emotionalen Bereich gut unterstützt (vgl. Bischofberger und Neises 2011).
- Auch nach 5 Jahren zeigen die Ergebnisse der oben zitierten Studie eine Partnerzufriedenheit von 65 % aller Patientinnen (61 % der Teilnehmerinnen fühlen sich praktisch, 52 % emotional unterstützt).

Die Tendenz, dass sich Partnerschaften ca. 1 Jahr nach der Erkrankung sogar verbessern, konnte 5 Jahre später nicht mehr nachvollzogen werden. Man kann dies als Normalisierung und Rückkehr zum Alltag der Partnerschaft interpretieren.

14.3.4 Soziale Konflikte

Durch die oben beschriebenen zahlreichen Einschränkungen kommt es zu erheblichen Einschränkungen der sozialen Kontakte bei Krebserkrankten: zum einen, weil häufig eine Immunsuppression es der Patientin verbietet, in der Öffentlichkeit mit mehreren Menschen in Kontakt zu kommen (d. h. kein Kino- oder Theaterbesuch, keine Fahrt mit öffentlichen Verkehrsmitteln), und zum anderen, weil es der Zustand der Patientin nicht erlaubt, sozialen Verpflichtungen nachzukommen. Der Bekanntenkreis engt sich ein, und die Patientinnen fühlen sich zunehmend isoliert und vereinsamt. Der Aktionsspielraum beschränkt sich auf die eigene Wohnung und die behandelnde Klinik. Ärzte und Pflegepersonal werden zu den wenigen Ansprechpartnern.

14.3.5 Therapiekonzepte

Einheitliche Therapiekonzepte in der Psychoonkologie gibt es bisher nicht. Die Therapiemaßnahmen sind methodenübergreifend, aber vielen Verfahren gemeinsam sind supportive, ressourcenorientierte und psychoedukative Ansätze. Es geht darum, die individuellen Unterstützungsmöglichkeiten der Patientin zu entdecken und mit ihr gemeinsam ihre individuelle Krankheitsbewältigungsstrategie zu identifizieren und etablieren. Dazu gehören neben dem Erarbeiten von Angstbewältigungsstrategien auch familiäre Einbindung, gutes soziales Netzwerk und Spiritualität.

14.4 Psychosomatische Symptome und Erkrankungen in der Schwangerschaft und Geburtshilfe

Ebenso wie nach einer Krebsdiagnose ist Angst die vorherrschende Emotion in dieser Phase: Angst vor Fehlbildungen des Kindes; Angst, die Schwangerschaft nicht austragen zu können, oder auch Angst vor der lebenslangen Verantwortung für einen anderen Menschen. Unabhängig vom Ausgang einer Schwangerschaft, also davon, ob sie in einem Frühabort endet oder ausgetragen werden kann, wird auch sie oft als „point of no return“ erlebt.

14.4.1 Psychosomatische Störungen in Schwangerschaft und Wochenbett

Zu diesen Störungen zählen im 1. Trimenon vor allem die **Hyperemesis gravidarum.** Man versteht darunter ein anhaltendes unstillbares Erbrechen (5- bis 10-mal am Tag). Dieser Zustand ist oft durch psychosoziale Faktoren wie Verlust von Arbeit, Angst, Zweifel, Ambivalenz und problematische Beziehung zur eigenen Mutter beeinflusst. Als Therapie genügen in der Regel die stationäre Aufnahme und damit die vorübergehende Herausnahme aus dem sozialen Gefüge und den Konflikten.

Eine weitere Komplikation in der Schwangerschaft sind **vorzeitige Wehen,** die psychodynamisch ähnlich wie die Hyperemesis zu sehen sind. Auch hier gibt es nur wenige allgemeingültige und symptomspezifische Daten; es muss immer der individuelle Fall mit dem individuellen Konflikt betrachtet und behandelt werden.

14.4.2 Spontanaborte und Totgeburten

Fehlgeburten sind in der geburtshilflichen Klinik ein häufig vorkommendes Ereignis: Jede 5. Schwangerschaft endet durch einen Spontanabort.

Die häufigste Reaktion darauf ist eine **Trauerreaktion** (Beutel 2002; Bergener et al. 2009). Es wurden aber auch depressive Reaktionen beobachtet (Neugebauer et al. 1997). Trauerreaktionen treten ein, wenn die Schwangerschaft gewünscht war und sich eine Bindungsbereitschaft zum heranwachsenden Kind entwickelt hat. Eine **depressive Reaktion** dagegen ist bei einer ambivalenten Einstellung zur Schwangerschaft, einer Vorgeschichte von Depressionen und bei ungelösten Belastungen bezüglich psychosozialer Beziehungen zu erwarten (Beutel 1996).

Der Verlust eines Kindes durch Totgeburt stellt für die Eltern eine erhebliche Belastung dar. Ein solches Ereignis wird häufig als Schock erlebt. Dies kann sich auch bei drohender Fehl- oder Totgeburt ankündigen. Viele Frauen und auch die Partner erleben diese Zeit wie in einem „Nebel" oder wie unter „Betäubung", so als würde ein Film ablaufen, der mit ihnen selbst nichts zu tun hat. Anschließend können sich Gefühle wie Traurigkeit, Verzweiflung, Ängste und Ärger einstellen und auch abwechseln. Vielen Frauen macht dieses „Wechselbad" der Gefühle besonders zu schaffen. Mit „Verrücktwerden" hat dies jedoch nichts zu tun. Diese Gefühle zeigen, dass ein einschneidendes Lebensereignis eingetreten ist, dessen Bewältigung eine Menge Kraft erfordert.

Nach der 14. Schwangerschaftswoche muss das tote Kind auf normalem Weg geboren werden. Einerseits wird dieses Vorgehen von den Patientinnen als sehr belastend erlebt, auf der anderen Seite zeigt die Erfahrung aber auch, dass dieser schwierige Weg die Möglichkeit eröffnet, sich vom Kind bewusst zu verabschieden und damit einen guten Trauerprozess zu beginnen. Auf Dauer würde es mehr Kraft kosten, den Verlustschmerz und die Enttäuschung zu verdrängen, als sich diesen Gefühlen sofort zu stellen.

14.4.3 Wochenbettreaktionen

Hier ist vor allem der sog. **Baby-Blues** zu nennen, der vom 2. bis 4. Tag post partum vorübergehend auftritt und etwa 40–60 % aller Wöchnerinnen betrifft. Ursächlich schreibt man diese Symptome dem rapiden Hormonabfall zu. Der Baby-Blues kann bis zum 10. Tag post partum anhalten und ist, abgesehen von intrafamiliären Unterstützungsangeboten, nicht therapiebedürftig.

Anders verhält es sich mit der **Wochenbettdepression.** Ihre Prävalenz liegt bei 10–20 %; sie tritt 4–6 Wochen post partum auf und zeigt deutliche depressive Symptome wie Antriebsarmut, Verstimmung, Schlafstörungen und Unfähigkeit, Freude zu zeigen. Die Wochenbettdepression muss erkannt, psychiatrisch medikamentös und gleichzeitig psychotherapeutisch behandelt werden.

Als Letztes ist die **Wochenbettpsychose** zu nennen, deren Häufigkeit auf 0,1–0,2 % geschätzt wird. Dabei handelt es sich um eine sehr gefährliche Erkrankung für Mutter und Kind, da lebensgefährdende Handlungen bis zum erweiterten Suizid (Selbsttötung der Mutter und „Mitnahme" des Kindes) in diesem Kontext nicht selten sind. Die Patientin sollte unverzüglich von einem Psychiater, meist im stationären Setting, behandelt werden.

LITERATUR

Bergener A et al. (2009). Trauer, Bewältigung und subjektive Ursachenzuschreibung nach Frühaborten: Adaptivität von Verarbeitungsmustern in einer Längsschnittstudie. Psychother Psychosom med Psychol 59(2): 57–67.

Beutel M (2002). Der frühe Verlust eines Kindes. Bewältigung und Hilfe bei Fehl-, Totgeburt und Fehlbildung. Göttingen: Hogrefe.

Bischofberger B, Neises M (2011). Das erste Jahr nach einer Brustkrebserkrankung – Veränderung in der Partnerschaft. In: Dietz S (Hrsg.). Nichts ist unmöglich!? Beiträge der 39. Jahrestagung der Deutschen Gesellschaft für Psychosomatische Frauenheilkunde und Geburtshilfe e. V. Frankfurt a. M.: Mabuse, S. 173–177.

Diederichs P (2000). Gynäkologische Störungen. In: Studt HH, Petzold ER (Hrsg.). Psychotherapeutische Medizin. Berlin, New York: de Gruyter, S. 220–237.

Giegerich P (2009). Psychosomatik Kongress in Mainz: Volkskrankheiten im Fokus der Psychosomatik, Johannes Gutenberg Universität Mainz, Quelle: idw-online.de/pages/de/news306289.

Herschbach P (2013). Progredienzangst. In: Weis J, Brähler E (Hrsg.). Psychoonkologie in Forschung und Praxis. Stuttgart: Schattauer, S. 23–32.

Kepplinger J (1996). Partnerschaft und Krebserkrankung. In: Muthny FA, Mann F (Hrsg.). Medizinische Psychologie. Band 8. Münster: LIT.

Klußmann R (2002). Psychosomatische Medizin. 5. A. Berlin, New York: Springer.

Mehnert A, et al. (2014). Four-week prevalence of mental disorders in patients with cancer across major tumor entities. J Clin Oncol 32(31): 3540–3546.

Neises M (2005). Psychosomatische Gynäkologie zwischen Evidence-based Medicine und ärztlichem Handeln. Vortrag zur 56. Jahrestagung des deutschen Kollegiums für psychosomatische Medizin 16.–19.3.2005 in Dresden.

Neugebauer R, et al. (1997). Major depressive disorder in the six month after miscarriage. JAMA 277: 383–388.

Weidner K, Neises M (2017). Frauenheilkunde. In: Uexküll Psychosomatische Medizin. 8. A. München: Elsevier Urban & Fischer, S. 1027–1042.

Scheier MF, Carver CS (1985). Optimism, coping and health: assessment and implications of generalized outcome expectancies. Health Psychology 4: 219–247.

Schüßler G (2001). Psychosomatische Aspekte in der Gynäkologie und Geburtshilfe. In: Schüßler G et al. (Hrsg.). Psychosomatik/Psychotherapie systematisch. Bremen: uni-med, S. 130–138.

Stone P, Richardson A, Ream E, et al. (2000). Cancer-related fatigue: inevitable, unimportant and untreatable? Results of a multi-centre patient survey. Cancer Fatigue Forum. Ann of Oncology 11(8): 971–975.

De Vries U, Reif K, Petermann F (2011). Fatigue individuell bewältigen. Bern: Huber/Hogrefe, S. 22–23; 175–178.

Zenger M, Wolf L, Hinz A (2012). Pessimismus als Prädiktor für das zukünftige Belastungserleben bei Krebspatientinnen. In: Die Psyche im Spiegel der Hormone. Beiträge der 40. Jahrestagung der Deutschen Gesellschaft für psychosomatische Frauenheilkunde und Geburtshilfe 2011. Frankfurt a. M.: Mabuse, S. 207–217.

KAPITEL

Karolina Breindl-Sarbia

15 Frauen – Körper – Kunst: feministische Positionen von Künstlerinnen und ihre Relevanz für Patientinnen mit Essstörungen

15.1 Kunstbetrachtung als Therapie

Welchen Beitrag können Kunstwerke im Rahmen einer „**rezeptiven Kunsttherapie**“ zur Krankheitsbewältigung leisten? Die Kunstrezeption gründet auf der Annahme, dass von Kunstwerken eine heilende Wirkung ausgehen kann, die im Wahrnehmungsprozess vom Betrachter erfahren werden kann. Die Fragestellung ist von der Überzeugung geleitet, dass eine **gezielte Auseinandersetzung mit künstlerischen Positionen** in der Kunsttherapie genutzt werden kann, sofern die ausgewählten Kunstwerke in einem evidenten Zusammenhang mit dem Krankheitsbild stehen. Um diese Hypothese zu veranschaulichen, wird im Folgenden der Fokus auf das Krankheitsbild der Essstörung gelegt und mit feministischen Positionen von Künstlerinnen in Bezug gesetzt. Ich habe mich für nur eine Position aus der Bildenden Kunst entschieden, obwohl es derer viele gäbe. Es ist die der Amerikanerin Maureen Connor.

Der rezeptiv orientierte Kunsttherapieansatz wurde, wie Sonja Pöppel (2015) in ihrer Dissertation „Das therapeutisch Potenzial der Kunstrezeption“ klarstellt, wie die meisten rezeptiven Verfahren, die Kunstwerke in die Kunsttherapie integrieren, aus der Praxis heraus, d. h. anwendungsorientiert entwickelt. Pöppel liefert mit ihrer umfassenden Forschungsarbeit eine bis dato fehlende theoretische Grundlegung der rezeptiven Kunsttherapie. In einem systematischen Überblick werden alle rezeptiv-kunsttherapeutischen Ansätze in ihren unterschiedlichen Vorgehensweisen gesichtet, der funktionale Einsatz des Bildmediums analysiert und der therapeutische Wirkfaktor extrahiert. In eigenen Studien habe ich mit einer Gruppe von Essstörungspatientinnen das „Modell einer kunsttherapeutischen Werkbesprechung“ erprobt (Sarbia 2017), in dem Kunstwerke als Basis für Wahrnehmungsübungen dienen, die von der Wahrnehmung am Kunstwerk ausgehen und hin zur Selbstwahrnehmung als betrachtendes Subjekt führen.

Die künstlerischen Arbeiten von M. Connor drehen sich im Kern um Körperbilder, Schönheitskult, **weibliche Selbstkonzepte** und **Identitätsfragen.** Genau darauf liegt ein Fokus in der psychotherapeutischen Behandlung von Frauen mit Essstörungen (➤ Kap. 22), die in der Regel extreme Schwierigkeiten mit ihrer Rollenfindung und dem Selbstwert als Frau haben. Insofern markiert die Arbeit von Connor eine Schnittstelle weiblicher Selbstbestimmung – dargestellt aus einer künstlerischen Perspektive und rezipiert von einem Personenkreis, der die pathologische Sichtweise kennt.

15.2 Schnittstelle Essstörung – feministische Kunst

Die Auseinandersetzung mit dem Körperbild und den damit verbundenen Körperkonzepten ist ein Schwerpunkt in der kunsttherapeutischen Behandlung von Essstörungen (Mayer-Gruhl 2005). Symptomatisch für dieses Krankheitsbild ist neben den biografischen Umständen das Fehlen weiblicher Selbstkonzepte. Den Patientinnen mangelt es an authentischen Vorbildern, nachdem sie die Mutter in der Regel ablehnen. Sie hungern nach Selbstbestimmung und üben sich in der Therapie im Erarbeiten von individuellen Lebensentwürfen. Mühsam modellieren sie sich während eines stationären Aufenthalts Fragmente einer weiblichen Identität. An überzeichneten Vorbildern hingegen mangelt es den Teenagern und jungen Frauen nicht, denn die Massenmedien sind reich an Körper- und Frauenbildern. Sie postulieren ein gesellschaftliches Schlankheitsideal für Frauen, das für die meisten unerreichbar ist.

Die meisten Essstörungsforscher betonen den starken Einfluss soziokultureller Faktoren auf die Entstehung und Aufrechterhaltung von Body-Image-Problemen in den westlichen Ländern (Cuntz und Hillert 2003). Tatsächlich zeigt sich, dass das kulturelle Schönheitsideal in den letzten Jahrzehnten immer dünner wird, während die Durchschnittsfrau im gleichen Zeitraum eher zugenommen hat. Untersuchungen zur Wahl der *Miss America* oder *Miss Germany* zeigen ein abnehmendes Verhältnis von Gewicht und Größe, reduzierte weibliche Körperformen und eine zunehmende Körpergröße (Böse 2002). Frauen und Mädchen weisen einen hohen Konsum an Zeitschriften und Modemagazinen auf, konsumieren Soap-Operas und Musikvideos im Fernsehen, die wichtige Informationsquellen für Schönheit, Fitness, Wellness und Diäten sind, denen die Frauen – leider oftmals unkritisch – zustimmen. Und weil sich die jungen Frauen mit dem Schönheitsideal vergleichen, werden die Vorbilder zum Auslöser für die eigene Körperunzufriedenheit. Junge Frauen wollen diese Ideale mit Gewichtskontrolle, gezügeltem Essen und dem Drang, so schlank und schön zu sein wie die Vorbilder, erreichen. Je unzufriedener die jungen Frauen mit ihrem Körper sind, desto mehr tendieren sie dazu, sich mit den Stars und Ikonen der erfolgreichen Glamourwelt zu identifizieren. Das Empfinden der Körperleere wird mit internalisierten Idealen aufgefüllt.

Diesen Mechanismus spiegelt beispielhaft ein für Essstörungsgruppen typisches Bild wider (➤ Abb. 15.1). Berühmte und bezaubernde Frauengesichter füllen den Großteil der Collage, während im rechten oberen Eck eine leere, nackte Frauengestalt anskizziert ist, deren Identität nicht erkennbar, wohl aber mit weiblichen Attributen wie Schönheit, Intuition, Zartheit, Gefühlen, Fruchtbarkeit und Freiheit näher bezeichnet ist. Obwohl die für ihre Verführungskünste bewunderten Frauen als „Mediensklaven" im Bild verdammt werden, werden sie gleichzeitig für ihre Schönheit und ihren Erfolg bewundert. Aufgabe in der Therapie ist es, diese Ambivalenz aufzubrechen und die fehlenden oder verzerrten Vorstellungen von Weiblichkeit jenseits der Idealisierungen realitätsgerecht auszugestalten. Um dieses Ziel zu erreichen, kann ein Blickwechsel hinüber zu einer feministisch inspirierten Kunst helfen, deren Absicht es ist, den weiblichen Körper aus der Fantasie männlichen Begehrens zu befreien und gleichzeitig die gesellschaftlichen Zwänge und weiblichen Rollenerwartungen kritisch zu hinterfragen. Jedenfalls sind die durch die Kunst vermittelten enttabuisierenden Frauenbilder eine kulturelle Alternative zu den in den Massenmedien stilisierten Stars.

Der gesellschaftlich eingeschränkte Blick auf Frauen war ein nicht unerheblicher Aspekt, der Frauen Ende der 1960er-, Anfang der 1970er-Jahre

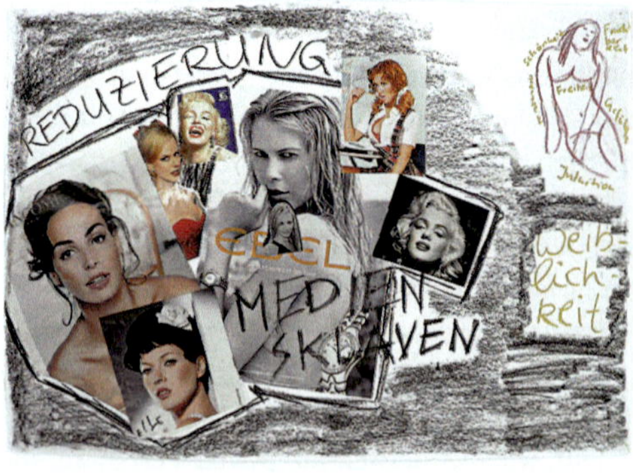

Abb. 15.1 Collage, Patientin mit Anorexia nervosa, Klinik Roseneck

dazu bewegte, sich mit ihrer weiblichen Biografie und ihrem gesellschaftlich-sozialen Status offensiv auseinanderzusetzen. Die Geschichte der Kunst von Frauen ist speziell in Deutschland eng verbunden mit der politisch engagierten **Frauenbewegung** dieser Zeit. Emanzipationswillige Frauen fühlten sich in der männlich dominierten Kultur nicht nur fremd und heimatlos, sie waren es auch tatsächlich. Die Frau galt damals als das „fehlende Geschlecht" oder *„the missing gender"*, wie die feministische Wegbereiterin Carolee Schneemann es bezeichnete (Nabakowski et al. 1980) – nicht nur in der Kultur, sondern auch, wie die Sprachwissenschaftlerin Luise Pusch (1984) nachwies, in der Grammatik des täglichen Sprachgebrauchs. Ziel feministischer Künstlerinnen war es, sich aus den patriarchalischen Rollenstereotypen zu lösen und die Geschichte der Frau, die als eine Geschichte der Unterdrückung aufgefasst wurde, sichtbar zu machen. Insofern lesen sich die Anfänge der Frauenkunst als eine Geschichte des Wunsches der Künstlerinnen nach **Selbstbestimmung und Selbstdefinition.**

Während in der ersten Künstlerinnengeneration die Gleichung galt: „Der menschliche Körper ist selbst das Kunstwerk, das Material" (Export 1980), beschäftigten sich Künstlerinnen der zweiten Generation mehr mit dem abwesenden weiblichen Körper. Prototyp für die erste Künstlerinnengeneration in den 1970er- und 1980er-Jahren war die 1943 geborene Künstlerin Ulrike Rosenbach (Engelbach 2001). In ihren Kunstaktionen kombinierte sie oftmals mythologische Bilder und Allegorien mit Videoaufzeichnungen ihres eigenen Körpers, um die aktuelle Geschichte medial mit vergangener Geschichte zu konfrontieren. In den „Reflexionen über die Geburt der Venus" von 1976, einer Video-Live-Aktion, wird die berühmte Botticelli-Venus der italienischen Renaissance in einer auf Lebensgröße gedehnten Reproduktion mit dem Körper der Akteurin zur Deckung gebracht. Im Monitor der Aktion überlagern sich das reale Selbstbild und das mythische Schönheitsideal zu einem zunächst irritierenden Mischwesen. In den Bildern der Performance durchdringen sich die polarisierenden Bilder von mythischer Unschuld und weiblichem Selbstbewusstsein, der Scham verhüllenden antwortet eine Scham enthüllende Geste, dem Angeblickt-Werden antwortet ein erkennender Blick, der passiv-abwartenden Haltung korrespondiert ein selbstbewusster Hüftschwung. Das janusartige Aussehen der alten und der neuen Venus verwickelt die Teilnehmer in einen Prozess, in dem kritische Distanz und emotionale Identifikation einander wechselseitig ablösen.

In den späten 1970er-Jahren konzentrierten sich viele künstlerische und kunstwissenschaftliche Anstrengungen auf eine **Neubewertung des „Weiblichen"** dahingehend, dass der physische Körper in seiner Beziehung zum kulturell definierten Körper untersucht wurde. Im Zuge dessen wurde der viel geschmähte „Opferfeminismus" der 1970er-Jahre, der die These von der patriarchalen Dominanz vertrat, die weibliche Unterdrückung herstellt und Selbstbestimmung verhindert, revidiert und kritisch weiterentwickelt. Paradigmatisch für diese Zeit stehen die künstlerischen Arbeiten der in den 1950er-Jahren geborenen New Yorker Künstlerin Maureen Connor. Sie hinterfragt in ihren Arbeiten Leitbilder und Normen, durch die der weibliche Körper zum konditionierbaren Objekt wird, das der Kontrolle von Diäten, Spiegeln und Modezeitschriften unterworfen ist. Connor zeigt die verschiedenen Arten von Kontrolle, die von Frauen in unserer westlichen Kultur erwartet werden – Kontrolle über unsere Wünsche, Kontrolle über den Körper, Kontrolle über die sexuelle Lust.

Maureen Connor

Die in New York lebende Amerikanerin Maureen Connor hatte 1997 ihre erste deutsche Einzelausstellung im Kunstraum München. Seit Ende der 1970er-Jahre untersucht Connor die Beziehung des weiblichen Körpers zur Skulptur. Ganz anders als bei dem Fotografen Brassai, den die Ähnlichkeit des weiblichen Körpers mit einem Gefäß, Musikinstrument oder einer Frucht faszinierte und der deshalb in seinen Aktfotos alles zur kurvigen Rundung werden ließ, verliert bei Connor der Körper jegliche physische Präsenz. An seine Stelle tritt die Kleidung, die von Kindesbeinen an den Gegensatz zum Jungen beschreibt und von Mädchen ein anderes Benehmen als von Jungen verlangt. Connor ging es darum, wie sie in einem Interview erläuterte, Kleidung als kunstadäquates Arbeitsmaterial zu akzeptieren, um eine doppelte Interpretation zu ermöglichen, *„einer-*

seits als abstrakte geometrische Form und andererseits als Kleidung … Es ging mir um eine reduzierte Ästhetik, in der sich etwas Erzählerisches verbergen ließ, um auf diese Weise das Material offener, zugänglicher für eine neue Betrachtung zu machen" (Connor 1997).

Erstmals umgesetzt hat sie diese Intention mit der Arbeit *„Thinner than you"* von 1990 (➤ Abb. 15.2). Ein bodenlanges schwarzes Kleid aus durchsichtigem Netzgewebe mit dünnen BH-Trägern ist auf einen Kleiderständer aufgezogen und wie auf ein Folterrad gewickelt. Das dehnbare Material, bis an die Zerreißprobe über den Edelstahlträger gespannt, führt zu einer bizarren anthropomorphen Form. Der Titel der Arbeit deutet den ewigen Kampf der Frauen um die schlanke Linie an, macht darüber hinaus aber noch deutlich, dass es um mehr geht als das Erfüllen eines Idealbildes. Der Gedanke an Wettbewerb und Konkurrenz verweist auf den Kampf der Frauen um Anerkennung, den Wunsch, begehrt zu werden und erfolgreich zu sein. Hier wird nicht

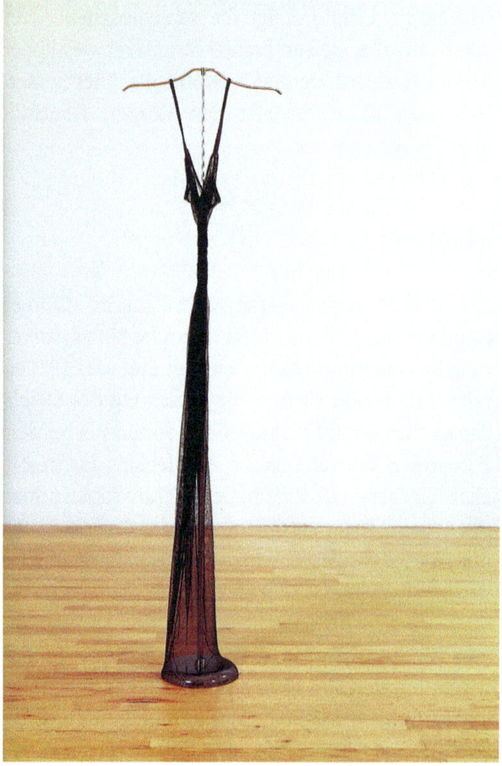

Abb. 15.2 Maureen Connor: „Thinner than you" (1990); aus: Ausstellungskatalog Kunstraum München (1997)

mehr nur ein Schlankheitsideal angeprangert, sondern auf einen Schlankheitswahn verwiesen, wie ihn Anorektikerinnen verkörpern, die ihren Körper bis zu seiner völligen Auslöschung verleugnen. Die Anpassung an eine herrschende Schlankheitsnorm beschränkt sich in diesem Fall nicht nur auf die äußere Formung des Körpers, der Akzent der Körpermanipulation liegt vielmehr auf der Verinnerlichung von Normen, die als selbstzerstörerische Obsession vorgeführt wird.

Connor reflektiert mit dieser Arbeit nicht nur die kulturellen Ansprüche, die Frauen auf einen ästhetischen Perfektionismus und die Makellosigkeit ihrer äußeren Erscheinung verpflichten, sie hinterfragt auch die Normen, durch die der weibliche Körper zum konditionierbaren Objekt wird, das der Kontrolle von Diäten, Spiegeln und Modezeitschriften unterworfen ist, der sich keine Frau entziehen kann. Die den Frauen auferlegten kulturellen Zwänge kommentiert Connor auch in theoretischer Hinsicht sehr kritisch: *„Ganz egal, wie sehr eine Frau die Absurdität des Versuchs, sich selbst an diesen unerreichbaren Körperidealen zu messen, erkennen mag, es gibt etwas, das wir alle sehr, sehr gut gelernt haben – es ist ganz egal, was wir geschafft haben, wir werden immer danach beurteilt, wie wir aussehen, und wir können dem Gefühl nicht wirklich entkommen, dass wir dem Körperideal, wie es zu jeder Zeit kulturell definiert wird, entsprechen müssen … Die Anstrengung, die Frauen unternehmen, um diesem Ideal zu entsprechen, verbraucht eine ungeheure Menge Zeit und Energie, die wiederum endlosen Ärger und Frustration produziert, die sich auf eine Weise äußern, die scharfe Konkurrenz ebenso wie verschiedenste Arten selbstzerstörerischen Verhaltens erzeugt"* (Connor 1997).

Wie präsent Schlankheitsnormen und die damit verbundenen Mechanismen der Kontrolle sowie der verinnerlichten Selbstkontrolle in unserer westlichen Kultur sind, lässt sich am Gegenstand der Personenwaage ablesen. Als *„weight watcher"* ist sie ein selbstverständlicher Einrichtungsgegenstand in jedem Haushalt. In der Arbeit *„Taste two"* von 1992 hat Connor das Display der Waage, die auf einem weißen, flauschigen Badeteppich steht, durch einen Monitor ersetzt (➤ Abb. 15.3). Man blickt auf einen gedeckten Tisch, an dem eine Frau sitzt, die mit unglaublicher Geschwindigkeit einen Teller Spaghetti

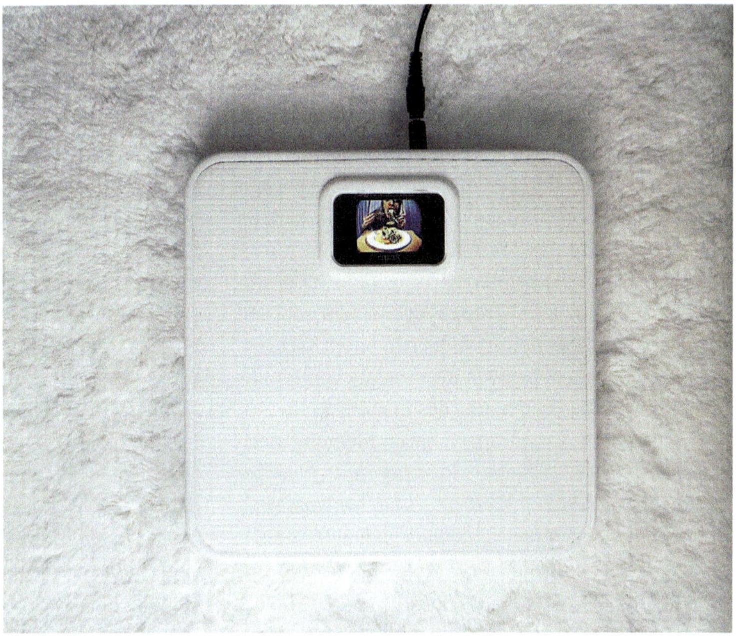

Abb. 15.3 Maureen Connor: „Taste two" (Personenwaage mit Monitor, Badematte, Holzsockel, 1992. Quelle: Ausstellungskatalog Kunstraum München 1997)

und noch eine Reihe weiterer Speisen verschlingt. Anschließend läuft das Videoband rückwärts, sodass die Speisen wieder zurück aus dem Mund auf den Teller wandern. Die Gier beim Essen und das anschließende „Erbrechen" zeigen Obsessionen und Essstörungen als Kehrseite der Normen, die Hunger und Appetit regulieren. Indem sich die Bilder des Essens in die des Erbrechens umkehren, stellt sich beim Betrachten das Gefühl von Ekel ein. Der Körper scheint außer Kontrolle zu geraten und damit bedrohlich zu werden. Die Spaltung in das bewusste Beherrschen der Körperfunktionen einerseits und das Ausgeliefertsein an unkontrollierbare, suchtartige Körpervorgänge andererseits erinnert vor allem an psychische Mechanismen, wie sie im Krankheitsbild der Bulimie, der Ess-Brech-Sucht, vorherrschen (vgl. ➤ Kap. 22). Die relativ kurze Videoarbeit wird in einer Endlosschleife abgespielt und bildet so das obsessive Essverhalten, das in der Alltagsrealität von Bulimikerinnen in immer wiederkehrenden Zyklen auftritt, unmittelbar ab.

15.3 Essstörungen und die Suche nach Identität

Einen Ansatz möchte ich im Hinblick auf die Essstörungsproblematik besonders hervorheben, weil er sich detaillierter mit der Frage auseinandersetzt, ob die Entstehung dieses modernen Krankheitsbildes nicht mit allgemeineren gesellschaftlichen Entwicklungen zusammenhängt. Es handelt sich um den identitätstheoretischen Erklärungs- und Behandlungsansatz von Stahr, Barb-Priebe und Schulz (Stahr et al. 2007: 75 ff.).

Die Autorinnen gehen davon aus, dass bei der Entstehung von Essstörungen viele identitätsverunsichernde Faktoren auftreten, die nicht allein in der Biografie liegen, sondern durch soziokulturelle und gesellschaftliche Strukturen verursacht sind. Weiterhin behaupten sie, dass nicht nur Personen mit Essstörungen Identitätsprobleme haben, sondern dass Identitätsentwicklung mit der Entstehung der Moderne zu einer gesellschaftlichen Notwendigkeit und permanenten Aufgabe jedes und jeder Einzelnen geworden ist. Materielle und soziale Veränderungsprozesse in den Arbeits-, Haushalts-, Lebens- und

Beziehungsformen sind neben einer einseitigen Auffassung von Identität als isoliertes Individuum mitverantwortlich für das Auftreten von Essstörungen.

Der Identitätsbegriff, den die gesellschaftliche Moderne vorgibt, bezieht sich hauptsächlich auf die **personale Seite** der Identität, die Einzigartigkeit und biografische Einmaligkeit fordert. Die andere, die **soziale Seite der Identität,** die das Zugehörigkeitsgefühl und die Selbstverortung eines Individuums in einer sozialen Gruppe bzw. einem sozialen Kontext meint, das Bedürfnis mit anderen etwas gemeinsam zu haben, gerät in der Analyse von Identitätsbildungsprozessen häufig aus dem Blick.

Deshalb sind Essstörungen ihrer Meinung nach Ausdruck einer *„Überidentifikation mit fremdbestimmten Normen und Werten … sind Symptom eines aus der Balance geratenen Identitätsbildungsprozesses, in dem die von außen an das Individuum herangetragenen (Körper-)Bilder, Ideale und Idole als fremdbestimmte Introjekte internalisiert werden und die als subjektives Selbst erlebte Seite der Persönlichkeit dominieren und unterdrücken"* (Stahr et al. 2007:78).

In ihrem Ansatz stützen sich die Autorinnen auf die Gesellschaftsanalysen der Soziologin Beck-Gernsheim. Sie beschreibt den gesellschaftlichen Wandlungsprozess von der vorindustriellen Gesellschaft zur Moderne als einen Individualisierungsprozess, der sich durch signifikante strukturelle Veränderungsprozesse auszeichnet und Frauen in ihrer Selbstdefinition maßgeblich beeinflusst (Beck-Gernsheim 1988). Die Frauen- und Familienforscherin kommt zu dem Schluss, dass *„mit der Auflösung der Familie als Arbeits- und Wirtschaftsgemeinschaft neue Formen der Existenzsicherung entstehen, die über den Arbeitsmarkt vermittelt und auf die Einzelperson bezogen sind. Dabei wird das Verhalten des Berufstätigen den Gesetzen des Marktes unterstellt – z. B. Mobilität und Flexibilität, Konkurrenz und Karriere –, die kaum Rücksicht nehmen auf private Kontakte"* (Beck-Gernsheim 1988: 13).

Auch auf der Beziehungsebene haben sich nach Beck-Gernsheim die Anforderungen verändert. Partnerschaft, Ehe und Familie haben nicht mehr primär die Funktion einer Wirtschafts-, sondern einer Beziehungsgemeinschaft, die heute mehr denn je all das bieten soll, was an Menschlichkeit und sozialem Kontakt verloren gegangen ist, nämlich Gemeinsamkeit, Zuwendung, Liebe, Intimität (Beck-Gernsheim 1986). Ehe und Partnerschaft sind zu einem Ort der Identitätsbildung geworden. Was aber, wenn Beziehungen nicht zustande kommen, abbrechen, scheitern, Wünsche unerfüllt bleiben, Kinder mit ins Spiel kommen, Familie und Beruf gelebt werden möchten, Patchwork-Familien entstehen? Moderne Frauen stehen in dauerhaftem Konflikt mit dem traditionellen Leitbild der Familienfürsorge, dem eigenen Selbstverständnis als Frau und den beruflichen Anforderungen des Arbeitsmarktes.

Was sind die Konsequenzen? In diesem Diskurs sind sich Essstörungstherapeuten, Sozialwissenschaftler, Kulturtheoretiker und Künstler einig: Nichts eignet sich für den Menschen in diesem gesellschaftlichen Prozess der Individualisierung neben dem äußeren Erscheinungsbild wie Kleidung und Mode besser als der Körper, um sich von anderen abzugrenzen und in seiner Unverwechselbarkeit in der Öffentlichkeit zu präsentieren. Der Körper ist der Kristallisations- und Angelpunkt, um Individualität und Autonomie nach außen zu demonstrieren. Am Körper-Image manifestiert sich die Überidentifikation mit den fremdbestimmten Idealen und Leitbildern, die unsere individualisierte Gesellschaft bereitstellt, das stellten Stahr et al. (2007) eingangs fest. Maureen Connor und der feministische Diskurs um den weiblichen Körper teilen diese Auffassung. Sie sehen die Fokussierung auf den Körper als das Produkt eines dominanten männlichen Frauenbildes. Auch Habermas kommt in seinen kulturtheoretischen Untersuchungen des Krankheitsbildes zu dem Schluss, dass das weibliche Schönheitsideal vom schlanken, sportlichen Körper als zentrale gesellschaftliche Ursache für Essstörungen gilt – mit dem Unterschied, dass es die Frauen heutzutage selbst sind, die ihren Körper zwanghaft normieren (Habermas 1990).

Für essgestörte Frauen wird der Körper zum Austragungsort im Ringen um einen eigenen Lebensentwurf und soziale Zugehörigkeit, um eine eigene Identität. In dem Versuch, eine integrierte Persönlichkeit zu entwickeln und gleichzeitig den gesellschaftlichen Anforderungen zu genügen, haben Normen und Körperbilder zu einer verzerrten Körperwahrnehmung und zu sozialer Isolation geführt. Essstörungen sind nach dem identitätstheoretischen Ansatz *„der misslungene Versuch, diese körperlich-leibliche und soziale Entfremdung aufzuheben"* (Stahr et al. 2007: 86).

15.4 Kunstwerke im Dienste von „cultural support"

Unter dem Gesichtspunkt dieses erweiterten Erklärungsansatzes von Essstörungen möchte ich die Rezeption von Frauenbildern, wie sie uns die Kunstgeschichte oder zeitgenössische Künstler und Künstlerinnen bereitstellen, als eine neben anderen Hilfen zur Bewältigung der Krankheit nutzen. Inwieweit die Form einer „rezeptiven Kunsttherapie" in ein klinisches Behandlungskonzept passt oder ob sie mehr im Rahmen von Präventionsmaßnahmen oder Nachsorgebehandlungen von Essstörungen durchgeführt werden sollte, darüber ließe sich diskutieren bzw. müssten Studien durchgeführt werden. Klar ist auf jeden Fall, dass die Kultur einen reichhaltigen Fundus an Frauenbildern und Rollenmustern bereithält, der es wert ist, rezipiert zu werden – und zwar von dem Personenkreis, der in diese Problematik involviert ist. Der Kunsthistoriker W. Sauerländer hat in einer Ausstellungsrezension ein Plädoyer dafür abgegeben, die Bilder aus der *„Indolenz des kunsthistorischen Schlummers zu erwecken"*, um ihr ethisches, soziales Potenzial zu reaktivieren. *„Kunstschätze"*, mahnt er, *„dürfen nicht von Fachleuten eingesargt werden"* (Sauerländer 2000).

Jedes Kunstwerk will, sofern es einen Wirkradius entfalten soll, erschlossen und ins Licht des Bewusstseins seiner Betrachter gehoben werden. Dafür bedarf es neben kunsttherapeutischer auch künstlerischer und kunsthistorischer Kompetenzen, die vor allem auf dem Feld der Wahrnehmung liegen (Pöppel 2015: 148–153; Sarbia 2015). Künstler, Kunsthistoriker und überwiegend auch Kunsttherapeuten sind ausgewiesene Wahrnehmungsexperten. In dieser Qualität unterscheiden sie sich von anderen Psychotherapierichtungen.

Stahr et al. (2007: 106) erwähnen in den Behandlungsmöglichkeiten von Essstörungen den therapeutischen Ansatz des **„social support"**, der in den 1970er-Jahren von verhaltenstherapeutisch geführten Einrichtungen später als „Sozialtherapie" weiterentwickelt wurde. Sie betonen die Bedeutung der sozialen Beziehungen in ihrer Schutzfunktion für die Gesundheit der bzw. des Einzelnen, die anhand zahlreicher Studien nachgewiesen wurde. Dass soziale Beziehungen nicht nur das menschliche Fühlen, Denken und Handeln regulieren, sondern auch ein Gefühl von Bedeutung und Zusammenhalt vermitteln, das sich auf die Salutogenese auswirkt, ist von vielen Autoren, allen voran Antonovsky (1997), längst bewiesen worden.

In Anlehnung daran möchte ich die Praxis der Kunstrezeption im Rahmen der Kunsttherapie als **„cultural support"** bezeichnen. Die Kultur besitzt als kollektiver Gedächtnisspeicher eine wichtige Funktion im gesellschaftlichen Gefüge und kann deshalb die in unserer Gesellschaft vernachlässigte kollektive Seite der Identitätsbildung fundamental unterstützen.

Mit „cultural support" ließe sich im Sinne von Stahr et al. (2007) einer Vereinseitigung von Identitätsvorstellungen in unserem Modernisierungsprozess entgegenwirken. Die soziale Seite der Identität, die das Zugehörigkeitsgefühl und die Selbstverortung eines Individuums in einer sozialen Gruppe bzw. einem sozialen Kontext meint, kann gestärkt werden. Dass Kunst und Kultur ungeheuer vielfältige Modelle von Identitätskonzepten bereitstellt, die zwischen der personalen und der sozialen Seite mäandern, kann therapeutisch sinnvoll genutzt werden. Mit Gleichgesinnten krankheitsfreie Orte der Kunst wie z. B. ein Museum aufzusuchen, ist zudem eine sinnstiftende Maßnahme, um der sozialen Isolation entgegenzuwirken und Gemeinschaft zu erleben.

Ziel von „cultural support" ist es, Patientinnen mit Kunstwerken zu konfrontieren. Denn die Bildgestaltung eines in der Öffentlichkeit angesehenen Künstlers kann von Patienten distanzierter betrachtet werden als die in der Therapie gemalten eigenen Bilder. Abgespaltene, verdrängte Themen sind von Künstlerhand autorisiert und dürfen infolgedessen für die Patienten legitimierter im Bewusstsein auftauchen. Wenn die Künstlerin Maureen Connor in ihrem Video Fress- und Brechanfälle inszeniert, kann sie insofern eine gewisse Vorbildfunktion für verunsicherte Frauen übernehmen, als sie schwierige Gefühlslagen und psychische Zustände, die sie möglicherweise auch aus der eigenen Biografie kennt, anspricht und darüber hinaus noch in der Öffentlichkeit zeigt. Mit der Darstellung tabuisierter oder nicht angesehener Aspekte des Selbst gibt die Künstlerin den Patientinnen eine Ahnung davon, dass die Auseinandersetzung mit diesen schwierigen

Gefühlen nicht unweigerlich zu Zerstörung und Kontrollverlust führen muss, sondern durch Reflexion zu ästhetischer Ordnung führen kann.

Kunstwerke so zu nutzen verlangt nicht nur von Patienten, sondern auch von der Kunst ein Umdenken, weil sie nicht als autonom gesehen wird, sondern einem Zweck dienlich gemacht wird, der zwar kunstfremd, aber nicht kunstfern ist.

LITERATUR

Antonovsky A (1997). Salutogenese. Tübingen: Deutsche Gesellschaft für Verhaltenstherapie.

Beck-Gernsheim E (1986). Von der Liebe zur Beziehung? Veränderungen im Verhältnis von Mann und Frau in der individualisierten Gesellschaft. In Berger J (Hrsg.). Die Moderne – Kontinuitäten und Zäsuren. Göttingen: O. Schwartz, S. 209–234, insb. S. 214.

Beck-Gernsheim E (1988). Die Kinderfrage. Frauen zwischen Kinderwunsch und Unabhängigkeit. München: Beck.

Böse R (2002). Body-Image-Therapie bei Anorexia nervosa. Eine kontrollierte Studie. Theorie – Forschungsstand – Behandlungsmanual. Regensburg: Roderer, S. 10 ff.

Connor M (1997). Narrow Escape. Ausstellungskatalog. Kunstraum München, S. 7–16.

Cuntz U, Hillert A (2003). Essstörungen. Ursachen, Symptome, Therapien. 3. A. München: C. H. Beck, S. 39–43.

Engelbach B (2001). Zwischen Body Art und Videokunst: Körper und Video in der Aktionskunst um 1970. München: Verlag Silke Schreiber, S. 55–60.

Export V (1980). Feministischer Aktionismus, Aspekte. In: Nabakowski G, Sander H, Gorsen P (Hrsg.). Frauen in der Kunst. Bd. 1. Frankfurt a. M.: Suhrkamp, S. 149.

Habermas T (1990). Heißhunger. Historische Bedingungen der Bulimia nervosa. Frankfurt a. M.: Fischer, S 138 ff.

Mayer-Gruhl E (2005). Kunsttherapie bei essgestörten Patientinnen. In: von Spreti F, Martius P, Förstl H (Hrsg.). Kunsttherapie bei psychischen Störungen. 1. A. München: Elsevier Urban & Fischer, S. 180–194.

Nabakowski G, Sander H, Gorsen P (Hrsg.). Frauen in der Kunst. Bd. 1. Frankfurt a. M.: Suhrkamp.

Pöppel S (2015). Das therapeutische Potenzial der Kunstrezeption. Berlin: Logos.

Pusch L (1984). Das Deutsche als Männersprache: Aufsätze und Glossen zur feministischen Linguistik. Frankfurt a. M.: Suhrkamp.

Sarbia K (2015). Bildwahrnehmung als kunsttherapeutische Praxis. In: Majer H, Niederreiter L, Staroszynski T (Hrsg.). Kunstbasierte Zugänge zur Kunsttherapie. München: kopaed, S. 187–198.

Sarbia K (2017). Traut euren Augen! Traut euren Empfindungen! In: von Spreti F, Martius P, Steger F (Hrsg.). Kunst Therapie. Wirkung – Handwerk – Praxis. Stuttgart: Schattauer, S. 257–269.

Sauerländer W (2000). Die Predigt der Bilder. In: Süddeutsche Zeitung vom 5./6. August 2000, S. 15.

Stahr I, Barb-Priebe I, Schulz E (2007). Essstörungen und die Suche nach Identität. 4. A. Weinheim, München: Juventa.

KAPITEL 16

Anne Maria Möller-Leimkühler

Männer: das vernachlässigte Geschlecht in Psychosomatik und Psychiatrie

16.1 Geschlechterrolle als Risikofaktor

Die Gesundheit von Männern wird im Gegensatz zur Gesundheit von Frauen in Gesellschaft, Politik, Allgemeinmedizin und Gesundheitswissenschaften nur zögerlich in den Blick genommen (Weißbach und Stiehler 2013). Dies ist umso bemerkenswerter, als inzwischen nachgewiesen ist, dass die in allen Altersgruppen beobachtbare vorzeitige Sterblichkeit von Männern und ihre etwa um 5 Jahre verkürzte Lebenserwartung im Wesentlichen durch Umwelt- und Verhaltensfaktoren erklärt werden kann, denen gesellschaftliche Rollenerwartungen an die ökonomische Verfügbarkeit des Mannes zugrunde liegen (Luy 2002; Böhnisch 2013). Das Ende der 1990er-Jahre eingeführte Prinzip des Gendermainstreamings und der Fokus der sich zunehmend etablierenden **Gendermedizin** erklären sich vorwiegend aus der Frauengesundheitsforschung/-bewegung und sind deshalb auch heute noch weitgehend auf frauenspezifische Problemlagen fokussiert.

Dieses Ungleichgewicht geht nicht zuletzt auf historisch gewachsene gesellschaftliche Konstruktionen von Männlichkeit und Weiblichkeit zurück, deren Stereotype ebenso stereotyp mit geschlechterspezifischen Vorstellungen von psychischer Gesundheit verknüpft sind: Während das weibliche Geschlecht im medizinischen Kontext tendenziell mit psychischen/psychosomatischen Störungen assoziiert wurde und immer noch wird, war psychische Gesundheit ein nicht hinterfragtes Attribut gesellschaftlich privilegierter Männlichkeit. Das Pendant zur hohen Medikalisierung und Psychologisierung/Psychiatrisierung weiblicher Befindlichkeiten ist bis heute eine stärkere Somatisierung und „Normalisierung" männlicher Beschwerden. Dies entspricht seitens männlicher Selbstwahrnehmung einem eher mechanistischen und instrumentellen Körperkonzept bei weitgehender Abkopplung des Psychischen, somit einem geringeren Bewusstsein für psychosomatische Zusammenhänge; darüber hinaus entspricht es auch einer geringeren Selbstaufmerksamkeit, einer höheren Symptomtoleranz und einer Tendenz zur Bagatellisierung und Verleugnung. Die Folge davon ist, dass Männer ihre Gesundheit subjektiv besser einschätzen als Frauen und eine deutlich geringere Inanspruchnahme medizinischer Leistungen aufweisen. Dies bedeutet jedoch nicht, dass Männer das gesündere Geschlecht sind, sondern dass hier Geschlechterstereotype und ökonomische Zwänge von innen und außen am Werk sind, die schlussendlich negative Konsequenzen haben, d.h. Männern Lebensqualität und Lebenszeit kosten.

Geschlechterstereotype sind trotz faktischen Rollenwandels (vornehmlich der weiblichen Geschlechterrolle) wie alle Stereotype erstaunlich änderungsresistent; daran hat auch die Emanzipation der Frauen wenig ändern können. Geschlechterstereotype finden sich einerseits in den Selbstkonzepten von Männern und Frauen und können andererseits als ungeprüfte geschlechterbezogene Annahmen in medizinische Diagnostik und Therapie eingehen und damit zu einer Unter- bzw. Fehlversorgung beitragen: Das mittlerweile klassische Beispiel für Frauen in Bezug auf somatische Erkrankungen ist die Unterdiagnostik und Untertherapie des Herzinfarkts, für Männer ist das Pendant in Bezug auf psychische Erkrankungen die Unterdiagnostik und Untertherapie der (unipolaren) Depression.

Am Beispiel der Depression sollen im Folgenden geschlechterspezifische Unterschiede hinsichtlich Prävalenz, Risikofaktoren, Stresswahrnehmung und -verarbeitung, Symptomatik und Diagnostik diskutiert werden, die bisher noch nicht zum psychiatrischen/psychosomatischen Standardwissen gehören.

16.2 Depression – unterdiagnostiziert und unterbehandelt bei Männern

Die (unipolare) Depression gilt als eine eher für Frauen typische Erkrankung mit einer von zahlreichen epidemiologischen Studien wiederholt bestätigten 2- bis 3-fach höheren Lebenszeitprävalenz bei Frauen im Vergleich zu Männern; sie wird für Frauen mit 21–23 %, für Männer mit 11–13 % angegeben (Parker und Brotchie 2010). Auch wenn dieser Prävalenzunterschied ein international stabiler Befund zu sein scheint, gibt es gute Gründe, ihn infrage zu stellen: Handelt es sich um die wahre Prävalenz, oder haben wir es hier mit einem chronisch reproduzierten Artefakt zu tun, das methodisch bzw. diagnostisch bedingt ist, weil männliche Erfahrungen von Depression ausgeklammert werden?

Zunächst scheint es so, dass depressionsgefährdete Männer ihren Zustand über einen langen Zeitraum nicht als depressiv oder behandlungsbedürftig empfinden (Möller-Leimkühler 2016), es sei denn, sie leiden unter somatischen Symptomen, die sie nicht auf eine Depression zurückführen. In der Tat werden Depressionen bei Männern kaum von Männern erkannt (Swami et al. 2012).

Daher ist es nicht verwunderlich, dass die Inanspruchnahme professioneller Hilfe in allen Altersgruppen bei psychisch kranken Männern signifikant unter der von Frauen liegt, insbesondere in der Gruppe der 65- bis 79-jährigen Männer (Mack et al. 2014).

Was passiert, wenn depressiv erkrankte Männer tatsächlich zum Arzt gehen? Geschlechtsspezifische Studien zum Diagnoseverhalten von Allgemeinmedizinern – die meisten depressiven Patienten befinden sich in der Primärversorgung – sind rar, doch sie verweisen konsistent in eine Richtung: Bei gleichen Symptomen oder Depressionsscores, unabhängig davon, ob diese hoch oder niedrig ausfallen, erhalten Männer signifikant seltener eine Depressionsdiagnose als Frauen, wobei die Differenzen zwischen 10 und 22 % liegen (Bertrakis et al. 2001; Williams et al. 1995; Stoppe et al. 1999; Potts 1991). Allgemeinmediziner haben offensichtlich eine geringere Awareness für Depression bei Männern als bei Frauen (adjustierte OR = 0,52 für Depressionsdiagnose bei männlichen Patienten, die standardisierte Depressionskriterien erfüllten; Borowsky et al. 2000).

Auch in der depressionsspezifischen Therapie kommen Männer schlechter weg als Frauen. Seit den 1980er-Jahren ist bekannt, dass Frauen im Vergleich zu Männern überdurchschnittlich häufig Psychopharmaka, insbesondere Antidepressiva, verschrieben werden, z. T. auch jenseits des primären Indikationsbereichs (Barmer GEK Arzneimittelreport 2012). An diesen Verordnungsmustern hat sich offenbar nicht viel geändert. Allerdings wird in diesem Zusammenhang kaum die Frage gestellt, ob bei Männern nicht etwa eine Unterbehandlung mit Antidepressiva gegeben ist, die bereits im GEK-Arzneimittelreport von 2008 eindrucksvoll belegt ist und eine inverse Beziehung mit dem Alter und der Depressionsdiagnose der Versicherten aufweist: Mit zunehmendem Alter steigt der Anteil der Versicherten mit Depressionsdiagnose, während die Verordnungen von Antidepressiva und Psychotherapie zunehmend gegen null tendieren.

Studien weisen darauf hin, dass zwischen 35 und 80 % der Betroffenen keine professionelle psychotherapeutische Hilfe in Anspruch nehmen. Die Inanspruchnahme ambulanter Psychotherapie beispielsweise liegt je nach Datengrundlage zwischen 1,9 und 3,1 %, wobei die Inanspruchnahme zu zwei Dritteln durch Frauen erfolgt. Aktuelle Daten zur ambulanten psychotherapeutischen Versorgung belegen einen besonders geringen Versorgungsgrad bei Männern, der nicht mit den entsprechenden Krankheitsprävalenzen einhergeht (Waldendzik et al. 2011).

Ganz offensichtlich besteht eine Diskrepanz zwischen der Versorgungslage psychisch kranker Männer und ihrem objektiven Versorgungsbedarf: Während Männer ihre Gesundheit und ihre Lebensqualität im Vergleich zu Frauen subjektiv positiver einschätzen, psychische Probleme eher nicht wahrnehmen oder verleugnen, muss die vorzeitige Sterblichkeit von Männern einschließlich ihrer hohen Suizidrate als Indikator für eine dysfunktionale Bewältigung von chronischem Stress bzw. für einen nicht annähernd gedeckten Behandlungsbedarf interpretiert werden.

16.3 Depression und Stress – geschlechtsspezifisch

Die immer wieder bestätigte Geschlechterdifferenz in den Depressionsraten ist bis heute nicht restlos aufgeklärt. Erklärungsansätze fokussieren eher auf die (vermeintlich) höhere Depressionsprävalenz der Frauen. Artefakttheorien gehen davon aus, dass die hohen Depressionsraten der Frauen als Folge ihres Hilfesuchverhaltens, ihrer Symptom- und Erinnerungsbereitschaft und offenen Symptomschilderung und/oder als Folge eines diagnostischen Bias zu verstehen sind. Diese geschlechtsspezifischen Artefakte müssen zwar bei der Depressionsdiagnostik berücksichtigt werden, sind aber insgesamt zu gering, um die Geschlechterdifferenz zu erklären. Biologische Ansätze, die auf die reproduktive Funktion, hormonelle oder genetische Faktoren zielen, liefern zwar einen wichtigen, aber keinen hinreichenden Beitrag. Das genetische Depressionsrisiko ist für beide Geschlechter vergleichbar, und es gibt – entgegen verbreiteter Annahme – keine substanziellen Hinweise auf ein erhöhtes hormonell bedingtes Depressionsrisiko bei Frauen, weder in der Pubertät noch bei der Postpartum-Depression, noch in der Prä- oder Perimenopause (Kühner 2006).

Biologische Faktoren spielen eine wichtige Rolle, müssen aber in einem multikausalen Zusammenhang mit psychosozialen Faktoren wie Sozialisation, soziale Lebenslage, Rollenstress und Stressbewältigung gesehen werden. Die Forschung der letzten 30 Jahre belegt, dass die hohen Depressionsraten von Frauen am besten mit dem psychosozialen Ansatz erklärt werden können, d. h. mit ihrer sozialen Lebenslage und den Rollenbelastungen, die aus den Anforderungen der weiblichen Rolle entstehen (z. B. Benachteiligung im Erwerbsleben, Mehrfachbelastungen, Zunahme der Anzahl alleinerziehender Mütter, Betreuung pflegebedürftiger Angehöriger).

Vor diesem Hintergrund sind eine Reihe von Risikofaktoren für Depression bei Frauen identifi-

Tab. 16.1 Psychosoziale Risikofaktoren für Depression bei Frauen und Männern

Risikofaktoren für Frauen	Risikofaktoren für Männer
Niedriger sozioökonomischer Status	Niedriger sozioökonomischer Status
Niedriges Bildungsniveau	Alleinlebend
Hausfrau	Scheidung/Trennung
Ehefrau	Arbeitslosigkeit
Mutter	Berufliche Gratifikationskrisen
Alleinerziehende Mutter	Berentung
Geringe soziale Unterstützung	Chronische Erkrankungen
Versorgung pflegebedürftiger Angehöriger	Geburt eines Kindes
Sexueller Missbrauch in Kindheit	Homosexualität

16

ziert worden, die in ➤ Tab. 16.1 zusammengefasst sind. Das höchste Depressionsrisiko weisen alleinerziehende Mütter mit geringem Bildungsstand auf.

Wie ➤ Tab. 16.1 ebenfalls zeigt, haben Männer z. T. andere Risikofaktoren für Depression, soweit dies der eingeschränkten Datenlage für Männer zu entnehmen ist. Während Frauen mit multiplen Stressquellen konfrontiert sind, erscheint bei Männern die Berufsrolle als die dominierende Stressquelle, zumindest ist diese bei Männern bisher am besten untersucht. Männer haben nicht nur die gefährlicheren Berufe, sie sind stärker von der zunehmenden Arbeitsplatzunsicherheit betroffen, sie sind stärker durch Arbeitslosigkeit belastet und haben ein höheres psychisches Erkrankungsrisiko infolge ungünstiger psychosozialer Arbeitsbedingungen, sog. **Gratifikationskrisen,** die durch eine Kombination von hohen Anforderungen und geringer Kontrollmöglichkeit einerseits und hoher Verausgabung und geringer Belohnung andererseits zustande kommen (Siegrist 2015). Schließlich erweist sich die erfolgreiche Emanzipation der Frauen als ein bedeutender Stressfaktor für Männer: Dies betrifft nicht nur die Erwerbstätigkeit der Frauen, sondern auch ihre Trennungsbereitschaft. Im Unterschied zu Frauen, die eine Trennung/Scheidung erleben, steigt das Depressions- und Suizidrisiko bei Männern um das Mehrfache (Matthews und Gump 2002; Rotermann 2007). Auch diese Tatsache bestätigt erneut, dass die Ehe für Männer deutlich stärkere gesundheitsprotektive Effekte hat als für Frauen.

Frauen und Männer unterscheiden sich nicht nur in ihrer objektiven Stressbelastung, sondern auch in Bezug auf ihre Stressvulnerabilität und Stressverarbeitung, die wesentlich von der subjektiven Bewertung der Stressoren abhängen. Da Frauen – evolutionsbiologisch und sozialisationsbedingt – interpersonell orientiert sind, sind sie bedeutend anfälliger für Stress, der aus engen sozialen Beziehungen kommt, und weisen diesbezüglich stärkere psychobiologische Stressreaktionen auf als Männer (z. B. höhere Kortisol- und ACTH-Ausschüttung, höhere Hirnaktivität bei emotionalen Reizen und emotionalem Gedächtnis; Stroud et al. 2002). Typische Stressreaktionen sind prosoziale und kommunikative Strategien, die als „tend and befriend" zusammengefasst wurden (Taylor et al. 2000). Dagegen sind Männer – evolutionsbiologisch und sozialisationsbedingt – an sozialem Status orientiert und weisen stärkere psychobiologische Stressreaktionen bei leistungsbezogenen Stressoren auf, die ihren Status bedrohen. Die typische Response ist das „Fight-or-flight"-Muster mit externalisierenden Strategien, die auf Dominanzverhalten und Statussicherung gerichtet sind und mit einem hohen Risiko für Selbst- und Fremdschädigung einhergehen (Alkoholmissbrauch, kardiovaskuläre Erkrankungen, Suizid, Gewalt).

Damit stellt sich die Frage, ob es einen Zusammenhang zwischen solchen externalisierenden Stressverarbeitungsstrategien und Depression bei Männern geben kann, der im traditionellen Depressionsverständnis bekanntlich ausgeschlossen wird.

16.4 Männlichkeit, „männliche" Depression und ein Genderbias in der Depressionsdiagnostik

Orientierung an traditioneller Maskulinität und externalisierende Formen der Stressverarbeitung können tatsächlich die mehr oder weniger bewussten Maskierungsstrategien darstellen, mit denen Männer ihre Depression tarnen. Die Abwehr und Stigmatisierung psychischer Probleme wie ihrer Behandlungsformen sind mit Normen traditioneller Maskulinität assoziiert, die trotz Dekonstruktion immer noch für viele Männer handlungsleitend sind (Böhnisch 2013). Nach wie vor ist Männlichkeit definiert durch das durch Leistungs-, Konkurrenz- und Erfolgsorientierung charakterisierte Statusstreben, das sowohl die narzisstische Illusion der Unverletzlichkeit als auch eine hohe emotionale Kontrolle dysfunktionaler „weiblicher" Gefühle (Schwäche, Angst, Traurigkeit, Unsicherheit) erfordert. In einer experimentellen Studie zeigte sich beispielsweise, dass Männer umso eher als dominant eingeschätzt wurden, je stärker sie wut- und aggressionsbezogene Emotionen statt Traurigkeit oder Scham ausdrückten (Hareli et al. 2009).

Aufgrund des versperrten Zugangs zu ihrer Psyche können emotionale Probleme oft nur schwer benannt werden und müssen auf der Verhaltensebene durch Aggressivität, Alkoholmissbrauch, Hyperaktivität (Arbeit, Sport, Sex, Internet) oder riskantes Verhalten externalisiert werden. Eine depressive Störung zuzugeben oder Hilfe zu suchen bedeutet im Männlichkeitsskript Status-, Männlichkeits- und Identitätsverlust, was so lange wie möglich vermieden werden muss. Externalisierende Bewältigungsformen dienen also zunächst dem Selbstschutz bzw. einer fortgesetzten positiven Selbstwahrnehmung, verschärfen jedoch auf Dauer die primäre Problematik.

Weitere **typische Formen der Externalisierung** sind:

- Schweigen: Reden dient nur dem Informationsaustausch oder instrumentellen Problemlösungen.
- Rationalisieren: Schwieriges und Unangenehmes wird wegrationalisiert, bagatellisiert oder kompensiert.
- Aktionismus: Handeln ist besser als Reden.
- Körperferne: Der Körper ist nur Mittel zum Zweck und vom Psychischen abgekoppelt, Störungen können repariert werden.
- Kontrollbedürfnis: Kontrolle ist besser als Vertrauen.

Aber nicht nur mangelndes Inanspruchnahmeverhalten und Männlichkeitsnormen aufseiten der Männer sind die Ursachen dafür, dass Depressionen bei ihnen häufig nicht erkannt werden und unbehandelt bleiben. Aufseiten des Medizinsystems können neben strukturellen Barrieren eine mangelnde Sensibilität für mögliche psychische Ursachen körperlicher Beschwerden bei Männern sowie ein **Genderbias in der gängigen Depressionsdiagnostik** zentrale Ursachen sein. So ist etwa bei einer *somatisierten* Depression die hinter zahlreichen und z. T. wechselnden körperlichen Symptomen wie Rückenschmerzen, Kopf- oder Herzschmerzen, Tinnitus oder Muskel- und Gelenkschmerzen verborgene Depression nur schwer zu erkennen (deshalb auch *larvierte* Depression genannt). Ein fehlender objektiver Organbefund könnte darauf hinweisen, doch werden Männer häufig nicht zu einem Psychiater oder Psychotherapeuten überwiesen bzw. lehnen eine solche Behandlung ab. Dies gilt vermutlich besonders für männliche Patienten, die seit Jahren unter unspezifischen körperlichen Beschwerden leiden, aber nicht fähig sind, diese selbst z. B. auf eigene Überforderungen zurückzuführen.

Der o. g. Genderbias in der Depressionsdiagnostik fokussiert auf „weibliche" Symptome, die als prototypisch gelten (orientiert an ICD-10, DSM-5), aber von depressiven Männern konsistent seltener berichtet werden – mit der Folge, dass sie den Schwellenwert für eine klinische Depression seltener erreichen als Frauen. Möglicherweise werden hier externalisierende Symptome übersehen, die nicht in der standardisierten Depressionsdiagnostik enthalten sind, weil sie nicht mit dem traditionellen Depressionskonzept übereinstimmen.

Wie Studien zur Depression bei Männern zeigen, kann sich die typische depressive Symptomatik hinter gesteigerter Aggressivität, Irritabilität, antisozialem Verhalten oder Sucht- und Risikoverhalten verbergen (Möller-Leimkühler 2015, 2016). Je stärker die Orientierung an traditionellen Maskulinitätsnormen ist, desto ausgeprägter erscheint diese Abwehrsymptomatik, die dem Schutz der bedrohten männlichen Identität und der Vermeidung sozialer Diskriminierung dient. Werden externalisierende Symptome zusätzlich zu den prototypischen Symptomen erfasst, verschwindet der Prävalenzunterschied zwischen den Geschlechtern (Martin et al. 2013).

Die Erweiterung der klassischen Depressionskriterien um externalisierende Verhaltensmuster erscheint damit als ein dringend notwendiger Schritt, um die Identifizierung von Depression bei Männern zu verbessern und gleichzeitig eine gezieltere Suizidprävention voranzutreiben, auch wenn dies noch nicht Eingang in die aktuelle Version des DSM-5 gefunden hat. Gegenwärtig verfügbare Instrumente zum Depressionsscreening, die psychometrischen Standards genügen, sind rar; derzeit befindet sich ein neues gendersensitives Screeninginstrument der Autorin in der Evaluierungsphase.

16.5 Brauchen depressive Männer eine spezifische Therapie?

Werden Männer mit einer Depressionsdiagnose nach ihren therapeutischen Vorlieben gefragt, so bevorzugen sie Abwarten oder eine Medikation anstelle von Psychotherapie, die sich Frauen am häufigs-

Tab. 16.2 Männer: nicht immer Wunschklienten der Psychotherapie (Brooks 2009)

Der „reale" traditionelle Mann …	Der „ideale" Psychotherapie-Klient …
ist verschlossen	ist offen
behält Kontrolle	gibt Kontrolle ab
zeigt keine Gefühle	zeigt Gefühle
gibt sich undurchschaubar	ist verletzlich
ist handlungsorientiert	ist introspektiv
vermeidet Beziehungskonflikte	stellt sich Beziehungskonflikten
weiß immer, was zu tun ist	gibt Fehlverhalten zu

ten wünschen (z. B. McHugh et al. 2013). Gibt es einen Zusammenhang zwischen diesen Präferenzen und geschlechtsspezifischen Unterschieden in der Wirksamkeit der verschiedenen therapeutischen Verfahren?

Die allgemeine Datenlage hierzu ist zurzeit noch sehr bescheiden mit wenig konsistenten Befunden. So wurde in einigen Studien kein Unterschied zwischen den Geschlechtern hinsichtlich des Ansprechens auf SSRI oder Trizyklika gefunden (Scheibe et al. 2003), in anderen zeigte sich dagegen bei Männern im Vergleich zu Frauen eine schlechtere Wirksamkeit von SSRI und eine bessere von Trizyklika (Kornstein et al. 2000). Auch bei einem (metaanalytischen) Vergleich von Monoaminoxidase-Inhibitoren (MAO-Hemmern) und Trizyklika schnitten Letztere bei den Männern besser ab als bei den Frauen (Hamilton et al. 1996). Die derzeitige Praxis der Antidepressivabehandlung ist weniger geschlechts- als symptomorientiert, allerdings wird bisher auch kein Bedarf für ein männerspezifisches Antidepressivum gesehen. Pasquini et al. (2007) empfehlen auf Basis einer offenen Studie die Kombination eines SSRI mit einem Antikonvulsivum, um auf diese Weise Symptome wie Aggression, Irritabilität, Ärger und Feindseligkeit mit zu behandeln. Grundsätzlich sollten im klinischen Alltag/bei Medikamentenwechsel immer auch das Geschlecht des Patienten sowie potenzielle geschlechtsspezifische Nebenwirkungen berücksichtigt werden (Bigos et al. 2009).

Ähnlich spärlich sieht die Datenlage in Bezug auf geschlechtsspezifische Wirkungen psychotherapeutischer Methoden in der Depressionsbehandlung aus, obgleich sich auch hier ein einheitlicherer Trend andeutet. Hinsichtlich der insgesamt am besten untersuchten Methoden der kognitiven und der interpersonellen Verhaltenstherapie ließen sich keine Wirkungsunterschiede bei Männern und Frauen nachweisen (Hautzinger et al. 1996; Schneider et al. 2008; Parker et al. 2011). Auch die Kombination mit antidepressiver Medikation war in den beiden erstgenannten Studien für beide Geschlechter vergleichbar effektiv.

Männer werden, auch wenn sie sich bereits in eine Psychotherapie begeben haben, häufig als „schwierige" Patienten wahrgenommen (➤ Tab. 16.2), die aufgrund ihrer emotionalen Abwehr, Angst vor Abhängigkeitsbeziehungen und der Unfähigkeit, Schwäche zu akzeptieren, den Psychotherapeuten mit besonderen (Heraus-)Forderungen konfrontieren (Hartkamp 2012; Brooks 2009).

Die Frage, ob Männer eine spezifische Psychotherapie benötigen oder ob es „nur" differenzierterer Zugänge für Männer in die Psychotherapie bedarf, kann zurzeit noch nicht abschließend beantwortet werden. Konsens besteht zumindest darüber, dass das Bewusstsein für den psychotherapeutischen Behandlungsbedarf von psychisch erkrankten Männern geschärft werden muss. Zwar gibt es noch keine evaluierten männerspezifischen Therapieansätze, doch erscheint es sinnvoll, männerspezifische Module in bestehende Therapieformen einzubauen, die auf typische Problemlagen und Konflikte von Männern eingehen, z. B. auf den mangelnden Zugang zu Emotionen, den Umgang mit Autonomie und Abhängigkeitsbedürfnissen, das Akzeptieren von Schwächen oder den Einsatz von selbstschädigenden Stressverarbeitungsstrategien. Eine psychosomatische Medizin sollte nicht nur frauen-, sondern auch männersensitiv ausgerichtet sein und damit die Genderperspektive systematisch in Diagnostik und Therapie einbeziehen. Defizitmodelle von Männlichkeit, mit der Männer im öffentlichen Diskurs gern entwertet werden, sollten durch Modelle ersetzt werden, die bei der Entwicklung von Problemlösungen explizit an männlichen Ressourcen ansetzen, z. B. an Kämpfertum, Mut, Aktivität, Neugier und Kreativität, Rationalität und Handlungsorientierung. Jenseits der reinen „Sprechkur" kann die Kunsttherapie gerade auch für „schweigende" Männer eine Ausdrucksform darstellen, durch die nicht nur Probleme und Krisen kommuniziert werden können, sondern die möglicherweise auch verschüttete Lösungen und Potenziale zutage fördert. Somit kann gerade die Kunsttherapie helfen, den Mann „zur Sprache" zu bringen.

LITERATUR

Barmer GEK (Hrsg.) (2012). Barmer GEK Arzneimittelreport 2012. Schriftenreihe zur Gesundheitsanalyse Bd. 14. Siegburg: Asgard.

Bertakis KD, Helms LJ, Callahan EJ, et al. (2001). Patient gender differences in the diagnosis of depression in primary care. J Womens Health Gend Based Med 10(7): 689–698.

Bigos KL, Pollock BG, Stankevich BA, Bies RR (2009). Sex differences in the pharmacokinetics and pharmacodynamics of antidepressants: an updated review. Gender Med 6(4): 522–543.

Böhnisch L (2013). Männliche Sozialisation. Eine Einführung. 2. A. Weinheim, Basel: Beltz Juventa.

Borowsky SJ, Rubenstein LV, Meredith LS, et al. (2000). Who is at risk for nondetection of mental health problems in primary care? J Gen Intern Med 15: 382–388.

Brooks GR (2009). Beyond the crisis of masculinity: a transtheoretical model for male-friendly therapy. Washington, DC, US: American Psychological Association.

Hamilton J, Grant M, Jensvold M (1996). Sex and treatment of depression. In: Jensvold MF, Hamilton JA, Halbreich U (eds.). Psychopharmacology and Women: Sex, Gender and Hormones. Washington, DC: American Psychiatric Association Press, pp. 241–260.

Hareli S, Shomrat N, Hess U (2009). Emotional versus neutral expressions and perceptions of social dominance and submissiveness. Emotion 9(3): 378–384.

Hartkamp N (2012). Psychotherapie mit Männern. Ärztliche Psychotherapie und Psychosomatische Medizin 7(4): 242–246.

Hautzinger M, de Jong-Meyer R (1996). Depression. Ergebnisse von zwei multizentrischen Vergleichsstudien bei unipolarer Depression. Z Klin Psychol 26: 80–160.

Kornstein S, Schatzberg AF, Thase ME, et al. (2000). Gender differences in treatment response to sertraline versus imipramine in chronic depression. Am J Psychiatry 157: 1445–1452.

Kühner C (2006). Frauen. In: Stoppe G, Bramesfeld A, Schwarz F-W (Hrsg.). Volkskrankheit Depression? Bestandsaufnahme und Perspektiven. Berlin, Heidelberg: Springer, S. 191–214.

Luy M (2002). Die geschlechtsspezifischen Sterblichkeitsunterschiede – Zeit für eine Zwischenbilanz. Z Gerontol Geriat 35: 412–429.

Mack S, Jacobi F, Gerschler A, et al. (2014). Self-reported utilization of mental health services in the adulte German population – evidence for unmet needs? Results of the DEGS1-Mental Health Module (DEGS1-MH). Int J Methods Psychiatr Res 23(3): 289–303.

Martin LA, Neighbors HW, Griffith D (2013). The experience of symptoms of depression in men vs women: analysis of the National Comorbidity Survey Replication. JAMA Psychiatry 70: 1100–1106.

Matthews KA, Gump BB (2002). Chronic work stress and marital dissolution increase risk of posttrial mortality in men from the Multiple Risk Factor Intervention Trial. Arch Intern Med 162: 309–315.

McHugh RK, Whitton SW, Peckham AD, et al. (2013). Patient preference for psychological vs pharmacologic treatment of psychiatric disorders: a meta-analytic review. J Clin Psychiatry 74(6): 595–602.

Möller-Leimkühler AM (2015). Gut getarnt ist halb gewonnen? Depression bei Männern. In: Franz M, Karger A (Hrsg.). Angstbeißer, Trauerkloß, Zappelphilipp? Seelische Gesundheit bei Männern und Jungen. Göttingen: Vandenhoeck & Ruprecht, S. 88–104.

Möller-Leimkühler AM (2016). Vom Dauerstress zur Depression. Wie Männer mit psychischen Belastungen umgehen und diese besser bewältigen können. Munderfing: Fischer & Gann.

Parker G, Blanch B, Crawford J (2011). Does gender influence response to differing psychotherapies by those with unipolar depression? J Affect Disord 130: 17–20.

Parker G, Brotchie H (2010). Gender differences in depression. Int Rev Psychiatry 22(5): 429–436.

Pasquini M, Picardi A, Speca A, et al. (2007). Combining an SSRI with an anticonvulsant in depressed patients with dysphoric mood; an open study. Clin Pract Epidemiol Ment Health 3: 3–10.

Potts MK, Burnam MA, Wells KB (1991). Gender differences in depression detection: a comparison of clinician diagnosis and standardized assessment. Psychol Assess 3(4): 609–615.

Rotermann M (2007). Marital breakdown and subsequent depression. Health Rep 18: 33–44.

Scheibe S, Preuschhof C, Cristi C, Bagby RM (2003). Are there gender differences in major depression and its response to antidepressants? J Affect Disord 75: 223–235.

Schneider D, Zobel I, Härter M et al. (2008). Wirkt die Interpersonelle Psychotherapie besser bei Frauen als bei Männern? Ergebnisse einer randomisierten, kontrollierten Studie. Psychother Psychosom Med Psychol 58: 23–31.

Siegrist J (2015). Männliches Leiden an der Arbeitswelt – Ursachen, Folgen, Lösungsansätze. In: Franz M, Karger A (Hrsg.). Angstbeißer, Trauerkloß, Zappelphilipp? Seelische Gesundheit bei Männern und Jungen. Göttingen: Vandenhoeck & Ruprecht, S. 45–59.

Stoppe G, Sandholzer H, Huppertz C, et al. (1999). Gender differences in the recognition of depression in old age. Maturitas 32: 205–212.
Stroud LR, Salovey P, Epel ES (2002). Sex differences in stress responses: social rejection versus achievement stress. Biol Psychiatry 52: 318–327.
Swami V (2012). Mental health literacy of depression: gender differences and attitudinal antecedents in a representative British sample. PLOS one 7(11): 1–6.
Taylor SE, Klein LC, Lewis BP, et al. (2000). Biobehavioral responses to stress in females: tend-and-befriend, not fight-or-flight. Psychol Rev 107(3): 411–429.
Waldendzik A, Rabe-Menssen C, Lux G et al. (2011). Erhebung zur ambulanten psychotherapeutischen Versorgung 2010. Berlin: Deutsche PsychotherapeutenVereinigung.
Weißbach L, Stiehler M (2013). Männergesundheitsbericht 2013. Im Fokus: Psychische Gesundheit. Bern: Huber.
Williams JBW, Spitzer RL, Linzer M, et al. (1995). Gender differences in depression in primary care. Am J Obstet Gynecol 173(2): 654–659.

IV Life Events

KAPITEL

17 Ich hab' im Schlaf geweinet – Trauer

17.1 Psychosomatische Aspekte der Trauer[1]

Manfred E. Beutel

Zu den allgemeinen menschlichen Erfahrungen zählt der Verlust einer nahestehenden Person durch Tod oder Trennung. Freuds bahnbrechender Versuch, „… *das Wesen der Melancholie durch ihre Vergleichung mit dem Normalaffekt der Trauer zu erhellen*“ (1917: 420), richtete das klinische Interesse auf die Blockade von Trauerarbeit durch depressive Mechanismen. Inzwischen sind auch vielfältige Formen pathologischer Trauer beschrieben worden (Hagman 1996; Stroebe et al. 2005; Wortman und Silver 1989).

17.1.1 Erscheinungsformen und Verlauf von Trauer

Trauer ist die normale und universelle Reaktion auf einen bedeutsamen persönlichen Verlust. Freud beschreibt den **Konflikt** zwischen Aufgeben und Festhalten des Verstorbenen („Objektverlust“ im psychoanalytischen Sprachgebrauch):

„*Die Realitätsprüfung hat gezeigt, dass das geliebte Objekt nicht mehr besteht, und erlässt nun die Auffor-*

[1] Seit der 1. Auflage haben Änderungen in den Kriterien für Trauer und Depression des amerikanischen Diagnosemanuals DSM-5 bezüglich der Frage, wie pathologisch Trauer sein kann und wie die Abgrenzung zu depressiven Störungen erfolgen kann, eine umfangreiche öffentliche und wissenschaftliche Diskussion ausgelöst (Jacobi et al. 2013; BPTK 2016). Dabei ergaben sich aber keine grundsätzlich neuen Gesichtspunkte, sodass wir den Beitrag aus der ersten Auflage nach kritischer Durchsicht beibehalten haben, weil er noch aktuell ist.

derung, alle Libido aus ihren Verknüpfungen mit diesem Objekt abzuziehen. Dagegen erhebt sich ein begreifliches Sträuben …" Die Anerkennung und Verarbeitung des Verlustes sind Resultate der schmerzhaften Trauerarbeit, die Freud als Durchleben der Erfahrungen mit dem Verstorbenen und Erwartungen an ihn charakterisiert: „Jede einzelne der Erinnerungen und Erwartungen, in denen die Libido an das Objekt geknüpft war, wird eingestellt, überbesetzt und an ihr die Lösung der Libido vollzogen … Tatsächlich wird aber das Ich nach der Vollendung der Trauerarbeit wieder frei und ungehemmt".

Freud (1917: 430)

Trauerprozesse werden meist als Ablauf von drei **Phasen** mit charakteristischen affektiven, kognitiven, verhaltensbezogenen und körperlichen Anzeichen beschrieben (vgl. Bowlby 1987; Lindemann 1944):

- **„Schock" („Protest")** dauert Stunden bis Tage und ist durch Verleugnung, Gefühle von Betäubung, Unwirklichkeit, Desorganisation und Hilflosigkeit gekennzeichnet. Inaktivität und Lähmung können mit heftigen Emotionen, z. B. panischer Angst oder Wut, wechseln. Weinen und rastlose „suchende" Aktivität sollen das verlorene Objekt wiedergewinnen; Ärger und Klagen sind Proteste gegen das Verlassenwerden. Der Trauernde weint, empfindet vorübergehend wenig Bedürfnis zu schlafen oder zu essen, verspürt ein Engegefühl im Hals, Leere im Bauch und atmet seufzend.
- Mit dem allmählichen Realisieren der Endgültigkeit des Verlustes (innerhalb von etwa 2 Wochen) begleitet **Traurigkeit** die intensive Beschäftigung mit dem Verstorbenen (in Gedanken, Träumen und Tagträumen); es kommt zum „Durchgehen" der Erinnerungen, ungelöster Schuld, Selbstvorwurf oder Ärger. Weinen kommt in Wellen. Die Welt erscheint leer, das Interesse an alltäglichen Dingen gemindert. Vorübergehende illusionäre Verkennungen, ein Gefühl der Präsenz des Verstorbenen und fantasierte Dialoge mit ihm treten auf.
- Bei „normalem" Verlauf verringern sich diese Symptome in den ersten 6–12 Monaten. Von **„Auflösung"** spricht man, wenn Hinterbliebene beginnen, Interessen zu gewinnen oder neue Bindungen einzugehen. Erinnerungen können ohne intensiven Schmerz oder mit positiven Gefühlen (Wertschätzung, Dankbarkeit etc.) aufgesucht werden, ohne zum Ersatz für reale Beziehungen zu werden. Traurigkeit kann noch nach Jahren, z. B. anlässlich von Gedenktagen („Anniversaries"), wieder hervortreten.

Klinisch sind die Phasen nicht so klar abgrenzbar. Manche Verluste (z. B. der Tod eines eigenen Kindes) werden nach den o. g. Kriterien nie überwunden. Eine vollständige Trauerreaktion kann auch ausbleiben, wenn der Verlust im Voraus betrauert wurde oder Erleichterung über den Tod einer ungeliebten Person vorherrscht (Silver und Wortman 1989). Als klinische Hinweise im Rahmen der Anpassungsleistungen kann Folgendes dienen: Gelingt es, 1. die Realität des Verlustes anzuerkennen, 2. den Trauerschmerz zu erfahren und auszudrücken, 3. Veränderungen in sozialem Umfeld und Beziehungen zu bewältigen, 4. innerseelische Beziehungen zum Verstorbenen zu verändern und 5. das Selbstgefühl wiederherzustellen? (Hagman 1996; Worden 1987)

Ausdrucksformen von Trauer (engl. „grief") sind wesentlich durch kulturelle Erwartungen (engl. „mourning") geprägt. Geschlechtsunterschiede bestehen z. B. hinsichtlich des offenen Ausdrucks von Trauer, der bei Männern in unserem Kulturkreis noch verpönt ist. Bei **pathologischer Trauer** (z. B. Bowlby 1987; Horowitz et al. 1997; Volkan 1981) schreitet die Verarbeitung des Verlustes nicht in der beschriebenen Weise voran, sondern die Ablösung vom verlorenen Objekt wird vermieden. Der Hinterbliebene verharrt in einem Zustand ausbleibender oder geringer affektiver Reaktion **(verzögerte Trauer),** verleugnet den Verlust oder dessen Bedeutung oder flüchtet sich in rastlose Überaktivität. Bei anhaltender **(chronischer)** Trauer ist oft eine komplexe Mischung aus Liebe zum verlorenen Objekt, Sehnsucht, Wut, Schuld-, Rachegefühlen, Vergeltungsangst und Wünschen nach Wiedergutmachung festzustellen. Das innerliche und äußerliche Festhalten an dem Verstorbenen vollzieht sich um den Preis der Einengung von Wahrnehmung, Denken, Fühlen und vor allem der Liebesfähigkeit. Eine pathologische Trauer disponiert zu Depressionen und kann durch geringfügige Verluste ausgelöst werden, wenn damit frühere, ungelöste Verluste wiederbelebt werden.

17.1.2 Verlust einer nahestehenden Person

Gesundheitliche Folgen

Unter den gesundheitlichen Folgen der Trennung und des Todes einer nahestehenden Person stehen depressive Erkrankungen im Vordergrund (24–42 % im ersten Jahr nach Verwitwung). Häufig sind Angsterkrankungen, pathologische Trauer, Medikamenten- und Suchmittelmissbrauch. Der Verlust einer nahestehenden Person ist als *Auslöser* für das Auftreten oder eine Verschlimmerung so unterschiedlicher Erkrankungen wie Colitis ulcerosa, Schmerzsyndrome, funktionelle Darmerkrankungen, Ulcus duodeni usw. beschrieben worden. Bei Männern findet sich eine erheblich erhöhte Mortalität (vorwiegend durch koronare Herzkrankheit), die sich nach Wiederheirat weitgehend normalisiert. Die Sterblichkeit ist zumindest im ersten Jahr nach Verwitwung auch bei Frauen erhöht (zu möglichen physiologischen Mechanismen Beutel 2002; Beutel et al. 2006).

Risikomerkmale für Erkrankungen sind:
- **Todesart und -umstände,** insbesondere gewaltsame, ungewöhnliche oder gehäufte Verluste
- **Soziale Begleitumstände** (geringe Unterstützung, niedrige Schicht; fehlende Trauerrituale, bspw. nach Fehl- oder Totgeburt)
- **Beziehung zum Verstorbenen** (ängstlich – anklammernd, zwiespältig – konflikthaft, einzig stabile Beziehung)
- **Merkmale der Hinterbliebenen** (geringes Selbstwertgefühl, übermäßige Gefühlskontrolle, eingeschränkte Ich-Funktionen, ungelöste frühere Verluste, unsichere Bindungsmuster, depressive Vorerkrankungen)

Abgrenzung von Trauer und Depression

Anhand der folgenden klinischen Kriterien (Beutel und Weiner 1993) konnten in einer Serie von Studien zum Verlust eines Kindes (durch Fehl-, Totgeburt, plötzlicher Kindstod) Trauer und depressive Reaktion in der Selbstbeschreibung und der klinischen Beurteilung unterschieden werden. Trauer und depressive Reaktion können auch kombiniert auftreten.

- Spezifische mimische Ausdrucksmuster von Traurigkeit sind im Kulturvergleich **universell** (Senken der Mundwinkel, Heben des inneren Teils der Augenbrauen und Herunterziehen der Unterlippe). Darwin sah diese als Resultat des Drangs, wie Kinder auf eine Trennung hin laut aufzuschreien, und dessen Hemmung an. Bei depressiven Verstimmungen findet sich in Affektstudien (s. Beutel 2002) eine komplexe Mischung von Wut-, Angst- und Ekelaffekten.
- Der **Gegenübertragung** des Untersuchers kommt unseres Erachtens eine diagnostische Schlüsselrolle zu: Der Trauernde weckt Mitgefühl, Traurigkeit oder Peinlichkeit und vermag beim Untersucher eigene Trauer zu beleben. Hingegen mischen sich in die Gegenübertragung mit zunehmender Schwere einer depressiven Reaktion Distanziertheit, Ungeduld oder Gereiztheit als Reaktion auf Negativismus, narzisstische Selbstbezogenheit und Selbstmitleid. Monoton wiederholte Selbstbezichtigungen, verdeckte Anklagen gegen das enttäuschende Objekt, können gleichfalls schwer erträgliche Gefühle von Macht-, Hoffnungslosigkeit oder Ärger hervorrufen.
- Bei Trauer bestehen vorwiegend **gute, kostbare Erinnerungen** an den Verstorbenen. Sie rufen intensive Sehnsucht und Traurigkeit hervor, die in Wellen verläuft. Anhaltende depressive Verstimmung, Leere, Ärger oder Feindseligkeit können sowohl Ursache als auch Folge schlechter, **enttäuschender Erinnerungen** sein. Aggressive Gefühle können sich auf die Erfüllung von Todeswünschen oder Anklagen gegen das Objekt („Du hast mich im Stich gelassen") beziehen.
- Der Trauernde **beschäftigt sich intensiv mit dem verlorenen Objekt:** *„Ein trauriger Mensch weiß, wen … er verloren hat und sehnt sich nach seiner … Rückkehr"* (Smith 1971: 317), während Depression oft einen **unpersönlichen Charakter** zeigt („Es drückt mich nieder" statt „Ich trauere um …"). Da bei depressiver Verarbeitung oft nicht klar erkennbar ist, was verloren wurde, spricht Freud (1917: 431) von einem *„… dem Bewusstsein entzogenen Objektverlust"*. Nicht selten

wird die Lösung von dem verlorenen Objekt durch die Beschäftigung mit eigenem Leiden und **Selbstmitleid** gemieden.

- Für Freud ist „… *eine außerordentliche Herabsetzung seines Ichgefühls, eine großartige Ichverarmung*" Kennzeichen der Melancholie: „*Bei der Trauer ist die Welt arm und leer geworden, bei der Melancholie ist es das Ich selbst*" (1917: 431). Der Depressive, nicht aber der Trauernde erlebt sich selbst als **leer, schlecht, wertlos** oder **unfähig.**
- Wenn Trauernde ihr Verhalten und ihre Gefühle gegenüber dem Verstorbenen durchgehen, kommt es im Zusammenhang mit den Ursachen und Umständen des Todes oft zu **spezifischen,** situationsbezogenen **Selbstvorwürfen,** nicht genug für den Verstorbenen getan zu haben. Quälende, anhaltende **Selbstanklagen** bzgl. eigener Verfehlungen und Schuldgefühle (z. B. „Der Tod des Kindes ist die Strafe für meinen Schwangerschaftsabbruch vor 7 Jahren") blockieren die Trauerarbeit. Die intensive Beschäftigung mit Anklage und Bestrafung kann die irrationale Hoffnung erhalten, ihn doch noch ungeschehen zu machen, wenn er sich als unverdient herausstellt.
- Es kommt **vorübergehend** zur **Einengung** von Interessen und sozialen Bezügen, wenn diese dazu angetan sind, schmerzliche Erinnerungen an das verlorene Objekt zu wecken. Anhaltende Beeinträchtigung gewohnter Interessen, Aktivitäten und Leistungsfähigkeit, vor allem aber eine ausgeprägte Antriebshemmung deuten hingegen eher auf depressive Zustände. Diese können bei schwerwiegenden Ambivalenzkonflikten dazu dienen, Feindseligkeit abzuwenden und den Schmerz abzustumpfen („Ich fühle mich auch wie tot").
- Bei Trauer besteht im Allgemeinen **Hoffnung** auf Erholung bzw. Überwindung des Zustands. Diese gründet sich sowohl auf die Wiedergewinnung von verinnerlichten „guten" Erfahrungen als auch auf die Möglichkeit des Trauernden, bei anderen *Trost* zu suchen: Der Trauernde „… *glaubt irgendwo in seinem Innern, mit der Zeit und mit Unterstützung werde er fähig sein, sich wieder zu erholen, und sei es nur ein wenig*" (Bowlby 1987: 317). In depressiven Zuständen hingegen erscheint das Ich **hilf- und hoffnungslos.** Der Depressive fühlt sich nicht nur unfähig, das herbeigesehnte Liebesobjekt und damit verbundene Wünsche zu erreichen, sondern irgendetwas zu erreichen. Das Festhalten an Selbstanklagen und -mitleid kann hilfreiche Bemühungen anderer entmutigen und den Depressiven hindern, Trost anzunehmen.
- Ein Trauernder sieht seinen Zustand als **„normal"** an und akzeptiert vorübergehende Einbußen an Interessen oder Schlaf als natürliche Folge der Auseinandersetzung mit seinem Verlust. Depressive Menschen haben das Gefühl, sich verändert zu haben, „anders als sonst" zu sein, fühlen sich **„krank"**, leidend oder hilfsbedürftig.

Nach psychoanalytischem Verständnis spielen unbewusste Identifikations- oder Introjektionsvorgänge eine entscheidende Rolle für die Verarbeitung. Nehmen Hinterbliebene Züge an (charakteristische Verhaltensweisen, Einstellungen oder Symptome), die denen des Verstorbenen ähneln, zeigt sich eine *Identifikation,* ein Abwehrmechanismus, durch den das Selbst nach dem Vorbild des Objektes verändert wird. Freud postulierte eine Identifikation mit dem verlorenen Objekt bei Menschen, die sehr auf das Liebesobjekt angewiesen seien, zu dem sie zugleich auch sehr zwiespältige Gefühle haben. Kommt es bei Enttäuschung oder Verlust zur Identifizierung mit dem aufgegebenen Objekt, werden Wut und Enttäuschungsgefühle gegen die eigene Person gewendet:

„*Der Schatten des Objekts fiel so auf das Ich, welches nun von einer besonderen Instanz wie ein Objekt, wie das verlassene Objekt, beurteilt werden konnte. Auf diese Weise hatte sich der Objektverlust in einen Ichverlust verwandelt, der Konflikt zwischen dem Ich und der geliebten Person in einen Zwiespalt zwischen der Ichkritik und dem durch Identifizierung veränderten Ich.*"

Freud (1917:435)

Bei der depressiven Verarbeitung entsteht oft eine undifferenzierte, globale, **„disruptive"** Identifikation mit dem ambivalent besetzten Objekt (z. B. Übernahme der Symptome, die am meisten gehasst wurden). Eine **selektive** Identifikation mit bestimmten, vom Hinterbliebenen geschätzten Merkmalen des Verstorbenen kann zur Bereicherung des Selbst führen.

17

17.1.3 Therapeutische Begleitung von Trauerprozessen

Es besteht nach wie vor ein Mangel an kontrollierten Studien. Die deutlichsten positiven Effekte fanden sich für komplizierte Trauer und Interventionen für Kinder und Jugendliche nach einem einschneidenden Verlust. Routine-Interventionen für alle Hinterbliebenen (z. B. nicht nur nächste Verwandte) in sog. Outreach-Programmen ließen sich empirisch nicht stützen (Schut und Stroebe 2005). Forschungsbedarf besteht auch bzgl. Trauerprozessen nach Trennungen (Beutel et al. 2006). Das therapeutische Vorgehen hängt von der Symptomatik, der Art bzw. den Umständen des Verlustes und der verstrichenen Zeitdauer ab. Klinisch bewährt hat sich eine **fokale** Therapie mit den Zielen, die Gründe für die Blockade des Trauerprozesses zu verstehen und den Abschluss des Trauerprozesses zu ermöglichen (Volkan 1981):

- Trauer wird im therapeutischen Gespräch oft gemieden, da der Umgang mit Trauernden eigene, ungelöste Trauer des Therapeuten wachrufen kann. Weinen als offener Ausdruck von Trauer wird nicht zugelassen, sondern durch Aktivität, Ablenkung oder Medikation unterbunden (ähnlich einer Blutung, die gestillt wird). Die **Fähigkeit,** sich **mit eigener Trauer auseinanderzusetzen,** ist Voraussetzung für die Behandlung von Trauer.
- Die möglichst konkrete Beschreibung der äußeren **Umstände** des Verlustes und der emotionalen Reaktionen hilft, die Realität des Verlustes anzuerkennen und Blockaden bei der Trauerarbeit zu erkennen. Hierzu gehört die Klärung der Beziehung, positiver und negativer Einstellungen zum Verstorbenen.
- Wichtig ist, sich ein genaues Bild über die **Folgen** des Verlustes für das Selbstkonzept und die Lebensentwürfe zu machen. Weiner fragt pointiert: „Wessen wird die hinterbliebene Person beraubt: Ist es die Berührung, der Klang, Geruch, Anblick, die Liebe, der Hass, die Unterstützung oder das Einkommen der verstorbenen Person?" (zit. n. Beutel 2002). Mit dem Wegfall der Stabilisierung durch die hochgeschätzte Bezugsperson kann ein latent negatives Selbstbild aktiviert werden, als mangelhaft, wertlos oder böse und zerstörerisch.
- **Frühere, ungelöste Verluste** können zu erhöhter Verwundbarkeit und eingeschränkten Bewältigungsmöglichkeiten beitragen. Dabei kann es sich auch um verschwiegene oder tabuisierte Verluste in der Familie handeln (z. B. Fehlgeburten, Tod von Geschwistern).
- Die empathische Zuwendung des Therapeuten gibt dem Patienten die Möglichkeit, Traurigkeit, Ärger, scham- und schuldbesetzte **Gefühle auszudrücken.** Tiefe Hilflosigkeit und Verzweiflung können das Bedürfnis beim Therapeuten auslösen, voreilig zu handeln oder sich zu distanzieren. Eine medikamentöse Therapie durch Beruhigungsmittel kann Trauer blockieren.
- **Gegenstände** können helfen, den „unfassbaren" Verlust eines Kindes in der Schwangerschaft zu **konkretisieren:** Erinnerungen an das verlorene Kind (Fotos, Ultraschallaufnahmen), „Tröster" (z. B. Stofftiere, die ihm zugedacht waren), Namen oder „Brückenobjekte", die unbewusst eine Verbindung zum verlorenen Kind herstellen (Volkan 1981).
- Überlebende und mitfühlende Personen sind für Menschen unverzichtbar, die einen schweren Verlust erleiden. Der Anschluss an eine Selbsthilfegruppe kann sehr entlastend sein (Beutel 2002).
- Sozialer Druck, rasch über den Verlust hinwegzukommen, kann zu Unterdrückung von Trauer und zur Verunsicherung über die Angemessenheit eigener Reaktionen führen (Beutel 2002). **Beratung** kann helfen, Ärger auf den Verstorbenen als Auflehnung gegen unerwartete, bedrohliche Verluste anzuerkennen oder Wege zu finden, positive Erinnerungen zu bewahren (entgegen der belastenden Vorstellung, sich zu verabschieden hieße, den Verstorbenen zu „vergessen").
- Die **Begrenzung** des therapeutischen Angebots gibt in einer fokalen Therapie die Möglichkeit, in der Übertragung Trauerarbeit zu leisten. Dies kann als „Modell" dienen, um mit der Begrenzung der realen Lebensmöglichkeiten aufgrund des erlittenen Verlustes umzugehen und die Krisensituation konstruktiv zu nutzen.

Trauernde ohne Depression suchen vermutlich nur in seltenen Fällen um psychotherapeutische Hilfe nach, da sie ihren Zustand als „normale" Folge ihres Verlustes erachten. Mangelndes Ansprechen auf die Behandlung sollte bei Depressiven Anlass geben zur

Prüfung, ob sich dahinter eine ungelöste Trauersymptomatik verbirgt. Im Rahmen einer vertrauensvollen Arzt-Patient-Beziehung wirkt das beschriebene Vorgehen der Hilf- und Hoffnungslosigkeit des Patienten entgegen und stärkt sein Selbstvertrauen, die damit verbundenen schmerzlichen Affekte auszuhalten. Der Erwerb der Fähigkeit zu trauern kann die Überwindung von Depressionen signalisieren.

LITERATUR

Beutel ME (2002). Der frühe Verlust eines Kindes. Bewältigung und Hilfe bei Fehl-, Totgeburt und Plötzlichem Kindstod. 2. überarb. u. erw. A. Göttingen: Hogrefe.

Beutel M, Weiner H (1993). Trauer und Depression nach einem Objektverlust – ein Beitrag zur Begriffsklärung und klinischen Unterscheidung. Forum der Psychoanalyse 9: 223–238.

Beutel ME, Lausberg H, Subic-Wrana C (2006). Warum Zurückweisung schmerzt – neuere neurobiologische Ergebnisse. Psychotherapeut 51: 245–247.

Bowlby J (1987). Verlust, Trauer und Depression. Frankfurt/M.: Fischer.

BPTK – Bundespsychotherapeutenkammer (2016). Pressemitteilung: Trauer ist keine psychische Krankheit; www.bptk.de/aktuell/einzelseite/artikel/trauer-ist-k.html (letzter Zugriff: 14.10.2017).

Freud S (1917). Trauer und Melancholie. Gesammelte Werke Bd. 10. Frankfurt: Fischer, S. 427–446.

Hagman G (1996). The role of the other in mourning. Psychoanal Q 65: 327–352.

Horowitz MJ, et al. (1997). Criteria for complicated grief disorder. Am J Psychiatry 154: 905–910.

Jacobi F, Maier W, Heinz A (2013). Hilfestellung zur Indikation. Dtsch Arztebl 110: 2364–2368.

Lindemann E (1994). Symptomatology and management of acute grief. 1944. Am J Psychiatry 151 (6 Suppl): 155–160.

Schut H, Stroebe MS (2005). Interventions to enhance adaptation to bereavement. J Pall Med 8: S140–S147.

Smith JH (1971). Identificatory styles in depression and grief. Int J Psychoanal 52: 259–266.

Stroebe W, Schut H, Stroebe M (2005). Grief work, disclosure and counseling: Do they help the bereaved? Clin Psychol Rev 25: 395–414.

Volkan VD (1981). Linking Objects and Linking Phenomena. New York: International Universities Press.

Worden JW (1987). Beratung und Therapie in Trauerfällen. Ein Handbuch. 2. A. Bern, Stuttgart, Toronto: Huber.

Wortman CB, Silver RC (1989). The myths of coping with loss. J Consult Clin Psychol 57: 349–357.

17.2 Psychologische Aspekte der Trauer

Verena Kast

Fallbeispiel

Der Hausarzt empfiehlt dem 74-jährigen Herrn K., sich in eine tiefenpsychologisch orientierte Psychotherapie zu begeben. Seit dem Tod seiner Frau vor etwa 2 Jahren leidet er immer wieder an verschiedenen körperlichen Problemen. Auch schläft er nicht gut, es ist ihm „einfach nicht wohl“. Er magert zudem zusehends ab. Der Arzt findet nicht mehr wirklich einen Kontakt zu ihm und nimmt das als Anlass, eine Psychotherapie zu empfehlen. Der Patient, so der Hausarzt, hat den Tod seiner Frau nicht verarbeitet.

In meine Sprechstunde kommt ein sehr höflicher, sehr ruhiger, fast abwesender Mann. Er sagt mir, er komme, weil ihn Dr. X. geschickt habe, der werde wohl seine Gründe haben. Welche Gründe könne Dr. X. denn seiner Meinung nach gehabt haben, frage ich ihn.

„Ich komme über den Tod meiner Frau nicht hinweg“, meint er, „und Sie werden sie mir sicher auch nicht zurückbringen können.“ Ich bestätige ihm, dass er das richtig sieht, dass niemand die Verstorbenen als Personen zurückbringen kann, dass ich aber helfen könne, das Leben mit seiner Frau so in die Erinnerung zurückzuholen, dass er auch trauern könne, dass er sich von ihr lösen könne. „Ja, so etwas sagte Dr. X. auch – aber ich weiß gar nicht, ob ich das überhaupt will.“ „Und was wollen Sie?“ „Am liebsten auch sterben. Aber da weiß man dann auch nicht so recht, ob man dann bei den Verstorbenen ist.“ Ich erwidere ernst, das sei in der Tat ein Risiko. Bei dieser Bemerkung huscht ein scheues Lächeln über sein Gesicht, und er sagt: „Wir können es ja einmal miteinander versuchen.“

Es ist deutlich, dass Herr K. den Verlust seiner Frau nicht betrauern konnte, aber auch, dass er sich nicht allzu viel von einer therapeutischen Begleitung verspricht. Er fügt sich dem Wunsch seines Arztes, und am Ende unserer Therapie sagte er mir, er habe sich auf die Therapie eingelassen, weil sein Wunsch zu sterben mich offensichtlich nicht erschreckt habe.

Bei einem Trauerprozess, der oft erst Jahre nach dem Verlust eines Menschen eingeleitet wird, wird zunächst die Erinnerung an das Leben mit dem Verstorbenen wiederbelebt, und diese Erinnerungen werden mit dem Therapeuten geteilt. Man beginnt also die Arbeit, indem man in die dritte Phase eines Trauerprozesses eintritt.

17.2.1 Der Trauerprozess

Aus der Beobachtung von trauernden Menschen beim Tod eines geliebten Menschen, besonders auch aus den Träumen, die Trauerprozesse regelmäßig begleiten, kann der typische Ablauf eines Trauerprozesses beschrieben werden (vgl. ➤ Kap. 17.1) (Kast 1982/2013).

Die erste Trauerphase

Zunächst will man den Verlust nicht wahrhaben. Man weigert sich zunächst zu glauben, dass ein Mensch wirklich gestorben ist, man steht unter **Schock** und versucht sich dadurch vor den Gefühlen des Verlustes zu retten, dass man sich einredet, alles wäre nur ein böser Traum, aus dem man erwachen werde. Das geschieht besonders bei Verlusten, die überraschend eintreten. Der Verlust und die damit verbundenen Gefühle sind abgespalten.

Die zweite Trauerphase

Diese erste Phase, in der Menschen wie erstarrt wirken, und die Stunden, Tage oder wenige Wochen dauern kann, geht es in die zweite Phase über, die Phase der **aufbrechenden chaotischen Emotionen.** Dies geschieht nicht selten beim Anblick der Leiche, dann also, wenn wir den Verlust nicht mehr verdrängen können. Chaotisch sind diese Emotionen deshalb, weil verschiedene, auch sich widersprechende heftige Gefühle erlebt werden: Kummer, Angst, Zorn, Schuld, Sehnsucht, Liebe usw. Auch verhältnismäßig ruhige Stunden gehören dazu, Stunden der Dankbarkeit oder gar der Freude. Besonders häufig treten quälende Schuldgefühle auf, die durch das Suchen und Finden von Sündenböcken zunächst einmal erfolgreich abgewehrt werden. Es ist von großer Wichtigkeit, dass diese uns unangenehmen, auch verwirrenden Gefühle in ihrer ganzen Widersprüchlichkeit zugelassen und ausgedrückt werden dürfen. Das Ideal der Tapferkeit, des „Sich-Beherrschens“ mag zwar angenehm sein für die Mitmenschen, führt aber leicht dazu, dass hier der Trauerprozess zu einem Stillstand kommt. Nur wenn diese Emotionen wirklich zugelassen werden, eröffnen sie einen Kontakt mit jenen Energien, die die Verarbeitung des Verlustes in der dritten Phase des Trauerns ermöglichen. Durch das Zulassen dieser verschiedenen Emotionen kommen die Trauernden in Kontakt mit ihrem emotionalen Kern, mit der Grundlage ihres Selbst.

Für die Mitmenschen ist es in dieser Phase schwierig, die Trauernden zu begleiten: So werden in der Regel Gefühle der Angst, des Kummers leichter ertragen, Gefühle der Wut, des Zorns aber werden eher abgewehrt. Auch fordern die Mitmenschen rasch, dass Trauernde wieder „vernünftig“ zu sein haben. Dabei gilt die Regel, dass sie rascher wieder gefasster sind, wenn sie ihre Gefühle wirklich ausdrücken durften, vielleicht dazu sogar ermuntert worden sind. Dabei sind gerade die Gefühle des Zorns wichtig, damit Trauernde nicht in der Depression versinken.

Während dieser Phase sind Schlafstörungen und Appetitlosigkeit häufig, auch eine erhöhte Anfälligkeit für Infekte kann beobachtet werden. Das Gefühl, von der Welt und anderen Menschen getrennt zu sein, aber auch das Gefühl, den Verstorbenen ganz und gar verloren zu haben, ist vorherrschend.

Die dritte Trauerphase

Die Phase der aufbrechenden chaotischen Emotionen geht in die dritte Phase, die Phase des **Suchens, Findens und Sich-Trennens,** über. Der Verstorbene wird jetzt gesucht, natürlich in der Erinnerung, aber auch in Träumen und in Gesprächen mit anderen Menschen. Die Entwicklung dieses Prozesses wird dadurch eingeleitet, dass Trauernde in Gedanken nun sehr mit dem Verstorbenen beschäftigt sind. „Ich kann an nichts anderes denken als an den Verstorbenen", heißt es dann etwa, und das ist genau das, was sie auch tun sollen.

Selbst dann, wenn sie andauernd an den verstorbenen Menschen denken, denken sie immer auch an sich und an die Beziehung, die zwischen ihnen bestanden hat. Es ist die Phase der Rückbesinnung auf die zerbrochene Beziehung, aber auch auf sich selbst, auf die eigenen Wurzeln und auf das, was im eigenen Leben trägt, auf das, was bleibt. Dabei werden auch Ressourcen sichtbar: Kräfte, Kompetenzen, die schon immer in schwierigen Situationen erlebbar waren, Unternehmungen, Anregungen, Freude, die man miteinander geteilt hatte, und die eine größere Lebenszufriedenheit möglich machten.

Bei diesem Denken an den Verstorbenen geht es darum, sich die Geschichte, die man mit diesem Menschen hatte, ins Bewusstsein zu rufen. Solange ein Mensch, mit dem wir in einer Beziehung stehen, noch lebt, können wir die Beziehung niemals dergestalt gefühlsmäßig in unserer Erinnerung präsent haben wie nach dem Tod dieses Menschen, wenn die Beziehung unveränderbar festgeschrieben ist, nicht mehr verändert werden kann und wir zudem unter dem Eindruck stehen, dass hier etwas, was wichtig für uns war, zu einem Ende gekommen ist.

Bei dieser Erinnerungsarbeit, bei der das Erzählen von Geschichten aus dem gemeinsamen Leben mit dem Verstorbenen eine große Bedeutung hat, geht es nicht nur darum, das gemeinsame äußere und innere Leben zu rekonstruieren, es geht auch darum, **Projektionen** zurückzunehmen, zu sehen, wo man einem verstorbenen Menschen Wesenszüge von sich selbst angelastet hat, an ihm diese dann gehasst oder auch geliebt hat.

Projektionen zurückzunehmen heißt dann, plötzlich zu erkennen, dass diese Wesenszüge zu einem selbst gehören. So wird etwa Kleinlichkeit oft einem Partner oder einer Partnerin angelastet; stirbt dieser Mensch, stellt der oder die Zurückgebliebene oft mit Entsetzen fest, dass das Kleinliche nicht aus dem Leben verschwunden ist, also wohl ein eigener Persönlichkeitszug sein muss. Manche Trauernde schämen sich, wenn ihnen bewusst wird, wie sehr sie den Menschen, den sie doch geliebt haben, als Träger ihrer schlechten Eigenschaften benutzt haben.

Auch **Delegationen** müssen zurückgenommen werden: Wir sehen nicht nur Eigenschaften von uns irrtümlicherweise an unseren Mitmenschen, wir bringen sie sogar dazu, Eigenschaften von uns zu leben, Fähigkeiten zu entwickeln, die wir selbst auch entwickeln müssten, was uns aber z. B. einfach zu mühsam, zu lästig ist. So stellen ältere Männer in ihren Trauerprozessen oft fest, dass sie ihre Frauen die ganze Beziehungsarbeit leisten ließen, sodass sie sich jetzt in „Gefühlsbereichen" unbedarft und unsicher vorkommen.

Entscheidend wichtig für den Fortgang der Trauerarbeit ist, dass im Zuge der Erinnerungen herausgearbeitet wird, welche Wesenszüge ein Mensch, den wir verloren haben, **in uns belebt** hat. Jeder Mensch, zu dem wir in einer Beziehung stehen, vermag Seiten in uns anzusprechen, die eben gerade nur durch diesen Menschen geweckt und belebt werden können. In einer Liebesbeziehung ist es in der Regel so, dass tief verschwiegene Seiten in uns durch den Liebespartner belebt, aus uns „herausgeliebt" werden können. Was durch einen Menschen – im Guten oder im Schlechten – in uns belebt wurde, müssen wir auch dann nicht verloren geben, wenn wir die Beziehung verlieren. Durch diese von ihnen in uns belebten Seiten leben auch die Toten in uns und in unserem Leben weiter (Kast 1984/2015).

Durch dieses Bemühen um Erinnerung, durch Bilder des verstorbenen Menschen, die in der Erinnerung oft eine eigentümliche Deutlichkeit gewinnen, durch Träume, in denen der Verstorbene in vielfältigen Formen lebendig ist, kommt es dann zu einer neuen Beziehung zu einem Menschen, der nicht mehr der konkreten Alltagswelt angehört, mit dem dieser Alltag auch nur noch in sehr beschränktem Maße geteilt werden kann.

Nicht selten wird der Verstorbene zu Beginn dieser Phase idealisiert. Diese Harmonie mit dem Verstorbenen kann in seltenen Fällen andauern, immer wieder wird im Alltag die gnadenlose alltägliche Abwesenheit erlebt; sexuelle Bedürfnisse und Bedürfnisse nach Zärtlichkeit beispielsweise erinnern an den Menschen, der nicht mehr da ist. Gerade in solchen Momenten wird das Erlebnis des Verlustes wieder übermächtig, der Trauernde wird erneut von den aufbrechenden chaotischen Gefühlen überschwemmt.

Durch diese Wiederbelebung des Verlustes, die dem konkreten Verlust durchaus entspricht, können sich die innere Beziehung zum Verstorbenen und auch der verstorbene Mensch in der Erinnerung verändern. Er geht nicht verloren, er gehört sogar in seiner unausweichlichen Art zu unserem Leben, aber der Mensch, der getrauert hat, wendet sich wiederum dem Leben zu, lässt sich allenfalls auch wieder neu in Beziehungen ein.

Jetzt ist der Verlust akzeptiert. Dieser schwierige psychische Prozess, bei dem gleichzeitig die Erinnerung an den Verstorbenen und die vergangene Beziehung zu ihm so sehr intensiviert wird, und gleichzeitig der Verstorbene sich auch entfernen darf, kommt zu einem Abschluss. Der Trauernde hat sich von einem **Beziehungsselbst** wieder auf sein **individuelles Selbst** zurückorganisiert (Kast 1994/2014). Jetzt kann und muss auch der Schmerz um den verstorbenen Menschen geopfert werden. Gelegentlich kommt es vor, dass der Schmerz an die Stelle des Verstorbenen tritt. Würde man den Schmerz opfern, so meinen diese Menschen, würde man den Verstorbenen vergessen.

Hat man den Verlust akzeptiert, versteht man sich selbst dann als Menschen, der zwar einen Verlust erlitten hat, aber doch auch wieder für sich allein ganz sein kann. Die Erinnerung an das Leben mit dem Verstorbenen wird immer wieder auftauchen, gehört auch zu diesem neuen Leben, beherrscht aber nicht mehr das ganze Leben. Ein Gefühl der Dankbarkeit kann erlebt werden für die Wegstrecke, die man mit einem Menschen zurücklegen durfte, für das, was in uns durch den Verstorbenen geweckt wurde, manchmal auch ein Bedauern darüber, dass zu wenig aus der Beziehung gemacht worden ist, dass man zu viel auf einen späteren Zeitpunkt aufgeschoben hat, den es nun nicht mehr gibt.

Die vierte Trauerphase

Damit tritt man in die vierte Phase ein: die Phase des neuen Selbst- und Weltbezugs. Die bestehenden Beziehungen werden kostbar für Menschen, die einen Verlust erlitten haben. Geht ein Mensch nach einem Verlust, der betrauert worden ist, wiederum eine neue Beziehung ein, dann mit widersprüchlichen Gefühlen: Dieser Mensch wird sich ganz einlassen wollen auf einen anderen Menschen; er weiß jedoch darum, dass Beziehungen endlich sein können. Es besteht eine Angst davor, sich ganz einzulassen, denn jetzt kennt man den Preis dafür: die Gefühle des Verlustes, die Zeiten der Trauer.

Gelernt worden ist jedoch auch, dass Verluste betrauert werden können, dass Trauerarbeit harte Arbeit ist, aber dass sie einen nicht umbringt, sondern im Gegenteil auch in bewussteren Kontakt mit sich selbst und mit neuen Seiten von sich selbst bringt. Todesbewusstsein wird auf jeden Fall ein Aspekt des Selbstbewusstseins, ein wichtiger Aspekt, der zur Stabilisierung des Selbstgefühls beiträgt.

17.2.2 Der Trauerprozess als therapeutischer Prozess

Fallbeispiel (Forts.)

Herr K. hatte seine Probleme im Leben immer gut bewältigt. „Ich bin ein sachlicher Mensch, ich habe bei Problemen nachgedacht, Lösungen miteinander verglichen – und meistens führte das zu einer guten Lösung. Aber das funktioniert bei Tod nicht.“ Er hatte versucht, tapfer den plötzlichen Herztod seiner 10 Jahre jüngeren Frau zu ertragen. „Eigentlich dachte ich immer, ich würde vor ihr sterben.“ Mit seinen Söhnen sprach er kaum über den Verlust. „Die sind so emotional, das bekommt mir gar nicht. Die sind halt noch so muttergebunden.“

Herr K. hatte sich darauf verlassen, dass diese Gefühle des Verlustes, der Einsamkeit, des Verlassenseins sich dann schon irgendwann legen würden. Aber auch das schien sich nicht so zu ereignen, wie er sich das vorgestellt hatte.

Ich informierte ihn, dass wir einen Trauerprozess initiieren würden und dass es dabei zunächst darum gehe, das Leben mit seiner Frau in der Erinnerung wieder lebendig werden zu lassen, um dadurch herauszufinden, was durch das Leben mit seiner Frau in ihm geweckt worden sei, was er nicht verloren geben müsse. Wir würden mit Erinnerungen arbeiten, aber auch mit Imaginationen, und falls er sich erinnern könne, auch mit Träumen. Einen Traum hatte er geträumt, der ihn nicht mehr losließ: „Etwa ein Jahr, nachdem meine Frau gestorben war, habe ich geträumt: Wir sind auf dem Bodensee – eigentlich haben wir zwei Ruderboote aus Holz, die sind aber manövrierunfähig, wir haben keine Ruder. Meine Frau sitzt mit mir in meinem Ruderboot, obwohl sie ins andere Boot gehört. Wir ziehen das andere Boot, das sehr alt ist, mit – und wir werden dadurch noch viel unbeweglicher."

Sein Kommentar: „Dieser Traum hat mich sehr beschäftigt und beschäftigt mich noch. Wir waren oft auf dem Bodensee – aber mit unserem Segelboot. Das haben wir vor Jahren verkauft. Aber der See – das ist schon meine Seelenlandschaft. Aber diese Boote im Traum, die kann man gar nicht mehr brauchen. Sie erinnern mich an eine Geschichte aus Irland. Da wurden die Toten jeweils in einem Boot im Meer ausgesetzt – da sollten sie gen Westen fahren – und dann wohl mit der Sonne im Osten ‚wiederauferstehen'. Dann wäre es noch falscher, die Frau noch in meinem Boot zu haben. Sie kann ihren Weg so nicht machen, wenn ich sie bei mir behalte, und ich bin auch manövrierunfähig. Irgendjemand wird uns schon abschleppen, es ist noch nicht gefährlich. Vielleicht würden wir auch irgendwo ans Ufer getrieben. Die Seepolizei wird uns retten. Aber ich hatte eher Angst in diesem Traum. Ja, ich hatte Angst. Dabei war meine Frau noch lebendig, aber irgendwie waren wir beide passiv. Vielleicht sagt mir der Traum, dass ich sie loslassen muss. Aber ich brauche da schon Hilfe."

Herr K. bringt den Traum mit einem alten Bestattungsbrauch in Verbindung. Er versteht den Traum dahingehend, dass er seine Frau nicht bestattet und dass er deshalb auch keine eigenen Ruder in seinem Lebensboot hat, also manövrierunfähig ist, der Strömung ausgeliefert. Er versteht einerseits, dass er seine Frau in ihrem Boot loslassen sollte, will sie aber doch nicht in das andere Boot umsteigen lassen – sie ist ja auch noch lebendig –, sondern sich retten lassen, sich helfen lassen. Auf die Hilfe vertraut er in einer selbstverständlichen Weise. Im Traum ist Herr K. noch ambivalent, was das Loslassen betrifft, im Kommentar ist er entschlossener, mit therapeutischer Hilfe zu versuchen, seine verstorbene Frau loszulassen.

17.2.3 Erinnerungen und Imaginationen

Um sich von einem verstorbenen Menschen abzulösen, ist es hilfreich, Episoden aus dem gemeinsamen Leben in möglichst emotional gehaltenen Erzählungen wieder lebendig werden zu lassen. In einer guten Erzählung braucht man die Vorstellung und lädt auch den Zuhörenden ein, sich beim Zuhören vorzustellen, was man erzählt, also die Fähigkeit zur Imagination zu gebrauchen. Imaginationen transportieren Emotionen und verändern diese auch (Kast 2007, 2011). Durch diese vorstellungsgestützten Erzählungen wird das Leben mit dem Verstorbenen plastisch, die Beziehungsmuster werden sichtbar, und es wird auch deutlich, was durch das Leben mit diesem Menschen im Zurückbleibenden belebt worden ist. Es ist dann möglich, ins eigene Leben zu integrieren, was integrierbar ist, und gleichzeitig den Verstorbenen auch tot sein zu lassen, in der Sprache des Traums im Fallbeispiel dem Boot nach Westen zu übergeben.

Fallbeispiel (Forts.)

Da der Traum den Bodensee schon einmal angeboten hat, frage ich Herrn K. nach Segelerinnerungen mit seiner Frau. Er informiert mich über das Boot, den Hafen, den Liegeplatz usw. Informationen berühren die Emotionen nicht, doch um sich zu verändern, braucht es Emotionen. Deshalb bitte ich ihn, sich eine Abendstimmung auf dem Boot vorzustellen, damals, als seine Frau noch lebte: „Es ist ein schöner Sommerabend, ziemlich warm, wir liegen weit draußen im See – es ist ganz still. Wir beide sprechen auch nicht – wir schauen einfach miteinander nach Westen, wie langsam die Sonne untergeht. Und dann, als sie untergegangen ist, fährt mir meine Frau durch die Haare und sagt, es sei höchste Zeit, ans Ufer zu fahren. Ich stelle den Motor an. Ich bin sehr zufrieden."

Eine solche Erinnerungsimagination kann das Eingangstor für weitere Imaginationen, aber auch für Geschichten aus dem gemeinsamen Leben sein. Da Imaginationen besonders lebendig werden – und damit auch emotional –, wenn möglichst alle Kanäle der Imagination gebraucht werden, empfiehlt es sich, Fragen zu stellen nach einem allfälligen Geruch, der in der Luft lag, nach Bewegungserinnerungen usw.

„Gerade das fehlt mir jetzt so sehr, dieses Einfach-sitzen-Können mit meiner Frau." Er weint verstohlen. „Ich habe mich mit ihr einfach gut gefühlt. Auf dem See, da hatten wir viel Freude, besonders, nachdem die Söhne nicht mehr mitgekommen sind. Vorher war immer ein Rivalisieren – und meine Frau war dann oft ganz ungehalten, auch mit mir." Auf die Frage, wie sich das denn so geäußert habe, erzählte er: „Sie müssen sich einen Sturm auf dem Bodensee vorstellen. Da kann es ja sehr stürmen. Wir drei, die Söhne sind 16 und 18, wir segeln ganz hart am Wind. Eigentlich müssen wir ans Ufer, die Sturmwarnung ist auf der höchsten Stufe; ich will ans Ufer, die Söhne rufen: ‚Sei doch nicht so feige!' Ich will ja auch nicht, und wir segeln weiter hinaus. Jeder lehnt sich noch weiter hinaus – es ist fantastisch! Da kommt meine Frau und brüllt – sie muss brüllen, sonst könnten wir sie nicht hören: ‚Wenn ihr nicht sofort einen Hafen ansegelt, gehe ich über Bord!' Ich wusste, das konnte sie in die Tat umsetzen, und das wäre dann schon sehr heikel gewesen. Ja, wir haben dann gehorcht. Und später, als die Jungs es nicht hörten, hat sie mich sehr gescholten, ich sei ja auch noch ein verantwortungsloser Bub. Und die Söhne haben am anderen Tag gemurrt, dass in dieser Familie den Männern immer die Freude verdorben würde. Dabei hatten wir ja Freude gehabt. Sie hat irgendwie schon die Verantwortung übernommen."

Diese Erinnerungen waren mit Freude unterlegt. Durch die Emotion der Freude wird das Selbstwertgefühl stabilisiert. Die Trauernden fühlen sich besser; es gelingt ihnen dann eher, auch Erinnerungen zuzulassen, die schwieriger sind (Kast 1991/2013). Freudige Erinnerungen sind Ressourcen im Trauerprozess und führen auch zu Ressourcen im aktuell zu bewältigenden Leben als Trauernder.

Durch diese Imaginationen von Situationen aus der Lebensgeschichte mit seiner Frau wurden immer mehr Erinnerungen für Herrn K. ganz lebendig. Es wurde immer mehr auch ein Beziehungsmuster sichtbar: Die Frau regte an, die Frau bewertete, die Frau kritisierte, lobte – und er war dabei. Er schaffte das Geld herbei, das sie brauchten, er setzte sich auch dann und wann mit seinen Söhnen auseinander – aber eigentlich war das die Aufgabe seiner Frau, und sie übernahm sie auch gern. Er stellte sich die Frage, ob er mit seinen Söhnen über den Tod seiner Frau und ihrer Mutter nicht sprechen könne, weil er überhaupt noch nie wirklich mit ihnen gesprochen hatte. Sport hatten sie miteinander getrieben, aber die Beziehung, auch die Beziehung zu den Schwiegertöchtern und zu den Enkeln, lief über seine Frau – und war in der letzten Zeit auch „mühsam" geworden. Er wurde zwar eingeladen, die Familien der Söhne besuchten ihn auch häufiger als früher, aber er wusste nichts mit ihnen anzufangen. „Wie macht man das denn?" – „Wie hat es Ihre Frau gemacht?" Das will er sich überlegen. Es geht um die Rücknahme der Delegation der Beziehungsarbeit an die Frau, darum, dass er auch noch Kompetenz in Beziehungen erwirbt.

Und wieder imaginiert er Situationen, in der die ganze Familie beisammen war. Diese Imaginationen arbeitete er in der Weise auf, dass er sich fragte, ob er Verhaltensweisen seiner Frau übernehmen könne. Ihr Verhalten war auf einen einfachen Nenner zu bringen: Sie hatte sich für andere Menschen interessiert, und so entstanden Kontakte. Konnte er das lernen, wollte er das lernen?

Dieses Beziehungsmuster, das der aktiven, anregenden Frau und des Mannes, der das Geld herbeischaffte, sich aber im Übrigen recht passiv verhielt, fiel ihm selber auf. Jetzt sah er seine Frau nicht mehr so ideal: „Sie war schon recht resolut, hat bestimmt, hat mich unter der Knute gehalten." Er erinnerte sich an Situationen, in denen das besonders zum Ausdruck kam. Dann fiel ihm ein, dass er aber auch ganz zufrieden war mit dieser „Arbeitsteilung". Er verstand, dass seine Frau „in der Familie der Chef war", dass das aber seiner Passivität entgegenkam – und er auch nichts dagegen unternahm.

Angenommen, wir hätten eine Paartherapie: Was würde die Frau auf diesen Vorwurf, sie habe ihn dominiert, ihn unter der Knute gehalten, sagen? Herr K.: „Sie würde sagen, wenn du aktiver gewesen wärst, hätte ich nicht so aktiv sein müssen."

Herr K. verstand jetzt auch, warum ihm das Leben ohne seine Frau so schwerfiel: Nicht nur, dass sie ihm als Mensch fehlte, dass er sein Leben allein als öde empfand, ihm fehlten auch Anstöße, Vorschläge, Ideen – die kamen doch früher von seiner Frau. „Sie machte mich immer etwas interessierter am Leben, an der Kultur, als ich es von Haus aus war." Er sprach länger darüber, wie es seine Frau verstanden hatte, sein Interesse an vielem zu wecken – und er sich dann auch „interessanter" fühlte, lebendiger. Ob das nun wirklich alles verloren sei? Immerhin hatte er das etwa 40 Jahre erlebt! Das ist etwas, was seine Frau in ihm geweckt hat, was er nicht verloren geben muss, auch wenn es bestimmt leichter war, wenn die Anregungen noch ständig da waren. Das leuchtete Herrn K. ein. Er übte: Was würde seine Frau in bestimmten Situationen vorschlagen? Das konnte er zwar, manchmal fehlte ihm jedoch die Energie oder der Mut, es auch auszuführen. Dann fiel ihm ein, dass er ja auch noch Brüder habe, Schwäger, Schwägerinnen, Söhne, Enkel …

Nach und nach erinnerte er sich an eigene Verhaltensweisen, deren er sich schämte. Ihm fiel ein, wie oft er sich lieblos ihr gegenüber verhalten hatte. Er wusste, sie freute sich sehr, wenn er ihr ein Kompliment machte. Sie wollte ihn herauslocken, indem sie ihn im Gespräch immer einmal aufforderte, ihr zu sagen, was sie ihm bedeute. „Ich war dann immer sehr trocken; ich sagte selten etwas Liebes von mir aus. Ich mochte es aber auch nicht, dass sie mich zwang, Farbe zu bekennen. Ich murrte dann oder ging weg und nahm mir dann vor, es ihr später wirklich aus eigenem Antrieb zu sagen, aber dann vergaß ich es wieder. Warum habe ich das bloß immer wieder vergessen? Das tut mir jetzt so leid. Ich bedaure das zutiefst." Wie kann er es wiedergutmachen? Wir sprechen darüber, dass man oft anderen Menschen gegenüber etwas Versäumtes wiedergutmachen kann.

Voll Freude erzählt er eines Tages, er habe seinen jüngsten Enkel gehütet – sie hätten einen wunderbaren Spaziergang gemacht, seien zwar nicht weit gekommen, aber sie hätten alles miteinander betrachtet, was dem Kind wichtig war. Er habe dem Kind sagen können, es sei sehr schön gewesen, mit ihm spazieren zu gehen. Das hatte ihn irgendwie gefreut.

Diese Erinnerungsarbeit wurde von Herrn K. auch außerhalb der Therapiestunden eifrig weitergeführt, auch in Gesprächen mit Freunden. Es wurden immer wieder auch Themen belebt, die für ihn schwierig zu ertragen waren. Alles in allem aber wurde ihm immer deutlicher, dass er ein reiches Leben zusammen mit seiner Frau geführt hatte. Dankbarkeit und Wehmut traten an die Stelle der Trauer.

Während dieser Erinnerungsarbeit – Herr K. kam etwa ein Jahr lang einmal wöchentlich in die Therapie – hatten sich vor allem seine Beziehungen verändert. Er sprach mit seinen Söhnen und den Schwiegertöchtern, vor allem aber mit den Enkeln – und er erlebte viel Wertschätzung. Er wünschte sich sehr, noch zu erleben, was aus seinen Enkeln werden würde.

Zum Abschluss der Therapie erzählte er mir – jetzt emotional authentisch –, wie es gewesen war, als seine Frau einfach beim Essen zusammengebrochen war, er zunächst nicht gewusst hatte, was zu machen war, er dann doch funktionierte und plötzlich wusste: „Ich bin jetzt gnadenlos allein." Wie schrecklich hilflos er sich da gefühlt hatte. „Aber jetzt kann ich auch allein ganz gut leben, meine Frau fehlt mir immer noch, aber mein Leben ist doch wieder ein Leben – meine Frau wäre bestimmt stolz auf mich."

LITERATUR KAP. 17.2

Kast V (1982/2013). Trauern. Phasen und Chancen des psychischen Prozesses. Stuttgart: Kreuz.

Kast V (1984/2015). Paare. Beziehungsphantasien oder Wie Götter sich in Menschen spiegeln. Stuttgart: Kreuz.

Kast V (1991/2013). Freude, Inspiration, Hoffnung. Olten: Walter.

Kast V (1994/2014). Sich einlassen und loslassen. Neue Lebensmöglichkeiten bei Trauer und Trennung. Freiburg: Herder Spektrum.

Kast V (2007). Die Tiefenpsychologie nach C. G. Jung. Stuttgart: Kreuz, S. 33 ff.

Kast V (2011). Was wirklich zählt, ist das gelebte Leben. Freiburg: Kreuz bei Herder.

17.3 Kunsttherapie: Trauer und Bild

Ingrid Riedel

17.3.1 Fallvignetten

Fallbeispiel 1

Eine unbeschreibliche Zerrissenheit spiegelt dieses Bild, bei der sich die persönliche Trauer von Frau B. um ihren verstorbenen Mann mit der kollektiven Trauer um die unzähligen Toten des jüdischen Volkes, darunter auch ihr Großvater, verbindet (➤ Abb. 17.1). Der Tod ihres Mannes liegt zwar schon um einige Jahre zurück, doch der Flashback, der – wie bei allen Traumatisierungen – die Erinnerung an den Tod des Großvaters und all die Toten damals wieder hervorrief, machte ihre Trauer abgrundtief. Es schien keinen Weg zu geben, mit dieser Trauer umzugehen oder sie gar zu bewältigen. Malen war das Einzige, das Frau B. überhaupt eine Möglichkeit gab, ihrer Verzweiflung Ausdruck zu geben. (Sie hatte bisher über das Vergangene geschwiegen, und sie verschwieg vor all ihren Bekannten, was sie erlebt hatte.) Das Malen jedoch ermöglichte ihr, einerseits die Verzweiflung herauszumalen, sogar Symbole für das Grauen zu finden, andererseits – nach einem langen Prozess – auch neue Symbole für anderes, das auch erlebt und wirklich war, zu finden, wie z. B. die lange treue Verbundenheit mit ihrem Mann.

Der Weg zum Bild

Es gab einen längeren, dornigen Weg, ehe sie überhaupt zu malen begann. Zuerst war es in einer Gruppe, die zu mythologischen Motiven und auch zu biblischen Symbolen malte, z. B. zu der neutestamentlichen Erzählung von der „verkrümmten Frau", in deren erschütternden Darstellung Frau B. – unauffällig für alle anderen – auch ein Selbstbild in ihrer damaligen Verfassung gestalten konnte. So gelang es ihr, Zugang zum Malen zu finden. Nach einem längeren Prozess konnte sie zum Symbol des Propheten Jeremia, der, in den Brunnen verbannt, dennoch von seinem Gott behütet blieb, ein Bild gestalten, in dem eine weibliche Figur – im Grunde sie selbst – im Schatten des Brunnens ruht – geborgen unter einem Lichtstrahl, der ihr Gesicht aufhellt, mit ungewohnt gelösten, fast kindlichen Zügen (➤ Abb. 17.2).

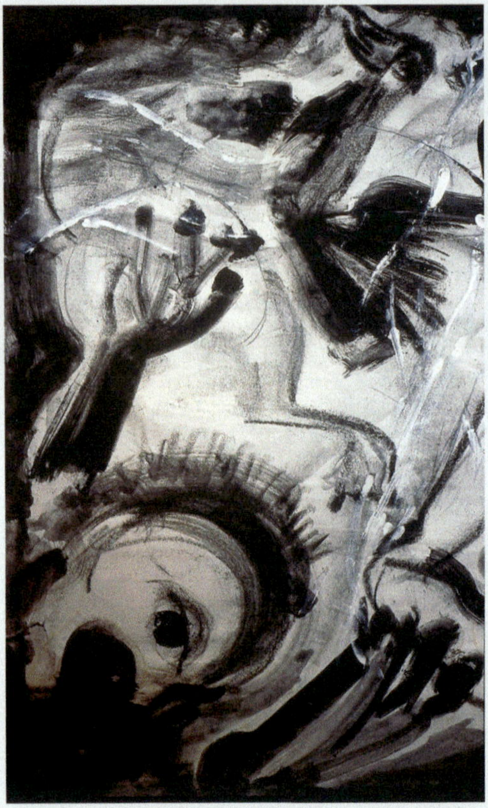

Abb. 17.1 „Zerrissen" (Frau B., 62 Jahre)

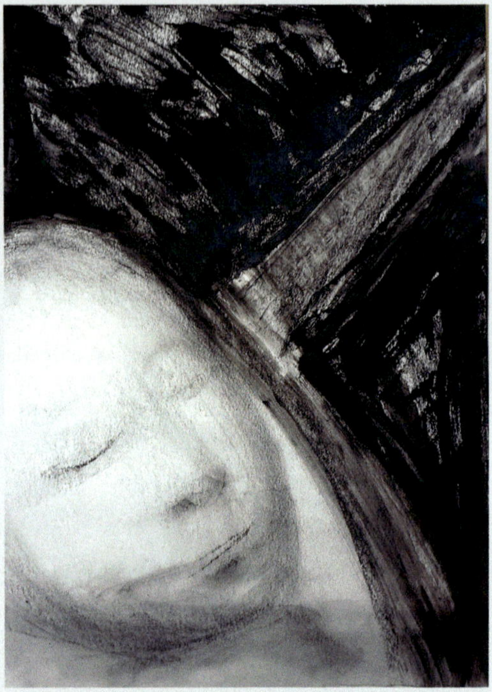

Abb. 17.2 „Getröstet" (Frau B., 62 Jahre)

Der Kontakt mit symbolischen Motiven, in denen sich die Überlebenserfahrungen der Menschheit, gerade auch ihres Volkes spiegeln, erlaubte es ihr, Gegensymbole zu den Bildern des bloßen Grauens zu finden – und dabei selbst Anschluss an die Ressourcen des kollektiven Unbewussten zu gewinnen. Von da an gelang es ihr, sich aus der jahrelang anhaltenden Phase der aufgewühlten Emotionen hin zur Phase der inneren Abtrennung vom verstorbenen Partner zu entwickeln. Dies ermöglichte erst das innerliche Wiederfinden: die Substanz, die Essenz der gelebten Beziehung.

Fallbeispiel 2

Kaum je habe ich den Trauerprozess im Bild so überzeugend veranschaulicht gefunden wie bei Frau E., deren Bilder mir deshalb bei diesem Thema unentbehrlich erscheinen, auch wenn ich sie in anderem Zusammenhang schon einmal vorgestellt habe.

In ihrem letzten Bild zeigt Frau E. nach dem Tod ihres geliebten Mannes das innere Ziel des Trauerweges in bewegender Klarheit auf: All dies, was in der Beziehung zueinander gelebt, „geblüht" hatte, konnte sie nun nach innen nehmen, in die eigene Psyche hinein, in Erinnerung und Gefühl der eigenen Seele, an den Ort, wo es nicht mehr verloren gehen kann (➤ Abb. 17.3). Denn wohin sterben die Toten? Wir wissen es nicht, aber einen Aspekt des Geschehens können wir fassen, nämlich den, der besagt, dass sie in gewissem Sinne in uns hinein sterben, also in die Seele derer, die sie geliebt haben. Alles, was ein Mensch aus uns herausgeliebt hat, alles, was uns neue Seiten an uns gezeigt und neue Saiten in uns zum Schwingen gebracht hat, unsere Psyche, unser Wesen geprägt und gestaltet hat, ist unverloren. Die Liebesfähigkeit, die ein liebevoller Mensch in

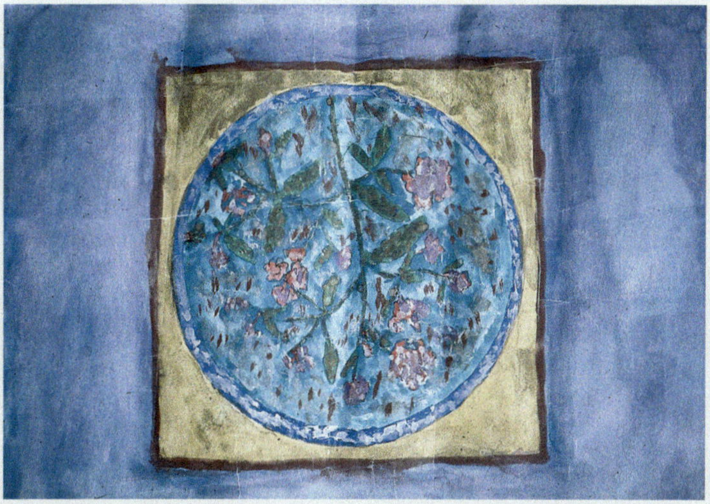

Abb. 17.3 „Integration des Verlorenen" (Frau E.)

uns erweckt, bleibt uns, auch wenn er geht, und die Liebe, die uns zuteilwurde, bleibt unserem Selbstverständnis für immer zu eigen: Das Wissen, ich war und bleibe ein geliebter Mensch, kann nicht mehr verloren gehen.

In Frau E. s letztem Bild zeigt sich diese Erfahrung, dass nun alles, was in ihren früheren Bildern außen gewachsen ist und geblüht hat – in ihren früheren Bildern war dies im Umfeld eines Sees –, nun im Innern eines Kreises wächst und blüht, der in nichts mehr dem realistischen See gleicht, den sie mit ihrem Mann wirklich umwandert und den sie früher gemalt hat. Nun findet es sich in einem Symbol des „runden Ganzen", einem Symbol ihres Innern, in das nun alles, was sie mit ihrem Mann erlebt hat, aufgenommen ist. Auch sind die Blumen nicht mehr realistisch gemalt wie noch auf einem Bild zuvor, sondern auch sie sind Symbole geworden für das Wachsende und Blühende in ihr selbst, trotz allen durchgestandenen Trennungsschmerzes, der sich noch in dem violetten Rechteck, das sie gestaltet hat, um den Kreis einzubetten, ausdrücken mag.

Violett, in dunkleren Tönen oft die Farbe der Passion, die für Leiden und Leidenschaft zugleich steht, ist hier aufgelichtet zur helleren Fliederfarbe, einer Farbe der Transformation. In der Gestaltung dieses Bildes wird Frau E. besonders klar, dass sie eine Transformation erfahren hat, vermag doch der Gestaltungsprozess wie kaum etwas anderes, eine Transformation fast unerträglicher Geschehnisse und Leiden zu bewirken. Der Schmerz kann einerseits in aller Schärfe ausgedrückt werden, gewinnt aber beim Malen und Gestalten zugleich eine Formung, eine „Fassung". So gelangt er durch die Berührung mit Farben und Formen zu einer Symbolisierung, die dem bildnerischen Medium bereits schon selbst innewohnt – wie z. B. dem Kreis die Qualität des Bergenden, des Umfassenden, des größeren Ganzen und dem Violett die Ausdrucksfähigkeit für Trauer und für Transformation.

Durch das Zusammenkomponieren dieser bestimmten Formen und Farben kommt es zu Symbolisierungen, die auch herzzerreißende Gegensätze zusammenzufügen vermögen. Als Frau E. den Kreis in ein Quadrat einfügt, geht die Symbolisierung noch weiter, und ihr Bild nähert sich der Gestalt eines Mandalas an. Das Quadrat aber ist, darauf hat Jung (1972) anhand vieler Bildbeispiele von Patienten hingewiesen, im prägnanten Sinne das „Feld der Individuation", in dem Symbole des innersten Selbst erscheinen können. Zudem gibt Frau E. diesem Quadrat den Farbwert Gold, Ausdruck des Wertvollsten überhaupt. Gold ist in der früheren europäischen Malerei die Farbe des Nimbus und des Goldgrundes. Es ist die Farbe der Heiligen, des transzendenten Hintergrunds der Welt, des symbolischen Himmels.

Etwas Kostbares also, ja etwas Heiliges, ist für Frau E. diese Verinnerlichung des Wachsenden und Blühenden in ihrem Leben geworden, etwas, das bis dahin nur mit ihrem Mann verbunden war. Es ist etwas entstanden, das letztlich zur Annäherung an ihr Selbst – dafür spricht das Quadrat als Spielfeld der Selbstverwirklichung – beitragen kann. Sie wäre nicht sie selbst geworden ohne diese Liebesbeziehung und die lebenslange Arbeit an der tragenden Beziehung zu einer Partnerschaft. Dies alles drückt sich in ihrem Bild aus, ohne dass sie es bewusst – wie sie selber sagt – hineingetragen hätte. Dies ist nicht zu bezweifeln, denn offensichtlich hat sie bei ihrem kreativen Prozess, der das Unbewusste öffnete, Kontakt zu den Bereitschaften der menschlichen Seele zu archetypischen Erfahrungen gefunden. Zu Sinnzeichen gestaltet, eröffnen sie sich dem Menschen seit Urzeiten, wenn er ihrer in seiner Aufgewühltheit und seiner seelischen Not bedarf. Das Thema Tod und Trauer gehört zu den archetypischen Lebensthemen des Menschen. Sie konstellieren sich, wann immer ein durch sie erschütterter Mensch dieser Überlebens- und Sinnzeichen, der Symbole der Menschheit, lebensnotwendig bedarf.

17.3.2 Die Trauerphasen im Malprozess

In unserer gemeinsamen Studie „Malen, um zu überleben. Ein kreativer Weg durch die Trauer" (2003–2007) lotet Christa Henzler die Funktion des Malens beim Durchschreiten der Trauerphasen aus. Das Malen selbst hat therapeutische Funktion bei psychischen Erschütterungen, wie sie der Verlust eines nahen Menschen durch Trennung oder Tod allemal bedeutet. Wie wir über nächtliche Träume und tagtraumartige Imaginationen – als Manifestationen des Unbewussten – eine Anleitung zum Trauern gewinnen können (Kast 1985/2016), so führen uns auch unsere selbstgestalteten, spontan aus dem Unbewussten entsprungenen Bilder durch den Trauerprozess, fangen uns auf, tragen uns, ermöglichen Auseinandersetzung und Aufarbeitung und drängen uns über die Schwellen der einzelnen Phasen hin zu der letzten, die einen abzuschließenden, gelungenen Trauerprozess anzeigt, der Phase eines neuen Selbst- und Weltbezugs (Kast 1985/2016: 147 f.).

Zum Malen in **der ersten Phase** des Trauerns, nach dem Miterleben eines Sterbens oder dem Empfang der erschütternden Todesnachricht, gerät der betroffene Mensch in die Phase eines Schockzustands, einer „Betäubungsphase" (Spiegel 1989), die zugleich in eine Phase des „Nicht-wahrhaben-Wollens" ist (Kast 1985/2016). Hier kann das Malen dazu beitragen, den Anfangsschock überhaupt erst zu überstehen, auch indem der Betroffene aus seiner Lähmung erwacht und überhaupt wieder zu gestalten beginnt, wobei er oft etwas von dem Verstorbenen imaginär ins Bild zurückzuholen sucht.

Durch das Malen kommen jedoch die Gefühle unweigerlich wieder in Fluss, sodass die Malenden in die **zweite Phase** des Trauerprozesses hinübergelangen, in die „Phase der aufbrechenden Emotionen". Hier kommt es darauf an, durch das Zulassen aller mit dem Verstorbenen verbundenen Gefühle – auch die des Zorns z. B. auf das Zurückgelassensein – das Substanzielle der zuvor gelebten Beziehung auszufiltern, um dieses verlorene Gefühl innerpsychisch so weit wie möglich zurückzugewinnen. Die aufgewühlten Gefühle können durch die strukturierende und symbolisierende Funktion des Malens aufgefangen werden. So malt Frau B. im ersten Fallbeispiel (➤ Abb. 17.1) sowohl ihre noch immer anhaltende Verzweiflung als auch ihre unverlorene Verbundenheit mit den Verstorbenen, bringt sie in ein und demselben Bild zusammen.

In der **dritten Phase** des Trauerprozesses, der des „Suchens, Findens und sich wieder Trennens", steht die Erinnerungsarbeit im Vordergrund. Die Verstorbenen werden in Fantasie und Imagination wieder aufgesucht, in vielen verschiedenen Situationen, die für die Beziehung wichtig waren, werden wieder aufgefunden, in Bildern vielfältig gestaltet, um schließlich auch losgelassen, freigegeben werden zu können. Dabei wird der oder die Verstorbene auch als inneres Bild im Trauernden erkannt, das verwandelt ins weitere Leben mitgenommen werden kann. Die Malenden versuchen in dieser Phase, wie Frau B. in unserem zweiten Fallbeispiel in dem Bild „Getröstet" (➤ Abb. 17.2) zu gegensatzvereinenden Symbolen zu gelangen. So sieht sie sich in diesem Bild wie der gequälte Jeremia in die Tiefe eines Brunnens versenkt und doch von dem einbrechenden Licht getroffen und eben dadurch getröstet.

In der **vierten und letzten Phase** des Prozesses, der „Phase des neuen Selbst- und Weltbezugs ", ist der Abschied so weit bewältigt, dass neues Leben möglich und in den Bildern sichtbar wird. So kommt es bei Frau E., für die bisher alles Blühende ihres Lebens nur mit dem – nun verstorbenen – Mann verbunden und an ihn gebunden war, schließlich zu einer „Integration des Verlorenen" (➤ Abb. 17.3) in unserem zweiten Fallbeispiel, indem das verloren geglaubte Blühen in einen Kreis eingebracht wird, der ihr eigenes Innere symbolisiert. Von einem quadratischen Feld umgeben, wirkt dieser Kreis nun wie das Zentrum eines Mandalas, eines Ortes der Selbstverwirklichung. Hier ist das Verlorene in das Selbst integriert, und damit kommt der Trauerprozess von Frau E. ans Ziel und ans Ende. Nicht selten entstehen in der vierten Phase solche Bilder zentrierenden Charakters.

17.3.3 Fazit

Zentrierung, Orientierung und Strukturierung sind die charakteristischen Merkmale der Bilder von Menschen, die den Trauerprozess durchlaufen und ihr inneres Gleichgewicht wiedergefunden haben – nicht zuletzt durch den Prozess des Malens selbst.

LITERATUR

Jung CG (1972). Psychologie und Alchemie. GW 12, §§ 290–292, S. 228.

Jung CG (2013). Das rote Buch. Hrsg. von S. Shamdasani. Ostfildern: Patmos.

Frick E, Vogel RT (2012/2017). Den Abschied vom Leben verstehen. Stuttgart: Kohlhammer.

Gruber H, Reichelt S (2016). Kunsttherapie in der Palliativmedizin. Berlin: EB-Verlag.

Henzler C (2003). Malen gegen den Tod. Die Funktion des Malens bei der Durchschreitung der Trauerphasen. In: Emrich H, Riedel E (Hrsg.). Im Farbenkreis der Emotionen. Festschrift für Verena Kast zum 60. Geburtstag. Würzburg: Königshausen & Neumann, S. 54–63.

Henzler C, Riedel I (2003–2007). Malen um zu überleben. Ein kreativer Weg durch die Trauer. Stuttgart/Freiburg: Kreuz bei Herder.

Kast V (1982/2016). Trauern. Phasen und Chancen des psychischen Prozesses. Freiburg: Kreuz bei Herder.

Reichelt S (2015a). Individuation als Bildprozess. Leitlinien, Erinnerung und Perspektiven maltherapeutischer Selbsterfahrung. In: Kast V (Hrsg.). Aus reichen Quellen schöpfen. Inspirationen aus Ingrid Riedels Lebenswerk. Ostfildern: Patmos, S. 131–144.

Reichelt S (2015b). Wenn Verlust zum Thema wird. Intervention aus psychotraumatologischer Sicht. In: Rösesberg F, Müller M (Hrsg.) (2015). Handbuch Kindertrauma. Göttingen: Vandenhoek & Ruprecht, S. 4471–480.

Spiegel Y (1989). Der Prozess des Trauerns. Analyse und Beratung. München: Kaiser.

Vogel RT (2007/2009). Der Tod in der Psychotherapie. Ein integratives Handbuch zur Arbeit mit Sterben, Tod und Trauer. Stuttgart: Kohlhammer.

Vogel RT (2015). Der Tod ist groß, wir sind die Seinen. Ostfildern: Patmos.

KAPITEL

18 Ich krieg die Krise

18.1 Stationäre Krisenintervention

Gabriele Schleuning, Susanne Menzel und Helmut Kirchlechner

18.1.1 Der Krisenbegriff

In den letzten Jahrzehnten hat der Krisenbegriff verstärkt Einzug in die Psychiatrie und Psychosomatik gehalten. Über Symptome und Diagnosen hinweg wurden die Gesetzmäßigkeiten von Krisen als übergeordnete Merkmale psychischer Ausnahmezustände erkannt und Therapieprogramme ausgearbeitet, die diesen Gesetzmäßigkeiten Rechnung tragen. Die meisten Kliniken bieten heutzutage Krisenintervention als Behandlungselement im Rahmen psychiatrischer oder psychosomatischer Therapien an; einige Einrichtungen halten zudem Spezialstationen eigens für Krisenintervention vor.

Caplan (1964) beschrieb Krisen als Resultat von stressbedingten Störungen des inneren Gleichgewichts, die zum Anstieg innerer Anspannung führen. Kann der Betroffene die Situation aus eigener Kraft und eigenen Ressourcen bewältigen, sinkt die innere Spannung, und ein neues Gleichgewicht stellt sich ein. Ist die Störung jedoch so erheblich, dass alle vorhandenen Ressourcen versagen, kommt es zur Krise (Reiter und Strotzka 1977).

Neuere Auffassungen über die Entstehung und den Verlauf psychischer Erkrankungen, insbesondere das Vulnerabilitäts-Stress-Coping-Modell (Zubin und Spring 1977), sowie Erkenntnisse aus der Resilienzforschung (Werner und Smith 2001) und der Salutogenese (Antonovsky 1997) eröffneten die Möglichkeit, bestimmte Phasen dieser Erkrankungen als Krisen zu verstehen und wichtige Elemente der Krisenintervention auch in die Behandlung psychischer Störungen zu übernehmen (Jacobson 1974; Schnyder und Sauvant 2000; Menzel 2004; Schleuning und Künstler 2004). Individuell unterschiedlich erlebte Stressfaktoren führen nach dem modernen Krisenmodell je nach Disposition, Vulnerabilität, Vorerfahrungen und nutzbaren Ressourcen des Betroffenen zu Krisen unterschiedlichen Ausmaßes. Wie der Betroffene die Stresssituation deutet und bewertet, spielt dabei eine bedeutende Rolle. Was vom einen als nicht mehr zu bewältigendes Krisenereignis wahrgenommen wird, kann für den anderen lediglich eine störende Variante des Alltagsgeschehens sein. So muss jede Krise ganz individuell und subjektiv im Kontext der jeweiligen Lebenssituation verstanden werden. Vor diesem Hintergrund beinhaltet die Krisenintervention die Möglichkeit, die persönlichen Grenzen und Möglichkeiten neu zu definieren und so das eigene Leben nach der Krise neu zu gestalten.

Nicht alle Belastungssituationen führen einen Menschen in eine Krise, und nicht alle Krisen führen zu Erkrankungen. Solange ein Mensch das Gefühl hat, dass er eine Situation bewältigen kann, dass also genug Kräfte und Unterstützungsmöglichkeiten vorhanden sind, um schwierigen Lebenssituationen zu begegnen, können Menschen auch sehr schwierige Phasen gut durchstehen. Eine psychische Krise entsteht erst, wenn es im Laufe einer Belastungssituation zu einem Missverhältnis zwischen Belastungen und Bewältigungsmöglichkeiten kommt, das so groß ist, dass alle bisherigen Bewältigungsstrategien versagen. Der Betroffene beginnt, sich hilflos, überfordert, alleingelassen zu fühlen, alles „stürzt über ihm zusammen". Die Symptome, die Betroffene in Krisen zeigen, sind Ausdruck dieser Überforderung ihres inneren Bewältigungssystems. Sie können je nach Schweregrad fast das ganze akutpsychiatrische Spektrum umfassen; eine hohe innere Anspannung und Gefühle von psychischer Desorganisation bilden die Grundlage. Alle Menschen erleben Krisen; bei vielen Menschen verknüpft sich aber auch eine bereits vorhandene psychische Labilität bzw. eine bestehende psychische Erkrankung mit äußeren Belastungen, die dann in Krisen zu Krankheitsmanifestationen führen.

In jedem Fall ist es in der Krise erforderlich, die Situation und alle Bewältigungsressourcen immer wieder neu einzuschätzen, neben den bereits vorhandenen Ressourcen neue zu erschließen (sowohl innere als auch solche in der sozialen Umwelt), sich so wieder handlungsfähig zu fühlen und schließlich eine (Neu-)Anpassung zu erreichen. Dieses Krisenbewältigungsverhalten kann man therapeutisch unterstützen.

18.1.2 Krisenintervention

Inhaltlich beschränkt sich jede Krisenintervention auf einen gemeinsam mit dem Patienten zu erarbeitenden, auf das Krisengeschehen bezogenen Fokus. Lebensgeschichtliche Hintergründe können erhoben werden, sind aber nicht Gegenstand der Krisenintervention.

In modernen Einrichtungen zur Krisenintervention wird einem herkömmlichen, defizitorientierten Krankheitsmodell ein **ressourcenorientiertes Modell** entgegengesetzt. Vorhandene, auszubauende und neu zu erwerbende Ressourcen der Person sind wichtigstes Element der Krisenintervention; das Ziel liegt in der Vorbeugung von Krankheitsverhalten und neuen Krisen. Der Krisenbetroffene erwirbt ein Gefühl für die Verstehbarkeit und Handhabbarkeit des Krisengeschehens. Auch die Überzeugung, der Krise einen Platz in der eigenen Biografie zuordnen und ihr einen Sinn zuschreiben zu können, kann die Selbstheilungskräfte anregen (Antonovsky 1997). Moderne psychiatrische Grundsätze wie „Verhandeln statt Behandeln", Empowerment und die Wahrnehmung des Betroffenen als Experten seiner eigenen Störung finden in der Krisenintervention konkrete Anwendung.

Krisenintervention ist eine Therapiemethode, die so weit wie möglich auf den persönlichen Ressourcen und Kompetenzen sowie dem sozialen Netzwerk des Betroffenen aufbaut und so wenig wie möglich in sein Leben und seinen Alltag eingreift. Therapeuten nehmen eine stützende, aktive Rolle ein. Mit der Hilfe vielfältiger Methoden und Techniken sollen die Krisenbetroffenen in die Lage versetzt werden, ihren Alltag so schnell wie möglich wieder aus eigener Kraft zu meistern. Das Typische der psychischen Krise bildet dabei gleichzeitig den Angelpunkt für die Krisenintervention: In Zeiten größter Labilität sind Menschen auch oft eher bereit, bekannte Lösungsstrategien zu verlassen und neue Lösungen und Ressourcen auszuprobieren. Gerade (aber nicht nur) für Menschen mit vorbestehenden psychischen Erkrankungen ist es zudem wichtig, im Sinne eines persönlichen Krisenplans auf Vorerfahrungen mit früheren Krisen zurückgreifen zu können und sich darauf zu besinnen, welche Bewältigungsstrategien und Unterstützungsmöglichkeiten in früheren Krisensituationen bereits als hilfreich erlebt wurden.

Therapeutenverhalten in der Krisenintervention ist aktiv, rasch, flexibel, zeitlich begrenzt; die Aufmerksamkeit ist selektiv und fokussiert auf die aktuelle Problemlage, die Inhalte der Krise. Möglichst der gesamte Lebenskontext des Betroffenen wird mit einbezogen; nach Hintergründen der Krisenentwicklung sowie nach Ressourcen und Unterstützungsmöglichkeiten wird gemeinsam intensiv gesucht. Copingstrategien werden reaktiviert bzw. neue progressive Bewältigungsstrategien gefördert, regressiven Tendenzen wird durch die klare zeitliche Begrenzung der Intervention und durch die fortwährende Anregung eigener Kräfte beim Betroffenen entgegengewirkt. Die krisenbedingte innere Lähmung und Hilflosigkeit sollen überwunden werden; erstes Ziel jeder Krisenintervention ist die Anregung der Eigenaktivität, also Hilfe zur Selbsthilfe. Ambulanten Hilfen ist in diesem Sinne vor stationären immer der Vorrang zu geben. Krisen können aber für den Betroffenen so dramatisch und kräftezehrend ablaufen, dass die ambulante Intervention an ihre Grenzen stößt.

Eine **stationäre Krisenbehandlung** empfiehlt sich insbesondere dann, wenn das Herausnehmen aus einer angespannten, konfliktgeladenen und als unerträglich empfundenen Situation eine Entlastung verspricht. Ambulante Krisenintervention ist auch da begrenzt, wo Kapazitäten und Ressourcen des Behandlers, aber auch des den Betroffenen begleitenden privaten Lebensumfelds an ihre Grenzen stoßen. Bei Krisen im Rahmen von psychiatrischen Erkrankungen kann eine stationäre Krisenintervention längerfristig erfolgversprechender sein als eine oder mehrere ambulante Kriseninterventionen. Ambulante Krisenintervention stößt auch an ihre Grenzen, wenn der oder die Betroffene häufig Krisensituationen erlebt bzw. häufig oder chronisch suizidal ist. Wenn stationäre Hilfe nötig ist, soll sie möglichst kurz gehalten sein (wenige Tage bis etwa 2 Wochen), die Rückkehr in die gewohnte Alltagswelt muss also vom ersten Tag mit geplant werden.

Krisenintervention kann nur als definierter Ausschnitt eines vernetzten Unterstützungssystems (privat und/oder professionell) wirkungsvoll sein. Um jede Krise in dem für sie optimalen Setting behandeln zu können, ist ein Spektrum an Angeboten wünschenswert, das flexibel und abgestuft einsetzbar ist und im günstigsten Fall ambulante, stationäre, teilstationäre und auch aufsuchende Möglichkeiten umfasst.

Für eine Krisenintervention sind, unabhängig vom Setting, folgende **Voraussetzungen und Rahmenbedingungen** ideal:

- Ein multiprofessionelles Team, in dem immer ein (Fach-)Arzt anwesend ist, steht rund um die Uhr zur Verfügung.
- Die Krisenintervention kann zu jeder Tageszeit sofort bzw. mit einer geringen Wartezeit einsetzen.
- Die Krisenintervention findet in einer ruhigen, freundlichen Atmosphäre mit genügend Zeit für Gespräche statt.
- Unterschiedliche therapeutische Methoden sind je nach Bedarf einsetzbar.
- Der äußere Rahmen und die Zugangs- und Weitervermittlungswege sind klar strukturiert und für den Patienten durchschaubar und leicht verständlich.
- Ein gut ausgebautes Behandlungsnetz unterschiedlicher therapeutischer Institutionen und Ansprechpartner ermöglicht rasche Weitervermittlungen.

Heutzutage wird in verschiedenen **Settings** für einzelne Patienten bedarfsorientiert stationäre Krisenintervention angeboten, also z. B. auf allgemeinpsychiatrischen Stationen, in der Psychosomatik, daneben auch konsiliarisch, auf internistischen oder chirurgischen Stationen, so etwa für Menschen nach einem Suizidversuch. Spezialstationen für Krisenintervention gibt es in Deutschland an vielen psychiatrischen und psychosomatischen Kliniken. Zum Teil handelt es sich um Angebote für Menschen in psychosozialen Krisen (v. a. nach Suizidversuch), zum Teil für psychiatrische Patienten aller Diagnosen.

Die Aufenthaltsdauer von Patienten, die zur stationären Krisenintervention kommen, ist von vornherein auf wenige Tage bis zu 2 Wochen beschränkt. Es handelt sich meist um kleine Gruppen bis zu etwa 15 Patienten. Das Team einer Krisenstation arbeitet multiprofessionell und setzt sich zusammen aus Ärzten, Pflegekräften, Psychologen, Sozialarbeitern und Fachtherapeuten aus den Bereichen Ergo-, Kunst-, Musik- und Tanztherapie. Einer ruhigen, warmen Atmosphäre ohne die Anonymität und Hektik, wie sie Krankhausstationen oft vermitteln, wird ein hoher Wert bei der Milieugestaltung zugemessen. Die erste wesentliche Entlastung und Entspannung, die durch die Aufnahme regelmäßig eintritt und die Voraussetzung für eine gelungene Krisenintervention bildet, wird hierdurch optimal unterstützt. Die Patienten werden in einem klar strukturierten, geschützten, aber nach außen jederzeit offenen Rahmen begleitet; die unterschiedlichen Therapieverfahren und -modalitäten tragen in kürzester Zeit zu einer möglichst umfassenden Diagnostik und Intervention bei. Durch die Entfernung aus dem gewohnten privaten Umfeld und die Begegnung mit Therapeuten und anderen Krisenbetroffenen soll dem Patienten und seinen Bezugspersonen zu einem Perspektivwechsel verholfen werden, der eine neue Sicht auf die eigene Krise und deren Bewältigungsmöglichkeiten eröffnet. Durch das Beispiel unterschiedlicher Krisen in ihren verschiedenen Phasen wird Hoffnung vermittelt. Das Gemeinsamkeitsgefühl des Krisenerlebens tröstet und lädt dazu ein, in der Übungssituation im Schutz der Station von den Copingstrategien anderer zu lernen.

Das sofort einsetzende intensive Behandlungsangebot soll eine schnelle Beruhigung und Stabilisierung und so eine möglichst kurzfristige Rückkehr in bereits bestehende oder neu zu etablierende ambulante Bezüge bzw. eine rasche und gezielte Weitervermittlung in die geeignete Weiterbehandlungsform ermöglichen. So kann, gerade bei wiederkehrenden Krisen oder bei Krisen im Rahmen bestehender psychischer Erkrankungen, der Übergang von der akuten Krisensituation, in der die Mobilisierung alter oder die Schaffung neuer Ressourcen noch gut möglich ist, in eine chronifizierte Krankheitshaltung verhindert werden.

Die Gespräche haben stützenden, ressourcenorientierten und strukturierenden Charakter. Inhalte beziehen sich auf den in den ersten Gesprächen erarbeiteten Krisenfokus, alle weiterführenden Themen ruhen während der Krisenintervention; sie werden nach der Entlassung in der Langzeitbehandlung wieder aufgegriffen.

Ziele in der Krisenintervention können sein:

- Stoppen einer eskalierenden (Konflikt-)Situation
- Entlastung, Kraftschöpfen, Entspannung der häuslichen Situation
- (Neu-)Orientierung, (Neu-)Bewertung der Probleme
- Ändern der Richtung oder Art von Veränderungsimpulsen
- Diagnostik, Anbehandlung, Weitervermittlung

Die therapeutischen Aktivitäten, insbesondere die Gruppen, vermitteln und fördern:

- Kommunikation, Integration, sozialen Vergleich, stellvertretende Hoffnung
- Krisenverständnis und Reattribution
- Aktivierung und Tagesstrukturierung.
- Selbstwahrnehmung, Selbstausdruck
- Ressourcensuche und Selbsterprobung

Die Verunsicherung in der Krise, die ja auch eine Chance sein kann, abseits der gewohnten inneren Wege neue eigene Stärken und Copingstrategien zu entdecken, bietet gerade für die gestalterischen Therapien einen Ansatzpunkt.

„In der … Krisenintervention kommen der kathartische und sublimierende Charakter künstlerischer Gestaltung zum Tragen. … Beim Bearbeiten künstlerischer Materialien dient der Akt des Formgebens als Vehikel, intrapsychische Konflikte zu bearbeiten und neue Potentiale erfahrbar zu machen. … Künstlerische Gestaltung als Mechanismus, innere, unbewusste Prozesse zu verarbeiten und mit äußeren Bedingungen zu verknüpfen, wirkt beginnender oder sich verstärkender Symptombildung entgegen."

Fabra und Dannecker (1990: 78 f.)

Genauso wie und manchmal mehr noch als das gesprochene Wort verhilft die Symbolisierung eigener Affekte und innerer Konflikte im Bild oder einem anderen gestalterischen Werk dazu, das Erleben einerseits auszudrücken, sich also von ihm zu entlasten, und sich andererseits von ihm zu distanzieren. Die innere Spannung nimmt ab, und aus dem unüberschaubaren Strudel des Krisenerlebens taucht der Betroffene auf und sieht sich selbst in seinem Werk wie in einem Spiegel. Was sich mit Worten nicht ausdrücken lässt und sich so auch der bewussten Wahrnehmung entzieht, ist im Bild oft klar und eindrucksvoll darstellbar und auch für die Behandler nachvollziehbar.

Die kreative Beschäftigung mit dem künstlerischen Material fördert die Selbstwahrnehmung und einen differenzierten nonverbalen Selbstausdruck. Auch für die Mitbehandler anderer Fachrichtungen bilden die Erzeugnisse der Kunsttherapie oft wichtige zusätzliche Informationsquellen. Der Betroffene wird hier in seinen nicht durch die Krise gehemmten und geschädigten Selbstanteilen sichtbar; das diagnostische Bild von der Person wird „auf einen Blick" um oft ganz neue Aspekte ergänzt.

„Künstlerisches Arbeiten erfordert und fördert … Fähigkeiten, die aus einem gesunden, symbolfähigen Teil der Psyche entspringen. Innerhalb der ‚therapeutischen Allianz' übernimmt der Kunsttherapeut teilweise Hilfs-Ich-Funktion."

Fabra und Dannecker (1990: 83)

18.1.3 Fallvignette zur Kunsttherapie in der stationären Krisenintervention

Fallbeispiel

Depressiv-suizidales Syndrom im Rahmen einer Lebenskrise bei einer 50-jährigen Frau (Pat.). Die Bilder und Gespräche entstanden im Rahmen kunsttherapeutischer Gruppensitzungen bei dem Kunsttherapeuten und bildenden Künstler Helmut Kirchlechner (Th.).

Bild 1 (freies Thema): ➤ Abb. 18.1

Pat.: „Ich möchte so stark sein wie der Stein links im Bild und wieder etwas tragen können. Es ist ein Wunschbild, im Moment fühle ich mich schwach, eher wie der schmale Stein rechts im Bild."
Th.: „Wer pflegt die schönen Blumen?"
Pat.: „Ich!"
Folgesitzung (Vorbesprechung):
Th.: „Lieben Sie Pflanzen? Haben Sie selbst welche?"
Pat.: „Ja, zu Hause auf dem Balkon."
Th.: „Malen Sie das doch mit sich selbst darauf."
Pat.: „Ich kann aber keine Menschen malen."
Th.: „Setzen Sie sich nicht unter Druck und versuchen Sie es einfach, so gut es geht."

Bild 2: ➤ Abb. 18.1

Pat.: „Das bin ich mit Gießkanne, man sieht auch noch einen Teil der Wohnung, den Balkon mit meinen Pflanzen und die gegenüberliegenden Häuser."
Th.: „Und die Figur ist gut gelungen, viel elastischer als der Stein von gestern!"

Die Patientin erfährt mit allen Sinnen, dass sie neben der großen Verwirrung und den Ohnmachtsgefühlen, die sie in der Krise empfindet, auch in der Lage ist, aus sich selbst heraus kreativ zu sein. Mit der strukturierenden und anleitenden Hilfe des Kunsttherapeuten entsteht ein Werk, das unterschiedliche Gefühle der Patientin zum Ausdruck bringt.

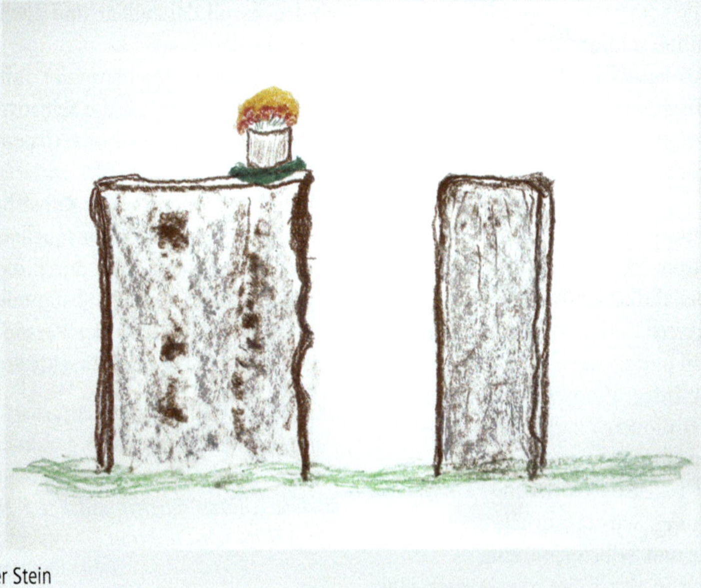

Abb. 18.1 Starker Stein

18

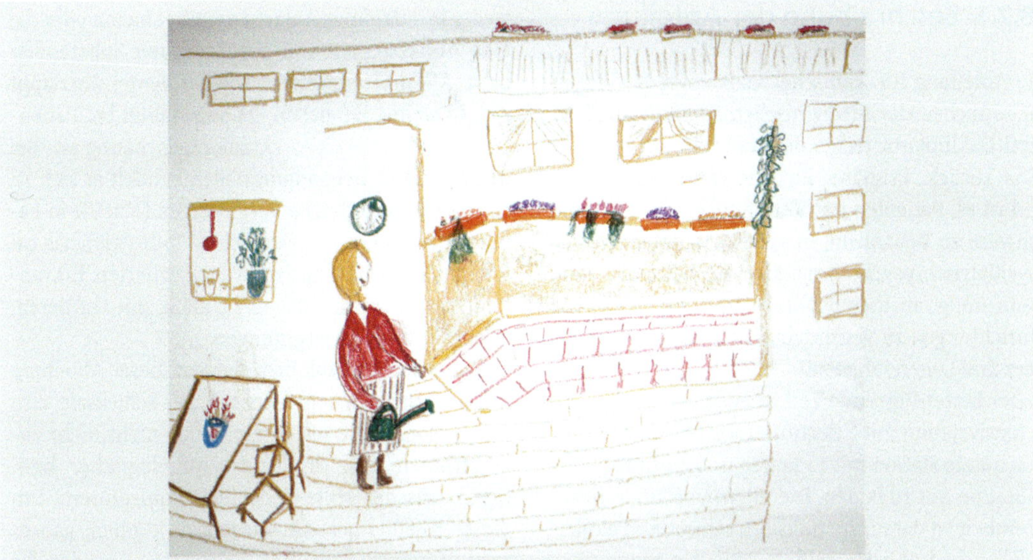

Abb. 18.2 Ich mit Gießkanne

Krisenbetroffene nehmen sich in der gestalterischen Arbeit, oft zum ersten Mal seit Beginn der Krise, als aktiv im positiven Sinne wahr; sie bestimmen über ihr eigenes Schaffen und sind sichtbar konstruktiv tätig. Angebotene Materialien, zeitliche und räumliche Begrenzung und behutsame technische oder thematische Vorgaben des Kunsttherapeuten helfen, sich in der Arbeit nicht zu verlieren. Mit Deutungen hält sich der Therapeut zurück; nicht im Aufarbeiten lebensgeschichtlicher Hintergründe liegt die Zielrichtung der stationären Krisenintervention, sondern in der Wiederherstellung gesunder psychischer Funktionen, welche die Selbstorganisation des Betroffenen unterstützen.

LITERATUR

Antonovsky A (1997). Salutogenese: zur Entmystifizierung der Gesundheit. Tübingen: dgvt.

Caplan G (1964). Principles of Preventive Psychiatry. New York: Basic Books.

Fabra M, Dannecker K (1990). Kurzzeitkunsttherapie in der Psychiatrischen Krisenintervention. Teil I. Musik-Tanz-Kunsttherapie 2: 76–83.

Jacobson GF (1974). Programs and techniques of crisis intervention. In: Arieti S (ed.). American Handbook of Psychiatry. Volume 2, Chapter 55. New York: Basic Books.

Menzel S (2004). Die Krisenstation am Atriumhaus – Chancen und Grenzen einer integrativen kurzzeitstationären Behandlung für Menschen mit schizophrenen Psychosen. In: Machleidt W, Garlipp P, Haltenhof H (Hrsg.). Schizophrenie. Behandlungspraxis zwischen speziellen Methoden und integrativen Konzepten. Stuttgart: Schattauer, S. 345–351.

Reiter L, Strotzka H (1977). Der Begriff der Krise. Psychiatria Clin 10: 7–26.

Schleuning G, Künstler R (2004). Krise und Krisenhilfe. In: Rössler W (Hrsg.). Psychiatrische Rehabilitation. Berlin: Springer, S. 681–697.

Schnyder U, Sauvant JD (2000). Krisenintervention in der Psychiatrie. Bern: Huber.

Werner EE, Smith R (2001). Journeys from Childhood to Midlife: Risk, Resilience and Recovery. Ithaca, New York: Cornell University Press.

Zubin J, Spring B (1977). Vulnerability – a new view of schizophrenia. J Abnorm Psychol 86(2): 103–124.

18.2 Die Toxikologie – ein integratives Behandlungsangebot

Florian Eyer

Im Folgenden wird die Integration von Psycho- und Kunsttherapie in die Abteilung für Klinische Toxikologie der Medizinischen Klinik 2 am Klinikum rechts der Isar der Technischen Universität München vorgestellt.

18.2.1 Beschreibung der Abteilung

Die Abteilung für Klinische Toxikologie & Giftnotruf München der Medizinischen Klinik 2 am Universitätsklinikum rechts der Isar geht auf das Jahr 1963 zurück. Primäres Ziel dieser Institution war und ist es, Patienten mit Vergiftungen aller Art und Schwere zu behandeln, in gewissem Rahmen auch psychiatrisch/psychosomatisch zu betreuen und, wenn nötig, an therapeutische bzw. psychiatrische Einrichtungen zu vermitteln. Die Abteilung verfügt über drei Untereinheiten:

- Der **bettenführende Teil** ist aufgeteilt in eine Intensivstation mit 5 Beatmungsbetten, eine geschützte Station mit 13 Betten und eine offene Station mit 10 Betten. Die Intensivbehandlungseinheit ist darauf spezialisiert, schwer und akut lebensbedrohlich vergiftete Patienten zu versorgen. Durch die Bevorratung der allermeisten, z. T. auf dem deutschen Markt nicht vorhandenen Gegengifte (z. B. ein Großteil auch exotischer Schlangenantiseren) und die Möglichkeit, spezielle Entgiftungsmaßnahmen (z. B. extrakorporale Eliminationsverfahren wie die Hämodialyse oder Hämodiafiltration) durchzuführen, ist hier eine optimale Versorgung von vergifteten Patienten gegeben.
- Das gut ausgestattete toxikologische **Labor** erlaubt das rasche Auffinden der meisten schädigenden Substanzen bei Vergiftungen durch unbekannte Noxen oder Drogen.
- Der **Giftnotruf München** vervollständigt das Behandlungs- und Beratungszentrum für Vergiftungen in Bayern, aber auch darüber hinaus. Auf diese Weise kann das Vergiftungsgeschehen, besonders auch in der Drogenszene, aufgrund einer Anhäufung von Anfragen beobachtet werden: z. B. die deutliche Zunahme der Einnahme von Pregabalin, neuen psychoaktiven Substanzen (NPS), „Legal Highs“ oder synthetischen Cannabinoiden (Kräutermischungen). Die Giftnotrufzentrale verfügt über Expertenwissen, das z. T. noch nicht in Lehrbüchern erschienen ist, indem sie intensive internationale Kontakte pflegt und die Vorhaltung der neuesten Literatur zu Vergiftungen gewährleistet.

Bei ca. 80 % der an der Abteilung behandelten Patienten handelt es sich um Menschen, die sich entweder in **suizidaler Absicht** vergiftet haben oder die eine **Abhängigkeit von psychotropen Substanzen bzw. Alkohol** aufweisen. Diese Klientel überlappt sich in weiten Bereichen, da Suizidalität bei Patienten mit Abhängigkeitserkrankungen häufig ist. Bei den restlichen Behandlungsfällen handelt es sich zu ca. 5 % um gewerbliche Vergiftungen (Unfälle in Laboratorien und der chemischen Industrie), zu ca. 5 % um Patienten mit umweltassoziierten Erkrankungen und zu ca. 10 % um Unfälle mit Gifttieren, Pflanzen- und Pilzvergiftungen.

Von Anfang an sah man sich auf dieser Abteilung mit der ganzen Wucht menschlicher Schicksale, also mit Personen, die mit ihrem Leben nicht mehr zurechtkamen und dringend psychologischer bzw. psychiatrischer Hilfe bedurften, konfrontiert. Um dieser Klientel gerecht werden zu können, gab es zwei Möglichkeiten: Man delegierte entweder die nicht somatisch bedingten Probleme an andere Fachgebiete, mit dem Nachteil, jeden Patienten mit überstandener Vergiftung oder jeden Patienten zur Entgiftung in eine psychiatrische Klinik verlegen zu müssen, oder man kümmerte sich selbst um deren Belange.

Früh entschloss man sich also, die Behandlung von suizidalen und abhängigen Patienten in die eigene Hand zu nehmen, und gründete Ende der 1960er-Jahre eine **geschützte Station,** in der die Patienten unter guter Beobachtung vor sich selbst bei fortbestehender Suizidalität geschützt, sie aber auch in Ruhe, ohne Verlegungsdruck, psychiatrisch betreut werden konnten. Diese Einheit entwickelte sich in vielfacher Richtung:

- Erstens konnten dort Patienten versorgt werden, deren Vergiftungsschweregrad – wie es bei Vergiftungen häufig der Fall ist – nur einer Überwachung, aber keiner Intensivtherapie, also keiner Beatmung oder anderer Organersatzverfahren bedurfte. Dazu zählen die meisten Drogen- und Alkoholvergiftungen, Vergiftungen durch Schlafmittel oder Analgetika.
- Zweitens konnten dort Patienten durch einen psychiatrischen Liaisondienst ohne Zeitdruck in Ruhe betreut und über das weitere Vorgehen beraten werden, da sie bereits an einem geschützten Ort untergebracht waren.
- Drittens wurden in dieser Station über die Jahre zunehmend auch Patienten mit Abhängigkeits-

erkrankungen versorgt, die unter geschützten Bedingungen untergebracht werden mussten oder wollten, also vorwiegend Patienten mit Abhängigkeiten illegaler Drogen, wie Opiate und Opioide, Kokain oder Amphetaminen.

Der **Aufnahmemodus** für diese dritte Gruppe entwickelte sich über die Jahre in drei Kategorien:

1. Patienten mit Drogenüberdosierungen, meist Opioid- oder Amphetaminüberdosierungen, die auf der Intensivstation behandelt werden mussten, werden nach erfolgreicher Therapie – entweder einer Beatmungstherapie oder einer wegen starker Agitation nötigen sedierenden Therapie – auf die geschützte Station verlegt. Unter dem Eindruck der lebensbedrohlichen Situation wird dort versucht, die Patienten zu weiteren therapeutischen Maßnahmen zu motivieren.
2. Patienten mit Abhängigkeitserkrankungen (meist Alkohol, Drogen oder Sedativa) melden sich spontan wegen einer krisenhaften Zuspitzung ihrer Lebenssituation (z. B. drohender Arbeitsplatzverlust, drohende Trennung vom Partner, drohende Gefängnisstrafe oder drohende Obdachlosigkeit) und bitten um Aufnahme. Für diese Gruppe konnte die Wartezeit bis zur stationären Aufnahme auf wenige Tage abgesenkt werden – oft gelingt auch eine sofortige Aufnahme in bestimmten Krisensituationen.
3. Suchtkranke Patienten mit geregelter Nachsorge, mit Therapieplatz, Aufnahmedatum und geklärter Kostenübernahme werden zur elektiven Entgiftung aufgenommen, wobei Alkohol- und Opiatentgiftungen in den gleichen Räumlichkeiten durchgeführt werden. Für diese Klientel gibt es eine Anmeldeliste, die rasch abgearbeitet wird. Die Patienten rufen täglich an und werden, sofern ein freies Bett zur Verfügung steht, sofort aufgenommen. Die Wartezeiten auf dieser Liste liegen meist bei wenigen Tagen.

Was zunächst erstaunlich wirken mag, dass hier nämlich eine Mischung aus suizidgefährdeten und suchterkrankten Klientelen gemeinsam behandelt und betreut wird, erweist sich als wenig problematisch, wenn man die hohe **Komorbidität zwischen Abhängigkeit und Suizidalität** bedenkt. Ungefähr 80 % der im geschützten Bereich behandelten Patienten haben also mehr oder weniger Probleme mit süchtigem Verhalten. Rund 20 % entfallen auf rein psychotische oder rein affektive Störungen.

Die **Abbruchrate** der Patienten mit Abhängigkeitserkrankung liegt beim Suchtstoff Alkohol unter 20 %, dabei handelt es sich meist um Patienten, die mit einem akuten „Rausch" aufgenommen wurden und am nächsten Tag wieder entlassen werden wollen. Von den gezielt aufgenommenen Ethanolabhängigen schließen nahezu 100 % die Entgiftung ab. Bei den Drogenabhängigen liegen die Zahlen naturgemäß sehr viel ungünstiger. Nur etwa 10 % der mit Überdosis unfreiwillig aufgenommenen Patienten schließen eine unmittelbare stationäre Entgiftung in der gleichen Einrichtung an. 50 % der im Rahmen einer Krisenintervention aufgenommenen Drogenabhängigen schließen die Entgiftung ab und werden erfolgreich in Therapie vermittelt. Etwa 90 % der geplanten und organisierten Entgiftungen, sowohl bei den Drogen- als auch bei den Alkoholabhängigen, treten eine Entwöhnungstherapie an.

18.2.2 Die geschützte Station

Die geschützte Station ist eine außerhalb psychiatrischer Einrichtungen einmalige organisatorische Einheit mit drei Funktionen:

- Internistische Überwachungsstation für leichte und mittelschwere Vergiftungen
- Station zur Rundumbetreuung von Abhängigkeitserkrankten mit Entgiftung, Behandlung von Entzugssyndromen und Krisenintervention
- Schutzraum für suizidale Patienten mit somatischer, psychiatrischer und psychologischer Betreuung und damit eine Art Kriseninterventionsstation für Suizidenten

Das Team dieser Station besteht aus dem Pflegepersonal mit 21 Planstellen, die einen Schichtdienst mit jeweils 2–3 anwesenden Pflegekräften rund um die Uhr abdecken, sowie zwei Sozialpädagogen, die tagsüber für Patientenkontakte und für Beratungen in sozialen Fragen, zur Therapievermittlung und Kostenregelung zur Verfügung stehen. Die medizinische Leitung liegt in der Hand eines Stationsarztes, der sich in internistischer Weiterbildung befindet und durch einen Oberarzt mit abgeschlossener internistischer Gebietsbezeichnung supervidiert wird. Flankiert wird er von einem Psychiater im

Liaisondienst, der ganztägig anwesend ist. Ergänzend steht an drei Wochentagen eine Psychologische Psychotherapeutin für Einzelgespräche (insbesondere für Personen mit posttraumatischen Belastungsstörungen), an zwei Wochentagen ein ärztlicher Psychotherapeut für Gruppentherapien (Motivationsgruppe) sowie eine Kunsttherapeutin für Kunsttherapieangebote zur Verfügung.

Der Tagesablauf auf der Station sieht neben den täglichen Visiten eine Mittagsbesprechung vor, bei der ein Informationsaustausch zwischen Internisten, Psychiater, Sozialpädagogen, Psychotherapeuten, Kunsttherapeutin und Pflegepersonal erfolgt.

Der Psychiater führt explorative Gespräche mit allen Patienten, die einen Suizidversuch unternommen haben, und legt das weitere Vorgehen fest. Er steht nicht unter dem Druck, wie dies oft bei anderen Intensiv- oder Aufnahmestationen der Fall ist, den Patienten so rasch wie möglich verlegen zu müssen. Solange der Patient bereit ist zu bleiben, hat er ausreichend Zeit, erstens mit dem Patienten im Sinne einer Krisenintervention zu arbeiten, zweitens ihm die bestmögliche Weiterbehandlung zu vermitteln. Dies führt dazu, dass die stationäre Einweisung in eine psychiatrische Klinik auf das notwendige Maß reduziert wird, dass gesetzliche Unterbringungen relativ selten werden und dass die Patienten zum großen Teil an ambulante Einrichtungen oder niedergelassene Psychiater oder Psychotherapeuten vermittelt werden können. Damit wird die von den Patienten oftmals gefürchtete „Psychiatrisierung" vermieden.

18

18.2.3 Prinzipien und Vorteile der Organisationsstrukturen für die unterschiedlichen Patientengruppen

Umgang mit Suizidenten

In der Abteilung für Klinische Toxikologie kann unter internistischer Ägide etwas geleistet werden, was sonst oft nur psychiatrischen Kriseninterventionsstationen vorbehalten ist, nämlich den Übergang von akuter Suizidalität zur **Suizidprävention** einzuleiten. Sowohl das Personal der Intensivstation als auch das Pflegepersonal der geschützten Station werden geschult, die verständlichen Gegenübertragungsreaktionen („Warum will der Patient sich weiter umbringen, wo wir doch so intensiv für sein Überleben gekämpft haben?") konstruktiv zu bewältigen. Jeder Patient wird angenommen, ob er uns nun Vorwürfe macht, weil wir ihn gerettet haben, ob er im Rahmen narzisstischer Kränkung die Therapie und das Umfeld abwertet oder ob er sprachlos in tiefster Depression verharrt. Er bekommt nicht das Gefühl vermittelt, dass man ihn hier nicht haben oder brauchen kann. Die oft auf internistischen Intensivstationen ablaufende Gegenübertragungsreaktion, dass man „bemitleidenswerte" Patienten, die nicht durch eigenes Verschulden schwer erkrankt sind, neben solchen zu betreuen hat, die sich selbst und „aus eigener Schuld und Schwäche" in diese Situation gebracht haben, wird vermieden.

Natürlich bedarf es des Fachwissens eines Psychiaters oder Psychologen, um die Suizidalität einzuschätzen. Dieses Gespräch erfolgt, sobald der Patient somatisch so weit gebessert ist, dass er der Exploration gewachsen ist. Häufig nimmt der Psychiater auch schon Kontakt mit dem Patienten auf, bevor dieser voll ins Leben zurückgeholt ist, also sich in der Aufwachphase befindet, um eine therapeutische Beziehung frühzeitig anzubahnen. Dieser frühe Kontakt erlaubt es auch, den Verleugnungstendenzen, die im Laufe der Wiederherstellung des labilen Selbstwertgefühls des Patienten häufig auftreten, entgegenzuwirken. Und es macht es dem Psychiater leichter, Schweregrad und Ernsthaftigkeit des Suizidversuchs einzuschätzen. Häufig kommt man nicht ohne Konfrontation mit den Patienten aus. Dies kann jedoch in einer Atmosphäre geschehen, in der sich der Patient angenommen fühlt und in der er seine Scham- und Schuldgefühle ablegen kann. In über 40 Jahren ist es auf dieser Abteilung extrem selten zu einem Suizid gekommen. Auch die Zahl der Suizidversuche, die auf der Abteilung erfolgten, war glücklicherweise sehr gering, abgesehen von Selbstbeschädigungen bei z. B. Patienten mit Borderline-Persönlichkeitsstörung.

Umgang mit Suchtpatienten

Der Umgang mit Suchtpatienten ist Aufgabe des gesamten Teams. Dem Psychiater oder Psychotherapeuten obliegt die Beurteilung der Komorbidität oder der gleichzeitig bestehenden Suizidalität.

Natürlich kann im Rahmen einer auf kurze Aufenthalte ausgelegten Entgiftungsstation nur der erste Schritt in Richtung Entwöhnungstherapie erfolgen.

Da sich die Patienten häufig in unterschiedlichen Phasen der Entgiftung befinden, ist eine genaue Tagesstrukturierung nicht einfach, aber notwendig. Ein Alkoholkranker, der ein heftiges vegetatives Entzugssyndrom entwickelt, kann weder zum Küchendienst eingeteilt werden noch sinnvoll die angebotenen Einzel- oder Gruppentherapien besuchen. Ein Opiatabhängiger, der auf Entzug ist und sich „grippig", „affig" und schlapp fühlt, kann schlecht zum Sport oder zur Kunsttherapie motiviert werden. Trotz dieser Schwierigkeiten ist es möglich, mit den Abhängigkeitserkrankten ein Programm zu gestalten. Dies zielt in der Sporttherapie darauf ab, dass sie ihre Körperlichkeit wieder erfahren und ihre Kräfte wieder kennenlernen. Die Kunsttherapie führt ihnen vor Augen, dass sie nicht alle Kreativität verloren haben und diese für sich entdecken und vielleicht sogar anwenden können.

18.2.4 Gruppentherapie

Die kunsttherapeutischen Sitzungen bestehen aus Maltherapie und gelegentlichen Museumsbesuchen. Die Kunsttherapeutin nimmt an den entsprechenden Tagen an der Mittagsbesprechung teil und bringt ihre Erfahrungen mit den Patienten und deren Bildern ein. Die Teilnahme an der Kunsttherapie ist Teil des Behandlungsvertrags, aufgrund häufiger körperlicher Schwächen der Klienten aber nicht immer umsetzbar. Die Patienten werden für die Kunsttherapie in der Mittagsbesprechung im Team bestimmt, eine halbe Stunde vor Therapiebeginn informiert und zur Teilnahme motiviert. Durch die Motivation mithilfe des Teams und des Behandlungsvertrags kann ein Großteil der Klienten zur Kunsttherapie bewegt werden. Nach jeder Sitzung wird ein Teil der Bilder im Aufenthaltsraum gezeigt und z. T. besprochen. Die Kunsttherapeutin wählt Bilder aus, die ggf. langfristig in Rahmung auf den Stationen ausgestellt werden.

Der Abteilungsleiter der Toxikologie sowie einige der Oberärzte und Fachärzte verfügen über eine suchtmedizinische und psychosomatische Zusatzausbildung. An zwei Nachmittagen pro Woche findet eine Motivationsgruppe statt, die von einem ärztlichen Psychotherapeuten und Facharzt für Psychiatrie und Neurologie geleitet wird. Wegen des raschen Wechsels der Gruppenmitglieder folgt er dabei nicht den strengen formalen Regeln der Gruppentherapie mit freier Interaktion und Minimalstrukturierung. Vielmehr soll der Patient in der Kommunikation mit den anderen Patienten im Hier und Jetzt darzustellen versuchen, welche Vor- und Nachteile seine Abhängigkeit für ihn hat, und über seine persönliche Lösungsstrategie nachdenken. Der Gruppenleiter ist nicht direktiv und nicht wertend, versucht die Gruppenmitglieder jedoch von Abschweifungen und Ablenkungen abzubringen. Es wird versucht, Widerstand gegen die Therapien abzubauen und das durch den Verlust des Suchtstoffes instabile Selbstwertgefühl auf das für den Patienten mögliche Niveau anzuheben. Hilfreich sind dabei die Berichte von Teilnehmern über ihre trockenen bzw. drogenfreien Phasen und ihre Therapieerfahrung. Diese Berichte dienen den anderen Gruppenteilnehmern zum Abbau von Ängsten vor der Entwöhnungstherapie. Die Erfahrung lehrt, dass diese Art der Gruppe besser vor Abbruch schützt als jegliche medikamentöse Intervention. Den Patienten wird ihre Autonomie belassen und die Angst vor der Abhängigkeit vom Therapeuten und von der Therapieeinrichtung reduziert. Es wird den Teilnehmern vermittelt, dass es gut ist, dass sie jetzt hier sind, um in dieser Regression ihre Hilfsbedürftigkeit zu akzeptieren.

In der vom Stationsarzt oder Oberarzt gehaltenen psychoedukativen somatischen Informationsstunde wird über somatische Folgeerkrankungen von Sucht aufgeklärt, sie dient der Aufklärung in der kognitiven Verarbeitung der Krankheit. Hier können die Patienten akzeptieren lernen, dass sie krank sind, was zum Abbau von Schuldgefühlen hilfreich ist. Auch können sie hier lernen, ihr Risikoverhalten zu reduzieren (z. B. durch „Safer Sex" und bessere Hygiene), und sie werden über die Wirkung von Medikamenten und die Indikation zu deren Einsatz informiert.

Abgerundet wird das Angebot an gruppentherapeutischen Aktivitäten durch eine von speziell ausgebildeten Pflegekräften geleitete Informationsgruppe zur Tagesstrukturierung und schließlich durch das sogenannte **Patientenforum,** in dem die Patienten vor allem ihre Probleme und Beschwerden vortragen können, einer von einer Theologin geleitete Gruppe, in der **Sinnfragen** mit allen dafür geeigneten Patienten diskutiert werden können, und einer täglichen Sportgruppe, betreut durch die Krankengymnasten des Hauses. Für Letztere verlassen die Patienten die Station und begeben sich in die Sporthalle.

18.2.5 Fazit

Die Abteilung für Klinische Toxikologie hat als internistische Einheit die Herausforderung eines biopsychosozialen Modells angenommen und behandelt nicht nur die somatischen Belange von Suizidenten und abhängigen Patienten. Das hat zur Einrichtung einer Spezialstation an dieser Abteilung geführt, die zur Krisenintervention und zur Entgiftung mit Motivationsarbeit und Therapievermittlung genutzt wird. Ermöglicht wurde dies durch den Aufbau eines psychiatrischen Liaisondienstes in enger Zusammenarbeit mit der psychiatrischen Klinik und durch die Installation zweier nur für diese Aufgabe vorgesehenen Sozialpädagogenstellen. In ganzheitlicher Art und weitgehend ohne Zeitdruck wird hier das somatische und psychische Leiden der Patienten behandelt.

Durch geschultes Personal, entsprechend aus- und weitergebildete Internisten als Chefarzt und Oberärzte, Psychotherapeuten, Einbringung von Seelsorge, Psychoedukation, Sport und Kunsttherapie werden die Patienten mit Abhängigkeitserkrankung auf weiterführende Therapien vorbereitet. Suizidenten werden in der Krise empathisch betreut und in weitere Behandlung vermittelt. Eine „Psychiatrisierung", die von vielen als Makel empfunden wird, kann so häufig vermieden oder die Angst vor psychiatrisch-psychotherapeutischen Institutionen abgebaut werden. So lässt sich eine zu frühe Delegation an einen anderen Personenkreis, der oft von den Patienten als Ablehnung verstanden wird, vermeiden.

18.3 „Kunstbahnhof" Toxikologie

Susanne Pirklbauer und Flora von Spreti

Seit einigen Jahren gibt es in der toxikologischen Abteilung des Klinikums rechts der Isar eine feste Teilzeitstelle für Kunsttherapie. Für die Anforderungen, die eine solche Krisenstation an einen Therapeuten stellt, sollte die dort tätige Kunsttherapeutin den Besonderheiten der therapeutischen Arbeit mit dieser schwierigen Klientel entsprechen und über genügend Stabilität, Abgrenzungs- und Strukturfähigkeit, kreative Fantasie, Sensibilität und Humor verfügen.

18.3.1 Rahmenbedingungen

Umsteigebahnhof „Tox"

Im Schnitt bleiben die Patienten, je nach Diagnose, der Menge und der Art des konsumierten Suchtstoffs, etwa 3–12 Tage auf der toxikologischen Station. Die Teilnahme an den therapeutischen Gruppen ist Teil des Behandlungsvertrags, doch aufgrund häufiger körperlicher Schwächezustände der Patienten können manche selbst ein so niederschwelliges Angebot nicht wahrnehmen (➤ Kap. 18.1).

Auf der Station herrscht ein Kommen und Gehen im raschen Wechsel, eine krisenhafte Lebensreise, deren Umsteigebahnhof die „Tox" ist. Die Länge eines Aufenthalts auf der „Umsteigestation" hängt vom jeweiligen gesundheitlichen Status der Patienten ab. Nach einem Suizidversuch z. B. werden manche Patienten auf eine psychiatrische Station verlegt oder nach guter Stabilisierung in der toxikologischen Abteilung zu einer psychotherapeutischen Behandlung überwiesen. Andere gehen nach ihrer Entgiftung, wenn sie wieder „clean" sind, in stationäre oder ambulante Suchtbehandlung. Doch manche von ihnen, die in Drogendelikte verwickelt sind, wandern auch ins Gefängnis.

In der akuten Krisensituation dieser Station kann Kunsttherapie nur ein sehr offenes Angebot sein, an dem die Patienten ein- bis dreimal während ihres kurzen Aufenthalts teilnehmen können. Seelisch und meist auch körperlich erschüttert, ist es für die

Teilnehmer an der Kunsttherapie ein großer Schritt, sich erstmals wieder in eine Gruppe zu integrieren, sich auf die Gestaltung einzulassen und sich im Bild zu zeigen, denn viel Schmerz und negative Emotionen wie Misstrauen, Selbstvorwürfe, Suchtverlangen und Perspektivlosigkeit liegen hier förmlich in der Luft.

So ist auch nicht jeder bereit, sich kurz nach einem Suizidversuch oder nach lebensbedrohlichem Drogenkonsum mit „popligen Malstiften" abspeisen zu lassen. Abwehr und Entwertung sind auf dieser Station das tägliche Brot, denn der Selbstwert der Betroffenen ist, um es umgangssprachlich auszudrücken, „im Keller" und manchmal auch wohl noch viel tiefer gesunken.

Motivation zur Kreativität

Schwestern und Pfleger weisen schon am Bett des Patienten auf die Kunsttherapiegruppe der Station hin. Etwa ½ Stunde vor Therapiebeginn informiert auch die Kunsttherapeutin die Patienten und versucht, diejenigen, die nach Absprache mit dem Arzt oder Pflegepersonal für die Gruppe stabil genug sind, für das Gestalten zu motivieren. Stark intoxikierte Teilnehmer können verständlicherweise nicht an der Gruppe teilnehmen.

Die Reaktionen der Patienten auf das kunsttherapeutische Angebot reichen von freudig überrascht, interessiert, dankbar für Ablenkung bis hin zu Verweigerung, Spott und Ablehnung. Ohne die handfeste Unterstützung des Pflegeteams wären erst einmal sicher sehr viel weniger Patienten bereit, sich auf das Malen einzulassen!

Gruppe und Material

Die Kunsttherapie findet zweimal in der Woche – einmal am Nachmittag und einmal am Abend – für jeweils 90 Minuten auf der geschlossenen Station der Toxikologie statt. Durch den schnellen Wechsel der Patienten (s. o.) variiert die Gruppengröße häufig zwischen einem und zu zwölf Teilnehmern.

Da es keinen eigenen Gestaltungsraum gibt, wird das kunsttherapeutische Atelier im Aufenthaltsraum, der auch Raucher- und Fernsehraum ist, eröffnet. In der Therapiezeit gehört dieser Ort allein der Kunst. Es gibt kein Fernsehen und kein Rauchen. In einigen Fällen stößt dies natürlich auf vehementen Protest, mit dem die Kunsttherapeutin zugunsten einer ungestörten Therapiezeit geschickt umgehen muss.

Es stehen sechs Plätze zur Verfügung; finden sich mehr Patienten ein, wird einfach um einen Tisch erweitert. In diesem kunsttherapeutischen Rahmen gibt es nur ein begrenztes Materialangebot – zu viel würde die Patienten angesichts der Kürze der Therapie überfordern. Es stehen Wasser- und Aquarellfarben, Ölpastellkreiden, Acrylfarben, Farb- und Bleistifte in guter Qualität zur Verfügung. Als Papierformat wird von den Patienten meistens DIN A4, seltener DIN A3 verlangt; größere Formate mit ihrer weißen leeren Fläche überfordern die Patienten.

Es hat sich bewährt, neue Teilnehmer zu Beginn danach zu fragen, ob und wann sie das letzte Mal gemalt oder gezeichnet haben. Dadurch werden Erinnerungen geweckt – positiver, manchmal auch negativer Art –, doch das Gespräch wird dadurch in eine Richtung jenseits von Suizid und Sucht gelenkt. Weiter wird fast jedes Mal eine Einführung in die „Materialkunde" und die unterschiedlichen Anwendungsmöglichkeiten der Materialien von den interessierten Teilnehmern an der Kunsttherapie eingefordert.

Diejenigen, die schon Erfahrung mit dem „Kunst-Machen" gesammelt haben, berichten den „Neuen" darüber und nehmen ihnen so die erste Scheu vor dem Unbekannten und Ungewohnten.

In der Gesprächsrunde am Anfang der Stunde gibt es den Raum, Hemmungen und Ängste vor dem Gestalten anzusprechen. Das ist besonders wichtig, denn die Angst vor dem Malen oder eigentlich vor dem Versagen ist gerade bei diesen Menschen sehr groß. Nach einem erneuten Alkoholrückfall, einem erneuten Suizidversuch – und viele Patienten kommen des Öfteren – ist deren Frustrationstoleranz auf dem Tiefpunkt.

Bildthemen

Vor Beginn jeder Gruppe hat die Kunsttherapeutin mehrere Bildthemen im Hinterkopf. Diese Bildthemen sollten jedoch immer mit der jeweiligen Gruppenstimmung abgeglichen werden, um den sich stetig ändernden Situationen Rechnung zu tragen. Über den Erfahrungsaustausch der Teilnehmer untereinander entstehen manchmal auch Themen, die von allen aufgenommen werden können. Gemeinsame Bildthemen bieten gerade für diese offene Gruppe Struktur und Gemeinsamkeit (von Spreti 2005).

Gestalterisch ganz Ungeübte lassen sich erst einmal durch das Ausprobieren von verschiedenen Materialien, das Anlegen von Farbflächen oder das bildnerische Nachempfinden einer Kunstpostkarte zum Gestalten animieren. Einige wenige Teilnehmer äußern den Wunsch, eigenständig – ohne Themenvorgabe – zu arbeiten. Ein Patient begründete dies so: „Unsere Freiheit ist durch unsere Gesamtsituation sowieso schon so eingeschränkt, und da möchte ich wenigstens im Malen frei sein!" Diese Aussage ist nachvollziehbar, denken wir nur einmal an die schweren Einschränkungen einer Suchtproblematik sowie die notwendigen, doch von vielen auch als einengend und kränkend empfundenen Lebensbedingungen auf einer geschlossenen Station.

In der Stunde

Lassen die Konzentrationsfähigkeit und die innere Getriebenheit der Patienten es zu, wird eine ganze Stunde gemalt. Im Raum entsteht während dieser Zeit eine erstaunlich beruhigte Atmosphäre, in der die Hinwendung der Malenden zur eigenen Gestaltung und somit zu sich selbst spürbar wird. Freude am Malen und die vorsichtig versuchte Integration innerer Themen in das eigene Bild bestimmen das gestalterische Tun. Darüber hinaus entstehen Gespräche unter den Teilnehmern sowie eine ganz neue gegenseitige Wahrnehmung. Die oft so entwerteten, aber auch sich selbst entwertenden Patienten bestärken sich hier gegenseitig in ihrer bildnerischen Arbeit.

In jeder Therapieeinheit gibt es ein anderes Gruppengefüge und eine andere Bereitschaft, künstlerisch zu arbeiten. Das setzt eine hohe Flexibilität und die gelassene Geduld der Therapeutin voraus sowie eine immer wache Neugier auf das jedes Mal ein wenig andere Beziehungsgefüge und die daraus resultierende Dynamik in der Gruppe.

Therapeutische Haltung

Hierfür wurde der Begriff „**Kongruenz**" geprägt.

Wie beim Friseur ...

Während der Kunsttherapie äußerte eine Patientin eines Tages, ganz ergriffen von ihrer Assoziation: „Jetzt weiß ich's: Es ist ja hier wie beim Friseur!" Die Aussage löste bei der Kunsttherapeutin zuerst einmal Verunsicherung aus, und fast fühlte sie sich davon ein wenig gekränkt. Doch dann sprach die Patientin weiter und schwärmte von der angenehmen, entspannten Atmosphäre beim Friseur, von dem gemeinschaftlichen Erleben des gemütlichen Austauschs und „Ratschens" und dem Gefühl von Besonderheit und Schönheit nach dem Friseurbesuch. Diese Aussage spricht absolut für die Kunsttherapie! Auch der Kunsttherapeutin offenbarten sich nun die Parallelen zwischen einem Coiffeurbesuch und einer gelungenen Stunde mit den „Tox-Patienten" in der Kunsttherapie.

In der gelösten Atmosphäre des Gestaltens entwickeln sich durch und über die gemeinsame malerische Tätigkeit hinaus manchmal ganz andere Gesprächsthemen, als sie sonst auf der Station üblich sind. Es findet ein lebhafter Austausch über die Bilder statt, Beziehungen knüpfen sich, es wird gelacht, und so erlaubt das gemeinsame Malen eine kurze Pause von Destruktivität, Selbstzerstörung und Suchtdruck.

Aber natürlich läuft nicht jede Stunde „wie beim Friseur". Immer wieder wird auch über das „Recht, sich umzubringen" diskutiert und ausgiebig über die „Entmündigung" durch das „Eingesperrtsein auf der Geschlossenen" geklagt. Die Kunsttherapeutin übernimmt dann die Position des abgegrenzten, unparteiischen Moderators. Sie muss streng darauf achten, dass der Rahmen gewahrt bleibt und die negativen Emotionen nicht verbal „überkochen", sondern ihren Raum im Bild finden. Es ist ein stetiges Austarieren, ein Pendeln zwischen den realistisch gesprochenen, oft negativen verbalen Aussagen und der von der Kunsttherapeutin angeregten „Auslagerung" der destruktiven Inhalte in das ich-fernere Bild. Auch in einem nur negativ gemeinten Bild finden sich Ressourcen, und wenn es „nur" die innere

Auseinandersetzung des Malenden mit seinem eigenen Konflikt ist.

Sind einzelne Teilnehmer nicht besonders motiviert, sich auf die Kunsttherapie einzulassen, gibt es schon zu Beginn den Kampf im jetzt zum Atelier mutierten Raum um das Rauchen oder das Verfolgen einer Fernsehserie. Hier werden die Grenzen schon im Vorfeld ausgetestet („Mal sehen, ob die Therapeutin umfällt!"). Mit gutem Stand, guter Tagesverfassung, Unterstützung des Teams und viel Humor lassen sich diese Situationen meist bewältigen, und im furchtbaren/fruchtbaren Konflikt mit einigen der Patienten entsteht schon der erste Bezug zum Gestalten. Manchmal protestieren genau diejenigen am lautesten, die dann den Kontakt zur Kunsttherapie besonders suchen und am zuverlässigsten daran teilnehmen. Denn eine negative Annäherung ist auch eine Beziehungsaufnahme. Boykottiert jemand die „Kunst" vollständig, wird ihm das Verlassen des Raumes nahegelegt.

18.3.2 Sehen, was ist – die Bilderwand

In den ersten Tagen des kunsttherapeutischen Angebots auf der „Tox" wurden nach der Therapie die Bilder von vielen Teilnehmern zerrissen und weggeworfen. Auch die gegenseitigen Kommentare der Maler zu ihren Bildern waren zynisch und destruktiv. So erschien es gerade an diesem Ort wichtig, dem Bemühen und der Leistung der Teilnehmer, sich auf die Kunsttherapie einzulassen, anzuerkennen und zu würdigen und die Bilder nicht einfach ungesehen und unkommentiert im Raum zu hinterlassen. Inzwischen ist dies kein Thema mehr; der Raucherraum ist immer mit vielen Bildern geschmückt, und die Befürchtungen der Kunsttherapeutin, man könne in diesem speziellen Setting vielleicht überhaupt keine Bilder aufhängen, wurden unerwartet widerlegt. Nicht immer, aber in den meisten Fällen ist es außerdem möglich, eine kurze Bildbesprechung am Ende der Stunde abzuhalten.

Die Teilnehmer kennen sich trotz der begrenzten Zeit ihres Aufenthalts untereinander sehr genau und besser als die Therapeutin. Sie erleben sich gegenseitig vom absoluten Tiefpunkt ihres Befindens bei Einlieferung in die Klinik bis hin zur Stabilisierung und zur Entlassung. Bei der Bildbesprechung kommt daher manchmal eine sehr ehrliche und auch positive gegenseitige Rückmeldung zustande, und es ist erstaunlich, zu erleben, wie deutlich sich die Patienten gegenseitig wahrnehmen. Dieser positive soziale Aspekt der Gruppe, unter den erschwerten Behandlungsbedingungen einer Toxikologie, kann gar nicht hoch genug geschätzt werden.

18.3.3 Aus der Betäubung der Sinne zum sinnlichen Gestalten

Der kunsttherapeutische Auftrag auf dieser Station besteht nach der Überzeugung der Kunsttherapeutin auch darin, eine Atmosphäre zu schaffen, die möglichst frei von Angst ist und in der es die Chance gibt, Neues zu wagen. Nach einer völligen Selbstaufgabe, wie es z. B. bei einem Suizidversuch der Fall ist, empfinden es die Patienten oft wie ein Wunder, sich selbst wieder als schöpferisch handelnde Personen zu erfahren.

Im Gegensatz zum sonstigen destruktiven Verhalten trägt diese neue Erfahrung der Gruppenteilnehmer dazu bei, eine konstruktive, klar strukturierte Situation zu bewältigen. Innerhalb der Gruppe Anteilnahme und Wertschätzung zu erleben lässt auch das Selbstwertgefühl der Patienten wieder ein wenig wachsen.

Die Kunsttherapie bietet dafür Raum, sozusagen ein „Übungsfeld" an, das die Erlaubnis gibt zum „Sich-Zeigen", soweit es die Scham des Gestalters zulässt. Das „Sich-Zeigen" wird dadurch erleichtert, dass es nicht in der verbalen konfrontativen Aussage stattfinden muss, sondern über das distanziertere Medium des Bildes geschieht.

Der Gestaltungsprozess ist als strukturierendes Element ebenfalls eine Gegenbewegung zu dem oft versteckten Agieren des Alkoholikers. In der entstandenen Gestaltung muss er, im wahrsten Sinne des Wortes, Farbe bekennen und sich zeigen mit dem, was im Augenblick seine Realität oder auch seine unrealistischen Fantasien sind. Je nachdem, wie intensiv sich die Maler darauf einlassen können, bietet diese ressourcen- und handlungsorientierte Therapieform ein gutes Übungsfeld, sich in den vielen einzelnen Entscheidungsprozessen während des Gestaltens als aktiv Handelnder wahrzunehmen.

Das eigene Werk an der Bilderwand, in seiner absoluten Einmaligkeit und Unverwechselbarkeit inmitten der Gestaltungen der anderen Maler als Eigenes wahrzunehmen und sich selbst als Zugehöriger zu erkennen schafft wieder ein kleines Stück verloren gegangener Autonomie. „Das ist seit Langem wieder das erste Mal, dass ich selber etwas produziere!", sagt einer der Maler zufrieden nach der Kunsttherapie. Der Kommentar eines anderen Teilnehmers an der Kunsttherapie dazu: „Und dass du es länger als 5 Minuten ohne Zigarette und Dauerzappen aushältst, hätte ich nie gedacht …"

18.3.4 Resümee

Das kunsttherapeutische Angebot auf der toxikologischen Abteilung ist im Vergleich zu einer langjährigen Sucht- oder Lebensgeschichte eine sehr kurze, minimale Intervention.

Ständig wechselnder Kontakt, schnelle Beziehungsaufnahme mit Menschen in einem gesundheitlich sehr schlechten Zustand und ein ständiger Neuanfang der kunsttherapeutischen Gruppe sind für den Therapeuten eine nicht immer leicht zu bewältigende Herausforderung. Daher ist es hilfreich, wenn der Therapeut von Zeit zu Zeit die eigenen Vorstellungen über die Wirksamkeit seines therapeutischen Handelns realistisch überprüft, um sich auch von überhöhten Erwartungen an sich selbst oder an die Patienten zu distanzieren.

Eine große Unterstützung für die Kunsttherapie ist das kooperative Arbeitsklima auf der Station und die offene Haltung des gesamten Teams gegenüber dem neuen kunsttherapeutischen Angebot.

LITERATUR

Samenkorn Torke B (2003) Abschlussarbeit: Kunsttherapie mit einem drogenabhängigen Jugendlichen. Frankfurt/M.: Ausbildungsinstitut für klientenzentrierte Psychotherapie und personenzentrierte Pädagogik gem. GmbH.

von Spreti F (2012). Die Akutstation. In: von Spreti F, Martius P, Förstl H (Hrsg.). Kunsttherapie bei psychischen Störungen. 2. A. München: Elsevier Urban & Fischer, S. 243–248.

18.4 Ambulante Behandlung von Patienten mit schweren Persönlichkeitsstörungen

Michael Rentrop und Dorothee Burgemeister

18.4.1 Einleitung

Michael Rentrop

Nach den Pionierarbeiten von O. F. Kernberg und Mitarbeitern, die sich seit den 1960er-Jahren mit den zunächst vorzugsweise langfristig-stationären und später den ambulanten Behandlungsmöglichkeiten von Menschen mit schweren Persönlichkeitsstörungen gewidmet haben, ist ab Mitte der 1980er-Jahre eine intensive Beschäftigung der Psychotherapieforschung mit diesen Störungsbildern zu beobachten. Zwischenzeitlich liegen vier manualisierte störungsspezifische Psychotherapien unterschiedlicher Schulen vor. Dabei konnte die dialektisch-behaviorale Therapie (DBT) nach M. Linehan bislang die überzeugendsten Nachweise ihrer Wirksamkeit anhand randomisierter, kontrollierter Therapiestudien (RCTs) erbringen (Therapiemanual: Linehan 1993; Bohus 2002). Ebenfalls durch zwei oder mehr RCTs wird die Wirksamkeit der übertragungsfokussierten Psychotherapie (TFP, Kernberg und Mitarbeiter, z. B. Clarkin et al. 1998; Döring et al. 2010), der mentalisierungsbasierten Therapie (MBT, Bateman und Fonagy 1999) sowie der Schematherapie (SFT, Young 1999) gestützt.

Zeitweise standen diese Verfahren in einem Konkurrenzkampf, mit dem Versuch, die Wirksamkeit eines Verfahrens in Studien herauszustellen und jeweils einer anderen Methode ihre Effektivität oder auch die praktische Anwendbarkeit oder Wirtschaftlichkeit abzusprechen (z. B. Giesen-Bloo 2006). Aus der Perspektive eines Klinikers wurde dabei früh klar, dass sich die Verfahren einerseits ergänzen, eine Annäherung an die gleiche, facettenreiche Problematik aus unterschiedlichen Perspektiven erfolgt und andererseits eine Auswahl an Behandlungsmethoden die Wahrscheinlichkeit erhöhen wird, für individuell unterschiedlich Betroffene einen jeweils stimmigen Ansatz zu finden. Eine grafische Darstellung der Ausgangsüberlegungen und gemeinsamen

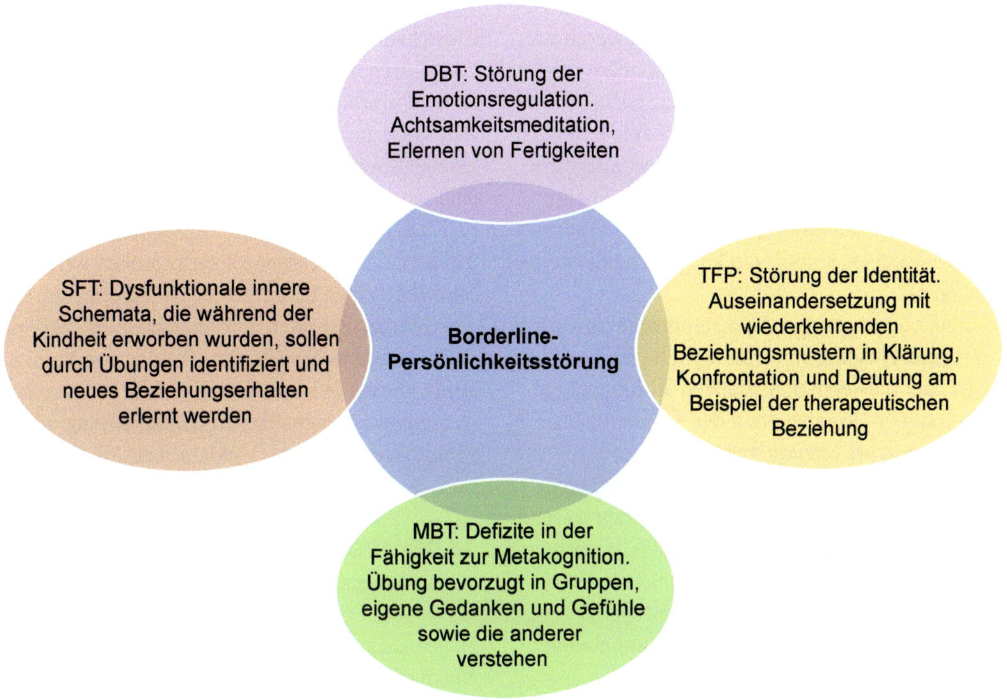

Abb. 18.3 Störungsspezifische Therapiemodelle, Störungsschwerpunkt und Behandlungsfokus

Endstrecke der störungsspezifischen Psychotherapien der Borderline-Persönlichkeitsstörung findet sich in ➤ Abb. 18.3.

18.4.2 Grenzen der Anwendung störungsspezifischer Therapien

Michael Rentrop

Wissenschaftliche Untersuchungen stimmen darin überein, dass ein entscheidender Vorteil störungsspezifischer Methoden der Psychotherapie in der höheren Haltequote für Patienten liegt. Während nicht störungsspezifische Therapien bei der Behandlung von Menschen mit einer Persönlichkeitsstörung Abbruchraten von bis zu 70 % aufweisen, bleibt in den störungsspezifischen Verfahren ein Anteil von ≥ 50 % der Betroffenen bis zum Ende der Behandlungszeit in Therapie (z. B. Döring et al. 2010).

Schwierigkeiten ergeben sich hierbei jedoch aus der Tatsache, dass damit immer noch eine beträchtliche Zahl von Patienten vorzeitig aus dem Behandlungsprozess fällt und darüber hinaus – auch nach Ende eines Stundenkontingents vom Kostenträger genehmigter Therapiestunden – bei vielen Patienten weiterer psychotherapeutischer Behandlungsbedarf besteht. Diese Weiterbehandlungen können nur unter Schwierigkeiten, etwa durch Wechsel des Therapieverfahrens, beantragt werden bzw. werden von den Kostenträgern nicht mehr genehmigt.

Aufseiten des Behandlungsangebots ist der Anteil an Therapeuten mit einer spezifischen Qualifikation zur Behandlung von Menschen mit Persönlichkeitsstörungen weiterhin gering, sodass von einem Mangel an ambulanten Behandlungsmöglichkeiten auszugehen ist. Zudem lehnen Therapeuten nicht selten die Behandlung von Patienten mit Persönlichkeitsstörungen ab (Jobst et al. 2010).

18.4.3 Patienten mit erhöhtem Behandlungsbedarf

Michael Rentrop

Aufseiten der Patienten treten Konstellationen hinzu, die eine geregelte ambulante psychotherapeutische Behandlung in einem 1- oder 2-stündigen wöchentlichen Behandlungsrhythmus erschweren oder unmöglich machen. Dabei sind insbesondere folgende Aspekte zu nennen:

- Multimorbide und anhaltend erkrankte Patienten mit Persönlichkeitsstörungen (insbesondere mit zusätzlichen schizophrenen Psychosen, Suchterkrankungen, unbewältigten komplexen Traumafolgestörungen, komplexen körperlichen Erkrankungen)
- Patienten mit geringer Frustrationstoleranz, etwa mit einer Neigung zu verbal aggressiven Reaktionen oder schweren dissoziativen Störungen, die Psychotherapieeinheiten in der üblichen Länge von 50 min pro Sitzung nicht tolerieren
- Patienten, deren Vorbehandlungen durch eine Vielzahl von „Notfallsituationen" geprägt waren, sodass keine Behandlungskontinuität hergestellt wurde oder die Auseinandersetzung mit den eigentlich relevanten, im Hintergrund der Störung stehenden Themenbereichen durch anhaltende Notfälle nicht zustande kam
- Patenten mit einer Intelligenz im unteren Bereich der Normalbegabung
- Patienten mit anhaltenden Suchterkrankungen

18

18.4.4 Alternative psychiatrische Behandlungsmöglichkeiten

Michael Rentrop

Die oben skizzierte Patientengruppe benötigt einen langfristigen und erhöhten Aufwand an psychiatrischer Begleitung, der von niedergelassenen Psychiatern überwiegend nicht geleistet werden kann und daher bevorzugt in das Feld der Psychiatrischen Institutsambulanzen (PIA) fällt. In diesem Umfeld soll eine langjährige, kontinuierliche ambulante Begleitung sichergestellt werden, deren Umfang und Behandlungselemente an den jeweiligen Bedarf angepasst werden können. Stationäre Behandlungen sollen dabei sowohl aus Kostengründen vermieden werden als auch aus der Tatsache heraus, dass anhaltende oder vielfache stationäre Behandlungen nicht selten in einen Zustand einer abhängig-hospitalisierten Haltung münden, die für die Patienten in jeder Hinsicht ungünstig ist.

Die Ziele der ambulanten Behandlung sind stets überschaubar und gemeinsam mit dem Patienten zu vereinbaren; in regelmäßigen Abständen sollen diese dann überarbeitet werden. Hochgesteckte Therapieziele einer ambulanten Psychotherapie, etwa eine generelle Überwindung der Borderline-Struktur, sind dabei nicht primär sinnvoll. Vielmehr sollen zeitlich und inhaltlich erreichbare, alltagsorientierte und für den Betroffenen relevante Ziele formuliert werden. Ein Modell für einen derartigen Behandlungsansatz bietet das **General Psychiatric Management (GPM)** nach Gunderson und Mitarbeitern (Gunderson und Links 2014), dessen Wirksamkeit ebenfalls in einer hochwertigen wissenschaftlichen Untersuchung nachgewiesen werden konnte (McMain et al. 2009).

18.4.5 Praktische Durchführung

Michael Rentrop

Folgende Elemente lassen sich im Umfeld einer PIA zu einem integrativen Gesamtkonzept zusammenfügen:

- Stützende ambulante psychiatrische Behandlung mit 1- bis 2-wöchentlichen Terminen von jeweils bis 30 min Dauer
- Gezielter Einsatz psychoedukativer Elemente (z. B. nach Rentrop et al. 2006)
- Themenschwerpunkte (abgeleitet aus den störungsspezifischen Behandlungsverfahren): Abschätzen der suizidalen Gefährdung; Maßnahmen zur Begrenzung von Selbstverletzungen und selbstschädigendem Verhalten; Aufrechterhaltung der ambulanten Behandlung und Vermeidung stationärer Therapien; Aufbau einer sinngebenden Tagesstruktur; Arbeit an der sozialen Integration/sozialen Beziehungen
- Bei Indikation: medikamentöse Behandlung
- Bei Indikation: zusätzliche Gruppentherapieverfahren (z. B. Abstinenzprogramme, Training sozialer Kompetenzen, Antiaggressionstraining)
- Spezialtherapeuten (Kunsttherapie, Ergotherapie, insbesondere zum initialen Aufbau einer Tagesstruktur)
- Sozialpädagogische Beratung (Rückführung in ein Arbeitsumfeld, Hilfe und Beratung bei Anträgen, Behördenangelegenheiten/Versicherungen)
- Ggf. Begleitung bei medizinischen Behandlungen

Im Folgenden soll eine Fallvignette eine derartige Behandlung illustrieren. Da bei dieser Patientin die Kunsttherapie als Element der Behandlung eine besondere Rolle gespielt hat, wird in ➤ Kap. 17.4.6 aus dieser Behandlung berichtet.

Fallbeispiel

Frau A. (32) ist seit 4 Jahren in ambulanter Behandlung in einer Institutsambulanz. Sie ist das erste zweier Kinder einer Akademikerfamilie. Frau A. kam mit einer erblichen Bindegewebserkrankung zur Welt, die von der Familie weitgehend ignoriert wurde, für die Betroffene jedoch unmittelbar eine Außenseiterposition in der Familie nach sich zog. Zunächst kompensierte sie diese Stellung innerhalb des sozialen Umfelds durch schulische Anstrengungen, die einen frühzeitigen Schulabschluss und den Beginn eines anspruchsvollen Hochschulstudiums ermöglichten. Nach Zusammenbruch dieser Kompensationsmöglichkeit erfolgte im 17. Lebensjahr erstmals ein Suizidversuch mit anschließender stationärer kinder- und jugendpsychiatrischer Behandlung. In diesem Rahmen wurde der V. a. das Vorliegen einer Persönlichkeitsstörung geäußert.

Infolge der Klinikbehandlung wurde der Kontakt von der Familie weitgehend eingestellt, sodass die Jugendliche vorübergehend auf der Straße lebte. Eine berufliche Ausbildung kam nicht zustande, auch unter dem Eindruck der nachlassenden körperlichen Gesundheit, die inzwischen zu chronischen Schmerzen und der weitgehenden Benutzung eines Rollstuhls geführt hat. Der Lebensweg der Patientin ist durch viele, teils langfristige psychiatrische Klinikaufenthalte gekennzeichnet. Frau A. konnte dabei nie eine so weitgehende Stabilität erreichen, dass eine stationäre störungsspezifische Behandlung möglich geworden wäre. Alle Versuche, etwa eine stationäre DBT-Behandlung durchzuführen, scheiterten an Krisen, verbal-aggressiven und autoaggressiven Handlungen. Der Versuch, ihr langfristig ein Leben in einer offen geführten therapeutischen Wohngemeinschaft zu ermöglichen, scheiterte an Alltagskonflikten, denen sich die Mitarbeiter der Wohngemeinschaft nicht gewachsen sahen.

Im Anschluss an einen weiteren psychiatrischen Klinikaufenthalt auf einer geschlossenen Akutstation erfolgte als „Ultima Ratio" die Unterbringung in einem weitab jeglicher Großstadt gelegenen geschlossenen Heim. Dieser Schritt führte erstmals zu einem konstruktiven Widerstand von Frau A., die einen Abbruch der geschlossenen Behandlung und die Aufnahme in ein betreutes Wohnen in einer Einzelwohnung erreichen konnte. Die damit verbundene, regelmäßig an zwei Terminen pro Woche stattfindende ambulante Therapie war zunächst von schwerem Misstrauen und verbalen Entgleisungen geprägt. Insbesondere fühlte sich die Betroffene immer wieder verraten, hintergangen, für Entwicklungen verantwortlich gemacht, die ihren Alltag bestimmten. „Aha, Sie glauben also wieder, dass ich schuld bin …" war oft der Beginn heftiger Beschimpfungen und lauten Geschreis. Einmal schleuderte die Patientin dem Psychiater in ihrer Wut einen schweren Locher entgegen, den sie zufällig zu fassen bekommen hatte. Im weiteren Verlauf gelang ein schrittweiser Ausbau der Fähigkeit, problematische Themen anzusprechen und eine basale Neugier für die eigene „innere Welt" zu erzeugen, was es mit sich brachte, dass die Betroffene schrittweise eigene Gefühle und Gedanken von den Einstellungen und Motiven anderer Menschen abzugrenzen lernte. Damit verbunden war im Alltag ein Abbau paranoid anmutenden Misstrauens, jedoch blieb diese Haltung in Krisensituationen bislang weitgehend bestehen, sodass es immer wieder zu Notfallsituationen kommt. Verbunden mit einem auch in aussichtslosen Lagen aufrechterhaltenem heftigen Widerstand von Frau A. gegenüber Autoritäten führt dies zu wiederholten Zwangseinweisungen in psychiatrische Akutstationen nach Auseinandersetzungen mit der Polizei. Letztlich bleibt eine weitere, zeitlich zunächst unbefristete ambulante Behandlung Mittel der Wahl, die Situation von Frau A. zu stabilisieren, ihr Überleben zu sichern und schrittweise kleine Fortschritte zu ermöglichen. Hinsichtlich der Tagesstruktur hat Frau A. über knapp 3 Jahre regelmäßig Kunsttherapie wahrgenommen, aus der im Folgenden berichtet wird. Zwischenzeitlich geht sie einer Ergotherapie nach und schreibt an einem Buch.

18.4.6 Kunsttherapie im ambulanten Setting mit einer Borderline-Patientin

Dorothee Burgemeister

In der hier geschilderten Behandlung mit Kunsttherapie stehen, wie im Fallbeispiel in ➤ Kap. 17.4.5 beschrieben, die Erweiterung des eingeschränkten Lebensraums der Patientin und die Gestaltung qualitätsvoller Lebenszeit im Fokus.

Fallbeispiel

Begleitend zur ambulanten Therapie in der Psychiatrischen Klinik des Universitätsklinikums rechts der Isar wird die Patientin aus ➤ Kap. 17.5.1 vom behandelnden Psychiater an die Kunsttherapeutin überwiesen.

Vereinbarungen

Für die Patientin soll sich vor allem abseits ihrer destruktiven, instabilen Affektivität ein neuer kreativer Raum eröffnen. Vom behandelnden Psychiater erfährt die Therapeutin vom Ausmaß des aggressiven und autoaggressiven Verhaltens, auch in den Beziehungen. Um die rahmengebenden Bedingungen zu besprechen, wird ein Treffen zwischen der Patientin, der Kunsttherapeutin und dem behandelnden Psychiater vereinbart.

Wichtig ist, dass die Patientin die Termine zu den verabredeten wöchentlichen 90-minütigen Sitzungen zuverlässig einhält und dass sie bei der Therapeutin persönlich absagt, falls sie einen Termin nicht einhalten kann. Destruktive Emotionen sollte Frau A. möglichst nur auf dem Papier ausagieren.

Diesen gemeinsam besprochenen Vereinbarungen stimmt die Patientin unter anfänglich größerem Widerstand zu. Ihr generelles Misstrauen und ihr großer Anspruch an ihre Behandler sind schon jetzt spürbar. Das von der Patientin übertragene Gefühl der Abneigung und des Misstrauens macht der Therapeutin schon vor Beginn der therapeutischen Arbeit bewusst, dass es erst einmal um die Gestaltung von Beziehung gehen muss. Im weiteren Verlauf der Therapie kann das Gefühl eines spürbaren Unbehagens und Misstrauens von der Therapeutin vorsichtig angesprochen werden. Ansatzweise kann die junge Frau so das Muster ihrer Beziehungsgestaltung erkennen und es auf ihre anderen Beziehungen übersetzen.

Die Patientin

Frau A. ist knapp 30 Jahre alt, als sie das erste Mal in die Kunsttherapie kommt. Wegen ihrer zahlreichen somatischen und psychosomatischen Beschwerden verwendet sie Gehhilfen. Ihr Gang ist unsicher, und sie hat, wie sie sagt, stets Schmerzen. Im späteren Verlauf benutzt sie vermehrt einen Rollstuhl. Dadurch wirkt sie nach außen älter und hilfsbedürftiger, als sie nach Meinung der Kunsttherapeutin ist. Dass sie in ihrem jungen Erwachsenenleben eine Zeitlang auf der Straße gelebt hat, merkt man ihrem Äußeren nicht mehr an. Durch den Bewegungsmangel und die vielen Medikamente leidet sie zunehmend an Übergewicht, was sie belastet.

Frau A. lebt allein in einer therapeutisch betreuten Wohnung. Das Zusammenleben mit anderen ist wegen ihres schwierigen Sozialverhaltens nicht möglich. Von einer Betreuerin wird sie 3- bis 4-mal wöchentlich in ihren lebenspraktischen Belangen versorgt. Allerdings hat sie einige soziale Kontakte und ist musisch sehr interessiert. Frau A. weiß ihre Bedürfnisse durch vehementes Auftreten und Einfordern durchzusetzen.

Sie hat vor längerer Zeit begonnen, an einem Buch zu schreiben, und ist in ihrer kindlich wirkenden Selbsteinschätzung davon überzeugt, dass es ein Erfolg werden wird. Tatsächlich zeigt sie auch ein gewisses kreatives Potenzial, und das Malen wird im Verlauf der Kunsttherapie für sie so wichtig, dass sie sich zu Hause eine Atelierecke einrichtet.

Wie beschrieben, vertritt die Patientin immer wieder in irritierender Weise ihre Auffassung, dass ihr ein Team von Helfern zustehe, ohne wegen ihres Zustands irgendeinen eigenen Beitrag leisten zu müssen. Die Therapeutin erlebt diese anspruchliche Haltung als unangemessen, und in ihr entsteht in der Gegenübertragung überwiegend ein Gefühl von Wut und Ohnmacht, das schwer auszuhalten ist. So scheint es ihr manchmal, als deponiere die junge Frau diese negativen Affekte in der Therapeutin, die all dies in sich „contain-t", ohne es jemals anzusprechen – die Patientin wüsste vermutlich nicht damit umzugehen.

Kunsttherapeutische Einzelstunden

Beginn der Therapie

Zum ersten Termin kommt Frau A. pünktlich und mit einer deutlich spürbaren ambivalenten Haltung zwischen Heilserwartung und Ablehnung. Das praktische Handeln wie z. B. das Einrichten des Malplatzes und die Absprache über die passende Sitzposition im Raum und die generelle Struktur der Stunde lässt Frau A. entspannter werden.

Anfangs dissoziiert Frau A. in den Stunden häufig, ist aber durch direktes Ansprechen oder „In-die-Hände-Klatschen" immer gut auslenkbar.

Ablauf

Ein typischer Ablauf der 90-minütigen Kunsttherapiestunde beginnt mit einer kurzen Begrüßung und einem Austausch über die vergangene Woche. Frau A. erläutert dann ihre Stimmung und kann im Verlauf ihre Emotionen immer besser benennen. Meist entwickelt sich schon in diesen ersten Minuten spontan ein Thema für die Kunsttherapie, das Frau A. gern bearbeiten möchte. Das Material dazu wählt sie eigenständig aus.

Im Verlauf der Stunden werden allmählich Gespräche über Beziehung, Familie, Beruf und auch ihre aktuellen Emotionen möglich. Die Stunden enden jeweils mit einer Bildbesprechung.

Biografie

Eine Annäherung an Frau A. s Biografie gelingt parallel zu der sich vertiefenden Arbeitsbeziehung. Sie wird beherrscht von der Empfindung der Patientin, Kränkungen und Verletzungen erlebt zu haben, und ist von regressiven Wünschen an die Therapeutin begleitet.

Frau A. formuliert z. B. ihre große Enttäuschung über ihre Zurücksetzung gegenüber dem Bruder und fühlt sich bis heute von den Eltern vernachlässigt. Die Wut auf den Vater, der ihr aktuell eine finanzielle Unterstützung verweigert, wird Thema, wie auch die kindliche Sehnsucht nach Nähe zur Mutter. Diese war Künstlerin mit eigenem Atelier in dem Haus, in dem Frau A. als Kind viel Zeit verbrachte. Sie fühlte sich dort nur geduldet, aber nicht in ihren kindlichen Bedürfnissen wahrgenommen.

Bei diesen Schilderungen entstehen bei der Therapeutin erstmals auch mütterliche, liebevolle Gefühle für die Patientin. Diese bewirken einerseits ein tieferes Verstehen des Leidens der Patientin, andererseits wird spürbar, in welch tiefem Konflikt zwischen Abneigung und dem verzweifelten Wunsch nach mütterlicher Liebe sich die Patientin wahrscheinlich befindet.

Das Buch

Nach einigen Wochen regt die Therapeutin die junge Frau zur Arbeit an einem Skizzenbuch an. Ihre Intention dabei ist, der Patientin, die ihre wechselnden Emotionen nicht steuern kann, einen gewissen Rahmen und Stabilität zu geben. So kann das Buch als **Übergangsobjekt** zwischen Patientin und Therapeutin verstanden werden und evtl. bei Frau A. zu einer kontinuierlichen Stärkung des Selbstwerts führen.

Die Patientin nimmt diese Idee gern an. Sie betont ihre Liebe zur Natur und im Speziellen zu Bäumen, vor allem zum Bergahorn, und wählt diesen Baum als Thema für ihr Buch aus. Die Auseinandersetzung mit der Gestaltung eines Baumes erweist sich als für sie sinnvoll. Denn die Sehnsüchte der jungen Frau nach Verwurzelung, Wachstum und Autonomie zeigen sich schnell in ihren Gestaltungen. Im Buch entwickelt sie ihre Ideen vom kleinen, wohlbehüteten Samenkorn in dunkler Muttererde bis zum ausladenden Baum (➤ Abb. 18.4).

Aus ihren Kommentaren dazu ist zu entnehmen, dass sie sich bei dieser Arbeit indirekt sehr

18

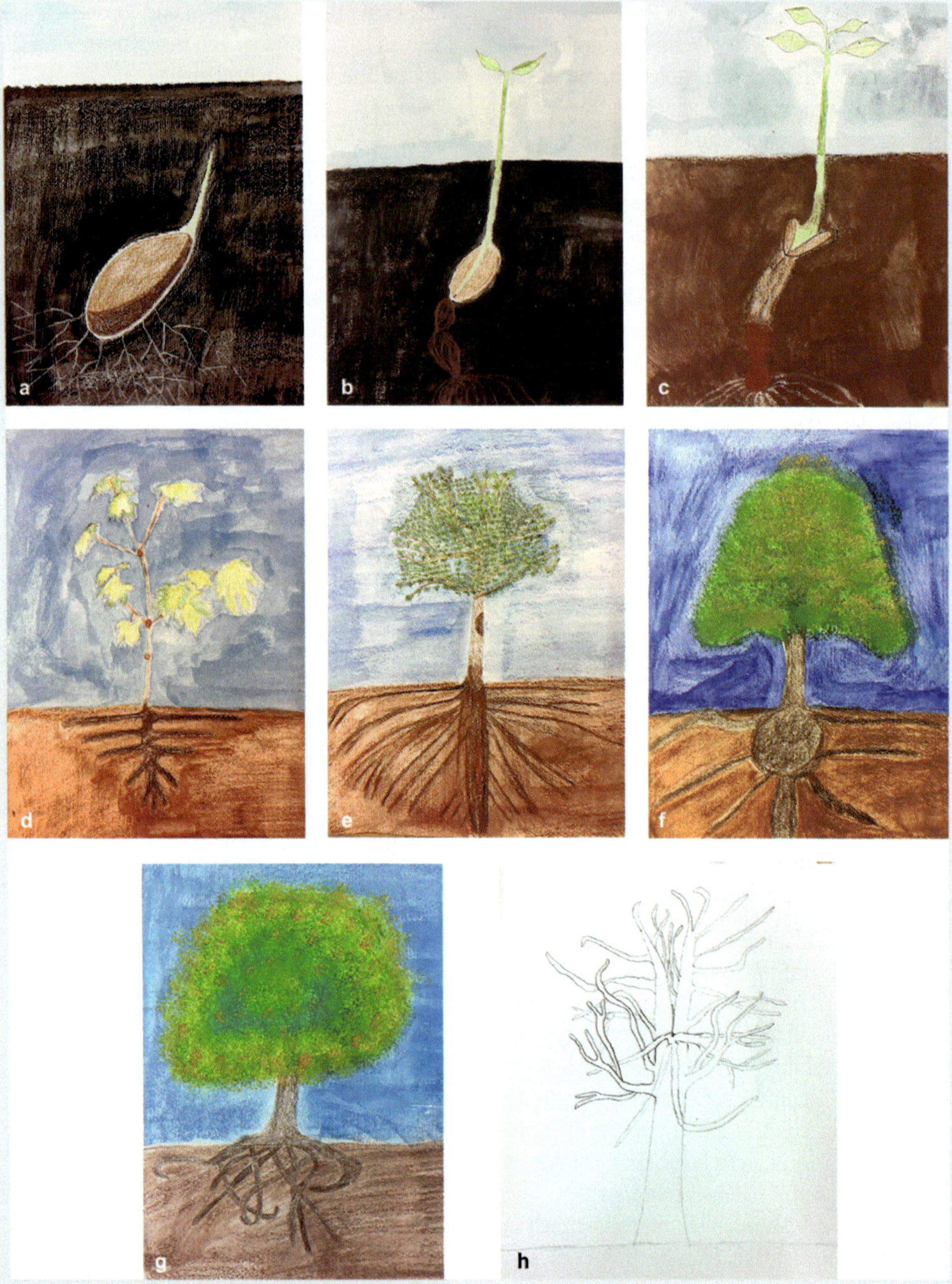

Abb. 18.4 Ohne Titel

mit dem Thema der Verwurzelung beschäftigt, der nach Schmeer (2002) für Verankerung, Geborgensein sowie sozialer Zugehörigkeit stehen, die in ihrer Realität kaum vorkommen.

Das Skizzenbuch begleitet Frau A., bildet im Folgenden den roten Faden auch in Zeiten, in denen keine Kunsttherapie stattfinden kann. Es zeigt sich die bereits angesprochene Funktion des Übergangsobjekts, das während der Abwesenheit der Mutter über das Alleinsein hinwegtröstet. Für die Therapeutin wird in diesen Monaten die Begeisterung der Patientin für das schöpferische Tun spürbar.

Bei suizidalen Krisen, die für die Patientin stets einen längeren Klinikaufenthalt bedeuten, scheint sie in der Gestaltung ihres Buches passagere Entlastung zu finden. Bedrohliche oder zerstörerische Bilder finden in diesem Buch keinen Platz, denn sie dürfen in der „heilen Welt" ihres Buches nicht existieren. Diese destruktiven Affekte spaltet Frau A. ab, und es mutet fast so an, als müsse sie die Bilder in ihrem Buch als „Selbstobjekt" davor beschützen.

Neben der Arbeit an ihrem Skizzenbuch entstehen auch andere Bilder, deren Themen Frau A. selbst bestimmt, um ihre Emotionen zu regulieren.

Psychodynamik

Suizidideen begleiten Frau A. schon ihr Leben lang als stabilisierendes, tröstliches „Schlupfloch", und sie verbindet damit ein Stück Macht auch gegenüber ihrem betreuenden Team. Den passiven Todeswunsch und auch die Suizidversuche der Patientin erlebt die Therapeutin in ihrer Ohnmacht anfänglich als Bedrohung und Entwertung; im Verlauf kann sie die Patientin aber besser begreifen. Das selbstwertregulierende, unrealistische Gefühl von Macht über ihre Mitmenschen bestärkt den narzisstischen Überlebenswillen der sonst in fast allen Bereichen einer autonomen Lebensführung so hilf- und machtlosen jungen Frau. So kann die Therapeutin allmählich Misstrauen, Hass und Neid der Patientin anderen gegenüber als selbstregulierende Strategie besser verstehen. Auf diesem für Frau A. sicher sehr schmerzlichen Gefühl, sich in ihre Mitmenschen nicht einfühlen zu können und daher deren Reaktionen auch nicht zu begreifen, könnte eine für diese Patientin typische Entwertungshaltung gegenüber allen ihr begegnenden Personen basieren.

Der Versuch, Frau A. in eine kunsttherapeutische Gruppe zu integrieren, scheiterte auch diesmal. Durch die „Bühne" des Gruppengeschehens entsteht der Antrieb zu destruktivem Agieren, und sie kann diesen sozialen Übungsraum noch nicht nutzen.

Das Ende der Therapie

Nach knapp 2 Jahren soll die Therapie nur noch 14-täglich stattfinden, auch als Vorbereitung auf das Ende der Therapie in knapp 1 Jahr. Damit beginnt eine deutliche Phase der Ablehnung. Frau A. ist schwer gekränkt und bleibt den Sitzungen zunächst längere Zeit fern, ohne sich abzumelden, da sie sich ungerecht behandelt fühlt.

Sie kann nicht wieder an den vertrauensvollen Umgang mit der Therapeutin anknüpfen, die Beziehung bleibt in der Folge brüchig, und die begonnene Autonomieentwicklung stagniert. Frau A. ist letztlich nicht imstande, ihre Enttäuschung über die Reduktion der Stunden, die ihre Verlustangst aktiviert und bestätigt, zu ertragen. In der Vermeidung des Trauerns um den Abschied als Voraussetzung für eine selbstständige Weiterentwicklung und offensichtlich bemüht, auch hier das Heft des Handelns und damit „Macht" in der Hand zu behalten, bricht sie die Beziehung „vorauseilend" ab. Außerdem agiert sie ihre Wut und Enttäuschung drastisch in den Stunden bei ihrem behandelnden Psychiater aus, ohne sich einer persönlichen, direkten Auseinandersetzung darüber zu stellen.

Reflexion

Der Therapeutin gelingt es nicht, die Patientin zu einem Abschlussgespräch einzuladen. Frau A. verweigert sich dem und holt auch ihre Bilder nicht persönlich ab. Letztlich entwertet sie durch ihren vorzeitigen Beziehungsabbruch die Therapie und löst bei der Therapeutin kurzzeitig ein Übertragungsgefühl des Versagens und der inneren Leere aus.

Angesichts der Schwere der Störung bleibt als Erfolg der Behandlung, dass die Patientin die Kunsttherapie fast 3 Jahre annähernd regelmäßig besuchte und dass ihr in dieser Zeit vorübergehend eine vertrauende Annäherung an die Therapeutin möglich war. Es sind manchmal solche scheinbar bescheidenen Ergebnisse, mit denen wir uns in Würdigung unserer eigenen Bemühungen um so kranke Menschen zufrieden geben müssen.

18

LITERATUR

Bateman AW, Fonagy P (1999). Effectiveness of partial hospitalization in the treatment of borderline personality disorder: a randomized controlled trial. Am J Psychiatry 156: 1563–1569.

Bateman AW, Fonagy P (2009). Randomized controlled trial of outpatient mentalization-based treatment versus structured clinical management for borderline personality disorder. Am J Psychiatry 166: 1355–1364.

Bohus M (2002). Borderline-Störung. Göttingen: Hogrefe.

Clarkin JF, Yeomans FE, Kernberg OF (2001). Psychotherapie der Borderline Persönlichkeit. Manual zur psychodynamischen Therapie. Stuttgart, New York: Schattauer.

Döring S, et al. (2010). Transference-focused psychotherapy vs treatment by community psychotherapists for borderline personality disorder: a randomized controlled trial. Br J Psychiatry 196: 389–395.

Giesen-Bloo J, et al. (2006). Outpatient psychotherapy for borderline personality disorder: randomized trial of schema-focused therapy vs transference-focused psychotherapy. Arch Gen Psychiatry 63: 649–658.

Gunderson JG, Links P (2014). Handbook of Good Psychiatric Management for Borderline Personality Disorder. Washington (DC), London: American Psychiatric Publishing.

Jobst A et al. (2010). Einstellung von Psychotherapeuten gegenüber der Behandlung von Patienten mit Borderline-Persönlichkeitsstörung. Psychother Psychosom Med Psychol 60: 126–131.

Linehan MM (1993). Cognitive-behavioral Treatment of Borderline Personality Disorder. New York: Guildford.

McMain SF, et al. (2009). A randomized controlled trial of dialectical behavior therapy versus general psychiatric management for borderline personality disorder. Am J Psychiatry 166: 1365–1374.

Rentrop M, Reicherzer M, Bäuml J (2006). Psychoedukation Borderline-Störung. Manual zur Leitung von Patienten und Angehörigengruppen. München: Elsevier Urban & Fischer.

Gisela Schmeer (2002). Heilende Bäume. Baumbilder in der psychotherapeutischen Praxis. Stuttgart: Pfeiffer bei Klett-Cotta.

Young JE (1999). Cognitive Therapy for Personality Disorders: A schema focused approach. 3rd ed. Sarasota, FL: Professional Resource Exchange Inc.

18.5 Medizinische Aspekte suizidaler Krisen

Thomas Bronisch

18.5.1 Einführung

Im Rückblick auf die Entwicklungsgeschichte der Menschheit ist es heute nicht möglich festzustellen, ob Steinzeitmenschen Hand an sich gelegt haben und ihre Werkzeuge gegen sich selbst richteten. Es gibt keinen Hinweis über Suizide in der Ära vor dem Beginn der Antike, aber im Gilgamesch-Epos, in Homers Ilias und Odyssee sowie im Alten und Neuen Testament sind Suizide berichtet.

In Philosophie und Kunst ist – zumindest seit der klassischen Antike – der Suizid ein häufig behandeltes Thema. In allen historischen Epochen finden sich in der Kunst Darstellungen von Suiziden mit ganz unterschiedlichen Aussagen. Kunst reflektiert die kulturellen, philosophischen, religiösen und soziologischen Hauptströmungen in der Menschheitsgeschichte. Doch gibt es unterschiedliche Meinungen darüber, welche Rolle die Kunst und/oder die Kunsttherapie in der Suizidprävention spielen kann.

18.5.2 Symptomatik, Pathologie und Epidemiologie

Drei Begriffe sind zu definieren, die Formen suizidalen Erlebens und Verhaltens beinhalten:

- Suizididee
- Suizidversuch
- Suizid

Suizidideen können bedeuten: Nachdenken über den Tod im Allgemeinen sowie den eigenen Tod, Todeswünsche und suizidale Ideen im engeren Sinne. Hierbei handelt es sich um direkte Vorstellungen von der Suizidhandlung, d. h., „Ich möchte mich umbringen" und „Wie kann ich mich umbringen?"

Die einfachste und doch sehr präzise Definition von suizidalen Verhaltensweisen stammt von Stengel (1969: 12): *„Eine auf einen kurzen Zeitraum begrenzte absichtliche Selbstschädigung, von der der Betreffende, der diese Handlung begeht, nicht wissen konnte, ob er sie überleben wird oder nicht."*

Der Suizid gehört zu den zehn häufigsten Todesursachen, und die Suizidrate übersteigt weltweit in der Häufigkeit folgende Todesursachen zusammen genommen: Mordopfer, Kriegstote, Aids-Tote und Unfallopfer. In Deutschland ist der Suizid bei jungen Menschen im Alter von 15 bis 35 Jahren die zweithäufigste Todesursache. Die Zahl der Suizidtoten übersteigt die der Verkehrstoten beinahe um das Doppelte. In einigen Altersgruppen ist eine eindeutige Zunahme der Suizide zu verzeichnen (Männer und Frauen jenseits des 60. Lebensjahres) und selbst im Kindesalter kommen Suizide vor.

18.5.3 Diagnostik

Die wichtigsten Indikatoren für eine akute suizidale Gefährdung sind ➤ Tab. 18.1 zu entnehmen.

Von besonderer Bedeutung ist das Vorliegen einer **depressiven Verstimmung.** Nahezu jeder Suizidgefährdete hat eine zumindest leichte depressive Verstimmung. Daher empfiehlt es sich, bei Verdacht auf Suizidalität zunächst nach den entsprechenden Symptomen zu fragen, die neben der depressiven Verstimmung auch Schlafstörungen, Appetit- und Libidostörungen, Konzentrationsstörungen, Apathie, Müdigkeit, Freud- und Lustlosigkeit, Selbstabwertung, Schuldgefühle und Hoffnungslosigkeit umfassen können. Hervorzuheben ist auch eine **Familienanamnese** mit Suiziden und Suizidversuchen, da dadurch das Risiko des Betroffenen deutlich erhöht ist.

Tab. 18.1 Indikatoren für akute Suizidalität

Personale Faktoren
Der Patient: • distanziert sich nicht von Suizididee/Suizidversuch, auch nicht nach einem ausführlichen Gespräch • erlebt drängende Suizidgedanken • wirkt ausgesprochen hoffnungslos • hat keine Zukunftsperspektive • ist sozial isoliert, hat sich in letzter Zeit zunehmend zurückgezogen • hat einen Konflikt, der zu Suizididee/Suizidversuch führte, nicht gelöst • reagiert ausgesprochen gereizt/aggressiv oder ist agitiert, ein tragfähiger Gesprächsrapport kommt nicht zustande • hat schwere depressive Verstimmung, evtl. mit depressiven Wahnideen
Anamnestische Aspekte
Der Patient: • hat eine Suchterkrankung • befindet sich in einer akuten psychotischen Episode • hat einen oder mehrere Suizidversuche in der Vorgeschichte • hat ein Suizidarrangement getroffen, das eine Auffindung schwierig oder unmöglich macht • unternahm einen Suizidversuch mit harter Methode oder hat Suizidgedanken mit harter Methode • hat positive Familienanamnese mit Suiziden und/oder Suizidversuchen • zeigt mangelnde Impulskontrolle, z. B. bei akuter Alkoholintoxikation und im Alkoholentzug

Fallbeispiel 1

Diagnostik: akute Suizidalität

Eine Patientin unternimmt einen Suizidversuch mit Einnahme von 20 Schlaftabletten, die sie im Medikamentenschrank gefunden hat. Sie nimmt sie abends ein, legt sich ins gemeinsame Ehebett. Ihr Wunsch ist einfach, nach den vielen Streitigkeiten abzuschalten. Die Patientin verstirbt noch in derselben Nacht: Bei den Tabletten handelte es sich um barbiturathaltige Schlafmittel, die zu einer Lähmung des Atemzentrums führten. Der Ehemann ging erst spät ins Bett, hatte auf die nicht eindeutigen Suizidäußerungen seiner Frau nicht reagiert. Er fand sie schlafend vor, die Medikamentenschachtel war vom Nachttisch gefallen und lag für den Ehemann nicht direkt sichtbar auf dem Boden. Am nächsten Morgen konnte der herbeigerufene Notarzt nur noch den Tod der Patientin feststellen.

18.5.4 Erkrankungsursachen

Grundsätzlich lassen sich drei unterschiedliche Entstehungstheorien für suizidales Verhalten abgrenzen: **biologische, soziale (soziologische)** und **psychologische.** Neben einer biologischen Disposition zu Impulsivität und Aggressivität sind es vor allem die wesentlichen psychiatrischen Erkrankungen, die eine besonders hohe Suizidrate aufweisen. Hierzu gehören die depressiven und Suchterkrankungen, die Schizophrenien und Angststörungen sowie Persönlichkeitsstörungen wie Borderline-, antisoziale und narzisstische Persönlichkeitsstörungen. Die Suizidraten in einzelnen Kulturen und Ländern sind historisch, religiös und kulturell bedingt sehr unterschiedlich.

Fallbeispiel 2

Diagnostik: akute Suizidalität

Ein 56-jähriger Patient kommt nach Suizidversuch durch Erhängen im Keller in stationär-psychiatrische Behandlung. Im ersten ausführlichen Gespräch berichtet er über deutliche Niedergestimmtheit, Gefühle der Gefühllosigkeit und weiterhin drängende Suizidgedanken. Es habe alles keinen Zweck mehr, seine Situation werde sich nicht verbessern. Als Hintergrund für diese Einschätzung und als Grund für den bereits zweiten Suizidversuch gibt der Patient eine verfahrene Situation mit der Ehefrau an, die wegen seiner Alkoholabhängigkeit die Beziehung abgebrochen habe. Sie wolle erst wieder zu Hause einziehen, wenn er abstinent sei. Seither sei er allein und ohne Kontakte. Der Arbeitgeber habe ihm gekündigt und wolle ihn erst nach einer erfolgreichen Entzugsbehandlung wieder einstellen. Der Patient sieht diese Forderung nach mehreren erfolglosen Entgiftungen als aussichtslos an und wehrt gereizt die im Gespräch unterbreiteten Hilfsangebote des Arztes ab. Der Vater des Patienten hat sich vor 11 Jahren suizidiert. Nach dem ausführlichen Gespräch gibt der Patient an, dass er das Misslingen des Suizidversuchs bedaure und nun entlassen werden wolle.

Die überwältigende Mehrzahl der Anlässe für Suizidversuche und Suizide sind drohende oder vollzogene Trennungen in zwischenmenschlichen Beziehungen, seien es nun Beziehungen von Kindern zu ihren Eltern, von Partnern oder von Eltern zu ihren mittlerweile erwachsenen Kindern. Der **Appell an menschliche Bindung** ist also das wesentliche Motiv für Suizidäußerungen, Suizidversuche und Suizide.

18.5.5 Behandlungsansätze

Krisenintervention ist eine *Conditio sine qua non* zur Abwendung von Gefahren für Leib und Leben der Suizidgefährdeten und beinhaltet medizinische, psychiatrische, psychotherapeutische und soziale Maßnahmen.

Krisenintervention

Vorgehen empfiehlt sich bei der direkten Krisenintervention:

- Akzeptieren des suizidalen Verhaltens als Notsignal
- Verstehen der Bedeutung und subjektiven Notwendigkeit dieses Notsignals
- Bearbeitung der gescheiterten Bewältigungsversuche
- Aufbau einer tragfähigen Beziehung
- Wiederherstellen der wichtigsten Beziehungen
- Gemeinsame Entwicklung alternativer Problemlösungen für die aktuelle Krise
- Gemeinsame Entwicklung alternativer Problemlösungen für künftige Krisen
- Kontaktangebote als Hilfe zur Selbsthilfe
- Einbeziehung von Angehörigen (unter Berücksichtigung der individuellen Situation)

Bei der Krisenintervention ist das Herstellen und Aufrechterhalten einer **therapeutischen Beziehung** zum Suizidenten der spezifische Faktor einer erfolgreichen Behandlung dieser Patienten. Im Rahmen der psychotherapeutischen Krisenintervention müssen kritische Bedingungen für die Entstehung der Suizidalität klar herausgearbeitet und alternative Strategien zur Bewältigung zukünftiger Krisen entwickelt werden.

Fallbeispiel 3

Krisenintervention

Die verwitwete, allein lebende Frau A. (79) hatte etwa 50 Tabletten Lorazepam in suizidaler Absicht eingenommen, weil sie sich als Belastung für ihre Angehörigen erlebte. Sie gab an, ihren 80. Geburtstag nicht mehr erleben zu wollen, zu dem sämtliche Verwandte eingeladen werden sollten. Die Patientin wurde vom Sohn aufgefunden und auf die Intensivstation eines Allgemeinkrankenhauses eingewiesen, dort unter Intubation der Magen gespült, anschließend wurde sie zur Krisenintervention auf eine psychiatrische Station verlegt.

Die Mutter der Patientin hatte sich im Alter von etwa 44 Jahren mit Lysol (Lösungsmittel, mit Alkohol und aliphatischen und aromatischen Salzen) im Rahmen einer reaktiven, möglicherweise auch endogenen Depression suizidiert. Der älteste Sohn der Patientin berichtete über eher appellative Suiziddrohungen der Patientin, wobei es sich nun um den ersten Suizidversuch gehandelt habe. Wegen depressiver Verstimmungen nehme sie seit mehreren Jahren Amitriptylin und Lorazepam.

Bei Aufnahme ist Frau A. in altersentsprechendem Zustand, bewusstseinsklar und allseits orientiert. Die kognitiven Beeinträchtigungen waren leichten Grades und zeigten keinerlei Anhaltspunkte für das Vorliegen etwa einer Demenz. Frau A. kommt immer wieder in Form von deutlichen Schuldgefühlen und Selbstvorwürfen auf den Suizidversuch zu sprechen, für den sie sich schämt. Sie ist affektiv gut schwingungsfähig, jedoch von mittelgradig depressiver Stimmung bei leichter affektiver Labilität. Von dem Suizidversuch ist sie nicht vollständig distanziert, verneint jedoch glaubhaft akute Suizidalität. Der internistische und der neurologische Status sind unauffällig. Die Patientin möchte möglichst bald mit der Familie Kontakt aufnehmen.

Die Medikation mit Amitriptylin retard 75 mg wurde auf 150 mg erhöht. Zusätzlich wurde die Gabe von Lithium mit der Indikation einer Augmentation sowie einer antisuizidalen Therapie begonnen. Frau A. konnte sich auf Station sehr gut einordnen und blühte regelrecht auf. Sie fand schnell Kontakt zu Mitpatienten, wurde zunehmend gesprächig und wirkte kaum mehr depressiv. Mit dem Behandler wurden der Suizidversuch und aktuelle Suizidgedanken wiederholt thematisiert. Die Patientin schätzte die Möglichkeit der offenen Aussprache und der Beratung durch ihren Stationsarzt. Im Gespräch mit den Angehörigen zeigten sich erhebliche chronische belastende Konflikte mit der Schwester und der Schwiegertochter. Das letzte Wochenende vor der Entlassung verbrachte die Patientin bei ihrer Familie, und dieses verlief nach ihren und den Angaben des Sohnes recht unproblematisch. Vor der Entlassung wird mit der Patientin ein nachstationärer Termin vereinbart sowie ein anschließender Vorstellungstermin mit dem weiterbehandelnden niedergelassenen Psychiater ausgemacht. Die Pharmakotherapie soll weitergeführt werden, die konflikthafte Situation mit der Familie möchte die Patientin im Rahmen einer Psychotherapie bearbeiten.

Umgang mit dem Suizidalen

Die bei nahezu jedem suizidalen Patienten bestehende narzisstische Problematik kann zu sehr ausgeprägten **Gegenübertragungsreaktionen** führen. Aufgrund seiner überhöhten Ansprüche an sich selbst kommt es des Öfteren zu einer Übertragung dieser Ansprüche auf den Therapeuten. Der Therapeut realisiert diese Ansprüche zunächst nicht und gerät in die Rolle eines allwissenden Retters. Bald stellt sich zwangsläufig eine Enttäuschung auf beiden Seiten ein. Der Patient sieht sich in seinen Erwartungen an den Therapeuten getäuscht, der Therapeut vermisst die Fortschritte des – zunächst – „idealen“ Patienten. Beide reagieren mit unterschwelliger Aggression und Abwertung des anderen, was langfristig zu einer emotionalen Distanzierung auf beiden Seiten führt. Der Patient verbirgt seine weiterbestehenden suizidalen Tendenzen, der Therapeut fasst die sich nun deutlicher zeigende Aggression gegen seine eigene Person als Zeichen der Besserung auf. Der Therapeut schließt aus dem Verhalten des Patienten eine verminderte Suizidgefährdung im Sinne einer Wendung der Aggressionen von sich selbst auf andere. Schlussendlich kann dies zu einer vorzeitigen Entlassung des Patienten aus der Therapie führen – mit fatalen Folgen.

Der Anspruch des Therapeuten, in jedem Fall einen Suizid des Patienten zu verhindern, zwingt ihn zur dauernden persönlichen Absicherung und nimmt ihm so die Freiheit zu therapeutischen Interventionen. Der Patient hingegen verbirgt zunehmend seine weiterbestehende Suizidalität, da er den Therapeuten nicht enttäuschen möchte. Der Therapeut muss sich immer wieder darüber im Klaren sein, dass er langfristig einen Patienten nicht von einem Suizidversuch bzw. Suizid abhalten und nicht für den Patienten handeln kann. Dies wird umso schwieriger, je mehr der Therapeut durch eine kritische Öffentlichkeit oder durch eine überängstliche Institution dazu gezwungen wird, um jeden Preis einen (erneuten oder gar erweiterten) Suizidversuch zu verhindern.

Nicht zu vergessen sind auch eigene depressive und suizidale Tendenzen des Therapeuten, die dann in die Beurteilung der subjektiven Bilanz des Patienten einfließen und womöglich zu einem **Einverständnis** mit den suizidalen Tendenzen des Patienten führen können. Umgekehrt kann es auch aufgrund völliger Verleugnung eigener depressiver und suizidaler Tendenzen zur **Bagatellisierungsneigung** kommen, wobei der Therapeut eine drohende Suizidgefahr übersieht. Wertet der Therapeut suizidales Verhalten als „Schwäche" ab, so kann es zu einer massiven Entwertung des Patienten kommen, der sowieso schon in seinem Selbstwertgefühl stark beeinträchtigt ist. Es kann dann passieren, dass der Patient seine „Schwäche" überwindet und sich umbringt. Jeder Therapeut sollte sich im Klaren sein, dass es doch eine erhebliche Überwindung kostet, sich das eigene Leben zu nehmen.

Letztendlich ist es dann für den Therapeuten besser zu akzeptieren, dass er für die Therapie von suizidalen Patienten weniger gut geeignet ist, und er sollte die Therapie an einen anderen Therapeuten abgeben.

Häufige Fehler im Umgang mit Suizidpatienten sind:

- Trennungsängste übersehen (z. B. Urlaub, Stationswechsel, Entlassung)
- Provokation persönlich nehmen
- Einseitige Betonung der Aggressionsproblematik
- Übersehen der Beziehungsproblematik
- Bagatellisierungstendenzen des Patienten mitmachen
- Mangelnde Exploration der jetzigen und evtl. früheren Umstände, die zu Suizidalität geführt haben
- Zu rasche Suche nach positiven Veränderungsmöglichkeiten
- Überhöhte Ansprüche an die eigenen therapeutischen Fähigkeiten (Omnipotenzgefühl des Therapeuten)

Die Fehler im Umgang mit Suizidpatienten hängen sehr von der **Sichtweise des Therapeuten** ab, die als Abbild der allgemeinen Einstellung zum Suizidproblem betrachtet wird.

Die meisten Probleme in der therapeutischen Beziehung bereitet jedoch die ausgeprägte **Ambivalenz des Patienten.** Einerseits appelliert er an die Hilfsbereitschaft des Therapeuten und sucht die menschliche Bindung, andererseits wehrt er Hilfestellung und Zuwendung des Therapeuten ab. Der Therapeut muss sich dieses Wechselspiel immer bewusst machen. Oftmals haben Patient und Therapeut überhöhte Ansprüche an den anderen, was zwangsläufig zu Enttäuschungen auf beiden Seiten führt. Nochmals: Der Therapeut muss sich immer darüber im Klaren sein, dass er langfristig einen Patienten nicht von einem Suizidversuch oder Suizid abhalten kann.

Suizidpakte

Die oben erwähnten Punkte betreffen auch die Frage eines sog. „Suizidpaktes". Darunter versteht man eine mündliche oder evtl. auch schriftliche Vereinbarung zwischen Therapeut und Patient, dass Letzterer für einen gewissen Zeitraum während einer Therapie von Suizidhandlungen Abstand nimmt. Die bestehende empirische Literatur stützt die Wirksamkeit von „Suizidpakten" nicht, wobei kontrollierte Studien fehlen. Ein Suizidpakt setzt das grundsätzliche Einverständnis des betroffenen Patienten voraus, wichtiger noch die Fähigkeit des Patienten, sich an eine solche Vereinbarung zu halten, und kann zu einer Einschränkung der freien und aufrichtigen Kommunikation zwischen Patient und Therapeut führen. Absolut ungeeignet für solche Vereinbarungen sind Patienten, die z. B. im Rahmen einer depressiven oder schizophrenen Psychose einen Realitätsverlust erlitten haben und sich daher nicht an eine solche Vereinbarung halten können. Auch Patienten mit einer mangelhaften Impulskontrolle und gleichzeitig bestehendem ausgeprägtem autoaggressivem Potenzial mit gefährlichen suizidalen Handlungen kommen für einen solchen Suizidpakt nicht infrage.

Empfohlen wird hingegen ein **allgemeiner Behandlungsvertrag,** der auch einen Absatz über Vorgehensweisen bei sich entwickelnder oder plötzlich auftretender Suizidgefährdung einschließt. Wenn ein solcher Behandlungsvertrag bei einem Patienten abgeschlossen wird, dann sollte er zeitlich begrenzt sein, in regelmäßigen Abständen evaluiert und evtl. den neuen Gegebenheiten des Therapieverlaufs angepasst werden.

LITERATUR

Bronisch T (Hrsg.) (2002). Psychotherapie der Suizidalität. Stuttgart: Thieme.

Bronisch T (2014). Der Suizid. Ursachen, Warnsignale, Prävention. 6. A. München: C. H. Beck.

Bronisch T, Hegerl H-U (2010). Suizidalität. In: Möller HJ, Laux G, Kapfhammer H-P (Hrsg.). Facharztbuch Psychiatrie und Psychotherapie. Berlin: Springer.

Stengel E (1969). Suicide and Attempted Suicide. 2nd ed. Harmondsworth: Pelican/Penguin (dt. Übers. Selbstmord und Selbstmordversuch. Stuttgart: S. Fischer 1969.)

18.6 Suizidalität im Bild

Flora von Spreti, Astrid Lenné und Regine Kux

18.6.1 Einführung

Im Leben fast eines jeden Menschen gibt es belastende Ereignisse – eine lebensbedrohliche Krankheit z. B., den Verlust eines geliebten Menschen oder den Zusammenbruch sozialer Strukturen. Besonders traumatisierende Lebensereignisse – Folter, Krieg und Vertreibung – können die bewährten Abwehrstrategien, die uns in Zeiten verhältnismäßiger Gesundheit zur Verfügung stehen, unterwandern und schwere, manchmal lebensbedrohliche Krisen auslösen. Doch nicht zwingend entwickelt sich bei allen Betroffenen der Wunsch, seinem Leben ein Ende zu setzen. Über die Psychodynamik suizidaler Krisen gibt es zahlreiche Arbeiten (u. a. Rudolf et al. 2010; Bronisch 2002, 2007a, b; ➤ Kap. 18.5). Auch Rudolf (1993) weist darauf hin, dass durch ein Verlusterleben eine suizidale Krise entstehen kann, wenn dies der Endpunkt einer bereits länger andauernden Entwicklung einer depressiven Problematik ist, bei der viele der sonst vorhandenen Selbstwertressourcen bereits verloren gegangen sind. Vor allem Personen mit erhöhter Vulnerabilität und/oder erheblichen Vorbelastungen erleben auch schon bei weniger dramatischen Ereignissen häufig bedrohliche Gefühle von Hoffnungs- und Ausweglosigkeit und geraten dadurch immer wieder in suizidale Krisen.

Auch nach einem stationären Aufenthalt in einer psychiatrischen Akutklinik kann es keine Garantie dafür geben, dass der Kranke trotz deutlicher Minderung seiner autoaggressiven und destruktiven Tendenzen in konfliktbesetzten Situationen und bei kränkenden Erfahrungen „draußen" nicht erneut suizidal wird und der Todeswunsch abermals in das Zentrum seines Denkens rückt. Die Beantwortung der Frage nach der anhaltenden Wirksamkeit pharmakologischer und psychotherapeutischer Maßnahmen hängt auch nach der Entlassung von vielen verschiedenen Faktoren im Lebensumfeld der Patienten ab, und selten wird ein einziges Ereignis der Auslöser sein (Rudolf 1993).

Klinisch Tätige, so auch Kunsttherapeuten, die über einen längeren Zeitraum mit suizidalen Patienten gearbeitet haben, werden die schmerzliche Erkenntnis akzeptieren müssen, dass sich der Suizid eines Menschen nicht immer und in jedem Fall verhindern lässt. In einem solchen Fall erweist sich eine ausführliche Aufarbeitung des Geschehens im gesamten Team sowie eine ausreichende Supervision eines jeden an der Behandlung beteiligten Therapeuten auf jeden Fall als unverzichtbar.

Die Auslöser und der Verlauf suizidaler Krisen im medizinisch-psychiatrischen Bereich sind bereits in ➤ Kap. 18.5 ausführlich beschrieben worden. Das Hauptaugenmerk im folgenden Beitrag wird daher auf den Bildern und den spezifischen Gestaltungsmerkmalen suizidaler Patienten liegen.

18.6.2 Die Bedeutung der Farben

In der kunsttherapeutischen Behandlung ist es ein vielfach beobachteter Erfahrungswert, dass eine Einschränkung der Farben sowie eine starke Polarität in der Farbgebung Indikatoren für eine destruktive Entwicklung sein können. Ein Gegensatz der Farben, z.B. zwischen tiefstem Dunkel und hellstem Licht, insbesondere **Schwarz und Gelb,** kann in diese Richtung weisen. Diese Farbgebung bildet in vielen Fällen den bereits erwähnten intrapsychischen Konflikt ab, der sich zwischen dem unakzeptierten defizitären „Ist-Zustand" des Patienten und seiner Sehnsucht nach dem unrealistischen Ideal eines immerwährenden Glücksgefühls bewegt. Ein solch idealisierter Glückszustand mit symbiotischen Verschmelzungswünschen ist in der Realität des Erwachsenenalters nicht mehr zu verwirklichen. Mithilfe feinfühliger Eltern wird in einer gesunden kindlichen Entwicklung und einer gelungenen Bindung der Verzicht auf die symbiotischen Wünsche zugunsten von Explorationslust und wachsender Autonomie gelingen. Im Fall einer ungenügenden, ambivalenten oder unsicheren Bindung – darunter liegen vielfach frühe traumatische Kindheitserlebnisse (vgl. ➤ Kap. 8.2, ➤ Kap. 10.7) – wird in suizidalen Krisen im Erwachsenenalter die Erfüllung dieser Sehnsucht häufig in den „Bereich des Jenseitigen" verlegt. Der Tod wird nicht als Ende des Lebens realisiert, sondern als Beginn von etwas Neuem, Großartigem und der ersehnten Erfüllung eines ewigen Glückszustands fantasiert.

In einem ähnlichen Spannungsbogen wie Schwarz und Gelb steht auch die Farbkombination **Schwarz und Rot,** wenn sie als die beiden einzigen Farben im Bild auftauchen. Schwarz als symbolischer Ausdruck der Dunkelheit, des Stillstands, der Trauer, der Hoffnungslosigkeit, der Angst und des Todes – in unserem westlichen Kulturkreis jedenfalls (manche sprachlichen Formulierungen unterstreichen das, so etwa: „Da sehe ich schwarz" als Synonym für das Scheitern einer Sache, z.B. einer Prüfung, einer Beziehung) – und als Gegenpol dazu das Rot als Symbol eines starken Affekts wie z.B. einer „blinden Wut" („... da sehe ich Rot ..."), aber „Rot" ist auch Farbe des Lebendigen, der Liebe, des Blutes, des Schmerzes und des Feuers.

Dabei ist allerdings stets zu beachten, dass diese Farbinterpretationen nur in Verbindung mit eindeutig diagnostizierten Krankheitsbildern und im Zusammenhang eines psychosomatischen oder psychiatrischen Klinikaufenthalts und im direkten therapeutischen Kontakt mit dem Patienten gelten. Entstehen die Bilder außerhalb eines klinischen Kontextes, dürfen solche Schlussfolgerungen über Gestaltungen keinesfalls gezogen werden, und Diagnosen allein über ein bildnerisches Objekt zu stellen entspricht nicht den ethischen Standards.

Fallbeispiel 1

Kurzbiografie

Frau K. (48) ist gelernte Dolmetscherin (Englisch/Deutsch). Aufgrund ihrer psychischen Erkrankung übt sie den Beruf jedoch schon seit Jahren nicht mehr aus. Als Frührentnerin hat sie einen Minijob in einer Telefonzentrale. Sie lebt mit ihrem Mann und ihrem 16-jährigen Sohn zusammen.

Als sie auf die Akutstation der psychiatrischen Klinik aufgenommen wird, hat Frau K. bereits zwanzig stationär-psychiatrische Aufenthalte wegen schwerer Depressionen mit manischen Phasen und auch mit psychotischen Symptomen hinter sich. Anlass für den erneuten Aufenthalt ist eine Katatonie im Rahmen ihrer schizophrenen Psychose. Vor dem Hintergrund immer wiederkehrender starker Insuffizienz- und Schuldgefühle in den depressiven Phasen hat die Patientin bereits drei Suizidversuche unternommen, die allerdings ca. 20 Jahre zurückliegen. Auch später litt sie immer wieder unter depressiv-suizidalen Krisen.

In der Kunsttherapie

Es dauert Wochen, bis Frau K. erstmals an der Kunsttherapie teilnehmen kann. Sie ist durch medikamentös bedingte Nebenwirkungen körperlich sehr geschwächt und hat wenig Interesse an ihrer Umwelt. Sie leidet unter psychotischen Symptomen und affektiven Einbrüchen. Eine Teilnahme am normalen Stationsalltag ist kaum möglich. Die ersten Besuche in der Kunsttherapie sind sehr

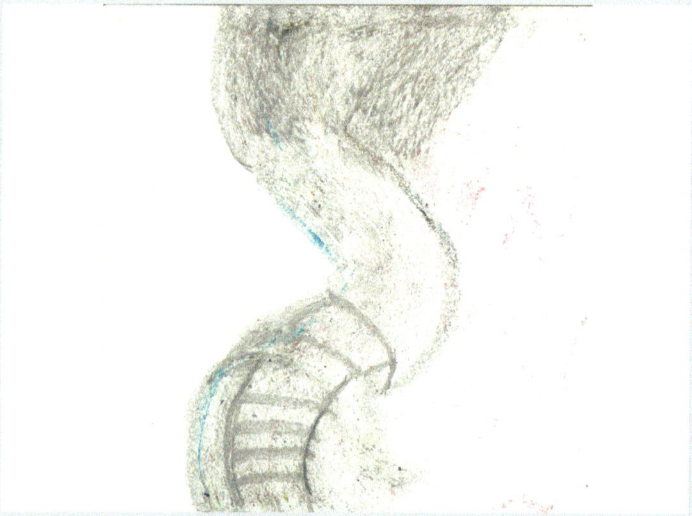

Abb. 18.5 Ausweg in den Himmel

kurz; Frau K. kann sich nur wenige Minuten lang konzentrieren und malt auf einem kleinen Format stets nur ein paar Striche. In der Gruppenbesprechung finden ihre Bilder wenig Beachtung, weshalb die Patientin sich in ihren Insuffizienzgefühlen bestätigt sieht. Doch die Kunsttherapeutin würdigt ihre Bilder. Ist sie doch tief beeindruckt von der Veränderung der Patientin seit der Überwindung ihrer katatonen Symptomatik. Es schien, als stehe plötzlich ein neuer Mensch vor ihr, der mit ausnehmender Freundlichkeit Kontakt zur ihr aufnahm.

Im Laufe ihres über 14 Monate dauernden Klinikaufenthalts durchlebt die Patientin einen sehr langsam fortschreitenden Genesungsprozess. Durch viele EKT-Behandlungen kommt es zu reversiblen kognitiven Einbußen, die auch die Gestaltungsprozesse verlangsamen und erschweren. Dennoch lässt sich auf der Bildebene eine Wandlung beobachten, die als zunehmende Realitätswahrnehmung zu beschreiben ist: Rudimentäre, ureigene Formen wandeln sich nach und nach zu „erkennbaren" und konkreten Motiven.

Nach einem ¾ Jahr geht es Frau K. deutlich besser. Sie nimmt regelmäßig an der Kunsttherapie teil und erzählt gern von sich. In dieser Zeit entstehen ➤ Abb. 18.5 und ➤ Abb. 18.6.

Bildbeschreibung

Auf einem 20 × 20 cm großen quadratischen Format ist mit Ölkreide eine von wenigen Konturlinien umgebene, im Grundton Grau gehaltene Form gemalt, die sich gleich einem Weg vom unteren Bildrand über einen Rechtsschwung zum oberen Bildrand erstreckt. Im unteren Drittel dieses Weges ist eine Art Leiter eingezeichnet, die so etwas wie Gleise oder auch eine Treppe darstellen könnte. An der linken Außenseite befinden sich Spuren eines Blautons. Die graue Form wirkt wie ein entmaterialisierter, beinahe wolkig anmutender Weg in den Himmel, der sich nach oben hin weitet.

Die Patientin beschreibt dieses Bild als Weg zur einer Hütte, den sie auf Wanderungen mit der Familie als Kind immer wieder gegangen war. Doch während des Malens beginnt die Patientin plötzlich zu weinen und sagt, sie trauere um ihren früh verstorbenen Vater. Die eigentlich positiv besetzte Erinnerung schlägt um in ein altes Verlusterleben.

Am darauffolgenden Tag malt die Patientin in der freien Gestaltungsstunde ohne Beisein der Kunsttherapeutin auf einem DIN-A3-Format eine Art Folgebild (➤ Abb. 18.6). In der linken unteren Bildhälfte ist die gleiche in Grautönen gemalte Leiterstruktur aus dem ersten Bild zu erkennen. Diesmal führt der Weg ohne Umschweife in einen grauen Himmel. Ein Trennungsstrich zwischen

18

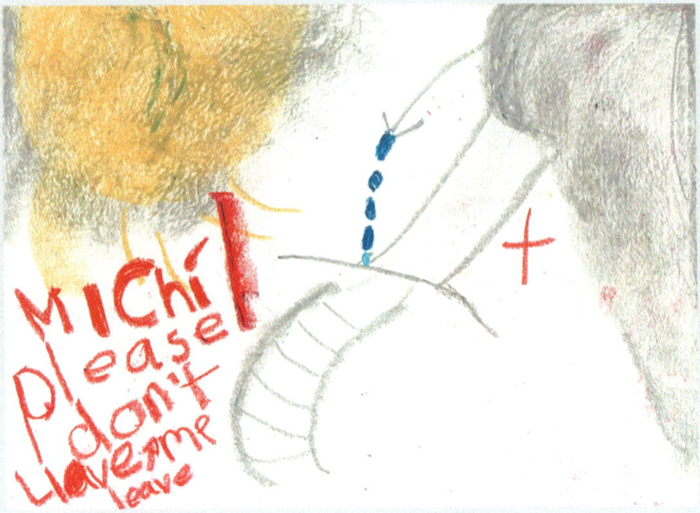

Abb. 18.6 Vom Himmel auf die Erde

dem Leiterweg und dem restlichen, lediglich mit zwei grauen Strichen dargestellten oberen Abschnitt wirkt wie eine Schwelle, die das Irdische vom Jenseitigen trennt. Rechts unterhalb dieses Wegstücks ist ein rotes Kreuz gezeichnet. Oberhalb des Weges führt links ein grauer Pfeil, der nahtlos in blaue Tropfen übergeht, in Richtung Erde. In der linken oberen Bildhälfte ist gelbe Farbe mit der grauen Untergrundfarbe vermischt. Vier Strahlen und die Position in der oberen Ecke lassen an eine Sonne denken. Darunter steht in roten Buchstaben geschrieben: „Michi, please don't/I love/leave me".

Frau K. will das Bild noch am gleichen Tag der Kunsttherapeutin zeigen, mit einer Dringlichkeit, die neu ist. Sie beschreibt ihre Gestaltung folgendermaßen: Ein Weg führe in den Himmel, und von oben spränge ein Mensch herunter. Die blauen Tropfen seien Tränen. Auf die Frage, wer da springen wolle, antwortet sie: „Ich".

Konkreter Anlass für diese sich im Bild zeigenden verzweifelten Gefühle war die nicht unbegründete Angst der Patientin, ihr Mann könne sie nach dem langen Klinikaufenthalt verlassen, was sich in den roten Lettern in der linken unteren Bildhälfte widerspiegelt. Suizidalität hängt nicht selten mit erlebten Verlusten zusammen, die nicht verarbeitet werden konnten, die besonders zahlreich oder traumatisierend waren. Aktuelle Trennungsängste werden als besonders bedrohlich empfunden. Die Patientin ist 48 Jahre alt. Ihr Vater starb im gleichen Alter an einer Pneumonie, was sie als sehr traumatisierend erlebte. Diese Erinnerung drückt sich im Bild aus – vielleicht als Todessehnsucht, die verbal von ihr noch nicht zu formulieren war.

Reflexion

Was war geschehen? Die Patientin hat unabsichtlich ein Bild mit einer suizidalen Botschaft gemalt, das sie der Kunsttherapeutin entgegen ihren sonstigen Gewohnheiten noch unbedingt zeigen wollte. Der Genesungsprozess von Frau K. war zu der Zeit so weit fortgeschritten, dass ihr zunehmend Lebensprobleme mit der Familie oder Freunden ins Bewusstsein kamen, auf die sie mit starken Angst- und Ohnmachtsgefühlen reagierte. Bereits das erste Bild enthielt den „Ausweg in den Himmel", doch im zweiten Bild gesellt sich der Handlungsaspekt hinzu: Der vormals als Bergpfad gedachte Weg wird hier als eine Art Himmelsleiter beschrieben, von der aus man in die ersehnte Erlösung stürzen kann.

Erst später, in der nachfolgenden Reflexion wird der Kunsttherapeutin eine Bildressource bewusst, die ihr zum damaligen Zeitpunkt nicht eingefallen war und die möglicherweise von der Patientin auch nicht angenommen worden wäre. Aus Sicht der Kunsttherapeutin könnte das zweite Bild folgendermaßen gesehen werden: Das Auffahren in den Himmel ist in der christlichen Ikonografie Jesus vorbehalten und findet seinen Bildausdruck in den Darstellungen der Auferstehung. Auf dem Bild der Patientin könnte der Sprung aus dem Himmel die Auferstehung auf der Erde symbolisieren. In Form von Regentropfen – die hier gleichsam für die heilende Funktion von Tränen stehen könnten – wird das vom Himmel Absteigende in einen Menschen verwandelt, der als Einladung auf die Erde eine Leiter vorfindet, die den Weg erleichtern soll. Auf der intrapsychischen Ebene könnte der Vorgang die Auferstehung der Patientin aus ihrem katatonen Zustand symbolisieren. Doch ist bei solchen positiven Interpretationen immer Vorsicht geboten – manchmal können sie auch dem Wunsch der Therapeutin nach einem doch positiven Aspekt in der Gestaltung entspringen. Dennoch sollte auch diese Sicht auf das Bild von der Therapeutin „im Hinterkopf behalten" und zu gegebener Zeit auch der Patientin mitgeteilt werden. Bevor Frau K. die Klinik nach 14 Monaten für eine Reha-Maßnahme verlässt, möchte die Kunsttherapeutin die beiden Bilder im Abschiedsgespräch mit der Patientin nochmals betrachten. Frau K. ist angesichts ihrer bevorstehenden Abreise jedoch so aufgeregt, dass sie ihre Bilder nur mit Mühe nochmals betrachten und die emotionale Erinnerung daran nicht erinnern kann. Das kleine graue Bild möchte sie mitnehmen, weil es ihr gefällt; zu dem großen fallen ihr keine Worte mehr ein.

Die Kunsttherapeutin nimmt an, dass die Patientin die mit den Bildern verbundenen Emotionen durchlebt hat, ohne dass sie je ins Bewusstsein gelangt sind. Somit kam der Kunsttherapeutin die Funktion des Containings (Bion 1997) zu, das gleichsam eine aktive „Verdauungsarbeit" für schwer erträgliche Gefühle der Patientin ermöglichte.

18.6.3 Die Bedeutung des Weges

Im vorangegangenen Fall lag das bildnerische Hauptaugenmerk auf der dargestellten Leiter. Sie verweist auf ein Gestaltungsmerkmal, das auf suizidalen Bildern immer wieder zu finden ist: ein Weg, der zum ersehnten Jenseits führt. Der Weg kann als Weg, als Tunnel, als Straße, als Leiter oder in noch anderen Varianten dargestellt sein. Besonderes Charakteristikum ist die eingeengte Sicht auf das Ziel, die mit der gedanklichen Einengung suizidaler Patienten einhergeht.

Fallbeispiel 2

Kurzbiografie

Herr E. (20) wurde aufgrund seines diffusen Gefühls, überwacht und verfolgt zu werden, zur Diagnostik stationär in die psychiatrische Klinik aufgenommen. Aus seiner Vorgeschichte war zu erfahren, dass er bereits als Kleinkind in Behandlung war, da er mit 3 Jahren noch nicht gesprochen habe (Diagnose „Mutismus"). Im Kindergarten zeigte er auffälliges Sozialverhalten. Wie von seiner Mutter im Arztgespräch zu erfahren war, habe er mit 7 Jahren schließlich die Diagnose ADHS bekommen und sei bis zum 16. Lebensjahr mit Ritalin behandelt worden. Sie berichtete außerdem von Impulsausbrüchen im häuslichen Bereich. Nach seinem Auszug sei er in einer eigenen Wohnung nicht zurechtgekommen. Drei Monate vor seinem Klinikaufenthalt befand sich Herr E. aufgrund einer drogeninduzierten Psychose stationär auf der Suchtstation. Nach seinem Hauptschulabschluss in einer Förderschule hat er keine weitere Ausbildung absolviert.

Der Patient erscheint bei Aufnahme im Kontakt sehr zurückhaltend, im Affekt deutlich verflacht, im Antrieb eingeschränkt und psychomotorisch sehr verlangsamt. Auf Station zieht er sich meist zurück und ist wenig zugänglich. An den angebotenen Therapien nimmt er jedoch teil.

In der Kunsttherapie

Zur Kunsttherapie kommt Herr E. pünktlich und regelmäßig. Es dauert jedes Mal sehr lange, bis er in den Gestaltungsprozess findet. Sorgfältig wählt er zunächst die Materialien aus und scheint lange über das vorgeschlagene Thema und die Gestaltung nachzudenken. An seinen Bildern arbeitet er langsam und stetig. So wie er mit Farbe, Form und verschiedenen Techniken experimentiert, entstehen Bilder, die an eine Suche nach einem Platz in der Welt erinnern. Auf die vorsichtige Frage der Therapeutin, ob er zu seinem Bild etwas sagen möchte, antwortet er jedes Mal fast unhörbar leise: „Es ist einfach so entstanden, ich habe mir nichts dabei gedacht."

Nach der geplanten Entlassung wäre das hiesige Jugendamt für ihn zuständig gewesen, aber nur wenn er kurzzeitig seinen Wohnsitz wieder in der Heimatstadt genommen hätte und zu diesem Zweck in die mütterliche Wohnung zurückgekehrt wäre. Dies lehnte die Mutter jedoch ab. Die einzige Möglichkeit, eine Unterkunft für ihn zu finden, wäre ein Obdachlosenheim gewesen. In dieser Situation entstand kurz vor seiner Entlassung ein Bild, das beim Betrachter das Gefühl einer ausweglosen Situation hinterlässt (➤ Abb. 18.7).

Bildbeschreibung

Auf einem runden Papierformat (ca. 29 cm Durchmesser) ist in der Bildmitte ein mit grauer Ölkreide gestalteter Kreis zu sehen. Im Zentrum des grauen Kreises ist mit weißer Kreide ein Lichtpunkt angedeutet, der wie ein kleines Herz erscheint. Die Therapeutin denkt dabei an den „Glanz im Auge der Mutter" (Wurmser 1997).

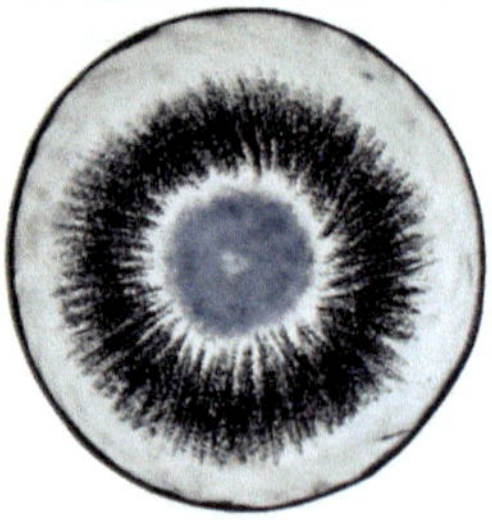

Abb. 18.7 Suche nach einem Platz in der Welt

Um den grauen Innenkreis ist ein Ring aus freien schwarzen Kreidestrichen zu sehen. Dieser Ring erinnert an die Iris eines Auges. Das äußere Papierweiß ist mit einer Schattierung versehen, wodurch eine perspektivische Wirkung und die Assoziation zu einem „Augapfel" entstehen. Dieser „Augapfel" wird begrenzt durch einen schwarzen Rahmen. Im Gegensatz zur Darstellung des Herzens im Mittelpunkt des Auges wirkt das Bild düster, bedrohlich und beängstigend, nicht zuletzt durch die monochrome Farbgebung in Schwarz, Grau und Weiß. Die Darstellung erscheint wie ein übergroßes, beobachtendes und bewachendes Auge. Durch die perspektivische Wirkung der Darstellung scheint ein Sog zu entstehen, der den Betrachter ins Bildinnere zieht, wie der unmittelbare Blick in einen Tunnel. Die Assoziation an das Auge eines Tornados liegt nahe.

Die Bildaussage löste bei der Kunsttherapeutin das Gefühl einer suizidalen Gefährdung des Patienten aus und lässt sie Kontakt mit dem behandelnden Arzt aufnehmen. Das trägt dazu bei, die latente Suizidalität des Patienten, die vorerst ausschließlich im Bild zu erspüren war, zu erkennen und die therapeutische Anbindung des jungen Mannes an die Klinikambulanz herzustellen. Dort wurde nach seiner Entlassung und der drohenden Abschiebung in ein Obdachlosenasyl eine manifeste Verschlechterung der Symptomatik festgestellt, was später die dringend notwendige, erneute Aufnahme in die Klinik erleichterte.

Reflexion

Zu seiner ersten Aufnahme in die Klinik führte das zunehmende Verfolgungserleben des Patienten. Er berichtet, dass sein Gefühl bereits seit etwa einem Jahr bestehe, er habe dies bis jetzt jedoch nicht mitteilen können. Dieses „Überwachungsgefühl" sei so belastend für ihn gewesen, dass er vor etwa einem Jahr seinen Computer verbrannt habe, da er das Gefühl gehabt habe, überwacht und beobachtet zu werden. Seitdem meide er Computer und verwende auch sein Handy nur sehr eingeschränkt. Auf weitere Befragung berichtet der Patient über zunehmende innere Unruhe und drängende Suizidgedanken. Er habe bereits den Plan, sich zu erhängen, wenn es ihm nicht besser

18

gehe. Herr E. gibt außerdem an, unter seiner weitgehenden Unfähigkeit zu sozialen Kontakten sehr zu leiden, ebenso wie unter seinem Unvermögen, sich selbst genügend zu versorgen. Darauf reagierte er mit einer massiven Selbstschädigung (Drogenmissbrauch) bis hin zur Selbstzerstörung als den für ihn einzig möglichen Weg, sich aus der Krise zu befreien. Der junge Mann zog sich fast völlig zurück und wurde für alle Hilfsangebote nahezu unerreichbar. Seine Suizidalität, die er nicht formulieren konnte, zeigte sich erst kurz vor der Entlassung am Ende seines Klinikaufenthalts und ausschließlich im Bild. Durch das Gestalten wurde es dem Patienten möglich, seinem seelischen Konflikt einen bildhaften Ausdruck zu verleihen, den er danach auch verbalisieren konnte.

Fallbeispiel 3

Kurzbiografie

Frau B. (73) wurde im Allgäu geboren und wuchs dort als älteste von drei Geschwistern auf. Bis zu ihrem 65. Lebensjahr war sie als Kunstlehrerin tätig. Sie ist verwitwet und lebt seit 6 Jahren allein in einer eigenen Wohnung, seit ca. 1½ Jahren wird sie von einem Pflegedienst betreut.

Frau B. wurde zur Verlaufskontrolle bei Verdacht auf eine demenzielle Erkrankung und zur genaueren diagnostischen Einordnung und Therapie für ca. 6 Wochen in der psychiatrischen Klinik stationär aufgenommen. Seit ihrer Erstvorstellung vor ca. 1½ Jahren mit Verdacht auf Morbus Alzheimer war es zu einer deutlichen Verschlechterung der kognitiven Leistungsfähigkeit gekommen. Die Patientin entwickelte massive Kurzzeitgedächtnisstörungen und konnte selbst einfachsten Anweisungen kaum folgen. Die Orientierung war beeinträchtigt, und auch die persönliche Hygiene hatte gelitten. Ihr Bruder berichtet im Aufnahmegespräch, dass sich die kognitiven Defizite insgesamt über einen Zeitraum von etwa 6 Jahren entwickelt hätten. In letzter Zeit hatte die Patientin auch körperlich abgebaut, an Gewicht verloren und nicht mehr für sich selbst sorgen können.

In der Kunsttherapie

Im Rahmen des stationären Aufenthalts wird eine stabilisierende therapeutische Begleitung gesucht. Das Malen und Zeichnen war für Frau B. immer eine starke Ressource. Deshalb wird die Kunsttherapeutin gebeten, mit der Patientin gestalterisch in der Gruppe zu arbeiten.

Als sie das erste Mal in die Kunsttherapiegruppe kommt, wirkt sie freundlich, distanziert und ein wenig unsicher. Obwohl sie im Alltag viel Unterstützung braucht, gelingt es ihr überraschend gut, in der Gruppe zu arbeiten. Entgegen allen anfänglichen Befürchtungen, Frau B. käme mit dem Setting und dem Gestalten nicht mehr zurecht, zeichnet sie ruhig und konzentriert.

Jedes Mal bringt ihr die Kunsttherapeutin das gleiche Material: Buntstifte (eine andere Technik möchte sie nicht ausprobieren) und immer ein quadratisches Papier im Format 20 × 20 cm, das zu ihrer Stabilisierung beitragen soll (Limberg 1998). Stets findet sie ihr eigenes Thema und beteiligt sich nicht am allgemeinen Gruppenthema.

Das Zeichnen scheint sie sichtlich zu beruhigen und Freude und Wohlempfinden zu bereiten. Zu ihren feinen und detaillierten Zeichnungen erzählt sie facettenreich und ausschweifend aus ihrem Leben. Über die Bilder gelingt ihr die Kommunikation in der Gruppe, in der sie sichtlich aufblüht, ihren Humor versprüht und auch die Mitpatienten zum Lachen bringt. Die Akzeptanz der Gruppe stärkt sie sichtbar.

Jedes Bild von Frau B. ist ein buntes, sehr detailliertes und liebevoll gezeichnetes Fragment ihrer Vergangenheit in zarten, verblichen wirkenden Farben. Manche Bildelemente wirken jedoch bedrohlich und scheinen die Idylle zu zerstören. Oftmals brennt es in ihren Bildern, und immer wieder tauchen übergroße Kreuze (Gipfelkreuze) auf. „Jaja, da ist was los auf dem Bild!“, beantwortet sie dann vieldeutig die Frage der Kunsttherapeutin nach dem Dargestellten. Obwohl die Patientin ihre Bilder und Erinnerungen an die Vergangenheit immer lachend erzählt, ahnt die Kunsttherapeutin, dass Angst ein vorherrschendes Gefühl ist. In den Augen der Patientin scheint die Frage zu stehen: „Was passiert da mit mir?", „Was kommt danach?" und „Was ist es dann gewesen?". Diese Gedanken lösen in der Kunsttherapeutin Gefühle von Hilflosigkeit und Schuld aus, da sie keine Antwort auf diese Fragen geben kann.

Nachdem Frau B. einige Male an der Kunsttherapie teilgenommen, viele beachtenswerte Bilder gezeichnet und mindestens ebenso viele Geschichten aus ihrem Leben erzählt hat, sind die Untersuchungen beendet und die Befunde erstellt. Dies geschieht plötzlich, von einem Tag auf den anderen, sodass die Kunsttherapeutin keine Möglichkeit mehr hat, sich von der Patientin zu verabschieden. Ihre gesammelten Bilder und Erinnerungen verbleiben in einer Mappe in der Klinik. Auch die Kunst als starke Ressource, die Beziehung zur Kunsttherapeutin und die unterstützenden sozialen Kontakte auf Station können das Fortschreiten der Krankheit und das absehbare Ende nicht aufhalten. Sie kann weder länger auf der Akutstation bleiben, noch besteht die Möglichkeit für sie, jemals nach Hause zurückzukehren.

Bildbeschreibung

Nach der Entlassung der Patientin findet die Kunsttherapeutin auf dem Materialschrank zufällig ein Bild, das ihr wie ein Abschiedsbild erscheint (➤ Abb. 18.8). Mit Erschrecken nimmt sie ein winzig kleines Grab wahr, das auf der großen Fläche verloren und unscheinbar wirkt. Bei genauer Betrachtung ist ein geschwungener Grabstein zu sehen, der vermutlich aus Stein gemeißelt oder aus Holz geschnitzt und mit liebevollen Verzierungen und geschwungenen Ornamenten versehen ist. Auf der Oberseite des Grabsteins befindet sich ein wohl schmiedeeisernes, geschwungenes Kreuz. Daneben wachsen links und rechts zwei zarte Pflänzchen. Der Grabhügel ist rechteckig und die Einfassung akkurat mit Erde angehäuft. Im Vordergrund des Grabes steht ein Behälter mit Weihwasser, dahinter sind ein paar Blümchen und Blätter in die Erde gepflanzt. Der Grabstein trägt in himmelblauer Farbe eine Inschrift: „Reste in Pace" (Ruhe in Frieden). Dies löst in der Therapeutin ein Gefühl der Beklemmung, Ratlosigkeit und Trauer aus.

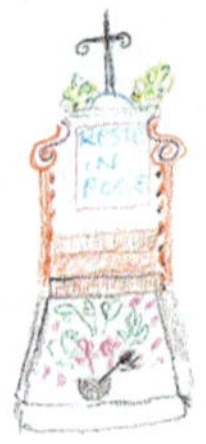

Abb. 18.8 Ende einer langen Reise

Der Abschied

Der Verdacht auf eine Demenz bei Alzheimer-Krankheit erhärtete sich. Doch auf der Station fand sich Frau B. trotz der nahezu fehlenden örtlichen Orientierung im Laufe des Aufenthalts zunehmend besser zurecht. Vom Kontakt zu den Mitpatienten profitierte sie sehr und legte trotz der kognitiven Einschränkungen eine hohe soziale Kompetenz an den Tag. Insbesondere in der Kunsttherapie wirkte sie offen und gelöst.

Frau B. wurde nach dem stationären Aufenthalt direkt in ein Pflegeheim verlegt, um ihr den möglicherweise emotional belastenden Auszug aus der eigenen Wohnung zu ersparen.

Reflexion

Berührt von der Darstellung und dem durch die Zeichnung ausgelösten Gefühl der Trauer fragte sich die Kunsttherapeutin, warum ihr die Patientin dieses Bild hinterlassen hat. Vielleicht war es ihr letztes Bild, ihr letztes Wort, ihre letzte Auflehnung gegen die bevorstehende Fremdbestimmung? Zeichnete Frau B. das Grab, weil sie wünschte, dass alles schon vorbei sei? Vermutlich waren der fortschreitend negative Verlauf der Erkrankung, das Pflegeheim und die bevorstehende Vereinsamung eine wenig erfreuliche Aussicht auf den Lebensabend. Hatte sie all dies der Kunsttherapeutin im Bild mitteilen wollen? Und vielleicht auch ihre Gedanken an den Tod als Erlösung? Möglicherweise hatte Frau B. diese nicht zu beantwortenden Fragen und auch das Gefühl der Trauer und Vergänglichkeit bei der Kunsttherapeutin deponiert.

Die Erinnerung an erlebte Verluste und die eigene Vergänglichkeit tauchten bei der Kunsttherapeutin auf. Immer wenn eine Begegnung mit einem Patienten schmerzliche innere Prozesse anstößt, ist eine professionelle Supervision unbedingt erforderlich. Vor allem im Umgang mit suizidalen Patienten ist es besonders angeraten, sich mit der eigenen Sterblichkeit und dem Tod nahestehender Menschen auseinanderzusetzen.

18.6.4 Fazit

In den Bildern schwer gestörter oder suizidaler Patienten, die in der klinischen Kunsttherapie einer (psychiatrischen) psychosomatischen Klinik entstehen, zeigen sich im Allgemeinen Verschlechterungen im psychischen Befinden und/oder suizidale Tendenzen häufig früher als im therapeutischen Gespräch. So steht der Kunsttherapeut in einer großen Verantwortung dem Patienten, aber auch dem gesamten Team gegenüber. Es ist dringend zu empfehlen, im Bild auftretende suizidale Merkmale und entsprechende, in der Beziehung wahrgenommene, Tendenzen dem behandelnden Arzt und/oder dem Pflegeteam mitzuteilen, stellt es doch eine wichtige Facette in der Gesamtsicht des Patienten dar. Auch kann der Kunsttherapeut den Patienten, falls es dazu Anhaltspunkte im Bild gibt, auf etwaige Suizidfantasien ansprechen. Durch das kompetente Ansprechen der Suizidalität ist noch kein Patient suizidal geworden, und manche depressiven Patienten sind erleichtert, wenn sie ihre schweren Gedanken aussprechen können.

Handelt es sich um Patienten mit Borderline-Störung, kann das Sprechen über selbstverletzendes Verhalten oder suizidale Tendenzen mit allen und jedem auf der Station oft ein endloses Aufschaukeln des Themas bewirken; in diesen Fällen sollte die Suizidalität explizit nur mit dem behandelnden Arzt bzw. Bezugstherapeuten klar, sachlich und ernsthaft besprochen werden. Hilfreich sind der enge und kontinuierliche Austausch im Behandlungsteam sowie eine ausreichende Teamsupervision.

LITERATUR

Bion W (1997). Lernen durch Erfahrung. Frankfurt/M.: Suhrkamp.

Bronisch T (2002). Psychotherapie der Suizidalität. Stuttgart: Thieme.

Bronisch T (2007a). Der Suizid. Ursachen, Warnsignale, Prävention. München: C. H. Beck.

Bronisch T (2007b). Suizidalität. In: Möller HJ, Laux G, Kapfhammer H-P (Hrsg.). Psychiatrie und Psychotherapie. Berlin: Springer, S. 2283–2308.

Rudolf G, Grande T, Henningsen P (2010). Die Struktur der Persönlichkeit. Theoretische Grundlagen zur psychodynamischen Therapie struktureller Störungen. Stuttgart: Schattauer.

Limberg R (1998). Kunsttherapie bei frühen Störungen. Strukturbildung und Identitätsentwicklung mit den Mitteln der Kunst. Aachen: Shaker, S. 104.

Rudolf G (1993). Psychotherapeutische Medizin. Ein einführendes Lehrbuch auf psychodynamischer Grundlage. Stuttgart: Enke.

von Spreti F (1999). Halte mich Mutter Tod. In: Hampe R, Ritsche D, Waser G (Hrsg.). Kunst, Gestaltung und Therapie mit Kindern und Jugendlichen. Bremen: Universität Bremen.

Wurmser L (1997). Die Maske der Scham: Die Psychoanalyse von Schamaffekten und Schamkonflikten. 3. A. Berlin: Springer, S. 248.

KAPITEL

19 Ausgebrannt – Arbeitsstörungen und Burnout

19.1 Im Schweiße deines Angesichts: arbeitsmedizinische Aspekte von Arbeitsstörungen und Burnout

Philipp Martius

19.1.1 Einleitung

„Wähle einen Beruf, den du liebst, und du brauchst keinen Tag in deinem Leben mehr zu arbeiten" – diese dem chinesischen Philosophen Konfuzius zugeschriebene Weisheit unterstreicht die Bedeutung, die eine zufriedenstellende Arbeitssituation u. a. durch die Aspekte der Existenzsicherung, der Tagesstrukturierung und der Selbstverwirklichung für den Menschen hat. *„Arbeit ist die aktive und dynamische Grundlage menschlicher Entwicklung"*; in ihr *„kreuzen sich Herrschaft und Befreiung, Mühsal und Genuss, Entfremdung und Selbstverwirklichung, Entwicklung und Nichtentwicklung, Notwendigkeit und Freiheit. … Indem Arbeit sich in einem antagonistischen Kräftefeld entfaltet, wird sie aus einer Triebkraft für menschliche Entwicklung zugleich deren Schranke"* (Haug 1996 in Engelhardt-Schagen 2008).

Das Gegenteil gilt aber auch: Arbeit macht krank – und Arbeitslosigkeit übrigens auch. Da, wo die Arbeitsmedizin früher Gifte und Gefahren am Arbeitsplatz für die körperliche Gesundheit im Fokus hatte, widmet sich das Fach heute zunehmend den Wechselwirkungen psychosozialer Belastungen und stressiger Arbeitsbedingungen bzw. der (widrigen) Umstände der Arbeitssuche einerseits und dem menschlichen Wohlbefinden andererseits.

In Deutschland sank die Quote der Arbeitsunfähigkeit (AU) in den letzten 20 Jahren kontinuierlich, im gleichen Zeitraum war aber ein deutlicher Anstieg der psychischen Erkrankungen an den AU-Diagnosen zu beobachten. Die sogenannten F-Diagnosen der ICD-10 liegen bei den Erwerbsminderungsrenten („Frührenten") inzwischen bei Frauen (53 %) wie Männern (43 %) an erster Stelle (Martius 2015: 60).

Engelhardt-Schagen (2008) hat in der 1. Auflage dieses Buches zu Recht darauf verwiesen, dass es zu einem erheblichen Umbruch der Arbeitswelt gekommen ist, der allgemein mit dem Begriff der

Globalisierung verbunden wird. Moderne Arbeit findet häufig in instabilen betrieblichen Strukturen und Abläufen statt; kontinuierliche Umstrukturierungsprozesse sind an der Tagesordnung mit dem Ziel der Arbeitsbeschleunigung und Arbeitsverdichtung, der Flexibilisierung der Arbeitszeit und ständigen Mehrarbeit, mit häufigen Unterbrechungen und Unübersichtlichkeit („Multitasking"), durch Qualifizierungsdruck, Vereinsamung, Personalabbau und drohende Arbeitslosigkeit, bei gleichzeitiger hoher Anforderung an die Übernahme von Verantwortung, an die Entwicklung von Entscheidungskompetenz, an die Selbststeuerungsfähigkeit und an die Mobilität (Sennett 2000). Für viele Beschäftigte gibt es keine Berechenbarkeit und Planungssicherheit mehr, und der materielle Erfolg eines Unternehmens garantiert keinen Arbeitsplatzerhalt.

Psychotherapeutisch Tätige können daher die Arbeitswelt nicht ausblenden, auch im Sinne von Sigmund Freud, dem das Zitat zugeschrieben wird, dass Gesundheit die Fähigkeit sei, *„lieben und arbeiten zu können"* (Freud o. J.).

19.1.2 Begriffe der Arbeitsmedizin

19

Auch für Psycho- und Kunsttherapeuten ist es sinnvoll, einige arbeitsmedizinische Begriffe zu kennen und präzise verwenden zu können.

Belastung z. B. wird definiert als die Gesamtheit aller erfassbaren Einflüsse der Arbeit auf den Menschen. Dazu gehören einerseits direkte Anforderungen von Arbeit bezüglich kognitiver Leistungen (z. B. Aufmerksamkeit, Konzentration, Fahr-, Steuer-, Überwachungstätigkeit, Monotonie), Arbeitsschwere und Arbeitsorganisation (Auswirkung einer Tätigkeit allein oder im Team, Akkord- und Schichtarbeit, Überstunden und Handlungsspielräume – bis zur Wahl der Kurzpausen). Auch die Arbeitsatmosphäre (Konflikte mit Vorgesetzten oder Kollegen, Monotonie, Verantwortung, Führungsstil, Konkurrenz oder Kooperation, Mitbestimmung, Belohnungssysteme) kann Belastungen bergen.

Beanspruchung wiederum erfasst die Gesamtheit der Reaktionen eines arbeitenden Menschen auf die vorhandenen Belastungen. Sie zeigt sich z. B. abhängig von Alter, Geschlecht, Erfahrung, Konstitution und Trainingszustand, Tagesrhythmik, Gesundheit, sozialen Bedingungen und psychischer Konstitution.

Zur psychosozialen Bewältigung von Anforderungen am Arbeitsplatz gehört, mit Stress und Kritik, mit dem eigenen Arbeitspensum, mit der Fluktuation am Arbeitsplatz (Wechsel von Mitarbeitern) und mit sich ändernden Arbeitsbedingungen (z. B. Digitalisierung) umgehen zu können. Eigene Ziele (nicht) zu erreichen, an Grenzen zu stoßen oder diese zu überwinden, Anerkennung (nicht) zu erfahren, Ungerechtigkeiten oder Unterstützung sind immer schon Teil der Arbeitswelt gewesen, werden aber erst seit relativ kurzer Zeit in ihren Auswirkungen wissenschaftlich untersucht (Martius 2015).

In der Arbeitswelt äußert sich die **Stigmatisierung** psychisch Kranker in offener oder versteckter Form: Psychisch Kranke müssen häufig unter ihrem „Wert" im Sinne ihrer Qualifikation arbeiten, landen meist in hierarchisch nachgeordneten Stellungen oder „verstecken" ihre Erkrankung gleich ganz, um keine Nachteile zu erleiden. Sie erleben zurücksetzende Reaktionen in ihrer Umgebung, in der Familie und am Arbeitsplatz. Nicht wenige Institutionen schließen die Beschäftigung von psychisch Kranken aus. Im Versicherungswesen oder bei der Verbeamtung kann die Angabe einer psychischen Erkrankung nachteilig sein. Vorurteile und mangelndes Wissen verunsichern Partner, Familienmitglieder, Freunde, Kollegen, Vorgesetzte oder Untergebene. Die Angst, Symptome beim Kranken „auszulösen", bzw. Schuldgefühle, durch eigenes Tun die Erkrankung „verursacht" zu haben, die Unsicherheit bezüglich unvorhersehbarer Verhaltensweisen oder die Frage der Leistungsfähigkeit und Belastbarkeit nach der Erkrankung sind regelmäßig anzutreffen.

19.1.3 Macht Arbeit krank? Arbeitsmedizinische Modelle

Es ist hinreichend belegt, dass spezifische Faktoren der beruflichen Belastung zu einer erhöhten psychiatrischen Morbidität beitragen. Diesbezüglich sind wissenschaftliche Modelle entwickelt worden, die wegen ihrer Plausibilität, ihrer Vorhersagekraft und ihres Nutzens bei der Vorbeugung anerkannt sind:

1. Das **transaktionale Stressmodell** nach Lazarus und Launier (1981) definiert Stress als *„jedes*

Ereignis (...), in dem äußere und innere Anforderungen (oder beide) die Anpassungsfähigkeit eines Individuums, eines sozialen Systems oder eines organischen Systems beanspruchen oder übersteigen." Die Autoren unterscheiden interne (Ziele, Werte, Sichtweisen) von externen (Rolle, Erwartungen) Anforderungen. Dabei wird von einer Wechselwirkung zwischen Situation (Wie belastend?) und Person (Wie belastet?) ausgegangen, in denen subjektive Bewertungsprozesse eine wichtige Rolle spielen. Nur *zu* schwierige, also überfordernde Bedingungen wirken demnach im Sinne von Dis-Stress.
2. Nach dem **Job-Demand-Control-Modell** (Karasek 1992) ist der entscheidende Stressor der geringe Handlungs- und Entscheidungsspielraum und nicht das Arbeitsaufkommen selbst. Die Kombination aus eingeschränkter psychischer Stabilität, eingeschränkten Handlungs- und Entscheidungsspielräumen und reduzierter sozialer Unterstützung am Arbeitsplatz gilt danach als „worst case". Wer viel zu tun hat, darin aber infolge großer Freiräume eine Chance für persönliche Entwicklung und Selbstbestätigung sieht, wird das vermutlich als Eu-Stress erleben.[1]
3. Siegrists **Gratifikationskrisenmodell** berücksichtigt auch die sozial vermittelten fehlenden Belohnungen (Gratifikationen) als gesundheitliches Risiko. Fehlende Belohnung heißt nach Siegrist nicht nur – bei hoher individueller Verausgabung – eine ausbleibende materielle Anerkennung (Sonderzahlungen, angemessener Lohn, Beförderung), sondern auch ausbleibende Wertschätzung oder die Einschränkung von Spielräumen. Dieses Modell hat für viele Arbeitsbereiche den Zusammenhang zwischen Belastungen und Gesundheitsfolgen nachgewiesen (Siegrist 1996, 2002).
4. McEwens **Allostatic Load Model** (2004) beruht auf Studien unter Einbezug der Stresshormone. Demnach zeigen die Analysen von Glukokortikoiden und Katecholaminen im Blut von Studienteilnehmern, dass neben der Dauer und Intensität von Belastungen besonders gestörte oder zu kurze Erholungszeiten nach einer Belastung das Ausmaß des Erkrankungsrisikos beeinflussen. In Erweiterung dieses Modells gibt es wissenschaftliche Hinweise dafür, dass auch hier der individuellen Bewertung, wie (wenig) ausreichend die Erholungsphasen waren, ein hoher Vorhersagewert zukommt.
5. Das **Salutogenesemodell** von Antonovsky bildet die Grundlage für das biopsychosoziale Modell, das auch von der WHO im Rahmen der Ottawa-Charta adaptiert wurde.[2] Der in Israel tätige US-amerikanische Medizinsoziologe Antonovsky war an den Gründen interessiert, die Menschen helfen, auch unter schwierigen Bedingungen gesund zu bleiben. Er prägte dafür den Begriff der Salutogenese. Seine Forschungsergebnisse fasste er im Begriff des Kohärenzgefühls („sense of coherence", SOC). Die Ressource des Widerstands gegen Lebensbelastungen beinhaltet 1.) die Fähigkeit, die widrige Situation zu verstehen („comprehensibility"), 2.) das Vertrauen, sie lösen zu können („manageability") und 3.) das Gefühl, die Belastung als Herausforderung und Chance zu verstehen („meaningfulness") (Antonovsky 1987). Für die Erfassung des SOC wurde auch ein Fragebogen entwickelt. Das Modell hat eine hohe Plausibilität, es ist aufgrund unbefriedigender Forschungsergebnisse allerdings auch Kritik ausgesetzt.

19.1.4 Burnout

Das Burnout-Syndrom (BS) findet sich in der Internationalen Klassifikation der Krankheiten (ICD-10) unter der Restkategorie Z73: „Faktoren, die den Gesundheitszustand beanspruchen und zur Inanspruchnahme des Gesundheitssystems führen". Klinisch wird es meist als Anpassungsstörung (F43), als depressive Störung (F3) oder im ängstlichen

[1] In der Whitehall-Studie II, die in einer Längsschnittstudie die Gesundheit von 10.000 städtischen Angestellten überprüfte, ließ sich dieser Zusammenhang besonders deutlich nachweisen. In dieser Studie konnte auch belegt werden, dass Bildung und sozialer Status in diesem Zusammenhang nur eine unbedeutende Rolle spielen (Marmot 1991).

[2] Die Ottawa-Charta wurde 1986 von der WHO verabschiedet und gilt als das zentrale Dokument der Gesundheitsförderung.

Formenkreis (F4) eingestuft, vor allem auch, weil nur ein Leistungsanspruch an die Sozialversicherungsträger und damit eine Kostenübernahme gesichert werden kann. Wegen der Zunahme der angenommenen volkswirtschaftlichen Schäden durch Erschöpfungssyndrome (z. B. bei medizinischen Berufen) wird der Ruf nach spezifischen Therapien lauter. Die genaue Zahl der Burnout-Kranken ist nicht eindeutig, eben weil die diagnostischen Kriterien nicht einheitlich sind. Für einzelne Berufsgruppen wie Lehrer, Pflegepersonal und Ärzte werden Prävalenzzahlen bis 50 % berichtet (Weber 2007). Das BS stellt einen wichtigen Risikofaktor u. a. für Erkrankungen des Herz-Kreislauf-Systems bei Männern und muskuloskelettale Erkrankungen bei Frauen dar (Honkonen et al. 2005).

Das BS wird nach der amerikanischen Psychologin Maslach definiert als eine Trias folgender Symptome, die *eindeutig* durch die Arbeitssituation hervorgerufen wurden (Maslach et al. 2001; Weber 2007):

1. Anhaltende ausgeprägte emotionale Erschöpfung („exhaustion")
2. Verstörende Entfremdung („depersonalisation"; in anderen Veröffentlichungen auch: Dehumanisierung) im Sinne einer negativen, zynischen oder distanzierten Haltung gegenüber anderen – überwiegend im beruflichen Kontext
3. Abnehmende individuelle berufliche und persönliche Kompetenz („inefficacy")

Bezüglich der Verursachung durch die Arbeitssituation wird vor allem auf die Stress-Imbalance-Modelle von Karasek bzw. von Siegrist verwiesen. Man geht auch von einer individuellen Verausgabungsbereitschaft aus, wenngleich es keinen Beleg für eine BS-Persönlichkeit gibt. Bestimmte Lebensstile und Verhaltenstendenzen wie passive Bewältigungsmodi und Somatisierung, geringe Ausdauer und niedriges Selbstwertgefühl, hohe Leistungsbereitschaft, mangelnde Fähigkeit zur Abgrenzung, Idealismus und Selbstunsicherheit erleichtern vermutlich die Entwicklung. Problematisch ist unter klinischen Gesichtspunkten, dass ein BS sich zu schweren psychischen Störungen bis hin zum suizidalen Syndrom steigern kann (von Känel 2008).

Ein BS ist insofern keine depressive Störung, als bei affektiven Syndromen die Symptome in alle Lebensbereiche vordringen, spezifische depressive Denkstörungen (Schuld und Versagen) vorliegen, Appetit- und Libidoverlust auftreten sowie evtl. ein phasenhafter Verlauf vorhanden ist. Umgekehrt spricht es für ein BS, wenn die Beschwerden eindeutig von der Arbeitsbelastung abhängen. Das BS tritt außerdem auch bei psychisch gesunden Personen auf.

Unter therapeutischen Gesichtspunkten werden präventive Maßnahmen diskutiert, die sowohl bei jedem Einzelnen als auch auf Ebene der Arbeitsorganisation ansetzen können, z. B. Schulungen zur Selbstfürsorge (Nutzung der Medien in und außerhalb der Arbeit), oder ein verbindliches Pausenwerk. Auch psychoedukative Programme und z. B. berufsfeldbezogene Psychotherapien wurden veröffentlicht. Eine Psychopharmakotherapie ist nur im Falle eindeutiger depressiver Symptome indiziert, dann sollte aber die Diagnose überprüft werden. Es ist zweifelhaft, ob eine Behandlung der Stresshormonachse mit Kortisonpräparaten wirksam ist (Roberts et al. 2009).

LITERATUR

Antonovsky A (1987). Unraveling the Mystery of Health: How people manage stress and stay well. San Francisco: Jossey Bass.

Engelhardt-Schagen M (2008). Arbeitsmedizinische Aspekte von Arbeitsstörungen und Burnout. In: Martius Ph, von Spreti F, Henningsen P (Hrsg.). Kunsttherapie bei psychosomatischen Störungen. München: Elsevier Urban & Fischer, S. 265–269.

Freud S (o. J.). www.freud-museum.at/de/sigmund-und-anna-freud/zitate.html (letzter Zugriff: 20.2.2018).

Haug F (1996). Arbeit. In: Historisch-kritisches Wörterbuch des Marxismus Bd. 1. Berlin: Argumentverlag, S. 402.

Karasek R, Theorell T (1992). Healthy Work: Stress, productivity and the reconstruction of working life. New York: Basic Books.

Lazarus RS, Launier R (1981). Stressbezogene Transaktion zwischen Person und Umwelt. In: Nitsch JR (Hrsg.). Stress: Theorien, Untersuchungen, Maßnahmen. Bern, Stuttgart, Wien: Huber, S. 213–259.

Marmot MG, Smith GD, Stansfeld S, et al. (1991). Health inequalities among British civil servants. The Whitehall II study. Lancet 337: 1387–1393.

Martius Ph (2015). Psychosomatische Rehabilitation. Stuttgart: Kohlhammer.

Maslach C (1993). Burnout: A multidimensional perspective. In: Schaufeli WB, Maslach C, Marek T (Hrsg.). Professional Burnout: Recent developments in theory and research. London: CRC, pp. 19–32.

McEwen BS (2004). Protection and damage from acute and chronic stress. Allostasis and allostatic overload and rele-

vance to the pathophysiology of psychiatric disorders. Ann N Y Acad Sci 1032: 1–7.
Roberts AD, Papadopoulos AS, Wessely S, et al. (2009). Salivary cortisol output before and after cognitive behavioral therapy for chronic fatigue syndrome. J Affect Disord 115: 280–286.
Sennett R (2006). Der flexible Mensch. Die Kultur des neuen Kapitalismus. Berlin: Bvt.
Siegrist J (1996). Adverse health effects of high effort-low reward conditions at work. J Occup Health Psychol 1: 27–43.
Siegrist J (2002). Effort-reward imbalance at work and health. In: Perrewe P, Ganster D (eds.). Research in Occupational Stress and Wellbeing: Historical and current perspectives on stress and health. New York: JAI Press, pp. 261–291.
von Känel R (2008). Das Burnout-Syndrom: eine medizinische Perspektive. Praxis 97: 477–487.
Weber A, Hörmann G (Hrsg.) (2007). Psychosoziale Gesundheit im Beruf. Stuttgart: Gentner.

19.2 Das leere Blatt: Kunsttherapie gegen Arbeitsblockaden

Gerhard Gerstberger

19.2.1 Finden statt suchen

Es ist relativ häufig, dass sich berufsbezogene Arbeitsblockaden auch im psychosomatischen Setting, speziell in der Kunsttherapie, als Blockaden oder Hemmungen zeigen. Aussagen wie: „Mit Kunst habe ich eigentlich nichts am Hut“, „Ich habe gerade keine Inspiration“, „Ich bin überhaupt nicht kreativ“, „Mir fällt heute gar nichts ein“ könnten ein Ausdruck dieser Schwierigkeit sein. Es stellt sich die Frage, was eigentlich hinter diesen Äußerungen steckt. Ist es die Vermeidung, sich einer unangenehmen Situation zu stellen? Was macht die Situation aus, dass sie als unangenehm empfunden wird? Gibt es Parallelen zu den Umständen am Arbeitsplatz, die schließlich zu einer Arbeitsblockade geführt haben? Ist die Erwartungshaltung, keine positive Lösung aus der handlungsunfähigen Situation heraus finden zu können, also die Resignation, der Grundstein der Stagnation? Wenn aus diesem Grundstein eine Mauer wird, hat sich bereits eine Blockade gebildet, daraus resultierend vielleicht sogar eine depressive Reaktion. Es ist verständlich, dass in dieser Situation kreative Eigenanteile als nicht oder nicht mehr vorhanden eingestuft werden.

Aus der eigenen Erfahrung mit „ausgebrannten“ Patienten werden im Folgenden einige Beispiele geschildert, wie sich Blockaden in der Kunsttherapie ausdrücken und wie man ihnen entgegenwirken kann.

Viele Patienten sind es nicht gewohnt, sich in Form von Bildern auszudrücken. Den Schritt dennoch zu wagen bedeutet, sich auf unbekanntes Terrain zu begeben, in dem das Endergebnis nicht vorhersehbar oder berechenbar ist. Es erfordert Mut, sich darauf einzulassen, und es ist nachvollziehbar, dass erst einmal Scheu, Ratlosigkeit und Abwehr gegenüber dem fremden Medium Bild vorhanden sind. Ein sehr hoher Anspruch an die eigene Leistung kann den Zugang zusätzlich komplizieren. Die Suche nach einer „idealen“, gekonnten Ausdrucksform nährt den Zweifel an den eigenen Fähigkeiten, schränkt ein und behindert den spontanen Ausdruck. Im Festhalten am Ziel eines perfekten Bildes ist die Einschränkung der eigenen Vorstellung bereits enthalten. Aus einer solchen Position wird der Patient mit großer Wahrscheinlichkeit in seinem Versuch, sich mit bildnerischen Mitteln auszudrücken, scheitern.

Der Kunsttherapeut wird versuchen, die Klienten vor dieser frustrierenden Erfahrung zu bewahren, denn dies könnte eine Verhärtung der bereits genannten Widerstände gegen die Kunsttherapie als Behandlungsmethode nach sich ziehen. Er wird also versuchen, dem entgegenzuwirken, und bemüht sein, eine angstfreie Atmosphäre herzustellen, in der die Kreativität ihren ungefilterten und freien Lauf finden kann. Die Freude am Experimentieren kann geweckt werden. Ziel ist, dass das bildnerische Gestalten mehr und mehr zum Entdecken und Finden wird als zu einer mühseligen Suche nach dem gekonnten oder einwandfreien Bild, das ganz den eigenen Vorstellungen entsprechen soll.

Wir müssen hier genau differenzieren und auch mit den Klienten thematisieren, welche Inhalte, auch Handlungsweisen in der Kunsttherapie denkbar sind. Wie bereits erwähnt, haben wir es auch mit der Eventualität des Scheiterns zu tun. Die Frage jedoch, wie die Klienten ihre kreativen Ressourcen optimal nutzen und integrieren können, ist für den kunsttherapeutischen Behandlungsverlauf vorrangig. Es muss dem Klienten daher klar werden, dass es in der kunsttherapeutischen Behandlung kein vorrangiges Ziel ist, ein besonders schönes oder künstlerisch wertvolles Bild zu malen. Dabei kann man sich die Zitate von berühmten Künstlern zu eigen machen, um letztlich vom Anspruch zu entlasten und um zum Verständnis einer mehr künstlerischen Denkweise im Gestaltungsprozess beizutragen.

- **„When too perfect, lieber Gott böse."** Der koreanische Künstler Nam June Paik hat diesen Satz aufgrund seiner langen Erfahrung mit der künstlerischen Arbeit geprägt. Der Grundgedanke ist, nicht durch überhöhte Ansprüche die eigene Kritik hervorzurufen.
- **„Ich suche nicht, ich finde!"** Pablo Picasso meinte damit, dass er ein Entdecker im stattfindenden Malprozess ist. Wie oben erwähnt, kann das Festhalten an der „perfekten" Vorstellung von einem Bild die Fantasie blockieren und reduzieren. Außerdem wäre damit auch die Möglichkeit der freien Entwicklung eines Bildes während des Gestaltungsvorgangs unterbunden.
- **Malerei ist eine andere Form zu denken.** Der Maler Gerhard Richter sagte, dass er nicht verstehe, wenn der Betrachter eines Bildes fragt, was sich der Künstler wohl dabei gedacht habe. Man frage ja auch einen Schriftsteller nicht, was er sich gedacht hat, als er ein bestimmtes Buch schrieb. Die Malerei sei eine andere Form zu denken. Hierin liege der Denkfehler vieler Menschen, die glauben, man müsse ein Bild vorher gedanklich genau fixiert haben, um es dann genau so abzubilden. Dies würde gleichzeitig bedeuten, bereits vorher jegliche Fantasie zum Erliegen zu bringen.
- **Leben im Bild.** Georg Büchner schrieb 1835 im Lenz: *„Ich verlange in allem – Leben, Möglichkeit des Daseins, und dann ist's gut; wir haben dann nicht zu fragen, ob es schön, ob es hässlich ist. Das Gefühl, dass das, was geschaffen sei, Leben habe, stehe über diesen beiden und sei das einzige Kriterium in Kunstsachen."*

19

19.2.2 Arbeitsblockaden – Kreativitätsblockaden

Welche methodischen Möglichkeiten gibt es, die den Zugang zum bildnerischen Gestalten erleichtern können?

Ich kann nicht malen: Collagen als Hilfsmittel

Um die Blockade gegenüber der Kunsttherapie – „Ich kann nicht malen!" – zu umgehen, können Patienten angeregt werden, aus bereitgestellten Zeitschriften Bilder auszusuchen. Die Aufgabenstellung lautet dazu etwa: „Wählen Sie jeweils eine Darstellung, mit der Sie angenehme Gefühle, Erinnerungen, Gedanken in Verbindung bringen, und eine andere, die in Ihnen unangenehme Gefühle auslöst." Die beiden ausgewählten und ausgeschnittenen Bilder werden anschließend auf Zeichenpapier geklebt und dann mit deckender Acrylfarbe weitergestaltet (➤ Abb. 19.1).

Der Einstieg in den Malprozess wird erleichtert, wenn das Blatt nicht mehr vollkommen leer ist, sondern schon eine vom Patienten ausgewählte Vorgabe zum Weitergestalten animiert. Die Erfahrung bei dieser Übung mit verschiedenen Patientengruppen zeigt eine spezifische Häufung von bestimmten Bildinhalten und Bildaufteilungen. Oft werden die gegensätzlichen Inhalte durch eine Linie, einen dicken Strich oder eine Einrahmung streng voneinander getrennt. Eine Verbindung der beiden emotional unterschiedlich besetzten Themen scheint dem Malenden dabei nur schwer möglich. Die Bildinhalte der einen Seite sind leidvoll und bedrückend, die der anderen dagegen ausschließlich schön und gut. Häufig werden z. B. Urlaubspanoramen, fantastische Landschaftsszenen, idealisierte häusliche Szenen oder „schöne", glückliche, junge Menschen dargestellt – so, wie die Welt eben sein sollte. Der einengende Eindruck einer solchen Weltsicht wird durch die Trennungslinie im Bild nochmals deutlich verstärkt. Sie spiegelt sich auch im privaten und beruflichen Bereich mancher Patienten. Das Streben nach beruflicher Perfektion – in der heutigen Zeit oft durch die Angst vor dem Verlust des Arbeitsplatzes – und nach idealen Bedingungen im beruflichen

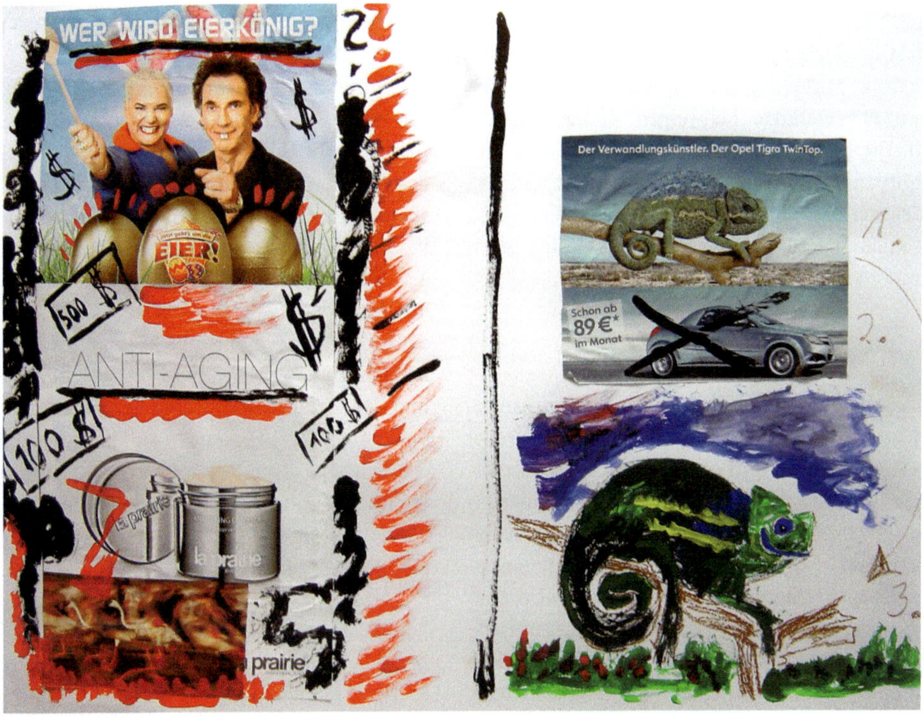

Abb. 19.1 Schöne Welt – hässliche Welt

und familiären Umfeld ist eine unrealistische Sicht und zieht dadurch viele Enttäuschungen nach sich (s. Nam June Paik). Dies wiederum geschieht auf Kosten der Gesundheit und kann durch die stetige Frustration, dem Ideal nicht zu genügen, zu ausgeprägten Arbeitsblockaden und zu einem Burnout-Syndrom führen.

Therapieansatz

Der therapeutische Ansatz der Kunsttherapie liegt erstens in der Integration der gegensätzlichen Seiten und zweitens in der expliziten Erlaubnis, ohne Leistungsdruck und jenseits von „gut, schön und perfekt" aus dem ganz eigenen Gestaltungsimpuls heraus zu malen. So kann die Polarisierung zwischen überhöhtem Anspruch, bei dem ein Scheitern schon vorprogrammiert ist, und unangenehmen, deshalb abgespaltenen Bildinhalten über das Malen gemildert werden. Für die Patienten ist es manchmal leichter, den Zusammenhang zwischen Überbelastung bzw. Burnout-Syndrom und dauerhaft übersteigerten Anforderungen an sich selbst durch den Ausdruck ihrer eigenen Bildsprache zu erkennen. Entstehen die Bilder ohne Leistungsdruck, können sie, ob „schön" oder „nicht schön", besser vom Patienten angenommen und wertgeschätzt werden. Im Malprozess selbst kann die Problematik bearbeitet werden, die im Bild auch ohne verbale Kommunikation deutlich wird. Eigene Fantasie und Schöpferkraft können dem Patienten dabei helfen, die gedankliche Fixierung auf ein bestimmtes Thema – oder auf das Nichtkönnen – für einen bestimmten Zeitraum zu relativieren.

Erweiterung der Wahrnehmung

Bei Patienten mit depressiven Störungen als Folge von Überlastung und daraus resultierender Erschöpfung und Burnout ist über das Bild häufig auch eine Einschränkung der Wahrnehmung erkennbar. Es werden Bildausschnitte oder Bildszenen gestaltet, die der depressiven Verfassung entsprechen. Oft malen sich die Patienten isoliert oder in einem dunklen Loch eingeschlossen. Nichts kann von innen nach außen dringen und nichts von außen nach innen. Und doch ist auch ein solches Bild eine eindrucksvolle Mitteilung an die Außenwelt, die immerhin das erstarrte Schweigen bildhaft durchbricht. Die Bildaussage kann von Therapeuten und von Mitpatienten in der Gruppe betrachtet und verstanden werden. Die Herausforderung ist hier, wenn es zu scheinbar ausweglos wirkenden Gestaltungen kommt.

Intervention

In dieser Situation kann der Therapeut den Patienten dazu anregen, ein Transparentpapier auf seine Gestaltung zu legen und so den ausweglos erscheinenden Inhalt des Bildes durch leichte Veränderungen in eine progressive Richtung zu lenken. Das Besondere dabei ist, dass das zugrunde liegende Ausgangsbild nicht übermalt oder zugedeckt wird, ihm also Respekt gezollt wird. Die kunsttherapeutische Aufgabe wird darin liegen, eingeengte Sichtweisen durch eine probatorische Intervention zu erweitern. Der Therapeut sollte dabei auf die wichtige Schutzfunktion von Grenzen achten, vor allem bei Patienten mit traumatischen Erfahrungen. Die erneute Konfrontation mit den Ursachen tiefer liegender Störungen ist nicht das vorrangige Ziel solcher Interventionen.

Teamarbeit – Let's work together

Eine gute Methode, im obigen Sinn zum Perspektivenwechsel anzuregen, ist die kunsttherapeutische Gruppenarbeit. Ein gemeinsam gestaltetes Bild fördert produktive Auseinandersetzungen unter „Gleichen" und einen integrativen Teamgeist, der dem Widerstand spielerisch begegnet. Ein großformatiges Bild gemeinsam zu gestalten und den anderen in der Besonderheit seines Ausdrucks wahrzunehmen, darauf bildnerisch angemessen zu antworten, ist eine nicht zu unterschätzende Leistung der Kreativität und der sozialen Kompetenz der Patienten, die helfen kann, innere Blockaden zu lösen. Hinzu kommt das Erleben, etwas Schöpferisches und Einmaliges erfolgreich und gemeinsam geschaffen zu haben.

Bildbeispiel Gruppenbild

Bei diesem großformatigen Bild (100 × 200 cm; ➤ Abb. 19.2) hatte die Gruppe Startschwierigkeiten und bat mich um Vorschläge zur Gestaltung. Ich schlug vor, zuerst mit der Gestaltung eines Hintergrunds in einer bestimmten Farbe oder Stimmung zu beginnen und danach weitere Details zu malen. Die Hemmung, zu beginnen oder eine Entscheidung für alle zu treffen, ließ sich jedoch nicht so leicht auflösen. Dann begann eine Patientin spontan Farbe aus einer Flasche direkt auf das Bild zu spritzen. Sie war dabei sehr direktiv und sagte den anderen, wohin sie welche Farbe spritzen sollten. Danach wurde

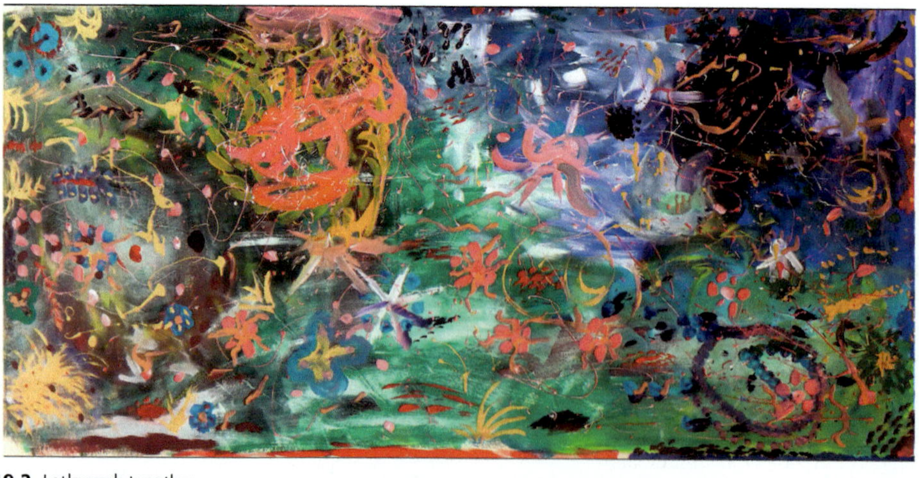

Abb. 19.2 Let's work together

die Farbe mit zumeist breiten Pinseln verteilt oder vermalt. Weiß wurde hinzugenommen, um Teile aufzuhellen. Es entstand eine helle und eine dunkle Seite des Bildes. An diesem Vorgang waren nur wenige Gruppenteilnehmer beteiligt, die anderen blieben passiv. Danach verfiel die Gruppe wieder in die anfängliche Passivität. Es stellte sich Schweigen ein.

Dies war ein schwieriger Punkt; ein Abbruch und Scheitern schien möglich. Der Malprozess wurde unterbrochen, und die Gruppe tauschte sich verbal aus. Es wurde entschieden, dass das Bild nicht fertig und das Ergebnis bisher unbefriedigend sei. Die Gruppe entschied sich mit dünnen Pinseln weiterzumalen, wobei sich jeder überlegen sollte, welche Farbe im gegenwärtigen Zustand gut zur Entwicklung des Bildes beitragen würde. Diesmal waren alle Gruppenteilnehmer aktiv am Malprozess beteiligt, und es entstand eine sich gegenseitig befruchtende Atmosphäre. In der anschließenden Besprechung konnte geklärt werden, was zu der Entstehung positiv beigetragen und was zur zwischenzeitlichen Stagnation geführt hatte. Einige Patienten konnten Parallelen zu sonstigen Verhaltensmustern erkennen, die auch zu Schwierigkeiten in der Zusammenarbeit am Arbeitsplatz führten. Alle Teilnehmer waren zuletzt mit dem Ergebnis zufrieden und hatten das Gefühl, eine schwierige Situation gut gemeistert zu haben.

19.2.3 Fallbeispiele zu Arbeitsblockaden – Kreativitätsblockaden

Zum Thema folgen abschließend zwei Fallbeispiele aus der psychosomatischen Abteilung einer Reha-Klinik, bei denen auch ersichtlich wird, wie unterschiedlich sich Arbeitsblockaden in der Kunsttherapie äußern können.

Fallbeispiel 1

Der Patient kam mit der Diagnose einer schweren depressiven Episode in die psychosomatische Rehabilitation. Zusätzlich litt er unter Zwangsgedanken mit Zwangshandlungen. Hinzu kamen massive familiäre Probleme. Aufgrund seiner psychischen Erkrankung und der privaten sowie der beruflichen Überforderung als Bandarbeiter war er seit 1 Jahr arbeitsunfähig. In der Kunsttherapie blieb er passiv und wirkte so, als hätte er keinen Zugang zu seinen kreativen Fähigkeiten, was er auch verbalisierte.

Bei der Anregung, einen Wunsch für die Zukunft zu malen, ließ er sein Blatt leer und sagte: „Wenn ich in der Lage wäre, ein Ziel zu haben, würde es mir bedeutend besser gehen. Das würde bereits einen Therapieerfolg bedeuten und wäre vielleicht ein Anliegen für die weitere Behandlung. Im Augenblick habe ich keine Wünsche, keine Ziele und auch kein Bild im Kopf, das ich malen könnte. Außerdem hatte ich noch nie kreative Fähigkeiten." Von dieser Situation ausgehend, empfahl ich ihm, die Bilder nicht in seinem Kopf zu suchen, sondern aus dem Bauch heraus zu malen. Es ging darum, einen Teil der Kontrolle und damit auch die negative Selbstbewertung auszuschalten. Ich schlug als Methode dafür vor, seine eigene Körpersilhouette blind zu zeichnen (➤ Abb. 19.3). Wir sehen im oberen Bildteil eine grüne und eine blaue Umrisszeichnung von zwei Versuchen. Bei der Skizze mit der blauen Linie

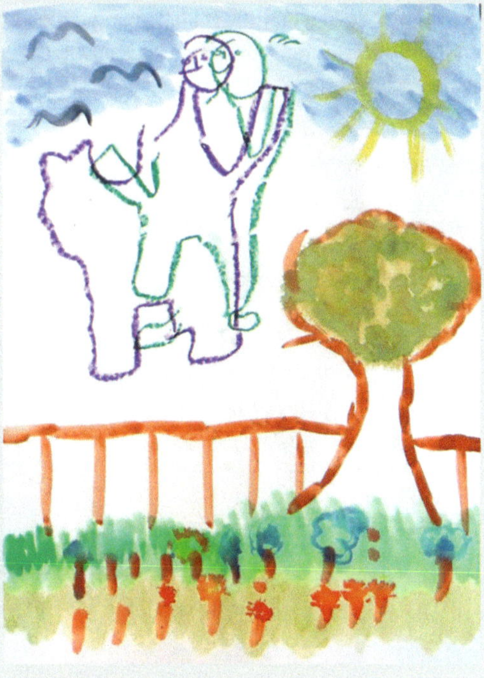

Abb. 19.3 Blind malen

verlor er etwas die Übersicht und tastete sich intuitiv suchend weiter. Bei der Reflexion mit offenen Augen im Anschluss war er stark beeindruckt. Er erkannte in der blauen Zeichnung ein Tier, das wie ein Wolf aussah. Meinen Vorschlag, diesmal mit offenen Augen das Bild weiter mit Aquarellfarbe zu malen, griff er gern auf. Er malte einen Baum auf einer Wiese, auf der Blumen wuchsen. Im Hintergrund flogen Vögel durchs Bild, und die Sonne schien. Das Bild wirkte beseelt und der Patient emotional vitalisiert. Die Gestaltung wirkte, als wäre ein Knoten geplatzt, der seine Kreativität gefangen hielt. Im Weiteren hatte er keine Probleme mehr, sich in der Kunsttherapie mit Bildern auszudrücken. Er malte mit großer Freude und bekam für seine Bilder anerkennende Rückmeldungen aus der Gruppe. Privat und beruflich entwickelte er im Verlauf der Therapie neue Perspektiven und wirkte in der Stimmung deutlich aufgehellter.

Fallbeispiel 2

Der Patient berichtete von Stress, Überbelastung und Überforderung in der Arbeit. Er reagierte mit Atemnot, Angstattacken und persönlichen Rückzug. Als Filialleiter war er seit ½ Jahr arbeitsunfähig und klagte über Druck „von oben". Bei einer betrieblichen Umstrukturierung wurde 13 von 15 Mitarbeitern gekündigt, was er mitzutragen hatte. Eine Rückkehr in die Arbeitswelt schloss er kategorisch aus und wollte über dieses Thema grundsätzlich nicht sprechen. In der Kunsttherapie nahm er regelmäßig teil. Er berichtete, dass während des Malens sein „Gedankenkreisen", das er sonst nicht abstellen konnte, völlig verschwunden war. Dadurch ermutigt, konnte er sich ganz einem künstlerischen Schaffensprozess hingeben. Er setzte das anfangs genannte Zitat von Pablo Picasso („Ich suche nicht, ich finde") unbewusst praktisch um. Es entstand eine Reihe von künstlerisch ansprechenden Bildern, ohne dass er dies zu Beginn der Therapie intendiert hätte. Er hielt sich kreativ und künstlerisch für völlig unbegabt. Die Mitpatienten bewunderten seine Bilder. Aus der Erfahrung heraus, dass ihm seine Leistung nicht „auf die Füße fiel", begann er, sich wieder aktiv mit seiner privaten und beruflichen Situation auseinanderzusetzen, und er konnte neue Perspektiven für seine Zukunft entwickeln. In diesem Fall fand ein Entdecken von persönlichen und bisher nicht genutzten kreativen Ressourcen statt, das sich positiv auf den Behandlungsverlauf auswirkte.

Abb. 19.4 Expressiv

19

V Die Sprache der Organe: Wandel von Funktion und Sinn …

KAPITEL

20 Schrei, wenn du kannst: Schmerzen

20.1 Medizin chronischer Schmerzen

Peter Henningsen

20.1.1 Einleitung

Schmerzen sind als komplexe Wahrnehmung und Erfahrung immer subjektiv, auch wenn ein noch so eindeutiger akuter Auslöser wie z. B. ein Knochenbruch vorliegt. Während akute Schmerzen eine wichtige Signal- und Hinweisfunktion für den Organismus haben, sind chronische Schmerzen, von denen im Folgenden die Rede sein wird, in den allermeisten Fällen ohne eine solche Warnfunktion. In den letzten Jahren ist sehr viel klarer geworden, dass chronische Schmerzen wesentlich durch psychosoziale Faktoren mitbestimmt werden, unabhängig davon, ob klare organische Ursachen wie z. B. eine rheumatische Erkrankung vorliegen oder nicht. Das **biopsychosoziale Modell** in moderner Form als eine beziehungsorientierte, Faktoren wie Empathie, Selbstreflexion und Kommunikation systematisch einbeziehende Herangehensweise ist daher als Grundlage einer „Medizin der chronischen Schmerzen" besonders geeignet. Dieser Erkenntnis entspricht die heutige Auffassung von der Pathopsychophysiologie des Schmerzes, die zentralen Anteilen der Verarbeitung im Gehirn und z. T. im Rückenmark eine im Vergleich zur Rolle der peripheren Schmerzsensoren sehr viel größere Bedeutung zuschreiben, als das früher der Fall war.

20.1.2 Beschreibungsdimensionen chronischer Schmerzen

Chronische Schmerzen gehören zu den häufigsten Beschwerden von Patienten beim Arzt. Sie lassen sich nach mehreren Dimensionen beschreiben, nicht nur nach den unmittelbar geklagten Symptomen: Es geht auch um Kognitionen, Affekte, Verhaltens- und biografische Merkmale.

Für jeden Schmerzpatienten kommt es primär auf die Ausprägung jeder einzelnen Dimension an und nicht auf die problematische Ja-Nein-Entscheidung, ob die Kriterien einer bestimmten diagnostischen Kategorie unseres ICD-Systems, z. B. einer somatoformen Schmerzstörung, erfüllt sind. Entsprechend ist in der diagnostischen Abklärung auf die Ausprägung dieser Dimensionen auch besonders zu achten.

20.1.3 Beschwerdespektrum

Schmerz als Leitsymptom

Schmerz kann einen oder mehrere Körperregionen betreffen, und auch wenn die Experten im Einzelfall streiten, gilt die Faustregel: Je mehr Schmerzorte angegeben werden, desto wahrscheinlicher es ist, dass kein relevanter organischer Befund vorliegt. Auch die Art der Schmerzbeschreibung und des Verhaltens in der Untersuchungssituation weisen auf den nichtorganischen Charakter von Schmerzen hin.

Das Vorhandensein der sogenannten **nichtorganischen Zeichen nach Waddell,** die bei der klinischen Untersuchung auf einen nichtorganischen Hintergrund von Schmerzen hindeuten (u. a. nichtanatomischer Druckschmerz, Inkonsistenz beim Lasègue-Test, nichtanatomische Sensibilitätsstörung etc.), ist positiv mit dem Ausmaß an Schmerz, Körperbeschwerden, Depressivität und funktioneller Beeinträchtigung korreliert. Patienten mit organisch erklärten Schmerzen benutzen typischerweise mehr sensorische (statt affektive) Begriffe zur Schmerzbeschreibung und geben mehr Wechsel in der Schmerzintensität und benennbare Einflussfaktoren (z. B. Bewegung) auf die Schmerzen an.

Andere Körperbeschwerden

Patienten mit chronischem Schmerz weisen eine signifikant höhere Rate anderer, ätiologisch unklarer oder funktioneller Körperbeschwerden (z. B. des Herzens oder Verdauungstrakts) oder Erschöpfung auf. Diese „Beschwerdenausweitung“ ist insofern von besonderer Bedeutung, als Befunde zeigen, dass höhere Schmerzintensitäten, eine stärkere schmerzbezogene Beeinträchtigung und geringere Besserungen von Angst und Depressivität unter der Behandlung sowie die Länge der Arbeitsunfähigkeit und die Häufigkeit der Arztbesuche bei Patienten mit chronischen Schmerzen eng mit der Anzahl ätiologisch unklarer Körperbeschwerden insgesamt zusammenhängen. Ein solches Berichten über mehrere unterschiedliche organisch unerklärte Körperbeschwerden wird auch als „Somatisierung“ bezeichnet, der Begriff hat aber mehrere Bedeutungen und sollte daher eher vermieden werden.

Depressivität und Angst

Die Erfassung der individuellen Ausprägung dieser beiden psychischen Beschwerdedimensionen bildet neben der Erfassung der verschiedenen Arten von Körperbeschwerden die Basis der psychosomatischen Deskription bei Patienten mit chronischem Schmerz. Wichtige Screeningfunktion haben die Fragen nach Niedergeschlagenheit und Freudlosigkeit (mehr als 2 Wochen in den letzten 4 Wochen vorhanden?) im Hinblick auf Depressivität und die Frage nach vermehrter Nervosität im Hinblick auf die Angst.

20.1.4 Ursachenüberzeugung, interaktionelle und soziale Faktoren

Wer unter z. T. schweren Schmerzen und anderen Körperbeschwerden leidet, wird naturgemäß früher oder später annehmen, dass eine organische Ursache diesen Schmerzen zugrunde liegt. Von dieser natürlichen Annahme abzugrenzen ist die Gruppe von Patienten, die anhaltend von einer organischen Ursache ihrer Schmerzen überzeugt ist, obwohl nach (wiederholter) angemessener ärztlicher Untersuchung kein entsprechender Befund erhoben werden konnte. Diese „Rigidität“ der organischen Ursachenüberzeugung beeinflusst auch das Krankheitsverhalten (z. B. anhaltende Suche nach invasiver Diagnostik und Therapie vs. ggf. Bereitschaft zu psychotherapeutischen Maßnahmen).

Ursachenüberzeugung und Krankheitsverhalten haben sich in prospektiven Studien als wichtige

Prädiktoren der Chronifizierung von Schmerzen erwiesen. Interessant ist, dass auch der Behandlungserfolg – und zwar nicht nur von Psychotherapie, sondern auch von Operationen bei chronischen Rückenschmerzpatienten – mit der Krankheitsüberzeugung vorhersagbar ist: Wer von einer körperlichen Ursache überzeugt ist und psychische Faktoren für nicht relevant hält, wird schlechtere Ergebnisse haben.

Jenseits des isoliert betrachteten Patienten belastet sein mögliches Beharren auf einer organischen Ursache trotz negativer körperlicher Untersuchungsergebnisse auch die Arzt-Patient-Beziehung – und zwar sowohl in Kontakten mit Orthopäden und anderen somatisch tätigen Ärzten, die keine behandelbare Ursache finden, wie in Kontakten mit Psychosomatikern und Psychotherapeuten, denn eine Psychotherapie ist häufig das Letzte, wozu diese Patienten motiviert sind. Entsprechend werden solche Patienten mit organisch unerklärten Beschwerden gehäuft als „schwierig" erlebt und ihre Behandlung als besonders wenig befriedigend, deutlich weniger als die Behandlung von Patienten mit Störungen, die offenkundig psychischer Natur sind.

Nachgewiesenermaßen haben auch das Behandlerverhalten und die soziale Situation, so vor allem die Tatsache des Versichertseins, einen Einfluss auf den Beschwerdeverlauf. Ärzte, die selbst anhaltend invasive organische Diagnostik betreiben und womöglich Zufalls- und Bagatellbefunde im CT und MRT überinterpretieren, zu starker Schonung anraten und vor allem opiathaltige Analgetika verschreiben, tragen wesentlich zur Chronifizierung und Fixierung der Schmerzen bei.

20.1.5 Persönlichkeit und Biografie

Stärkere Ausprägungen in den soeben aufgezählten Beschreibungsdimensionen (Art der Schmerzbeschreibung, Zahl der organisch nicht ausreichend erklärten Körperbeschwerden, Ausmaß von Angst und Depressivität, Rigidität von Ursachenüberzeugung und Dysfunktionalität des Inanspruchnahmeverhaltens) erfassen Patienten, bei denen davon ausgegangen werden kann, dass psychosoziale Faktoren eine große Rolle nicht nur in der Aufrechterhaltung, sondern auch in der Entstehung chronischer Schmerzen spielen – wo auch immer, ausgedrückt in den diagnostischen Kategorien der einzelnen psychischen (z. B. somatoformen) Störungen die Grenzlinie zwischen allgemeinem chronischem Schmerz und dieser Untergruppe genau verlaufen mag.

Die zur Beschreibung genutzten Symptome, Kognitionen und Verhaltensweisen der Patienten sind z. T. potenziell auch ätiologisch relevant. So kann das dysfunktionale Krankheitsverhalten die Schmerzchronifizierung ebenso mitverursachen wie eine vorbestehende Depression.

Es gibt aber auch ätiologisch relevante Faktoren, die nicht unmittelbar in die klinische Beschreibung dieser Untergruppe von chronischen Schmerzpatienten eingehen. Historisch ist hier als ätiologisches Konstrukt vor allem die „zu Schmerz neigende Persönlichkeit" („pain-prone personality") von Bedeutung. Engel (1959, zit. nach Schiltenwolf und Henningsen 2017) charakterisierte die ausdrücklich als prämorbiden Faktor, nicht als Schmerzfolge verstandene Persönlichkeit dieser Patienten durch einen vorherrschenden Schuldaffekt, der durch das Schmerzerleben abgebüßt werde. Hintergrund sei eine masochistische Charakterstruktur auf dem Boden schmerzhaft-belastender Kindheitserfahrungen mit drohenden oder realen Verlusten und Traumata im engeren Sinne. Modernere Konzepte wie das der **unfallreaktiven Somatisierung** nach Rudolf (2000, zit. nach Schiltenwolf und Henningsen 2017) heben besonders auf die prämorbide selbstwertstabilisierende Funktion von Leistung und daraus resultierende Überarbeitung vor und den oft kompletten, auf Schmerzen zurückgeführten Zusammenbruch der Leistungsfähigkeit, häufig nach objektiv leichten Unfällen ab.

Das Konzept einer zu Schmerz neigenden Persönlichkeit sollte heute nicht spezifisch-deterministisch, sondern als Oberbegriff für durchaus unterschiedliche, über biografische bzw. Lernerfahrungen vermittelte und dadurch persönlichkeitsgebundene Risikofaktoren für das Erleben chronischen Schmerzes verstanden werden. Es kann z. B. aufgrund kontrollierter Studien als gesichert gelten, dass die Rate von körperlichem und sexuellem Missbrauch, aber auch von „weicheren" Faktoren wie emotionalem Missbrauch und Vernachlässigung in der Kindheit von Patienten mit chronischen, nicht eindeutig organisch erklärten Schmerzen mindestens doppelt so hoch ist wie in der Normalbevölkerung. Interessanterweise wirken sich Kindheitstraumata als Risikofaktoren für Schmerzchronifizierung nicht nur bei Patienten mit geringer organischer Erklärbarkeit der Beschwerden aus, sondern auch bei operierten Patienten mit einem sog. Failed-back-surgery-Syndrom. Bei der großen Mehrzahl der betroffenen Patienten findet sich aktuell keine posttraumatische Belastungsstörung im engeren Sinne (unkontrollierbares Nacherleben traumatischer Situationen, Vermeidung aller Reize, die an das Trauma erinnern etc.). Stattdessen kann davon ausgegangen werden, dass sich im Erleben des Schmerzes selbst, aber auch in den an das chronische Schmerzerleben typischerweise gekoppelten dysfunktionalen Beziehungen im Gesundheitswesen frühere traumatische, schmerzhafte Erfahrungen in der Eltern-Kind-Beziehung widerspiegeln; als vermittelnde Faktoren spielen verminderter Selbstwert und Bindungsstörungen durch die kindlichen Erfahrungen eine Rolle. Beim derzeitigen Wissenstand ist nicht auszuschließen, dass neben diesem beziehungsorientierten Zusammenhang von traumatischer Erfahrung und klinischem Schmerz auch psychophysiologische Zusammenhänge über chronischen traumaassoziierten Stress, Veränderungen im Kortisolmetabolismus und erhöhte Schmerzwahrnehmung von Bedeutung sind.

20.1.6 Schmerz und Leiden

Ein Aspekt chronischer Schmerzen, der in einer medizinischen Betrachtung häufig sehr kurz kommt, soll hier noch erwähnt werden. Nicht jeder Schmerz bedeutet Leiden. Schmerz ohne Leiden kann immer dann angenommen werden, wenn der Betroffene in der Lage ist, seinen Schmerz zu erklären und somit einen persönlichen Bezug zum Schmerz herzustellen, mit dem Schmerz umzugehen, ihn evtl. auch zu kontrollieren vermag. Demgegenüber lässt sich **Leiden** in allgemeiner Weise fassen als eine Bedrohung oder Beschädigung des Selbst, als eine Diskrepanz von wahrgenommener/aktueller und erwarteter/entworfener Lebensqualität. Leiden ist umfassender als und abgegrenzt von Depression, insofern Leiden nicht notwendigerweise mit einem psychopathologischen Befund wie Niedergestimmtheit und Freudlosigkeit oder mit Kognitionen wie Selbstabwertung einhergeht.

Woran leidet nun der Schmerzkranke? Zunächst einmal am Schmerz selbst, und das heißt an der „Widerfahrnis", an der **Unkontrollierbarkeit.** Nach Viktor von Weizsäcker ist Schmerz insofern auch eine Grundkategorie des Pathischen. Emanuel Levinas spricht in diesem Zusammenhang davon, dass die ganze Schärfe des Leidens in der Unmöglichkeit des Ausweichens liege. Im Weiteren geht es um das Leiden an der schmerzbedingten Beeinträchtigung, am „Nicht-mehr-Können" in körperlicher, emotionaler und sozialer Hinsicht. In gewisser Zuspitzung kann man hier von einer „zerstörten Erfahrung" im Schmerz sprechen.

Wichtig in der Praxis ist auch das Leiden an der mangelnden Legitimität des Schmerzes bzw. des Nicht-mehr-Könnens. Die Infragestellung der Authentizität des erlebten Schmerzes ist *die* eine Erfahrung, die praktisch alle Patienten mit chronischen Schmerzen teilen – und zwar Infragestellung sowohl durch Behandler wie durch Angehörige und vor allem auch: durch sich selbst. Damit hängt zusammen, dass Leiden und Klage auch in einem Umfeld normativer Erwartungen stattfinden, was die Art des Leidens und der Klage angeht. Implizit erwartet wird meist ein angemessenes, mittleres Leiden: stark genug, um über entsprechenden Leidensdruck aktiven Veränderungswillen zu entwickeln, begrenzt genug, um Veränderung noch möglich sein zu lassen und die Umwelt nicht zu überlasten.

Mindestens drei klinisch relevante **Schwierigkeiten des Mitleidens,** die sich jeweils im Sinne eines Teufelskreises beschreiben lassen, müssen im Umgang mit Schmerzkranken beachtet werden:

1. Zunächst hat die neurobiologische Forschung belegt, dass es über das sog. **Spiegelneuronensystem** eine reale Einfühlung in den akuten Schmerz des anderen gibt in dem Sinne, dass die Beobachtung eines verabreichten Schmerzreizes bzw. eines entsprechenden schmerzhaften Missgeschicks (wie in den Finger schneiden) beim Beobachter zur Aktivierung von Teilen seines eigenen Schmerzsystems im Gehirn (wie z. B. des vorderen Gyrus cinguli und der Insel) führt. Das heißt, dass es nicht um ein kognitiv-memorierendes Verständnis der Schmerzsituation des anderen geht, sondern um ein wirklich einfühlendes. Dieses ist allerdings in den genannten Experimenten immer daran gebunden, dass der schmerzauslö-

sende Kontext (der Schmerzreiz) erkennbar ist. Man könnte daher spekulieren, dass die Schwierigkeit des Einfühlens in den chronisch Schmerzkranken damit zu tun hat, dass hier diese neurobiologisch unmittelbare Einfühlung nicht greift, insofern als beim chronischen Schmerz typischerweise die schmerzauslösende Situation nicht erkennbar ist (kein äußerer Schmerzreiz, keine ausreichend erklärende organische Schmerzursache). Diese Schwierigkeit des Einfühlens wird vom Betroffenen dann leicht als **Infragestellung der Legitimität seines Leidens** und seines Nicht-mehr-Könnens erlebt, was von seiner Seite aus zur Verdeutlichung des Leidens und der Klage führen kann. Dieses wiederum reduziert das ohnehin schwierige Mit-Leiden des Behandlers oder Angehörigen noch weiter, ein erster Circulus vitiosus ist entstanden.

2. Ein zweiter Teufelskreis lässt sich speziell in der **Interaktion von Betroffenen und Angehörigen** beobachten. Starkes und ausgesprochenes Mit-Leiden führt über die Mechanismen der operanten Konditionierung („Lernen an der Belohnung") zu einer Verstärkung der Schmerzen – wenn das dadurch entstehende vermehrte Leiden zu noch verstärktem Mit-Leiden führt, ist ein weiterer eskalierender Kreis entstanden. So wird der Leidensausdruck von Patienten, deren Partner auf Schmerzäußerungen entlastend und unterstützend reagieren, nachdrücklich gefördert im Gegensatz zu solchen Patienten, deren Partner sich eher neutral oder bestrafend verhalten.
3. Ein dritter Teufelskreis betrifft vor allem **psychosomatisch-psychotherapeutisch ausgerichtete Schmerztherapeuten.** Wenn diese an Schmerzkranken das ausbleibende Leiden an den für die Aufrechterhaltung der Schmerzen relevanten psychosozialen Belastungen beobachten und sie dieses Ausbleiben explizit oder implizit als Leidenswiderstand interpretieren, kann das von ihrer Seite, der Therapeutenseite, aus eine Deutung im Sinne eines ausdrücklichen Hinweises auf die relevanten Belastungsfaktoren induzieren. Wenn sie nicht gut vorbereitet ist, führt diese Deutung aufseiten des Patienten absehbar zu Angst und damit zu einer Erhöhung des Widerstands anstatt zu seiner Absenkung und wachsender Bewusstheit über die Zusammenhänge.

20.1.7 Psychosomatische Therapie der Schmerzen

Gelingende Therapie chronischer Schmerzen setzt eine tragfähige Arzt-Patient-Beziehung voraus, in der die subjektive Perspektive des Patienten, sein Leiden, körperliche wie seelische Aspekte seiner Befindlichkeit wahrgenommen und Ziele wie Vorgehen ausgehandelt werden – die gelingende Therapie setzt aber auch einen Patienten voraus, der bereit ist, Eigenverantwortung für eine Veränderung seiner Schmerzen zu übernehmen. Übliche Ziele in der Therapie chronischer Schmerzen sind neben dem offenkundigen der Symptomlinderung die damit nicht identische Verbesserung der Lebensqualität und des Aktionsradius sowie Veränderungen in denjenigen persönlichkeitsimmanenten und sozialen Faktoren, die für Entstehung und Aufrechterhaltung der Beschwerden als wichtig angesehen werden.

Für die große Mehrzahl chronischer Schmerzen, die nicht auf eindeutige organische Ursachen wie z. B. eine Tumorerkrankung zurückzuführen sind, zeigen Übersichtsarbeiten über die Literatur, dass insgesamt zentral ansetzende (Antidepressiva, Psychotherapie) und den Patienten aktiv beteiligende Therapien (von aktivierender Krankengymnastik bis Psychotherapie) wirksamer sind als peripher ansetzende (Injektionen, Wirbelsäulenmanipulationen, OPs etc.), den Patienten passivierende Ansätze. Gleichzeitig ist sowohl von schmerztherapeutischer als auch von psychosomatischer Seite immer deutlicher geworden, dass **multimodale Therapien,** die im Modus des „Sowohl-als-auch" körperliche und psychotherapeutische Behandlungsansätze integrieren, vom Patienten besser akzeptiert werden und erfolgreicher sind als Therapien, die im „Entweder-oder"-Modus nur körperlich oder nur psychotherapeutisch ansetzen.

Folgende Punkte sind für eine psychosomatische Therapie chronischer Schmerzen wichtig:

- Aktive, Informationen gebende und psychische Faktoren eher tangential einführende Haltung des Therapeuten
- „Legitimitätstherapie", d. h. Betonung der Legitimität auch von Beschwerden, die nicht klar organisch begründet sind, Aufarbeitung diesbezüglich entsprechend negativer Beziehungserfahrungen und Fantasien

20

- Fokus auf Bewältigung statt Heilung, auf kleine Schritte statt großer Sprünge
- Stärkung der Ressourcen und der Selbstwirksamkeit auch über positive Körpererfahrungen
- Schulung der Körperwahrnehmung, u. a. Differenzierung von Affekten und Körperbeschwerden
- Klärung der mit den Schmerzen verbundenen Beziehungserfahrungen (Enttäuschungen über Angehörige, Ärzte etc.)
- Klärung der Relevanz organischer Interventionen, Entzug opiathaltiger Analgetika

Die Fokussierung der über diese symptombezogenen Punkte hinausgehenden persönlichkeitsbezogenen Faktoren setzt eine Einigung zwischen Patient und Behandler darüber voraus, dass sich die Therapie auch diesen Punkten zuwenden soll.

20.1.8 Fazit

Medizin der Schmerzen ist notwendigerweise biopsychosoziale Medizin – einseitige Konzepte aus der älteren Psychosomatik, wie sie im Begriff der „psychogenen Schmerzen" zum Ausdruck kommen, können sich für den Umgang mit chronischen Schmerzpatienten als genauso erschwerend erweisen wie einseitig interventionell-somatische Konzepte (z. B. von Orthopäden).

Stärkung der Eigenaktivität des Patienten und genaue Beachtung der Arzt-Patient-Beziehung sind zentrale Momente, um dem Patienten Fortschritte auf dem Weg zu geringerem Leiden an Schmerz zu ermöglichen.

LITERATUR KAP. 20.1

Hausteiner-Wiehle C, Henningsen P (2015). Kein Befund und trotzdem krank? Mehr Behandlungszufriedenheit im Umgang mit unklaren Körperbeschwerden – bei Patient und Arzt. Stuttgart: Schattauer.

Schiltenwolf M, Henningsen P (Hrsg.) (2017). Muskuloskelettale Schmerzen. Erkennen und Behandeln nach biopsychosozialem Konzept. 2., komplett überarb. A. Stuttgart: Schattauer.

20.2 Kunsttherapie mit Schmerzpatienten

Diana Jallerat

Eine umfangreiche Gruppe im Bereich der stationären psychosomatischen Rehabilitation stellen die Patienten mit der Diagnose der anhaltenden somatoformen Schmerzstörung (ICD-10 F45.3) dar. Oftmals haben diese Patienten ihrem Krankheitsbild entsprechend eine Odyssee von vielen körperlichen Abklärungen und Behandlungsversuchen hinter sich, ohne dass sich die erwartete Schmerzbefreiung eingestellt hat. Der Alltag im häuslichen Umfeld sowie im Arbeitsleben ist oft stark eingeschränkt und wirft existenzielle Fragen auf. Der psychosomatischen Rehabilitation, manchmal aufgrund langer Arbeitsunfähigkeitszeiten auch von der Krankenkasse oder der Rentenkasse gefordert, stehen die Patienten nicht selten ambivalent gegenüber. Als Therapieziel wird vom Patienten dennoch meist „Schmerzfreiheit" oder „Gesundsein" formuliert. Dieser verständliche Wunsch macht den Leidensaspekt deutlich, aber auch die noch vorhandene Unkenntnis über psychosomatische Aspekte des Beschwerdebildes (vgl. ➤ Kap. 20.1). Einem großen Teil der Patienten ist noch nicht zugänglich, dass es auch seelische Ursachen für Schmerzen geben kann.

20.2.1 Klinisches Setting – alle zusammen zum Wohle des Patienten

Wie in ➤ Kap. 3 beschrieben, ist in der Psychosomatik die Teamarbeit das zentrale Element des Behandlungsprinzips, so auch in der Klinik Höhenried. Deren Behandlungskonzept wird beispielhaft herangezogen, um die Strukturen verständlich zu machen, in denen auch die kunsttherapeutische Arbeit erfolgt.

So sind die vorbeschriebene Multimodalität und Multiprofessionalität unersetzliche Schätze. Die regelmäßigen Teamgespräche dienen der Klärung der Behandlungsaufträge, die sich aus den konkreten erarbeiteten Zielformulierungen des Patienten und aus dem Auftrag der Kostenträger ergeben. Idealerweise dienen sie der gemeinsamen Hypothesenbildung und der Ableitung von therapeutischen Interventionen. Auch der regelmäßige Informationsaustausch über den gesamten Therapieprozess sollte möglich sein.

20.2.2 Therapiebausteine: Was gibt es, und für wen ist es gedacht?

Die Kunsttherapie ist fester Bestandteil des Behandlungsplans. Sie findet konstant über 6 Wochen in festen Gruppen zweimal wöchentlich für jeweils 90 Minuten statt. Eine Gruppe umfasst 14 Patienten mit unterschiedlichen Diagnosen, so z. B. Schmerz- und Angstpatienten, depressive Patienten oder solche mit Persönlichkeitsstörungen. Für alle Patienten ist die Teilnahme an der Kunsttherapiegruppe verbindlich vorgesehen.

Die Kunsttherapie im Einzelsetting wird für einige Patienten nach vorgehender Abwägung im Team fakultativ angeboten. Für die Kunsttherapie ergeben sich aus dem festen und obligatorischen Gruppenangebot Chancen und Herausforderungen, aus der Sicht sowohl des Patienten als auch des Therapeuten.

20.2.3 Kunsttherapeutische Herangehensweise

Die obligatorische Vorgabe von etwas, das noch unbekannt ist und dessen Zielsetzung sich dem psychotherapeutisch Unerfahrenen auch nicht unbedingt auf den ersten Blick erschließt, kann zu Verunsicherung, wenn nicht sogar zu heftigen Abwehrprozessen führen. Die Chance für den Patienten besteht darin, etwas Neues zu entdecken, was überraschend positiv sein kann und dem sich der Patient nicht freiwillig zugewendet hätte. Die Konfrontation mit diesem Unbekannten wirft bei den meisten Patienten die Frage nach der Sinnhaftigkeit auf. Auch fühlen sich manche an unliebsame Schulerfahrungen mit dem Kunstunterricht erinnert. Im Therapiealltag wird der Kunsttherapeut häufig mit den Fragen konfrontiert, was das denn bringen solle, wie denn vom Malen die Schmerzen weggehen sollten, da würde man die Zeit doch besser für Massagen oder anderes nutzen, das die Beschwerden konkret lindere.

Mit dem Angebot der Kunsttherapie wird das Bedürfnis der Patienten nach Kontrolle, Lustgewinn und Selbstwertschutz zunächst scheinbar bedroht. Manchmal führt dies zu Reaktionen der Mutlosigkeit, möglicherweise auch Ärger oder ängstlichem Verhalten. Von diesen Abwehrreaktionen sollte sich der Kunsttherapeut jedoch nicht entmutigen lassen, sondern mit einer zuversichtlichen Haltung die Gefühle und Bedenken seines Gegenübers ernst nehmen. Das Angebot einer empathischen Beziehungsgestaltung auf Augenhöhe mit Wertschätzung der Einwände und dem Überlassen von viel Gestaltungsspielraum an den Patienten entspricht den Bedürfnissen nach Kontrolle und Bindung auf positive Weise.

Die ersten Angebote zum gestalterischen Tun sollten so gestaltet werden, dass der Patient zum Ausprobieren verlockt wird. Gelingen erste angenehme und belebende Gestaltungserfahrungen, ist der Patient häufig zu weiterem Neuen bereit. Die Überraschung nach den ersten Stunden, dass sie über das Gestalten von den Schmerzen Ablenkung erfahren haben oder sie sogar vergessen konnten, ist dann ein häufiges Feedback.

Fallbeispiel

Aus der Krankengeschichte

Herr R. (28) leidet seit ca. 7 Jahren an Schmerzen in den Handgelenken, die sich mittlerweile auf Arme, Schultern, Hüften und Knie ausgeweitet haben. Das hatte viele Arztbesuche zu körperlichen Abklärungen nach sich gezogen. … Nichts hatte zur Linderung beigetragen, wie er meinte. Die Erstdiagnose lautete „Fibromyalgie".

Sein Arzt hatte dann empfohlen, eine Psychotherapie aufzunehmen, die Herrn R. dann 2 Monate vor dem Reha-Aufenthalt begann. Seine Psychotherapeutin motivierte ihn aufgrund der multiplen Belastungen zu einem Aufenthalt in einer Reha-Klinik.

Die erste Begegnung zwischen Patient und Kunsttherapeutin fand in der Gruppenkunsttherapiestunde statt. Herr R., hoch aufgeschossen, in etwas gebückter Haltung, zeigte sich in seinem ganzen Erscheinungsbild als wenig kraftvoll. In seinem Kontaktverhalten wirkte er auf die Therapeutin eher misstrauisch und zurückhaltend. Er sprach mit leiser Stimme und gab wenig von sich preis. Direkten Blickkontakt vermied er. Als Therapieziele benannte er lapidar, dass er sich eine Verminderung seiner Schmerzen erhoffe und verstehen wolle, woher sie kämen.

Der Therapieprozess

In dieser ersten Gruppentherapiestunde gab die Kunsttherapeutin allen Patienten die Anregung, auf einem 35 × 35 cm großen Blatt, in dessen Mitte sich ein Kreis befand, Grundfarben experimentierend zu mischen. Der Kreis sollte dabei zunächst frei bleiben. Um den Kreis herum sollten „Farbe und Form" das Thema sein. Anschließend regte die Therapeutin an, den Kreis als „goldene Mitte" zu gestalten.

Herr R. ließ sich auf den Malprozess ein und begann, ohne Hemmungen zu mischen und zu malen. Dabei wirkte er vertieft in sein Tun.

Beim zweiten Teil der Gestaltungsanregung, den Kreis als Symbol für die Balance und das kostbare Selbst zu gestalten, griff Herr R. als einziger der Gruppe zu Schwarz. Als die Bilder fertig und zur Betrachtung und Reflexion aufgehängt waren, wusste Herr R. nichts zur Wirkung seines Bildes zu sagen. Das Malen habe er als ungewohnt, aber interessant wahrgenommen.

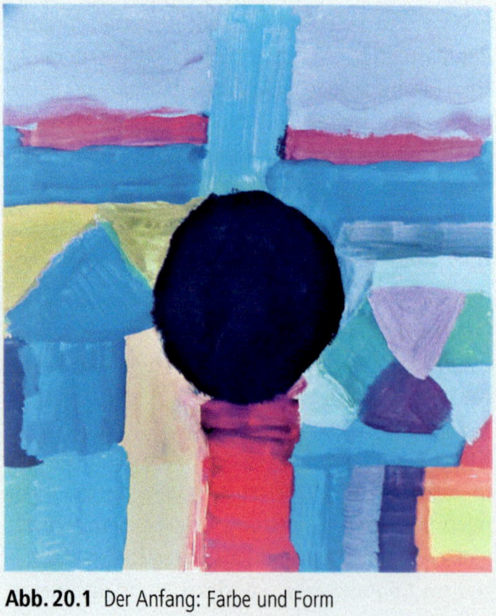

Abb. 20.1 Der Anfang: Farbe und Form

Zusätzlich wurden Herrn R. Einzelstunden in der Kunsttherapie verordnet. Im Team bestand der Eindruck, dass angesichts des eher verschlossenen Wesens des Patienten und seiner aktiven Beteiligung an der Kunsttherapie hier möglicherweise über den nonverbalen Weg eine Vertiefung des therapeutischen Prozesses möglich sei. Der Patient akzeptierte den Vorschlag, die Nähe im Einzelsetting machte ihm jedoch auch zu schaffen, und so reagierte er mit vermeidendem Blick, feuchten Händen bei der Begrüßung und unruhigen Beinbewegungen während der Stunde.

Im ersten Gespräch erfuhr die Therapeutin mehr über die Hintergründe seiner Schmerzen. Herr R. wuchs als ältestes von drei Kindern bei den Eltern auf. Das Verhältnis zu seiner Mutter beschrieb er als schwierig, da er sie als wenig empathisch und selbstbezogen erlebt habe. Als Kind und Jugendlicher hatte er sich in der Rolle des Unterstützers der Mutter gefühlt. Eine Erschütterung des Familienlebens fand statt, als der Patient 17 Jahre alt war und sich die Eltern überraschend scheiden ließen. Der Vater hatte zuvor eine außereheliche Beziehung begonnen. Die jüngeren Geschwister und die Mutter brachen den Kontakt zum Vater des Patienten gänzlich ab.

Herr R. verzichtete im Zuge der Scheidung und finanziellen Belastung der Eltern, wie er erzählte, auf ein Studium und begann eine kaufmännische Ausbildung. Am Ende der Ausbildung fingen die Schmerzen in den Handgelenken an, was zu längeren Krankschreibungen und Konflikten am Arbeitsplatz führte, sodass er seine Stelle verlor. Daraufhin entschied sich Herr R. dazu, ein Informatikstudium aufzunehmen. Er habe eine Beziehung mit einer gleichaltrigen Frau begonnen, die unvorhergesehen schwanger wurde. Als das Kind knapp 1 Jahr alt war, habe seine Freundin ihn und den Sohn verlassen. Seitdem sei er alleinerziehend. Er habe neben dem sich anschließenden Masterstudium zusätzlich halbtags gearbeitet, um den Lebensunterhalt für sich und das Kind zu verdienen. Die Mutter des Kindes habe das Sorgerecht ihm überlassen, sie habe kein Interesse mehr an dem Kind, gab der Patient an.

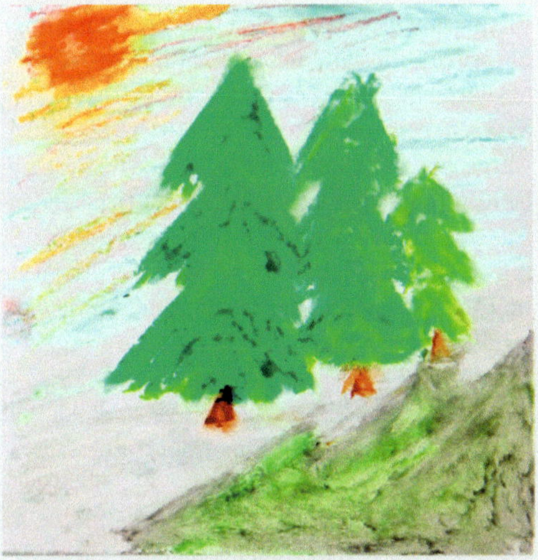

Abb. 20.2 Nadelbäume im Gebirge

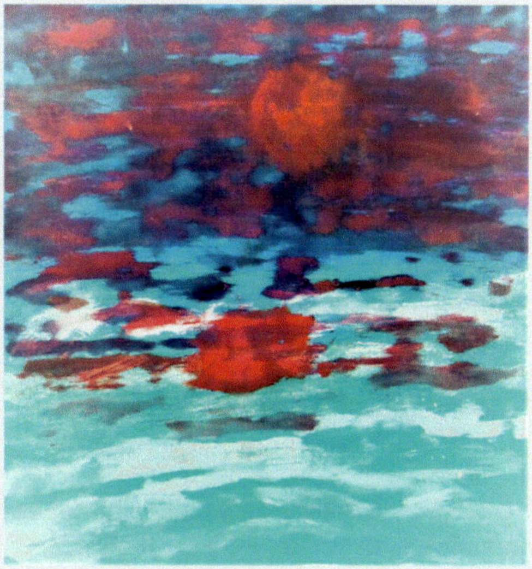

Abb. 20.3 Brennender Himmel

Von seiner Familie erhielt Herr R. bei der Versorgung des Kindes keine Unterstützung, obwohl er in unmittelbarer Nähe der Mutter wohnte. Stattdessen gab es viele Spannungen mit seiner Herkunftsfamilie. Die Familie lehne ihn ab, da er wieder Kontakt mit seinem Vater aufgenommen hatte, als der Sohn geboren wurde. Ihm sei es wichtig, dass der Sohn seinen Opa kenne und Kontakt bestehe. Schon lange fühle er sich von seiner Familie nicht verstanden.

In der ersten Einzelstunde äußerte Herr R. den Wunsch, verschiedene Materialien erproben zu können. So stellte ihm die Therapeutin unterschiedliche Kreidearten vor. Der Patient entschied sich für die Ölkreiden. Auf kleinem Format (20 × 20 cm) gestaltete Herr R. ein Landschaftsbild mit drei Nadelbäumen unterschiedlicher Größe (➤ Abb. 20.2). Auffallend waren die Geschwindigkeit und der hohe Druck, mit dem er die Farbe auftrug und verwischte.

In der folgenden Stunde bot die Therapeutin der Gruppe nochmals Acrylfarben an, mit der Anregung, diejenigen Farben aus dem eigenen ersten Bild zu wählen, mit deren Farbklang sie sich beschäftigen möchten. Herr R. begann, das Blatt mit Abtönungen von Blau zu grundieren, dabei ging er mit raschen, fast getrieben wirkenden Malbewegungen vor. Er wirkte in sein Tun versunken, malte mit zügigen druckhaften Bewegungen. Geschickt schaffte er die differenzierten Farbübergänge und brachte das Rot mit dem Blau in Verbindung. Am Ende der Stunde wurden alle Bilder aufgehängt. Dies ist immer teils mit Aufregung verbunden, wird aber dann, wenn alle Werke geordnet zusammenhängen, oft als sehr schöne Erfahrung empfunden. Die Verschiedenartigkeit im Ausdruck und das gleiche Format lassen oft eine ästhetisch ansprechende Gesamtkomposition entstehen, die viele als stärkend und motivierend erleben. Herr R. erntete für sein Werk viel Anerkennung von der Gruppe. Er fand für sein Bild den Titel „Brennender Himmel" (➤ Abb. 20.3).

In der darauffolgenden Einzelstunde nahm Herr R. diese Farbkomposition von Rot- und Blautönen in kleinen skizzenhaften Farbproben mit unterschiedlichen Kreiden immer wieder auf. Es entstanden verschiedene Symbole. Auffallend bei den Malprozessen war, dass Herr R. wie abwesend wirkte. Die formale Gestaltung der weiteren kleinformatigen Bilder, die hier nicht alle abgebildet werden können, steht in auffallendem Kontrast zu den ästhetisch anspruchsvollen Bildern, die mit Acrylfarben und später auch mit Drucktechnik entstanden. Die Bilder der Einzelstunden wirken in der Komposition auseinandergefallen, die Symbole archetypisch und auf Unendlichkeit, Beziehung und Entwicklung verweisend (liegende Achten, Spiralen). Herr R. konnte weiterhin wenig zu seinen Bildern verbalisieren und wirkte sowohl im Einzelkontakt als auch in den Gruppenstunden gegenüber der Therapeutin sehr zurückgezogen und beobachtend; es gab wenig direkten Augenkontakt oder mimische Veränderungen in seinem Gesichtsausdruck.

Im Gruppenprozess fand nun ein Materialwechsel statt. Die Teilnehmer lernten einfache Druckverfahren wie Monotypien und Hochdruckverfahren kennen und auszuprobieren. Herr R. griff das mit großem Interesse auf und fertigte ganze Serien. Das Umdenken in den unterschiedlichen Dimensionen, dessen, was er als Stempel etc. hervorheben wollte, regte seine Experimentierfreude an und schien für ihn eine positive Herausforderung zu sein. Er wirkte konzentriert und sehr strukturiert. Mehrere Drucke in der Farbskala von Rot- und Blautönen entstanden, teils mit geometrischen Formen, teils mit abstrahierten Blatt- und Baummotiven. Eine Monotypie hatte eine gänzlich andere Farbtönung und fiel mit ihrem lichten frühlingshaften Grün aus der Reihe.

Mittlerweile waren viele Bilder und Drucke mit den sich wiederholenden Rot-Blau-Spannungen in unterschiedlichen formalästhetischen Kontexten entstanden. Die Therapeutin hatte den Eindruck einer eigenartigen Kühle, von großer Spannung und teilweise auch Leere. Bisher hatte Herr R. keine Verbindung zwischen sich und seinen Werken benennen können. Er blieb bei den kurzen Besprechungen lediglich auf der rational-beschreibenden Ebene. Bei der Therapeutin verfestigte sich das Gefühl der Unnahbarkeit und Diffusion. Wenn Herr R. ins Malen abtauchte, wirkte er fern von allem und kaum erreichbar. Den Kontakt erlebte sie als schwierig, weil er von sich aus kaum Angebote zur Beziehungsgestaltung machte und, vor allem im Einzelsetting, misstrauisch und zurückhaltend bis angespannt wirkte. Gleichzeitig wurde eine Funktionalität in der Bewältigung seines Alltags erkennbar, aber auch seine Bedürftigkeit und Überforderung in der Vaterrolle. Er selbst formulierte das nicht, bei der Kunsttherapeutin entstand aber der Eindruck, als trage er etwas mit sich, was auch mit Scham zu tun haben könnte.

Aufgrund der von der Kunsttherapeutin empfundenen Diffusität im Kontakt mit dem Patienten und seiner Haltung, die auch vom Team auf anderen therapeutischen Ebenen wahrgenommen wurde, beschloss sie, dem Patienten eine Gesamtbetrachtung seiner bisher entstandenen Bilder anzubieten, in die Herr R. einwilligte. Nachdem die Bilder alle aufgehängt waren, fragte die Therapeutin Herrn R., welches der Bilder seine Aufmerksamkeit auf sich ziehe. Herr R. wies auf ➤ Abb. 20.3 (Brennender Himmel). Anschließend wollte die Therapeutin wissen, ob es ein Bild gebe, das ihm fremd sei, woraufhin Herr R. auf eine Monotypie zeigte, die auf den ersten Blick von Weitem wie eine frühlingsgrüne Fläche wirkte. Bei genauerer Betrachtung ließ sich aber der zarte Umriss eines Baumes erkennen, dessen Stamm nach unten geöffnet erschien und dessen Krone schwunghaft gelockt gezeichnet wirkte (➤ Abb. 20.4). Er könne mit der Farbe nichts anfangen. Dies rief in der Therapeutin ein innerliches Erstaunen hervor. Es entstand ein Moment des Innehaltens und nochmaligen Betrachtens der

Abb. 20.4 Grün mit verstecktem Baum

Werke. Herr R. sagte von sich aus weiter nichts zu den Bildern. Sein Schweigen wirkte abwartend. In der Therapeutin löste dies die Ambivalenz zwischen Rückzug und Aktivität aus. Ihre Unsicherheit entstand aus dem Gefühl, dem Patienten nicht zu nahe kommen zu dürfen, doch hatte er am Anfang als Therapieziel formuliert, seine Symptome verstehen lernen zu wollen.

Als Kompromiss ging die Therapeutin auf die Fülle der formalästhetischen Ausdrucksformen, die Unterschiedlichkeit in der Wirkung der Bilder und Bildinhalte ein und auf das, womit sie trotz ihrer großen Unterschiedlichkeit verbunden zu sein schienen, etwa den vielfach wiederkehrenden Rot-Blau-Kontrast und die Baumsymbolik in unterschiedlichen Variationen (ganze Bäume, Blätter, Stämme). Sie fokussierte dann weiter auf das Bild in ➤ Abb. 20.3 und beschrieb, dass es auf sie vom Bildaufbau und im Umgang mit dem Farbauftrag sehr ansprechend und reif unter künstlerischen Aspekten wirke. Auf den ersten Blick sei ihr das Motiv fast romantisch vorgekommen, dann beim zweiten Hinschauen habe es einen Eindruck einer dramatischen Szenerie am Himmel hinterlassen, eine körperliche Empfindung von Wundsein und Spannung hervorgerufen.

Sie fragte Herrn R., der still zuhörte, ob er etwas zu diesem Bild erzählen wolle und den Titel noch erinnere. Herr R. erzählte, dass sein Bild seine Schmerzen in Rot darstelle. Dabei bezeichnete er sowohl die physischen Schmerzzustände als auch die psychischen Schmerzen, die er aufgrund der schmerzbedingt eingeschränkten Lebensqualität empfinde. Blau sei eigentlich eine angenehme Farbe für ihn; sie wirke klar und kühl auf ihn.

Die Therapeutin validierte Herrn R. auch, weil sie selbst das Bild als schmerzend in seiner Spannung empfunden hatte. Sie hatte unbewusst den Titel für sich falsch erinnert und als „Blutiger Himmel“ abgespeichert, was sie selbst in ihrer Vorstellung auch mit Schmerzen in Verbindung gebracht hatte.

Herr R. ließ sich dann darauf ein, auch das erste Bild anzuschauen. Hier war der Kontrast von Blau und Rot im Zentrum des Bildes als Horizontale schon enthalten, unterbrochen durch den schwarzen Kreis in der Mitte. Herr R. beschrieb, dass das Blau und Rot ihn angesprochen hatten und er diese Farben in sein zweites Bild übernehmen wollte. Zu dem schwarzen Kreis oder auch der Bedeutung dieses Bildes für ihn wusste er weiterhin nichts zu sagen.

Die Therapeutin fand es in diesem Stadium des therapeutischen Prozesses wichtig, dem Patienten zu spiegeln, was sie empfunden hatte, als er den Kreis als Selbstsymbol gänzlich mit Schwarz ausmalte. Sie war der Ansicht, damit Herrn R. s Fähigkeit zur Selbstempathie zu fördern. Sie schilderte ihren Eindruck, dass das Schwarz in diesem Zusammenhang eine enorme Schwere auf sie ausstrahle und sie sich frage, was es in Verbindung mit dem Raum für das Selbst damit wohl auf sich habe. Herr R. äußerte sich dazu nicht, was die Therapeutin natürlich respektierte; sie brachte jedoch auch ihre Idee zur Sprache, dass es vielleicht ein tieferes Wissen um die Belastungen in ihm geben könnte, das aber eventuell noch nicht zugänglich sei. Dann bezog sie sich nochmal auf den Rot-Blau-Kontrast und zeigte Herrn R., dass er sich aus ihrer Sicht in vielen Bildern wiederhole und sie sich frage, was es damit wohl auf sich habe. Er bestätigte, dass auch er eine Wiederholung sehe.

Anschließend ging sie auf das von Herrn R. abgelehnte Bild (➤ Abb. 20.4) ein; auch sie fand, es steche aus den anderen hervor. Laut äußerte sie ihr Erstaunen, das sie über seine Unverbundenheit mit diesem Bild empfand, da das Bild in seiner Farbgebung und Struktur interessant und lebendig auf sie wirke. Gleichzeitig frage sie sich, was wohl das „Nichts-mit-dem-Bild-anfangen-Können“ beim Patienten hervorrufen könnte. Vielleicht bräuchte es noch etwas Zeit, um dieses Bild zu verstehen.

Herr R. bedankte sich am Ende der Stunde; es sei interessant gewesen, alle Bilder einmal zusammen zu sehen und etwas zu seinen Bildern zu hören.

Mittlerweile konnte im Team reflektiert werden, dass Herr R. sich einerseits wenig zu öffnen vermochte, gleichwohl gerade die nonverbale Kommunikation und sein Handeln im kreativen Prozess auf eine innere Belastung durch hohe Ansprüche, geringes Selbstvertrauen und wenig entwickelte aktive Selbstfürsorgefähigkeiten hinwies.

Zur nächsten Einzeltherapiestunde kam Herr R. direkt im Anschluss an die Bewegungstherapie zur Kunsttherapie, bei der die Gruppe in der Turnhalle Ballspiele gemacht hatte. Nach seinem Befinden gefragt, antwortete Herr R. mürrisch, es gehe ihm nicht gut, er habe jetzt wieder Schmerzen in der Hüfte nach dieser Therapie. Er wirkte unzufrieden und erschöpft. Die Therapeutin gab Herrn R. die Anregung, Farben auszusuchen, die für ihn genau das Gegenteil von Schmerzzuständen bedeuten könnten. Dabei ging es ihr um die Defokussierung von Schmerz und darum, die Selbstwirksamkeit und Imaginationsfähigkeit dem Patienten zu fördern.

Herr R. war zunächst erstaunt über die Aufforderung, ließ sich aber darauf ein und suchte sich die Farben Hellgrün, Weiß und Gelb heraus. Wieder entstand sehr schnell auf kleinem Format (20 × 30 cm) mit nahezu dem gleichen Hellgrün wie der Druck ein Hintergrund mit nach rechts sanft aufstrebender Bodenlinie, die Horizontlinie nach einem Drittel vom unteren Bildrand. Auf diesen Hintergrund malte Herr R. nach unschlüssigem Zögern zwei zunächst ebenfalls grün-gelbe Blumen und fragte dann noch nach dem Rot. Aus dem Rot mischte er mit dem Weiß ein sehr zartes Rosa, nahm etwas Gelb und färbte einige Blütenblätter damit ein. Dabei malte er die Blütenblätter von innen nach außen. In der Darstellung der Blütenblätter lag etwas dynamisch Explosives. Die Malbewegung wirkte dabei nach außen zum Blattrand hin unterbrochen in ihrer Dynamik, so als gebe es eine innere Grenze und auch eine Grenze des kleinen Formats (das der Patient selbst gewählt hatte). Er sagte zu seinem Bild lediglich, er sei zufrieden und finde es nun gut, dass er die beiden Blumen mit darauf gemalt habe. Die Therapeutin schilderte ihm ihren Eindruck, dass er vielleicht beim nächsten Bild mehr Bewegungsfreiraum auf einem größeren Format gebrauchen könne.

In der nächsten und letzten Einzelstunde brachte die Therapeutin drei neue Interventionen in das Geschehen ein. Sie gab dem Patienten ein Format von 70 × 100 cm, diesmal an der Malwand, und forderte ihn auf, eine Fortsetzung zu dem Blumenbild zu gestalten. Diesmal malte Herr R. im Stehen. Zunächst grundierte er alles gelb und ließ dann die vordere Wiese entstehen. Die vordere Wiese sprenkelte er mit dem gleichen Rot wie in ➤ Abb. 20.3. Am linken unteren Bildrand entstand plötzlich eine größere Ansammlung von dem gleichen Rot wie in ➤ Abb. 20.3. Herr R. betrachtete diese nachdenklich, trat vor und zurück und entschloss sich dann nach kurzem Innehalten, sie mit dem hellen Grün zu übermalen. Das Resultat war die ovale Fläche in etwas abgetöntem Grün. Dann malte Herr R. den Bach, die hintere Wiese, den dunklen Wald und dahinter die Berge, teils mit Schneekuppe. Am Schluss kam nach kurzem Zögern und Abschätzen der Perspektive die Brücke über den Bach dazu (➤ Abb. 20.5). Nachdem Herr R. das Bild beendet hatte, war er sichtlich erschöpft, da er sich, weil es seine letzte Einzelstunde war, sehr beeilt hatte und viel an Kontakt mit seinem Bild erlebt zu haben schien.
Die Therapeutin fragte den Patienten, ob er etwas zu seinem Bild erzählen wolle. Er antwortete, ihm

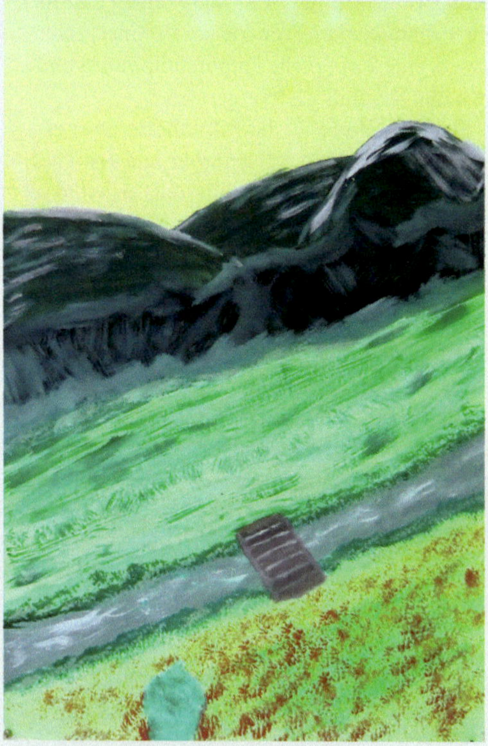

Abb. 20.5 Letztes Bild – Landschaft

gefalle sein Bild. Es sei einfach entstanden, ohne dass er genau gewusst habe, was er malen wollte. An der Stelle mit den roten Flecken sei ihm das Rot zu stark gewesen, dann habe er es einfach übermalt. Jetzt sehe es aus wie ein Kopf. Für ihn sei es so, als stehe er selbst an der Stelle und schaue in die Szene hinein. Weiter sagte er nichts zu seinem Bild, machte aber einen zufriedenen und belebten Eindruck.

Eine reflektierende Besprechung des Bildes fand in der letzten Einzelstunde nicht mehr statt. Die Therapeutin gab Herrn R. ihren Eindruck mit, dass er über viele Fähigkeiten im Gestalten verfüge und vieles geschaffen habe, dessen Bedeutung vielleicht noch nicht ganz klar sei, sich ihm in seinem weiteren Therapieprozess, den er zu Hause bei der Psychotherapeutin weiterführen wolle, aber sicher erschließen werde. Herr R. selbst sagte, er nehme aus seinem Reha-Aufenthalt andere Erfahrungen mit, als er erwartet habe. So seien seine Schmerzen noch vorhanden, aber er habe festgestellt, dass er sie zeitweise durch Ablenkung und bewusste Aufmerksamkeitslenkung auf Angenehmes beeinflussen könne.

Schlussbetrachtung

Das letzte Bild von Herrn R. wirkt in seiner malerischen Ausdrucksweise strukturiert angelegt und in der Komposition interessant, dynamisch und expressiv. Die enthaltene Aufwärts- wie Abwärtsbewegung bringt eine Spannung ins Bild, und der Betrachter kann sich kaum für eine Blickrichtung entscheiden. Sein Blick gleitet zwischen den Bewegungen hin und her. Von der Blickrichtung scheint er hinter dem grünen Fleck (Kopf) zu stehen und in Richtung der Brücke zu schauen. Es könnte der Blick zurück sein, aber auch in die Richtung, in die er gehen könnte. Dies kann als gestalterische Ambivalenz oder auch als ein noch nicht definierter Möglichkeitsraum verstanden werden.

Von der Farbgebung her wirkt das Bild wie ein kühler Frühlingsmorgen mit gleißendem, unwirklichem Licht. Die roten Flecken auf der vorderen Wiese wirkten auf die Therapeutin nicht nur wie mögliche Blumen, sondern auch wie Spuren von Schmerz, da sie in dem gleichen Rot gestaltet wurden wie in ➤ Abb. 20.3. Für die Evidenz dieser Annahme spricht, dass Herr R. auch einen großen Fleck bewusst übermalte, weil er ihm zu viel geworden sei.

Der Bach wirkt lebendig und sprudelnd; die Brücke, so scheint es, ist leicht zu erreichen und zu überqueren. Die Wiese dahinter wirkt in der Strichführung dynamisch und der Wald und die Berge dahinter dunkel, massiv und schwer zu durchdringen und begehen. Dahinter das Gelb macht die grelle Stimmung aus, und es wirkt, als breite sich dahinter eine unermessliche Ferne aus.

Das vorgestellte Beispiel soll verdeutlichen, wie komplex die Aufarbeitung der Schmerzsymptomatik sein kann und wie trotz der Fülle der Bilder, die vielschichtige Hinweise zu enthalten scheinen, die zugrunde liegenden psychischen Konflikte oft nur indirekt bearbeitet werden können, weil der Schmerz eben für etwas steht, das sich noch nicht aussprechen lässt.

20.2.4 Fazit

Die sehr unterschiedlichen malerischen Ausdrucksweisen dieses Patienten verweisen in diesem Sinne auf verschiedene Ich-Zustände, die noch unverbunden nebeneinander zu stehen scheinen und die in der therapeutischen Beziehung – gespiegelt durch die Wahrnehmungen im Team – in der „schulterzuckenden" Diffusität ihre Entsprechung finden. In manchen der Gestaltungen findet sich die Anmutung des Fragmentierten, der Nähe zum psychotischen Gestalten (➤ Abb. 20.2 und ➤ Abb. 20.3). In der klinischen Gesamtschau aber ließ sich dies nicht bestätigen. Insofern spiegelt die Arbeit mit diesem Patienten die Mühen der kunsttherapeutischen Ebene, die durchaus bezeichnend für Schmerzpatienten ist.

Trotz reichhaltiger Symbolik und vieler „Zeichen" kann gerade der Schmerzpatient das therapeutische Gegenüber im Prozess so allein lassen, wie er sich manchmal in seinem Kampf um die Befreiung von seinem Leid fühlen mag. Gleichzeitig ist es wichtig, eigenen Impulsen, diese Position des Patienten

„schmerzhaft" zu durchbrechen, mit Vorsicht zu begegnen und sich der möglicherweise damit verbundenen Schutzfunktion bewusst zu sein. Nach unserer Erfahrung gilt besonders für die therapeutische Arbeit mit Schmerzpatienten das Wort des Künstlers Naim June Park: *„When too perfect, lieber Gott böse"*. Bei Herrn R. jedenfalls stellen seine intellektuelle Begabung und seine Fähigkeit zu strukturieren eine wichtige Ressource zur Lebensbewältigung dar. Und auch dies ist im dargestellten kunsttherapeutischen Prozess deutlich geworden.

LITERATUR

Blumenstiel K, Eich W (2003). Psychosomatische Aspekte in Diagnostik und Therapie der Fibromyalgie. Der Schmerz 6: 399–404.

Bräutigam W, Christian P, von Rad M (1992). Psychosomatische Medizin – ein kurzgefasstes Lehrbuch. 6. A. Stuttgart: Thieme, S. 361–370.

Egle U, van Houdenhove B (2006). Fibromyalgie. Eine stressbedingte Schmerzkrankheit. Der Schmerz 2: 99–100.

Grawe K, Grawe-Gerber M (1999). Ressourcenaktivierung – Ein primäres Wirkprinzip der Psychotherapie. Psychotherapeut 2(9): 63–73.

Groß LJ, Stemmler M, Erim Y, de Zwaan M (2015). Ressourcenaktivierung und Therapieerfolg in der (teil-)stationären Psychosomatik. Psychother Psych Med 65: 104–111.

Hoffmann SO, Hochapfel G (1999). Neurosenlehre, Psychotherapeutische und Psychosomatische Medizin. 6. A. Stuttgart: Schattauer, S. 259–67.

Nickel R (2016). Chronische Schmerzen. Psychodynamisch-interaktionelle Therapie im Rahmen der Psychosomatischen Schmerztherapie. Psychotherapie im Dialog 4: 23–27.

Weltgesundheitsorganisation (1999). ICD-10 Internationale Klassifikation psychischer Störungen. 3. A. Bern: Huber.

KAPITEL

21

Jörn von Wietersheim und Alexandra Danner-Weinberger

Ich hab's satt – Essstörungen

21.1 Anorexia nervosa und Bulimia nervosa

Jörn von Wietersheim

21.1.1 Symptomatik und Pathologie

Zu den Essstörungen gehören die Magersucht (Anorexia nervosa), die Bulimie (Bulimia nervosa) und die Binge-Eating-Störung. Da es sich in den allermeisten Fällen um weibliche Betroffene handelt, wird im Folgenden der Begriff „Patientinnen" verwendet.

Anorexia nervosa

Das Hauptsymptom der Anorexia nervosa ist ein **selbst herbeigeführtes Untergewicht.** Die Patientinnen versuchen, so mager wie möglich zu sein, indem sie ihre Nahrung reduzieren. So versuchen sie, möglichst wenig Kalorien zu sich zu nehmen, vermeiden fette Speisen, häufig auch Fleisch, stattdessen nehmen sie vermehrt kalorienarme Nahrung wie Salat und Gemüse zu sich. Die Kriterien, die erfüllt sein müssen, damit nach ICD-10 von einer Anorexia nervosa gesprochen werden kann, sind in ➤ Box 21.1 aufgelistet (Dilling et al. 2013).

BOX 21.1

Diagnosekriterien der Anorexia nervosa nach ICD-10

- Körpergewicht mindestens 15 % unter dem erwarteten (Ideal-)Gewicht (BMI < 17,5)
- Der Gewichtsverlust ist selbst herbeigeführt durch Vermeidung hochkalorischer Speisen und (mindestens eine der folgenden Möglichkeiten):
  - selbstinduziertes Erbrechen
  - selbstinduziertes Abführen
  - übertriebene körperliche Aktivitäten
  - Gebrauch von Appetitzüglern oder Diuretika
- Körperschemastörung (Angst, zu dick zu werden; niedrige eigene Gewichtsschwelle)
- Endokrine Störung (meist sekundäre Amenorrhö)
- Bei Beginn vor der Pubertät: verzögerte Wachstumsentwicklung

Unterteilt wird die Magersucht in zwei Untergruppen. In der **restriktiven Form** wird die Gewichtsabnahme nur durch Nahrungsreduktion und exzessiven Sport herbeigeführt, die **aktive Form** ist gekennzeichnet durch zusätzliches Erbrechen oder den Missbrauch von Abführmitteln. In dieser Gruppe sind auch bulimieähnliche Essanfälle zu beobachten.

Bei den Patientinnen liegt eine **Körperschemastörung** vor. Gemeint ist damit, dass sie sich trotz vorhandenen Untergewichts schon bei geringen Gewichtszunahmen viel zu dick fühlen bzw. fürchten, eine Zunahme gar nicht stoppen zu können.

Anorektische Patientinnen zeichnen sich durch eine extreme innere Fixierung auf ihren Körper, ihr Gewicht und ihr Essen aus. Untersuchungen zeigen, dass sie einen Großteil des Tages mit Gedanken um diese Thematik beschäftigt sind, z. B.: „Was esse ich als nächstes? Ist es auch nicht zu viel? Wo kann ich Kalorien einsparen?" Viele der Patientinnen sehen sich selber nicht als krank an und haben deshalb oft nur eine geringe Therapiemotivation. Zwar sind ihnen Probleme als Folge des Untergewichts (z. B. körperliche Schlappheit, Frieren, Ausbleiben der Menstruation) durchaus bewusst, gegen eine Gewichtszunahme in der Therapie spricht dann aber die massive Angst vor dem Zunehmen und Dickwerden.

An **psychischen Befunden** sind bei diesen Patientinnen häufig eine gedrückte Stimmung und Ängste zu beobachten. Oft kommt es zu einem starken sozialen Rückzug. Viele der Patientinnen weisen ein hohes Leistungsstreben auf und sind oft übergenau; manchmal zeigen sich auch Zwangssymptome. In den Familien der Betroffenen kommt es häufig zum Streit um das Thema Essen.

Der untergewichtige (kachektische) Zustand der magersüchtigen Patientinnen ist häufig auf den ersten Blick zu erkennen. Weitere **körperliche Symptome** sind eine trockene, manchmal schuppende Haut, brüchige Nägel und trockenes Kopfhaar. Von einigen Patientinnen wird Haarausfall beklagt, manchmal kommt es auch zu Ödemen (Wassereinlagerungen) nach ausgeprägtem Gewichtsverlust. Körpertemperatur, Blutdruck und Herzrhythmus sind erniedrigt. Magersüchtige klagen häufig über Kälteempfindlichkeit, Schlafstörungen, Verstopfung und Völlegefühl nach dem Essen. Ein besonderes Problem besteht in der Verringerung der Knochendichte bei langfristigem chronifiziertem Untergewicht. Hier kommt es dann zur Osteoporose (Verringerung der Knochendichte) und entsprechenden Folgen.

21

Zu berücksichtigen ist, dass ein magerer Zustand auch durch andere körperliche und seelische Erkrankungen herbeigeführt sein kann, die sicher ausgeschlossen werden sollten. Die meisten körperlichen Beeinträchtigungen infolge der Magersucht verschwinden mit einer Gewichtszunahme wieder. Bei langfristigem Untergewicht kommt es jedoch zu andauernden Hormonstörungen, veränderten Blutwerten und einer geringen Knochendichte (Herpertz et al. 2015).

Bulimia nervosa

Die Bulimia nervosa wurde erst in den 1980er-Jahren als eigenständiges Krankheitsbild beschrieben und in die Diagnoseschemata übernommen. Das Hauptsymptom sind **Essanfälle,** in denen große Nahrungsmengen verzehrt werden, meist gefolgt von selbstinduziertem Erbrechen. Außerhalb dieser Essanfälle zeigen die Patientinnen oft ein stark eingeschränktes Essverhalten (Weglassen von Nahrung). Sie haben eine fast panische Angst, zu dick zu werden, und wirken deshalb dem dick machenden Effekt der Essanfälle durch Erbrechen, Abführmittelmissbrauch, Diäten oder exzessivem Sport entgegen. Wie bei der Magersucht sind sie innerlich stark mit den Themen Essen, Gewicht und Figur beschäftigt.

Definitionsgemäß haben die Patientinnen aber ein Gewicht über einem BMI-Wert von 17,5; die meisten von ihnen sind normalgewichtig, es gibt aber auch einige übergewichtige bulimische Patientinnen. Gewicht, Schlankheit und Schönheit haben eine ganz zentrale Bedeutung für den Selbstwert dieser Patientinnen. Zu den Essanfällen gehören häufig ein Heißhungergefühl sowie ein Kontrollverlust, d. h., die Patientinnen haben das Gefühl, ihren Essanfall nicht mehr stoppen zu können. Etwa ein Drittel der Patientinnen hat in der Vorgeschichte zur Bulimie eine anorektische Phase. In ➤ Box 21.2 sind die Diagnosekriterien nach ICD-10 dargestellt (Dilling et al. 2013).

BOX 21.2

Diagnosekriterien der Bulimia nervosa nach ICD-10

- Andauernde Beschäftigung mit Essen, unwiderstehliche Gier nach Nahrungsmitteln, Essattacken, bei denen große Mengen Nahrung in kurzer Zeit konsumiert werden

- Versuch, dem dick machenden Effekt der Nahrung entgegenzusteuern (selbstinduziertes Erbrechen, Missbrauch von Abführmitteln, zeitweilige Hungerperioden usw.)
- Krankhafte Furcht, zu dick zu werden
- In der Vorgeschichte häufig Episoden einer Anorexia nervosa

An **körperlichen Beschwerden** sind bei der Bulimie Vergrößerungen der Speicheldrüsen, Schluckbeschwerden und Zahnschäden zu nennen. Als Folge von massivem Erbrechen können auch die Kaliumwerte im Blut erniedrigt sein.

An **psychischen Befunden** werden bei diesen Patientinnen Depressionen und Ängste beschrieben, es liegt häufig eine entsprechende Komorbidität vor.

Unspezifische, atypische Essstörung

Unter dem Begriff „unspezifische, atypische Essstörung" (engl.: „eating disorders not otherwise specified", EDNOS) werden Patientinnen mit Essstörungen verstanden, die nicht das Vollbild der Diagnose aufweisen.

Binge-Eating-Störung

Die Binge-Eating-Störung wurde früher als Bulimie ohne Erbrechen verstanden. Die Patienten (hier gibt es auch mehr Männer) berichten Essanfälle mit Kontrollverlust. In den Essanfällen wird deutlich schneller als normal gegessen, manchmal bis zum Unwohlsein, auch wenn die Patienten nicht hungrig sind. Diese Essanfälle sind belastend, aber nicht (wie bei der Bulimie) mit gegenregulierendem Verhalten (wie Erbrechen, Diäten, exzessivem Sport) verbunden. Infolgedessen werden diese Patienten meist übergewichtig. Im amerikanischen Diagnoseschema DSM-5 (Falkai et al. 2014) wird verlangt, dass mindestens ein Essanfall pro Woche stattfindet.

21.1.2 Epidemiologie

Die **Magersucht** ist eine Erkrankung, die fast nur Frauen betrifft. Etwa 0,4 % der jungen Frauen im Alter zwischen 15 und 35 Jahren gelten als magersüchtig (DGPM-Leitlinie Essstörungen). Verschiedene Studien haben gezeigt, dass es seit etwa 1950 zu einer deutlichen Zunahme der Magersucht gekommen ist, seit 1980 scheint die Rate aber konstant zu sein. Der Krankheitsbeginn der Magersucht liegt meist zwischen dem 15. und 20. Lebensjahr.

Auch bei der **Bulimia nervosa** ist der Männeranteil klein. Es wird geschätzt, das etwa 1 % der Frauen im Alter zwischen 15 und 35 Jahren an der Störung leiden. Wie bei der Magersucht ist aber zu berücksichtigen, dass der Übergang von Betroffenen mit leichten Symptomen zu „klinischen Fällen" (Patientinnen erfüllen die Diagnosekriterien) fließend ist. So gibt es wesentlich mehr junge Frauen, die ein gestörtes Essverhalten aufweisen (z. B. manchmal erbrechen, Essanfälle haben, häufig Diät machen), die Diagnosekriterien einer Bulimie oder Magersucht aber nicht vollständig erfüllen.

Die Bulimie hat bis Ende der 1990er-Jahre zugenommen, seitdem wird aber ein Nachlassen der Häufigkeit berichtet. Auch bei der Bulimie liegt der Beginn der Erkrankung meist zwischen dem 15. und 25. Lebensjahr.

21.1.3 Hypothesen zur Erkrankungsursache

Wie bei vielen psychischen Störungen ist kein alleiniger Faktor bekannt, der zum Ausbruch der Erkrankung führt. Vielmehr scheinen diese Erkrankungen durch viele Faktoren beeinflusst zu sein, und vermutlich müssen mehrere von ihnen zusammenkommen, um eine Essstörung auszulösen.

Bei Magersucht und Bulimie gibt es Hinweise für eine **genetische Beteiligung.** So fand man bei eineiigen Zwillingen mit Anorexia nervosa eine Konkordanzrate von über 50 %, bei zweieiigen von 10 %. Auch bei der Bulimie gibt es Daten aus Zwillingsstudien, die auf einen genetischen Faktor hinweisen. Ebenso scheinen in einigen Familien Essstörungen gehäuft aufzutreten.

Sehr bedeutsam sind die **psychische Situation** und die **Persönlichkeit vor Beginn der Essstörung.** Die Berichte von Eltern essgestörter Patientinnen lassen erkennen, dass diese sich oft schon vor dem Ausbruch der Erkrankung auffällig entwickelt hatten. Berichtet werden Selbstunsicherheit, Ängste und Isolationstendenzen. Häufig scheint der Selbstwert auch eher gering zu sein. Aktuelle Konflikte tragen oft zur Auslösung der Erkrankung bei. Manchmal werden die Veränderung des eigenen Körpers in der Pubertät, aber auch kritische Kommentare von Gleichaltrigen oder Familienmitgliedern als auslösend für erste Diätperioden angegeben. Genannt werden auch Belastungs- und Überforderungssituationen im beruflichen oder schulischen Bereich bzw. Angst vor Beendigung der Schule oder Ausbildung und die damit näher rückende Ablösung vom Elternhaus. Auch Traumatisierungen spielen eine deutliche Rolle.

Gemeinsame **Risikofaktoren** für die Entwicklung einer Essstörung sind neben dem Geschlecht das Essverhalten in der Kindheit, erhöhte Sorgen um Aussehen und Gewicht, negative Selbstbewertung, sexueller Missbrauch, Gewalt in der Familie und andere psychische Störungen. Einige Patientinnen berichten auch, dass sie zunächst erfolgreich eine Diät machten, dies sehr positiv erlebten und dass diese Diät sich verselbstständigt habe und in die Krankheit übergegangen sei.

Psychodynamische wie auch **familiensystembezogene Hypothesen** zur Ätiologie der Störungen, die für die meisten der Betroffenen zutreffen, haben sich wissenschaftlich nicht bestätigen lassen. So scheint es weder eine typische Mutter-Tochter-Interaktion noch eine ganz spezifische Familienkonstellation zu geben. Die vorliegenden psychodynamischen Annahmen (Autonomiekonflikte, Konflikte um Trennungen und Geschlechtsidentität) und familiendynamische Annahmen (hohe innerfamiliäre Bindungen bei Magersuchtfamilien, Vermeidung von Konflikten, eher ausstoßende Prozesse bei bulimischen Patientinnen) lassen sich zwar immer wieder finden, jedoch für die Gruppe der Patientinnen empirisch nicht belegen. Vermutlich sind die untersuchten Individuen und familiären Systeme auch wesentlich heterogener als oft angenommen. Auch ist – besonders bei der Magersucht – schwer zu trennen, was Ursache und was Folge der Erkrankung ist. Zunehmend werden auch biologische Faktoren wie eine Störung im Belohnungssystem diskutiert.

Soziokulturelle Aspekte spielen für Magersucht und Bulimie eine große Rolle. Es handelt sich um Erkrankungen, von denen überwiegend Frauen betroffen sind, die aber nur zum Teil auf genetische Aspekte zurückzuführen sind. Daher liegt es nahe, zu prüfen, ob Umwelt- und Familienbedingungen von Frauen hier eine besondere Rolle spielen. Dabei wird insbesondere das Schönheits- und Schlankheitsideal genannt. Auf jungen Frauen lastet heute ein großer Druck in Richtung eines möglichst perfekten, d. h. vor allem eines schlanken Körpers. Schlankheit ist assoziiert mit körperlicher Fitness, Attraktivität und beruflichem Erfolg. Dabei werden Frauen deutlich mehr als Männer nach ihrem Aussehen und Körper beurteilt.

21.1.4 Behandlungsansätze

Die wichtigsten Verfahren bei der Behandlung von Magersucht und Bulimie sind **psychotherapeutische Verfahren** (DGPM-Leitlinie Essstörungen). Diese sollen neben dem gestörten Essverhalten auch die zugrunde liegenden Konflikte und die verzerrten Kognitionen dieser Patientinnen berücksichtigen. Eingesetzt werden diese Psychotherapien im ambulanten Setting, in tagesklinischen und stationären Behandlungen.

In ➤ Box 21.3 sind häufige Ziele der psychotherapeutischen Maßnahmen bei Essstörungen zusammengefasst. Dabei besteht heute Einigkeit, dass bei **aktiver Einbeziehung der Symptomatik** (beispielsweisein Form von Essprotokollen, Wiegen, Thematisierung der Ängste vor dem Essen) vermutlich bessere und schnellere Erfolge zu erreichen sind als bei der alleinigen Bearbeitung von zugrunde liegenden menschlichen Problemen. Deutlich ist aber auch, dass die Behandlung der Symptomatik allein nicht ausreicht. Ein wichtiger Teil der Behandlung bezieht sich auf den gestörten Selbstwert der Patientinnen und ihre stark beeinträchtigte Körper- und Selbstwahrnehmung.

BOX 21.3

Ziele psychotherapeutischer Maßnahmen bei Essstörungen

- Veränderungen der Symptomatik (Gewichtssteigerung, geregeltes Essverhalten, „normales" Essen, Beendigung von gewichtsreduzierenden Maßnahmen wie exzessivem Sport, Laxanzienabusus, Erbrechen, Auflösung der gedanklichen Fixierung auf das Essen)
- Steigerung des Selbstwerts und der Selbstakzeptanz

21

- Bearbeitung innerpsychischer und zwischenmenschlicher Konflikte (z. B. Perfektionismus, Minderwertigkeit, Abhängigkeitskonflikte, Individuation, familiäre Konflikte)
- Erlernen von realistischer Körperwahrnehmung und Akzeptanz des Körpers

Generell sollte versucht werden, Patientinnen mit Essstörungen zunächst **ambulant** zu behandeln. Besonders gut beforscht sind kognitiv-verhaltenstherapeutische Programme bei Patientinnen mit Bulimia nervosa (z. B. Legenbauer und Vocks 2017; Jacobi und Thiel 2016). Nach einer solchen Therapie hat sich die Symptomatik bei ca. 50–70 % der Patientinnen deutlich verbessert (DGPM-Leitlinie Essstörungen). Bei der Anorexia nervosa zeigte eine deutsche Therapiestudie über 40 Stunden, dass der Großteil der Patientinnen von ambulanter verhaltenstherapeutischer oder psychodynamischer Therapie profitierte, etwa ein Drittel zusätzlich stationär behandelt werden musste.

In der ambulanten Psychotherapie hat sich der Einsatz von Essensplänen und Gewichtskurven bewährt. Wichtige Elemente in den verhaltenstherapeutischen Programmen bei der Bulimia nervosa sind zunächst die Beobachtung und Analyse des Essverhaltens, die „Verschreibung" einer normalen Kost und regelmäßiger Mahlzeiten, die Identifizierung von Auslösern für Essanfälle und Erbrechen, die Entwicklung von alternativen Kognitionen und Verhaltensweisen. Bei magersüchtigen Patientinnen ist besonders auf das Gewicht und die Gewichtszunahme zu achten. Hier bietet sich evtl. auch die Arbeit mit Therapieverträgen (s. u.) an.

Eine größere Anzahl der Patientinnen mit Anorexia nervosa, aber auch einige mit Bulimia nervosa wird mindestens einmal, oft auch mehrfach in einer psychosomatischen Klinik, manchmal auch in psychiatrischen und internistischen Kliniken behandelt. Eine Indikation hierfür ist gegeben, wenn die ambulante Therapie nicht ausreicht. Bei Patientinnen mit Magersucht wird empfohlen, dass Patientinnen mit einem BMI < 15 stationär aufgenommen werden sollen. Weitere Gründe für eine **stationäre Aufnahme** sind vorhanden, wenn das Essverhalten bei bulimischen Patientinnen völlig entgleist ist oder bedeutende Begleiterkrankungen vorliegen (z. B. Borderline-Persönlichkeitsstörung, Selbstverletzungstendenzen, Suizidgedanken, Suchterkrankungen). Nach einer stationären Behandlung wird häufig eine weiterführende ambulante Therapie vorgeschlagen, aber auch vor stationären Therapien finden ambulante Behandlungen statt. Insofern ist es sinnvoll, von aufeinander aufbauenden Therapien auszugehen, dabei ist jedoch der Übergang von einer zur nächsten Maßnahme genau zu überlegen.

Die stationären Behandlungen dauern meist zwischen 6 Wochen und 3 Monaten. Kriterien für eine Entlassung könnten sein, dass die Patientin sich im Essverhalten sicherer fühlt, ausreichend an Gewicht zugenommen hat, sich selbst und ihre Problembereiche so weit kennengelernt und bearbeitet hat, dass sie so im Anschluss an eine stationäre Therapie in einer ambulanten Psychotherapie fortfahren kann. In verschiedenen Leitlinien wurde gefordert, dass die Patientinnen möglichst bis zu einem gesunden Gewicht in der Klinik verbleiben sollten.

In den Kliniken werden unterschiedliche Behandlungsangebote kombiniert. Diese **multimodalen Therapien** umfassen meist verbale Psychotherapien (Einzel- und Gruppengespräche), kreative Verfahren (Kunsttherapie, Musiktherapie), körpertherapeutische und entspannungstherapeutische Verfahren. Es wird empfohlen, dass essgestörte Patientinnen in Kliniken behandelt werden, die mit diesen Störungsbildern umfassende Erfahrung haben.

In der **tagesklinischen psychosomatischen Behandlung** für essgestörte Patientinnen entspricht das therapeutische Programm etwa dem der stationären Therapie, findet jedoch in der Zeit von 8–16 Uhr statt. Der Vorteil tagesklinischer Behandlung ist, dass die Patientinnen in ihrem Umfeld verbleiben. Damit ist es leichter möglich, Erfahrungen aus der Therapie auch in das Umfeld zu übertragen und z. B. verändertes Essverhalten in der alltäglichen Situation einzuüben. Nach ersten Studien scheinen bulimische Patientinnen tendenziell etwas besser in der tagesklinischen Behandlung zu profitieren, insbesondere Rückfälle sind seltener als nach einer stationären Behandlung. Bei magersüchtigen Patientinnen scheint dagegen eine tagesklinische Behandlung erst ab einem BMI > 15 sinnvoll zu sein. Die bei der Behandlung der Magersucht notwendige Gewichtssteigerung gelingt besser in einer stationären Behandlung.

Fast alle Kliniken arbeiten heute mit **Therapieverträgen.** Sie sind besonders wichtig bei magersüchtigen Patientinnen, da aufgrund der speziellen Psychodynamik oft nur eine teilweise Krankheitseinsicht und eine ambivalente Behandlungsmotivation vorhanden sind.

Zudem scheint in der Kachexie auch die Emotionalität der Patientinnen eingeschränkt, was sie aber nicht unbedingt als unangenehm erleben. Insofern besteht bei anorektischen Patientinnen häufig eine große Ambivalenz: Einerseits spüren sie die Folgen des Untergewichts (Nachlassen der Kräfte und Schwäche, Frieren, soziale und berufliche Konsequenzen), die dazu führen, dass sie die Erkrankung wieder loswerden möchten. Andererseits fürchten sie, dass es mit einer Gewichtszunahme zu vermehrtem Unwohlsein, Depressivität und schlechterem Selbstwert kommt. Dies ist häufig auch so: Den Patientinnen geht es unter der Gewichtszunahme weniger gut, und sie brauchen nach der Zunahme einige Zeit, um psychisch wieder stabiler und zufriedener zu werden. Deshalb ist es therapeutisch notwendig, die Patientinnen bei der Gewichtszunahme zu unterstützen und ihre Behandlungsmotivation zu erhöhen. In den beschriebenen Therapieverträgen wird häufig eine Gewichtszunahme zwischen 500 und 1.000 g/Woche gefordert. Für einige Patientinnen ist es aber sehr schwer, diese Forderung einzuhalten. Bei Nichterreichen wird versucht, das Gewicht über andere geeignete therapeutische Maßnahmen zu steigern. Solche Maßnahmen sind z. B. das Trinken von Zusatznahrung, eine Begleitung während des Essens durch das therapeutische Personal und manchmal eine zeitweise Ernährung per Nasensonde. Eine Zwangsbehandlung von Patientinnen mit Magersucht wird selten durchgeführt, bei extremem Untergewicht und fehlender Krankheitseinsicht kann sie im Extremfall jedoch notwendig sein.

Bei der Bulimie beziehen sich die therapeutischen Vereinbarungen und Verträge auf die Regelmäßigkeit der Einnahme von Mahlzeiten, die Absprache, dass während der Behandlung das Gewicht nicht reduziert werden sollte, das Protokollieren des Essverhaltens und Erbrechens und die Offenheit, damit verbundene Probleme in den Therapiestunden zu besprechen. Therapeutische Erfahrungen haben gezeigt, dass eine Gewichtsreduktion und die Bekämpfung der bulimischen Symptomatik nicht gleichzeitig möglich sind. Die Patientinnen geben dann zwar die eine Symptomatik (das Erbrechen) auf, hungern aber stattdessen zumindest eine Zeitlang erfolgreich und kommen damit in die nächste Symptomatik (Diätverhalten). Sie lernen jedoch kein normales Essverhalten.

Gerade für die Körperschemastörungen sind körpertherapeutische Ansätze sehr hilfreich. Generell ist das Ziel der körpertherapeutischen Ansätze, den Körper neu kennenzulernen und langfristig zu akzeptieren. In den verbalen Therapien wird versucht, zusammen mit den Patientinnen zu verstehen, welche Faktoren dazu beigetragen haben, dass die Essstörung ausgelöst wurde und weiter aufrechterhalten wird. Die auf diese Weise identifizierten Problembereiche sollen dann bearbeitet werden. Wichtig ist der Austausch der verschiedenen Therapeuten und Pflegekräfte im Behandlungsteam, um so ein ganzheitliches Bild der Patientin zu bekommen.

Medikamentöse Behandlungen spielen in der Behandlung von Essstörungen eher eine untergeordnete Rolle. Bei der Magersucht ist bisher bei keinem Medikament nachgewiesen worden, dass dieses den Verlauf der Erkrankung wesentlich beeinflusst. Bei der Bulimia nervosa hat sich gezeigt, dass Antidepressiva hilfreich sind und die Symptomatik verbessern. Im Vergleich mit psychotherapeutischen Verfahren sind die Medikamente aber weniger erfolgreich, weshalb die Psychotherapie die Methode der ersten Wahl bleibt.

21.1.5 Verlauf

Magersucht und Bulimie sind Erkrankungen, die langfristig verlaufen und zu Chronifizierung neigen. Zur Anorexia nervosa liegen die Ergebnisse einiger Langzeituntersuchungen vor, wonach im langfristigen Verlauf oft nur 40–50 % der Behandelten als vollständig geheilt betrachtet werden können. Demgegenüber gibt es einige Patientinnen, bei denen die Symptomatik sich zwar verbessert, aber lange Zeit erhalten bleibt oder bei denen die Krankheit einen chronischen Verlauf nimmt. Immer wieder kommt es als Folge der Magersucht auch zu Todesfällen; jährlich versterben ca. 0,5 % der Patientinnen an den durch das Untergewicht hervorgerufenen medizinischen Komplikationen oder durch Suizid.

Bei der Bulimia nervosa ist aus mittelfristigen Verlaufsstudien bekannt, dass nach ca. 5–10 Jahren etwa 60 % der Patientinnen als geheilt gelten. Aber auch hier besteht ein Anteil chronisch kranker Patientinnen. Für beide Krankheitsbilder gilt jedoch, dass mit längerer Beobachtungsdauer der Anteil geheilter und gebesserter Patientinnen zunimmt. Behandler müssen davon auszugehen, dass es sich um langfristig verlaufende Störungen handelt, für die eine alleinige stationäre oder ambulante Therapie meist nicht ausreicht, und dass es wichtig ist, die betroffenen Patientinnen auch längerfristig zu unterstützen.

LITERATUR

DGPM – Deutsche Gesellschaft für Psychosomatische Medizin und Psychotherapie (2010). S3-Leitlinie: Diagnostik und Therapie der Essstörungen. www.awmf.org/leitlinien/detail/ll/051-026.html (letzter Zugriff: 2.8.2017).

Dilling H, Mombour W, Schmidt MH (2013). Internationale Klassifikation psychischer Störungen: ICD-10, Kapitel V (F); Klinisch-diagnostische Leitlinien. 9. A. Bern: Huber.

Falkai P, Wittchen H-U et al. (2015). Diagnostische Kriterien DSM-5. Göttingen: Hogrefe.

Herpertz S, de Zwaan M, Zipfel S (2015). Handbuch Essstörungen und Adipositas. 2. A. Heidelberg: Springer.

Jacobi C, Thiel A, Beitner A (2016). Anorexia und Bulimia nervosa. Ein kognitiv-verhaltenstherapeutisches Behandlungsprogramm. 4. A. Weinheim: Beltz.

Legenbauer T, Vocks, S (2017). Manual der kognitiven Verhaltenstherapie bei Anorexie und Bulimie. 2. A. Heidelberg: Springer.

21.2 Kunsttherapie bei essgestörten Patientinnen

Alexandra Danner-Weinberger

In der bildenden Kunst sind über alle Zeiten hinweg die Darstellung des Menschen, die Wahrnehmung seines Selbst und seines Körpers und seine Position zur Umgebung sowohl in geistiger als auch in sozialer Beziehung thematisiert worden. Dies kann in den unterschiedlich dargestellten Menschenbildern der verschiedenen Epochen nachvollzogen werden:

- Das Lebensgefühl im Zeitalter der Gotik wird z. B. in der Gestalt des abgemagerten Schmerzensmannes sichtbar. Der Körper wurde als zu überwindende Materie empfunden, um in einem geistigen Jenseits die Erlösung zu finden.
- Ganz im Gegensatz dazu stehen die opulenten Figuren des Barockkünstlers Peter Paul Rubens (1577–1640). Anatomisch gekonnt gemalte sinnliche Körper beherrschen in nahezu maßloser Üppigkeit die Szene.

Essstörungen bewegen sich im Spannungsfeld von Essen als Ersatz für Liebe und Lust sowie Hunger als Ersatz für Schmerz, Trennung und Leiden bis hin zum Tod.

21.2.1 Die Erkrankung aus kunsttherapeutischer Sicht

Bild und Körper

Es ist ein Wagnis, Bildern und Objekten Bedeutungen zuzuschreiben, unabhängig von ihren Schöpfern, jedoch bietet jeder Gestaltungsprozess Zugang zum Erleben des Gestaltenden. In diesem Sinne sollen einige Elemente und Aspekte aus Arbeiten essgestörter Patientinnen betrachtet werden, insbesondere bestimmte Zeichen und Darstellungsweisen, mit Einbeziehung formaler, thematischer, inhaltlicher und dynamischer Kriterien.

Der besondere **ästhetische Anspruch** der Patientinnen an den eigenen Körper, auch im Rahmen einer Körperbildstörung, kann sich im Wunsch, etwas Ideales, besonders Schönes zu gestalten, zeigen. Die „sehnsüchtige Suche" nach dem perfekten Körper, ohne Toleranz für kleinste Abweichungen, findet ihren Ausdruck oft in der Darstellung von Prinzessinnen, Bräuten, Tänzerinnen, Trapezkünstlerinnen oder anderen Models, die in ihrer traurigen Leblosigkeit an Schaufensterfiguren oder Barbiepuppen erinnern. Daneben entstehen auch schemenhaft idealtypische symbolische Darstellungen, wie z.B. Sonne, Blume, Herz, Kreuz usw., die das Individuelle möglichst ausschließen und echte Lebendigkeit vermissen lassen.

Beiden Krankheitsbildern gemeinsam ist die meist extrem hohe **Erwartung an sich selbst** und damit auch an die zu produzierende Gestaltung. Dies zeigt sich oft in der zwanghaften Beschäftigung mit akkuraten Formen oder geometrischen Figuren. Muster, Spiralen, ornamentale Elemente werden ohne tieferen Zusammenhang in die Bildfläche gesetzt, aus ihnen spricht das Bedürfnis nach perfekter, sorgfältiger Gestaltung.

Auch in ihrer Eigenart, das Material zu wählen, kann man dies beobachten. Oft erlebt man zu Beginn der Therapie, dass Farbe vermieden oder zumindest keine „nasse, unkontrollierbare" Farbe verwendet wird, von Knetmasse und Ton ganz zu schweigen: „Das klebt ja auch noch!" So wie die Vieldeutigkeit des Materials kindliche Gegebenheiten und damit auch kindliche Ressourcen an die Oberfläche bringen kann, können eben auch unerwünschte, oft traumatische Erinnerungen ausgelöst werden. Die Lebenserfahrungen essgestörter Patientinnen sind gehäuft gekennzeichnet durch sexuellen Missbrauch, Gewalt sowie einen umfassenden Vertrauensmissbrauch naher Beziehungsfiguren in einer frühen Entwicklungsphase der Kindheit.

Bildthemen

Einen großen Raum in den Werken von essgestörten Patientinnen nehmen **Angstinhalte** oder deren Abwehr ein. Die Angst vor Liebesverlust, Trennungs- und Verlassenheitsangst, Angst vor der eigenen Krankheit wie auch vor Krankheitsverlust, Angst vor dem Zunehmen, Angst vor Fremdbestimmung sowie Angst vor Autonomie, Angst zu versagen, Angst vor Kontrollverlust bis hin zu Vernichtungs- und Todesangst – all diese Ängste werden häufig gestalterisch umgesetzt. Als Symbole der Bedrohung finden wir häufig unüberwindbare Hindernisse, Erdbeben, Krater, riesige Abgründe, hinabstürzende Wassermassen und Wasserstrudel. Bildinhalte wie „Kein Weg führt aus diesem Labyrinth", „Den Lebensfaden verloren", „Im Käfig gefangen", „Das Leben ist wie dieses große Loch", „ich stehe vor einem riesigen Abgrund", „Ich möchte mich verkriechen, verstecken hinter dieser Mauer, alles hinter mir lassen, abstürzen", „Die Treppen führen ins Nichts", „Wieder eine Sackgasse", „Irrwege", „Die Berge sind so hoch und spitz, ich kann sie nicht erklimmen" usw. verbildlichen oft den Grundkonflikt dieser Patientinnen, nämlich die Angst, sich eigenständig in die bedrohlich erlebte Erwachsenenwelt hineinentwickeln zu müssen, ja die Angst, das Leben eines Erwachsenen führen zu müssen, mit all den Anforderungen, die sich daraus ergeben.

Die große **Sehnsucht nach der Mutter,** die sich hinter dem Hunger oder hinter der Verweigerung des Hungers verbirgt, kann sich widerspiegeln in der immer wieder auftretenden Darstellung von Embryonen oder Feten. Drücken sie den regressiven Wunsch aus, in den Mutterleib zurückzukehren, oder stehen sie für die Hoffnung auf Neubeginn?

Auch **symbiotische Inhalte** werden oft in den Bildern und Objekten umgesetzt. Eng verbundene, unzertrennbare Figuren, sich aneinanderklammernde oder ineinander verschlingende Körper: Weisen diese auf Verschmelzungswünsche hin, oder drücken sie die Verzweiflung über nicht gelingen wollende Autonomie aus?

Die Problematik der **Separation** und damit auch die Thematik der misslungenen Triangulierung (ein unzulänglicher Vater kann Ursache der gegen die Mutter gerichteten Aggression sein), die vielen Essstörungen zugrunde liegt, wird in ➤ Kap. 21.2.2 an zwei Fallbeispielen noch näher betrachtet.

Die **Ablehnung des Körpers** wie auch seine narzisstische Überbewertung lassen sich an vielen Gestaltungen von essgestörten Patientinnen ablesen. Der Kopf ohne Körper, der Körper ohne Kopf, der zerrissene Körper, der hohle Körper, der allzu ideale Körper, Teilungen, Spaltungen, Halbierungen, Fragmentierungen, Deformierungen, Verzerrungen, Verstümmelungen, zerstückelte Körperteile, feiste, unproportionierte Körper, Körper wie Luftballons aufgeblasen oder auf Strichmännchen reduziert – all diese Darstellungen deuten darauf hin, dass der Körper als Auseinandersetzungsplattform mit der Welt begriffen werden kann.

21.2.2 Therapeutische Vorgehensweise

Möglichst offene Einführungen helfen den Patientinnen, ihre Befangenheit abzubauen und ihre Ängste und Widerstände zu überwinden. Es könnte z. B. lauten: „Lassen Sie Ihre Hand einfach über das Papier gleiten und malen Sie das, was Ihre Hand malen möchte. Warten Sie gelassen ab, was Ihnen in den Pinsel (Stift) fließt, bringen Sie zum Ausdruck, was Sie gerade fühlen. Was hat es für eine Farbe, welche Linien, welche Formen? Stellen Sie sich Ihre Welt in Farben, Linien, Formen, Symbolen vor. Stellen Sie sich vor, wie Sie Ihre Welt gern hätten. Drücken Sie mithilfe der Farben aus, was Sie gerade am meisten beschäftigt. Malen Sie, was Ihnen gerade in den Sinn kommt. Denken Sie an eine zurückliegende Zeit oder Situation, in der Sie sich besonders gefühlt haben. Malen Sie, wie Sie sich gestern, heute, jetzt fühlen, morgen fühlen werden."

Essgestörte Patientinnen thematisieren meist schon in den ersten Sitzungen ihren libidinös besetzten, auch als hassenswert und eklig empfundenen Körper. Ihre zwanghafte ständige Beschäftigung mit dem ungenügenden und hässlichen „Feind" kann den Therapeuten dazu verführen, sich zu früh auf den erbitterten Kampf gegen die Zerstörung einzulassen. Auch wenn die Annäherung an ein realistischeres, positiveres Körperbild vorrangiges Ziel für unsere Patientinnen ist, gilt es, zuerst die Genese der Persönlichkeit zu würdigen, die Ich-Strukturen zu stärken, traumatische Hintergründe abzuklären, zu sehen, welche Fähigkeiten zur Selbstwirksamkeit vorhanden sind, und neue Strategien dazu zu entwickeln.

Vieles gibt es zu hinterfragen, bevor man den Körper als manipulierbares Objekt in den Mittelpunkt der Therapie stellt: Warum muss gerade jetzt etwas bewusst werden? Welche Konflikte inszeniert die Patientin mit ihrem Agieren um Hunger und Essen? Was bleibt abgewertet? Gegen wen richtet sich die Aggression? Welcher Körper wird gequält? Wer füttert wen? Wie viel Spannung, positiv wie negativ, braucht sie, um sich zu entwickeln? Was muss die Bulimie, die Anorexie geheim halten?

Triptychon

Um Antworten auf diese Fragen zu suchen, bietet sich z. B. das Triptychon (griech., dreigeteilter Flügelaltar seit dem 15. Jh.) an.

Entweder wird ein Blatt in drei Teile geteilt, oder es werden drei Blätter oder Leinwände aneinandergereiht. Es besteht also ein Bildganzes, oder es sind drei einzelne Bilder vorhanden. Die Mitte symbolisiert den momentanen Zustand der Patientin, die linke Seite symbolisiert Vergangenes und die rechte Seite Zukünftiges. So können wir erfahren, wie sich das Symptom, die Persönlichkeit und die Objektbeziehungen ausdrücken.

Zum Beispiel kann die Identifikation mit einem Ich-Symbol wie „das Haus" oder „der Baum" zum Thema gemacht werden (Schmeer 2007). Die Patientinnen beginnen mit der Gestaltung des mittleren Bildes. Die Anleitung lautet: „Stellen Sie sich vor, Sie wären ein Baum (ein Haus). Wie würden Sie sich als Baum (als Haus) darstellen? Wo, in welcher Umgebung steht Ihr Baum (Ihr Haus)?" Oder: „Malen Sie einen Baum, der genau dem entspricht, wie Sie sich im Moment fühlen, ein Haus, das Ihre momentane Lebenssituation ausdrückt." In diesem Bild erfahren wir etwas über die aktuelle Situation der Patientin, über reale Konflikte und schmerzliche Grenzen. Dann wird die Patientin eingeladen, die linke Seite zu gestalten, wie der Baum (das Haus) früher einmal ausgesehen hat, als kindlicher Baum, als jugendliches Haus. Oder: „Erinnern Sie sich an einen Baum (an ein Haus) aus Ihrer Kindheit." Hier bekommen wir biografische Informationen und Hinweise auf die Art der Entstehung der Symptomatik. Zuletzt wird das rechte Bild gemalt: das Zukunftsbild, der Baum, der ich einmal sein möchte, oder das Haus, das ich mir bauen werde. „Wo würden Sie gern stehen als Baum oder als Haus Ihrer Träume? Was brauchen Sie dazu, was müssen Sie dafür tun?" In diesem Bild finden wir Andeutungen auf zukünftige Entwicklungsmöglichkeiten.

Diese Technik erlaubt Verbindungen zu ziehen von dem, was gewesen ist, zu dem, wie es jetzt gekommen ist, und zu dem, wie es werden könnte, sowie die Entwicklung von positiveren Selbstbildern, das Differenzieren von Selbst- und Fremdbildern, das Ausdrücken eigener Gedanken, eigener Bedürfnisse, Erwartungen und Wünsche und die Unterscheidung von denen anderer.

Körperbild

Zum besseren Verständnis können wir die Begriffe „Körperbild" (1920 erstmals von Schilder eingeführt) und „Körperschema" (1909 von Pick eingeführt) näher betrachten:

- Das **Körperbild** drückt aus, wie sich das Selbst in der Welt fühlt. Frauke Teegen (1992) definiert das Körperbild als komplexes, inneres Erfahrungsmuster, das die Grundlage des Selbstbildes, des Lebensgefühls und des Kontaktes zur Realität bildet.
- Das **Körperschema** ist das Wissen und Fühlen des Menschen, dass er zwei Arme und Hände,

zwei Beine und Füße hat, wo die einzelnen Körperteile sich befinden, wie groß oder klein, leicht oder schwer, dick oder dünn sie sind.

Laut Françoise Dolto (1999) ist das Körperschema im Prinzip für alle Individuen das gleiche, das Körperbild jedoch jedem Einzelnen eigen und an seine persönliche Geschichte gebunden.

Bei essgestörten Patientinnen erleben wir eine tiefgreifende **Körperschemastörung.** Die Fähigkeit, Hunger oder Durst und andere Körpersignale wie Schmerz, Müdigkeit und Erschöpfung wahrzunehmen und zu unterscheiden, ist genauso gestört wie die Wahrnehmung von Gewicht, Maßen oder Gestalt des eigenen Körpers. Diese Wahrnehmungsfehlleistungen und Verzerrungen von Sinneseindrücken sowie die Unfähigkeit, zwischen physiologischen und psychologischen Bedürfnissen zu unterscheiden, münden in ein unrealistisches, deformiertes oder eingeschränktes Körperbild.

Die Konfrontation mit der Körperschemastörung ist für viele Patientinnen ein Schock. Sie kann mit dem lebensgroßen **Körperumrissbild** geschehen. Dabei werden die Patientinnen zunächst eingeladen, den Umriss ihres Körpers (frontal und seitlich) mit einem Farbstift so zu zeichnen, wie sie ihn empfinden. Dann stellt sich die Patientin vor ihren an der Wand hängenden Körperumriss, und die Kunsttherapeutin oder eine Mitpatientin umfährt ihre tatsächlichen Körperkonturen mit einem weichen, am besten verlängerten Stift. Die Überraschung der Patientinnen ist meist groß, wenn die Differenz zwischen dem empfundenen und dem realen Körper sichtbar wird (ausführliche Erläuterungen zu dieser und weiteren Körperbildtechniken s. Mayer-Gruhl 2012).

In weiteren kunsttherapeutischen Anleitungen wird die Aufmerksamkeit der Patientinnen auf die Verknüpfung von emotionaler und körperlicher Wahrnehmung angeregt.

Zur Beschäftigung mit den Auswirkungen von Gefühlen auf das körperliche Erleben und deren Wechselwirkung bietet sich z. B. eine „Gefühlsreise durch den Körper“ an. Basisemotionen wie Freude, Trauer, Furcht, Wut, Überraschung, Ekel und Verachtung werden im Körper nachgespürt und mit verschiedenen Körperbereichen in Verbindung gebracht. Dies soll an folgendem Fallbeispiel illustriert werden.

Fallbeispiel 1

Eine Bulimiepatientin thematisiert ihren unbändigen Hass auf alles: Sie schildert, dass sie jeden beleidige, der ihr begegne, dass sie unzufrieden und ständig aggressiv sei. Im ersten Bild malt sie, wie und wo sie die Wut körperlich empfindet: Es entsteht ein „Wutbauch“ (➤ Abb. 21.1a). Sie formuliert, dass die Wut vor allem mit ihrer Mutter zu tun habe. Ich ermuntere sie, die Wut aus dem Bauch herauszuholen: Es entstehen „komische Wutgebilde“ (➤ Abb. 21.1b und c). Auf einem Transparentpapier, das ich auf ein Wutgebilde lege, gebe ich nun dem Gebilde ein Gesicht (➤ Abb. 21.1d und e), lege wieder ein Pauspapier darüber und reiche es der Patientin zum Weiter-

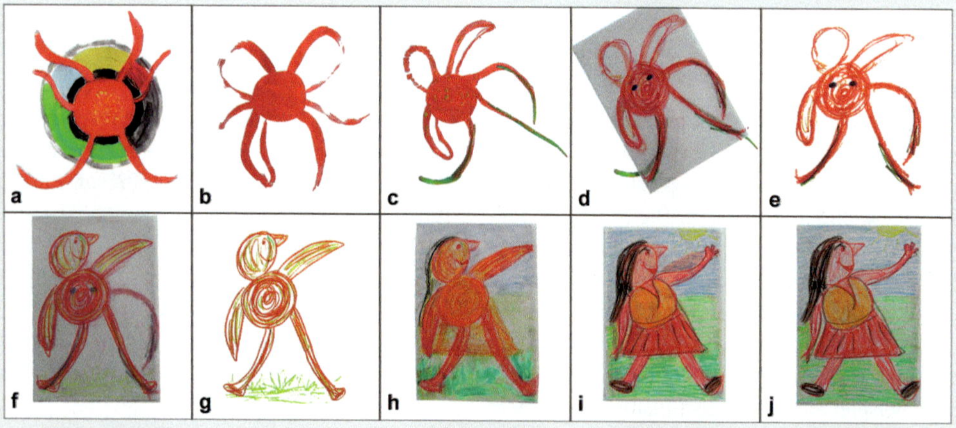

Abb. 21.1 Den Wut-Mutter-Bauch verlassen

gestalten. Nun entsteht die zaghafte Andeutung eines Körpers (> Abb. 21.1f und g). Noch einmal interveniere ich, indem ich konkretere weibliche Formen anbiete (> Abb. 21.1h). Die Patientin verstärkt diese und erkennt sich spontan als „fröhliche, in die Zukunft schreitende junge Frau“, die den „Wut-Mutter-Bauch“ verlassen hat (> Abb. 21.1i und j).

Der Kampf um Ablösung von der Mutter und um Autonomie, der über das Symptom ausgetragen wird oder im Symptom stecken bleibt, wird klinisch als ein zentraler Konflikt vieler Essstörungen gesehen. Es gibt verschiedene Schicksale, die Separation behindern, und es gibt verschiedene Hilfsmittel, die Patienten wählten, um das Selbst aus Symbiose und Verstrickung in der Primärfamilie zu befreien.

Wie unterschiedlich dies im Bild dargestellt wird und wie der Therapeut versuchen kann, Entwicklungsimpulse zu erspüren und zu unterstützen, wird an den folgenden zwei Fallbeispielen illustriert.

Fallbeispiel 2

Die schon im ersten Beispiel genannte Patientin malt ihre Familie. Sie malt sich selbst im Bauch der Mutter (> Abb. 21.2a). Ich übernehme auf Pauspapier zuerst die Mutter und dann auf einem zweiten Transparentpapier das Kind (> Abb. 21.2b). Dann bitte ich die Patientin, ein Blatt nach dem anderen abzuheben und nebeneinanderzulegen (> Abb. 21.2c und d). Aus meiner Beobachtung heraus handelt es sich bei diesem Autonomiekonflikt typischerweise um das Schulderleben solcher Patientinnen, die Mutter leer zurückzulassen. Durch das Sichtbarmachen dieser leeren Mutter beim Wunsch nach Eigenständigkeit und Autonomie (> Abb. 21.2e) kann die Patientin verstehen, dass die Symptomatik ihrer Bulimie, das „Sich-Auffüttern“ und das „Sich-Entleeren“, mit dem unbewussten Hunger nach einer gebenden Mutter und zugleich mit den unbewussten Schuldgefühlen zu tun hat.

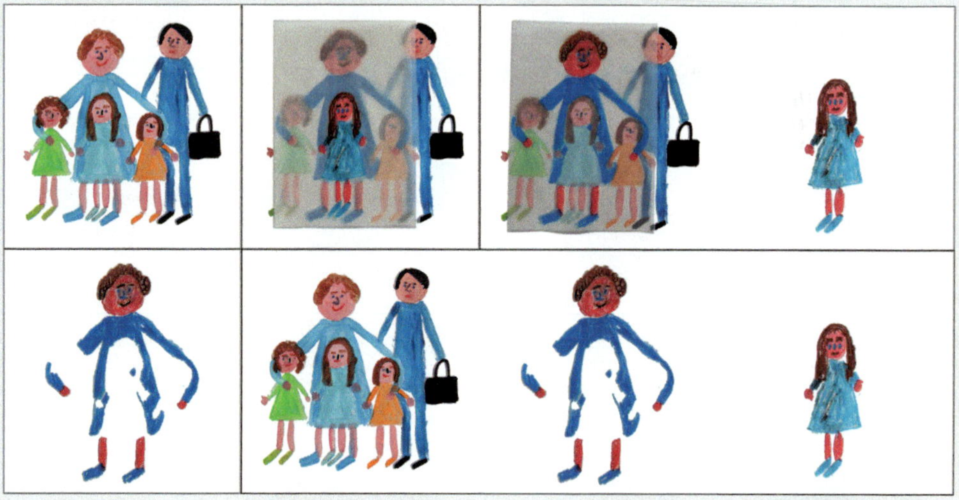

Abb. 21.2 Ablösung von einer depressiv erlebten „leeren“ Mutter: „Wenn ich etwas eingefordert oder kritisiert habe, hat meine Mutter geweint.“

Im Gegensatz dazu kann ein häufiger Konflikt bei Patientinnen mit Anorexie sein, dass die Loslösung von einer nicht einschätzbaren, gemütsarmen Mutter eine besondere Not entstehen lässt. Am Beispiel soll die Loslösung von einer von der Patientin als gefährlich erlebten Mutter dargestellt werden.

Fallbeispiel 3

Der Loslösungsprozess von diesem introjizierten „Viech" wird angedacht durch mein wiederholtes Anbieten von Separation und Progression: Die Patientin präsentiert ein im Gehirn sitzendes ekliges Vieh als ihr Körperbild (➤ Abb. 21.3a). Ich fordere sie auf, eines der zwei schlangenartigen Tiere, die ich wahrzunehmen glaube, auf Pauspapier zu übernehmen (➤ Abb. 21.3b und c). In meiner Gegenübertragung spüre ich eine unheilvolle Verwicklung zwischen Mutter und Tochter, die ich als bedrohlich erlebe. Auch hier versuche ich mithilfe der Transparentpapiermethode, die Patientin immer wieder zu motivieren, die Separation zu wagen: Die entstandene Form wird von mir in die progressive Richtung gelenkt (➤ Abb. 21.3d-f), aus diesem Gebilde kann die Patientin ein ungefährliches Tier machen, nämlich eine Ente (➤ Abb. 21.3g und h). Mit der erneuten Einführung des Viehs gegenüber der Ente (➤ Abb. 21.3i) verbindet die Patientin beide Figuren, weil sie sich noch nicht traut, die Individuen nebeneinanderstehen zu lassen (➤ Abb. 21.3j und k). Meine erneute Ermutigung zur Trennung (➤ Abb. 21.3l und m) kann die Patientin aufgreifen, indem sie die beiden nun menschlichen Gestalten Rücken an Rücken ertragen kann (➤ Abb. 21.3n und o).

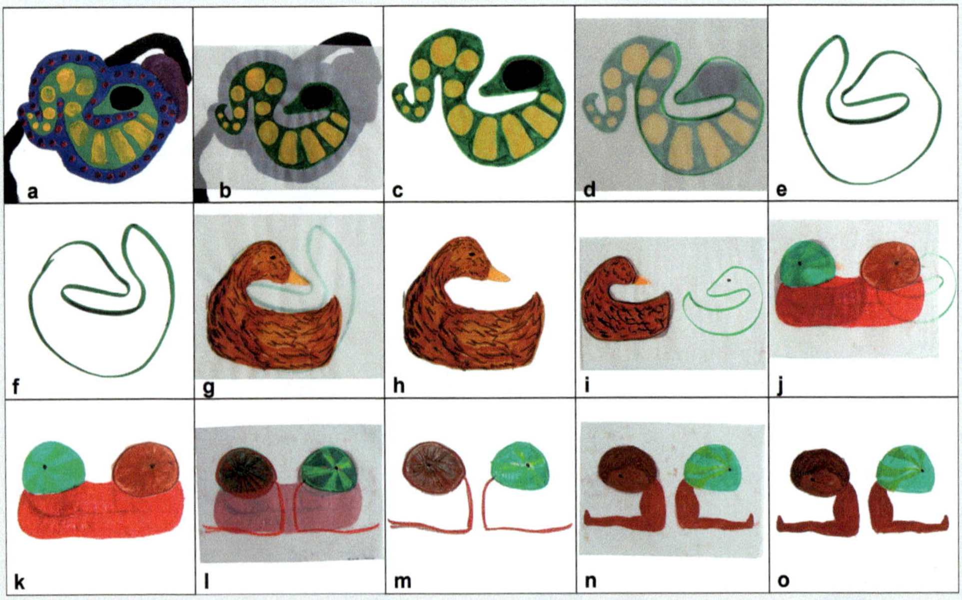

Abb. 21.3 Ablösung von einer nicht einschätzbaren Mutter: „Das Viech in meinem Kopf ist immer da, wie kann ich es loswerden?"

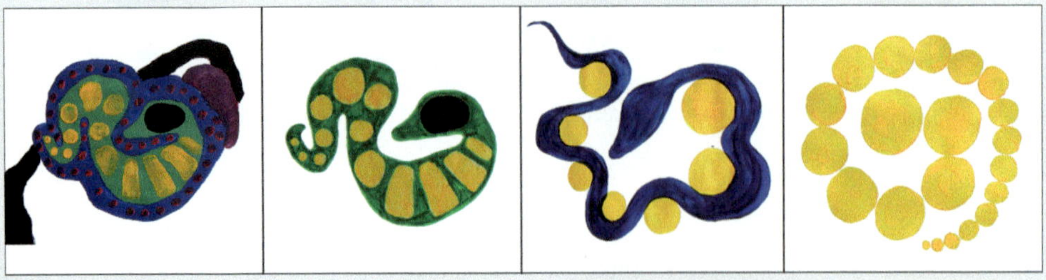

Abb. 21.4 „Ich kann das Viech nicht ganz loswerden. Vielleicht kann ich es erträglicher machen."

Diese Erfahrung kann der Beginn eines kunsttherapeutischen Prozesses sein, in dessen Verlauf immer wieder neue Angebote gemacht und durchgearbeitet werden müssen.

Die letzte Abbildung (➤ Abb. 21.4) zeigt einen erneuten Separationsversuch der Patientin, diesmal ohne bildnerische Unterstützung seitens der Therapeutin.

LITERATUR

Ameln-Haffke H (2014). Emotionsbasierte Kunsttherapie: Methoden zur Förderung emotionaler Kompetenzen. Göttingen: Hogrefe.

Baer U (2016). Gefühlssterne, Angstfresser, Verwandlungsbilder. Kunst- und gestaltungstherapeutische Methoden und Modelle. 9. A. Berlin: Semnoa.

Dolto F (1999). Das unbewusste Bild des Körpers. Berlin: Ullstein.

Mayer-Gruhl E (2012). Kunsttherapie bei essgestörten Patientinnen. In: Spreti F von, Martius Ph, Förstl H (Hrsg.). Kunsttherapie bei psychischen Störungen. 2. A. München: Elsevier Urban & Fischer, S. 154–166.

Schmeer G (2007). Das Ich im Bild. 4. A. Stuttgart: Klett-Cotta.

Teegen (1992). Die Bildersprache des Körpers. Reinbek bei Hamburg: Rowohlt.

KAPITEL

22 Mein Herz ist rein

22.1 „Das gebrochene Herz" – eine psychodynamische Sicht auf Patienten mit Herz-Kreislauf-Erkrankungen

Annegret Boll-Klatt

22.1.1 Einleitung

Die metaphorische Bedeutung des Herzens in der deutschen und in zahlreichen anderen Sprachen prädisponiert dieses Organ für vielfältige Somatisierungen von Ängsten, Trauer und Kränkungen. Dies gilt nicht nur für somatoforme Störungen, sondern auch für psychosomatische Erkrankungen mit organpathologischem Substrat, wie z. B. die koronare Herzkrankheit (KHK). In den letzten zwei Jahrzehnten erfolgt die wissenschaftliche Beschäftigung mit diesen Zusammenhängen unter der Bezeichnung „Psychokardiologie". Bardé und Jordan (2015: 371) definieren Psychokardiologie wie folgt:

„Die Entwicklung einer wissenschaftlichen und professionellen Disziplin der Psychokardiologie ist ein Versuch, die funktional differenzierten Teildisziplinen der Kardiologie und der Klinischen Psychologie [inkl. der Psychotherapie; Anm. d. Verf.], Psychiatrie und Soziologie … im Sinne einer professionellen Sozialität kooperativ und arbeitsteilig miteinander zu vermitteln."

Unterschiedliche psychosomatische Störungen und Erkrankungen, die das kardiovaskuläre System betreffen, lassen sich anhand der Ätiopathologie vier Kategorien zuordnen:
1. Konversionsstörung (konversionsneurotischer Herzschmerz)
2. Somatisierungsstörung (somatoforme autonome Störung des kardiovaskulären Systems, „Herzneurose")
3. Somatopsychosomatose (KHK, Herzinfarkt)
4. Somatopsychische Störung (z. B. Depression nach Herzinfarkt)

Die folgenden Ausführungen beziehen sich auf die letzten beiden Krankheitsgruppen, die KHK und die somatopsychischen Bewältigungs- und Anpassungsstörungen.

22.1.2 Psychosoziale und psychische Risikofaktoren in Genese und Verlauf der KHK

Bei den Somatopsychosomatosen, zu denen die KHK gerechnet wird, sind somatische Krankheitsfaktoren immer auch ursächlich beteiligt; psychogene Faktoren, falls vorhanden, sind stets nur Teilursache (Ermann 2016: 368). Heute ist es üblich, das Zusammenwirken körperlicher, psychischer und (psycho)sozialer Faktoren in der Krankheitsgenese in Form **biopsychosozialer Krankheitsmodelle** zu konzipieren. In seinem Modell zur Genese der KHK zeigt Herrmann-Lingen (2000; 2013: 265), wie biologische, psychische und soziale Faktoren wechselseitig aufeinander einwirken und sich gegenseitig entlang der Lebenslinie beeinflussen. In einem Positionspapier (Ladwig et al. 2013) wird der Stand der Forschung zu negativem Stress bzw. zu den Risikofaktoren aufgelistet, die zu einer 1,5- bis 3-fachen Erhöhung der Erkrankungswahrscheinlichkeit beitragen. Dazu gehören psychosoziale Belastungen wie exzessive Überstunden und mehrjährige Nachtarbeit, soziale Isolation und Mangel an sozialer Unterstützung sowie psychische Faktoren überwiegend in Form negativer Affektivität wie Depression und ausgeprägter Angst, aber auch vitaler Erschöpfung. Eine weitere bedeutsame psychologisch interessante Facette pathogenen Stresses wird durch das sog. Modell beruflicher Gratifikationskrisen (Siegrist 1996) erfasst. Das Modell postuliert eine Reziprozitätsannahme: Arbeitnehmer erwarten, dass sie für ihren Arbeitseinsatz, so wie sie ihn ihrer Wahrnehmung nach erbringen, angemessen ent- und belohnt werden. Dysbalancen bzw. enttäuschte Erwartungen werden als Gratifikationskrisen erlebt und führen – vermittelt über die Stresshormone – sowohl zu einer Erhöhung des depressiven als auch des kardiovaskulären Erkrankungsrisikos (vgl. Haubl 2013: 120 ff.). Je nach persönlicher Disposition kann die Enttäuschung mit Gefühlen der Kränkung, mit Scham und Neid, aber auch mit Ärger oder Traurigkeit einhergehen. Unmittelbar vor Eintritt des Krankheitsereignisses finden sich signifikant häufiger heftiger Ärger und/oder auch ein intensives Erleben von Ohnmacht und Hilflosigkeit (Boll-Klatt 2014a: 319 f.).

Eine Betrachtung der Krankheitsgenese entlang der Lebenslinie mit den jeweiligen erworbenen psychischen Dispositionen richtet den Blick auch auf die kindliche Entwicklung der erwachsenen KHK-Patienten. Von der KHK wird seit Langem angenommen, dass bereits in der frühen Biografie wichtige Weichen für die Pathogenese gestellt werden. Eine ausführliche und sorgfältig gestaltete Übersicht über psychodynamische Modelle zur Ätiologie der KHK findet sich bei Bardé und Jordan (2015: 31 ff.). Seit mehr als 6 Jahrzehnten zieht sich durch die psychoanalytische Literatur, die sich dieser Fragestellung widmet, der rote Faden einer **narzisstischen Pathologie** (Moersch et al. 1980; Boll-Klatt 2014a: 318 f.). *„Herzpatienten sind Märtyrer ihres Ich-Ideals"*, schrieb Dunbar (1943); Ermann (2005) spricht von einer psychischen Disposition eines hohen Ich-Ideals, Langosch (1989) von einem die labile Selbstwertregulation kompensierenden Leistungsverhalten, und Hahn (1971) führt aus, dass bei Herzpatienten der im Zentrum der innerpsychischen Problematik stehende Komplex aus Enttäuschung, Ärger, Aggression und Depression als Folge einer defizitären Selbstwertregulation zu konzeptualisieren sei. Natürlich ist damit nicht gemeint, dass alle Herzpatienten schwer narzisstisch gestört seien bzw. eine narzisstisch akzentuierte Persönlichkeitsstruktur aufweisen würden, aber die Häufigkeit und Intensität für das Auftreten beruflicher Gratifikationskrisen ist nachgewiesenermaßen umso größer, je stärker die Betroffenen aufgrund ihrer Persönlichkeitsstruktur dazu beitragen, dass es zu einem Ungleichgewicht kommt: Dies ist z. B. dann der Fall, wenn die beruflichen Leistungserwartungen und/oder die Belohnungen, welche die Betreffenden für angemessen erachten, völlig unrealistisch eingeschätzt werden (Haubl 2013: 121). Gratifikationskrisen verfügen darüber hinaus über ein hohes Kränkungspotenzial, und dass Kränkungen krank machen, entspricht unserer Alltagserfahrung (Boll-Klatt 2014b: 261 ff.).

In den letzten Jahren wurde vielfältig empirisch bestätigt, dass sich **komplexe Traumatisierungen in Kindheit und Jugend** nicht nur auf die psychische Gesundheit im Erwachsenenalter negativ auswirken, sondern auch auf die somatische. Bereits Dong et al. (2006) wiesen in einer Studie mit über 17.000 Teilnehmern nach, dass emotionaler Missbrauch und körperliche Misshandlung das KHK-Risiko um das 1,5- bis 1,7-Fache steigern. Die Forschungslage zu Kindheitstraumatisierungen als Risikofaktor für die KHK und ihre klinischen Manifestationen wie Angina pectoris und Myokardinfarkt belegt inzwischen überzeugend den Zusammenhang zwischen Kindheitstraumatisierungen und einer Erhöhung des kardiovaskulären Risikos (vgl. Spitzer et al. 2016). Dass die Assoziation der KHK mit biografisch frühen Traumata nicht nur in Querschnittsuntersuchungen, sondern auch in methodisch qualitativ höherwertigen Längsschnittstudien (z. B. May-Ling et al. 2015; Rooks et al. 2015) gezeigt werden konnte, unterstreicht die Validität der Ergebnisse.

Mit dem Begriff **„ego infarction"** wiesen bereits Hackett et al. (1968) darauf hin, dass sich die Psychosomatik der KHK und des Herzinfarkts nicht auf die Entstehungsbedingungen der Erkrankung beschränkt, sondern dass die Krankheitsmanifestation wiederum auch erhebliche Auswirkungen auf das Selbsterleben und damit auf die psychische Verfassung der betroffenen Patienten hat. Die Zusammenhänge sind komplex zu denken: Psychische und psychosoziale Faktoren können sowohl kausal als auch verlaufsbestimmend sein und/oder selbst als Folge der individuellen Krankheit auftreten und im Sinne einer Wechselwirkung dann ebenso den Krankheitsverlauf beeinflussen (Schüßler 1998: 384.).

Bei KHK-Patienten nach Krankheitsmanifestation vor allem in Form eines Herzinfarkts ist vor allem mit realer, den objektivierten Befunden entsprechenden Angst, mit diffusen und phobischen Ängsten, depressiven und somatoformen Symptomen sowie der Symptomatik einer posttraumatischen Belastungsstörung (PTBS) bzw. -reaktion zu rechnen. Etwa 10–15 % der Patienten mit KHK weisen eine typische **PTBS-Symptomatik** auf. Dies betrifft vor allem Patienten nach Reanimation, nach Miterleben der Reanimation eines Mitpatienten und nach Schockabgaben eines implantierten Defibrillators (Ladwig et al. 2008; Bardé und Jordan 2015: 309 ff.). Eine negative Affektivität ist häufig zunächst einmal Ausdruck der psychischen Bewältigung bzw. somatopsychischer Bewältigungsprobleme (Ermann 2016: 131). Sie tritt zumeist nach Eintritt der Erkrankung auf und charakterisiert den Verarbeitungsprozess wie z. B. ein depressives Coping mit Rückzugstendenzen und einer affektiven Verleugnung nach Eintritt eines Herzinfarkts. Diese kognitiven und emotionalen Copingstrategien sind adaptiv und nicht mit psychischer Komorbidität zu verwechseln, bei der die Krankheitswertigkeit der Symptomatik der Definition der diagnostischen Glossare entspricht.

Seit über 20 Jahren gilt der Nachweis der negativen Auswirkungen insbesondere depressiver Störungen nicht nur auf die Lebensqualität, sondern auch auf den somatischen Krankheitsverlauf als empirisch gut gesichert (Herrmann-Lingen und Buss 2002). Bei etwa 20–25 % der Postinfarkt-Patienten müssen wir mit einer krankheitswertigen somatopsychischen **depressiven Komorbidität** rechnen (Herrmann-Lingen 2014a: 262 ff.), die mit einer 2- bis 3-fachen Erhöhung des Morbiditäts- und Mortalitätsrisikos einhergeht. Diese Ergebnisse sind statistisch adjustiert für alle anderen (somatischen) Einflussfaktoren. Auch für die Entwicklung einer behandlungsbedürftigen Herzinsuffizienz können depressive Störungen ursächlich sein (Hermann-Lingen 2014b:184 ff.).

Die psychosomatischen Verbindungen zwischen depressiven und somatischen Prozessen, die einen pathogenen Effekt auf das kardiovaskuläre System ausüben, können relativ klar benannt werden. Neben einer Steigerung der klassischen koronaren Risikofaktoren (Rauchen, Fehlernährung, Bewegungsmangel etc.) lässt sich die etwas salopp gestellte Frage, wie „die Depression denn in die Koronarien kommt", gut beantworten.

Es bestehen nachweislich direkte depressionsinduzierte psychobiologische Veränderungen, z. B. in Form proinflammatorischer Effekte mit Zytokinfreisetzung, Thrombozytenaktivierung, einer Sensitivierung der Hypothalamus-Hypophysen-Nebennierenrinden-Achse mit einer erhöhten Ausschüttung des Stresshormons Kortisol, autonomen Dysbalancen und eines metabolischen Syndroms (Buss 2006; Spitzer et al. 2016).

22.1.3 Psychotherapeutische Ansätze für psychisch belastete KHK-Patienten in der empirischen Forschung

Was lässt sich nun aus den vielen empirischen Befunden für die Therapie der KHK-Patienten ableiten? Aktuelle Studienergebnisse belegen, dass psychotherapeutische Interventionen einen positiven Einfluss auf die somatische Prognose haben – vorausgesetzt, die Therapiedosis ist mit ca. 40 Stunden hoch genug und der Katamnesezeitraum mit 7–9 Jahren lang. Zwei skandinavische Studien, in denen eine multimodale Verhaltenstherapie praktiziert wurde, erbrachten sehr ermutigende signifikant positive Effekte (Orth-Gomér et al. 2009; Gullikson et al. 2011). Studien, in denen kollaborative Behandlungsansätze bei depressiven KHK-Patienten realisiert wurden (z. B. Rollman et al. 2009; Davidson et al. 2010), zeigten signifikante Effekte im Hinblick auf eine Besserung der Depression und eine Reduktion der Gesundheitskosten.

Aber Forschung kann professionelle psychotherapeutische Prozesse bekanntlich nicht determinieren, sondern nur informieren. Es ist zu kritisieren, dass die hohe interne Validität der Studien häufig zulasten der klinischen Aussagekraft geht, dass die Interventionen unzureichend charakterisiert werden, dass keine evidenzbasierten Kriterien für die Differenzialindikation der unterschiedlichen psychotherapeutischen Verfahren für spezifische Untergruppen vorliegen – z. B. für Frauen und Männer – und dass trotz der Berücksichtigung individueller Präferenzen in den sog. kollaborativen Ansätzen individuelle Behandlungserwartungen nur unzureichend berücksichtigt werden. Erfragt man die persönlichen Behandlungserwartungen von KHK-Patienten mit psychischen Bewältigungsproblemen und/oder somatopsychischer Komorbidität, so erhält man Antworten, die von ein bis drei Beratungsgesprächen über eine gezielte Unterstützung der Krankheitsbewältigung bis hin zur Langzeittherapie, z. T. auch einer hochfrequenten analytischen Therapie reichen (Bardé und Jordan 2015: 213 ff.). ➤ Tab. 22.1 zeigt eine Systematisierung unterschiedlicher therapeutischer Ansatzpunkte.

22.1.4 Psychodynamische Diagnostik und Behandlungsansätze für psychisch belastete KHK-Patienten

Psychodynamische Diagnostik

Im Mittelpunkt der psychologischen Diagnostik steht meistens zunächst die Frage nach der **Angstbewältigung.** Anders als bei typischen Psychotherapiepatienten haben wir es hier nicht oder nicht nur mit neurotischen Ängsten zu tun (vgl. Boll-Klatt 2014b: 270). Die von Patienten erlebte Angst stellt meistens ein Amalgam aus realen krankheitsbezoge-

Tab. 22.1 Ansatzpunkte zur Psychotherapie von KHK-Patienten (mod. nach Herrmann-Lingen 2013: 270)

Domäne der Verhaltensmedizin	Domäne der Psychotherapie im engeren Sinne
Herzkrankheit = verhaltensbedingte Störung? → Psychoedukation, Modifikation maladaptiver Verhaltensweisen (Risikofaktoren, Compliance) **Ziel:** verhaltensmedizinische Sekundärprävention	**Herzkrankheit = psychischer Stressor** → Förderung der Krankheitsbewältigung **Ziel:** bessere Lebensqualität, ggf. Sekundärprävention
Herzkrankheit = psychophysiologische Störung? → Stressreduktion **Ziel:** psychophysiologische Sekundärprävention	**Psychische Komorbidität inkl. psychischer Traumatisierung** **Ziel:** Besserung der psychischen/psychosomatischen Symptome sowie ihrer Ursachen, der aufrechterhaltenden Faktoren und biopsychosozialen Konsequenzen

Tab. 22.2 Psychodynamische Konzeptualisierung somatopsychischer Belastungen und Störungen

Ätiopathogenetisches Modell	Pathogenetische Faktoren	Typische Beispiele	Typische ICD-10-Codierungen
Stresspathologie	Aktuelle krankheitsbezogene und/oder psychosoziale Belastungen	Angst vor Fortschreiten der Erkrankung Arbeitsplatzverlust	F43.21 F43.22 F32.0, F32.1
Traumapathologie	Akute psychische Traumatisierung Komplexe kindliche Traumatisierungen und ihre inadäquate Verarbeitung	ICD*-Schockabgaben, Reanimation Retraumatisierung durch kardiologische Interventionen bei (früherem) sexuellem/körperlichem Missbrauch	F43.0 F43.1
Konfliktpathologie	Innere (neurotische) Vulnerabilität aufgrund unverarbeiteter biografisch determinierter unbewusster intrapsychischer Konflikte	Unbewusste Ängste vor Abhängigkeit und/oder dem Verlust der Autarkie Labilisierung von Selbstwert und Identität aufgrund des Verlustes der Unversehrtheit	F33 F40 F45
Strukturpathologie	Beeinträchtigte Funktionsfähigkeit der psychischen Struktur	Defizite in Affektausdruck, -differenzierung und/oder -regulation; defizitäre Selbstwertregulation Mangelnde Selbst-Objekt-Differenzierung Unzureichende Mentalisierungsfähigkeit	F60 F73.1

ICD = implantierbarer Kardioverter-Defibrillator

nen und neurotischen Ängsten sowie aus der Effektivität und Adaptivität der jeweils zur Verfügung stehenden Abwehr- und Bewältigungsstrategien dar (Boll-Klatt 2018a). Je nach individueller Disposition und Vulnerabilität aktiviert die Konfrontation mit kardialen Krankheitsmanifestationen psychische Konflikte, strukturelle Beeinträchtigungen und/oder auch frühere Traumatisierungen, die dann das Gelingen der psychischen Krankheitsverarbeitung bzw. -bewältigung gefährden.

➤ Tab. 22.2 veranschaulicht die psychodynamische Konzeptualisierung unterschiedlicher somatopsychischer Belastungen und Störungen unter Rückgriff auf die vier in den psychoanalytisch begründeten Therapien verwendeten ätiopathogenetischen Modelle (Boll-Klatt und Kohrs 2018) sowie auf die Konflikt- und Strukturachse der OPD (Arbeitskreis OPD 2006).

Differenzialdiagnostisch ist es unverzichtbar, auch an psychoorganische Beeinträchtigungen als direkte Krankheitsauswirkungen z. B. bei zerebraler Minderperfusion infolge einer höhergradigen Herzinsuffizienz oder als Folge einer Herzoperation mit extrakorporaler Zirkulation zu denken. Adaptive Abwehrmechanismen und Copingstrategien können nur eingesetzt werden, wenn die Fähigkeiten zur zerebralen Integration wie Aufmerksamkeit, Gedächtnis und Konzentrationsvermögen ungestört sind.

Nutzung des Konzepts der narzisstischen Krise in der psychodynamisch ausgerichteten Behandlung

Einleitend soll darauf hingewiesen werden, dass sich die folgenden Überlegungen vorwiegend aus der langjährigen psychotherapeutischen Behandlung männlicher Patienten mit chronischer KHK oder akutem Koronarsyndrom überwiegend im Alter zwischen 45 und 70 Jahren beziehen. Epidemiologische Studien zeigen, dass die Lebenszeitprävalenz für eine KHK bei Männern im Vergleich zu Frauen etwa doppelt so hoch ist (12,3 vs. 6,4 %), für den Herzinfarkt beträgt sie fast das Dreifache (7,0 vs. 2,5 %). In der Altersgruppe der 50- bis 59-Jährigen ist die Wahrscheinlichkeit, einen Herzinfarkt zu erleiden, bei Männern fast 40-mal höher als die bei gleichaltrigen Frauen (Gößwald et al. 2013).

Für die psychotherapeutische Haltung einer individualisierten psychodynamischen Therapie gilt es, als Erstes die **Besonderheiten der Therapiemotivation** der Patienten zu berücksichtigen. Nicht primär das psychische Leid führt sie zu uns in die Therapie, sondern die somatische Erkrankung. Ängste werden zunächst fast immer auf den vorhandenen Anteil der realen, durch die objektivierten Befunde begründeten Bedrohung bezogen und bedürfen einer weiteren Differenzierung vor dem Hintergrund einer konflikt- und strukturpathologischen Ätiologie. Aber bereits diese durchaus übliche psychotherapeutische Ausgangssituation verlangt eine besonders flexible Orientierung der Ziele an den Möglichkeiten und an der Behandlungserwartung des Patienten. Sind diese überwiegend am Somatischen orientiert, kann ein gemeinsames Beratungsgespräch mit Einziehung des behandelnden Kardiologen ein viel wirksameres Vorgehen bedeuten als ein reflektierender psychotherapeutischer Zugang. Generell ist ein phänomenologisch ausgerichtetes Vorgehen auch mit Nutzung von (Er-)Klärungen zu bevorzugen. Anstelle von Deutungen sollte die Teilnahme des Patienten an der psychodynamischen Erforschung im Vordergrund stehen. Für Psychotherapeuten ist ein differenziertes kardiologisches Basiswissen eine unverzichtbare Voraussetzung, ebenso wie die Bereitschaft zu einer sich gegenseitig wertschätzenden Zusammenarbeit mit Kardiologen und Hausarzt.

Eine somatische Erkrankung wie die KHK, die akut oder chronisch das Leben bedroht, erfordert eine Neubesinnung über alle Lebensbereiche hinweg und bedeutet eine Herausforderung in Bezug auf die Neueinschätzung des Selbstbildes, der Leistungsfähigkeit sowie der Lebensperspektiven und -inhalte. Schüßler (1998: 383) prägte folgenden markanten Satz: „*Jede Erkrankung stellt eine* narzisstische Kränkung *dar, sie erschüttert das anscheinend naturgegebene Gefühl der Unverletzbarkeit und Allmacht.*" Der Satz „Kränkungen machen krank" ließe sich somit ergänzen um den Zusatz „... und Krankheit bedeutet Kränkung". Im Folgenden wird zu zeigen sein, dass das Konzept einer krankheitsinduzierten narzisstischen Krise, die sowohl konflikt- als auch strukturpathologische Anteile haben kann, eine überaus nützliche theoretische Ausgangsbasis für eine psychodynamisch ausgerichtete Behandlung vieler Patienten bietet. Narzisstische Depressionen sind gekennzeichnet durch Verlust von Sinn sowie Gefühle der Leere und Ratlosigkeit; sie beinhalten depressive Ängste, also Angst vor Versagen und Scheitern, die in vielfältige Schamaffekte münden. Neid auf Gesunde, die Behandler inbegriffen, sowie andere Formen verdeckter oder offener Aggression sind genauso typisch wie Somatisierungen, diffuse Spannungen, vegetative und andere Symptome eines hohen psychophysiologischen Erregungsniveaus. In vielen Facetten entspricht dieses Störungsbild dem der sog. *male depression* (Christ und Mitterlehner 2013: 156 ff.).

Wie schon erwähnt, handelt es sich bei Koronarpatienten natürlich nicht generell um Menschen mit einer narzisstischen Persönlichkeitsstörung, aber häufig mit einer Akzentuierung narzisstischer Anteile der Persönlichkeitsstruktur. Je stärker diese ausgeprägt ist, umso eher wird die Erkrankung selbst, also die Beschädigung der körperlichen Integrität als Beschädigung der personalen Integrität aufgefasst und erlebt (vgl. den Begriff *ego infarction*, ➤ Kap. 22.1.2). Die von Patienten offen geäußerte oder auch abgewehrte oder bewusst verschwiegene Todesangst muss nicht nur im Zusammenhang mit der Bedrohung der physischen, sondern auch der psychischen Existenz verstanden werden. Je labiler das Strukturmerkmal der Selbstkohärenz einzuschätzen ist, wie dies am ausgeprägtesten bei narzisstischen Persönlichkeitsstörungen der Fall ist (Kohrs 2014a), umso stärker wird in der unbewussten Tiefe eine Desintegration des Selbst gefürchtet.

Unverarbeitete unbewusste intrapsychische Konflikte bestimmen wesentlich die Bedeutung, die der Erkrankung vor- oder unbewusst zugeschrieben wird, und gefährden die Krankheitsverarbeitung. Folgende häufig zu identifizierende vor- und unbewusste **Krankheitsbedeutungen** (➤ Box 22.1), die im Zusammenhang mit ungelösten intrapsychischen Konflikten stehen, wie sie mit der Konfliktachse der OPD diagnostiziert werden können, führen gehäuft zu neurotischen Symptombildungen (vgl. auch Boll-Klatt 2008: 241).

BOX 22.1

Beispiele für konfliktassoziierte Bedeutungszuschreibungen an kardiale Ereignisse

- Zerstörung von Unversehrtheits- und Unverletzbarkeitsfantasien

- Kontrollverlust:
  - „Den Körper nicht im Griff haben"
  - Infragestellung bzw. Zerstörung von Zukunftsplänen
- Entlarvung der eigenen Schwäche und Wertlosigkeit
- Unbewusste Identifikationen mit dem „schwachen" Primärobjekt
- Aktualisierung von Wünschen nach Intimität, Passivität und Versorgung bei gleichzeitiger Angst vor emotionaler Nähe
- Status- und Prestigeverlust, finanzielle Einbußen infolge krankheitsbedingter Einschränkungen der körperlichen und psychischen Belastbarkeit als existenzieller personaler Wertverlust

Die bewusste Identifikation dieser Bedeutungszuschreibungen im Prozess des gemeinsamen psychodynamischen Erforschens und ihre Kontextualisierung im Rahmen der biografischen Entwicklungsbedingungen gehen meist mit einer deutlichen psychischen Entlastung einher. Das Sprechen über die eigene Lebensgeschichte fällt vielen Patienten zunächst oft schwer, und es braucht eine interessierte und empathische Haltung des Nachfragens und Kommentierens. Genetische Deutungen, die sich auf unmittelbar herstellbare Zusammenhänge zwischen Vergangenheit und Gegenwart beziehen, haben überwiegend eine supportive Funktion, schaffen sie doch dem Bewussten zugängliche Erklärungen für belastende, oftmals auch verstörende Phänomene. Therapeutischerseits ist zu beachten, dass die Anerkennung und Benennung der narzisstischen Krise im Kontext der Reflexion der Krankheitsbedeutungen mit Scham und Schamangst aufseiten des Patienten einhergeht. Diese Affekte gilt es wahrzunehmen und – wann immer möglich – auch zu benennen. Oft sind sog. **ich-ferne Interventionen** (z. B. „Ich könnte mir vorstellen, dass sich manch anderer in Ihrer Situation jetzt auch beschämt fühlen würde.") dem direkten Ansprechen des Affekts vorzuziehen.

Die **Stärkung der narzisstischen Regulationsfähigkeit** steht im Fokus der Behandlung. Damit ist aber ausdrücklich nicht oberflächliches Lob oder der vermeintliche Trost durch den Verweis darauf gemeint, dass die Zeit die Wunden heilt. Die Rückmeldung der in der Gegenübertragung empfundenen Wertschätzung für die gelungene Lebensleistung sowie die Identifikation von gemeisterten Lebenskrisen in der Vorgeschichte bei gleichzeitiger Anerkenntnis der vorliegenden Krise schafft für den Patienten ein „Sowohl-als-auch" bzw. ein „Dazwischen", das die narzisstische Dichotomie zwischen grandioser Omnipotenz und grandioser Nichtigkeit überwinden hilft. Der von nicht wenigen Patienten geäußerte Wunsch nach einer Frühberentung, wenn sich abzeichnet, dass ihre Leistungsfähigkeit nicht mehr ausreichen wird, um eine sehr fordernde berufliche Tätigkeit auszuführen, hat psychodynamisch dort seinen Ursprung. Wenn es im Zuge dieses therapeutischen Vorgehens möglich wird, um reale und antizipierte Verluste zu trauern, kann die Krise überwunden werden und die Erkrankung langsam in das Narrativ der Lebensgeschichte einheilen.

Kunsttherapie als integraler Behandlungsbestandteil

Als Letztes soll noch auf eine Besonderheit vieler Patienten eingegangen werden, die dann auch eine unmittelbare Verbindung zur Nutzung kunsttherapeutischer Behandlungsansätze herstellt. Die **Alexithymie** als ein strukturelles Defizit ist bei psychosomatischen Patienten häufig anzutreffen, allerdings nicht spezifisch für diese Störungsgruppe (Boll-Klatt 2018b). Alexithymie, auch beschrieben als eingeschränkte Gefühls- und Konfliktwahrnehmung (Arbeitskreis OPD 2006), beinhaltet vier Kernmerkmale, die Gegenstand vieler empirischer Studien geworden sind (Freyberger 2009: 13):

- Unzureichende Verbalisierungsfähigkeit affektiver Inhalte
- Fantasiearmut
- Abhängigkeit von zentralen Beziehungsobjekten
- Ausgeprägte Tendenz zur Normalität

Mit dem Begriff „affective agnosia" erweiterten Lane et al. (2015) das Alexithymie-Konstrukt, indem sie die Alexithymie den Agnosien zuordneten. Dieser „neue Typ der Agnosie" (Übers. d. A.) besteht aus einer Schädigung der Fähigkeit zu wissen, was man fühlt. Parallel zu anderen Agnosien, z. B. im visuellen Bereich, beinhaltet die affektive Agnosie ein Defizit der mentalen Repräsentierung der Bedeutung emotionaler Reaktionen, die typischerweise die Integration sowohl vielfältiger interozeptiver und somatisch-sensorischer Wahrnehmungen als auch komplexer Informationen der bewussten und unbewussten Bewertungen der eigenen Situation erfordert. Auf die Überschneidung der Alexithymieforschung mit der Entwicklung des heute sehr populären Mentalisierungsmodells (Fonagy et al. 2010; Schultz-Venrath 2013; Taubner 2015) kann an dieser Stelle nur hingewiesen werden. Alexithyme Patienten mit einem Mentalisierungsdefizit sind nicht in der Lage, „sich selbst von außen und andere von innen zu sehen" (Kohrs 2014b). Die unzureichende Verbalisierungsfähigkeit sowie die Fantasiearmut lassen die Patienten arretiert bleiben im Sachlich-Konkreten; anstelle einer abstrahierenden reflexiven Kompetenz stehen Schilderungen im Modus der Äquivalenz mit einer Wiedergabe in direkter Rede nach dem Muster: „Ich sagte zu ihm, und er sagte zu mir". Fragen nach Emotionen werden mit Beschreibungen körpernaher Befindlichkeiten und Zustände beantwortet, weil diese die einzigen Empfindungen sind, die diese Patienten wahrnehmen. Detaillierte, ausführliche, manchmal auch endlos erscheinende Beschwerdeschilderungen sind als unbewusste Beziehungsangebote zu verstehen, die anders nicht hergestellt werden können. Ein typisches Fallbeispiel („Alles ganz normal") findet sich in Boll-Klatt (2014a: 311). Auf die Frage nach seiner Kinderlosigkeit im dort wiedergegebenen Erstgespräch antwortet der Patient typisch alexithym mit folgenden Worten: „Wissen Sie, das haben meine Frau und ich genau durchgerechnet: Kinder amortisieren sich nicht." Um derart strukturierten Patienten überhaupt einen Zugang zu ihrer Innenwelt zu eröffnen und ihren psychischen Binnenraum zu erweitern, empfiehlt es sich, dem verbalen Medium ein nonverbales hinzufügen. Dies kann durch körpertherapeutische Interventionen geschehen (Trautmann-Voigt und Voigt 2012) und/oder eben auch durch die Nutzung des nonverbalen Ausdrucks in Farben und Formen in der Kunsttherapie (von Spreti et al. 2017). In der Göttinger Universitätsklinik z. B. gehört die Kunsttherapie von Beginn an als integraler Bestandteil zum Behandlungskonzept einer psychokardiologischen Akutstation (Herrmann-Lingen 2015).

22.1.5 Zusammenfassung

- Die Bedeutung psychischer und psychosozialer Faktoren als Risikofaktoren für die Genese und den Verlauf der KHK wurde in vielen wissenschaftlichen Studien empirisch belegt.
- Depressive Störungen beeinflussen nicht nur die Lebensqualität negativ, sondern auch die somatische Prognose von KHK-Patienten. Morbidität und Mortalität im Krankheitsverlauf sind bei depressiven Patienten erhöht.
- Trotz einer großen methodischen Heterogenität der Behandlungsstudien lässt sich ein positiver Trend verzeichnen: Psychotherapeutische Behandlungen reduzieren die depressive Symptomatik und verbessern die somatische Prognose, allerdings nur, wenn die Therapiedosis ausreichend und der Katamnesezeitraum lang genug ist.
- Für ein psychodynamisches Verständnis kardiovaskulärer Krankheitsereignisse hat sich das theoretische Konzept der narzisstischen Krise als nutzbringend erwiesen.
- Die Orientierung der psychodynamischen Einzeltherapie narzisstisch depressiver Patienten lässt sich anhand unterschiedlicher, sich daraus ableitender therapeutischer Foki beschreiben.
- Alexithyme Patienten mit Mentalisierungsdefiziten können von kunsttherapeutischen Behandlungsbestandteilen profitieren.

LITERATUR

Arbeitskreis OPD (Hrsg.) (2006). Operationalisierte Psychodynamische Diagnostik. Grundlagen und Manual. Bern: Huber.

Bardé B, Jordan J (2015). Klinische Psychokardiologie. Beiträge zur Psychotherapie von Herzkranken. Frankfurt a. M.: Brandes & Apsel.

Boll-Klatt A (2008). Psychokardiologie in der kardiologischen Rehabilitation inkl. Verhaltensmodifikation. In: Herrmann-Lingen C, Albus C, Titscher G (Hrsg). Psychokardiologie – ein Praxisleitfaden für Ärzte und Psychologen. Köln: Deutscher Ärzte-Verlag, S. 237–255.

Boll-Klatt A (2014a). Psychosomatische Krankheitskonzepte: Von der wortlosen Sprache des Körpersymptoms zum Narrativ. In: Boll-Klatt A, Kohrs M (Hrsg.). Praxis der Psychodynamischen Psychotherapie. Grundlagen – Modelle – Konzepte Stuttgart: Schattauer, S. 302–322.

Boll-Klatt (2014b). Psychokardiologie in der kardiologischen Rehabilitation. In: Herrmann-Lingen C, Albus C, Titscher G (Hrsg). Psychokardiologie – ein Praxisleitfaden für

Ärzte und Psychologen. Köln: Deutscher Ärzte-Verlag, S. 261–283.

Boll-Klatt A (2018a). Somatopsychische Störungen. In: Gumz A, Hörz-Sagstetter S (Hrsg.). Psychodynamische Psychotherapie in der Praxis. Weinheim: Beltz.

Boll-Klatt A (2018b). Somatoforme Störungen. In: Gumz A, Hörz-Sagstetter S (Hrsg.). Psychodynamische Psychotherapie in der Praxis. Weinheim: Beltz.

Boll-Klatt A, Kohrs M (2017). Tiefenpsychologisch fundierte Psychotherapie. Stuttgart: Kohlhammer.

Buss U (2006). Depression und Angst bei Koronarpatienten. Psychoneuro 32(5): 237–246.

Christ C, Mitterlehner F (2013). Männerwelten. Stuttgart: Schattauer.

Davidson KW, Rieckman, R, Clemow L (2010). Enhanced depression care for patients with acute coronary syndrome and persistent depressive symptoms. Coronary psychosocial evaluation studies randomized controlled trial. Arch Int Med 7: 600–608.

Dong M, et al. (2004). Insights into causal pathways for ischemic heart disease: adverse childhood experiences study. Circulation 110:1761–1766.

Dunbar HF (1943). Psychosomatic Diagnosis. New York: Harper.

Ermann M (2005). Herz und Seele. Stuttgart: Kohlhammer.

Ermann M (2016). Psychosomatische Medizin und Psychotherapie – ein Lehrbuch auf psychoanalytischer Grundlage. 6. A. Stuttgart: Kohlhammer.

Fonagy P et al. (2010). Affektregulierung, Mentalisierung und die Entwicklung des Selbst. Stuttgart: Klett Cotta.

Freyberger HJ (2009). Geleitwort. In: Grabe HJ, Rufer M (Hrsg.). Alexithymie: Eine Störung der Affektregulation. Bern: Huber, S. 13–14.

Gößwald A et al. (2013). Prävalenz von Herzinfarkt und koronarer Herzkrankheit bei Erwachsenen im Alter von 40 bis 79 Jahren in Deutschland. Ergebnisse der Studie zur Gesundheit Erwachsener in Deutschland (DEGS1). Bundesgesundheitsbl 56: 650–655.

Gullikson M, et al. (2011). Randomized controlled trial of cognitive behavioral therapy vs standard treatment to prevent recurrent cardiovascular events in patients with coronary heart disease. Secondary Prevention in Uppsala Primary Health Care Project (SUPRIM). Arch Intern Med 171: 134–140.

Hackett TP, Cassem NH, Wishnie LA (1968). The coronary care unit – an appraisal of its psychological harzard. N Engl J Med 1279: 1365–1374.

Hahn P (1971). Der Herzinfarkt aus psychosomatischer Sicht. Analyse und Darstellung der Grundlagen mit psychosozialen Untersuchungen an 50 männlichen Herzinfarktpatienten. Göttingen: Vandenhoeck & Ruprecht.

Haubl R (2013). Depression und Arbeitswelt. In: Leuzinger-Bohleber M, Bahrke U, Negele A (Hrsg.). Chronische Depression. Verstehen – Behandeln – Erforschen. Göttingen: Vandenhoeck & Ruprecht, S. 111–128.

Herrmann-Lingen C (2000). Biopsychosoziale Faktoren in Genese und Manifestation der koronaren Herzkrankheit. Z Psychosom Med 46: 315–330.

Herrmann-Lingen C (2013). Psychosomatische Kardiologie. In: Rudolf G, Henningsen P (Hrsg.). Psychotherapeutische Medizin und Psychosomatik. Stuttgart New York: Thieme, S. 262–272.

Herrmann-Lingen C (2014a). Depression. In: Herrmann-Lingen C, Albus C, Titscher G (Hrsg.). Psychokardiologie – ein Praxisleitfaden für Ärzte und Psychologen. Köln: Deutscher Ärzte-Verlag, S. 112–124.

Herrmann-Lingen C (2014b). Herzinsuffizienz und Herztransplantation. In: Herrmann-Lingen C, Albus C, Titscher G (Hrsg.). Psychokardiologie – ein Praxisleitfaden für Ärzte und Psychologen. Köln: Deutscher Ärzte-Verlag, S. 184–199.

Herrmann-Lingen C (2015). Integrierte Psychokardiologie. Aktuelle Kardiologie 4(6): 370–374.

Herrmann-Lingen C, Buss U (2002). Angst und Depressivität im Verlauf der koronaren Herzkrankheit. In: Jordan J, Barde B, Zeiher AM (Hrsg.). Statuskonferenz Psychokardiologie. Bd. 5. Frankfurt a. M.: VAS, Band 5.

Kohrs M (2014a). Die Narzisstische Persönlichkeitsstörung im Spannungsfeld unterschiedlicher Theorien und Behandlungsansätze. In: Boll-Klatt A, Kohrs M (Hrsg.). Praxis der Psychodynamischen Psychotherapie. Grundlagen – Modelle – Konzepte. Stuttgart: Schattauer, S. 402–426.

Kohrs M (2014b). Peter Fonagy: Die Entwicklung der reflexiven Kompetenz. In: Boll-Klatt A, Kohrs M (Hrsg.). Praxis der Psychodynamischen Psychotherapie. Grundlagen – Modelle – Konzepte. Stuttgart: Schattauer, S. 180–195.

Ladwig KH, et al. (2008). Posttraumatic stress symptoms and predicted mortality in patients with implantable cardioverter-defibrillators. Results from prospective living with an implanted cardioverter-defibrillator study. Arch Gen Psychiatry 65(11): 1324–1330.

Ladwig KH et al. (2013). Positionspapier zur Bedeutung psychosozialer Faktoren in der Kardiologie. Kardiologe 1: 7–27.

Lane RD, Weihs KL, Herring S, et al. (2015). Affective agnosia: Expansion of the alexithymia construct and a new opportunity to integrate and extend Freud's legacy. Neurosci Behav Rev 55: 594–611.

Langosch W (1989). Die Psychosomatik der koronaren Herzkrankheit. Weinheim: VCH.

May-Ling JL, Loxton D, Mc Laughlin D (2015). Trauma exposure and subsequent risk of coronary heart disease among mid-aged women. J Behav Med 38: 57–65.

Moersch E, Kerz-Rühling I, Drews S (1980). Zur Psychopathologie von Herzinfarkt-Patienten. Psyche – Z Psychoanal 34: 493–588.

Orth-Gomér K, Schneidermann N, Wang HX (2009). Stress reduction prolongs life in women with coronary disease. The Stockholm's Women Intervention Trial for Coronary Heart Disease (SWITCHD). Circ Cardiovasc Qual Outcomes 2: 25–32.

Rollman BL, Belnap BH, Lenager MS (2009). Telephone-delivered collaborative care for treating post-CABG depres-

sion: a randomized controlled trial. JAMA 302: 2095–2103.
Rooks C, et al. (2015). Long-term consequences of early trauma on coronary heart disease: Role of familiar factors. J Trauma Stress 28: 456–459.
Schultz-Venrath U (2015). Lehrbuch Mentalisieren. Psychotherapien wirksam gestalten. 3. A. Stuttgart: Klett-Cotta.
Schüßler G (1998). Krankheitsbewältigung und Psychotherapie bei körperlichen und chronischen Erkrankungen. Psychotherapeut 6: 382–390.
Siegrist JJ (1996). Adverse health effects of high-effort/low-reward conditions. J Occup Health Psychol 71: 694–705.
Spitzer C, Meyer T, Herrmann-Lingen C (2016). Komplexe Traumatisierungen und körperliche Gesundheit. Assoziation von Kindesmisshandlungen und koronarer Herzkrankheit. Psychotherapeut 3: 191–196.
Spreti F von, Martius Ph, Steger M (2017). Kunsttherapie: Wirkung – Handwerk – Praxis. Stuttgart: Schattauer.
Taubner S (2015). Konzept Mentalisieren. Eine Einführung in Forschung und Praxis. Gießen: Psychosozial Verlag.
Trautmann-Voigt S, Voigt B (2012). Grammatik der Körpersprache. Ein integratives Lehr- und Arbeitsbuch zum Embodiment. Stuttgart: Schattauer.

22.2 „Etwas auf dem Herzen haben": kunsttherapeutische Begegnungen im Atelier einer Herz-Kreislauf-Rehaklinik

Christine Mechler-Schönach

22.2.1 Die Sprache des Herzens

„Das Herz führt dem Kopf die Hand."

Jürgen Partenheimer

Die Sprache des Herzens ist seit jeher eine bildhafte. Das Herz als Zeichen und als Symbol ist im öffentlichen Alltag omnipräsent. In der Werbung zwar bis zum Überfluss strapaziert, hat das Herz in der Dichtung, in Redensarten und Sprichwörtern jedoch weiter einen zentralen Platz inne. In bildhaften Metaphern werden Volksweisheiten überliefert. Sie sind quasi als Lebensempfehlungen in unserer Sprache verankert: auf sein Herz hören, sein Herz ausschütten, sich etwas zu Herzen nehmen; sich ein Herz fassen, das Herz am rechten Fleck haben usw. Auch die noch immer gültige klassische Eingangsfrage des Mediziners: „Was haben Sie auf dem Herzen?" ist eine bildhafte.

Solche bildhaften Appelle sind zugleich Spuren, die zur Kunsttherapie führen, in deren Zentrum Bilder und Bildprozesse und deren behutsame Begleitung stehen. Folgende Fragen stehen somit im Mittelpunkt der anschließenden Überlegungen:

- Welche Chancen bietet die kunsttherapeutische Begleitung in der Zeit der Rehabilitation nach einer Herzerkrankung?
- Wie können herzkranke Menschen mithilfe kunsttherapeutischer Prozesse und Methoden bei der Bewältigung der aktuell aufgetauchten Probleme unterstützt werden?

Nach einem Blick auf bisherige (Forschungs-)Berichte zur Kunsttherapie in der Kardiologie und nach einer Skizzierung der Bedingungen für Kunsttherapie an einer Herz-Rehaklinik erfolgt eine Beschreibung von kunsttherapeutischen Prozessen, Vorgehensweisen und deren Wirkungen auf herzkranke Menschen. In einer reflexiven Rückschau auf mehrjährige Erfahrungen im Atelier einer Rehaklinik für Herz-Kreislauf-Erkrankungen soll nachvollziehbar werden, welche Art der *heil*samen Wirkung von Kunsttherapie an diesem Ort möglich ist.

22.2.2 Kunsttherapie in der Kardiologie

Trotz der oben angedeuteten bilderreichen Sprache des Herzens gibt es immer noch wenig Literatur zur Kunsttherapie in der Kardiologie. Die von Wichelhaus im Jahre 2005 getroffene Einschätzung gilt nach wie vor: Die Kardiologie gehört nicht zu den klassischen Arbeitsbereichen der Kunsttherapie, und im Gegensatz zur Kunsttherapie mit onkologisch oder neurologisch Erkrankten gibt es weiterhin kaum Erfahrungs- und Forschungsberichte zur Kunsttherapie mit am Herzen erkrankten Menschen (vgl. Wichelhaus 2005: 8).

Eine Ausnahme stellen neuere Forschungsberichte zur Kunsttherapie in der **Kinderkardiologie** dar. In einer Kooperation zwischen der Kinderkardiologie im Herzzentrum der Universitätskliniken Köln und der Humanwissenschaftlichen Fakultät der Universität Köln entstanden mittlerweile mehrere Evaluations- und Forschungsstudien (vgl. vor allem Mathar 2010; Kortum 2013). Dabei konnte Mathar (2010) in einer breit angelegten qualitativen Studie zeigen, dass durch die gezielten kunsttherapeutischen Interventionen während des Klinikaufenthalts die psychosozialen Belastungen und die damit einhergehenden Risikofaktoren für Entwicklungsverzögerungen und psychische Erkrankungen vermindert und abgebaut werden konnten. *„Dazu trugen nicht nur die Möglichkeiten bei, innere Befindlichkeiten, Bedürfnisse und Wünsche unzensiert und akzeptiert im Medium des Bildnerischen mitteilen zu können, sondern auch die emotional stützende Begleitung durch die Kunsttherapeutin."* (Mathar 2010: 282) Kortum (2013) entwickelte darauf aufbauend ihr kunsttherapeutisches Behandlungsmodell zur Förderung von Ressourcen und Unterstützung der Krankheitsbewältigung chronisch herzkranker Kinder in der kinderkardiologischen Ambulanz. Auch sie konnte in einem multidimensional ausgerichteten Evaluationsverfahren Wirksamkeitsnachweise von kunsttherapeutischen Interventionen erbringen. Insbesondere zeigte sich, dass *„negative Emotionen mit Risikofaktor für die Gesundheit abgeschwächt und vermindert wurden, gleichzeitig positive Emotionen, aber auch künstlerisch-kreative Fähigkeiten, ein bejahendes Selbstbild und soziale Kompetenzen aktiviert und ausgebaut werden konnten."* (Kortum 2013: 234)

Die Forschungslage zur kunsttherapeutischen Arbeit mit erwachsenen herzkranken Menschen ist hingegen weiter eher dünn. Es gibt zwar insbesondere zwei Werke, in denen sehr ausführlich und gut nachvollziehbar die heilsamen Prozesse aus verschiedenen Perspektiven beschrieben werden: In einem schon zum Standardwerk gewordenen **Collagentherapie**-Buch beschreibt Kollmorgen (1989) ihre bildnerische Arbeit mit Herzinfarktpatienten in der Rehabilitationsklinik als **Selbstaktivierung des Patienten** mithilfe der eigenen schöpferischen Kraft, als Selbstbegegnung und Selbstbildung usw. Burger (1997) reflektiert interessante kunsttherapeutische Vorgehensweisen in einer Herz-Rehaklinik u. a. unter gruppenspezifischen und bildsymbolischen Aspekten. Neben vereinzelten Erfahrungsberichten (z. B. Döhner 1999) und Berichten zur kunsttherapeutischen Arbeit mit herztransplantierten Menschen (vgl. Wellendorf 1993; Wünderich 2008) sei an dieser Stelle auch auf die Arbeiten von Niederreiter verwiesen, die ihre langjährigen kunsttherapeutischen Erfahrungen im Rahmen eines psychokardiologischen Konzepts an der Herzstation des Wiener Hanusch-Krankenhauses erforschte (Niederreiter 2004; Niederreiter und Titscher 2005). Rothschild et al. (2017) verweisen auf die aktuelle Forschungslage im englischen Sprachraum. Angesichts der wachsenden Bedeutung der Psychokardiologie und ihrer Erkenntnisse (vgl. ➤ Kap. 22.1) dürfte auch die kunsttherapeutische Begleitung mehr ins Zentrum der Aufmerksamkeit rücken – in Theorie und Praxis.

Bei allen Unterschieden, die bezüglich ihrer Krankheitssituation zwischen herzkranken Kindern und Erwachsenen in einer Rehaklinik bestehen, lassen sich doch auch manche Parallelen bzgl. der Ziele und Wirkungen kunsttherapeutischer Arbeit ziehen, wie sich anhand der folgenden Ausführungen zeigen lässt. Die Erfahrungsbasis für die folgenden Überlegungen sind kunsttherapeutische Begegnungen mit bislang ca. 500 Menschen im Atelier. Neben der Behandlung der üblichen Herzerkrankungen (Bluthochdruck, KHK, Herzschwäche, Herzrhythmusstörungen usw.) finden sich im Atelier zum Großteil Menschen ein, die den Herzinfarkt erlebt und überlebt haben; viele von ihnen weisen weitere Zusatzerkrankungen auf. Die Aufenthaltsdauer der Patienten in einer Herz-Rehaklinik beträgt derzeit zwischen 3 und 6 Wochen. Die kunsttherapeutischen Angebote an diesem Ort bestehen aus dem Offenen Atelier und einem Gruppenangebot am Abend, jeweils viermal pro Woche. Das Offene Atelier steht den Patienten sowie ihren Besuchern auch außerhalb der Kunsttherapiezeiten zur Verfügung. Zudem gibt es eine eigene Töpferwerkstatt. Die Teilnahme an den kunsttherapeutischen Angeboten ist hier freiwillig, mit allen Vor- und Nachteilen.

Dass trotz der z. T. sehr kurzen Aufenthaltsdauer wichtige Erfahrungen für die Krankheitsverarbeitung und Lebensstiländerung innerhalb der kunsttherapeutischen Begleitung möglich sind, möchte ich im Folgenden anhand von Beispielen und Zitaten von Patienten veranschaulichen.

22.2.3 Mitten ins Herz – Besonderheiten von Herzerkrankungen

Eine Erkrankung am Herzen stellt eine zentrale Erschütterung eines Menschen dar. Sie zielt in die Mitte und erfasst ihn existenziell an der schmalen Grenze zwischen Leben und Tod. In besonderer Weise gilt dies für das Überleben eines Herzinfarkts: *„Den Herzinfarkt und die Erstversorgung auf der Intensivstation erlebt der Betroffene als ein plötzlich seine ganze Existenz infrage stellendes akutes und dramatisches Ereignis“* (Meister 1989: 19).

Und: Ein Herzinfarkt überfällt den Menschen meist jäh. Der Schnelligkeit, mit der die akute Gefahr für das Herz hereinbricht, entspricht die Notwendigkeit der schnellen lebensrettenden ärztlichen Hilfe und Versorgung. Phänomene der Schnelligkeit kennzeichnen oft aber auch den Alltag vor dem sichtbaren Ausbruch der Erkrankung. Durch den meist sehr plötzlichen und überraschend erlebten Angriff auf Herz und Leben wird der berufliche und persönliche Dauerlauf jäh gebremst.

Bei den meisten Patienten ist der Weg zum Herzen „verstopft“ und wird über die schulmedizinische Methode mit „mechanischer“ Hilfe geöffnet: entweder medikamentös oder mithilfe einer Ballondehnung im Herzkatheterlabor (Ballondilatation), durch „Hineinlegen“ von Öffnungshilfen (Stents) oder durch das „Legen“ von Bypässen (neuen „Wegen“ zum Herzen). Oder Teile des Herzens werden durch biologische oder künstliche Herzklappen „ersetzt“, oder der Herzrhythmus wird von außen mithilfe eines Herzschrittmachers reguliert. Diese Hilfen von außen sind im akuten Moment lebensrettend. Die meisten Patienten kommen nach einem solchen Eingriff, dem oft ein Herzinfarkt vorausging, in die Rehaklinik. Aber auch in der Sprache der Medizin wird durch die Einordnung der Herzkrankheiten in die Psychosomatik (nach ICD-10: Somatoforme autonome Funktionsstörung des kardiovaskulären Systems – F45.30) von **seelischen und psychologischen Belastungsfaktoren** gesprochen, die im Sinne eines oben beschriebenen biografischen Verständnisses schon vor dem akuten Herzinfarkt wirken. Auch **vermehrte Arbeitsbelastung** erzeugt Stress. Stress, der den Einfallsweg für die Depression bahnt und damit auch einer kardiologischen Erkrankung Vorschub leistet, ist ein hoher Risikofaktor (Möller-Leimkühler 2016). *„Dem Herzinfarkt liegt eine Veränderung der Herzkranzgefäße zugrunde, die schon lange vor der akuten Erkrankung beginnt. Begünstigt durch verschiedene, eine Arteriosklerose fördernde Risikofaktoren wie Diabetes mellitus, Bluthochdruck, Fettstoffwechselstörungen, Rauchen und Stress können sich die Adern des Herzmuskels verengen und plötzlich verstopfen.“* (Meister 1989: 18)

Die existenziell erfahrene Bedrohung an der schmalen Grenze zwischen Leben oder Tod bedeutet im Weiteren aber auch einen vehementen Angriff auf den bisherigen Lebensstil, in dem Aktivität und Leistungsfähigkeit meist eine hohe Bewertung erfahren. Bisherige Werte und Sinnbezüge werden dadurch radikal infrage gestellt. Denn dieser „Lebensstil“ enthält **Risikofaktoren,** die in der Literatur ziemlich übereinstimmend beschrieben werden. Klußmann (2001: 117) z. B. beschreibt Reaktionsweisen von Herzpatienten des „Typs A“: eine starke Leistungs- und Konkurrenzorientierung, beständiger Wunsch nach Anerkennung; permanentes Gefühl von Zeitdruck, Neigung, alle Abläufe zu beschleunigen; nach Entspannung Gefühle der Schwäche usw.

In den bildnerischen Prozessen und individuellen Vorgehensweisen des Zeichnens und Malens im Atelier zeigen sich viele dieser mit einer Herzerkrankung verbundenen Lebensorientierungen und Haltungen. Auffallende Erfahrungen im Atelier sind zu Beginn eine einseitige und oft ausschließliche **Orientierung an Leistung und Perfektion.** Sie zeigt sich in Form sehr hoher Ansprüche und eines hohen (Leistungs-)Drucks beim Umgang mit Farbe und Material. Zu Beginn werden Blockaden und Hindernisse genannt, die sich oft ähneln. Es gibt ein paar Standardsätze, die – fast stereotyp – immer wieder im Atelier zu hören sind: „Ich kann nicht malen …“, „Ich bräuchte zuerst Techniken …“, „Das Bild ist ja nix, das ist ja nur zufällig entstanden …“, „Ich habe keine Fantasie, ich brauche eine Vorlage …“, „Ich habe keine Lust zu malen …“, „Schon mein Kunstlehrer in der Schule hat gesagt, dass ich nicht malen kann …“. Häufig werden zweckorientierte Wünsche nach einem Erlernen von technischem Können geäußert, „um die Zeit der Reha optimal zu nutzen“. Enorme Ansprüche werden an die eigene Malerei gestellt, große Ziele gesetzt, die schwierigsten Motive gewählt – ein Arbeiten unter „Hochdruck“ will weitergeführt werden.

Dieser auf Leistung und „Können“ eingeengte Blick gilt oft auch für das Betrachten von Bildern. Es kommt unter dieser Perspektive sehr schnell zu einer entsprechenden Abwehrhaltung gegen ein zulassendes Hinschauen auf die Gestaltungen und zur Abwertung der eigenen, manchmal aber auch der bildnerischen Werke anderer. Einige eindringliche Beispiele für diese häufig erlebte Abwertung des eigenen Bildes seien hier erwähnt:

- Einem Patienten genügt die eigene verbale Diskriminierung seines Werkes nicht, er schreibt auf das farbenreiche Bild: „Nix".
- Ein anderer war nur bereit, weiter im Atelier zu bleiben, wenn er den Orden des „unbegabtesten Malers" im ganzen Atelier bekäme. Eine Patientin malte ihm daraufhin einen solchen Orden, und er blieb.
- Eine Frau mittleren Alters lässt sich nach mehrmaligem Hereinschauen ins Atelier doch auf die Malerei ein und ist selbst überrascht von der Farb- und Formenfülle ihres ersten Bildes. Es „strotzt" vor Leben. Später erzählt sie, schon wieder an sich selbst zweifelnd, vom Kommentar ihres Tischnachbarn aus dem Speisesaal, der vor ihrem Bild stehend meinte: „Da müssen Sie aber noch viel lernen ..."

Ein eingeengter, ausschließlicher Blick auf das Können scheint die Sicht zu verstellen für anderes, was auch vor den Augen liegt. Diese einseitige Orientierung an Leistung spiegelt nicht nur ein subjektives, sondern auch ein gesellschaftliches Problem wider: Viele Patienten erkranken genau an der Schwelle, an der sie aus der Bedeutung eines oft „150-prozentigen" und auch erfolgreichen Arbeitslebens in den sog. Ruhestand treten. Manchmal geschieht das in sehr drastischer Weise. Der Herzinfarkt „kommt" während der Abschiedsrede vor versammelter Mannschaft oder während des extra arrangierten Abschiedsfestes vom Berufsleben.

Hinzu kommt eine weitgehende Unbekanntheit kunsttherapeutischer Wirksamkeit und der Möglichkeiten, die dem Malen jenseits von Leistung und Bewertung innewohnen. Stellvertretend dazu die Aussage eines Patienten, der von Beruf selbst Kardiologe ist: Während seines Klinikaufenthalts tauchte er immer intensiver in den malerischen Prozess ein, entdeckte eine ganz eigene Bilderwelt, begleitet von einem zusehends steigenden psychischen und auch körperlichen Wohlbefinden. Am Schluss erzählte er von seiner Anfangserfahrung in der Klinik. Als er bei der üblichen Führung durch das Haus am Beginn des Aufenthalts ins Atelier kam, dachte er für sich: „Was soll das hier, und wozu soll ich hier malen? Ich bin doch da, um gesund zu werden."

Die genannten Risikofaktoren zeigen sich im Atelier also oft in ihrer reinsten Form. Es entsteht dadurch aber auch die Chance, sie bewusst erlebbar zu machen, sie zu spiegeln und den Weg zu Gegenerfahrungen zu eröffnen.

22.2.4 Innehalten – „Gegenerfahrungen" im Atelier

Das durch die Krankheit erzwungene plötzliche Innehalten mitten in einem schnell und leistungsorientiert geführten Leben kann von den Kranken im bildnerischen Tun in anderer Qualität erlebt werden. Im Gegensatz zum Phänomen der Schnelligkeit, das die Erkrankung begleitet, dominieren im Atelier Erfahrungen von Zeit und Ruhe. Im bildnerischen Innehalten ist eine besondere Intensität des Empfindens und Erlebens spürbar, die auch in die Bilder eingeht, in Farbe und Form (➤ Abb. 22.1).

Dieses Innehalten wird durch eine Ruhe verbreitende Landschaft unterstützt: durch die Stille am See, die Schönheit der Landschaft, die Farben der Natur. Die Erfahrungen zeigen, dass viele Patienten gerade durch den zuvor oft überraschend erlebten lebensbedrohenden Angriff auf ihr Herz zu diesem anderen „Inne"-Halten bereit sind und trotz der sehr kurzen Aufenthaltszeit in besonderer Weise offen sind für intensive und selbstbegegnende Bilderfahrungen.

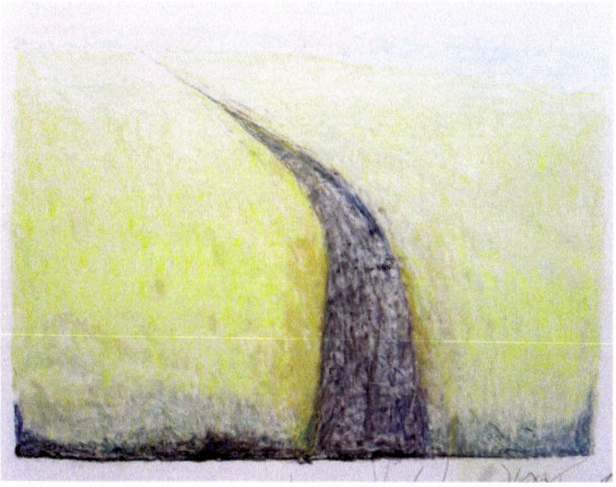

Abb. 22.1 Innehalten

Diese anderen Qualitäten des Innehaltens während des Gestaltens sind jedoch nicht immer sofort erfahrbar. Dem gehen meist (Bild-)Prozesse voraus, in denen die anfängliche Abwehrhaltung erkennbar ist und in denen der krankheitsbedingten Angst und Bedrohung in den Bildern – zunächst eher unbewusst – Ausdruck verliehen wird.

22.2.5 Herz im Bild – von der Sprachlosigkeit zu Bildern

Es zeigt sich, dass Menschen für diese plötzliche existenzielle Bedrohung so schnell meist keine Worte finden. Die durch den jähen Überfall evozierten Emotionen scheinen sich zunächst gegen die verbale Sprache zu sperren. Sie fließen jedoch in die Bilder. Es entstehen dichte Bilder mit eindrucksvoller symbolischer Ausdruckskraft. In unterschiedlicher Weise taucht sehr oft das Herzsymbol in allen Farbschattierungen und symbolischen Darstellungen auf: schwarz-gefiedert, dunkel umhüllt, symbolisch zerrissen oder im Abgrund (vgl. ein exemplarisch ausgewähltes Bildbeispiel, ➤ Abb. 22.2).

Unterschiedliche Stimmungen, Angst und Bedrohung gehen auch in ein vertiefendes Schauen in die Landschaft ein. Der stille See lädt dazu in besonderer Weise ein. Im Atelier zeigt sich das in vielen Stimmungsbildern dieser Landschaft, die auch die unterschiedlichen inneren Gefühlslagen der Patienten widerspiegeln, ohne dass diese zunächst verbal thematisiert werden (müssen). Darunter sind auch sehr viele dunkle und stürmische Seebilder. Die landschaftliche Idylle ist manchmal auch schmerzhaft und verstärkt zunächst die Verzweiflung.

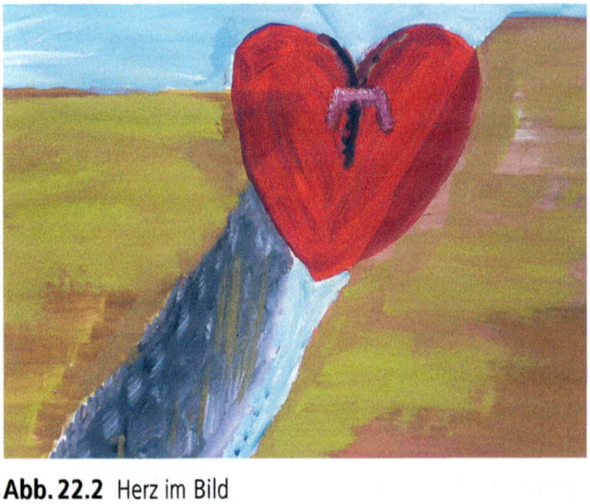

Abb. 22.2 Herz im Bild

Literaten finden entsprechende Sprachbilder für diese existenziellen Erfahrungen mit der Herzerkrankung, z. B. Peter Härtling in seinem Buch „Herzwand" oder Robert Gernhardt in seinen Gedichten (1997). Dabei werden in den literarischen Sprachbildern oft Worte gefunden, die direkt zu den im Atelier entstehenden Bildern passen. So skizziert z. B. ein Patient, von Beruf Kunstlehrer, lieber seine Mitpatienten während der Gymnastikstunde, als selbst mitzumachen. Später im Atelier erfolgt eine vertiefende malerische und großformatige Auseinandersetzung mit diesen Skizzen, ohne dass er inhaltlich darüber zunächst sprechen mochte (➤ Abb. 22.3). Härtlings Zitat der Verstrickung erscheint im Nachhinein wie eine ausgewählte Titelgebung zu diesen Bildprozessen.

In einem weiteren Zitat formuliert Härtling: *„Der Anblick dieser Landschaft, ihre in den Abend einsinkende Schönheit, ruft in mir den Wunsch wach, die Enge, in die ich geraten bin, aufzubrechen."* Die Enge, die ja häufig auch das reale Gefühl beschreibt, unter dem kardiologische Patienten leiden, mag oft auch eine entscheidende Komponente des allgemeinen Lebensgefühls sein. So drückt sich selbst die medizinische Sprache im Falle des kranken Herzens oft bildhaft aus: Die Verengung der Gefäße bedingt eine „Verstopfung" der Wege zum Herzen und wird mit „mechanischer" Hilfe geöffnet: entweder medikamentös, mithilfe einer Ballondilatation oder durch das Legen von Stents oder Bypässen. Das alles muss sehr rasch gehen, wenn das Leben des Patienten gerettet werden soll, und diese rasche und oft dramatische Öffnung kann im Atelier von den Betroffenen in der symbolischen Handlung des Gestaltens durch die langsameren, bildnerischen Prozesse noch einmal heilsam begleitet und durchlebt werden.

Die nahegehende Intensität dieser ersten Bilder im Atelier mag auch darin ihren Ursprung haben, dass die Patienten in dieser Situation seit ihrer Schulzeit häufig erstmals wieder mit dem Malen konfrontiert werden. Es sind also oft die ersten Bilder nach Jahrzehnten, die somit zu einem subjektiv bedeutsamen und symbolischen Dokument innerer Erfahrung werden. Sie lassen sich jedoch auch als Hinweise darauf deuten, dass solche Bildprozesse unbewusste Bearbeitungsmöglichkeiten eröffnen, die

22

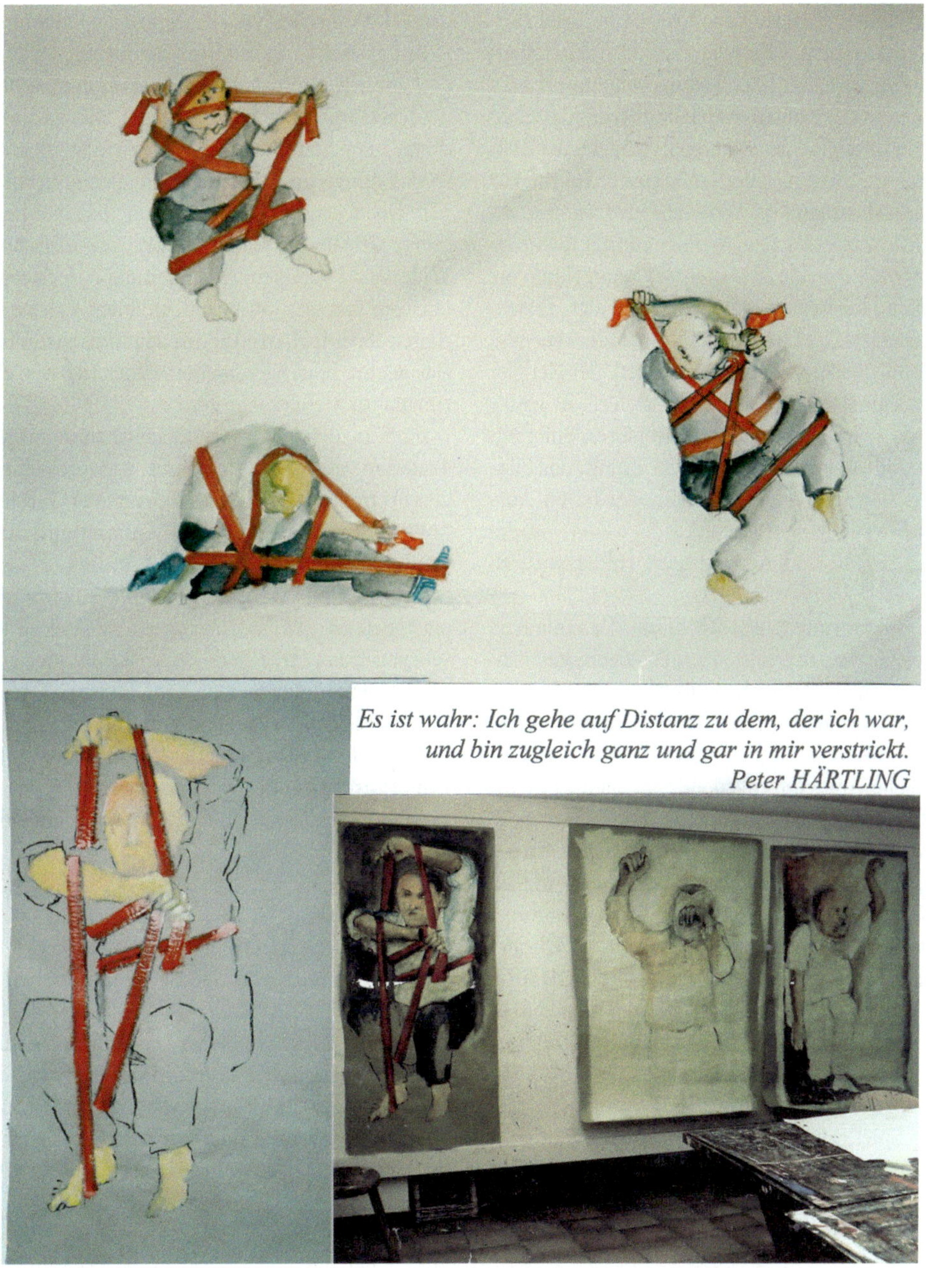

Abb. 22.3 Verstrickt

nicht selten auch den Weg zu einer bewussteren Auseinandersetzung mit dem „Schock" des plötzlichen Herzüberfalls ebnen. Bilder bieten den zunächst unaussprechbaren Erfahrungen der Erkrankung ein Medium, in denen Nichtsagbares in bildhafter Weise ausdrückbar und dadurch mitteilbar und verstehbar wird. Die Bildprozesse bieten Ausdrucks- und Distanzierungsmöglichkeiten im Sinne eines symbolischen Handelns und dienen als Katalysator und kurzfristige Bewältigungshilfe, auch z. B. wenn schwer mitteilbare Aggressionen sich zunächst auf die eigenen Bilder richten bis hin zu dem

Wunsch, Bilder zu zerreißen. Um solche Erfahrungen zu ermöglichen, bedarf es einer kunsttherapeutischen Begleitung und der besonderen Atmosphäre im Atelier. In der Kunsttherapie mit kardiologischen Patienten ist es eine der wichtigen Aufgabe der Therapeutin, im Atelier einen möglichen **Raum für „Gegenerfahrungen"** zu schaffen: im Freiraum eines kunsttherapeutischen Ateliers einmal nichts zu müssen, die Farben laufen zu lassen, dem Kopf vorübergehend die Regie zu entziehen und sich all dem hinzugeben, was es auch noch zu entdecken gibt, dem sinnlichen Spüren und Empfinden, der Neugier und der Fantasie, der Lust am schöpferischen Moment und sich dem scheinbar zwecklosen Spiel mit Farben und Formen zu überlassen. Es gilt, das bildnerische Gestalten als Möglichkeit des freien Ausdrucks (wieder) zu entdecken und jenseits von Bewertung, Pflicht und Auftrag nach Herzenslust zu malen.

Solche Erfahrungen werden durch das einladend gestaltete Atelier mit seinen großzügigen Möglichkeiten der unterschiedlichen künstlerischen Materialien erleichtert und durch entsprechende kunsttherapeutische Interventionen unterstützt. Es sind oft spielerische Anregungen zu Bildanfängen, um die schöpferischen Quellen anzuregen und sich in Bildprozesse zu vertiefen. Dazu gehören manchmal Zitate bildender Künstler oder Gedichtzeilen, die oft ganz direkt zu einer eigenen, besonderen Art bildnerischen Vorgehens einladen, z. B.: *„Ein Bild beginnen. Ein Abenteuer, von dem ich nicht weiß, wohin es mich führen wird"* (Jean Dubuffet) oder *„Ein Bild ist eine zur Ruhe gekommene Unruhe"* (nach Reiner Kunze). Manchmal sind es auch Vorschläge zu einfachen Drucktechniken, die das Glück des Zufalls mit ins Spiel bringen. Manchmal lädt Musik dazu ein, die dabei ausgelösten Empfindungen und Emotionen über die Hände aufs Papier zu (über)setzen usw. Die Entscheidung zu einer themenbezogenen Arbeit in der Gruppe resultiert aus der Erfahrung, dass inmitten eines Reha-Alltags, in dem sich auch in den Gesprächen fast alles um die Erkrankung dreht, manche thematischen Vorschläge den Blickwinkel öffnen und Distanzierung davon bieten können. Dabei „landet" man dann doch immer bei sich selbst. Gerade bei jenen Themen, die zunächst viel Widerstand auslösen, entstehen dann doch sehr intensive Prozesse – vielleicht, weil sich das zunächst Abgewehrte doch den Weg in den Bildprozess bahnt. Das gehört zu einigen meiner wesentlichsten Erfahrungen im Atelier.

Eine an der Klinik schon lange vorherrschende Tradition ist die Aufforderung zu abschließenden „Farbvermalbildern": Statt die auf den Tellern befindlichen Restfarben in den Ausguss zu schütten, werden die Teilnehmer aufgefordert, diese am Schluss in einem weiteren Bild zu „vermalen". Dabei entstehen oft auf ganz leichte und mühelose Weise sehr ausdruckstarke Farbbilder, die als solche dann auch angenommen werden können. Diese Erfahrung löst meist ein sehr sichtbares Gefühl der Befreiung von Druck aus und eine Freude über die Mühelosigkeit der Entstehung – wichtige Gegenerfahrungen im Zusammenhang mit einer Herz-Kreislauf-Erkrankung.

22.2.6 „Die Enge aufbrechen" – Bildprozesse als Erkenntnisquellen

Die zunächst eher unbewussten Bildprozesse führen durch die kunsttherapeutische Begleitung und durch die Prozesse in der Gruppe meist zu einer bewussten Auseinandersetzung und somit auch zu wichtigen Erlebens- und Erkenntnismöglichkeiten (vgl. Fallbeispiele).

Fallbeispiel 1

Herzklappe

Die Ehefrau eines Patienten malt eines Abends Herzen in mehreren Variationen. Plötzlich will sie eine Schere; sie sagt später, sie habe die spontane Idee gehabt, das Herz aufzuklappen. Sie malt dann noch ein zweites Herz zum „Dahintersetzen", wie sie meinte. Bei der Betrachtung später kommt die Sprache auf ihren Mann, der Patient ist und eine neue Herzklappe bekommen hat. Sie ist nachhaltig überrascht, wie sehr im malerischen Tun etwas zur Sprache kommt, was gar nicht in den bewussten Gedanken ist, sehr wohl aber im „sorgenden" Herzen.

Fallbeispiel 2

Entdeckung

Eine Patientin, die einerseits eine ganz eigene Hektik mit ins Atelier bringt, andererseits sich auch sehr vertiefend ins Malen und ins Gespräch mit mir einlässt, entfernt eines Nachts eines ihrer Bilder aus dem Atelier. Sie erzählt beim Wiederkommen, dass sie ihr Bild aus dem Verkehr gezogen habe, weil das nichts für die Öffentlichkeit sei. Da sei ja das Innere nach außen gestülpt. Sie ist völlig überrascht und fragt sich, ob es wirklich Künstler gebe, die ihr tiefstes Unbewusstes herzeigen – für sie, die bislang unter Hochdruck im Atelier arbeitete, eine neue Entdeckung, die ihr sehr zu Herzen geht. An den nächsten Bildern malt sie sehr lange, in vielen Schichten. Es ist der Beginn einer weiteren Vertiefung in unserem Austausch über ihre Bilder und über ihr nervöses Herangehen. Es führte zu mehr Achtsamkeit mit sich selbst.

Fallbeispiel 3

Zu brav?

In sehr einprägender Erinnerung ist mir eine Frau, die länger schon an den Kunsttherapieangeboten teilnahm und plötzlich am Schluss, beim Malen ihres letzten Bildes vor ihrer Abreise, während des Malens bemerkt, wie brav sie eigentlich sei. Sie hatte mich zuvor um einen Kommentar zu ihrem Bild gebeten, der sie aber nicht zufriedenstellte. Richtig in Wut gekommen auf sich, auf mich, auf das Bild, übermalt sie das Bild mit einer unheimlichen „Wucht“. Es wirkt wie eine Befreiung aus alten „Bravheiten“, die vehement spürbar wird und der sie auch Worte gibt.

Solche Erlebnis- und Erkenntnisprozesse lassen sich auch unter der Perspektive psychotherapeutischer Wirkfaktoren sehen (vgl. Znoj und Grawe 2004). Ein Beispiel: Das Problem der Leistungsorientierung wird im Tun im Atelier in allen individuellen Facetten direkt erlebbar, dadurch ansprechbar und veränderbar. Probehandelnd können im Bildnerischen alternative Erfahrungen gemacht und ins Leben übersetzt werden. Insbesondere erhält auch die Ressourcenorientierung an diesem Ort eine zentrale Bedeutung. Prozesse des „Flow“ als besondere Erfahrung in bildnerischen Prozessen (vgl. Groddeck 1999) und die wiederbelebte Fähigkeit zum Spielerischen als wichtiges Element jeder Psychotherapie sind auch an diesem Ort kostbare Erfahrungen. Es sind hier vor allem Chancen zur Wiederbelebung brachliegender schöpferischer Kräfte, verbunden mit dem Erleben von Sinnlichkeit, Lust und der ganzen Palette von Gefühlen, die uns Menschen innewohnen und unser Leben färben. Sie bilden ein Gegengewicht zu den belastenden Erfahrungen und stärken die Bewältigungsfähigkeit. Ein Bildbeispiel für die im Malen erlebbare Aktivierung der Bewältigungs- und Selbstheilungskräfte eines Patienten, dessen Vater Lokomotivbauer war, ist in ➤ Abb. 22.4 wiedergegeben.

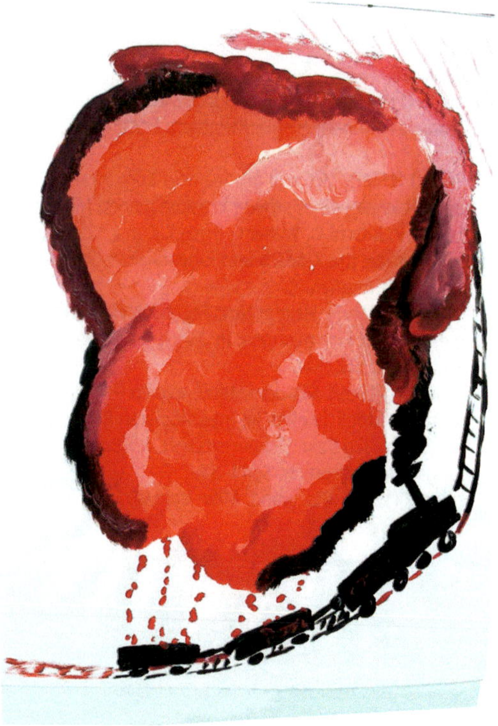

Abb. 22.4 Selbstaktivierung

Oft spielt auch die Kraft des Humors eine große Rolle als Ressource. Der manchmal angestaute Humor und die Tragik der Krankheit vermischen und entladen sich, zeigen sich in Bildern und im Gespräch. Ein Zeichen solchen Humors im Atelier ist z. B. ein gemeinsam gefundener Titelvorschlag für eine Ausstellung der Bilder in der Klinik: „Herz & Schmerz im März".

22.2.7 Auf sein Herz hören … Balance zwischen Kopf, Hand und Herz

„*Wie findet das zueinander – Augen, Hand, Herz?*", fragt Kaschnitz in einer Gedichtzeile. Die kunsttherapeutischen Möglichkeiten laden dazu ein. Trotz der fast durchweg vorhandenen anfänglichen Prozesse des Abwehrens und Abwertens, trotz der kurzen Aufenthaltsdauer und des häufigen Gruppenwechsels bewirkt das begleitete bildnerische Gestalten andere Erfahrungen im Sinne von „Gegenerfahrungen". Sie können die Krankheitsbewältigung und die erforderliche Lebensstiländerung auf ganz eigene Weise unterstützen.

LITERATUR

Burger S (1997). Bild-Sprache. Sprachstruktur im Bild – Ein Beitrag zur Kunsttherapie. München: Edition Psychosymbolik.

Döhner O (1999). „Ich will aus meinem Körper raus". Spontanes Zeichnen eines schwer kranken jungen Mannes. In: Hampe R, Ritschl D, Waser G (Hrsg.). Kunst, Gestaltung und Therapie mit Kindern und Jugendlichen. Bremen: Universität Bremen.

Gernhardt R (1997). Herz in Not. Tagebuch eines Eingriffs in einhundert Eintragungen. In: Lichte Gedichte. Frankfurt/M.: Fischer.

Groddeck N (1999). Mit dem Selbst spielen – kunsttherapeutische Möglichkeiten im intermediären Raum. In: Sein im Bild. Im Bild Sein. Dokumentation. Nürtingen: Tagungs-Dokumentation, S. 44–58.

Härtling P (1990). Herzwand. Mein Roman. Frankfurt/M.: Luchterhand.

Klußmann R (2001). Psychosomatische Medizin. Springer: Heidelberg.

Kollmorgen C (1989). Collagen-Therapie. Bildnerische Arbeit mit Herzinfarktpatienten in der Rehabilitationsklinik. Bern: Huber.

Kortum R (2013). Kunsttherapie in der ambulanten Kinderkardiologie: Entwicklung, Erprobung und Evaluation eines Behandlungskonzeptes zur Ressourcenförderung und Krankheitsbewältigung bei chronisch herzkranken Kindern. Berlin: Logos.

Mathar M (2010). Kunsttherapie in der Kinderkardiologie. Entwicklung und Evaluation eines Applikationsmodells für die klinische Praxis. Regensburg: Roderer.

Meister B (1989). Bildcollagen im klinischen Programm. In: Kollmorgen C (Hrsg.). Collagen-Therapie. Bildnerische Arbeit mit Herzinfarktpatienten in der Rehabilitationsklinik. Huber: Bern, S. 18–21.

Möller-Leimkühler A (2016). Vom Dauerstress zur Depression: Wie Männer mit psychischen Belastungen umgehen und sie besser bewältigen können. Bielefeld: Fischer & Gann.

Niederreiter C (2004). Kunsttherapie bei Herzerkrankungen – Zugang zu den Gefühlen finden. Pflegezeitschrift 9: 642–645.

Niederreiter C, Titscher G (2005). Das verschlossene Herz – Bilder als Schlüssel zu den Gefühlen. Kunsttherapie im Rahmen eines integrierten psychokardiologischen Schwerpunktes eines Akut-Krankenhauses. Psychother Psych Med 55: 108–109.

Rothschild K, et al. (2017). Effectiveness of art therapy with patients with coronary heart disease patients with high blood pressure: analysis of archive data. Wien (Poster in Druck).

Wellendorf E (1993). Mit dem Herzen eines anderen leben? Die seelischen Folgen der Organtransplantation. Stuttgart: Kreuz-Verlag.

Wichelhaus B (2005). Zur Bedeutung der Kunsttherapie bei Kindern und Heranwachsenden in der Kardiologie. Mitteilungsblatt 2 der IGKGT/!AACT: 8–14.

Wünderich R (2008). Kunsttherapie mit Kindern und Jugendlichen in der Transplantationsmedizin. In: Martius P, von Spreti F, Henningsen P (Hrsg.). Kunsttherapie bei psychosomatischen Störungen. München: Elsevier Urban & Fischer, S. 367–372.

Znoj H, Grawe K (2004). Wirkfaktoren der allgemeinen Psychotherapie. In: Lang (Hrsg.). Was ist Psychotherapie und wodurch wirkt sie? Würzburg: Königshausen & Neumann, S. 199–210.

KAPITEL

23 Was juckt es mich, wenn mir die Luft wegbleibt – der atopische Formenkreis

23.1 Asthma bronchiale

Dennis Nowak

23.1.1 Definition und Epidemiologie

Asthma ist eine heterogene, meist chronisch-entzündliche Erkrankung der Atemwege, die durch eine bronchiale Hyperreagibilität und eine variable Atemwegsobstruktion charakterisiert ist und die sich klinisch durch respiratorische Symptome (Luftnot, Brustenge, Giemen, Husten) wechselnder Intensität und Häufigkeit äußert (Buhl et al. 2017).

Repräsentative Erhebungen in Deutschland zeigen Prävalenzen von etwa 9–14 % im Kindesalter und 4–5 % bei Erwachsenen (Nowak und von Mutius 2004; Eder et al. 2006). Die Häufigkeit des Asthma bronchiale ist in den hochentwickelten westlichen Ländern höher als in Osteuropa und den Entwicklungs- und Schwellenländern. In den westlichen Ländern hat die Häufigkeit in den letzten vier Jahrzehnten zugenommen, scheint jedoch zum Stillstand zu kommen. Auch die Zunahme atopischer Sensibilisierungen in den letzten Jahrzehnten verlangsamt sich (Eder et al. 2006). „**Atopie**" entspricht der gesteigerten Bereitschaft, spezifisches Immunglobulin E (IgE) zu bilden und in der Hauttestung positive Befunde aufzuweisen, die nicht mit Symptomen einhergehen müssen. Bei der „**Allergie**" kommt die klinische Manifestation (z. B. als allergischer Schnupfen oder allergisches Asthma) hinzu.

Die Asthmasterblichkeit in Deutschland hat in den letzten 20 Jahren um fast drei Viertel abgenommen, wesentlich infolge der Therapie mit inhalativen Kortikosteroiden.

23.1.2 Risikofaktoren, protektive Faktoren

Genetik Genetische Prädisposition ist ein Risikofaktor für die Entstehung von Asthma und Allergie, ihr Anteil an der Krankheitsentstehung wird auf bis zu 75 % geschätzt. Dabei stellt das Asthma bronchiale ein komplexes Syndrom mit vielen verschiedenen Erscheinungsformen dar. Bestimmte genetische Konstellationen führen erst unter spezifischen Umweltsituationen zur klinischen Manifestation (Gen-Umwelt-Interaktion).

Geschwisterzahl, Kinderkrippe, Infekte, „Hygienehypothese" Kinder mit älteren Geschwistern wie auch Kinder, die in den ersten Lebensjahren in einer Kinderkrippe waren, weisen ein bis auf die Hälfte erniedrigtes Heuschnupfen- bzw. Atopierisiko auf, bei allerdings erhöhten Häufigkeiten bronchitischer und obstruktiv-bronchitischer Erkrankungen im Säuglingsalter. Eine hohe Tuberkulosedurchseuchung geht mit erniedrigten Asthmahäufigkeiten einher. Impfungen gegen Masern, Keuchhusten und Tuberkulose haben jedoch insgesamt keinen einheitlichen Einfluss auf die Manifestation asthmatischer Erkrankungen gezeigt. Infektionen mit Hepatitis A, *Toxoplasma gondii* und *Helicobacter pylori* gehen mit erniedrigten Heuschnupfen- und Asthmarisiken einher.

Bauernhofeffekt Das Aufwachsen von Kindern in landwirtschaftlichen Betrieben mit Tierhaltung geht mit deutlich verminderten Raten an atopischer Sensibilisierung und asthmatischen Erkrankungen einher (Braun-Fahrländer et al. 2002), anhaltend bis ins Erwachsenenalter (Radon et al. 2004). Studien an der Glaubensgemeinschaft der Amish People und der Hutterer in den USA eignen sich besonders gut, um den Einfluss unterschiedlicher landwirtschaftlicher Methoden auf die Gesundheit der Kinder zu untersuchen. Beide Bevölkerungsgruppen haben einen ähnlichen genetischen Ursprung und pflegen einen vergleichbaren traditionellen Lebensstil, jedoch unterscheiden sich ihre Verfahren in Landwirtschaft und Tierhaltung maßgeblich. Während die Amish eher auf kleinen Farmen leben und mit traditionellen Methoden arbeiten, machen die Hutterer Gebrauch vom neuesten Stand der Agrartechnik und verfügen über industrialisierte Technologien und große Bauernhöfe. Folglich sind die Amish einer größeren mikrobiellen Diversität ausgesetzt. Trotz kleiner Fallzahl waren die Ergebnisse dieser Studie signifikant. Die Asthmaprävalenz war bei den Hutterer-Kindern viermal so hoch wie bei den Amish, die Allergieprävalenz sogar sechsmal (Nowak et al. 2017; Nowak und Schaub 2017).

Allergenexposition Ohne Allergenexposition gäbe es kein allergisches Asthma. Der Umkehrschluss, dass das Ausmaß der Allergenexposition die Entwicklung allergischer Erkrankungen fördert, ist aber nur bedingt zulässig. Im Kindesalter nimmt mit steigenden Konzentrationen von Innenraumallergenen (Hausstaubmilben, Katzenepithelien) das Risiko, eine entsprechende Sensibilisierung zu entwickeln, zu. Bei familiär prädisponierten Personen sind schon sehr geringe Allergenkonzentrationen mit einem Sensibilisierungsrisiko verbunden.

Seit etwa Anfang dieses Jahrhunderts hat sich die Vorstellung, bei prädisponierten Personen schütze eine strikte Allergenkarenz vor der Ausbildung allergischer Erkrankungen, deutlich geändert: Eine gewisse Exposition scheint eine Toleranz zu erzeugen.

- **Beispiel Hausstaubmilben:** Bezüglich der Hausstaubmilben gab es in den letzten Jahren eine Änderung der Empfehlung. Wohingegen früher galt, die Exposition gegenüber Hausstaubmilbenallergenen bei erhöhtem Allergierisiko des Kindes gering zu halten (z. B. mittels milbenallergendichten Matratzenüberzügen), werden derartige Maßnahmen heute nicht mehr zur Primärprävention empfohlen. Dieses deckt sich mit den Erkenntnissen aus dem systematischen Review mit Metaanalyse von Bremmer und Simpson (2015): Weder das Allergierisiko noch das Risiko für atopische Dermatitis bei Hochrisikokindern konnte durch strikte Reduzierung von Hausstaubmilbenexposition verringert werden. In einer der hier analysierten Studien korrelierten besonders radikale Maßnahmen gegenüber Hausstaubmilbenallergenen zur Expositionsvermeidung sogar mit einer signifikant höheren Sensibilisierungshäufigkeit (Nowak et al. 2017; Nowak und Schaub 2017).
- **Beispiel Haustiere:** In zahlreichen Studien wurde der Zusammenhang zwischen Tierhaarexposition und Asthma- bzw. Allergieentstehung untersucht. Oftmals finden sich widersprüchlich erscheinende Daten. Jedoch ist klar, dass Kinder, die bereits auf ein Tier sensibilisiert sind, diesem nach Möglichkeit nicht weiter ausgesetzt werden sollten, um eine Symptomverschlechterung zu vermeiden. Beispielsweise reagieren Kinder mit Katzenhaarallergie mit bronchialer Hyperreagibilität auf Katzenhaarexposition. Kinder mit Hundehaarallergie und regelmäßigem Hundekontakt haben eine verringerte Lungenfunktion. Bei Kleintieren wie Hamstern oder Mäusen zeigen sensibilisierte Kinder bei Exposition ebenfalls häufiger Asthmasymptome. Eine positive Familienanamnese stellt bei Tierhaarallergien einen Confounder dar. Eltern, die z. B. selbst an einer schweren Katzenhaarallergie leiden, halten in der Regel keine Hauskatze und folglich sind ihre Kinder weniger gegenüber den Allergenen exponiert. Dadurch könnte Katzenhaltung als scheinbar allergieprotektiver Effekt gedeutet werden. Darüber hinaus sammeln sich in Tierhaarfell große Mengen an Endotoxin, Pilzsporen oder Pollen. Je nach Tierspezies können diese Mengen variieren und die Zusammensetzung des mikrobiellen Umfelds, in dem das Kind aufwächst, verändern. Auch die Tierhaarexposition an öffentlichen Orten wie Schulen und Kindertagesstätten kann die Sensibilisierung der Kinder beeinflussen. Aus den aktuellen Leitlinien zur Allergieprävention lassen sich folgende Empfehlungen (Empfehlungsgrad B) entnehmen: Kinder ohne erhöhtes Allergierisiko sind bezüglich der Haustierhaltung nicht einzuschränken. Bei erhöhtem Allergierisiko wird von der Anschaffung einer Hauskatze abgeraten, während gegen Hundehaltung nichts einzuwenden ist (Nowak et al. 2017; Nowak und Schaub 2017).

Im Erwachsenenalter stellen berufsbedingte Sensibilisierungen (z. B. Rattenallergen, Mehle, Backhilfsstoffe) einen Risikofaktor für das Asthma dar.

Ernährung Wenig Vitamin E, Vitamin C, Magnesium und Omega-3-Fettsäuren erhöhen das Asthmarisiko. Es steigt auch, wenn viel Kochsalz und vermehrt mehrfach ungesättigte Omega-6-Fettsäuren konsumiert werden. Interventionsstudien ergeben jedoch keine klaren Befunde.

Übergewicht Nach neueren Erkenntnissen ist Übergewicht ein unabhängiger Risikofaktor für asthmatische Erkrankungen, bei Frauen stärker als bei Männern. Das Übergewicht wird „atemmechanischen" Faktoren zugeordnet (Lucas und Platts-Mills 2006).

Luftschadstoffe Für die Verschlechterung asthmatischer Symptome bei umwelt- oder arbeitsplatzbedingt hohen Expositionen von Partikeln, Schwefeldioxid, Stickstoffdioxid und Ozon gibt es viele Hinweise. Es bestehen Hinweise auf die Auslösung asthmatischer Erkrankungen durch eine Exposition gegenüber hoher Verkehrsbelastung (Nicolai et al.

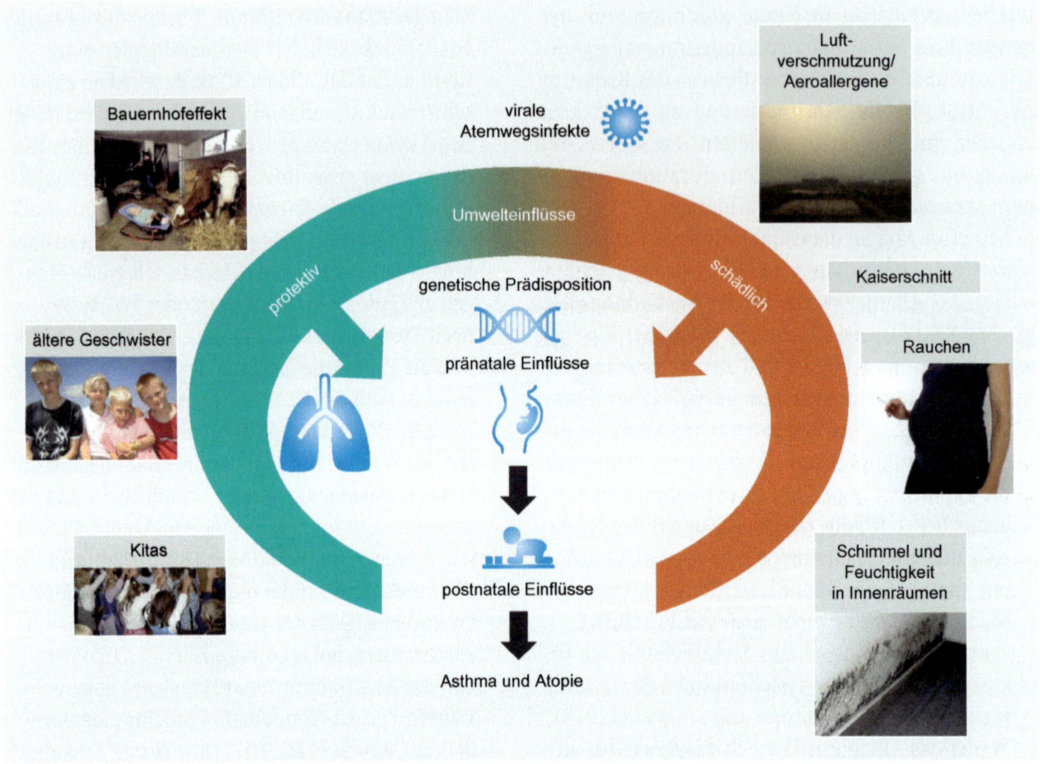

Abb. 23.1 Protektive und schädliche Effekte für die Ausbildung von Asthma und atopischen Erkrankungen bei Kindern (Nowak et al. 2017)

2003), weitere Studien zum zeitlichen Fenster ungünstiger Einwirkungen sind nötig (Kjreis und Nieuwenhuijsen 2017).

Passivrauchexposition Von besonderer Bedeutung für die Verschlimmerung wie für die Auslösung asthmatischer Erkrankungen bei Kindern (Jaakkola und Jaakkola 2002) und Erwachsenen (Radon und Nowak 2004) ist die Passivrauchexposition. Eine konsequente, positiv eingestellte Raucherberatung und Tabakentwöhnung wird die Passivrauchproblematik langfristig günstig beeinflussen. In vielen Ländern lässt sich nach der Einführung eines Rauchverbots in öffentlichen Räumen ein Rückgang asthmabedingter Hospitalisierungen nachweisen.

> Abb. 23.1 fasst protektive und schädliche Effekte für die Asthma- und Allergieentwicklung im Kindesalter synoptisch zusammen,

23.1.3 Asthma und Psyche

In der klassischen Psychoanalyse des 19. und 20. Jahrhunderts wurde die Grundlage der asthmatischen Störung in der frühen oralen Phase gesehen, in einer konflikthaften Beziehung zur Mutter zwischen Anklammerungs- und Unabhängigkeitsbestrebungen. Ende des 20. Jahrhunderts konnte gezeigt werden, dass bei Asthmatikern der Atemwiderstand beim Betrachten von Filmszenen mit selektiven Trennungs- oder Verschmelzungsereignissen zunimmt, nicht jedoch beim Betrachten anderer konflikthafter Szenen. Allerdings wurden in einem Asthmakapitel (Schüffel et al. 1996) eines psychosomatischen Standardwerks auch ein klassisches Bäckerasthma und eine (nicht als solche diagnostizierte) Stimmbandfehlfunktion („vocal cord dysfunction", VCD) psychopathologisch interpretiert – Ersteres ist aus heutiger Sicht so nicht mehr haltbar, Letzteres ist in der Pneumologie erst seit 10 Jahren wiederentdeckt. Lerntheoretische Modelle konnten zeigen, dass schon die Erwartung eines bronchokonstriktorischen Reizes zu einer Atemwegsverengung führt (Schüffel et al. 1996).

Der breite Einsatz von inhalativen Kortikosteroiden hat zu einer Reduktion der Asthmamorbidität und -mortalität und zu einer Zunahme der Lebensqualität von Asthmatikern geführt. Der leitliniengerechte inhalative Steroidgebrauch geht aber auch mit einer verminderten Reflexion über Asthmaursachen einher. Wenngleich pathophysiologisch sicher weit voneinander entfernt, sind das Thema „Asthma und Arbeit" und „Asthma und Psyche" zwei beredte Beispiele hierfür – in beiden Konstellationen wird in der Praxis aufgrund der Wirksamkeit der Medikation oft kaum über Kausalitäten nachgedacht. In der Folge wird das Berufsasthma verkannt, psychische Faktoren werden erst neuerdings wieder benannt (GINA 2017; Buhl et al. 2017).

Der Eindruck des Autors ist auch, dass Patienten mit Asthma bronchiale heute seltener als noch vor 10, 15 Jahren psychische Stressoren als Auslöser von Asthmabeschwerden angeben. Auch dies ist wohl der inhalativen Steroidtherapie zuzuschreiben, die situativ-kausale Auslöser (allergologisch, irritativ, arbeitsplatzbezogen, psychisch oder kombiniert) überdeckt.

Viele alte Studien auf diesem Gebiet kranken daran, dass Asthmaverursachung und Triggerung von Beschwerden nicht getrennt wurden und dass die pneumologisch-allergologische sowie psychopathologisch-psychosomatische Beurteilung nicht auf gleich hohem Niveau waren.

Die 2017 erschienene neue S2k-Leitlinie „Asthma bronchiale" (Buhl et al. 2017) führt zum Thema „Asthma und Psyche" aus:

„Psychische Komorbiditäten, insbesondere Angsterkrankungen und Depressionen, sind bei Asthmapatienten häufig. In vielen Fällen werden psychische Komorbiditäten/psychosoziale Belastungen allerdings nicht erkannt bzw. nicht adäquat behandelt. Psychische Komorbiditäten können neben der Pathophysiologie des Asthmas (…) auch Symptomwahrnehmung, Compliance und Leistungsinanspruchnahme beeinflussen und somit die Behandlung und das Selbstmanagement erschweren sowie das Erreichen einer guten Kontrolle verhindern. Zudem können psychische Faktoren auch die zentralnervöse Verarbeitung von asthmatischen Symptomen beeinflussen. Bei gleichzeitigem Vorliegen eines schweren Asthmas und psychischen Komorbiditäten oder ungünstigen psychosozialen Faktoren kann ein erhöhtes Mortalitätsrisiko gegeben sein. Bei Kindern/Jugendlichen können krankheitsbedingte Auswirkungen die körperlich/seelische und schulische Entwicklung sowie den psychosozialen Rahmen betreffen. Das familiäre und auch soziale Umfeld von Kindern/Jugendlichen kann über physiologische wie auch verhaltensbezogene Mechanismen das Krankheitsgeschehen deutlich beeinflussen und sich entscheidend auf die Akzeptanz der Diagnose und der notwendigen therapeutischen Maßnahmen auswirken. In Anamnese und Behandlungskonzept sollten daher psychische Komorbiditäten und psychosoziale Problemkonstellationen berücksichtigt werden und ggf. psychologische bzw. psychotherapeutische Hilfen angeboten werden. Dies gilt insbesondere für Patienten mit unzureichender Asthmakontrolle. Diagnostik, Beratung, Schulung und Therapie bei ungünstigen psychischen und psychosozialen Konstellationen sind etablierte Elemente in der pneumologischen Rehabilitation bei Kindern, Jugendlichen und Erwachsenen mit Asthma."

23.1.4 Pathogenese

Pathologisch-anatomisch stehen Hypersekretion, Abschilferung epithelialer Zellen, Verdickung der Basalmembran, Gefäßschwellung und Angiogenese, Infiltration von Entzündungszellen sowie Hypertrophie und Hyperplasie der glatten Muskulatur im Vordergrund. Pathophysiologisch spielen Entzündung und Remodelling die Schlüsselrolle: Bei den inflammatorischen Veränderungen dominieren Eosinophile, Mastzellen und $CD4^+$ Helfer-T-Lymphozyten (Nowak und von Mutius 2004; Buhl et al. 2017).

23.1.5 Leitsymptome, Auslöser

Im klassischen Fall steht die anfallsartige, vorwiegend exspiratorische Atemnot mit Engegefühl, Giemen, Kurzatmigkeit und Husten im Vordergrund. Gelegentlich kann ein persistierender, meist trockener, oft nächtlicher Husten auch das einzige Symptom sein. Bei einzelnen Patienten kann die Überblähung der Lunge mit vergrößertem Tiefendurchmesser des Thorax und leisem Atemgeräusch dominieren.

Orts- und Zeitbezüge potenzieller Auslöser asthmatischer Beschwerden sind:

- Infekte
- Jahreszeitliche Variabilität
- Tierkontakte, Staubbelastung
- Körperliche Belastung, kalte Luft
- Aspirin, nichtsteroidale Antirheumatika
- Unspezifische Stimuli wie Zigarettenrauch, Staub, Parfüm, Bratenqualm
- Arbeitsplatzbezug

23.1.6 Differenzialdiagnose

Bei Kindern ist – altersabhängig – stets eine Reihe von Differenzialdiagnosen auszuschließen (Nowak und von Mutius 2004; Buhl et al. 2017).

Im Erwachsenenalter sind vorrangig folgende Differenzialdiagnosen zu nennen:

- COPD (chronisch-obstruktive Bronchitis, Lungenemphysem)
- Stimmbanddysfunktion („vocal cord dysfunction“, VCD)
- Aspiration, z. B. von Fremdkörpern
- Hyperventilation
- Linksventrikuläre Funktionsstörung

Eine häufig übersehene Differenzialdiagnose insbesondere des schweren, „steroidrefraktären“ Asthmas ist die VCD. Die Lungenfunktion ist meist normal, mitunter kommt es aber zu heftigen, teils lebensbedrohlichen Atemnotattacken bis hin zur maschinellen Beatmung. Vorrangig sind Frauen mittleren Alters betroffen. Hohe Dosen von Antiasthmatika, einschließlich oraler Steroide, sind wirkungslos. In Kooperation mit Asthmazentren sollte dann die Indikation zur Laryngoskopie unter Applikation individueller Reizsituationen gestellt werden. Individuelle Atemtherapie, Logopädie, psychosomatische bzw. psychotherapeutische Behandlung sowie die Reduktion einer Überbehandlung sind hilfreich (Kenn 2007).

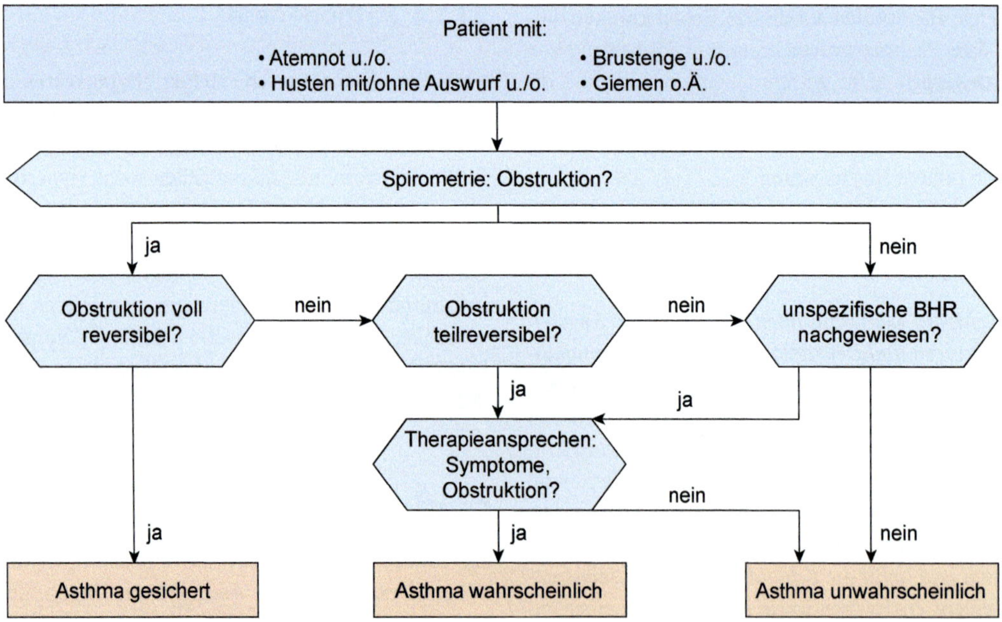

Abb. 23.2 Klinischer Algorithmus der Asthmadiagnostik

23.1.7 Diagnostik und Klassifikation der Asthmaschweregrade

Die Diagnose des Asthmas ruht auf 4 Säulen:

- Anamnese, Symptome und körperliche Untersuchungsbefunde
- Variable und reversible Atemwegsobstruktion
- Chronische Entzündung der Atemwege
- Überempfindlichkeit der Atemwege (bronchiale Hyperreagibilität)

Die Asthmadiagnose wird durch folgende Angaben gestützt:

- Die Symptome (Husten, Giemen, Luftnot und Brustenge) treten allein oder gemeinsam wiederholt auf.
- Die Symptome verschlechtern sich während der Nacht und/oder in den frühen Morgenstunden.
- Die Symptome variieren in Zeit und Intensität und können ggf. nur episodenhaft auftreten. Längere Beschwerdefreiheit ist möglich, z. B. bei saisonal oder intermittierend auftretenden Allergenen oder Noxen.
- Die Symptome können durch virale Infekte der Atemwege, körperliche Belastung, Allergenexposition, Witterungsänderungen sowie private, öffentliche und berufliche Noxen ausgelöst werden.

Anamnestische Angaben und Befunde, die für die Diagnose eines Asthmas sprechen:

- Atopie (Neurodermitis, allergische Rhinitis) in der Eigenanamnese.
- Atopie in der Familienanamnese.
- Symptome im Bereich der oberen Atemwege sind häufig und auch bei Patienten mit nichtallergischem Asthma zu berücksichtigen.

Anamnestische Angaben, die eher gegen das Vorliegen eines Asthmas sprechen:

- Chronischer Husten und Auswurf ohne weitere respiratorische Symptome
- Nur inspiratorisch empfundene Luftnot

Der klinische Algorithmus der Asthmadiagnostik (Buhl et al. 2017) ist in ➤ Abb. 23.2 dargestellt.

Bei erwachsenen Patienten wird der Asthmaschweregrad gemäß ➤ Tab. 23.1 eingeteilt.

Die Grade der Asthmakontrolle sind in ➤ Tab. 23.2 dargestellt.

Tab. 23.1 Einteilung des Asthmaschweregrads bei erwachsenen Patienten (Buhl et al. 2017)

Schweregrad	Charakteristika
Leicht	Gute Asthmakontrolle unter Medikation der Therapiestufe 1 oder 2 erreichbar
Mittelgradig	Gute Asthmakontrolle unter Medikation der Therapiestufe 3 oder 4 erreichbar
Schwer	Nicht gut kontrolliertes Asthma unter hoch dosierter ICS-LABA-Therapie oder Verlust der Asthmakontrolle bei Reduktion dieser hoch dosierten ICS-LABA-Therapie; Notwendigkeit der Therapiestufe 5

Tab. 23.2 Grade der Asthmakontrolle (Buhl et al. 2017)

	Kontrolliertes Asthma		Teilweise kontrolliertes Asthma	Unkontrolliertes Asthma
	Kinder	Erwachsene	1–2 Kriterien erfüllt	Mindestens 3 Kriterien erfüllt
Symptome tagsüber	keine	≤ 2 ×/Woche	> 2 ×/Woche	
Symptome nachts	keine	keine	jedes Symptom	
Bedarfsmedikation	keine	≤ 2 ×/Woche	> 2 ×/Woche	
Aktivitätseinschränkung	keine	keine	jede Einschränkung	
FEV_1	normal	normal	vermindert	
Exazerbation	keine	keine	mindestens 1 ×/Jahr	in der aktuellen Woche

23.1.8 Management, Therapie, Rehabilitation

GINA-Empfehlungen (www.ginasthma.com):

- Patientenschulung zur Erzielung einer Partnerschaft im Asthmamanagement
- Bestimmung und Monitoring des Asthmaschweregrads anhand der Symptomatik und der Lungenfunktionsdiagnostik
- Vermeidung der Exposition gegenüber Risikofaktoren
- Erarbeitung eines medikamentösen Therapieplans für die Langzeitbehandlung des Asthma bronchiale (a: bei Erwachsenen, b: bei Kindern)
- Erstellung eines Plans zum Management von Exazerbationen
- Regelmäßige Nachsorge

Die Stufentherapie für das unbehandelte Asthma ist in Buhl et al. (2017) ausführlich dargestellt (➤ Abb. 23.3).

Wichtigste Neuerung hierbei ist, dass Biologika (Anti-IgE oder Anti-IL-5) bei der Therapiestufe 5 prioritär gegenüber dem Einsatz oraler Kortikosteroide eingestuft wurden. Wenn dieses Wissen leitliniengerecht umgesetzt wird, wird man bei sehr vielen Patienten künftig die deletären Nebenwirkungen jahrelanger oraler Steroidtherapie vermeiden können.

Pneumologische Rehabilitation ist als ein umfassender multimodaler, multidisziplinärer Behandlungsprozess aufzufassen, der die meisten der dargestellten evidenzbasierten Einzelkomponenten nichtmedikamentöser Therapien beinhaltet. Daher erscheint es zulässig zu postulieren, dass bei der nachgewiesenen Evidenz der einzelnen Behandlungskomponenten deren gleichzeitige Anwendung im Rahmen einer Rehabilitation entsprechende Effekte aufweisen wird. Bisher liegt zur Effektivität der Rehabilitation bei Asthma, auch aus Deutschland und der Schweiz, eine Reihe von Beobachtungsstudien vor. Eine aktuelle große deutsche randomisierte kontrollierte Studie zur Rehabilitation beim Asthma bronchiale (Schultz et al. 2017) ist bei Drucklegung dieses Buchs noch in der Auswertung, vorläufige Befunde deuten allerdings hochgradig positive Effekte an.

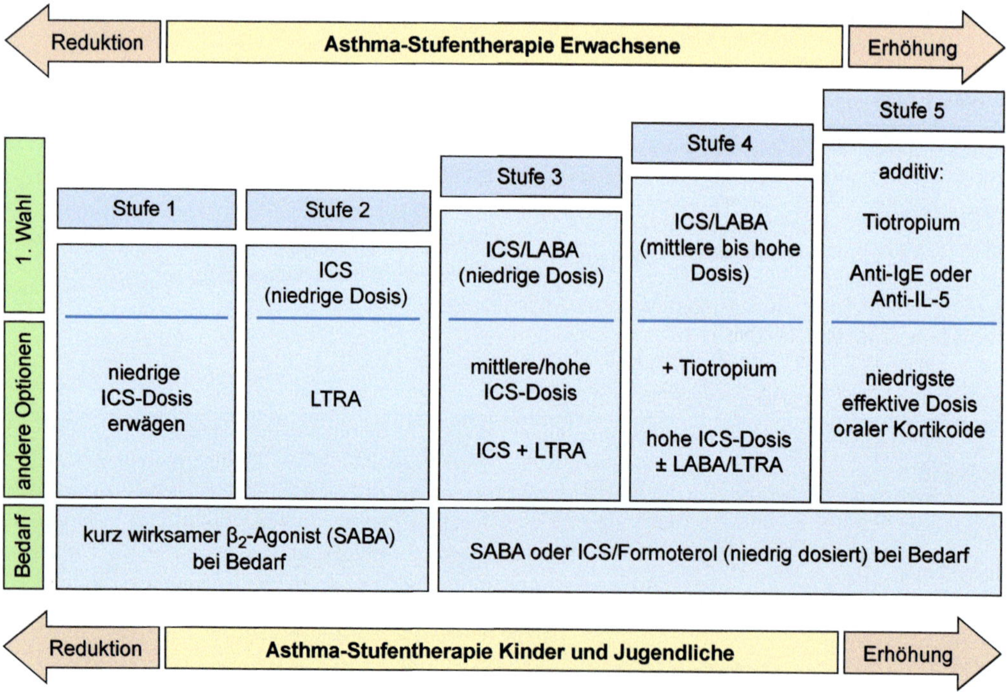

Abb. 23.3 Stufentherapie des Asthma bronchiale
(SABA = kurz wirksame Beta-Sympathomimetika; ICS = inhalative Kortikosteroide; LTRA = Leukotrien-Rezeptor-Antagonisten; LABA: lang wirksame Beta-Sympathomimetika)

LITERATUR

Braun-Fahrländer C, Riedler J, et al.; Allergy and Endotoxin Study Team (2002). Environmental exposure to endotoxin and its relation to asthma in school-age children. N Engl J Med 347: 869–877.

Bremmer SF, Simpson EL (2015). Dust mite avoidance for the primary presentation of atopic dermatitis: a systematic review and meta-analysis. Pediatr Allergy Immunol 26: 646–654.

Buhl R, Bals R, Baur X et al. (2017). S2k-Leitlinie zur Diagnostik und Therapie von Patienten mit Asthma – Update 2017. Pneumologie 71: 849–919.

Eder W, Ege MJ, von Mutius E (2006). The asthma epidemic. N Engl J Med 355: 2226–2235.

GINA – Global Initiative for Asthma (2017); www.ginasthma.com (letzter Zugriff: 15.1.2018).

Jaakkola MS, Jaakkola JJ (2002). Effects of environmental tobacco smoke on the respiratory health of children. Scand J Work Environ Health 28 (Suppl 2): 71–83.

Kenn K (2007). Vocal cord dysfunction (VCD) – was wissen wir heute? Pneumologie 61: 431–439.

Khreis H, Nieuwenhuijsen MJ (2017). Traffic-related air pollution and childhood asthma: recent advances and remaining gaps in the exposure assessment methods. Int J Environ Res Public Health 17: 14(3). pii: E312.

Lucas SR, Platts-Mills TA (2006). Pediatric asthma and obesity. Pediatr Respir Rev 7: 233–238.

Nicolai T, Carr D, Weiland SK, et al. (2003). Urban traffic and pollutant exposure related to respiratory outcomes and atopy in a large sample of children. Eur Respir J 21: 956–963.

Nowak D, von Mutius E (2004). Asthma bronchiale im Kindes- und Erwachsenenalter: Risikofaktoren, Diagnose, Standardtherapie. Dtsch Med Wochenschr 129: 509–516.

Nowak E, Neuner A, Landgraf-Rauf K, Schaub B (2017). Asthma und Allergieprävention. Pädiatrie up2date 12: 143–159.

Nowak E, Schaub B (2018). Prevention of allergies. In: Agache I, Hellings P (eds.). Implementing Precision Medicine in Best Practices of Chronic Airway Disease. New York: Academic Press.

Radon K, Nowak D (2004). Passivrauchen – aktueller Stand des Wissens. Dtsch Med Wochenschr 129: 157–162.

Radon K, Ehrenstein V, Praml G, Nowak D (2004). Childhood visits to animal buildings and atopic diseases in adulthood: an age-dependent relationship. Am J Ind Med 46: 349–356.

Schüffel W, Herrmann JM, Dahme B, Richter R (1996). Asthma bronchiale. In: von Uexküll T (Hrsg.). Psychosomatische Medizin. 5. A. München: Urban & Schwanenberg.

Schultz K, Seidl H, Jelusic D, et al. (2017). Effectiveness of pulmonary rehabilitation for patients with asthma: study protocol of a randomized controlled trial (EPRA). BMC Pulm Med 17(1): 49.

LEITLINIEN

Buhl R, Berdel D, Criée C-P et al. (2006). Leitlinie zur Diagnostik und Therapie von Patienten mit Asthma. Hrsg. Deutsche Atemwegsliga, Deutsche Gesellschaft für Pneumologie und Beatmungsmedizin e. V. Pneumologie 60: 139–183; www.german-asthma-net.de/wp-content/uploads/2012/03/Asthmaleitlinie-Buhl-et-al.pdf (letzter Zugriff: 19.2.2018).

Nationale Versorgungsleitlinie Asthma bronchiale der Bundesärztekammer, der Kassenärztlichen Bundesvereinigung und der Arbeitsgemeinschaft Wissenschaftlicher Medizinischer Fachgesellschaften AWMF, 2. A. Version 2: April 2012; (letzte Änderung: August 2013): www.leitlinien.de/mdb/downloads/nvl/asthma/asthma-2aufl-vers2-llr.pdf (letzter Zugriff: 12.7.2017).

23.2 Atopisches Ekzem (Neurodermitis)

Matthias Möhrenschlager, Johannes Ring und Peter Schmid-Grendelmeier

23.2.1 Epidemiologie

Das atopische Ekzem ist eine häufige entzündliche Hauterkrankung, die bis zu 20 % der Kinder und bis zu 10 % der Erwachsenen betrifft. Die Prävalenz ist weltweit während der letzten Jahrzehnte im Ansteigen begriffen, besonders in industrialisierten Ländern (Deckers et al. 2012; Silverberg und Hanifin 2013).

Gut lässt sich diese Entwicklung anhand einer publizierten Fragebogenerhebung bei Schulkindern im Alter von 9–12 Jahren aus Aberdeen (Schottland) ablesen. Die Prävalenzraten betrugen hier 5, 12, 18 und 21 % in den Jahren 1964, 1989, 1994 und 1999 (Devenny et al. 2004). Dieser Anstieg ist bislang nur unzureichend erklärbar (Ring 1999).

23.2.2 Pathogenese

Die Ätiologie des Krankheitsbildes ist bis heute ungeklärt, es bestehen allerdings zahlreiche Hypothesen. Neben einer genetischen Disposition und Störungen der epidermalen Struktur und Funktion sind Provokationsfaktoren aus der Umwelt für Auslösung und Unterhaltung offenbar entscheidend.

Genetik Atopisches Ekzem, allergisches Asthma bronchiale und allergische Rhinokonjunktivitis sind Erkrankungen aus dem atopischen Formenkreis und genetisch eng verbunden. 60 % der Patienten mit atopischem Ekzem sind familiär mit anderen atopischen Erkrankungen belastet. Die Konkordanzrate bei eineiigen Zwillingen beträgt ca. 80 %, bei zweieiigen etwa 30 % (Schmid-Grendelmeier und Ballmer-Weber 2010; Thomsen et al. 2007). Sehr wahrscheinlich liegt dem atopischen Ekzem ein multifaktorielles Geschehen zugrunde. Etliche genetische Untersuchungen haben inzwischen Assoziationen zu zahlreichen Loci auf verschiedenen Chromosomen gefunden (Cookson und Moffatt 2002; Leung et al. 2003; Weidinger et al. 2006). Der wohl bedeutsamste bekannte Risikofaktor scheint eine Nullmutation des Filaggrins darzustellen, die für ein Schlüsseleiweiß der Epidermis codiert (Irvine et al. 2011).

Immunglobulin E Nur wenige Krankheiten zeichnen sich durch ähnlich hohe IgE-Werte im Serum aus wie das atopische Ekzem. Diese IgE-Antikörper sind gegen Umweltallergene gerichtet, in Mitteleuropa am häufigsten gegen Katzenepithel, Hausstaubmilbe und Gräserpollen, bei Säuglingen gegen Hühnerei und Kuhmilch. Vor einigen Jahren konnten bei sehr schweren Fällen des atopischen Ekzems auch Autoantikörper der IgE-Klasse gegen epidermale Proteine nachgewiesen werden (Valenta et al. 2000), die das Phänomen der Chronifizierung und Therapieresistenz gut erklären könnten.

Gestörte T-Zell-Regulation Patienten mit atopischem Ekzem sind besonders anfällig für Infekte verschiedenster Genese (Pilze, Bakterien, Viren). Die gesteigerte Th2-Reaktion geht hier mit einer abgeschwächten Th1-Reaktion einher (Cooper und Stevens 2001), am ausgeprägtesten beim sog. „Hyper-IgE-Syndrom", das in seiner dermatologischen Manifestationsform als Maximalvariante des atopischen Ekzems aufgefasst werden kann.

Vegetative Dysregulation Viele Patienten weisen ein Ungleichgewicht in ihrer Reaktion auf bestimmte pharmakologische Reize auf, insbesondere auf Überträgerstoffe des vegetativen Nervensystems. Dies zeigt sich meist im Sinne einer abgeschwächten β-adrenergen und einer verstärkten α-adrenergen oder cholinergen Reaktivität. Dieses Ungleichgewicht von fördernden und hemmenden Einflüssen auf die Mediatorsekretion kann dazu führen, dass Patienten mit atopischem Ekzem auf kleinste Reizwirkungen vermehrt vasoaktive Mediatoren freisetzen (veränderte „releasability"). Tatsächlich finden sich bei Patienten mit atopischem Ekzem erhöhte Plasma-Histaminspiegel sowie vermehrte Freisetzungsraten anderer Mediatoren (z. B. Leukotriene). Diese Mediatoren wirken entzündungsfördernd und greifen auch in die T-Zell-Regulation ein.

In dieses Konzept lassen sich auch die bekannten **psychosomatischen Interaktionen** einordnen. Über die Wirkung vegetativer Überträgerstoffe können psychische Einflüsse positiv wie negativ das Krankheitsbild beeinflussen. So können Stress und Angst Mediatoren freisetzen, die auch Juckreiz oder Entzündung vermitteln.

23.2.3 Klinik

Das atopische Ekzem beginnt meist im Kindes- und Jugendalter und zeigt häufig einen chronischen oder chronisch-rezidivierenden Verlauf. Bei Säuglingen sind Gesicht, Kopfhaut („Milchschorf") und Streckseiten betroffen, später bevorzugt die großen Beugen, Hände, Füße und Hals (Ring et al. 2006; Weidinger und Novak 2016).

Der akute Schub ist gekennzeichnet durch unscharf begrenzte Erytheme mit Auftreten von Schuppung, Papulovesikeln, teils nässenden, teils verkrusteten Arealen und Exkoriationen (➤ Abb. 23.4). Der chronische Verlauf zeigt eine hinzukommende Lichenifikation. Charakteristische Stigmata des atopischen Ekzems sind in ➤ Box 23.1 zusammengefasst.

BOX 23.1

Stigmata des atopischen Ekzems (Ring 2004)

- Sebostase („trockene Haut")
- Ichthyosishände/-füße

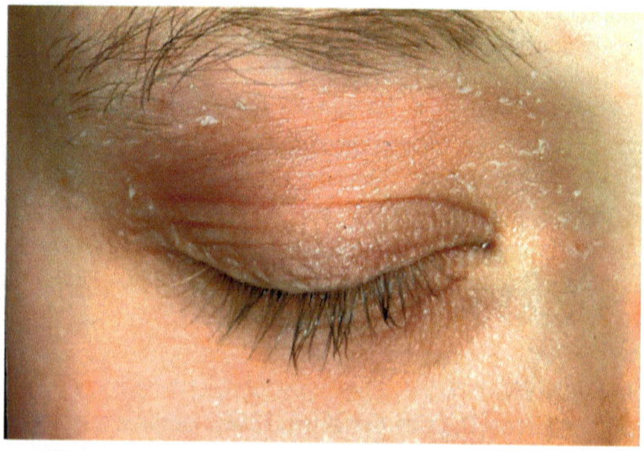

Abb. 23.4 Lidhautbefall bei atopischem Ekzem (Neurodermitis). Beachte die angedeutete Atopiefalte (Dennie-Morgan) am Unterlid.

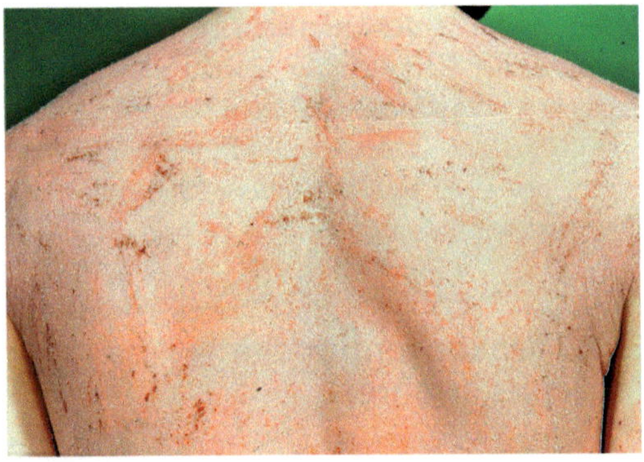

Abb. 23.5 Kratzexkoriationen am Rücken infolge unbehandelten Juckreizes bei atopischem Ekzem (Neurodermitis)

- Lineäre Furchen der Fingerkuppen
- Atopiefalte (Dennie-Morgan)
- Laterale Augenbrauenlichtung (Hertoghe)
- Pelzkappenförmiger Haaransatz
- Gesichtsblässe mit periorbitalen Schatten (Augenringe)
- Weißer Dermographismus
- Verzögerte Weißreaktion nach Acetylcholin

Bei über 90 % der Erkrankten findet sich eine generalisierte Sebostase. Im Vordergrund der subjektiven Beschwerden steht der häufig sehr quälende Juckreiz (➤ Abb. 23.5).

23.2.4 Diagnostik

Die Diagnose des atopischen Ekzems wird klinisch gestellt. Zur Diagnostik werden meist die Kriterien von Hanifin und Rajka (1980) zitiert, die für die Praxis jedoch etwas kompliziert erscheinen. Nach den von Ring 1982 aufgestellten Kriterien (Ring 2004) kann bei Vorliegen von vier der sechs Merkmale (➤ Box 23.2) die Diagnose als gesichert gelten. Ähnlich gut geeignet sind die Anfang der 1990er-Jahre entwickelten „UK Working Party Criteria" (Williams 2000) oder die „Millennium Criteria" (Bos et al. 1998).

BOX 23.2

Atopisches Ekzem: diagnostische Kriterien (4 von 6 positiv) (Ring 2004)

- Ekzemmorphe (altersentsprechend)
- Juckreiz
- Typische Lokalisation (altersentsprechend)
- Atopie-Stigmata
- Atopie in Eigen- und/oder Familienanamnese
- IgE-Sensibilisierung

Weiterführende diagnostische Maßnahmen wie Nachweis spezifischer IgE-Antikörper, allergologische Testungen an Haut und Schleimhäuten (einschl. oraler Provokationen) und mikrobiologische Untersuchungen können im Rahmen der Aufdeckung von Provokationsfaktoren indiziert sein (Werfel et al. 2016).

Zur Schweregradbeurteilung hat sich der sog. SCORAD (Severity Scoring of Atopic Dermatitis 1993) bewährt (Schmitt et al. 2007).

23.2.5 Therapie

Das Behandlungskonzept des atopischen Ekzems umfasst die dermatologische Basistherapie sowie die stadiengerechte Behandlung von akuten Verschlechterungen. Von großer Bedeutung hierbei ist die Diagnostik individueller Triggerfaktoren.

- **Adjuvante topische Basistherapie:** Behandlung der bestehenden Barrierestörung (Sebostase).
- **Antientzündliche Therapie von Exazerbationen:** Akute Entzündungszustände müssen antiinflammatorisch behandelt werden. Mittel der 1. Wahl stellen hierbei Glukokortikoide mit günstigem Nutzen-Nebenwirkungs-Potenzial dar. Topische Calcineurin-Inhibitoren ergänzen das Armamentarium bei entzündlichen Veränderungen z. B. der Gesichtshaut sowie bei Kortikophobie. Eine UV-Therapie kann ab dem 14. Lebensjahr zur Entzündungsbekämpfung eingesetzt werden. Systemische immunmodulierende Therapien (wie Ciclosporin-A-Gaben) bleiben schwer ausgeprägten Ekzemformen vorbehalten.
- **Topische antimikrobielle Behandlung:** Aufgrund einer vielfach nachzuweisenden Superinfektion des atopischen Ekzems (z. B. mit *Staphylococcus aureus,* ➤ Abb. 23.6) haben sich antimikrobiell wirksame Desinfizienzien bewährt.
- **Systemische antimikrobielle Behandlung:** Bei generalisiert auftretenden nässenden Ekzemen muss auch an eine bakterielle Superinfektion gedacht werden. Hier kann – nach kultureller Bestätigung – durch eine systemisch durchzufüh-

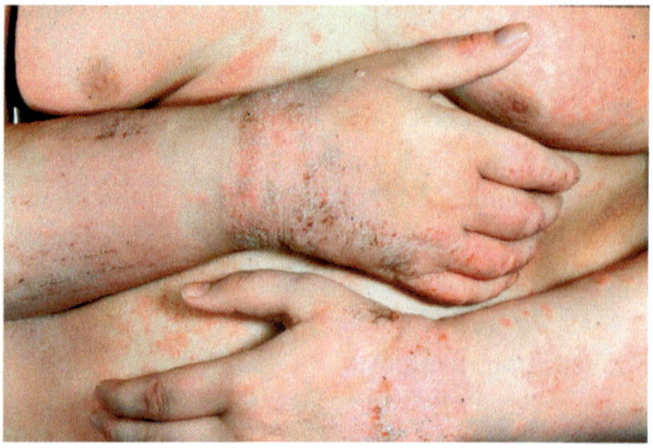

Abb. 23.6 Atopisches Ekzem (Neurodermitis) der oberen Extremitäten sowie des Stamms mit begleitender sekundärer Infektion durch *Staphylococcus aureus*

rende Antibiose eine rasche Besserung des Krankheitsbildes erzielt werden. Anders verhält es sich beim Eczema herpeticatum, einer Herpes-simplex-Virus-Infektion auf vorbestehendem atopischem Ekzem. Hier muss meist eine systemische Behandlung mit Aciclovir oder Valaciclovir eingeleitet werden.

- **Antipruriginöse Therapie:** Zur Therapie des oft als quälend empfundenen Juckreizes müssen vielfach systemische Antihistaminika eingesetzt werden. Topisch kommen hier beispielsweise thesithaltige Zubereitungen zum Einsatz.

23.2.6 Provokationsfaktoren

Provokationsfaktoren müssen so rasch wie möglich aufgedeckt werden. Aufgrund der beim atopischen Ekzem gestörten Hautbarriere besteht eine allgemeine Überempfindlichkeit gegenüber lokal irritierenden Stoffen (z. B. Seife, Wolle, synthetisches Gewebe, Schweiß) oder Mikroorganismen (z. B. Hefepilze wie *Malassezia furfur* u. a.) (Schmid-Grendelmeier et al. 2010; Glatz et al. 2017), die das Immunsystem modulieren können oder das psychische Gleichgewicht beeinflussen.

Spezifische Sensibilisierungen können am Hautorgan durch Prick-, Epikutan-, Atopie-Patch-Test und im Blut durch die IgE-Bestimmung in der RAST-Untersuchung aufgedeckt werden. Bei Verdacht auf eine Nahrungsmittelunverträglichkeit kann zuweilen nicht auf die Placebo-kontrollierte, doppelblinde orale Nahrungsmittelprovokation verzichtet werden.

Die Beachtung der intrafamiliären Situation sowie möglicher Stressfaktoren sowohl primär – vor Erkrankung des Kindes – als auch sekundär – nach Erkrankung des Kindes – sollte frühestmöglich erfolgen, um einer gestörten Eltern-Kind-Beziehung gegenzusteuern.

23.2.7 Unkonventionelle Therapieverfahren

Wie in wenigen anderen Gebieten der Medizin sieht sich der Arzt bei der Behandlung von Patienten mit atopischem Ekzem mit einer wachsenden Fülle unkonventioneller, alternativer oder komplementärer Methoden konfrontiert. Fachgesellschaften wie die „Deutsche Gesellschaft für Allergologie und klinische Immunologie" haben es sich zur Aufgabe gemacht, unkonventionelle Methoden zu sichten und nach dem wissenschaftlichen Erkenntnisstand zu evaluieren (Dorsch und Ring 2002).

Eine Reihe von komplementären Methoden kann durchaus als sinnvolle Ergänzung zur klassischen antiallergischen Therapie betrachtet werden, so z. B. physikalische Therapie und Atemgymnastik, Hydrotherapie nach Kneipp, psychosomatische Beratung und Entspannungsmethoden, bestimmte diätetische Maßnahmen, Klimatherapie, bestimmte Verfahren der Phytotherapie oder Akupunktur (Pfab et al. 2014; Ring et al. 1997; Ring 1998; Schäfer et al. 2002).

Eine Reihe von anderen „alternativen" Methoden kann nach derzeitigem Wissensstand nicht empfohlen werden, da der Wirkungsnachweis fehlt bzw. die diagnostische Sicherheit in kontrollierten Studien das Niveau des Würfelns nicht überschritt (Kleine-Tebbe und Herold 2010; Kofler et al. 1996; Lüdtke et al. 2001; Schöni et al. 1997). Folgende Verfahren fallen hierunter: autohomologe Immuntherapie, Bachblütentherapie, Bioresonanz, Eigenblutinjektionen, Elektroakupunktur, Kinesiologie, Pendeln und Haarmineralstoffanalyse. Neben diesen nicht auf wissenschaftlicher Basis beruhenden Methoden ohne diagnostischen Wert müssen auch Methoden mit realen Messdaten, aber irreführender Interpretation (z. B. IgG/IgG4 gegen Nahrungsmittel, Lymphozyten-Stimulationstests) kritisch hinterfragt werden (Kleine-Tebbe und Herold 2010).

23.2.8 Kunsttherapie

Die Verwendung von Kunst als Therapie impliziert, dass der schöpferische Prozess eine Möglichkeit bietet, sowohl Gefühlskonflikte beizulegen als auch das Selbstbewusstsein und die persönliche Entfaltung zu fördern. Nach Levick (2000) gehören zu den wesentlichen Zielen der Kunsttherapie, eine Möglichkeit zur Ich-Stärkung und Freisetzung von Ärger zu schaffen, eine bessere Kontrolle von Antrieb zu entwickeln, innerhalb eines Erfahrungsbereichs Integrations- und Beziehungsfähigkeit herzustellen und den Patienten dabei behilflich zu sein, Kunst während einer leistungsschwächenden Krankheit als neues Betätigungsfeld zu begreifen.

Der nachfolgende Beitrag geht näher auf Ansätze der Kunsttherapie ein. Es bleibt abzuwarten, inwieweit diese Behandlungsform, die anhand einer weiteren häufig gesehenen entzündlichen Hauterkrankung, der Psoriasis vulgaris („Schuppenflechte") (Boehncke und Schön 2015) dargestellt wird, für das atopische Ekzem eine sinnvolle Therapieergänzung darstellt.

LITERATUR

Boehncke WH, Schön MP (2015). Psoriasis. Lancet 386: 983–394.

Bos JD, van Leent EJ, Sillevis Smitt JH (1998). The millenium criteria for the diagnosis of atopic dermatitis. Exp Dermatol 7: 132–138.

Cookson WO, Moffatt MF (2002). The genetic of atopic dermatitis. Curr Opin Allergy Immunol 2: 383–387.

Cooper KD, Stevens SR (2001). T cells in atopic dermatitis. J Am Acad Dermatol 45: 510–512.

Deckers IA, McLean S, Linssen S, et al. (2012). Investigating international time trends in the incidence and prevalence of atopic eczema 1990–2010: a systematic review of epidemiological studies. PLoS One 7: e39803.

Devenny A, Wassall H, Ninan T, et al. (2004). Respiratory symptoms and atopy in children in Aberdeen: questionnaire studies of a defined school population repeated over 35 years. BMJ 329: 489–490.

Dorsch W, Ring J (2002). Komplementärmethoden bzw. sog. „Alternativmethoden" in der Allergologie. Allergo J 11: 163–170.

Glatz M, Bosshard P, Schmid-Grendelmeier P (2017). The role of fungi in atopic dermatitis. Immunol Clin North Am 37: 63–74.

Hanifin JM, Rajka G (1980). Diagnostic features of atopic dermatitis. Acta Derm Venereol 114: 146–148.

Irvine AD, McLean WH, Leung DY (2011). Filaggrin mutations associated with skin and allergy diseases. N Engl J Med 365: 1315–1322.

Kleine-Tebbe J, Herold DA (2010). Ungeeignete Testmethoden in der Allergologie. Hautarzt 61: 961–966.

Kofler H, Ulmer H, Mechtler E et al. (1996). Bioresonanz bei Pollinose: eine vergleichende Untersuchung zur diagnostischen und therapeutischen Wertigkeit. Allergologie 19: 114–122.

Leung DYM, Jain N, Leo HL (2003). New concepts in the pathogenesis of atopic dermatitis. Curr Opin Immunol 15: 634–638.

Levick M (2000). Kunsttherapie. In: Corsisni RJ (Hrsg.). Handbuch der Psychotherapie. 3. A. Beltz/PVU, Weinheim, S. 601–619.

Lüdtke R, Kunz B, Seeber N, Ring J (2001). Test-retest-reliability and validity of the kinesiology muscle test. Compl Ther Med 9: 141–145.

Pfab F, Schalock PC, Napadow V, et al. (2014). Acupuncture for allergic disease therapy – the current state of evidence. Expert Rev Clin Immunol 10: 831–841.

Ring J (1998). Neurodermitis. Landsberg/Lech: ecomed.

Ring J (1999). Perspectives of atopic eczema in the third millennium. Curr Probl Dermatol 28: 194–204.

Ring J (2004). Angewandte Allergologie. 3. A. München: Urban & Vogel.

Ring J, Behrendt H, Vieluf D (1997). New Trends in Allergy IV. Berlin, New York: Springer.

Ring J, Przybilla B, Ruzicka T (2006). Handbook of Atopic Eczema. 2nd ed. Berlin, New York: Springer.

Schäfer T, Riehle A, Wichmann HW, Ring J (2002). Alternative medicine in allergies – prevalence, patterns of use, and costs. Allergy 57: 694–700.

Schmid-Grendelmeier P, Ballmer-Weber BK (2010). Neurodermitis. Ther Umschau 67: 175–185.

Schmitt J, Langan S, Williams HC; European Dermato-Epidemiology Network (2007). What are the best outcome measurements for atopic eczema? A systematic review. J Allergy Clin Immunol 120: 1389–1398.

Schöni MH, Nikolaizik WH, Schöni-Afolter F (1997). Efficacy trial of bioresonance in children with atopic dermatitis. Int Arch Allergy Immunol 112: 238–246.

Severity Scoring of Atopic Dermatitis: the SCORAD index (1993). Consensus report of the European Task Force on Atopic Dermatitis. Dermatology 186: 23–31.

Silverberg JI, Hanifin JM (2013). Adult eczema prevalence and associations with asthma and other health and demographic factors: a US population-based study. J Allergy Clin Immunol 132: 1132–1138.

Thomsen SF, Ulrik CS, Kyvik KO, et al. (2007). Importance of genetic factors in the etiology of atopic dermatitis: a twin study. Allergy Asthma Proc 28: 535–539.

Valenta R, Seiberler S, Natter S, et al. (2000). A pathogenetic factor in atopic dermatitis? J Allergy Clin Immunol 105: 432–437.

Weidinger S, Novak N (2016). Atopic dermatitis. Lancet 387: 1109–1122.

Weidinger S, Illig T, Baurecht H , et al. (2006). Loss-of-function variations within the filaggrin gene predispose for atopic dermatitis with allergic sensitizations. J Allergy Clin Immunol 118: 214–219.

Werfel T, Aberer W, Ahrens F et al. (2016). Leitlinie Neurodermitis (atopisches Ekzem, atopische Dermatitis). J Dtsch Dermatol Ges 14: e1–75.
Williams HC (2000). Atopic Dermatitis. Cambridge: Cambridge University Press.

23.3 Kunsttherapie bei chronischen Hauterkrankungen

Gertraud Schottenloher

23.3.1 Haut und Psyche

Es wird angenommen, dass die meisten Hauterkrankungen in Beziehung zu psychischen Faktoren wie z. B. Stress stehen. Die Haut ist das Organ, das die Grenze zwischen „Innen und Außen" bildet, über das sich der Mensch in seiner individuellen Form von seiner Außenwelt abgrenzt und gleichzeitig mit ihr in Kontakt steht. Es ist bekannt, wie wichtig der nährende Hautkontakt für die gesunde Entwicklung von Säuglingen und Kleinkindern ist. So ist häufig eine chronische Erkrankung der Haut mit frühen Beziehungsstörungen verbunden.

Erschwerend kommt hinzu, dass das als unschön empfundene Erscheinungsbild der Haut eine psychisch negative Rückwirkung auf das Selbstwertgefühl und das soziale Verhalten des Patienten hat, der sich dadurch in einem Circulus vitiosus befindet. In der Regel ist eine koordinierte psychologische und somatische Therapie Voraussetzung für einen Heilerfolg.

Speziell das atopische Ekzem und die Psoriasis vulgaris (Schuppenflechte) sind Erkrankungen, die häufig mit emotionalen Konflikten und Stress einhergehen.

23.3.2 Psychotherapeutische Zugangsweisen

Es gibt verschiedene psychotherapeutische Ansätze in der Behandlung chronischer Hautkrankheiten. Der verhaltenstherapeutische Ansatz z. B. geht in erster Linie vom Symptom Haut aus und arbeitet vor allem mit Patientenschulung, Selbstwert- und Verhaltenstraining, Informationsvermittlung, Krankheitstagebüchern etc.

Tiefenpsychologisch orientierte Ansätze hingegen beziehen eine dahinterliegende Persönlichkeitsstörung und deren Psychodynamik in die Behandlung ein, wobei das Krankheitsverständnis der Patienten meist zunächst kein psychologisches ist.

Kunsttherapie eröffnet im aktiv kreativen Prozess die Möglichkeit zur Selbstregulation. Auf diese Weise können Spannungen und Konflikte, die auf der Haut ausgetragen werden bzw. dort fixiert sind, auf dem Papier ausgedrückt und bearbeitet werden. Abgespaltenes und Verdrängtes kann im Sinne eines Probehandelns in die Gestaltung integriert, das Ich gestärkt und dadurch das Selbstwertgefühl des Patienten erhöht werden.

23.3.3 Grundlagen der Kunsttherapie bei chronischen Hauterkrankungen

Spontanes, nicht leistungsorientiertes Gestalten geschieht in einem natürlichen tranceähnlichen Zustand, der tiefe Entspannung mit erhöhter Konzentration und Aufmerksamkeit verbindet. In diesem Zustand wird unbewusstes Material (Bilder, Erinnerungen, Gedanken) zugänglich. Erinnerungsbilder sind mit den Gefühlen verbunden, die herrschten, als das jeweilige Ereignis stattfand. Tauchen diese im Gestaltungsprozess auf, werden sie gleichzeitig aktiv kreativ im bildnerischen Prozess neu organisiert und in ihrer Erlebnisqualität verändert. Der Therapeut nutzt diesen Prozess und unterstützt ihn, indem er eine akzeptierende Haltung einnimmt und eine entspannte Atmosphäre schafft, die es dem Patienten im Gestaltungsprozess erlaubt, sich frei zu entfalten.

In der Hauterkrankung spielt sich das Drama einer meist frühen Beziehungsstörung durch oft übergriffiges Verhalten der Bezugspersonen direkt auf der Haut ab. Die Haut ist die nicht heilende Wunde und gleichzeitig die Abwehr, so wie eine Psoriasispatientin einmal sagte: „Ich habe meine Haut dick und unempfindlich gemacht." Sie verkörpert die Ambivalenz zwischen Sehnsucht nach Hautkontakt und Abwehr dieser Sehnsucht. Entsprechend sind es zwei Elemente, auf die sich Kunsttherapie bei chronischen Hauterkrankungen im Wesentlichen stützt:

- Der Aufbau einer **stützenden, tragenden therapeutischen Beziehung,** die ohne Übergriffe die

Persönlichkeit des Patienten akzeptiert und seine Autonomie unterstützt. Kunsttherapie eignet sich hierzu besonders, da der Patient durch seine schöpferisch-gestalterische Arbeit Autonomie behält bzw. entwickelt. Die natürliche bildnerische Ausdrucksfähigkeit der Patienten wird zu ihrer eigenen Heilung eingesetzt.

- Die **Eigendynamik des bildnerischen Prozesses,** der die Identifizierung mit dem Symptom der Hauterkrankung objektiviert, indem dieses nach außen verlagert wird, von der Haut weg auf das Papier. Durch den Abstand wird es sichtbar, verstehbar, bearbeitbar und integrierbar. Der Patient wird zum Zeugen, statt Opfer zu sein. Das Symptom kann nun als Symbol gesehen und benutzt werden, was vorher nicht möglich war. Die Aufhebung der Fixierung auf die Haut setzt neue Energie frei, die bildnerisch und therapeutisch genutzt werden kann.

23.3.4 Haltung des Therapeuten

Der bildnerische Prozess hat eine Kraft und gleichzeitig eine Sanftheit, die der Fähigkeit der Psyche entsprechen, sich selbst zu reorganisieren und zu heilen. Um diese Fähigkeit zu wecken und zu stimulieren, braucht der Hautpatient eine klare, stabile, konsistente, akzeptierende und offene Haltung des Therapeuten. Der Therapeut benötigt wiederum das Vertrauen und die Erfahrung, dass sich im spontanen Gestaltungsprozess genau das entwickelt, was der Patient braucht, also auch Vertrauen in den Patienten und in die Kraft seiner Bilder.

Unerfahrene Therapeuten glauben oft, sie müssten den Prozess steuern und kontrollieren, alles verstehen und deuten und den richtigen Rat geben. Aber genau damit verhindern sie, dass der Patient sich seinem eigenen kreativen Fluss anvertrauen kann, der ihn in seiner „Weisheit des Herzens" (Pasquale), dorthin bringt, wo die selbstheilenden Potenziale liegen. In der Kunsttherapie mit chronisch hautkranken Patienten wird der therapeutische Prozess, wie in jeder Therapie, nur effektiv sein, wenn der Therapeut dem Patienten in seiner Entfaltung nicht im Weg steht. Ein Therapeut, der alles verstehen, kontrollieren und anleiten und jeder Gestaltung eine Bedeutung verleihen will, überschreitet die Grenzen und dringt in seinen Patienten ein, emotional oder verbal. So wird er diesen schnell dazu bringen, sich zu verschließen.

Speziell bei Hauterkrankungen ist es wichtig, diese **Grenzen zu respektieren,** da es ja gerade um das feine Spiel zwischen Abgrenzung und Kontakt geht bzw. darum, stabile Ich-Grenzen überhaupt erst aufzubauen. Der Therapeut muss fest an das Recht des Patienten glauben, seinen Weg selbst zu entdecken und zu gehen, und muss diesen Glauben auch praktizieren, indem er den individuellen Gestaltungsprozess in seiner eigenen Integrität zulässt. Das bedeutet, allen Versuchungen zu widerstehen, Bilder zu interpretieren und zu erklären und den Patienten dazu zu drängen, mehr zu „sehen", mehr zu „wissen" oder mehr zu „verstehen", als er bereit ist. Das Bild kann den Gestaltenden „überholen" und mehr preisgeben, als dieser im Augenblick zu sehen oder mitzuteilen bereit ist. Es ist das Recht des Patienten zu entscheiden, wann er was sehen will. Auf dieser Basis kann sich eine tragende therapeutische Beziehung entwickeln, die es dem Patienten erlaubt, Ich-Grenzen ohne Angst aufzubauen und dem Stress zu entkommen, den Beziehungen zur Umwelt verursachen, die zu übergriffig bzw. zu versagend sind, oder – mit einer Redewendung ausgedrückt – zu sehr „unter die Haut gehen".

Bildbetrachtung und Rolle des Therapeuten

Der Therapeut sollte in der Lage sein, selbst in den Zustand tiefer Entspannung und wacher Aufmerksamkeit zu gehen, wenn der Patient gestaltet und wenn die Gestaltungen betrachtet werden. Damit regt er im Patienten denselben Zustand an. Die Betrachtung der Bilder mit innerer Ruhe, Wachheit und Zentrierung erlaubt beiden, sie auf der nichtverbalen Ebene zu verstehen, auf der sie entstanden sind. Das bedeutet: keine Analyse, keine Deutung, keine Interpretation der Bilder seitens des Therapeuten, sondern **freie Assoziationen** von beiden, was natürlicherweise dem kreativen Fluss entspricht. So werden ganze Bildserien angeregt, die die Psychodynamik des Patienten widerspiegeln, oft auch die Geschichte, die hinter seinen Symptomen steht (s. Fallbeispiel). In dieser Rolle ist der Therapeut nicht die Autoritätsfigur, die „alles weiß", sondern ein „Geburtshelfer" in dem Prozess, das meist Unsagbare auf dem Blatt sichtbar werden zu lassen, aus dem passiven Erleiden herauszutreten und seinem Erleben und damit seinem Leben aktiv eine Form zu geben.

Bildlich könnte man sagen: Der Patient „fährt aus der Haut" und „gestaltet" nun diese in Form des Papiers, über das er mehr Kontrolle hat als über seinen unwillkürlichen Hautzustand. Gleichzeitig verlieren dabei die oft unangenehmen Bilder aus dem Unbewussten ihren Schrecken, da sie betrachtet, verändert oder an einem sicheren Ort (z. B. beim Therapeuten) aufbewahrt werden können. Der Patient gewinnt so Abstand von den inneren „Dramen", denen er ausgeliefert war, und mehr Kontrolle über diese. Dieser Prozess ist mit einer erheblichen **Ich-Stärkung** und **wachsendem Selbstvertrauen** verbunden, das gerade dem Hautpatienten fehlt.

Unterstützung der aktiven Rolle des Patienten

Aus dem bereits Gesagten geht hervor, dass der Patient mit chronischer Hauterkrankung in der Kunsttherapie als aktiver Gestalter des Heilungsprozesses gesehen wird. Zu Beginn der Therapie steht jedoch oft das mangelnde Selbstwertgefühl im Vordergrund. Die Patienten sind unsicher, meinen, nicht malen zu können, und haben Angst vor Erwartungen und Kritik seitens des Therapeuten. Es ist wichtig, zu sagen, dass nichts Bestimmtes erwartet wird, dass eine solche Erwartung sogar den Prozess stören würde, dass es kein Richtig und kein Falsch in diesem Prozess gibt und dass kein Kunstwerk erwartet wird, sondern ein spontaner, auch skizzenhafter Ausdruck dessen, was sich ausdrücken möchte. Dies kann einfach nur eine Farbe sein, eine Linie, kann abstrakt oder konkret, chaotisch oder geordnet sein. Die Gestaltung soll nicht aus dem Kopf kommen, sondern aus dem „Bauch". Das Bild hat ein Eigenleben: „Lassen Sie sich überraschen!"

Der Therapeut kann dem Patienten erklären, dass das Wunderbare am Gestalten ist, dass das Unbewusste immer gerade das zur Verfügung stellt, was in diesem Augenblick am wichtigsten ist, das was am meisten zur Heilung beiträgt. Auch wenn der Patient das vielleicht nicht glaubt, kann der Therapeut es sagen, doch natürlich nur, wenn er es selbst glaubt. Eine warme Grundhaltung des Therapeuten, gepaart mit freudigem Interesse und der Bereitschaft, sich auf ein Abenteuer einzulassen, erleichtert es dem Patienten, seine Befürchtungen loszulassen. Hilfreich kann auch eine Entspannungsübung zu Beginn sein, eine Konzentration nach innen, oder der Vorschlag, mit der linken Hand zu gestalten, an die weniger Erwartungen geknüpft sind. Oder ein nicht mehr weißes Papier zu verwenden, eines, das der Patient z. B. vorher blind bekritzelt hat oder auf dem sich Farbreste befinden.

Themen können den Einstieg erleichtern, vor allem in Gruppen. Sie sollten jedoch offen gehalten sein. Statt fester Themen kann vorgeschlagen werden, die momentane Befindlichkeit zu gestalten, einen Augenblick still zu sein, zu spüren, welche Impulse die Hand wahrnimmt, wie sich der Arm bewegen will etc., und das auf Papier zu bringen. Es ist nicht erforderlich, dass sich Themen oder Vorschläge direkt auf die Haut beziehen, der Gestaltungsprozess hat seine eigenen Wege, zum Eigentlichen vorzudringen, die ihm offen bleiben sollten.

Im weiteren Verlauf ist es möglich, die Bildgestaltung durch formale Vorschläge zu fördern, die den begonnenen Prozess unterstützen, u. a.:

- **Bilderweiterung:** Es wird ein leeres Blatt hinzugefügt oder das Bild auf ein größeres Blatt gelegt, mit dem Vorschlag, das vorhandene Bild fortzusetzen.
- **Herausgreifen eines wichtigen Details** und daran weiterarbeiten: Dies kann sich mehrere Male wiederholen, bis eine Bildserie auf den Punkt gebracht ist.
- Teile des Bildes oder das ganze Bild auf **Transparentpapier kopieren** und daran weiterarbeiten bzw. Veränderungen einarbeiten. Mit diesen Veränderungen kann durch Bildelemente, die mittels Transparentpapier hinzugefügt und weggenommen werden, experimentiert werden. Auf diese Weise kann auch der Therapeut auf Transparentpapier Veränderungen oder Ergänzungen hinzufügen, um die Progression zu fördern.
- **Proportionen herstellen:** Teile des Bildes, die unproportioniert erscheinen, herausgreifen und verändern (z. B. ein großes Monster und ein kleiner Mensch: den Menschen vergrößern).

- **Bildnerische Blockaden** aus dem Bild nehmen: Ein Bild noch einmal malen lassen bis vor dem Zeitpunkt, an dem es blockiert wurde (z. B. durch einen Kasten), und neue Möglichkeiten der Gestaltung finden lassen.
- Das Bild mit einem **anderen Medium,** z. B. Ton, ergänzen.
- Wichtige Punkte oder Personen im Bild **dreidimensional** hinzufügen und in Kontakt miteinander treten lassen.

Es gibt viele dieser Möglichkeiten, die meist aus dem Prozess selbst heraus entwickelt werden. Auch Fragen können gestellt werden, wie z. B.: „Was würden Sie malen, wenn Sie diese Hemmung nicht hätten?" oder: „Wie würde es weitergehen, wenn Sie diese Befürchtung nicht hätten?"

All diese Vorschläge und Fragen dienen dazu, den inneren Prozess der Bildfindung und seine Gestaltung zu verdichten und in Bewegung zu halten, nicht, ihn zu steuern. Dabei ist es immer dem Patienten überlassen, ob er einen Vorschlag annimmt oder nicht.

23.3.5 Entwicklung eines stabilen Selbstbildes

Das beschriebene Vorgehen ermöglicht es dem Patienten, Gefühlskonflikte auszudrücken und aufzuarbeiten, Blockaden dadurch zu lösen und so mit sich selbst in Kontakt zu kommen. Der damit verbundene Prozess der Persönlichkeitsentfaltung und Selbstfindung stärkt das Selbstvertrauen und ermöglicht den Aufbau echter Beziehungen. Diese Entwicklung entzieht der chronischen Hauterkrankung die psychische Nahrung, und erfahrungsgemäß stellt sich eine Besserung oder gar Heilung ein.

Fallbeispiel

Einer Patientin (49) mit Psoriasis gelang es in der ersten Phase der Therapie auf dem Hintergrund einer guten Patient-Therapeut-Beziehung, ihre ausgeprägten Körper- und Gefühlsblockaden aufzulösen. Sie hatte über die Psoriasis ihre Haut zu einem undurchdringlichen Panzer gemacht, der Berührungen jeder Art abwehrte und sie so vor unerträglichen Emotionen schützte. Der Preis für

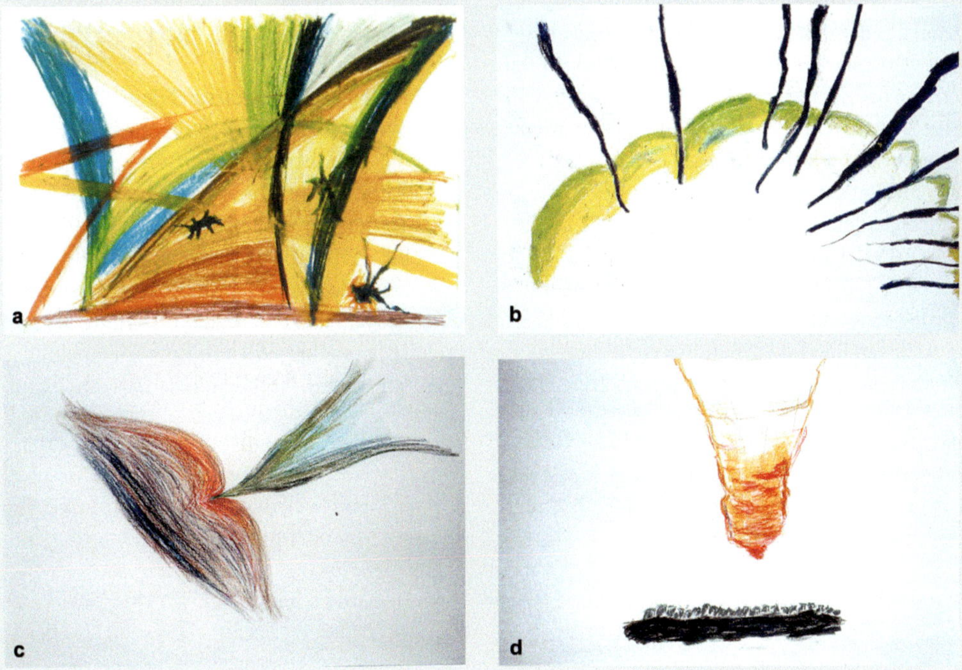

Abb. 23.7 Eindringen und Abwehr über die Haut

die Unempfindlichkeit war jedoch eine große innere Leere und Beziehungslosigkeit.

Ihre persönliche Geschichte zeigte, dass sie als Kleinkind keine sichere Beziehung aufbauen konnte. Dies musste in der therapeutischen Beziehung nachgeholt werden: Sie musste sicher sein, dass sie bedingungslos akzeptiert wurde, dass sie in ihren Verlustängsten sowie in ihrer Abwehr gegen Übergriffe und Eindringen sicher gehalten war. So konnte sie ihre Blockaden langsam aufgeben und die Ambivalenz, die sich in ihrer Hautkrankheit verbarg, in ihren Bildern sichtbar werden lassen. Das ermöglichte eine therapeutische Bearbeitung.

Nachdem sie Vertrauen gefasst hatte, entstand ein Bild, das sie sehr beunruhigte und das Katastrophengefühle und Panik in ihr auslöste. Es enthielt dunkle schmale Balken, die eine schützende, bogenförmige Hautschicht (leichtes Grün) berührten und durchdrangen, dazwischen drei schwarze, insektenähnliche Gebilde (➤ Abb. 23.7a). Die Ursache der Katastrophen- und Panikgefühle war zunächst unklar. Mit Unterstützung der Therapeutin und durch die gefestigte Arbeitsbeziehung ermutigt, folgte die Patientin dem Vorschlag, ein besonders beunruhigendes Detail aus dem Bild herauszunehmen und an diesem weiterzuarbeiten. Sie wählte die dunklen Balken, die nadelartig in die bogenförmige, grüne Haut eindrangen. Die anderen Bildteile wurden weggelassen (➤ Abb. 23.7b). Die Haut wurde zum Träger von Abwehr und Schutz gegen die eindringenden Balken. Daraus entstand das Bild eines nadelartig in die Haut eindringenden Gebildes, das aus der vorherigen Gestaltung isoliert wurde (ohne Abb.). Dieses Gebilde verdickt sich im nächsten Bild und dringt in weiche, lippenähnlich geformte Haut ein, die jedoch geschlossen bleibt (➤ Abb. 23.7c). Dieses Bild löste Entsetzen in der Patientin aus. Auf dem nächsten Bild durfte sich in keinem Fall auf der Haut eine „Delle" bilden, kein Eindringen, keine Berührung geschehen. Es entstand spontan ➤ Abb. 23.7d: braune Haut in bezahnter Abwehr gegen das bedrohliche Gebilde, das jetzt zum Penis geworden war. Dieses Bild (➤ Abb. 23.7d) war sofort mit Geruchsempfindungen, Übelkeit, Würgen, Panik, Erstickungsängsten und der Assoziation mit dem Geschlecht des Vaters verbunden. Es liegt nahe, einen sexuellen Übergriff des Vaters zu vermuten, an den jedoch keine bewusste Erinnerung vorhanden war. Hier war die wache und fürsorgliche Präsenz der Therapeutin im Sinne eines **„Containers"** für das Gespürte notwendig und hilfreich. Die spontane Bildserie spiegelt in beeindruckender Weise, wie intuitives inneres Wissen, das dem Bewusstsein nicht zugänglich ist, im Gestaltungsprozess an die Oberfläche kommen und das Trauma aufdecken kann. Die Gestaltungen zeigen hier die Funktion der Psoriasis als Panzer gegen Berührung und Abwehr eines „männlichen" Eindringens. In einem Alter, in dem der psychische Apparat noch nicht in der Lage war, diese Abwehr adäquat zu übernehmen, wurde das Geschehen in den inneren unbewussten Bildern der Patientin bis heute bewahrt.

Nach Aufarbeitung dieses Traumas konnte sich nun innerhalb der sicheren therapeutischen Beziehung auch die Seite zeigen, die so lange durch die Psoriasis unterdrückt war: ihre tiefe Sehnsucht nach Berührung und Beziehung. Zartgrüne Haut im Bild, an die sich zartrosa Haut schmiegt, spiegelt die neu gewonnene Fähigkeit, Beziehung langsam aufzubauen, zunächst mithilfe der positiven Übertragungsbeziehung zur Therapeutin (➤ Abb. 23.8a). Nachdem tiefe Beziehung und

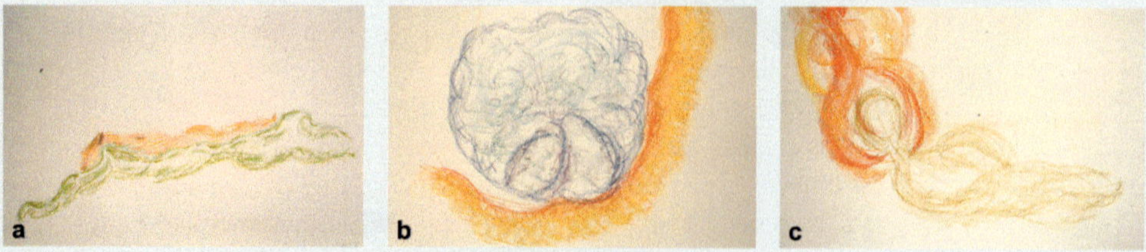

Abb. 23.8 a–c Zarte Berührung und Neugeburt, Identitätsfindung

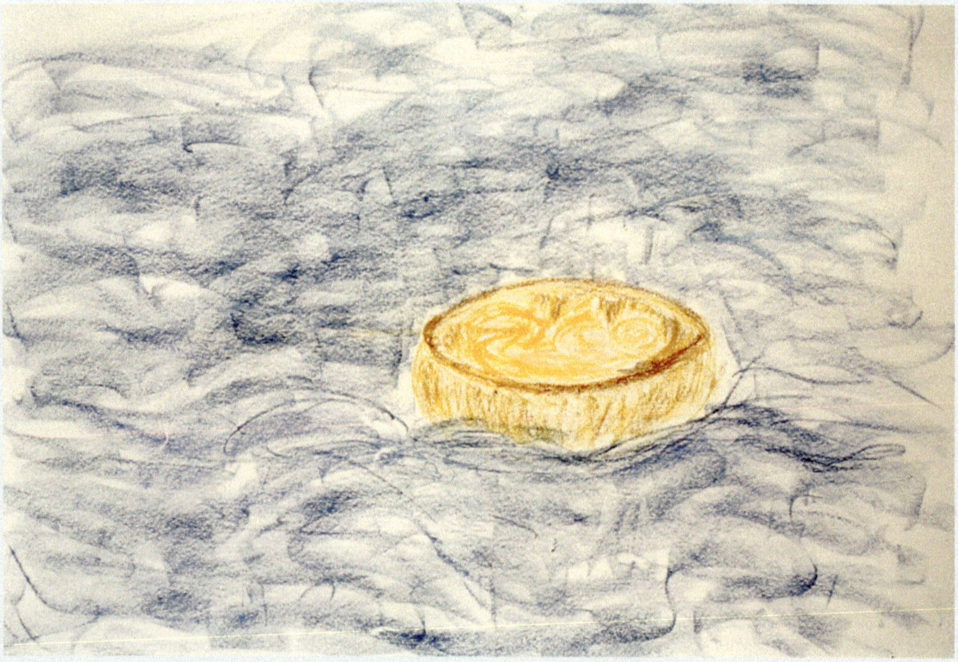

Abb. 23.9 Moses im Körbchen

Berührung zugelassen werden können, werden nun Ressourcen zugänglich. Es folgt eine „Einnistungsphase“, die sich in Bildern zeigt, die an Embryos erinnern (➤ Abb. 23.8b). Der Embryo entwickelt sich und nimmt deutlichere Gestalt an: Eine nährende Mutter deutet sich an, die ein Kind im Arm hält (ohne Abb.). Langsam wird die Ambivalenz zwischen Abwehr und Sehnsucht aufgegeben, und das Kind wird „geboren“, in der bildnerischen Darstellung aus dem Körper der Therapeutin heraus (➤ Abb. 23.8c). Interessanterweise steckt der Kopf, der Träger der Psoriasis, im Augenblick noch im Leib der Gebärenden.

Nach der psychischen „Neugeburt“ ist sie bereit, eine eigene Identität zu entwickeln und einem neuen Leben entgegenzugehen. Dies wird aus dem Unbewussten heraus durch die Zeichnung „Moses im Körbchen“ (➤ Abb. 23.9) symbolisch angedeutet. Die Kreisform der Zeichnung zeigt eine erste Form der Ich-Bildung, noch ohne Gegenüber, wie eine Insel in den Fluten des Wassers. Noch weiß sie nicht, wohin sie der Fluss treiben wird. Doch der Titel des Bildes deutet an, dass es ein Leben sein wird, in dem sich Bedeutsames erfüllt.

Der therapeutische Verlauf dieser Behandlung führte zur Auflösung des Traumas, zu einer Stärkung der Ressourcen, zu einem Prozess der Selbst- und Partnerfindung und, gemeinsam mit der hautärztlichen Behandlung, zur deutlichen Minderung und schließlich zum Verschwinden der Psoriasis. Er zeigt, wie eine Therapie mit bildnerischen Medien in einem Fall von chronischer Psoriasis mit zugrunde liegendem Trauma positiv wirken kann. Die Energien, die vorher im Symptom der Hauterkrankung gebunden waren, wurden in den Gestaltungsprozess „verschoben“, wodurch die Patientin vom passiven Erleiden und Reproduzieren ihrer Krankheitsmuster wegkam und zur aktiven Gestalterin wurde. Dadurch konnten blockierte aggressive Gefühle abreagiert, innere Konflikte im Handeln aufgearbeitet, die Identifizierung mit der Krankheit aufgegeben und eine progressive Haltung dem eigenen Leben und der Zukunft gegenüber entwickelt werden. Zum ersten Mal in ihrem Leben konnte sie eine Partnerschaft eingehen, die sich befriedigend entwickelte und später zu einer stabilen Ehe führte, mit gemeinsamen interessanten Unternehmungen.

LITERATUR

Augustin M, Schopf E (1999). Psoriasis: Ursachen und Therapie der Schuppenflechte. München: C. H. Beck.
Gieler U, Traube K-M, Seikowski K (2015). Die Haut und die Sprache der Seele: Hautkrankheiten verstehen und heilen. Munderfing: Fischer & Gann.
Koob O (2013). Die kranke Haut: Spiegel der Seele – Grenze zur Welt. Therapie und Prophylaxe. Stuttgart: Mayer.
Maguire A (2004). Hauterkrankungen als Botschaft der Seele. Düsseldorf: Patmos.
Rechenberger I (1986). Tiefenpsychologisch ausgerichtete Diagnostik und Behandlung von Hautkrankheiten. Göttingen: Vandenhoeck & Ruprecht.
Schottenloher G (1989). Das therapeutische Potential spontanen bildnerischen Gestaltens. Konstanz: Hartung-Gorre.
Stangier U (2002). Hautkrankheiten und Körperdysmorphe Störung. Göttingen: Hogrefe.

KAPITEL

24 Klang im Ohr: Tinnitus

24.1 Somatopsychische Aspekte des Tinnitus

Gerhard Hesse

24.1.1 Einführung

Tinnitus ist ein Synonym für Ohrgeräusche und leitet sich von lat. „tinnire" = tönen, klingen ab. Über störende Ohrgeräusche klagen zunehmend mehr Menschen und suchen nach entsprechenden Behandlungen. Dabei entspricht ein Tinnitus einer wahrgenommenen akustischen Sensation, die nicht durch von außen kommende Reize hervorgerufen wird. Meist werden diese Töne als elektrische Erregung im Innenohr generiert, hervorgerufen durch defekte oder überaktive Haarzellen. Vereinzelt entstehen sie auch in anderen Stationen der Hörbahn, sie werden jedenfalls elektrisch als Reiz fortgeleitet und als Störgeräusch im auditorischen Kortex wahrgenommen.

Nach epidemiologischen Daten haben fast 25% aller Deutschen bereits Tinnitus erlebt, 13% hören Ohrgeräusche über einen längeren Zeitraum, und 3,6% sind behandlungsbedürftig. Etwa 2% (d.h. 1,5 Mio. Deutsche) sind erheblich durch ihre Ohrgeräusche belastet (Daten einer Studie der Deutschen Tinnitus-Liga, Pilgramm et al. 1999). Auch für andere Industrienationen gelten nahezu gleiche Prävalenzzahlen. Nach aktuelleren Daten scheinen Männer und Frauen gleich betroffen zu sein, mit höherem Alter steigt die Anzahl der von Tinnitus Betroffenen an. Der große Unterschied zwischen den Menschen, die Ohrgeräusche erlebt haben, und denen, die darunter leiden, liegt darin, dass in den meisten Fällen ein Tinnitus wie alle wiederkehrenden und an sich unbedeutenden Dauerreize durch die sinnliche Wahrnehmung habituiert wird, d.h., die Ohrgeräusche werden weggefiltert und gelangen gar nicht in die Wahrnehmung. Wird jedoch das Ohrgeräusch mit einer besonderen Bedeutung belegt und eine Habituation gelingt nicht, dann kann es zu einem störenden und damit dann auch zu Folgeerscheinungen führenden Beschwerdebild kommen. Daraus kann sich sogar eine eigenständige psychosomatische Erkrankung entwickeln: das Leiden am Tinnitus.

24.1.2 Systematik des Tinnitus

Ohrgeräusche werden in vielfältigen Qualitäten wahrgenommen: Meistens sind es hohe Pfeiftöne, aber es kann sich auch um andere Geräusche wie Rauschen oder Brummen handeln, diese können ein- oder beidseitig auftreten.

Objektiver und subjektiver Tinnitus

Sehr selten kann das Ohrgeräusch auch von Außenstehenden wahrgenommen (auskultiert) werden, dann spricht man von einem **objektiven Tinnitus.** Dabei entsprechen diese Tinnitusformen eher einem gehörten Geräusch des eigenen Körpers. Sie können pulsierend – verursacht durch Gefäßprozesse oder Stenosen – oder als klackendes oder schmatzendes Geräusch – etwa bei Muskelkloni z. B. der Pharynxmuskulatur – wahrgenommen werden. Wesentlich häufiger ist jedoch der **subjektive Tinnitus,** der von außen nicht nachweisbar ist und zu über 90 % durch eine Dysfunktion der Haarzellen des Innenohrs generiert und als Störgeräusch fortgeleitet wird (Møller 2016).

Tinnitus und Schwerhörigkeit

Mit zunehmendem Lebensalter steigt die Prävalenz dieser Ohrgeräusche, als Hauptrisikofaktoren gelten eine Lärmbelastung und eine damit verbundene Schwerhörigkeit. Auch andere Schwerhörigkeiten haben häufig als Begleitsymptom das Auftreten von Ohrgeräuschen. Nach eigenen Daten (Hesse 2015b) leiden über 53 % der Tinnituspatienten an einer behandlungs- und versorgungsbedürftigen Schwerhörigkeit (➤ Abb. 24.1).

In über 90 % der Fälle entspricht die Frequenz des Ohrgeräusches auch einem bestehenden Hörverlust, auch wenn dieser subjektiv nicht unbedingt als Schwerhörigkeit imponieren muss. Dabei wird das Ohrgeräusch oft erst im Verlauf einer Schwerhörigkeit wahrgenommen, häufig ausgelöst durch Stress und besondere emotionale Belastungen.

Akut oder chronisch?

Besonders bedeutsam für die Behandlung ist, ob die Ohrgeräusche akut und erstmalig auftreten oder schon länger als 3 Monate bestehen und damit als chronisch einzuschätzen sind. In den meisten Fällen ist ein plötzlich auftretendes Ohrgeräusch die Folge einer plötzlichen Hörminderung oder eines Hörsturzes. Es wird dann auch wie dieser behandelt – nach den aktuellen Leitlinien durch eine hoch dosierte Kortisontherapie (AWMF 2014). Beim län-

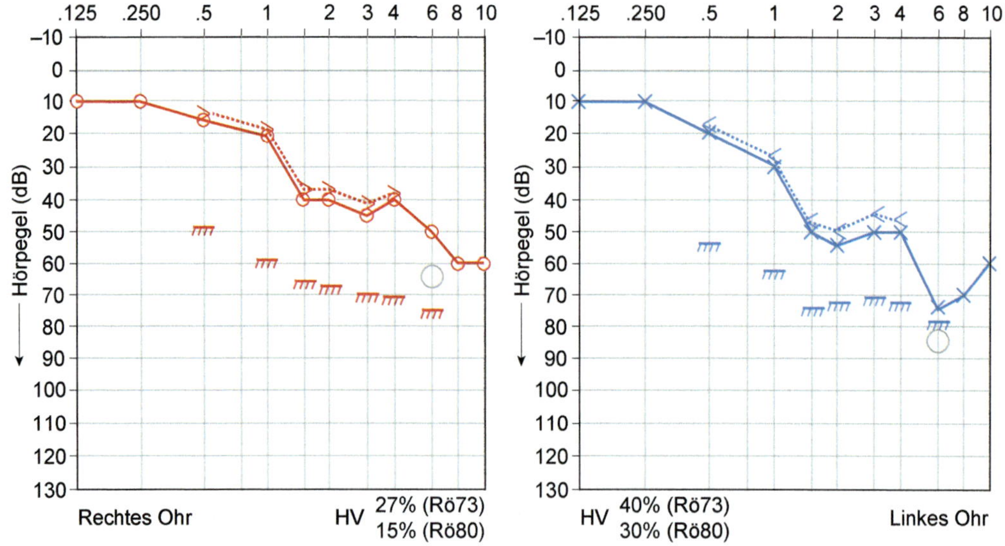

Abb. 24.1 Patient mit beidseitiger Schwerhörigkeit und Dominanz im Hochfrequenzbereich, Tinnitus (O) bei 6 kHz – Unbehaglichkeitsschwelle (ɷ) erniedrigt bei 50–70 dB

ger als 3 Monate bestehenden chronischen Ohrgeräusch ist hingegen unabhängig von der Entstehungsursache eine kausale, d. h. das Tinnitusgeräusch abschaltende Behandlung nicht bekannt und nach derzeitigem Wissensstand auch nicht vorhanden.

Kompensiert oder dekompensiert?

Wesentlich für die Behandlung des chronischen Tinnitus ist die Frage, ob das Ohrgeräusch kompensiert ist, d. h. nicht zu wesentlichen Beeinträchtigungen führt, oder ob der Tinnitus zu einer Dekompensation des Patienten führt. Ein dekompensierter Tinnitus entsteht, wenn der Höreindruck Tinnitus im Gehirn durch plastische Veränderungen, durch Vernetzung in der emotionalen Bewertung und damit verbundene konsekutive Hinwendungsreaktionen verschaltet und verstärkt und eine normale Habituation dadurch verhindert wird.

Dann entsteht das Leiden am Tinnitus (Schaaf et al. 2010). Der Tinnitus dekompensiert den Patienten, weil das Symptom den Betroffenen dominiert und seine Lebens- und Gestaltungsfähigkeit mehr oder weniger stark einschränkt. Diese Entwicklung ist allerdings völlig unabhängig davon, ob der Tinnitus primär im Innenohr, im Hörnerv, im Hirnstamm oder in der zentralen Hörverarbeitung generiert wird. Der eigentliche Krankheitswert macht sich dann fest an durch das Ohrgeräusch ausgelöste oder parallel zum Ohrgeräusch entstehende **psychosomatische Begleiterscheinungen** wie etwa eine manifeste Depression, Angsterkrankungen oder Konzentrations- und Schlafstörungen (Cima et al. 2011).

Nach neueren Untersuchungen gelten besonders subjektive Überforderungen (Disstress) als ein starker Prädiktor für die Entstehung eines Tinnitus (Mazurek et al. 2010, 2012; Schaaf et al. 2014). Dann wird eine Spontanerregung der Hörbahn oder eine kortikale Verstärkungsreaktion plötzlich wahrgenommen und als störend empfunden. In diesem Zusammenhang ist sehr wichtig, dass das Ohrgeräusch selbst praktisch nie lauter als 5–15 dB über der subjektiven Hörschwelle wahrgenommen werden kann (Hesse et al. 2001). Zudem ist die subjektiv empfundene Lautheit des Ohrgeräusches von seiner „vergleichend gemessenen" tatsächlichen Lautstärke unabhängig (Hiller und Goebel 2006). Damit entspricht der Tinnitus, weil er eng mit der Hörwahrnehmung verknüpft ist, nicht einem eigenständigen Krankheitsbild, sondern eher einem Symptom der gestörten Hörwahrnehmung und Hörverarbeitung. Die individuelle Belastung durch das Ohrgeräusch entsteht für den Betroffenen dann durch kortikale Vernetzungen, insbesondere wenn Hörsensationen mit emotionalen Anteilen verquickt werden und zu einer negativen Bewertung führen. Aus diesen negativen Bewertungen entstehen dann ständige Hinwendungsreaktionen und ein negativer Kreislauf, aus dem potenzielle Komorbiditäten erwachsen können. Diese treten als Angststörung oder sogar als Panikreaktionen auf, häufig auch als depressive Verstimmungen, vereinzelt sogar gepaart mit Suizidgedanken. Ein derart dekompensierter Tinnitus ist ein komplexes Krankheitsbild, was letztlich auch erklärt, warum rein mechanistische Therapiemodelle, die den Tinnitus „abschalten" wollen, wenig greifen, denn die Tinnituswahrnehmung ist ein psychosomatischer Vorgang.

Neben Schwerhörigkeit werden häufig auch andere Erkrankungen angeschuldigt, einen Tinnitus hervorzurufen. Dabei ist insbesondere eine direkte Beeinflussung von Ohrgeräuschen durch Veränderungen der Halswirbelsäule oder des Kiefergelenks deutlich seltener, als vielfach angenommen wird (Reißhauer et al. 2006). Andere Erkrankungen wie etwa Autoimmunkrankheiten oder Störungen der Herz-Kreislauf-Regulation führen in der Regel auch nicht isoliert zu Ohrgeräuschen, sondern eher zu Hörminderungen. Gleiches gilt für genetische Belastungen, die eher eine Schwerhörigkeit bedingen, in deren Gefolge dann wiederum ein Ohrgeräusch auftreten kann. Tinnitus als medikamentöse Nebenwirkung ist, obwohl in Beipackzetteln häufig beschrieben, ebenfalls extrem selten und eigentlich nur für Acetylsalicylsäure und Chinin (reversibel) nachgewiesen sowie als Nebenwirkung von Aminoglykosid- und Platintherapien – auch hier wiederum infolge einer Hörminderung (Hesse 2015a). Schon Freud beschrieb, dass akustische Halluzinationen auch im Rahmen von Psychosen auftreten können; hier handelt es sich aber in aller Regel nicht um Töne, sondern um Stimmen oder musikalische Sinnestäuschungen; sie können von daher differenzialdiagnostisch gut abgegrenzt werden (Freud 1895).

Tinnitus als Schmerzäquivalent

Wegen der starken Verknüpfung mit Hörverlust und damit kortikalen Defiziten wird bei Tinnitus häufig auch von einer Äquivalenz zum Phantomschmerz gesprochen (Tonndorf 1987).

24.1.3 Messung der Tinnitusbelastung

Für die Erfassung der Belastung des Patienten durch Ohrgeräusche hat sich eine Reihe von Fragebögen national und international bewährt. In Deutschland findet insbesondere der **Tinnitus-Fragebogen** nach Goebel und Hiller (1998) Anwendung. Dieser ist, wie auch die im englischsprachigen Raum benutzten Fragebögen wie das **Tinnitus Handicap Inventory** (THI; Surr et al. 1999) sehr gut evaluiert und kann daher auch für die Beurteilung von Therapieerfolgen herangezogen werden. Visuelle Analogskalen, die etwa die Lautheit des Tinnitus erfassen sollen, sind häufig sehr subjektiv, von der konkreten Wahrnehmung abhängig und damit nicht wirklich vergleichbar.

Früher vorherrschende Theorien, die Ohrgeräusche als Folge von „Durchblutungsstörungen" deuten (Feldmann 1998), sind heute zunehmend verlassen worden, denn Störungen der überaus sensiblen Gefäßversorgung des Innenohrs führen unweigerlich zu Ertaubungen und keinesfalls isoliert zu Ohrgeräuschen.

24.1.4 Behandlung des Tinnitus

Akuter Tinnitus

Nur im **Akutstadium,** wenn ein Ohrgeräusch in Kombination mit einem akuten Hörsturz plötzlich auftritt, ist eine kausale und medikamentöse Therapie sinnvoll. Eine plötzliche Verschlechterung eines schon länger bestehenden Ohrgeräusches als sog. Exazerbation entspricht hingegen nicht einem neu aufgetretenen akuten Tinnitus und sollte daher auch nicht medikamentös behandelt werden, da derartige Verschlechterungen reine Wahrnehmungsphänomene sind, die z. B. durch Stressreaktionen hervorgerufen werden. In den seltenen Fällen, in denen ein akut auftretendes Ohrgeräusch bei komplett normalem Hörvermögen auftritt, ist mehr an eine generelle Überreizung zu denken. Hier muss eher psychotherapeutisch entspannend gearbeitet werden.

Chronischer Tinnitus

Eine auslöschende Behandlung des chronischen Tinnitus im Sinne eines Abschaltens dieses Ohrgeräusches ist weder medikamentös noch operativ noch apparativ möglich (Hesse 2016b). Vielmehr werden durch derartige frustrane Therapieversuche Symptome häufig nur verstärkt. Für alle medikamentösen Behandlungsversuche wie durchblutungsfördernde Infusionstherapien, Kalziumantagonisten oder auch Kortison- und Sauerstoffbehandlungen konnte wissenschaftlich keinerlei Wirksamkeit nachgewiesen werden. Dies betrifft auch Behandlungen mit „Naturpräparaten" wie etwa Ginkgo-biloba-Extrakten. Entsprechende Übersichten und Cochrane-Reviews bescheinigen eindeutig deren Unwirksamkeit (Drew und Davies 2001; Hilton et al. 2013).

Einzig die Behandlung mit **Antidepressiva** hat sich bei der Therapie des chronischen Tinnitus durchgesetzt, die allerdings nicht als direkte Behandlung des Ohrgeräusches, sondern mehr zur Behandlung der psychosomatischen Komorbiditäten eingesetzt werden (Baldo et al. 2012). Dabei sollten **Sedativa** und besonders **Benzodiazepine** wegen ihres zu hohen Abhängigkeitspotenzials und der gleichzeitig bestehenden verminderten Lernfähigkeit unter der Behandlung mit diesen Substanzen nur in absoluten Notsituationen eingesetzt werden.

In den letzten Jahren werden zunehmend Therapieverfahren vorgestellt, die **neuromodulatorisch** die kortikale Schallverarbeitung beeinflussen. Dies wird entweder indirekt durch akustische Reizung mit speziellen um das Ohrgeräusch herum arbeitenden Tönen, durch Bestrahlungen oder Magnetbehandlungen erreicht. Selbst intrakranielle Elektrostimulationen sind versucht worden; für keines dieser Verfahren wurde jedoch bis jetzt der Nachweis einer Wirksamkeit bei Tinnitus erbracht, die länger als nur für die Zeit der Anwendung besteht. In den entsprechenden Leitlinien (AWMF 2015) werden diese Therapien daher nicht empfohlen. Dies gilt auch für Therapien, die in den letzten Jahren vermehrt diskutiert werden (und bereits Ende der 1980er-Jahre schon einmal probiert wurden) und bei denen spezielle Musik in der Tinnitusfrequenz verändert oder ausgespart wird. Auch diese Therapien („tailor-made notched music therapy/training") sind nach aktuellen Studien nicht wirksamer als Placebo, d. h. als das Hören normaler Musik (Stein et al. 2016).

Wirksame Therapien bei chronischem Tinnitus

Sinnvolle Tinnitustherapien versuchen, zuerst den bestehenden und begleitenden Hörverlust bei Tinnitus auszugleichen und damit den auditorischen Kortex wieder adäquat zu stimulieren. Häufig ist gerade der Hörverlust einerseits Ursache für eine vermehrte Stressanfälligkeit, weil das genaue Hinhören sehr viel Kraft kostet, andererseits führt es eben wegen der Schwerhörigkeit zu sozialen Rückzugsreaktionen und damit auch häufig zu depressiven Verarbeitungen. So kann, auch wenn für Betroffene oft das Ohrgeräusch im Vordergrund steht, durch die Behandlung und Versorgung der Schwerhörigkeit mit einem guten Hörgerät auch die Belastung durch den Tinnitus deutlich vermindert werden. Dabei ist sehr positiv, dass die **Hörgeräte** sich technisch in den letzten Jahren deutlich verbessert haben. Studien, die eine Wirkung von Hörgeräten bei Tinnitus allein belegen, sind bis jetzt sehr selten (Araujo und Iorio 2015), weil Hörgeräte meist als Teil multimodaler Therapien eingesetzt werden. Gute wissenschaftliche Studien belegen jedoch, dass z. B. bei ertaubten Patienten durch die Versorgung mit einem **Cochlea-Implantat** auch ein sehr positiver Effekt bezüglich des Ohrgeräusches nachweisbar ist (Olze 2015), und dies gilt selbst bei einseitig ertaubten Patienten (Arndt et al. 2011).

Obwohl der Tinnitus an sich keine psychische oder psychosomatische Erkrankung ist, wird das Leiden am Tinnitus durch psychische Prozesse bedingt. Deswegen sind schon sehr frühzeitig **psychotherapeutische Interventionen** indiziert, die vorrangig dem Patienten ein Verständnis für das subjektive Erleben vermitteln und ihn damit auch entängstigen. Sehr gut belegt in ihrer Wirksamkeit und daher mit hoher Evidenz bei chronischem Tinnitus sind insbesondere Elemente der **kognitiven Verhaltenstherapie** (KVT). Dabei zielen die Ansätze dieser Therapie auf eine Verbesserung der Verarbeitung und Bewältigung von Ohrgeräuschen und helfen gleichzeitig, Stressverarbeitung und komorbide Symptome wie Ängste, Depressionen und Schlafstörungen zu bessern (Martinez-Devesa et al. 2007; Cima et al. 2012). Diese lerntheoretischen Ansätze entkatastrophisieren die Tinnitussymptomatik, helfen eine Aufmerksamkeitsumlenkung zu erreichen und fördern die Copingfähigkeit des Patienten als Ablenkung und positive Selbstverbalisierung. So wird durch KVT ein Habituationsprozess unterstützt, die Tinnitusakzeptanz erhöht und eine psychische Problematik insgesamt verringert.

Psychodynamische Psychotherapien verstehen dagegen wesentlich umfassender seelische Erkrankungen als Folge aktueller Auslöser, Belastungen und Konflikte vor dem Hintergrund einer vorangegangenen Persönlichkeitsentwicklung, deren Abwehrmechanismen im Zusammenspiel der akuten Belastung mit der bis dahin entwickelten Neurosenstruktur nicht mehr ausreichen (Schaaf und Gieler 2010).

Multimodale Therapieansätze

Tinnitus-Retraining-Therapie (TRT)

Das ursprünglich von Jastreboff und Hazel entwickelte Tinnitus-Retraining-Konzept (TRT) nach dem sog. „neurophysiologischen Modell" (Jastreboff 2007) wurde in den letzten Jahren erfolgreich modifiziert und besteht heute aus einer Kombination von Aufklärung und Beratung (Counselling), auditorischer Stimulation durch Masker („Noiser") oder durch Hörgeräte und gleichzeitige Unterstützung der Umbewertung des Tinnitus durch kognitiv behaviorale Behandlungsansätze. Für die TRT ohne begleitende Verhaltenstherapie konnte in entsprechenden Metaanalysen bislang kein Wirksamkeitsnachweis erbracht werden (Phillips und McFerran 2010). In Deutschland werden multimodale Tinnitustherapien ambulant, bei starker Belastung auch stationär durchgeführt. Noch bessere Effektstärken können durch multimodale Therapien unter Einbezug psychotherapeutischer Maßnahmen erreicht werden. Dabei verbessert die KVT nicht unbedingt die Tinnitus-Lautheit, aber die psychosomatischen Folgeerscheinungen und besonders die depressiven Symptome. Auch die Lebensqualität wird so gesteigert (Seydel et al. 2008). Diese Therapien können entweder manualisiert oder auch individualisiert durch Kombination mit Einzel- oder Gruppentherapien und kombiniert mit neurootologischen Therapieansätzen durchgeführt werden. Insgesamt werden dabei die Fähigkeiten des menschlichen Gehirns genutzt, durch Lernprozesse plastische Veränderungen zu erreichen und damit das Störsignal Tinnitus aktiv und dauerhaft zu habituieren (Hesse 2016a).

So haben sich in den letzten Jahren zunehmend multimodale Therapieansätze und Programme durchgesetzt, die Elemente des Retrainings mit auditorischer Stimulation und Rehabilitation sowie psychotherapeutischen Interventionen kombinieren. Dadurch wird die Lebensqualität verbessert, der Schweregrad und die Belastung des Ohrgeräusches können deutlich reduziert werden (Hesse et al. 2001; Goebel et al. 2006). Bei derartigen multimodalen Therapien ist allerdings ein eindeutiger Evidenznachweis wegen der verschiedenen Therapiebestandteile nur sehr schwer möglich. Daher können diese Therapien ihre Wirksamkeit nur dann belegen, wenn sie über einen längeren Zeitraum stabil sind und in Katamneseuntersuchungen nachhaltige Ergebnisse liefern. Auch aus gesundheitspolitischen Erwägungen sind derartige Therapieansätze überlegen, da sie mittelfristig kostengünstiger sind (van de Heyning et al. 2015). Für die ambulante multimodale Tinnitustherapie konnte eine Nachhaltigkeit sehr gut belegt werden, bei der die Reduzierung der Tinnitusbelastung über einen Zeitraum von 3–5 Jahren stabil blieb (Seydel et al. 2015). Auch für stationäre multimodale psychosomatische Therapien konnten Behandlungserfolge mit sehr guten Effektstärken bei ebenfalls deutlicher Stabilität über einen längeren Zeitverlauf nachgewiesen werden (Schaaf et al. 2016).

Zwar wurden vereinzelt Erfolge auch für die Hypnotherapie bei chronischem Tinnitus berichtet (Ross et al. 2007), dies gilt allerdings wohl nur für sehr wenige Patienten und konnte sich nicht durchsetzen.

Musik- und Kunsttherapie bei chronisch dekompensiertem Tinnitus

Auch musiktherapeutische Ansätze, die Musik im Zusammenhang mit Verhaltenstherapie und Entspannungsverfahren einsetzen, stellen eine gute Möglichkeit dar, im Sinne eines multimodalen Therapieansatzes die Patienten zu stabilisieren und das Tinnitusgeräusch zu habituieren. Dabei wird aktiv oder passiv mit Musik oder Gesang gearbeitet. Musik- und auch kunsttherapeutische Ansätze können so multimodale Therapien wirkungsvoll ergänzen.

In der eigenen Klinik lassen wir alle Patienten zu Beginn der Therapie ein Bild zu sich und ihrem Tinnitus malen; dies wird am Ende der Therapie wiederholt oder in Relation zum Anfangsbild gesetzt. ➤ Abb. 24.2 zeigt ein derartiges Beispiel, bei dem deutlich wird, wie sehr der Tinnitus den Patienten dominiert hat und wie sich das durch therapeutische Interventionen verbessern kann.

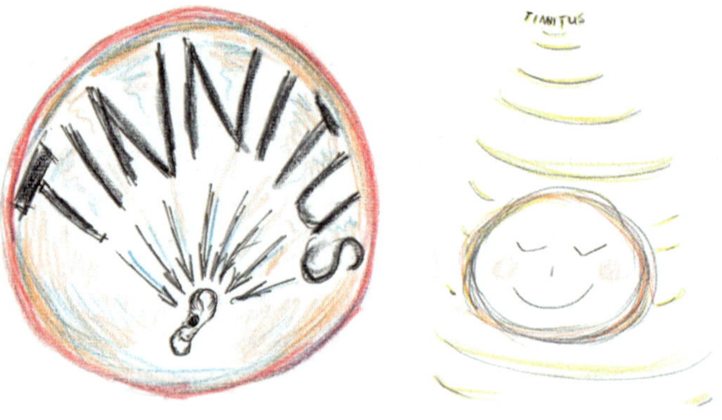

Abb. 24.2 Tinnitusbild eines Patienten (58 Jahre) zu Beginn und am Ende der Behandlung

24.1.5 Fazit

Die Therapie des chronischen Tinnitus hat sich in den letzten 20 Jahren gerade in Deutschland positiv weiterentwickelt. Dabei führen Erkenntnisse über zentrale Veränderungen bei Tinnitus und plastische Veränderungen im Kortex zu neuen Therapieansätzen. Als wesentliche Voraussetzung ist der Tinnitus als ein Symptom pathologisch veränderter Hörwahrnehmung anzusehen, das durch Defizite in allen Stationen der Hörbahn generiert werden kann. Die Belastung oder Belästigung durch das Ohrgeräusch entsteht dann nicht zwangsläufig, sondern epidemiologischen Daten zufolge nur bei deutlich weniger als einem Viertel der Patienten. Bei vielen Menschen kann daher das Ohrgeräusch auch ohne Behandlung durch Habituationsprozesse in den akustischen Hintergrund gedrängt werden.

Wenn allerdings Komorbiditäten durch eine negative Bewertung des Ohrgeräusches entstehen oder das Ohrgeräusch für diese Komorbiditäten verantwortlich gemacht wird, müssen die daraus entstandenen psychosomatischen Krankheitsbilder entsprechend behandelt werden. Dies obliegt wesentlich der Psychotherapie, auch wenn eine Beratung und Aufklärung bzgl. der organischen Funktion und Funktionseinschränkung bei Tinnitus und Schwerhörigkeit einen wesentlichen Stellenwert haben. Dabei können auch Selbsthilfegruppen eine wichtige und tragende Rolle spielen. Keinesfalls darf der organische Anteil der Tinnitusentstehung vernachlässigt werden, im Vordergrund steht dabei die Wiederherstellung der Hörfähigkeit, z. B. durch Hörgeräte oder Cochlea-Implantate.

Pharmakologische Interventionen, Bestrahlungen, elektrische Reizung oder gar maximal invasive Verfahren wie Operationen gehen bisher nie über Placeboeffekte hinaus. Dies ist auch logisch, da plastische Veränderungen im Gehirn nur durch Lernprozesse bei gleichzeitiger emotionaler Entkopplung stattfinden können.

Die Wirksamkeit psychotherapeutischer und insbesondere auch kognitiv-verhaltenstherapeutischer Verfahren ist belegt; sie sind in multimodalen Ansätzen, evtl. gekoppelt mit Hör- und Wahrnehmungstherapien, auch im Langzeitverlauf wirksam und können sowohl mit Musiktherapie als auch mit aktiver Kunsttherapie verknüpft werden. Der kunsttherapeutischen Behandlung kommt für die Erweiterung des Blickwinkels des Patienten in Richtung auf seine Ressourcen große Bedeutung zu und kann seine Symptomfixierung positiv beeinflussen. Mögliche kunsttherapeutische Ansätze werden in ➤ Kap. 24.2 geschildert.

LITERATUR

Araujo TM, Iorio MC (2015). Effects of sound amplification in self-perception of tinnitus and hearing loss in the elderly. Braz J Otorhinolaryngol 82(3): 289–296.
Arndt S, et al. (2011). Einseitige Taubheit und Cochlea-implantat-Versorgung. HNO 59: 437–446.
AWMF (2014). Leitlinie Hörsturz. Leitlinien der Dt. Ges. f. Hals-Nasen-Ohren-Heilkunde, Kopf- und Halschirurgie, Leitlinie 017/010, S. 1–10.
AWMF (2015). Leitlinie Tinnitus Leitlinien der Dt. Ges. f. Hals-Nasen-Ohren-Heilkunde, Kopf- und Halschirurgie, Leitlinie 017/064, S. 1–16.
Baldo P, et al. (2012). Antidepressants for patients with tinnitus. Cochrane Database Syst Rev 9: CD003853.
Cima R, Crombez G, Vlaeyen J (2011). Catastrophizing and fear of tinnitus predict quality of life in patients with chronic tinnitus. Ear Hear 32(5): 634–641.
Cima R, et al. (2012). Specialised treatment based on cognitive behaviour therapy versus usual car for tinnitus: a randomised controlled trial. Lancet 379: 1951–1959.
Drew S, Davies E (2001). Effectiveness of Ginkgo biloba in treating tinnitus: double blind, placebo controlled trial. BMJ 32: 73–79.
Feldmann HH (1998). Tinnitus: Grundlagen einer rationalen Diagnostik und Therapie, Stuttgart, New York: Thieme.
Freud S (1895). Über die Berechtigung von der Neurasthenie einen Symptomkomplex als Angstneurose abzutrennen. Studienausgabe 1971, Band 6. Frankfurt: Suhrkamp.
Goebel G, Hiller W (1998). TinnitusFragebogen (TF). Ein Instrument zur Erfassung von Belastung und Schweregrad bei Tinnitus. Göttingen, Bern, Toronto, Seattle: Hogrefe.
Goebel G, et al. (2006). 15-year prospective follow-up study of behavioral therapy in a large sample of inpatients with chronic tinnitus. Acta Oto-Laryngologica 126: 70–79.
Hesse G (2015a). Innenohrschwerhörigkeit. Stuttgart: Thieme.
Hesse G (2015b). Tinnitus, Stuttgart, Thieme.
Hesse G (2016a). Evidence and evidence gaps in tinnitus therapy. GMS Curr Top Otorhinolaryngol Head Neck Surg 2016 Dec 15; 15: Doc04. doi: 10.3205/cto000131.
Hesse G (2016b). Evidenz und Evidenzlücken der Tinnitustherapie. Laryngo-Rhino-Otol 95: S155–S191.
Hesse G, Rienhoff NK, Laubert A (2001). Ergebnisse stationärer Therapie bei Patienten mit chronisch komplexem Tinnitus. Laryngo-Rhino-Otol 80: 503–508.
Hiller W, Goebel G (2006). Factors influencing tinnitus loudness and annoyance. Arch Otolaryngol Head Neck Surg 132: 1323–1330.

Hilton MP, Zimmermann EF, Hunt WT (2013). Ginkgo biloba for tinnitus. Cochrane Database Syst Rev 3: CD003852.
Jastreboff PJ (2007). Tinnitus retraining therapy. Prog Brain Res 166: 415–423.
Martinez-Devesa P, et al. (2007). Cognitive behavioural therapy for tinnitus Cochrane Database Syst Rev 9: CD005233.
Mazurek B, et al. (2010). Stress induces transient auditory hypersensitivity in rats. Hear Res 259: 55–63.
Mazurek B, et al. (2012). Stress and tinnitus – from bedside to bench and back. Front Syst Neurosci 6: 47.
Møller AR (2016). Sensorineural tinnitus: its pathology and probable therapies. Int J Otolaryngol 2016: 2830157. doi: 10.1155/2016/2830157.
Olze H (2015). Cochleaimplantate und Tinnitus. HNO 63: 291–297.
Phillips J, McFerran D (2010). Tinnitus Retraining Therapy (TRT) for tinnitus. Cochrane Database Syst Rev 3: CD007330.
Pilgramm M et al. (1999). Tinnitus in der Bundesrepublik Deutschland – eine repräsentative epidemiologische Studie. HNO aktuell 7: 261–265.
Reißhauer A et al. (2006). Funktionsstörungen der Halswirbelsäule bei Tinnitus. HNO 54: 125–131.
Ross UH, et al. (2007). Ericksonian hypnosis in tinnitus therapy: effects of a 28-day inpatient multimodal treatment concept measured by Tinnitus-Questionnaire and Health Survey SF-36. Eur Arch Otorhinolaryngol 264: 483–488.
Schaaf H, Gieler U (2010). TRT and psychotherapy in the treatment of tinnitus. HNO 58: 999–1003.
Schaaf H et al. (2014). Chronischer Stress als Einflussgröße bei Tinnituspatienten. HNO 62: 108–114.
Schaaf H, Eisenberg C, Hesse G (2010). Tinnitus und das Leiden am Tinnitus Psychotherapeut 5: 225–232.
Schaaf H, Weiß S, Hesse G (2016). Catamnesis results of an inpatient neuro-otologic and psychosomatic tinnitus therapy 1–5 years after discharge. Eur Ann Otorhinolaryngol Head Neck Dis 274: 701–710.
Seydel C et al. (2008). Gruppentherapeutische Ansätze bei chronischem Tinnitus. HNO 56: 332–339.
Seydel C et al. (2015). Three years later: report on the state of well-being of patients with chronic tinnitus who underwent modified tinnitus retraining therapy. Audiol Neurootol 20: 26–38.
Stein A, et al. (2016). Clinical trial on tonal tinnitus with tailor-made notched music training. BMC Neurol 16: 38.
Surr R, et al. (1999). Tinnitus Handicap Inventory (THI) as a hearing aid outcome measure. J Am Acad Audiol 10(9): 489–495.
Tonndorf J (1987). The analogy between tinnitus and pain. Hear Res 28(2–3): 271–275.
Van de Heyning P, et al. (2015). Subjective tinnitus assessment and treatment in clinical practice: the necessity of personalized medicine. Curr Opin Otolaryngol Head Neck Surg 23: 369–375.

24.2 Kunsttherapie mit einer Tinnituspatientin

Flora von Spreti

Unter der belastenden, meist schwer behandelbaren Symptomatik eines „Tinnitus" leiden Personen nicht nur im höheren Lebensalter, sondern auch im jüngeren und mittleren Erwachsenenalter. Im Allgemeinen geht man davon aus, dass die somatischen Ursachen der Erkrankung nicht selten mit psychischen Belastungssituationen verknüpft sind (➤ Kap. 24.1.2). Neben einer ausgewogenen medizinischen Behandlung bilden psychotherapeutische Ansätze wie auch die Kunsttherapie ergänzende Behandlungsmöglichkeiten. Immer aber bedarf es als Erstes einer gründlichen medizinischen Abklärung der Beschwerden.

24.2.1 Kunsttherapeutischer Ansatz

Wie bei vielen Erkrankungen mit psychosomatischem Hintergrund (z. B. bei den Schmerzerkrankungen) kann das Gestalten in der Kunsttherapie auch dem Tinnituspatienten eine erste Erweiterung des durch die Erkrankung eingeengten Lebensraums und oft auch entlastende Ablenkung von den meist als quälend und störend empfundenen Symptomen bieten. Doch heilen kann auch die Kunsttherapie allein nicht. Die bildnerische Methode zielt vordringlich auf die **Aktivierung der Selbstheilungskräfte,** und erst einmal steht eine ressourcenorientierte Vorgehensweise Im Vordergrund. Die Bearbeitung störungsspezifischer Problematik ist auch bei diesem Krankheitsbild nachgeordnet, doch bei einer langfristigeren (kunst-)psychotherapeutischen Behandlung schließt das eine das andere nicht aus – das zeigt die nachfolgende Falldarstellung. **Kunsttherapie als veränderungs- und handlungsfördernde Methode** wirkt bei der Bearbeitung psychischer Folgen der Störung und ihren tieferen seelischen Ursachen stabilisierend und erkenntnisstiftend.

Psychosomatische Patienten – wie z. B. Tinnituspatienten – profitieren von der Therapie mit bildnerischen Mitteln im Besonderen durch die Erschließung neuer kreativer Lebensräume, jenseits von

Krankheit und Beschwerden. Das Sich-Einlassen auf eine schöpferisch-bildnerische Tätigkeit kann neben der Realität des Leidens für den Kranken eine neue lebenswerte Wirklichkeit schaffen. Der Kunsttherapeut wird seinen Patienten darin unterstützen, mit seinem bisher kaum genutzten reichen kreativen Potenzial in Kontakt zu kommen. Im spielerischen Erfahren neuer gestalterischer Handlungs*spiel*räume rücken die hemmenden Beschwerden der Erkrankung vielfach in den Hintergrund und werden nicht mehr als alleiniger, einschränkender, schmerzhafter und kränkender Lebensinhalt empfunden (Mechler-Schönach und von Spreti 2005). Ohne an dieser Stelle auf die Erkenntnisse der Hirnforschung näher einzugehen, soll doch auf die Struktur und Veränderung schaffende Wirkung übender kreativer psychotherapeutischer/kunsttherapeutischer Verfahren hingewiesen werden (vgl. ➤ Kap. 5). Die Zeit tiefer Versunkenheit, aber auch die stete Auseinandersetzung mit dem „inneren Du" während der schöpferischen Tätigkeit bietet eine Chance zu Reflexion und Neuorientierung.

Schon seit Längerem wächst das Bewusstsein der Unverzichtbarkeit einer Beforschung der Wirksamkeit von Kunsttherapie bei speziellen Krankheitsbildern (vgl. ➤ Kap. 2), die endlich dazu beitragen könnte, den Einsatz der Kunsttherapie als anerkanntem Verfahren voranzutreiben (z. B. Kächele 2005; Elbing 2005; Grulke 2006 u. v. m.).

Fallbeispiel

Über die Lebens- und Krankheitsgeschichte einer älteren Patientin mit einer Tinnituserkrankung, die zu einer mittel- bis schwergradigen Depression und latenter Suizidalität führte, wird in dieser Fallvignette ausführlich berichtet. Von ihrer stationären Aufnahme auf die Akutstation der psychiatrischen Klinik bis hin zur langjährigen Teilnahme an einer ambulanten Kunsttherapiegruppe wurde sie über ca. 10 Jahre von der Autorin therapeutisch begleitet.

Das Leben ist Arbeit

„Das ganze Leben haben wir schwer gearbeitet, aber wir haben es auch zu etwas gebracht", sagt Frau B mit stolzem Lächeln und blickt, sichtlich nach Bestätigung heischend, in die Runde. Frau B. ist eine adrette Frau Anfang 70, das immer noch blonde Haar in akkurate Wellen gelegt. Sorgfältig hat sie die Ärmel ihrer cremefarbenen Bluse bis zum Ellenbogen umgekrempelt, die grüne Schürze schützt den dunkelblauen, gut gebügelten Faltenrock. Als niemand aus der Runde direkt auf ihre Worte reagiert – wie oft hat sie ihre Geschichte schon erzählt –, verschattet sich ihr Blick, und sie schaut fast anklagend auf das farbenprächtige Bild vor sich. „So viel gearbeitet hat mein Mann, nix haben wir gekannt wie unser Geschäft, und ich habe alles selber gemacht im Haus und im Garten – Wände gestrichen und Teppiche verlegt, Blumen gepflanzt und für die Gesellen gekocht und die ganze Wäsche gemacht. Ja, und nebenbei hatte ich die ganze Buchhaltung, das kann sich niemand vorstellen, wie das war, von der Frühe bis zum späten Abend: ein Werkeln und Laufen, und am Wochenende habe ich noch das Büro geputzt. Der Bub wollte ja auch noch versorgt werden, mit ihm für die Schule lernen hab ich müssen, und wenn er Spezln mitgebracht hat, hab ich für die ganze Bagage noch gekocht, und dann, als wir aus dem Gröbsten fast heraus waren, hat sich noch ein „Nachzügler" angekündigt – unser jüngster Sohn."

Frau B. unterbricht ihren Redestrom kurz, ihr Blick wird ganz innig, und ein Lächeln breitet sich wie ein Lichtstrahl über ihr Gesicht: „Und so ein Lieber war das Kind, ein richtiger Sonnenschein! Es ist weiter bergauf gegangen mit dem Geschäft und dann, als wir endlich was geschafft haben und das Leben auch ein bisserl genießen wollten, da ist mein Mann, ohne einen Tag krank zu sein, einfach gestorben … Und ich war noch nicht einmal daheim, weil ich gerade zur Kur war wegen meinem Tinnitus. Und da ist es dann erst richtig schlimm geworden mit der Krankheit, nicht mehr zum Aushalten war's."

Eine einsame Träne rinnt Frau B. über die Wange, und es scheint, als erlaube sie sich dieses bescheidene Zeichen der Trauer als einzigen Hinweis darauf, dass nicht das ganze Glück des Lebens auf dem Schaffen und Arbeiten allein beruht, sondern dass es wohl manches andere gab, was auch noch hätte leben wollen, und ebenso manches, was enttäuschend und schmerzlich war. Doch solche Gedanken dürfen kaum gedacht, geschweige denn ausgesprochen werden. Das wäre doch ungerecht dem arbeitsamen und zuverlässigen Mann gegenüber und all dem, was man im Laufe der Jahre gemeinsam aufgebaut hatte. Der legendäre Aufstieg aus tiefster Armut zu einem durchaus vorzeigbaren Wohlstand verlöre durch das Nachdenken über manches Schmerzliche an Glanz! Verständlich vielleicht – doch bekömmlich ...?

Die Entdeckung der neuen Welt

Frau B. schaut sinnend auf ihr wildes Bild. Sie richtet sich langsam ganz gerade auf und malt entschlossen weiter. Ihre Gestaltung straft ihr arbeitsames, entbehrungsreiches und in den letzten Jahren vom plötzlichen Tod ihres Mannes und ihrer schweren Tinnituserkrankung geprägtes Leben fast Lügen: Denn hier ist alles pure Farbe, Fantasie und Form (➤ Abb. 24.3). Das Glück der leuchtend kühnen Farbkombinationen zieht die Blicke an. Mutig und ungehemmt aneinandergereihte Farbgebilde und fremdartige exotische Ornamente geben dem Bild zusammen mit den sicher gesetzten Grenzlinien zwischen den kräftigen Farbflächen Halt und Struktur.

Wie von ungefähr lassen sich die fantasievollen Formen zu geheimnisvollen Gestalten assoziieren: Urweltpflanzen und Meeresungeheuer, Herzen und archaische Fabelwesen, Schnecken und bizarre Wolkenformationen, nie geschaute Landschaften; beruhigend bietet sich ein Hellblau am oberen Bildrand eines vor Lebendigkeit fast berstenden Bildes als Himmel an. Doch dem Betrachter ist klar, dass dies alles nur Versuche des schauenden Auges sind, dieses ungewöhnliche Form- und Farbgeschehen erkennbaren realen Gegenständen zuzuordnen und ein „vernünftiges" Erklärungsmodell zu finden für all das, was sich auf dem Papier so „unvernünftig", ungehemmt, spontan und lustvoll ausbreitet (➤ Abb. 24.4 und ➤ Abb. 24.5).

Aus der Lebensgeschichte

Frau B. wurde Anfang der 1930er-Jahre in einer mittleren Kreisstadt geboren. Ihre Eltern besaßen ein gut gehendes Textilgeschäft, das aber gegen Ende des Krieges ausgebombt wurde und ihre Mutter mit drei kleinen Kindern mittellos zurückließ. Frau B.s Vater war früh gestorben; sie selbst war erst ½ Jahr alt und hat keine Erinnerung mehr an ihn – nur, dass es eine überaus glückliche Ehe gewesen sei und ihre Mutter über den frühen und plötzlichen Tod des Vaters lange Zeit getrauert habe. Nach dem Krieg kam Frau B. als

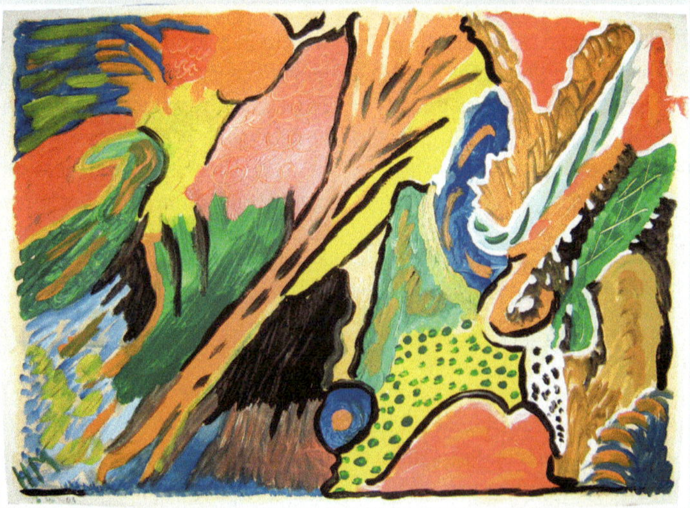

Abb. 24.3 Viva Mexico

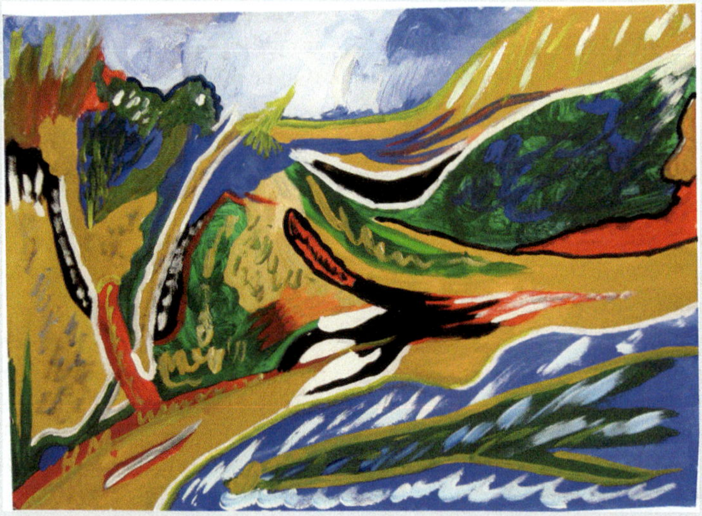

Abb. 24.4 Farben und > Abb. 24.6 Formen

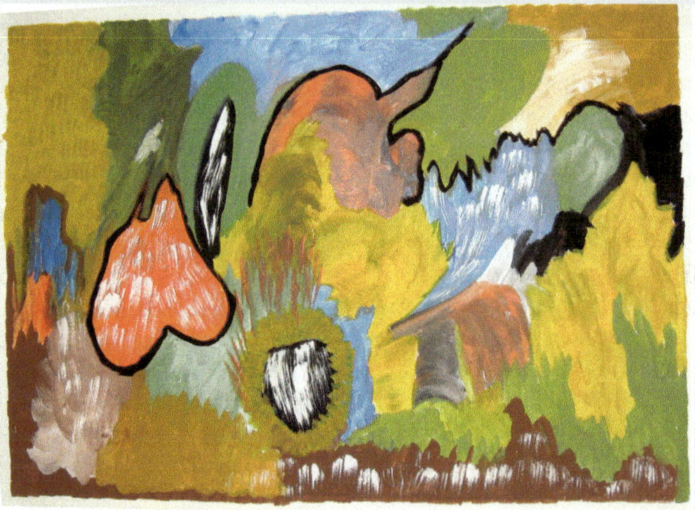

Abb. 24.5 Herzland

17-Jährige in die Großstadt, wo sie als „Mädchen für alles" in einem Geschäftshaushalt Arbeit fand. Bei einem „Tanzvergnügen" eines christlichen Vereins, das sie damals mit ihrer Freundin an ihrem einzig freien Tag, dem Sonntag, besuchte, lernte sie ihren späteren Mann kennen. „Liebe auf den ersten Blick", erinnert sich die Erzählerin. Um zu einer Wohnung zu kommen, einer kleinen Kellerwohnung in einem großen Wohnblock, heirateten die beiden schnell. Bereits ein Jahr nach der Hochzeit wurde ihr Sohn geboren. Nach Jahren härtester Arbeit – Frau B. hatte damals zwei Arbeitsstellen und war, u. a. um die Miete zu sparen, Hausmeisterin in ihrem Wohnblock – kam man aus dem „Gröbsten" heraus. Unter vielen Entbehrungen baute sich das Paar Mitte der 1950er-Jahre eine kleine Existenz auf. Bescheidener Wohlstand kehrte ein, ein Haus wurde – abermals unter Aufbietung aller Kräfte – gebaut, vieles selbst gemacht, und daneben lief das Geschäft weiter. Die beiden Söhne mussten versorgt werden; für Freizeit und Urlaub blieb da keine Zeit und auch kein Geld mehr, denn alles floss in die Vergrößerung des „Geschäfts". „Aber getanzt haben wir immer", erzählt Frau B. „Mein Mann konnte sehr lustig sein, und wir haben zusammen auch viel gelacht." Dass beim unerwarteten Tod ihres Mannes der Alkohol keine geringe Rolle spielte, konnte Frau B. nur ganz versteckt andeuten. Doch die Schwierigkeiten, die in einer ehelichen Beziehung aufgrund dieser Problematik entstehen können, sind nachvollziehbar.

Tinnitus

Zeit für Eigenes war Frau B. zeitlebens nie gegönnt, nicht einmal Gedanken konnte sie sich darüber machen, ob sie mit alldem so, wie es war, zufrieden sein konnte. Da ging es ihr sicher nicht anders als vielen anderen, die sich damals aus dem Nichts heraus in der Nachkriegs- und Wirtschaftswunderzeit eine eigene Existenz aufgebaut haben.

Die Tinnituserkrankung trat bei ihr erstmals einige Jahre vor dem Tod ihres Mannes auf. Nach einem für sie sehr anstrengenden Tag kam es am Abend zu einem Streit, wie er in jeder Ehe einmal vorkommt – so sagt sie. Während dieser Auseinandersetzung übertönte plötzlich ein schrilles Klingeln und Pfeifen in den Ohren die Stimme ihres Mannes. Da die Beschwerden nicht rechtzeitig fachärztlich behandelt wurden, brachte auch der spätere Aufenthalt in einer Spezialklinik nur wenig Besserung.

Tod und Neubeginn

Während sich Frau B. in einer Rehaklinik auf Kur befand, starb ihr Mann unerwartet an einem akuten Leberversagen. Wie sie erzählte, konnte sie ihn eines Abends beim üblichen Anruf zu Hause nicht erreichen und ebenso wenig am nächsten Morgen. Sie alarmierte daraufhin eine Nachbarin, die Herrn B. dann tot auf dem Boden liegend fand.

Frau B. litt und leidet noch immer unter schweren Schuldgefühlen, dass sie damals nicht daheim war und ihren Mann beim Sterben allein gelassen hatte. Das kann sie sich bis heute nur schwer verzeihen. Der unerwartete Tod löste möglicherweise verschüttete Erinnerungen an den frühen Tod des Vaters aus. Für das 6 Monate alte hilflose Kleinkind war die tiefe Trauer der Mutter um ihren toten Mann sicher eine prägende, frühe Erfahrung für ihr weiteres Leben.

Kunsttherapie in der Klinik

Frau B. fand, wie sie dachte, einzig durch ihren immer schlimmer werdenden Tinnitus keine Ruhe mehr. Sie konnte ihren Haushalt nicht mehr selbstständig erledigen und vernachlässigte ihren geliebten Garten, der ihr auch in schweren Zeiten immer Trost gegeben hatte. In ihrer Not, ihrer Rat- und Hilflosigkeit konsultierte sie einen Arzt nach dem anderen.

Zur Abklärung der Symptomatik (Tinnituserkrankung und Depression) meldete ihr Hausarzt sie mit ihrem Einverständnis endlich zur Aufnahme in der psychiatrischen Klinik an. (Der Verdacht auf eine beginnende demenzielle Erkrankung wurde damals und bis heute nicht bestätigt.)

Dort wurde ihr außer der Medikation gegen den Tinnitus und der antidepressiven pharmakologischen Behandlung die Teilnahme an der Kunsttherapiegruppe „verordnet" (von Spreti 2005). Ihre Kränkung darüber war groß: „Jetzt schickns' mich schon in die Kindergartengruppe zum Malen", war ihr abwertender Kommentar dazu. Doch ihr behandelnder Arzt widerstand ihrer vehement vorgebrachten Forderung, sie sofort in der Arbeitstherapie anzumelden.

In der Kunsttherapie lernte sie erstmals in ihrem Leben den Umgang mit Farben und Papier kennen. Anfangs äußerst zögerlich und voller Berührungsängste, entstanden nach vielen mühsamen, vergeblichen Versuchen stets ähnliche, mit Buntstiften gezeichnete, karge Blumen mit hängenden Köpfen. „Schauens' doch selbst", sagt sie vorwurfsvoll zur Kunsttherapeutin, „dass Sie mit dem Geschmier da bei mir nix ausrichten können – 's hat keinen Sinn. Wegen meinem Tinnitus kann ich mich sowieso nicht konzentrieren, und außerdem bin ich die Schlechteste von allen hier!" Über lange Zeit ging so das Gerangel mit der Therapeutin, das die Patientin depressiv-kampfeslustig jeden Morgen vor Gruppenbeginn anzettelte. Wie manch andere depressive Patienten besaß auch Frau B., ungeachtet ihrer Beschwerden, ei-

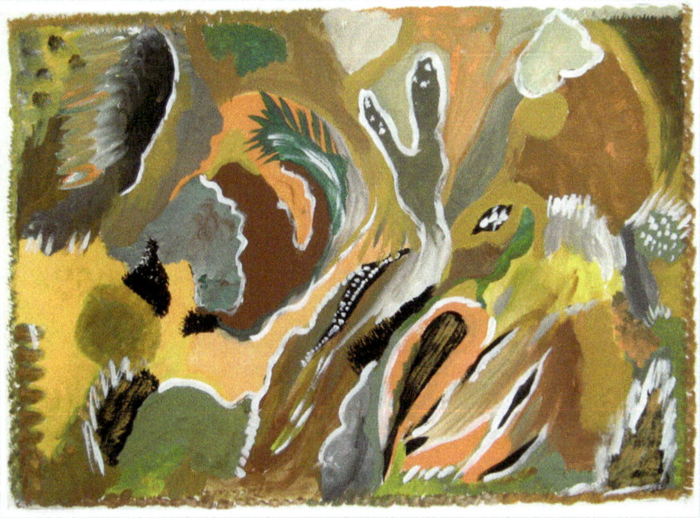

Abb. 24.6 Fremde Welten

nen überraschenden Sinn für Humor. Das konnte aber nur erkennen, wer auch ihre „starke" Seite wahrnahm. Neben ihrer Niedergeschlagenheit und der Last des dauernden Ohrgeräusches fanden sich doch immer auch Augenblicke, in denen es Grund zum Lachen gab. Zu ihren hängeköpfigen Blumen meinte sie, die Gartenliebhaberin, „Ja mei, ihr Armen, wenn ich euch doch wenigstens a bisserl Wasser geben könnt!" Und begehrlich schaut sie zu ihrem Malwasser, das sie der Kunsttherapie „zu Fleiß" gern über ihrem ungeliebten Bild ausleeren würde ... (➤ Abb. 24.6).

Therapeutische Beziehung

Der Doppeldeutigkeit ihrer Aussage, die einerseits die Rettung ihrer Blumen und andererseits das aggressive „Ertränken" ihres Bildes bedeuten könnte, war die Patientin sich durchaus bewusst. Verbunden mit ihrem hintersinnigen Humor wurden ihre erstaunliche Reflexionsfähigkeit und ihr robuster Charme eine wichtige Basis der therapeutischen Beziehung. Die Kunsttherapeutin nutzte stets die Gelegenheit, auch auf die sehr seltenen Augenblicke einzugehen, in denen die Patientin ihre übermütige, scherzhafte und nicht selten aggressive Seite leben konnte – allerdings zur Empörung mancher Mitpatienten, die Frau B. schwarzen Humor und der Kunsttherapeutin fehlendes Mitleid für die doch so schwer erkrankte Frau vorwarfen. Doch wie die Patientin der Kunsttherapeutin später sagte, habe es ihr in der schrecklichen Zeit der Krankheit, außer dem „Antidepressivum" (eigene Aussage der Patientin), gut getan, dass die Kunsttherapeutin ihre übermütige Seite auch in der tiefsten Depression erspürt und sich nicht gescheut habe, immer wieder daran anzuknüpfen. Außer ihrem Arzt, den sie geradezu verehrte (Vater?) und den sie, als es ihr besser ging, stets reichlich mit „Mon Chéri" versorgte, hätten sie alle bedauert und bemitleidet, und das sei für sie, der vor ihrer Erkrankung so tatkräftigen und lebensvollen Frau, das Allerschlimmste gewesen. Denn sie erinnerte sich noch sehr genau daran, wie sie früher über die Menschen, die nicht so tüchtig gewesen seien wie sie, „schlecht gedacht" hatte.

Im Laufe der Kunsttherapie entwickelten sich jedoch ihr Interesse und ihre Freude am Gestalten von Tag zu Tag mehr. Besonders überrascht war die Patientin, dass sie während des Malens von ihrem Ohrgeräusch so wenig merkte, dass sie es manchmal sogar ganz vergaß und, laut eigener Aussage, auch die Depression für kurze Zeit wie „weggeblasen" gewesen sei.

Frau B., die sich in ihrem ganzen Leben nie mit einer so „nutzlosen" und „kindischen" Tätigkeit wie dem Malen beschäftigt hatte, fragte am Ende ihres Aufenthalts nach einem freien Platz in der von der Kunsttherapeutin geleiteten ambulanten Malgruppe für ehemalige Patienten der Klinik (von Spreti 2005).

Die Malgruppe

In den wöchentlich 2 Stunden Kunsttherapie ereignete sich im Laufe der Zeit das Überraschende: Ungehemmt von Berührungsängsten gegen die leuchtenden Acrylfarben, die breitesten Pinsel und die größten Papierformate entstanden im Schutze der Gruppe immer fantasievollere und aufregendere Bilder. Es war nicht leicht, in dieser lebensfrohen und von Energie fast berstenden Form- und Farbenwelt diejenige Frau B. wiederzuerkennen, die ihr Leben lang kaum anderes gekannt hatte als in guten Zeiten das Wohl ihrer Familie und ihre Arbeit und in schlechten Tinnitus und Depression.

Die neue Wirklichkeit

Die Anerkennung und Begeisterung, die ihre Bilder in der Gruppe auslösten, und ihre vertrauensvolle Beziehung zur Kunsttherapeutin stärkten Frau B.s Selbstbewusstsein und gaben ihr den Mut, zum neuen schöpferischen Inhalt ihres Lebens zu stehen. Der Tinnitus, obwohl weiterhin geringfügig vorhanden, war kein Thema mehr für sie. Auch in ihrem Haus, das Frau B. nun allein bewohnte – im unteren Stock war weiterhin das Büro des Betriebes, den inzwischen einer ihrer Söhne übernommen hatte –, richtete sie sich eine bescheidene Ecke zum Malen ein. Die Wände ihres Heims befreite sie von den Heidelandschaften, südlichen Meerstücken und kupfergetriebenen Städteansichten und schmückte sie stattdessen selbstbewusst mit den eigenen Bildern. Überraschenderweise hatte die sonst so sparsame Frau ihre Werke besonders schön und teuer rahmen lassen!

In einer kleinen Ausstellung, in der die Maler der „Ambulanten Gruppe" ihre Werke präsentierten, hingen auch mehrere Bilder von Frau B. Bei der Titelsuche für ihre Werke zeigte sie sich zunächst ratlos. Auf den Vorschlag der Kunsttherapeutin, ihren fantastischen Bildern auch fantastische Titel zu geben, ging sie wie selbstverständlich ein. Nach dem ersten Titel „Viva Mexiko", den die ganze Gruppe für das aufregende südliche Bild ausgesucht hatte, fand sie selbst die Titel für ihre weiteren Werke, z. B. „Fremde Welten", „Aus der Tiefe des Meeres", „Zwei begegnen sich", „Farben und Formen", „Traumpfade", „Fantastische Landschaft" und „Herzland".

Ihr älterer Sohn hat für sie vor Kurzem eine eigene Ausstellung in einem christlichen Gemeindezentrum arrangiert, ihr jüngerer ließ für die Kunden des Geschäfts einen mit den Werken seiner Mutter geschmückten Bildband anfertigen.

Frau B. nimmt weiterhin an der Malgruppe teil; das Malen, und nicht mehr nur der Tinnitus, ist inzwischen zu einem zentralen Bestandteil ihres Lebens geworden.

LITERATUR

Elbing U (2004). Forschung Kunsttherapie. In: Mechler-Schönach C, von Spreti F (Hrsg.) FreiRaum. Zur Praxis und Theorie der Kunsttherapie. Psychotherapeut 3: 163–178.

Grulke N et al. (2006). Evaluation eines maltherapeutischen Angebots für onkologische Patienten in einem Akutkrankenhaus. Musik-, Tanz- und Kunsttherapie 17: 21–29.

Kächele H (2005). Kunsttherapie und Forschung. In: von Spreti F, Martius P, Förstl H (Hrsg.) Kunsttherapie bei psychischen Störungen. Elsevier Urban & Fischer München, S. 23–28.

Mechler-Schönach C, von Spreti F (2005). FreiRaum. Zur Praxis und Theorie der Kunsttherapie. Psychotherapeut 3: 163–178.

von Spreti F (2005). Die Akutstation. In: von Spreti F, Martius P, Förstl H (Hrsg.). Kunsttherapie bei psychischen Störungen. München: Elsevier Urban & Fischer, S. 293–303.

von Spreti F (2005). Die ambulante Gruppe. In: von Spreti F, Martius P, Förstl H (Hrsg.). Kunsttherapie bei psychischen Störungen. München: Elsevier Urban & Fischer, S. 317–327.

KAPITEL

25 Mit HIV leben

25.1 Medizinische Aspekte von HIV und Aids

Markus Backmund

25.1.1 Historie

1983 wurde bei einem Patienten mit Lymphadenopathie erstmals das *human immunodeficiency virus* (HIV) identifiziert. Ein Jahr später konnte der Zusammenhang mit dem 1980 formulierten *Acquired Immunodeficiency Syndrome* (AIDS) hergestellt werden. 1985 stand der erste HIV-Test zur Verfügung. Zum damaligen Zeitpunkt musste man davon ausgehen, dass die Diagnose Aids ein sicheres Todesurteil bedeutete, mit einem unklaren, viele Komplikationen und Erkrankungen beinhaltenden Leidensweg. Seuchen, also Infektionskrankheiten, haben schon immer Angst bei den Menschen hervorgerufen, und sie lösen noch heute Panik und Schrecken und in der Folge davon Abwehrreaktionen der Gesellschaft aus. Wann und wie gehandelt werden muss, regelt das Bundesseuchengesetz. Der Staat übernimmt die Strategie der Prävention und Therapie für die Bevölkerung. Er ist dann über die Gesundheitsämter den Ärzten gegenüber weisungsbefugt.

Die globale Angst wird durch **Schuldzuweisung** abgewehrt. Die Botschaft von Politikern und Klerikern lautet: Wer nicht sündigt, dem passiert auch nichts. Homosexualität, Drogensucht, Promiskuität werden bestraft. In diesem Zusammenhang wurde öffentlich diskutiert, ob Zwangstests eingeführt werden und HIV-infizierte Menschen auf eine Insel deportiert werden sollen. Rettungsassistenten und Pflegepersonal kamen Mitte der 1980er-Jahre vermummt „in Raumanzügen“ auf die Stationen, auf denen Aids-Patienten behandelt wurden. So mussten Aids-Kranke damals nicht nur mit der Nachricht zurechtkommen, dass sie an einer unheilbaren tödlichen Erkrankung leiden, sondern auch damit, dass sie **diskriminiert und ausgegrenzt,** als „Aussätzige" behandelt werden.

Diese Zeit der Epidemie auf einer der größten Aids-Stationen Deutschlands war sehr prägend. Wir Ärzte konnten nur da sein und zuhören – jeden Tag wurden die Patienten mit einer neuen, oft schmerzhaften Komplikation konfrontiert, die wir wiederum zu lindern versuchten. Doch die jungen Menschen sind fast alle gestorben – 10 Jahre lang gab es nur vage Hoffnungen auf eine effektive Therapie. Viele haben sich suizidiert, einige schon bei Mitteilung des Befunds, dass sie HIV-positiv sind.

Im Herbst 1995 kam der Durchbruch in der pharmakologischen Behandlung und in der Folge das immer bessere Wissen um eine effektive Kombinationstherapie. Patienten, die im Vollbild Aids dem Tod nahe waren, konnten das Sterbe- und Krankenbett wieder verlassen – einige leben noch heute.

25.1.2 Epidemiologie

In Deutschland lebten Ende 2016 ungefähr 88.400 HIV-infizierte Menschen (Schätzung des Robert Koch-Instituts 2017). In den letzten Jahren lag die Zahl der jährlichen Neuinfektionen zwischen 2.000 und 2.700 (➤ Abb. 25.1).

Ende 2015 waren weltweit 36,7 Mio. Menschen HIV-infiziert, davon über 25 Mio. in Afrika südlich der Sahara, 5,1 Mio. in Asien und der Pazifikregion, 2,4 Mio. in Nordamerika und Westeuropa, 2 Mio. in Lateinamerika und der Karibik, 1,5 Mio. in Osteuropa und Zentralasien und 0,2 Mio. in Nordafrika und dem Nahen Osten (UNAIDS 2016).

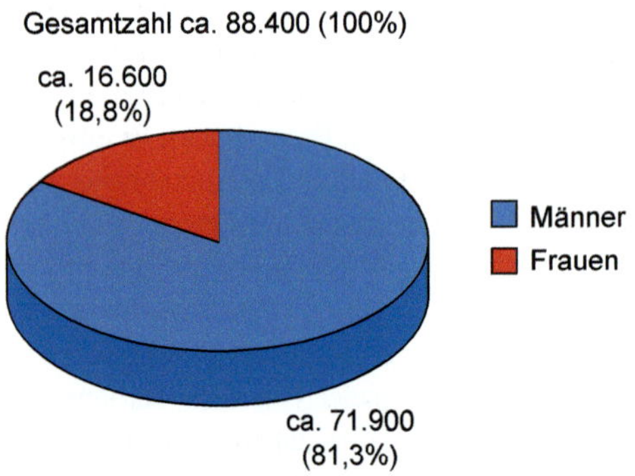

Abb. 25.1 HIV und Aids in Deutschland

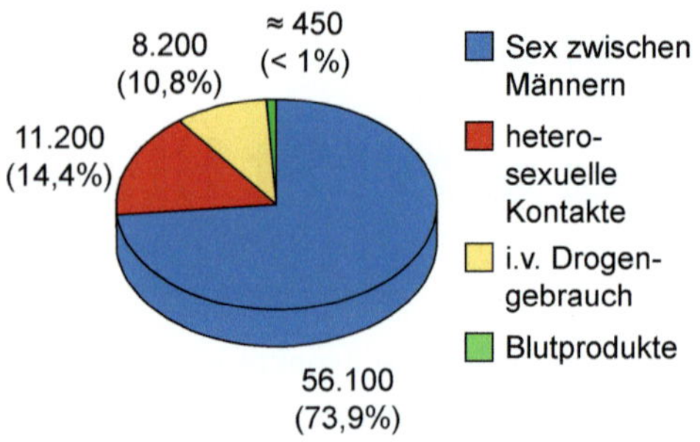

Abb. 25.2 Infektionswege und Risiken

Die höchste HIV-Konzentration befindet sich im Blut und in der Samenflüssigkeit. ➤ Abb. 25.2 zeigt die Übertragungswege. Ungeschützter sexueller Kontakt mit einem infizierten Partner und der gemeinsame Gebrauch von Spritzenutensilien zum Drogengebrauch führten und führen immer noch am häufigsten zu Neuinfektionen.

25.1.3 Prävention

Die von der Weltgesundheitsorganisation (WHO) unterstützten „Safer Sex"- bzw. „Safer Use"-Aktionen waren und sind sehr effektiv für die Gesamtbevölkerung. Die Botschaft ist, dass man sich schützen und eine Infektion verhindern kann. Sinnvoll sind spezielle Angebote für die oben dargestellten Hochrisikogruppen, z. B. Information und Aufklärung speziell für Homosexuelle und intravenös Drogenabhängige (IVDA); für Letztere sind Nadel-Spritzen-Austauschprogramme und ein flächendeckendes Angebot der Substitutionsbehandlung die besten Strategien zur Prävention (Acejjas et al. 2004; Backmund et al. 2005; Brogly et al. 2000; Gowing et al. 2004, 2005; Vlahov und Junge 1998). Deutlich wird dies am Vergleich der Prävalenzzahlen: In den Ländern, in denen Substitutionsbehandlung angeboten wird, ist die Prävalenz der HIV-Infektion unter den IVDA niedriger als 10 %, in Estland, Russland und der Ukraine, wo die Substitutionsbehandlung verboten ist bzw. bis vor Kurzem noch verboten war, sind 90 % aller IVDA HIV-infiziert (Dehne et al. 1999; Platt et al. 2006).

25.1.4 Therapiemöglichkeiten – Therapieerfolg

Durch die Kombination der Nukleosidanaloga mit zwei Proteaseinhibitoren gelang 1996 erstmals eine große erfolgversprechende Therapieverbesserung (Cameron 1998). Mittlerweile sind mehrere Substanzklassen mit vielen Medikamenten entwickelt worden, die über lange Zeit das Virus unterdrücken können (➤ Box 25.1). Ein virologischer Therapieerfolg ist definiert als eine Viruslast unter der Nachweisgrenze von 50 Kopien/ml. Dieser Wert sollte 3–4 Monate nach Therapiebeginn erzielt werden. Bei Nichterreichen dieser Reduktion wird von einem virologischen Therapieversagen gesprochen. Die wichtigsten Risikofaktoren hierfür sind antiretrovirale Vorbehandlungen, also mögliche vorbestehende Resistenzen, und eine schlechte Adhärenz (Übersicht bei Deeks 2000). Mehr als 90 % der Medikamente müssen exakt nach Vorschrift eingenommen werden, da sonst die Resistenzentwicklung drastisch ansteigt (Sehti et al. 2003). Dies gilt insbesondere für die Proteaseinhibitoren.

BOX 15.1

Substanzklassen der Aids-Medikamente

- Nukleosidische Reverse-Transkriptase-Inhibitoren (NRTI)
- Non-nukleosidische Reverse-Transkriptase-Inhibitoren (NNRTI)
- Proteaseinhibitoren (PI)
- Fusionsinhibitoren
- In der Erforschung: Integraseinhibitoren, Korezeptorantagonisten u. a.

Was auch immer mit **Compliance** oder **Adhärenz** gemeint ist, drei Dinge sind Tatsache (Hoffman et al. 2007):

- Wenn man nur 5 % der Pillen nicht nimmt, gerät der Therapieerfolg in Gefahr.
- Ärzte überschätzen grundsätzlich die Compliance ihrer Patienten.
- Je komplexer die Therapie, umso schlechter ist die Compliance.

Bezüglich des dritten Punktes sind in den letzten Jahren einerseits viele Medikamente für die einmal tägliche oder zumindest für die zweimal tägliche Gabe zugelassen worden („once daily"), andererseits hat sich die Anzahl der zu schluckenden Pillen durch die Zulassung von **Kombinationspräparaten** stark verringert.

Entscheidend ist auch ein optimales Management der **Nebenwirkungen** der Medikamente, da 25 % der Patienten die Medikamenteneinnahme aufgrund der Nebenwirkungen innerhalb des ersten Jahres abbrechen (D'Arminio Monforte et al. 2000).

25.1.5 Wechselwirkungen und Interaktionen mit Medikamenten und Drogen

Bei der Auswahl der Medikamente muss berücksichtigt werden, dass sich einerseits nicht alle antiretroviralen Medikamente untereinander vertragen und andererseits das antiretrovirale Regime in Kombination mit anderen Präparaten oder Medikamenten zu Komplikationen führen kann. So können die Plasmaspiegel von Saquinavir und Indinavir z. B. durch Knoblauchkapseln bzw. Vitamin C signifikant gesenkt werden. Marcumar®-Spiegel können durch Ritonavir erniedrigt werden. Wechselwirkungen zwischen Ergotaminpräparaten oder Prokinetika u. v. a. m. mit antiretroviralen Medikamenten sind bekannt. Nevirapin und Efavirenz führen zu einem deutlich höheren Bedarf an Methadon. Die Einnahme von Amphetaminen und Ritonavir kann zum Tode führen.

25.1.6 Psychischer Hintergrund

Allein die Nachricht, an einer unheilbaren Erkrankung zu leiden, kann eine akute **Lebenskrise mit Suizidgedanken** auslösen. Schon deshalb soll ein Testergebnis nicht am Telefon, sondern in der Praxis in einem Gespräch mit genügend Zeit mitgeteilt werden. Damit nicht unnötig Ängste erzeugt werden, sollte vor der Blutabnahme zur HIV-Untersuchung erklärt werden, dass der Befund, unabhängig vom Testergebnis, nur in der Praxis besprochen werden wird. Zu berücksichtigen ist eine evtl. schon vorbestehende psychische Belastung oder Erkrankung. So leiden 43 % der Drogenabhängigen an Angststörungen, 34 % an affektiven Erkrankungen und 5–10 % an Psychosen (Krausz et al. 1998). HIV-infizierte Frauen sind häufig Opfer sexueller Gewalt, auch durch ihre Partner. Patienten, die in ihrer Kindheit körperliche Gewalt oder sexuelle Misshandlungen erleiden mussten, sind ebenfalls besonders gefährdet (Bensley et al. 2000; Burke et al. 2005; Cohen et al. 2000; El-Bassel et al. 2004; Miller 1999).

25.1.7 Fazit

HIV-Infektion und Aids bedeuten für Patient und Arzt, schwerwiegende komplexe Problembereiche berücksichtigen zu müssen. Allein die in Kürze dargestellten Themenbereiche verdeutlichen, dass nur, wer sich eingehend und kontinuierlich mit der Erkrankung beschäftigt, optimal behandeln kann. Neben der Betreuung durch HIV-Spezialisten ist die Kooperation mit anderen Fachdisziplinen, insbesondere mit Psychotherapeuten, sinnvoll. Neben der medikamentösen Behandlung sollte angesichts der häufig psychisch vorbestehenden Belastungen und der aktuellen Stresssituation immer eine Psychotherapie angeboten werden. Kunsttherapeutische Ansätze werden im Folgekapitel dargestellt.

Gelingt es durch Prävention nicht, eine HIV-Infektion zu verhindern, soll das Ziel sein, diese möglichst früh zu diagnostizieren, um einerseits weitere Infektionen zu verhindern und andererseits die optimale Prophylaxe und Therapie anbieten zu können. Damit dies erreicht wird, ist es unabdingbar, vehement gegen die Diskriminierung einzutreten, denn Stigmatisierung und Diskriminierung sind die stärksten Barrieren. HIV-Infizierte werden meistens doppelt diskriminiert, z. B. aufgrund ihrer Homosexualität oder Drogenabhängigkeit und der HIV-Infektion (Backmund 1994). Nur wenn sie nicht mehr diskriminiert werden, trauen sich Betroffene, Hilfe zu suchen und Hilfe anzunehmen.

LITERATUR

Aceijas C, Stimson GV, Hickman M, Rhodes T on behalf of the United Nations Reference Group on HIV/AIDS (2004). Prevention and care among IDU in developing and transitional countries. AIDS 18: 2295–2303.

Backmund M (1994). Drogenabhängig und HIV-infiziert – doppelt diskriminiert. In: Jäger H (Hrsg.). HIV-Medizin: Möglichkeiten der individualisierten Therapie. Landsberg/Lech: ecomed, S. 391–395.

Backmund M, Meyer K, Henkel C, et al. (2005). Risk factors and predictors of human immunodeficiency virus infection among injection drug users. Eur Addict Res 11: 138–144.

Bensley LS, van Eenwyk J, Simmons KW (2000). Self-reported childhood sexual and physical abuse and adult HIV-risk behaviors and heavy drinking. Am J Prev Med 18: 151–158.

Brogly SB, Bruneau J, Vinclette J, et al. (2000). Risk behaviour change and HIV infection among injection drug users in Montreal. AIDS 14: 2575–2582.

Burke JG, Thieman LK, Gielen Ac, et al. (2005) Intimate partner violence, substance use, and HIV among low-income women: taking a closer look. Violence Against Women 11: 1140–1161.

Cameron DW, Heath-Chiozzi M, Danner S, et al. (1998). Randomised placebo-controlled trial of ritonavir in advanced HIV-1 disease. Lancet 351: 543–549.

Cohen M, Deamant C, Barkan S, et al. (2000). Domestic violence and childhood sexual abuse in HIV-infected women and women at risk for HIV. Am J Public Health 90: 560–565.

D'Arminio Monforte A, Lepri AC, Rezza G, et al. (2000). Insights into the reasons for discontinuation of the first highly active antiretroviral therapy (HAART) regimen in a cohort of antiretroviral naïve patients. AIDS 14: 499–507.

Deeks SG (2000). Determinants of virological response to antiretroviral therapy: implications for long-term strategies. Clin Infect Dis 30 (Suppl 2): S177–S184.

Dehne KL, Khodakevich L, Hamers FF, Schwartländer B (1999). The HIV/AIDS epidemic in eastern Europe: recent patterns and trends and their implications for policy-making. AIDS 13: 741–749.

El-Bassel N, Gilbert L, Golder S, et al. (2004). Deconstructing the relationship between intimate partner violence and sexual HIV risk among drug-involved men and their female partners. AIDS Behav 8: 429–439.

Gowing LR, Farrell M, Bornemann R, Ali R (2004). Substitution treatment of injecting opioid users for prevention of HIV infection. Cochrane Database Syst Rev 4: CD004145.

Gowing LR, Farrell M, Borneman R, et al. (2005). Brief report: Methadone treatment of injecting opioid users for prevention of HIV infection. J Gen Intern Med 20: 1–3.

Krausz M, Verthein U, Degkwitz P (1998). Prävalenz psychiatrischer Komorbidität bei opiatabhängigen Patienten. Nervenarzt 69: 557–567.

Miller M (1999). A model to explain the relationship between sexual abuse and HIV risk among women. AIDS Care 11: 3–20.

Platt L, Bobraca N, Rhodes T, et al. (2006). High HIV prevalence among injecting drug users in Estonia: implications for understanding the risk environment. AIDS 20: 2120–2123.

Robert Koch-Institut (2017). Schätzung der Zahl der HIV-Neuinfektionen und der Gesamtzahl von Menschen mit HIV in Deutschland. Epidemiol Bull 47: 531–548; www.rki.de/DE/Content/Infekt/EpidBull/Archiv/2017/Ausgaben/47_17.pdf?__blob=publicationFile (letzter Zugriff: 20.2.2018).

Sehti AK, Celentano DD, Gange SJ, et al. (2003). Association between adherence to antiretroviral therapy and HIV-drug resistance. Clin Infect Dis 37: 1112–1118.
UNAIDS (Joint United Nations Program on HIV/AIDS) (2016). 2016 Global AIDS Update. Geneva; www.unaids.org/sites/default/files/media_asset/global-AIDS-update-2016_en.pdf (letzter Zugriff: 20.2.2018).
Vlahov D, Junge B (1998). The role of needle exchange programs in HIV prevention. Public Health Rep 113 (Suppl 1): 75–80.

25.2 Kunsttherapie mit HIV-Betroffenen: von der Kunst, POSITIV zu leben

Jürgen Fritsche

„What is a happening? – A game, an adventure, a number of activities, engaged in by participants for the sake of playing."

Allan Kaprow (1967)

Menschen mit HIV-Infektion stehen mitten in den Fragen an das *Leben* angesichts der Konfrontation mit seiner Zerbrechlichkeit und existenziellen Themen des Daseins in der Welt: Leben, Liebe und Vergänglichkeit. Seit jeher sucht der Mensch diese Fragen in Kunst und Kultur zu bewältigen und Schmerz, Angst und Unsicherheit, aber auch Vitalität, Kampfgeist und Zukunftsentwürfe in *Bild und Form* zu fassen. Lebten bis zur Jahrtausendwende HIV- und Aids-Betroffene unter meist unmittelbarer Todesbedrohung, treten durch die verbesserte medizinische Situation gegenwärtig die Aspekte von *Lebensgestaltung* und *Identitätsarbeit* in den Vordergrund kunsttherapeutischer Arbeit. Als typische Belastungsfaktoren lassen sich einschneidende biografische Erschütterungen, gesundheitliche Probleme, Ängste, Depressionen[1], mangelndes Selbstwertgefühl, Einsamkeit und Erfahrungen von Diskriminierung nennen (Fritsche 2016: 348; vgl. auch Drewes et al. 2010: 18–34). Die Nähe zu Suizidalität ist in einzelnen Fällen gegeben.

[1] Laut Bock (2012: 25) sind 20 % der HIV-Patienten von Depression betroffen; dieser Wert ist doppelt so hoch wie in der Allgemeinbevölkerung.

25.2.1 Künstlerisch-therapeutische Arbeit im Offenen Atelier

Seit 1988 steht HIV-Betroffenen und ihren engen Bezugspersonen das kunsttherapeutische Angebot *Offenes Atelier* der Bayerischen AIDS-Stiftung in München zur Verfügung.[2] Ursprünglich besonders für HIV-/Aids-Patienten des Schwabinger Krankenhauses eingerichtet, in dem sich das Atelier befindet, wird es nun in der Regel von ambulanten Teilnehmern genutzt, deren körperliches Befinden einen Besuch des Ateliers von zu Hause aus zulässt.

Trotz der grundlegend verbesserten medizinischen Situation schaffen gesundheitliche Probleme, die Notwendigkeit einer kontinuierlichen pharmakologischen Behandlung, Nebenwirkungen von Medikamenten und die Angst vor Stigmatisierung einen immer noch immensen psychosozialen Leidensdruck. Eine Teilnehmerin formuliert es folgendermaßen:

„[...] die Neuinfektionen haben, haben (...) noch genauso Angst, vielleicht nicht mehr diese TODESANGST, aber eine Angst vor Krankheit und Angst vor AUSgrenzung ist ja AUCH nicht zu unterschätzen. Da ist ja jetzt NICHTS, [...] weil [...] der unmittelbare TOD nicht mehr bevorsteht. UND jetzt bei den LANGZEITpositiven [...] Was glaubst du denn, was 30 Jahre Positivsein einen belasten?"[3]

Die Kunsttherapie mit dieser Zielgruppe ist reich an Möglichkeiten, da in den seltensten Fällen aus Indikationsgründen eine besondere Vorsicht bezüglich der Einsatzmittel erforderlich ist. Die erheblichen Umstände eines fortgeschrittenen Krankheitsverlaufs von Aids (Bettlägerigkeit, Lähmung u. Ä.), die in früheren Jahren die Arbeit am Krankenbett erforderte (Niederreiter 1995: 46), kommen aktuell kaum noch zum Tragen. Grundsätzlich ist es dem Kunsttherapeuten möglich, ein breites Repertoire an Handlungsmöglichkeiten und Materialien einzuset-

[2] Als Leiter des Ateliers von 2001 bis 2016 durfte ich Neueinsteiger, Langzeitteilnehmer und phasenweise teilnehmende Nutzer des *Offenen Ateliers* in ihren unterschiedlichen persönlichen Situationen begleiten. Vertiefende Information zur Kunsttherapie mit dieser Zielgruppe s. Fritsche (2016).

[3] So äußerte sich eine Teilnehmerin mir gegenüber in einem dokumentierten Interview (Fritsche 2016: 236).

zen und seine Arbeit auf einen weit gefassten Kunst- und Gestaltungsbegriff zu beziehen, der allen Beteiligten viel Freiheit lässt und schöpferische Herausforderung bietet.

Kunsttherapie setzt auf die Unterstützung der seelischen Gesundheit und Widerstandskraft der Klienten durch die kontinuierliche künstlerisch-therapeutische Begleitung auch in Krisensituationen. Gemeinschaft und Kommunikation in der Gruppe, Selbstausdruck und Bestärkung von Handlungsfähigkeit verhelfen entscheidend zur Bewältigung der psychosozialen Belastung. Von entsprechenden Wirkungen auf das körperliche (Wohl-)Befinden und die Aktivierung der Immunkräfte ist mit großer Wahrscheinlichkeit auszugehen (vgl. Merz 2011: 248–249).

25.2.2 Die Arbeitshaltung im Kontext von HIV

Eine spezifische Bedingung für diese Arbeit ist eine entschiedene Unvoreingenommenheit bezüglich intimer Themen und der Persönlichkeit des Klienten. Toleranz und Offenheit gegenüber Minderheiten und sexueller Orientierung (viele Teilnehmer sind homosexuell) sowie ein Freisein von Berührungsängsten sind Voraussetzungen für den Aufbau einer therapeutischen Beziehung in der HIV-Arbeit (vgl. Niederreiter 1995: 22 ff., 32 ff.). Die kunsttherapeutische Begleitung erfordert eine Haltung, die dem Klienten sein spezielles persönliches Profil zugesteht, in dem die Einzigartigkeit der Person und ihrer Situation anerkannt und aus der heraus eine künstlerisch-therapeutische Exploration erst möglich wird.

Schöpferisches Handeln geschieht unter Beteiligung von Körper und Emotion sowie mittels der Auseinandersetzung mit Gestaltungs- und Lebensprozessen. Dabei besteht die primäre Aufgabe des Kunsttherapeuten darin, die schöpferischen Kräfte – als *Vitalkräfte* verstanden – zu aktivieren und ihren Ausdruck zu begleiten. Für seine Arbeit erweisen sich Supervision und ein interdisziplinärer fachkollegialer Austausch als hilfreich und wichtig.

Um belastenden Inhalten dieser Arbeit mit Kraft und Einsatzfreude begegnen zu können, sollte der Kunsttherapeut darauf achten, seinen privaten Bereich zu schützen und entschieden für die eigene Lebensqualität und lebensbejahende Erfahrungsräume zu sorgen. Meine Arbeit schöpft aus den Potenzialen künstlerischer und auf bildende Kunst bezogener Erlebens- und Handlungsweisen. Ein fundierter Erfahrungsbackground des Kunsttherapeuten mit dem künstlerischen Schaffensprozess und seinen Medien kann für diesen Ansatz als wirksam und charakteristisch bezeichnet werden, ohne damit einen Anspruch auf *Kunstschaffen* der Klienten zu verbinden werden (!).

25.2.3 Das Künstlerische als Heilfaktor: Impulse, Ressourcenaufbau und Reibung

HIV-Betroffene fühlen sich häufig durch die gesundheitlichen Folgen der Erkrankung, durch traumatisierende Erlebnisse, Erfahrungen mit Stigmatisierung und das Gefühl, ihrer Situation ausgeliefert zu sein, in ihrer Lebens- und Ausdruckskraft sowie ihren Beziehungsmöglichkeiten beschnitten. Zukunftsperspektiven erscheinen nicht selten düster. Durch gezielte Förderung ihrer Potenziale auf der künstlerisch-ästhetischen und sozialen Ebene können sie ausgleichende und motivierende Erfahrungen machen. Aus einer erstarkenden kreativen Grundhaltung wird es leichter, das eigene Schicksal anzuerkennen, die Lebenssituation anzunehmen und als Gestaltungsfeld zu nutzen. Die künstlerische Dimension bietet die *Freiheit* zu handeln, zu kreieren, Visionen zu entwerfen und Wahrnehmungsweisen zu erweitern. Sie verhilft zur Mobilisierung eigener Kräfte, macht sichtbar und führt zu Neuem. Daher erscheinen ein großes Maß an Handlungsfreiheit und ein vielseitiger Materialfundus, verbunden mit einer zulassenden, aber Struktur und Hilfe bietenden Begleitung durch den Kunsttherapeuten, für diese Zielgruppe als ideal. Folgende Wirkungen können dabei erzielt werden:

- Entlastung von beschwerenden Alltagserfahrungen
- Struktur im Alltagsleben
- Aktivierung zum Selbstausdruck/Initiierung schöpferischer Energie im Hier und Jetzt
- Anregung zu Humor und Leichtigkeit
- Förderung von Autonomie und Selbstwert/Selbstannahme

- Anerkennen der eigenen Biografie und Wahrnehmen/Bearbeiten persönlicher Lebensthemen
- (Wieder-)Entdecken, Einsetzen und Erweitern von Ressourcen
- Ermutigung zur Überwindung von Angst und Scham
- Stärkung der interaktiven Kompetenz in gestalterischer und sozialer Art (Zusammenarbeiten, gegenseitige Unterstützung, Trost, Zuhören)
- Entwerfen motivierender (Zukunfts-)Vorstellungen

Die künstlerische Begleitung geschieht *ressourcenorientiert*, beinhaltet aber das Angebot, mit persönlichen und in der Gestaltung auftretenden Problemen und Konflikten gezielt zu arbeiten. Eigenen Themen und Entwicklungswegen der Teilnehmer wird gegenüber Themenimpulsen des Kunsttherapeuten Vorrang eingeräumt. Anregungen über das Material, Möglichkeiten und Grenzen von Techniken, das experimentelle Forschen und die Begegnung mit Positionen aus der bildenden Kunst dienen als Impulse für Auseinandersetzung und Erweiterung des Handlungsradius.

25.2.4 Das Offene Atelier

Die Teilnehmer

Die Teilnehmer der Gruppe sind Frauen und Männer im Alter zwischen Anfang 30 und Mitte 70. Neben HIV-infizierten Menschen nutzen auch Personen aus ihrem engen sozialen Umfeld (Freunde, Partner, Angehörige) das Angebot.[4] Für einige steht der Leidensdruck des Lebens mit HIV trotz der Gewöhnung an ihre zum Teil langjährige Betroffenheit als kontinuierliche Belastung im Hintergrund. Andere haben die Thematik mittlerweile gut in ihr Leben integriert. Neuinfizierte finden einen ersten Halt unter Mitbetroffenen. In allen Fällen besuchen Teilnehmer das Atelier, um „etwas Gutes" zu erleben: sozialen Austausch in einem sicheren, tabufreien Rahmen zu erfahren, die Möglichkeit zum kreativen Selbstausdruck zu nutzen und Struktur im Alltagsleben zu erhalten. Folgende **Personengruppen** besuchten in den letzten Jahren das Offene Atelier:

- HIV-Betroffene und Mitbetroffene (Frauen und Männer)
- Durch sexuellen Kontakt infizierte Menschen
- Durch ehemaligen intravenösen Drogengebrauch infizierte Frauen und Männer
- Durch Bluttransfusion infizierte Menschen
- Durch unbekannte Quellen infizierte Menschen
- Freunde, Angehörige oder Partner HIV-Infizierter (Frauen und Männer)
- Nichtinfizierte Personen, die im Bereich HIV/Aids engagiert sind

Psychosoziale Themen und Belastungen:

- Unsicherheit im Umgang mit der Erkrankung und der Lebenssituation
- Probleme im Beziehungsgeflecht mit Partnern, Freunden und Familie
- Stigmatisierung wegen HIV (ggf. „doppelte Stigmatisierung" als Homosexuelle)
- Psychische Probleme (Depression, Verunsicherung, Suizidalität)
- Einsamkeit
- Sexualität, Partnersuche, Lebensstile (vgl. Bochow et al. 2011)
- Verarbeitung von Tod und Trauer (Verlust wichtiger Bezugspersonen durch Aids in früheren Jahren)
- Krankheitsbeschwerden, Symptome, Medikamente und Nebenwirkungen
- Lebens- und Zukunftsgestaltung
- Identität und das Sich-Zeigen als HIV-positiv und als gesellschaftliche Gruppe

Das Atelier: Raum und Räumlichkeit

Das Atelier besteht aus drei Arbeitsräumen und je nach Bedürfnis veränderbaren Arbeitsplätzen. Die Atelierräume gruppieren sich um einen Sitzbereich, in den man sich zurückziehen kann und wo sich zwanglose Gespräche ergeben. Zusätzlich zu Arbeitstischen und Staffeleien stehen freie Wände für extragroße Arbeiten zur Verfügung. Nach Bedarf kann auch der Boden als Aktionsfläche genutzt werden. Diese Raumerweiterungen ermöglichen

[4] Diese nahen sozialen Bezugspersonen können wegen der ihrerseits belastenden/verunsichernden Erfahrungen als „Mitbetroffene" von HIV bezeichnet werden (vgl. Fritsche 2016: 234; Lemmen 1996: 9–13).

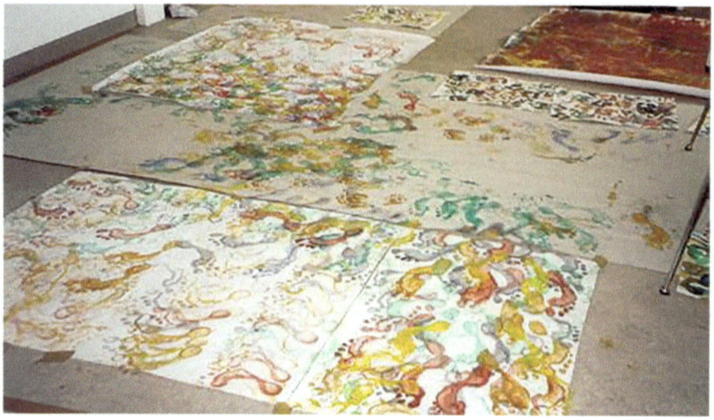

Abb. 25.3 Freie Gestaltung mit Körpereinsatz/Fußspuren (Karl[5], damals 39 Jahre)

einen Einsatz des ganzen Körpers im Prozess des Ausdrucks als Ergänzung zur konzentrisch-fokussierten Arbeit an einem klar begrenzten Arbeitsfeld (➤ Abb. 25.3).

Das Atelier ist ein von den Teilnehmern mitgestalteter Raum. Viele Einrichtungsgegenstände haben sie selbst mitgebracht. Bilder und Objekte an den Wänden geben Zeugnis von ihren schöpferischen Entwicklungen und Experimenten. Diese Atmosphäre unterstützt das Gefühl des Heimischen, aber auch des kreativen Abenteuers und wirkt somit sowohl schützend als auch anregend auf den schöpferischen Prozess.

Ausgehend vom Arbeitsraum Atelier kann sich aus den Aktionen der Teilnehmenden ein spielerisches, überraschendes und veränderbares Geschehen entfalten, das als *Ereignis* an sich manchmal dem frei fluktuierenden Geschehen eines *Happenings* nahekommt.

Der Arbeitsrahmen

Das kunsttherapeutische Angebot findet im Gruppensetting mit Möglichkeiten zur Einzelarbeit statt. Das Atelier ist einmal pro Woche für 2½ Zeitstunden geöffnet. An einem Nachmittag sind zwischen zwei und zehn Klienten anwesend, im Durchschnitt sind es etwa fünf Personen. Konventionelles Grundmaterial für unterschiedliche Anwendungsbereiche (Malerei, Zeichnen, Plastik, Mischtechniken für Arbeiten auf Papier, Holz, Glas und Leinwand) und vielfältiges Material auch für großformatige Arbeiten, Rauminstallationen und experimentelle Techniken stehen zur Verfügung. Die Atelierzeit gliedert sich in 1. eine *Begrüßungsrunde* mit gemeinsamem Kaffeetrinken, 2. ggf. eine Anregung/*„Warming-up"-Übung,* 3. die *Hauptarbeitsphase* der bildnerischen Aktivität und 4. ggf. eine *Gruppenbesprechung* oder ein *abrundendes Betrachten* und Sich-Verabschieden.

Eine besondere Qualität im Atelier ist das große Maß an persönlicher Freiheit. Jeder kann seine gestalterischen Wege selbst erforschen und eigene Themen verfolgen. Häufig biete ich durch ein spezielles Material, einen Themenanstoß oder einen spielerischen Einstieg Impulse. Das gelingt nicht immer – manchmal ist die persönliche Situation so drängend, dass ein entlastendes Gespräch Vorrang hat. Gelegentlich beteilige ich mich an den bildnerischen Prozessen und trete mit den Klienten über das *gemeinsame ästhetische Handeln* in Beziehung.

Wenn kurz vor Ende ein gemeinsames Betrachten und Besprechen stattfindet, setzt jeder seine eigenen Schwerpunkte. Das Gespräch bezieht sich besonders auf die bildnerische Thematik und Vorgehensweise und das persönliche Erleben. Häufig ergibt sich aus der Gruppe ein wertvolles Feedback für den Einzelnen. Der Zusammenhang zu vorhergehenden Arbeiten und die Dynamik unter den Teilnehmern werden dabei mit einbezogen. Aber auch ein gemeinsames „reines Wahrnehmen" ohne verbale Ausführungen kann sinnvoll sein, um bildnerische Prozesse und Spuren nicht voreilig zu „zerreden".

[5] Name geändert

Aktivitäten

Aktivitäten außerhalb des Ateliers sollen einem „Einigeln“ in den behüteten Raum der Gruppenkultur entgegenwirken und Abwechslung bringen. Hierzu zählen Aktivitäten in der freien Natur wie z. B. „Land-Art“-Projekte (➤ Abb. 25.4), künstlerisches Arbeiten im Freien, Fotografieren im Stadtraum u. Ä.

Um das Sichtfeld zu erweitern und Impulse aus Kunst und Kultur aufzunehmen, besuchen wir Ausstellungen in Galerien und Museen. Die Situation von HIV-Betroffenen ist häufig von sozialer Einengung und dem Wunsch nach einer Verbindung mit der Welt gekennzeichnet, die nicht an die HIV-Thematik gebunden ist. Deshalb erscheint mir die Kontaktaufnahme mit geistesverwandten „Netzwerken“, wie sie in der *Begegnung mit Kunst* erfahrbar sind, wichtig. Derartige *rezeptive* Kunsterlebnisse vor Originalen wirken in den Teilnehmern lange Zeit nach und geben häufig entscheidende Anstöße für die eigene bildnerische Arbeit.

Ausstellungen der Gruppe, die in unregelmäßigen Abständen durchgeführt werden, tragen dazu bei, dass die Klienten ihre Arbeiten und damit auch ihre persönlichen Prozesse in einem größeren Rahmen *zeigen* können und gleichzeitig das Gefühl von Anerkennung und Würdigung erleben. Das Engagement der Gruppe wird belohnt, wenn sie erlebt, was man zusammen auf die Beine stellen kann.

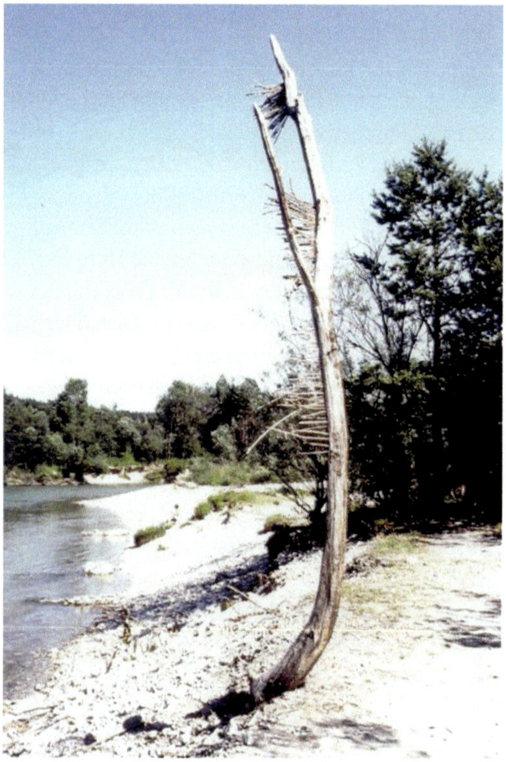

Abb. 25.4 „Land Art“ mit Naturmaterial: Der Teilnehmer Christoph gestaltete diese freistehende Stele aus Schwemmholzteilen.

Fallbeispiele[6]

Fallbeispiel 1: Eliane

Es gab Zeiten, in denen nur wenige Frauen im Atelier aktiv waren. Eliane (55) ist seit vielen Jahren teils regelmäßig, teils mit zeitlichen Lücken dabei. Anfangs zeigte sie sich als häufig einzige Frau im Atelier scheu und nahm im Gruppengeschehen nur am Rande teil. Dem forschen Kommunikationsstil und den Themen vieler homosexueller Männer stand sie zunächst distanziert gegenüber. Dennoch nahm sie weiterhin beständig teil. Sie hatte keine bildnerische Erfahrung, wollte aber gern „lernen“. Damals nahm ich wahr, dass Eliane sich vor mir und in diesem Kreis kaum über persönliche und biografische Themen äußern konnte. Meine Brücke zu ihr musste erst wachsen – das geschah über den künstlerischen Austausch.

[6] Namen der Teilnehmer geändert

Einstieg in den Prozess

Eliane begann mit einfachen Farbexperimenten. Ihre „Anfänger"-Offenheit wurde ihre Stärke, und sie erfand immer wieder neue Möglichkeiten, mit Material und Farbe zu arbeiten. Gleichzeitig offenbarte sich ihre geringe Frustrationstoleranz. Nach langen Phasen wiederholten schnellen Aufgebens begann sie irgendwann, meine Hilfe einzufordern: „Wie macht man das?", „Was soll ich jetzt machen?" Ich sah darin eine Chance, über die formale Ebene mit ihr in einen Austausch zu treten. Ihre Bitte um Anleitung lenkte ich zugunsten ihrer eigenen autonomen Entwicklung zurück und ermutigte sie immer wieder, selbst zu erkunden, wohin ihr gestalterischer Weg sie führen wolle, und auszuprobieren, mit welchen Mitteln sie ihrem Ziel näher kommen könne. Aus ihren spontanen Experimenten mit Farbe und Material entwickelte sich nach längerer Zeit eine Serie dynamischer Farbreihungen und Ansätze figürlicher Darstellung.

Vertrauen in die Gruppe

Eliane, die sich anfangs nur ungern bei Besprechungen äußerte, bemühte sich nach einiger Zeit spürbar, sich in das Gruppengespräch einzubringen und von ihren Gestaltungsprozessen zu berichten.

Nach ca. 3 Jahren im Atelier kam es zu einer gesundheitlichen Krise. Eliane begann schrittweise, ihr Befinden in Einzelgesprächen vor mir und der Gruppe mitzuteilen. Das langsam gewachsene Vertrauen in die Gruppe ermöglichte ihr, von ihrer Vergangenheit, Verletzungen und Verzweiflung in Kindheit und Jugend in einer anderen Großstadt zu erzählen: soziale Vernachlässigung, den Einstieg in Drogenkonsum, Gefängnisstrafen und ihre HIV-Situation.

Während jener Zeit versuchte sie erfolglos den Ausstieg aus einer Drogenersatztherapie. Zusätzlich hatten sich Nebenwirkungen der medikamentösen HIV-Therapie auf Körper und Gesicht ausgewirkt. Sie fühlte sich unattraktiv und schämte sich für ihre äußere Erscheinung. Eine Hepatitis schwächte sie außerdem stark. Später äußerte sie, dass das Atelier zu dieser Zeit der einzige Ort außerhalb ihrer Wohnung war, an dem sie sich nicht stigmatisiert fühlte und einfach *sein* konnte.

Im Laufe dieser Zeit entwickelte sie Interesse an der Darstellung weiblicher Figuren, die sie zunächst aus Collagematerial zusammenstellte. Bald aber wollte sie mit anderen Mitteln Gesichter, Körper und perspektivischen Raum darstellen. Trotz ihrer gesundheitlichen und psychischen Krise arbeitete sie, soweit sie konnte, weiter. Das Motiv der *Verschleierten* tauchte in verschiedenen Varianten auf. Anfangs umschlossen, eingebettet, verdeckt, wurden die Form des weiblichen Körpers und das halbbedeckte Gesicht ein Hauptthema ihrer Malerei, das sie über lange Zeiträume weiter bearbeitete. Schließlich entwickelte sie eine Serie sensibel geformter skulpturaler Figuren (mittels Silikonform gefertigter Gipsguss) völlig unverschleierter weiblicher Körper, deren selbstrepräsentierende Qualität sich in ihren Kommentaren vermittelte. Mir erschien es, als hätte Eliane es – bei aller Scheu sich zu zeigen – geschafft, durch ihre künstlerische Arbeit auf persönliche Weise von sich zu „sprechen".

Wachsende Autonomie

Parallel zur Ausarbeitung des Körpermotivs und der Hinwendung zum schrittweise vom schützenden Schleier befreiten Gesicht wurde ihr Auftreten in der Gruppe als eine selbstbewusste, integrierende Persönlichkeit zunehmend spürbar. Heute übernimmt sie beim Entwerfen und Durchführen von Gemeinschaftsprojekten, Ausstellungen und in der Gruppendynamik eine mit viel Rücksicht auf die Bedürfnisse der anderen agierende führende Rolle.

Zudem konnte Eliane im Zuge ihrer zunehmenden Autonomie in ihrer künstlerischen Arbeit und in der Gruppe schwierige systemische Muster von Beziehungsangst und Co-Abhängigkeit lockern. Über Jahre schaffte sie es, sich aus einer für sie einengenden Beziehung bewusst und konstruktiv zu lösen. Zeichnungen aus Reiseskizzenheften zeigen, wie sie sich mittels ihrer künstlerischen Beschäftigung über die Grenzen der Beziehung hinaus eigenen Raum schaffen und die eigene Identität stärken konnte.

Fallbeispiel 2: Hans

In den früheren Jahren der Atelierarbeit haben wir einige Teilnehmer durch Aids verloren. Manche Teilnehmer berichten von dem Gefühl, nach dem Massensterben der 1980er-Jahre „übrig geblieben" zu sein. Die Angst vor dem gesundheitlichen Verfall kommt häufig zum Ausdruck. Solche Themen vermittelten sich manchmal durch Bilder mit düsteren Farbtönen, diffusen Strukturen und einsam wirkenden Figuren. Aber auch Auflehnung, Wut, Spannung und Vitalität äußern sich in expressiver Farbigkeit und kräftigem Duktus.

Hans, ein Grafikdesigner mit hohen formalen Ansprüchen an seine Gestaltungen, war überzeugt, seinen 51. Geburtstag nicht zu erleben. Er überlebte jedoch bis heute und fand nach einer schwierigen Trennung für eine lange Zeit einen neuen Partner. Dieser inspirierte ihn zu einem beeindruckenden naturrealistisch orientierten Bild voller Lebensbejahung, aber auch Nachdenklichkeit. Es stellt den Partner während einer gemeinsamen Reise in einer positiv erlebten Situation dar. Nach einiger Zeit nahmen bereits früher aufgetauchte Herzbeschwerden wieder zu, und seine Ängste, bald sterben zu müssen, kehrten zurück. Bald darauf erlitt Hans einen Herzinfarkt. Sein Kommentar zu der doppelten gesundheitlichen Belastung bildete den Titel zu einem Film, den die Gruppe über das Atelier damals drehte: „Handvoll Herz – Handvoll HIV". Während der Erholungszeit gelang ihm nach langer Zeit fehlenden Antriebs eine Serie beeindruckender Bilder – diesmal nicht sujetgebunden, sondern abstrakt und mit reduzierten malerischen Mitteln. Ausgehend von Schwarz als emotionalem und formalem Faktor, komponierte er farblich variantenreiche Anordnungen horizontaler Schichtungen und Linien, die sehr lebendig, spannungsvoll und gleichzeitig beruhigend wirkten. Hans: „Ich bin sehr glücklich, durch den Verzicht auf Realismus in meinen Arbeiten endlich wieder Inspiration und ein neues Gefühl von Freiheit zu spüren!" Zwischen Herz und HIV hatte sich ein neuer Raum eröffnet.

Fallbeispiel 3: Jim

Der langjährige Gruppenteilnehmer Karl brachte seinen seinerzeit schwer erkrankten HIV-infizierten Freund Jim mit ins Atelier, der wegen eines bösartigen Tumors stationär behandelt werden musste. Jim wusste, dass ihm nur noch wenig Zeit zu leben blieb. Humorvoll, ruhig und sogar *strahlend* nahm er an wenigen Stunden im Atelier teil. Jim zeichnete aus eigenem Antrieb fast liebevoll mit sanften Bleistiftstrukturen seinen Tumor und nahm mein Angebot erleichtert an, die Zeichnung im Atelier zu deponieren. Wenige Wochen später starb er. Die Gruppe widmete ihm eine Gruppenarbeit zum Thema „Miteinander – füreinander" (➤ Abb. 25.5).

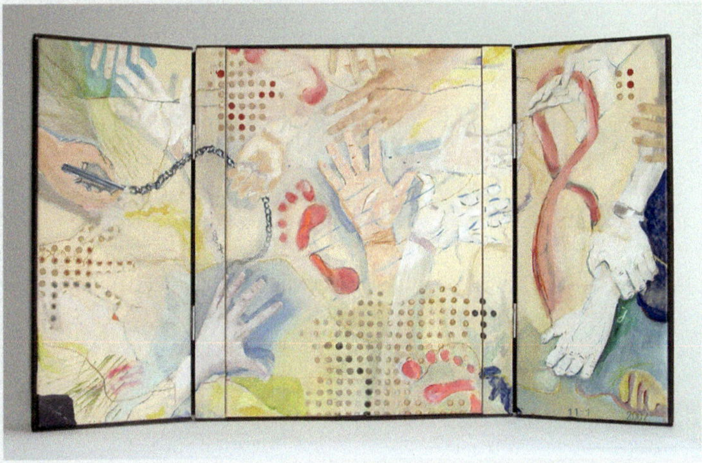

Abb. 25.5 „11:1"-Triptychon: Gruppenarbeit aus dem Offenen Atelier

25

25.2.5 Fazit

Ein kunsttherapeutisches Atelier für Betroffene und Mitbetroffene von HIV erfüllt viele Funktionen. Es wirkt dem Gefühl von Stigmatisierung entgegen, regt vitalisierende Prozesse an, verhilft zum freien Ausdruck (oft angestauter) innerer Themen und Impulse. Im Sinne von Selbsthilfe ermutigt es die Teilnehmer, gemeinsam auch schwierigen Phasen ihres Lebens einen Sinn abzugewinnen und ihnen aktiv zu begegnen. Trotz der ernsthaften Grundthematik prägen Humor und Leichtigkeit die Atmosphäre und schaffen somit eine positive Ausgleichserfahrung zur Welt des Alltagslebens.

Das Medium Kunst ermöglicht den Atelierteilnehmern eine tiefe, sinnstiftende Begegnung mit sich selbst, fördert die Entfaltung von Ressourcen und verbindet mit der Außenwelt – einer Welt, die angesichts der vielen fordernden Themen der globalen Gesellschaft die HIV-Problematik und die Situation Betroffener fast schon wieder zu übersehen scheint (vgl. Junge 2015).

LITERATUR

Bochow M et al. (2012). Schwule Männer und HIV/AIDS. Berlin: Deutsche AIDS-Hilfe (DAH) e. V.

Bock W (2012). Aus der Tabu Ecke holen – HIV und Depression. In: Deutsche AIDS-Hilfe (Hrsg.). Jahrbuch 2011/2012. Berlin: DAH, S. 25.

Dunde R (2015). Positiv weiterleben: Seelische Selbsthilfe bei HIV-Infektion. Frankfurt a. M.: Fischer.

Drewes J, Langer P, Kühner A (2010). Hintergründe: HIV und Aids in Deutschland. In: Langer P, Drewes J, Kühner A (Hrsg.). Positiv. Leben mit HIV und AIDS. Bonn: BALANCE buch+medienverlag, S. 18–34.

Fritsche J (2016). Der Schöpferische Prozess in Kunst, Kunsttherapie und Kunstpädagogik. Das Künstlerische als Katalysator in der Persönlichkeitsbildung. München: Herbert Utz Verlag.

Junge S (2015). Kunst gegen das Verschwinden: Strategien der Sichtbarmachung von AIDS in Nan Goldings Ausstellung „Witnesses: Against Our Vanishing". Berlin: de Gruyter.

Lemmen K (1996). Der Stellenwert der Arbeit mit Angehörigen im Konzept der strukturellen Prävention. In: Deutsche AIDS-Hilfe (Hrsg.). Partnerschaft, Familie, Freundeskreis. Herausforderungen durch HIV und AIDS. Berlin: DAH, S. 9–13.

Merz R (2011). Kunsttherapeutische Forschung. Eine Vergleichsstudie zum künstlerischen Ausdruck von Menschen mit und ohne HIV-Infektion. In: Petersen P, Gruber H, Tüpker R (Hrsg.). Forschungsmethoden Künstlerischer Therapien. Wiesbaden: Reichert, S. 248–262.

Niederreiter L (1995). Bilder zwischen Leben, Krankheit und Tod. Köln: Claus Richter Verlag, S. 22 ff.

Rauchfleisch U, Frossard J, Waser G (2002). Gleich und doch anders – Psychotherapie und Beratung von Lesben, Schwulen, Bisexuellen und ihren Angehörigen. Stuttgart: Klett-Cotta.

Urban M, Jäger H (1999). Leben heißt Zeichen geben, Kunst – Therapie – HIV. Landsberg/Lech: ecomed.

Urban M, Majer H (1995). Über Lebenszeichen – Dokumentierte Kunsttherapie. Aids – Bilder & Texte. München: Westermayer.

KAPITEL 26 Lebenswende Krebs: Onkologie

26.1 Medizinische Aspekte onkologischer Erkrankungen

Pia Heußner und Philipp Martius

26.1.1 Epidemiologie

Jeder zweite Deutsche erkrankt im Laufe seines Lebens an Krebs. Bei **480.000 Neuerkrankungen/Jahr** befinden sich mehrere Millionen Menschen unter aktueller Therapie oder in der Nachsorge nach Krebs (Becker, GEK*ID*). Die am häufigsten betroffenen Organe sind bei den Männern die Prostata, bei den Frauen ist es die Brust; geschlechtsunabhängig finden sich Darmkrebs und Lungenkrebs auf den Plätzen zwei und drei (➤ Abb. 26.1). Etwa **25 % aller Todesfälle,** das sind ungefähr 223.000/Jahr in Deutschland, sind auf eine Krebserkrankung zurückzuführen; die Tendenz ist steigend. Damit stehen Krebskrankheiten nach den Herz-Kreislauf-Erkrankungen auf Platz zwei der Todesfallstatistiken.

So entsteht zunächst der Eindruck einer immer größer werdenden Bedrohung durch „den Krebs". Wissenschaftlich betrachtet müssen wir aber dagegenstellen, dass die Bevölkerung immer älter wird, was automatisch zu höheren Lebenszeitprävalenzen führt, dass die diagnostischen Möglichkeiten immer genauer werden und dass andere Krankheiten immer besser behandelt werden können. Mehr als zwei Drittel aller Krebserkrankungen treten bei Menschen jenseits des 65. Lebensjahres auf. Die Überlebensraten für an Krebs erkrankte Menschen sind in den letzten Jahrzehnten erheblich gestiegen.

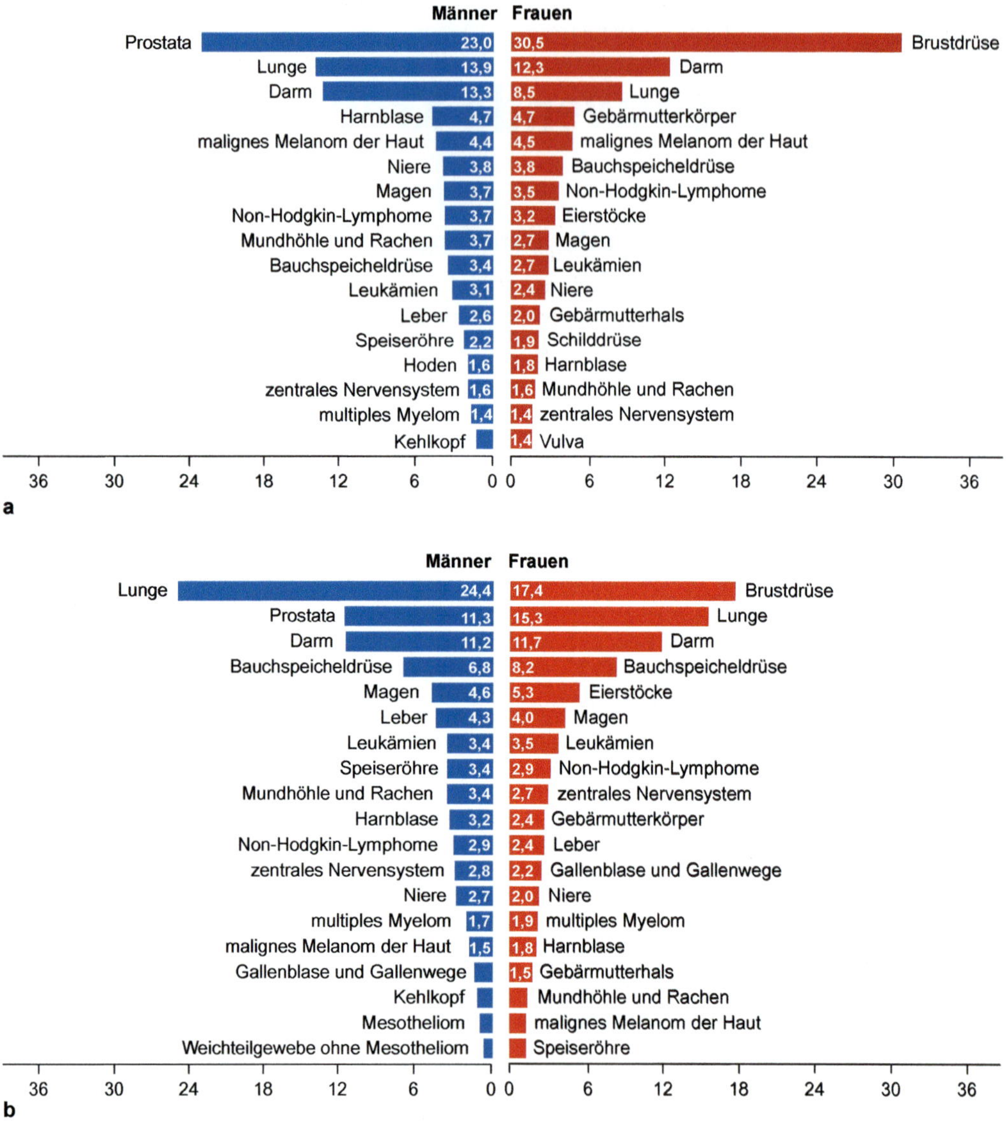

Abb. 26.1 Prozentualer Anteil der häufigsten Tumorlokalisationen (GEKID Bericht 2017)
a) an allen Krebsneuerkrankungen in Deutschland 2014 (ohne nichtmelanotischen Hautkrebs)
b) an allen Krebssterbefällen in Deutschland 2014

26.1.2 Ätiologie

Die biologische Perspektive

Der Entstehung von Krebskrankheiten liegen multifaktorielle Prozesse zugrunde. Die Zunahme der Krebserkrankungen legt den Schluss nahe, dass die **Umweltbelastung** dafür verantwortlich zu machen sei. Eher handelt es sich aber um einen Effekt der steigenden Lebenserwartung der Bevölkerung. Unter den eindeutig **als Risikofaktoren** identifizierten Umwelteinflüssen stellen der **Zigarettenkonsum,** das **Ernährungsverhalten** und **Bewegungsmangel** sowie **UV-Strahlung** die wichtigsten Einflussgrößen dar. Mit geringerem Anteil sind **Übergewicht, Alkohol, virale Infektionen, radioaktive Strahlung** und **berufliche Exposition** von kanzerogenen Stoffen an der Entstehung von Krebs beteiligt.

Genetische Faktoren

Der Anteil gesicherter Erkenntnisse über genetische Faktoren der Krebsentstehung wird mit > **5 %** angegeben. Am besten untersucht sind die **familiären Häufungen** von **Brust-** und **Darmkrebs.** Hier sind die zugrunde liegenden genetischen Mutationen teilweise bekannt (z. B. *brca1* und *brca2* für Brustkrebs). Auch bei Pankreas-, Ovarial-, Prostata- und Schilddrüsenkarzinomen treten familiäre Häufungen auf.

Die psychosoziale Perspektive: die Frage nach dem Warum?

Warum bin gerade ich krank geworden? Warum gerade jetzt? Was habe ich falsch gemacht? Diese und ähnliche Fragen formulieren Krebspatienten zu irgendeinem Zeitpunkt. Und auch wenn wir sie wissenschaftlich nur sehr selten adäquat beantworten können (Zigarettenrauchen – Lungenkrebs, Asbestexposition – Pleuramesotheliom), so besteht die Gefahr, dass Patienten und Angehörige auf der drängenden Suche nach Kausalitäten und Sinn der Ereignisse zu **populären Mythen,** Überzeugungen und unbewiesenen Schuldzuweisungen finden und ihre subjektive Krankheitstheorie entwickeln. Wissenschaftlich wird das Konzept der sogenannten **„Krebspersönlichkeit"** allerdings heute als **unhaltbar** betrachtet (Schwarz, Price). Im Anschluss an die Ätiologiefrage entwickeln viele Patienten die Kontrollfantasie, wenn sie ab sofort „ihr Leben entsprechend veränderten, in Zukunft alles richtig machten und positiv dächten", könnten sie den Verlauf der Erkrankung positiv beeinflussen und ihre Heilung herbeiführen. Professionelle Helfer haben hier die Aufgabe, solch **maladaptive Theorien** und Bewältigungsstrategien zu identifizieren und einen **ressourcenorientierten Bewältigungsstil** zu unterstützen.

Prävention: Was lernen wir daraus?

Die epidemiologischen und ätiologischen Kenntnisse weisen uns den Weg, wie wir im präventiven Sinne über das **Gesundheitsverhalten** Einfluss auf das Auftreten von Krebserkrankungen nehmen können. Das Zentrum für Krebsregisterdaten schätzt, dass **Tabakkonsum** für 16 % aller Krebserkrankungen verantwortlich zu machen ist. Dazu gehören vor allem Tumoren der Mundhöhle, der Speiseröhre, des Kehlkopfes, der Lunge, der Bauchspeicheldrüse, der Harnblase und des Gebärmutterhalses.

Den **Ernährungsgewohnheiten** kommt ein Anteil bis zu 40 % bei der Krebsentstehung zu. Hohe Anteile tierischer Fette gelten als eindeutige Risikofaktoren, eine protektive Wirkung von Ballaststoffen, Obst und Gemüse wird als sehr wahrscheinlich angenommen.

Die Tatsache, dass wir 90-jährige kerngesunde Kettenraucher und 35-jährige lungenkrebskranke Nichtraucher kennen, zeigt uns aber auch, dass die Entstehung von Krebskrankheiten ein multifaktorielles, wissenschaftlich noch nicht ausreichend erforschtes Gebiet darstellt.

26.1.3 Pathologie

Chemische und radiologische Einwirkungen führen zu einer Schädigung der chromosomalen DNA der einzelnen Zelle, es entsteht eine **somatische Mutation.** In den meisten Fällen können solche Mutationen durch körpereigene **DNA-Reparaturmechanismen** aufgelöst werden. Ist die Schädigung aber irreversibel, ist das Tumorwachstum initiiert. Die Entstehung einer Krebsgeschwulst basiert auf überschießendem, unkontrolliertem Wachstum einer einzelnen Zelle. Zunächst handelt es sich lediglich um eine Zellwucherung, die zu einer Schwellung = Tumor führt. Das **gestörte Wachstumsverhalten** maligner (bösartiger) Zellen ist charakterisiert durch **Invasivität, Destruktivität und Metastasierung.** Die Veränderungen an der DNA der betroffenen Zelle führen zu verschiedenen Mechanismen, die biologische Wachstumsvorteile gegenüber gesunden Zellen bieten:

- Raschere Proliferation (Zellteilung und Zellreifung) als gesunde Zellen

- Erhöhter Stoffwechsel
- Fähigkeit der Metastasierung, d. h. der Loslösung aus dem Zellverband und der Ausbreitung über Blut- und/oder Lymphgefäße
- Fähigkeit der Neoangiogenese, d. h. der Selbstinduktion einer adäquaten Versorgung mit Blutgefäßen und damit Sicherstellung der Energieversorgung
- Fähigkeit, die Apoptose, den programmierten Zelltod, auszuschalten

Prinzipiell weisen maligne Tumoren ein unterschiedliches Maß an Bösartigkeit auf. Das histologische Bild der malignen Zellverbände gibt anhand der unterschiedlichen Differenzierungsgrade, des **Gradings I–IV,** Hinweise auf die Wachstumsgeschwindigkeit des Tumors und damit auf die **Prognose** der Erkrankung: Ein Karzinom mit einem Grading G I ähnelt in seiner Zelldifferenzierung noch dem gesunden Ausgangsgewebe und wächst relativ langsam; liegt hingegen ein Grading G III vor, so sind die Zellen entdifferenziert; der Tumor wächst sehr rasch und destruktiv.

26.1.4 Symptomatik

Die primäre Symptomatik einer Krebserkrankung ist häufig **unspezifisch** und führt dazu, dass oft sowohl Patienten als auch Hausärzte lange Zeit nicht für möglich halten, dass eine ernsthaft bedrohliche Erkrankung vorliegen könnte. Die vielfach beschriebene Abgeschlagenheit, der „Leistungsknick“ ist selten richtungweisend. Häufig wird genau dieses Symptom als „psychogen“ abgetan. Auf Patientenseite kommt der Aspekt der **Verleugnung** von beunruhigenden Symptomen hinzu. Aus Angst, es könnte eine dramatische Diagnose festgestellt werden, gehen diese Patienten lange Zeit nicht zum Arzt.

Auch wenn sich die Symptomatik unspezifisch darstellt, müssen immer somatische Ursachen ausgeschlossen werden, bevor die Krankheitszeichen im Sinne einer psychischen Störung gedeutet werden. Eine besondere diagnostische Herausforderung stellen dabei die **ätiologischen Mischbilder** dar. So werden körperliche Symptome von Menschen unterschiedlich wahrgenommen und verarbeitet und lösen unterschiedliche Reaktionen aus. Ein ausgeprägter „Kreuzschmerz“ kann Ausdruck einer somatoformen Störung und/oder eines Bandscheibenvorfalls und/oder einer Lendenwirbelsäulenmetastase sein. Viele Krebspatienten, bei denen in der Vergangenheit Somatisierungen bekannt waren und die als emotional wenig belastbar gelten, werden über Monate hinweg nicht ausreichend untersucht und schließlich zur Psychotherapie überwiesen. In diesen Fällen geht wertvolle Zeit verloren: Die Patienten werden erst in fortgeschrittenen Stadien der Krebserkrankung diagnostiziert. Und es gilt: Je früher ein Tumor entdeckt wird, umso besser ist er behandelbar.

Zu den klassischen **Alarmsymptomen,** die immer einer sofortigen Abklärung bedürfen, zählen heftige Schmerzen, inadäquater Gewichtsverlust, unklare Schwellungen, Nachtschweiß und neurologische Ausfälle, gehäufte schwere Infektionen und Blutungen.

26.1.5 Diagnostik

Sinn und Zweck der Diagnostik ist zunächst die Suche nach der Ursache für Symptome. Um eine möglichst gute **Prognoseabschätzung** und **individuelle Therapieplanung** zu erstellen, muss mittels der **Ausbreitungsdiagnostik** die individuelle Erkrankung charakterisiert werden:

- Neben den histologischen Gewebemerkmalen wird für jeden Tumor die Tumorgröße bestimmt und damit das **T-Stadium** (T1–4) der **TNM-Klassifikation** festgelegt.
- Mit dem N-Stadium werden das Vorhandensein und die Anzahl von umgebenden **Lymphknoten** angegeben, das M steht für **Metastasen.** Je niedriger das TNM-Stadium, desto besser ist die Prognose der Erkrankung.

Nach gründlicher Anamnese und körperlicher Untersuchung werden neben der Gewebeprobe zur histologischen Untersuchung verschiedenste **bildgebende Verfahren** wie Röntgen, Computertomografie (CT), Kernspintomografie (Magnetresonanztomografie, MRT), Positronenemissionstomografie (PET), Szintigrafien und Laboruntersuchungen notwendig.

Da die meisten Behandlungsmaßnahmen zu einer Belastung von Leber-, Nieren- und Herzfunktion führen, müssen **Organfunktionsuntersuchungen** durchgeführt werden, mit denen die Belastbarkeit der verschiedenen Organsysteme abgeschätzt wird.

26.1.6 Behandlungsansätze

Die Diagnose Krebs wird von den Patienten und auch von den Menschen in ihrem Umfeld häufig primär mit Hoffnungslosigkeit, Sterben und Tod assoziiert. Die tatsächlichen Überlebensdaten zeigen aber, dass die Fortentwicklung der Behandlungsmaßnahmen immer häufiger dazu führt, dass Patienten mit oder nach einer Krebserkrankung ein hohes Alter erreichen. Viele Krebserkrankungen müssen wir heute als unheilbare, **chronische Krankheiten** betrachten, die einen Verlauf über viele Jahre nehmen können. Damit Patienten überhaupt in die Lage versetzt werden, sich für oder gegen Behandlungsmaßnahmen zu entscheiden, müssen sie zunächst ihre Situation realistisch einordnen können (➤ Abb. 26.2).

Behandlungsziele

Der erste Schritt in der Behandlungsplanung ist die **Definition des Behandlungsziels.** Je realistischer eine **Heilung (adjuvantes Ziel)** erreicht werden kann, umso eher werden Ärzte und Patienten bereit sein, aggressive Therapieverfahren anzuwenden, die mit **Nebenwirkungen** einhergehen und vorübergehend die **Lebensqualität** erheblich beeinträchtigen können.

Je **palliativer** eine Situation ist, d. h., je eindeutiger es sich ausschließlich um **Lebenszeitgewinn** handelt, umso größerer Wert wird auf nebenwirkungsarme Behandlungen gelegt, mit dem Ziel der Symptomkontrolle und der Verbesserung der Lebensqualität. Der Erfolg einer onkologischen Therapie wird also nicht nur an der Remission (Rückbildung) des Tumors gemessen, sondern auch an der Lebensqualität des Patienten.

Behandlungsmethoden

Die **Chirurgie** entfernt das Tumorgewebe und ist damit ausschließlich lokal wirksam. Wann immer möglich, wird ein Tumor komplett im gesunden Gewebe entfernt. Dabei ist individuell das resultierende Ausmaß an Funktionseinbußen, Organverlusten und Amputationen gegen die Heilungsaussichten oder den Lebenszeitgewinn abzuwägen.

Die **Strahlentherapie** zeigt eine erweiterte lokale Wirkung im sogenannten Tumorbett und in den dazu gehörigen Lymphabflussgebieten. Physikalisch führt die Bestrahlung zur direkten Schädigung von Zellen und zu indirekten Wirkungen im benachbarten Gewebe. Somit ist das Feld, in dem Strahlen wirksam sind, größer als das Feld, das bestrahlt wird. Die **Strahlensensibilität** ist von Tumor zu Tumor unterschiedlich. Als besonders strahlenemp-

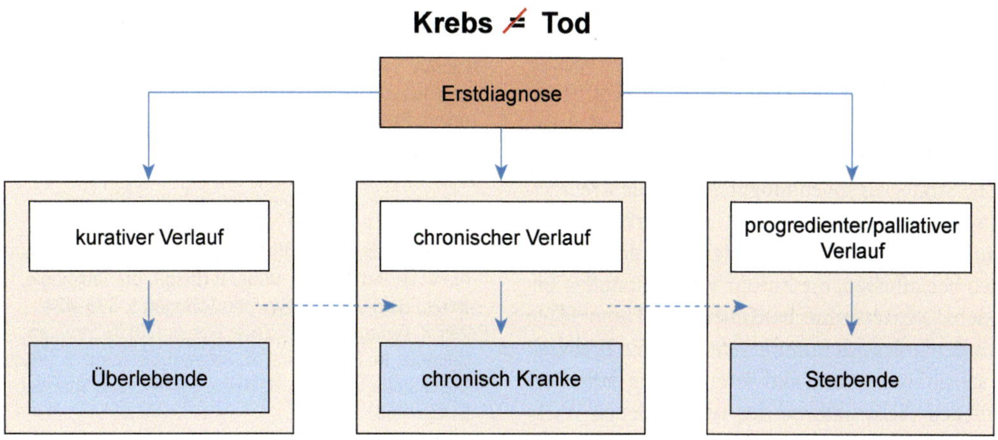

Abb. 26.2 Die Diagnose Krebs ist heute nicht mehr gleichbedeutend mit dem Tod

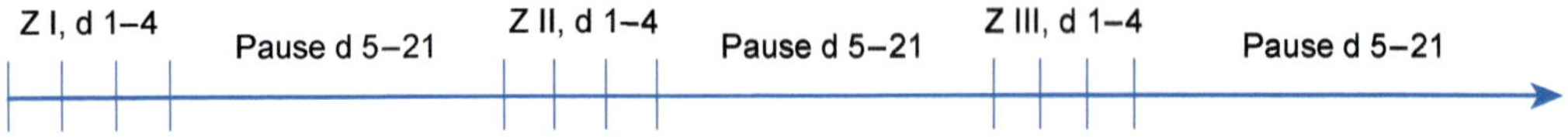

Abb. 26.3 Typischer Zeitablauf von Chemotherapie in repetitiven Zyklen (Z = Zyklus, d = Tag)

26

findlich gelten kleinzellige Bronchialkarzinome und einige Lymphome. Besonders strahlenresistent sind maligne Melanome und ausdifferenzierte Sarkome.

Die **medikamentöse Tumortherapie,** häufig gleichgesetzt mit **Chemotherapie,** wirkt systemisch, d. h., sie erreicht Krebszellen überall dort im Körper, wohin das Medikament über das Blut transportiert wird.

Neben den klassischen **Zytostatika** (Substanzen, die das Zellwachstum hemmen und Zellen zum Absterben bringen) kommen vor allem **Antikörper** und **Hormone** zum Einsatz. Moderne Substanzen wie z. B. die **Angiogenese-Inhibitoren,** hemmen die tumorspezifische Blutgefäßversorgung (s. u.).

Zytostatika werden zumeist intravenös verabreicht. Je kurativer das Therapieziel, desto häufiger werden mehrere Medikamente und damit zwangsläufig auch die Nebenwirkungen kombiniert, sog. **Polychemotherapie.** In der palliativen Onkologie werden häufiger Monochemotherapien gegeben. Üblicherweise erhalten die Patienten repetitive Zyklen einer Chemotherapie: Einige Tage Medikamentengabe, gefolgt von vielen Tagen Pause, ergeben zusammen einen Zyklus (➤ Abb. 26.3).

Inzwischen nehmen **zielgerichtete Krebstherapien** (engl. „targeted cancer therapies") eine immer wichtigere Rolle in den Behandlungsstrategien ein, wenn andere Methoden nicht ausreichend gewirkt haben (DKFZ 2016). Dabei wird versucht, spezifische Eigenschaften der Tumorzellen als Eintrittstor zu deren Zerstörung zu nutzen, um zumindest das Fortschreiten der Erkrankung zu verzögern. Durch solche Strategien sollen möglichst nur die Krebszellen selbst angegriffen werden. Als Wirkprinzipien kommen infrage: Wachstumssignale in den Tumorzellen beeinflussen, die Zufuhr von Nährstoffen behindern, Reparaturmechanismen der Tumorzellen behindern oder das Immunsystem auf die Krebszellen sensibilisieren und aktivieren. Da die dafür vorhandenen Zielstrukturen der verschiedenen Wirkstoffe teilweise jedoch auch in gesunden Körperzellen vorkommen, sind auch diese Behandlungen im Allgemeinen nicht nebenwirkungsfrei. Es gibt auch Ansätze, das Immunsystem bzw. den individuellen Krebs eines Patienten anzugreifen; hier spricht man von **personalisierter Krebstherapie.**

Eine wichtige Säule aller modernen **multimodalen Therapiekonzepte** stellen die **supportiven Therapiemaßnahmen** dar, die keine eigene tumorspezifische Wirkung haben, aber zur Linderung oder Prävention von Nebenwirkungen und tumorbedingten Symptomen eingesetzt werden. Als wichtigste Vertreter sind hier die Antiemetika (Medikamente gegen Übelkeit und Erbrechen) und Analgetika (Schmerzmittel) zu nennen.

LITERATUR

Becker N (2010). Epidemiologie maligner Erkrankungen. In: Hiddemann W, Bartram CR, Huber H (Hrsg.). Die Onkologie. Berlin, Heidelberg, New York: Springer, S. 45–74.

DKFZ (2016). iblatt zielgerichtete Krebstherapien. www.krebsinformationsdienst.de/wegweiser/iblatt/iblatt-zielgerichtete-krebstherapien.pdf (letzter Zugriff 11.1.2018).

GEKID – Gesellschaft der epidemiologischen Krebsregister in Deutschland e. V. und Robert Koch-Institut Berlin (2017). Krebs in Deutschland 2013/2014, 11. A. Berlin; www.krebsdaten.de/Krebs/DE/Content/Publikationen/Krebs_in_Deutschland/kid_2017/krebs_in_deutschland_2017.pdf?__blob=publicationFile (letzter Zugriff 20.2.2018).

Price MA, Tennant CC, Smith RC, et al. (2001). The role for psychosocial factors in the development of breast carcinoma: Part I. The cancer prone personality. Cancer 91(4): 679–685.

Schwarz R (1993). Psychosoziale Faktoren der Karzinogenese: über das Problem der Krebspersönlichkeit. Psychother Psychosom med Psychol 43(1): 1–9.

Pirker R (2010). Zytostatische Chemotherapie. In: Hiddemann W, Bartram CR, Huber H (Hrsg.). Die Onkologie. Berlin, Heidelberg, New York: Springer, S. 399–424.

Pötter R, Georg D, Handl-Zeller L et al. (2010). Strahlentherapie. In: Hiddemann W, Bartram CR, Huber H (Hrsg.). Die Onkologie. Berlin, Heidelberg, New York: Springer, S. 425–463.

26.2 Kunsttherapeutische Unterstützung der Krankheitsverarbeitung bei Krebserkrankungen

Thomas Staroszynski

26.2.1 Krankheitserleben

Nicht zuletzt die assoziative Verknüpfung von Krebs mit Tod und Sterben in der kollektiven Fantasie zu einer als unkontrollierbar erlebten Krankheit (Sontag 1978), lässt die meisten Betroffenen die Diagnosestellung einer Krebserkrankung als tiefen Einschnitt und Wendepunkt in ihrem bisherigen Leben erfahren. Die subjektiv erlebte Bedrohung des eigenen Lebens ist dabei nur eine der vielen psychosozialen Belastungen im Verlauf von Erkrankung und medizinischer Therapie, wie sie Faller (1998) zusammenfassend beschreibt: Körperliche Belastung, Schmerzen und Schwäche im Verlauf der Krebserkrankung führen zu einem Verlust von gewohnten Aktivitäten, zu Lethargie und Passivität. Das Angewiesensein auf Hilfe und die teilweise Fremdbestimmung während der Behandlung werden als Autonomieverlust erfahren. Insbesondere wenn es nicht mehr möglich ist, den Beruf auszuüben, wird dies als Verlust der sozialen Identität erlebt. Die Verletzung der sonst gegebenen körperlichen Unversehrtheit durch Eingriffe und Untersuchungen sowie Veränderungen im Körperbild im Verlauf der Therapie bedrohen Identität und Selbstwertgefühl. Viele Betroffene erfahren eine soziale Isolierung. Angst und die erlebte Todesbedrohung steigern die emotionale Belastung.

Sourkes (1995) beschreibt eine vorweggenommene Trauer als Reaktion von an Krebs erkrankten Menschen auf diese Belastungen, die als **Verluste** erlebt werden. Sie nennt als die drei wesentlichen Aspekte: den Verlust von Kontrolle, den Verlust der Identität sowie den Verlust von Beziehungen.

26.2.2 Krankheitsentstehungshypothesen

Verunsichert in dieser Situation fragen viele Patienten nicht nur nach dem Sinn von Leid und Krankheit, sondern suchen auch nach Zusammenhängen zwischen ihrer Erkrankung und ihrer Persönlichkeit und Lebensführung. In der Erforschung der bei der Entstehung von Krebserkrankungen beteiligten psychosozialen Risikofaktoren sind viele der Hypothesen, wie z. B. jene zur Rolle erlebter Verlusterfahrungen oder einer spezifischen Persönlichkeitsstruktur, verworfen oder deutlich relativiert worden (Hürny und Schwarz 2017). Ebenso sind die beobachteten Zusammenhänge zwischen erlebten aversiven Kindheitserfahrungen *(Adverse Childhood Experiences)* und den Mortalitätsraten bestimmter Erkrankungen nur unter Einbezug gesundheitliche Langzeitfolgen vermittelnder Faktoren zu betrachten (vgl. Egle et al. 2016). Nicht zuletzt weil die Vorstellungen der Patienten, was zur Entstehung ihrer Krebserkrankung geführt hat, mit dem Gefühl verknüpft sein können, die eigene Krankheit selbst verschuldet zu haben, ist mit diesen sorgfältig umzugehen. Zugleich vermitteln diese subjektiven Krankheitsentstehungshypothesen der Patienten nicht nur deren eigene Vorstellung zu den Ursachen ihrer Erkrankung, sondern auch ihre Fantasien zu dem, was hilfreich und heilsam sein könnte, also jenem, was Therapie für sie bedeutet, und sind daher auch für eine kunsttherapeutische Begleitung zusätzlich relevant.

26.2.3 Krankheitsverarbeitung: Coping und Abwehr

Die im Verlauf einer schweren Erkrankung auftretenden psychischen und körperlichen Belastungen und Veränderungen fordern von den Betroffenen Anpassungsleistungen auf kognitiver, emotionaler und handlungsbezogener Ebene. Diese sind abhängig von ihrem Erleben, ihren subjektiven Vorstellungen, ihren Vorerfahrungen und den Einstellungen des sozialen Umfelds (Weis 2002). Der wissenschaftlichen Betrachtung dieser Anpassungsleistungen lassen sich zweierlei Modelle zugrunde legen: das auf tiefenpsychologischen Überlegungen basierende Konzept der **Abwehr** sowie das aus der Stressforschung stammende **Coping.** Beide unterscheiden sich in ihrer durch die jeweilige Perspektive zugeordneten Orientierung des Prozesses: Abwehr bezieht sich auf die Stabilisierung des Ichs, während Coping auf eine Bewältigung der Situation gerichtet ist (vgl. Fritzsche und Söllner 2017).

Im Prozess der Krankheitsverarbeitung wird von den Patienten meist eine Vielzahl unterschiedlicher Strategien eingesetzt, um belastende Situationen bzw. deren subjektive Bedeutung zu verändern und dadurch Kontrolle über unangenehme, von der Krankheit hervorgerufene Gefühle zu gewinnen. Die **Unterstützung dieser Prozesse der Krankheitsverarbeitung,** um eine **psychosoziale Stabilisierung** zu erreichen, lässt sich als wesentliches Ziel der kunsttherapeutischen Arbeit mit an Krebs erkrankten Menschen formulieren.

26.2.4 Kunsttherapie in der Psychoonkologie: Grenzen und Möglichkeiten

Wie andere psychologische Interventionen stellt die Kunsttherapie bei onkologischen Patienten eine ergänzende supportive Maßnahme dar, mit der eine Heilung der Grunderkrankung nicht erreicht werden kann und durch die medizinische Verfahren nicht ersetzt werden können. Jedoch kann eine kunsttherapeutische Begleitung zu einer Verbesserung der Lebensqualität von an Krebs erkrankten Menschen und zu einer Intensivierung ihrer Krankheitsverarbeitung beitragen. Dies sowie eine Verbesserung von Angst und Depression, zwei häufig auftretenden Begleiterscheinungen der Krebserkrankung, wurden inzwischen auch von ersten einzelnen empirischen Studien zur Evaluation der Kunsttherapie in der Onkologie bestätigt (z. B. Monti et al. 2006; Öster et al. 2006; Svensk et al. 2009). Die vorliegenden Reviews zu den Wirkungen von Kunsttherapie und künstlerischen Therapien bei an Krebs erkrankten Menschen weisen jedoch darauf hin, dass ungeachtet methodischer Fragestellungen die Bedeutung dieser Ergebnisse, insbesondere aufgrund der Heterogenität der einzelnen therapeutischen Vorgehensweisen, zwischen den einzelnen Untersuchungen weiterhin zurückhaltend einzuschätzen ist (Geue et al. 2010; Wood et al. 2011; Puetz et al. 2013; Boehm et al. 2014; Archer et al. 2015).

Insbesondere Patienten, die in der Konfrontation mit ihrer Erkrankung sprachlos werden und verstummen, profitieren von der **erweiterten Möglichkeit des Ausdrucks** im künstlerischen Medium, um ihr Erleben der Krankheit, innere Bilder, Erfahrungen, Gefühle und Bedürfnisse mitzuteilen (Luzzatto und Gabriel 1998). In Zeichnungen und Bildern wird sichtbar, was sich nicht sagen lässt. Dieser mögliche Zugang zum emotionalen Erleben der Situation ist für das Behandlungsteam in der Arbeit mit an Krebs erkrankten Kindern und Jugendlichen oft von wesentlicher Bedeutung (Rollins 2005). Eine verbesserte Kommunikation sowohl mit Angehörigen als auch mit Ärzten und Pflegenden wird in mehreren Untersuchungen als ein Effekt der Kunsttherapie beschrieben (Ferszt et al. 2000; Gabriel et al. 2001).

Neben diesen erweiterten Möglichkeiten zu Ausdruck und Kommunikation zeigt Kunsttherapie bei onkologischen Patienten gleichzeitig eine **stimulierende und aktivierende Wirkung** (Nainis et al. 2006). Die Reduktion von Gefühlen der Hilflosigkeit und Passivität im eigenen kreativen Tun erweist sich als hilfreich in der Prävention von Traumatisierungen in Phasen der Erkrankung, die mit Schmerzen einhergehen, oder bei schmerzhaften Eingriffen wie z. B. einer Knochenmarkpunktion (Favara-Scacco et al. 2001). Der spielerische und experimentelle Umgang mit dem Material wird von vielen Patienten als eine angenehme Aktivität wahrgenommen, die ein Gegengewicht zu belastenden Erfahrungen und Erlebnissen im Rahmen der medizinischen Therapie darstellt (Collie et al. 2006). Neben ihrer Funktion in der Unterstützung der Kommunikation eröffnet die Gestaltung gleichzeitig auch einen Handlungs- und Erfahrungsraum. Das gesteigerte Kontrollgefühl bei den selbstbestimmten Entscheidungen während des Gestaltungsprozesses und das Erleben der eigenen Kompetenz, wenn neue Lösungen in der Entstehung eines Bildes gefunden werden, wirken stabilisierend und können den Prozess der Krankheitsverarbeitung stimulieren. Das Bild wird dann zum Proberaum, in dem die eigene Situation reflektiert und neue Verhaltensweisen versucht werden können.

Teilweise wird eine **entspannende und entlastende Wirkung** auch bei einer bloßen künstlerischen Aktivität, unabhängig von einer kunsttherapeutischen Begleitung erlebt. Reynolds und Lim (2007) beschreiben bei künstlerisch tätigen, an Krebs erkrankten Frauen ein verbessertes Selbstwertgefühl und eine veränderte Selbstdefinition über die Rolle der Patientin hinaus. Dieser Fokus auf andere Lebenserfahrungen außer der Krebserkrankung ist als aktive Öffnung nach außen von einer vermeidenden oder verdrängenden Reaktion zu unterscheiden. Eine intensive Auseinandersetzung über das künstlerische Handeln mit der eigenen Lebenssituation, die auch persönlich schwierige Themen einschließt, findet jedoch außerhalb des kunsttherapeutischen Settings selten statt. Knochenmarktransplantierte Patienten, die unabhängig für sich allein malen und zeichnen, konzentrieren sich auf positive Bilder, während es ihnen in der Beziehung zum Kunsttherapeuten möglich ist, auch schwierige und belastende Inhalte über ihre Gestaltung zu kommunizieren. Dies zeigt sich als besonders hilfreich für Patienten, die mit emotionalen Konflikten oder existenziellen und spirituellen Fragen beschäftigt sind (Gabriel et al. 2001).

Von den Patienten selbst werden in einer Untersuchung mit stammzelltransplantierten Patienten (Agnese et al. 2012) als hilfreiche Wirkungen der kunsttherapeutischen Begleitung während der medizinischen Behandlung beschrieben: Entspannung, Selbstausdruck und eine verbesserte Verbindung mit den Angehörigen.

26.2.5 Unterstützung der Krankheitsverarbeitung

Entsprechend den oft rapiden Wechseln in der eigenen körperlichen und emotionalen Befindlichkeit, insbesondere in der akuten Phase der Behandlung der Krebserkrankung, werden von den Patienten wechselnde und unterschiedliche Strategien der Krankheitsverarbeitung in der aktuellen Situation benutzt – oft auch mehrere und teilweise widersprüchliche zur gleichen Zeit. Dies erfordert eine besondere Fachkompetenz des Kunsttherapeuten, um sicherzustellen, dass die aktuelle Verarbeitungsstrategie des Patienten eingeordnet sowie benannt werden kann und Veränderungen wahrgenommen werden. Ein besonders **flexibler kunsttherapeutischer Ansatz** ist notwendig, um die von Phasenwechseln und Individualität bestimmte Krankheitsverarbeitung unterstützen zu können. Während in einer Sitzung entscheidend ist, ein das Selbstwertgefühl stärkendes Kompetenzerleben in der künstlerischen Handlung zu unterstützen, kann in der darauffolgenden Sitzung die Reflexion nicht zugelassener Gefühle im Austausch über Inhalte eines Bildes im Vordergrund stehen.

Luzzatto und Gabriel (1998) beschreiben dementsprechend drei mögliche Dimensionen der Kommunikation und Interaktion. Jede dieser Dimensionen kann in der Therapie aktiviert werden und entsprechend Ort der Intervention sein:

- In der **interaktiv-analytischen** Dimension findet die Kommunikation vorwiegend im Feld der Übertragung und Gegenübertragung statt. Das Bild ist Ausdruck von Übertragungen oder Träger von Projektionen. Entsprechende Bedeutung kommt der Funktion des Bildes in der Beziehung und dem Umgang mit ihm zu.
- Die **kognitiv-symbolische** Dimension ist Ort der Kommunikation über das Bild. Dort kommen Gefühle zum Ausdruck, werden innere Bilder externalisiert und objektiviert. Der Therapeut unterstützt bei der Klärung dieses Geschehens. Kern der Kommunikation sind hier der Ausdruck und die Arbeit über Symbole.
- Schwerpunkt der **expressiv-kreativen** Dimension ist die Unterstützung der Beziehung des Patienten zu seiner Gestaltung durch den Therapeuten. Die Kommunikation ist auf den Prozess der künstlerischen Handlung gerichtet oder findet in der Handlung statt, in der neue Verhaltensweisen erprobt werden können.

Alle drei Dimensionen sind ständig präsent. Jedoch entscheiden Patient und Therapeut immer wieder neu, in welcher Dimension ihre Kommunikation schwerpunktmäßig stattfindet. Der gemeinsame Fokus der Interaktion gewährleistet eine tragfähige Beziehung als Basis der Interaktion (ebd.).

Das Aufgreifen des individuellen Verarbeitungsstils und seine Verstärkung und Intensivierung in der kunsttherapeutischen Begleitung erfordern die Beachtung einiger Faktoren. Die bewusste wie unbewusste (Re-)Inszenierung der aktuellen Problematik im Bild kann zum Auftauchen überwältigender Bilder führen, denen sich auszusetzen die Patienten oft nur begrenzt in der Lage sind. Hier ist nötig, entsprechende Bewältigungsstrategien der Abwehr zu mobilisieren und zu unterstützen.

Oft ist gerade die Stärkung der Abwehr Schwerpunkt einer onkologischen Kunsttherapie – insbesondere im Setting in der Akutklinik. Diese kann auch Phasen von enormer Regression oder extremer

Ablenkung und Vermeidung beinhalten, die als Strategie der Krankheitsbewältigung zu würdigen sind. Jedoch ist der aktuell gewählte Verarbeitungsstil immer wieder aufs Neue auf seine Tragfähigkeit für die gesamte Lebenssituation hin zu überprüfen. Besondere Beachtung verdient hier, dass der Prozess der Krankheitsverarbeitung das **soziale Umfeld** des Patienten mit betrifft. So kann ein extrem vermeidendes Verhalten, insbesondere in Situationen, in denen sich die Erkrankung als lebensbedrohend zeigt, die Kommunikation zu Angehörigen und damit das Netz der Beziehungen im sozialen Umfeld gefährden.

Eine wichtige Leitlinie für Interventionen ist das aktuelle Bedürfnis nach Struktur und Kontrolle des jeweiligen Patienten. Der **Verlust von Kontrolle** ist eines der wesentlichen Belastungsmomente von an Krebs erkrankten Menschen. Eine freie Gestaltung wird daher manchmal als überfordernd und bedrohlich erlebt. Hier kann der Einsatz von strukturierenden Interventionen (vgl. Sourkes 1995), das Stellen von Themen, mitunter auch das Arbeiten nach Vorlagen hilfreich und entlastend sein.

26.2.6 Setting und Material

Während Gruppenangebote in Phasen der Rehabilitation gut durchführbar sind, ist es onkologischen Patienten in der Phase der medizinischen Behandlung oft aufgrund der stark wechselnden körperlichen Befindlichkeit und von Terminen für Untersuchungen und Therapien nicht möglich, regelmäßig an einer Kunsttherapiegruppe teilzunehmen, sodass sich ein Einzelsetting als ihren Bedürfnissen entsprechender erweist. Im Kontext der Klinik kann ein Setting am Bett bzw. im Patientenzimmer eine Kontinuität der Kunsttherapie auch in Phasen körperlicher Schwäche gewährleisten.

Für Patienten, die ambulant oder intermittierend behandelt werden bzw. ihre medizinische Behandlung abgeschlossen haben, kann die Struktur eines offenen Ateliers ein mögliches Angebot zur individuellen Arbeit in der Gruppe sein. Entsprechend den verschiedenen Krankheitsphasen gestaltet sich die kunsttherapeutische Begleitung in diesen auch inhaltlich unterschiedlich. Sind in der Akutklinik meist nur Kriseninterventionen und Kurzzeittherapien durchführbar, sind in Phasen der Rehabilitation längere und tiefgreifendere therapeutische Prozesse möglich.

Besondere Beachtung verdient die kunsttherapeutische Arbeit mit an Krebs erkrankten Kindern. Hier sind Kunsttherapeutinnen oft gefordert, sich zwischen spiel- und kunsttherapeutischen Vorgehensweisen flexibel hin- und herbewegen zu können und darüber hinaus Familie und Angehörige in ihre Arbeit zu integrieren.

Ein breites Angebot verschiedener Materialien von guter Qualität ermöglicht zusätzliche Möglichkeiten zur Intervention. So kann die Auswahl bestimmter Materialien Bedürfnisse nach Struktur und Kontrolle erfüllen (Favara-Scacco et al. 2001). Einschränkungen in den möglichen angebotenen Materialien ergeben sich aufgrund der jeweiligen hygienischen Anforderungen, insbesondere in der Arbeit mit aufgrund ihrer Therapie abwehrgeschwächten Patienten. So ist z. B. das Arbeiten mit Ton nicht immer möglich. Nach Möglichkeit sollte geruchloses Material verwendet werden, um während der Phasen, in denen Patienten Zytostatika erhalten, eine mögliche Übelkeit nicht durch unangenehme olfaktorische Reize zusätzlich zu verstärken. Eine weitere Einschränkung ist die körperliche Belastung aufgrund der Erkrankung und der Nebenwirkungen der medizinischen Therapie, die Arbeitsumfang und Anstrengung für die Patienten begrenzt. Bisweilen ist diese so ausgeprägt, dass das Arbeiten auch mit leicht zu handhabenden Materialien, aufgesetzt im Bett, nicht mehr möglich ist. In diesem Fall kann das Übernehmen der gestalterischen Arbeit durch den Therapeuten entsprechend den Anweisungen des Patienten eine hilfreiche Lösung sein, die jedoch einer besonderen Beziehungsdynamik unterliegt.

26.2.7 Spezielle Herausforderungen in der Beziehungsgestaltung

Spezifische Momente der **Übertragung und Gegenübertragung** verdienen besondere Aufmerksamkeit in der kunsttherapeutischen Arbeit mit an Krebs erkrankten Menschen. Der Therapeut kann als Doppelgänger zum Repräsentanten des Gesunden und des Überlebens sowie zur Projektionsfläche für gleichzeitig vorhandene Verschmelzungswünsche und Gefühle des Neids werden. In der Gegenübertragung sieht er sich konfrontiert mit eigenen ambivalenten Emotionen und Schuldgefühlen wegen seines Überlebens (Dreifuss und Meerwein 1984). Die Arbeit mit vom Tode bedrohten Menschen wirft den Therapeuten unweigerlich auf seine eigenen Verlusterfahrungen zurück. Hier werden Supervision und Intervision im interdisziplinären Team zu wichtigen Instrumenten professioneller Arbeit, die Entlastung und Unterstützung bieten können.

Ein zusätzlicher Belastungsfaktor für Kunsttherapeuten in der Onkologie sind immer wieder abgebrochene und offen gebliebene Prozesse durch plötzliche Veränderungen und unerwartete Komplikationen oder den Tod eines Patienten sowie die beschränkten Bedingungen im klinischen Kontext, die oft nur eine Krisenintervention ermöglichen. Jedoch kann auch in nur einzelnen Sitzungen hilfreiche und effektive Begleitung stattfinden (Balloqui 2005).

Die Möglichkeiten zur Unterstützung in der Reflexion der individuellen Art der Krankheitsverarbeitung innerhalb einer kunsttherapeutischen Sitzung sollen im folgenden Fallbeispiel skizziert werden.

Fallbeispiel

Kunsttherapie und Krankheitsverarbeitung – eine Einzelsitzung

Frau G. (23) ist ledig und von Beruf Arzthelferin. Sie ist an einem malignen Lymphom erkrankt und nun nach mehreren Vortherapien zur Knochenmarktransplantation in der Klinik. Die Kunsttherapie findet in ihrem Zimmer auf der Transplantationsstation statt.

wegung auf das Blatt setzt. Diese Bewegung wiederholt sie mit roter Farbe – ein bunter leuchtender Farbwirbel entsteht (> Abb. 26.4a–b). Frau G. setzt weitere solche Figuren auf das Blatt, die einen harmonischen Gesamtklang ergeben. Einen vierten Wirbel platziert sie in gedeckten Farben in die rechte obere Ecke ihres Bildes (> Abb. 26.4a–b).

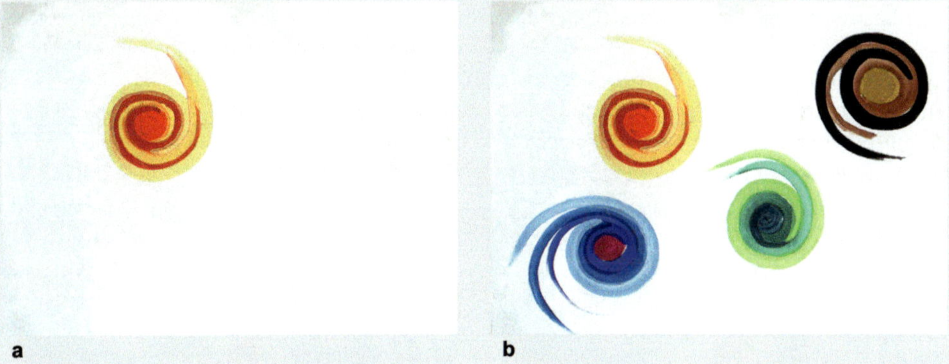

Abb. 26.4a–b Frau G., ohne Titel: Phasen der Bildentstehung (a–f)

Entsprechend ihrem im Erstgespräch geäußerten Wunsch an die Kunsttherapie nach Beschäftigung und Anregung, den ich als einen Beginn der Arbeit in der expressiv-kreativen Dimension verstehe, bringe ich ihr zur ersten Sitzung verschiedene Materialien zur freien Gestaltung mit. Frau G. entscheidet sich für Gouachefarben. Sie sagt, sie wolle ein Bild malen, das ihren positiven Gefühlen entspricht. Sie beginnt mit einer Spirale in leuchtendem Gelb, die sie mit schwungvoller Be-

Frau G. stockt und ändert von nun an ihren Duktus. Ich nehme Frau G. s Irritation und ihre Anstrengung wahr, mit der sie im Folgenden versucht, die sie offenbar störende braun-schwarze Figur in ihr Bild zu integrieren. Zunächst betupft sie die Figur mit dem Pinsel in schwarzer und grauer Farbe, jedoch tritt diese dadurch in der Komposition nicht zurück, sondern wirkt eher noch dominanter (> Abb. 26.4c–d). Auch das Wiederaufgreifen der leuchtenden Farben, mit

denen sie neue Elemente in das Bild wie Gegengewichte zur braun-schwarzen Figur einfügt, drängen diese nicht zurück (➤ Abb. 26.4c–d).

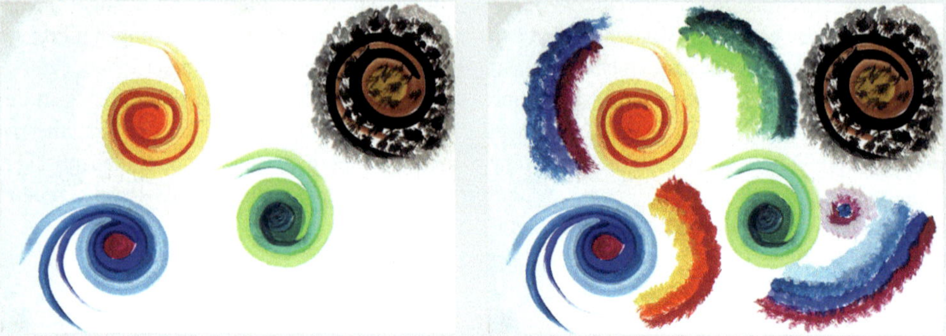

c d

Abb. 26.4c–d Frau G., ohne Titel: Phasen der Bildentstehung (a–f)

Daraufhin spritzt Frau G. flüssige Farbe mit dem Pinsel auf das Blatt (➤ Abb. 26.4e–f). Die kleinen Farbspritzer, die das Bild komplett überziehen, verstehe ich als Versuch, eine integrierende Gesamtsituation herzustellen. Zuletzt grenzt Frau G. die braun-schwarze Figur mit bunten Wellenlinien von den übrigen Bildelementen ab (➤ Abb. 26.4e–f.).

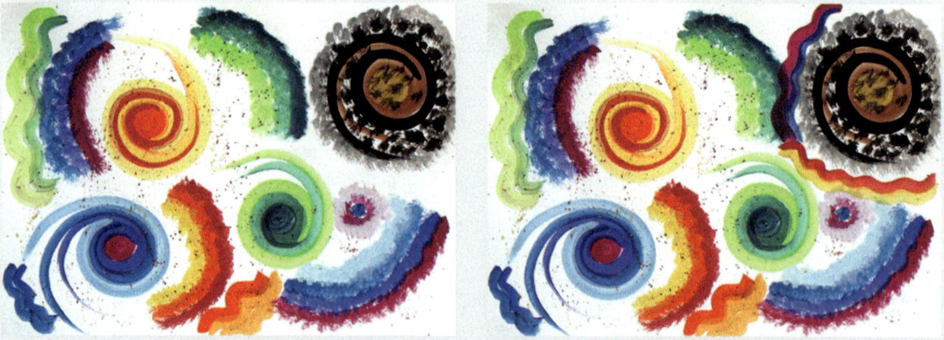

e f

Abb. 26.4e–f Frau G., ohne Titel: Phasen der Bildentstehung (a–f)

Nachdem sie ihr Bild beendet hat, nimmt Frau G. zuerst Distanz zu ihrem Bild ein. Sie fragt mich, ob es nicht langweilig gewesen sei, ihr beim Malen zuzusehen. Ich verneine dies und biete ihr an, ihr von der Entstehung ihres Bildes zu berichten, die ich bewegt mitverfolgt habe. Frau G. stimmt meinem Vorschlag zu. Nachdem sie die Schilderung ihrer einzelnen Handlungen während der Bildentstehung gehört hat, beginnt sie zu erzählen: Sie sei erstaunt, wie viel das Bild mit ihrem Leben zu tun habe. Der braun-schwarze Farbwirbel stehe für ihren Krebs, der da sei, den sie aber nicht haben wolle. Ich bestätige, dass für mich während der Entstehung ihres Bildes ihre symbolische Auseinandersetzung spürbar war, als sich die von ihr unerwünschte Figur nicht in das Bild einfügen ließ und sie verschiedene Versuche unternommen hat, um eine Lösung dieser Situation zu erreichen – zuletzt das abgrenzende Ziehen der Wellenlinien, die eine klare Trennung herstellten. Frau G. verbindet dies mit ihrem bisherigen Umgang mit der Krankheit. Sie habe stets versucht, jeden Gedanken an sie zu vermeiden, was ihr aber jetzt in der Klinik nicht mehr so einfach möglich sei und auch nicht mehr als richtig und sinnvoll erscheine. Sie wolle nach neuen Möglichkeiten suchen, sich mit ihrer Krankheit auseinanderzusetzen. Ihr Bild, das bedeutsam ist für sie, hängt sie in ihrem Zimmer auf. In den folgenden Sitzungen erprobt Frau G. das Schaffen von Struktur und Ordnung in ihren Gestaltungen. Dieses Ordnen überträgt sie auch in ihren Alltag, erarbeitet in Absprache mit dem Stationsteam einen sehr strukturierten Tagesplan für sich, der ihr ein Gefühl von Sicherheit vermittelt, was sie als Entlastung erlebt.

Frau G. nutzt die Krise in ihrem Gestaltungsprozess, als es ihr nicht gelingt, die von ihr unerwünschte Figur in das Bild zu integrieren, und ihr als Lösung nur deren Ausgrenzung bleibt, zur Reflexion ihrer Art der Krankheitsverarbeitung. Der Kunsttherapeut wechselt dabei mit ihr die Ebene der Kommunikation von der expressiv-kreativen in die kognitiv-symbolische Dimension und unterstützt so diesen Reflexionsprozess, der die Wendung zu einem aktiven und problemorientierten Coping einleitet.

26.2.8 Kunsttherapie mit onkologischen Patienten

An Krebs erkrankte Menschen sind vielschichtigen psychosozialen Belastungen ausgesetzt. Ziel einer kunsttherapeutischen Begleitung dieser Patienten ist dementsprechend eine psychosoziale Stabilisierung. Die individuellen Bewältigungsstrategien der Patienten können eine hilfreiche Basis für die gemeinsame Arbeit darstellen. Der aktuell gewählte Verarbeitungsstil ist aber immer wieder auf seine längerfristige Tragfähigkeit hin zu prüfen. Ein solcher Ansatz erfordert eine besondere Flexibilität in der kunsttherapeutischen Begleitung der Patienten. Aufgrund ihrer teilweise sehr schnell wechselnden emotionalen und körperlichen Befindlichkeit kann sich auch ihre Art der Krankheitsverarbeitung immer wieder ändern. Dementsprechend unterschiedlich können auch die im Verlauf erforderlichen Interventionen sein. Besonderes Augenmerk verdienen spezielle Herausforderungen in der Beziehungsgestaltung, da in der Arbeit mit lebensbedrohlich erkrankten Menschen immer auch eigene Verlusterfahrungen berührt werden.

Bei onkologisch erkrankten Patienten, die kunsttherapeutisch begleitet wurden, zeigen sich eine Verbesserung ihrer Lebensqualität sowie eine Reduktion von Angst und Depression. Diese Effekte sind als Wirkung kunsttherapeutischer Interventionen allerdings in weiteren Studien noch differenzierter zu belegen.

LITERATUR

Agnese A, Lamparelli T, Bacigalupo A, Luzzatto P (2011). Supportive care with art therapy, for patients in isolation during stem cell transplant. Palliat Support Care 10: 91–98.

Archer S, Buxton S, Sheffield D (2015). The effect of creative psychological interventions on psychological outcomes for adult cancer patients: A systematic review of randomized controlled trials. Psychooncology 24: 1–10.

Balloqui J (2005). The efficacy of a single session. In: Waller D, Sibbett C (eds.). Art Therapy and Cancer Care. Maidenhead: Open University Press, pp. 128–136.

Boehm K, Cramer H, Staroszynski T, Ostermann T (2014). Arts therapies for anxiety, depression and quality of life in breast cancer patients: A systematic review and metaanalysis. Evid Based Complement Alternat Med 2014: 103297.

Collie K, Bottroff JL, Long BC (2006). A narrative view of art therapy and art making by women with breast cancer. J Health Psychol 11: 761–775.

Dreifuss E, Meerwein F (1984). Das Doppelgängermotiv als Beziehungsproblem des Leukämie- bzw. des terminalen Karzinom-Kranken und seine Erscheinung in der kunsttherapeutischen Situation. Z Psychosom Med Psychoanal 30: 282–291.

Egle UT, Franz M, Joraschky P et al. (2016). Gesundheitliche Langzeitfolgen psychosozialer Belastungen in der Kindheit – ein Update. Bundesgesundheitsbl Gesundheitsforsch Gesundheitsschutz 59: 1247–1254.

Faller H (1998). Krankheitsverarbeitung bei Krebskranken. Göttingen: Hogrefe.

Favara-Scacco C, Smirne G, Schilirò G, Di Cataldo A (2001). Art therapy as support for children with leukemia during painful procedures. Med Pediatr Oncol 36: 474–480.

Ferszt GG, Massotti E, Williams J, Miller JR (2000). The impact of an art program on an inpatient oncology unit. Illn Crises Loss 8: 189–199.

Fritzsche K, Söllner W (2017). Psychische Belastungen und Krankheitsbewältigung bei Krebs. In: Köhle K et al. (Hrsg.). Uexküll: Psychosomatische Medizin. München: Elsevier Urban & Fischer, S. 955–965.

Gabriel B, Bromberg E, Vandenbovenkamp J, et al. (2001). Art therapy with adult bone marrow transplant patients in isolation. A pilot study. Psychooncology 10: 114–123.
Geue K, Goetze H, Butttstaedt M, et al. (2010). An overview of art therapy interventions for cancer patients and the results of research. Complement Ther Med 18: 160–170.
Hürny C, Schwarz R (2017). Psychische und soziale Faktoren bei der Entstehung und im Verlauf von Krebserkrankungen. In: Köhle K et al. (Hrsg.). Uexküll: Psychosomatische Medizin. München: Elsevier Urban & Fischer, S. 947–955.
Luzzatto P, Gabriel B (1998). Art Psychotherapy. In: Holland JC, et al. (eds.) Psycho-Oncology. Oxford, New York: Oxford University Press, pp. 743–757.
Monti DA, Peterson C, Kunkel EJ, et al. (2006). A randomized, controlled trial of mindfulness-based art therapy (MBAT) for women with cancer. Psychooncology 15: 363–373.
Öster I, Svensk AC, Magnusson E, et al. (2006). Art therapy improves coping resources: A randomized, controlled study among women with breast cancer. Palliat Support Care 4: 57–64.
Nainis N, Paice JA, Ratner J, et al. (2006). Relieving symptoms in cancer: Innovative use of art therapy. J Pain Symptom Manage 31: 162–169.
Puetz TW, Morley CA, Herring MP (2013). Effects of creative arts therapies on psychological symptoms and quality of life in patients with cancer. JAMA Intern Med 173: 960–969.
Reynolds F, Lim KH (2007). Contribution of visual art-making to the subjective well-being of women living with cancer. A qualitative study. Arts Psychother 34: 1–10.
Rollins JA (2005). Tell me about it. Drawing as a communication tool for children with cancer. J Pediatr Oncol Nurs 22: 203–221.
Sontag S (1978). Krankheit als Metapher. München, Wien: Hanser.
Sourkes BM (1995). Armfuls of Time. The Psychological Experience of the Child with a Life-Threatening Illness. Pittsburgh: University of Pittsburgh Press.
Svensk AC, Oster I, Thyme KE, et al. (2009). Art therapy improves quality of life among women undergoing treatment for breast cancer: A randomized controlled study. Eur J Cancer Care 18: 69–77.
Weis J (2002). Leben nach Krebs. Belastung und Krankheitsverarbeitung im Verlauf einer Krebserkrankung. Bern: Huber.
Wood MJM, Molassiotis A, Payne S (2011). What research evidence is there for the use of art therapy in the management of symptoms in adults with cancer? A systematic review. Psychooncology 20: 135–145.

VI Blick über den Gartenzaun

KAPITEL

27 Musiktherapie in der Psychosomatik

Dorothee von Moreau und Tonius Timmermann

27.1 Einführung

Musik ist ein universeller Aspekt menschlichen Verhaltens, begründet in der biologischen Ausstattung, den sozialen und geistigen Anlagen des Menschen. Sie ist ubiquitär Bestandteil menschlicher Selbstverwirklichung, Katalysator sozialer Vorgänge und Medium der Sensibilisierung und Sozialisation (Suppan 1984). Von den Theorien zum Ursprung der Musik erscheint die Ausdrucks- und Kontakttheorie (Revesz 1941) für die Musiktherapie die wichtigste. Bis heute lässt sich der Einsatz von Musik in allen Kulturen als erlebnisregulierend und gemeinschaftsstiftend nachweisen. Darüber hinaus wurden der Musik im Laufe der Geschichte vielfach magische und heilende Kräfte zugeschrieben (vgl. Möller 1974; Timmermann 1994). Zwischen einer Geschichte der Heilkunde mit Musik und der heutigen Musiktherapie liegt freilich ein langer Weg.

Grundlagenforschung zu den Zusammenhängen zwischen Musik, Affekt und Vegetativum (Harrer 1982) sowie Pioniererfahrungen in psychosomatischen Kliniken (vgl. Strobel und Huppmann 1978) verhalfen der Musiktherapie schon früh zu einer Etablierung als klinisches, wissenschaftlich und theoretisch untermauertes und methodisch sich differenzierendes Fach. So definierte Simon Musiktherapie als:

> *„… eine diagnosespezifische Behandlungsmethode der Psychotherapie, welche, nach psychopathologischen Erfordernissen ausgerichtet, das spezifische Kommunikationsmedium Musik rezeptiv und aktiv anwendet, um therapeutische Effekte in der Behandlung von Neurosen, psychosomatischen Störungen, Psychosen und neuropsychiatrischen Erkrankungen zu erzielen."*
>
> Simon 1982: 170

Seit den späten 1950er-Jahren wurden Musiktherapeuten in Europa u. a. an Hochschulen und Universitäten auf Diplomebene, später auf Bachelor- und Masterebene ausgebildet und hielten seither Einzug in psychosomatische Kliniken. Nach einer systematischen Erhebung stellten Kächele et al. (2003: 158) fest: *„Die Musiktherapie ist heute in relativ vielen psychosomati-*

schen Kliniken im allgemeinen Behandlungskontext und dort vorwiegend als tiefenpsychologisch-psychotherapeutische Methode integriert." Diese Entwicklung fand auch in zahlreichen psychosomatischen Lehrbüchern ihren Niederschlag (u. a. Ahrens und Schneider 2002; Senf und Broda 1996; Köhle et al. 2017).

Nach der Gründung nationaler Verbände und entsprechender Publikationsorgane findet Musiktherapie heute weltweit als Behandlungsmethode in zahlreichen ambulanten und stationären Settings und in vielen Praxisfeldern Verwendung – die musiktherapeutische Arbeit in der Psychosomatik bestimmte dabei von Anfang an ihren Weg und trug erheblich zur theoretischen und methodischen Differenzierung der Musiktherapie bei.

Seit der Jahrtausendwende wurden intensive Kontakte zu anderen künstlerischen Therapieverbänden geknüpft, um die berufsrechtliche Anerkennung von Musiktherapie als künstlerische Therapieform und als geschützten Gesundheitsberuf nach dem Beispiel Englands, Österreichs und Litauens auch in Deutschland effektiver voranzutreiben.

27.2 Musiktherapie als spezifische Form künstlerischer Therapie in der Psychosomatik heute

Trotz der allgemein hohen Akzeptanz der Musiktherapie bei zahlreichen Patientengruppen (Oerter et al. 2001) ist es gerade für psychosomatisch Erkrankte oftmals nicht leicht, sich der Musiktherapie zu öffnen: Die Erwartung, dass die richtig gewählte und möglichst harmonisch klingende Musik den Schmerz, die Beschwerden oder Symptome nimmt, steht hier anfangs hinderlich im Weg. Selbst aktiv werden und dabei auch den sicheren Boden des verbalen Austauschs verlassen zu müssen, löst nicht selten Scham, aber auch Versagensängste aus.

Fallbeispiel 1

Die zunächst verdinglichende Beziehungsaufnahme zu seinem Instrument (hier Metallophon) ermöglicht es Herrn A., die Aufmerksamkeit von sich weg auf etwas Drittes zu verlagern. Es ist das Instrument, mit dem er etwas erlebt: Im tastenden Handhaben des Klangkörpers kann deutlich werden, wie das, was da klingt, sich anhört, evtl. auch anfühlt: hart oder weich, bizarr vielleicht oder auch lustig, evtl. frivol oder aber irgendwie dumpf, schwer … Das Flüchtige der Musik erweist sich als hilfreich: Es legt nichts fest, scheint vorläufig, im Verklingen vergessen, und ermutigt so zu einem eher selten gewagten Ausprobieren und Experimentieren.

In der Handhabung des Instruments erweist sich auch, wie Herr A. etwas be-handelt, wie er mit Dingen um ihn herum, mit seiner Umwelt, ja vielleicht auch mit sich und seiner Mitwelt umgeht, welchen Handlungsspielraum er sich dabei nimmt, welcher Muster er sich bedient, welche Intensität und Dynamik, Flexibilität oder Sprunghaftigkeit seinem Handeln zugrunde liegt. Doch erst viel später, wenn es nicht nur erklingen, sondern auch erhört und ertragen werden kann, ist Raum für Deutungen, und es öffnen sich Zusammenhänge zum eigenen Erleben, zur eigenen Person.

Zunächst Undeutliches, nur vage Erahntes kann sich in der Improvisation einen ersten Weg zum Ausdruck bahnen und wird im gemeinsamen Erleben in seinen unterschiedlichen Dimensionen erspürt und gehalten.

Fallbeispiel 1 (Forts.)

Bei Herrn A. klingt das Spiel auf dem Metallophon zunächst zögerlich: Bedächtig spielt er Tonleiterfolgen nach oben, stets unten beginnend, sich stetig wiederholend. Unvorhergesehen und ungeplant entfährt Herrn A. durch das Abrutschen des Schlegels ein überraschender, dissonanter Ton. So greift der Therapeut am Xylophon den überraschenden Ton auf und baut ihn als besonderes dissonantes Gestaltungsmotiv in die von Herrn A. zunächst übernommenen Tonfolgen ein. Herr A. scheint Gefallen an diesem musikalischen Einfall zu finden. Er übernimmt diese Idee in sein Spiel, wodurch sein Ausdruck gelöster wird. Jetzt kann angeregt durch den Therapeuten das Tempo gemeinsam gesteigert und variiert werden. Aus der anfänglichen kontrollierten Bedächtigkeit kann freieres Spiel werden. Unweigerlich gerät es dann ins Stolpern. Hier beendet Herr A. das Spiel.

Nach dem gemeinsamen Spiel werden Eindrücke in Worte gefasst. In Sprache transformiert, erfahren Erlebnisse und Eindrücke eine Wandlung und werden der Reflexion zugänglich gemacht. In weiteren musikalischen Aktionen (Musiktherapie) oder aber auch in Bild (Kunsttherapie) oder Sprache (verbale Psychotherapie) kann dieser zunächst ungeformte Ausdruck deutlichere Gestalt annehmen, in einen Bedeutungsrahmen eingeordnet und dem therapeutischen Prozess gemäß weiter aufgearbeitet werden.

Das Spezifische an der Musiktherapie ist ihre Qualität als prozesshafte Form nonverbaler (Inter-) Aktion, die auch jenen psychischen Anteilen Möglichkeiten einräumt, die vor (und manchmal auch jenseits) der Sprache und der Symbolisierungsfähigkeit liegen. Rhythmus, Klang(farbe), Intensität und Dynamik sind hier die Gestaltungsparameter für spontanen (musikalischen) Ausdruck.

In der aktiven Musiktherapie nimmt der Therapeut nicht nur eine mitempfindende Haltung ein, sondern ist selbst auch aktiv an der musikalischen Handlung beteiligt, kann hier halten oder weiter anregen, stützen, musikalisch ermutigen, verstärken oder überspielen, Kontrapunkte setzen, ein beiläufiges Motiv herausstellen oder eine Färbung betonen. Dabei charakterisiert **Gleichzeitigkeit** (die bei Sprache wenig Sinn macht) die Patient-Therapeut-Beziehung: Kommunikation/Kontakt/Beziehung und das Herausarbeiten des Seelischen vollzieht sich im Miteinander-Tun, im unmittelbaren Erleben und Gestalten. So ist auch in seelischen Turbulenzen unmittelbare Nähe und Halt für den Patienten erfahrbar.

In der musiktherapeutischen Interaktion von Klient und Therapeut entsteht ein Spiel-Raum von großer Freiheit, in dem beide eine eigene musikalische Sprache entwickeln, die zu höchst verfeinertem Ausdruck und subtiler Kommunikation führt (de Backer und van Camp 2001).

So bleibt auch im dichten affektiven Miteinander die Musik als etwas Drittes erhalten. Sie spannt gleichsam den Rahmen, gibt Raum für den Ausdruck des Seelischen und macht es möglich, dass dies erhört und reflektiert werden kann. Gleichzeitig ebnet sie den Boden, auf dem sich die Beziehung zwischen den Handelnden entwickeln kann.

Fallbeispiel 2

Ausgehend von den Schilderungen ihrer Konflikte mit ihrem Ehemann schlägt die Therapeutin Frau B. ein Rollenspiel an Instrumenten vor: Frau B. wählt für sich eine Conga, für ihren Ehemann die große Pauke. Im nun folgenden Spiel, in dem die Therapeutin gemäß den Schilderungen die Rolle des Ehemanns an der Pauke einnimmt, kann der alltägliche Konflikt zunächst musikalisch ausgedrückt und szenisch nacherlebt werden, später wird er reflektiert und der Handlungsspielraum übend erweitert.

In einem dichten, affektiv gefärbten Beziehungsrahmen werden Erfahrungen von Dialog, Antwort, Rede und Gegenrede, Zusammenspiel und Kampf, Vereinigung und Gegensatz, Miteinanderverschmelzen oder Gegeneinander-Abgrenzen, Verstecken hinter Floskeln oder Aufgehen im Gemeinsamen ermöglicht und bieten eine Vielfalt von Regulationsmöglichkeiten für Nähe oder Distanz (> Abb. 27.1). Entsprechende musikalische Angebote oder Spielvorschläge können Beziehungsmuster herausarbeiten und zum Probehandeln anregen: Ein Spiel zu zweit an der großen Trommel oder am Klavier kann Grenzsetzung und Grenzüberschreitung, Dominanz, Unterwerfung oder Opponieren, Konflikt und Aus-

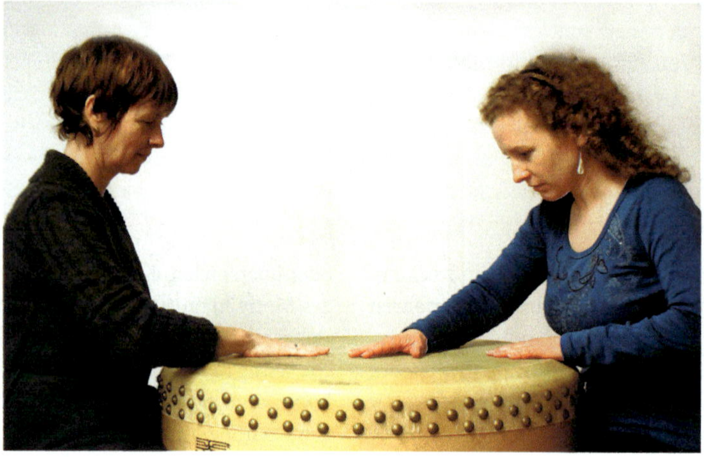

Abb. 27.1 Dialog an der großen Trommel

einandersetzung thematisieren. Sich auf Spielregeln einlassen oder gegen sie opponieren lernen, heißt, das narzisstische Größenselbst zu überwinden, an Grenzen zu stoßen, Grenzen zu akzeptieren und Grenzen zu überschreiten.

Freilich verlangen die hier zugrunde liegenden Prozesse der Abstimmung, der Gegenseitigkeit und Resonanz nicht nur eine hohe musikalische und intuitive, sondern vor allem eine solide psychotherapeutische Kompetenz im Umgang mit und der Aufarbeitung von (manchmal starken, ungesteuerten) Affekten und den möglicherweise dahinter liegenden Übertragungs- und Gegenübertragungsphänomenen.

27.3 Aktive und rezeptive Interventionen und Techniken

Während im außereuropäischen Raum die rezeptive Musiktherapie vorherrschend ist, entwickelte sich in Europa äquivalent zur freien Assoziation die freie Improvisation als wichtigste Interventionsform in der Psychosomatik. Beeinflusst durch gestalttherapeutische, verhaltensorientierte oder systemische Methoden differenzierte sich das Spektrum aktiver Interventionen weiter aus (vgl. Moreau et al. 2013; Timmermann 2012). Unterschieden werden heute:

- Freie Improvisationen (s. Fallbeispiel 1)
- Musikzentrierte musikalische Regelspiele (z. B. Führen – Folgen, Solo – Tutti)
- Themenzentrierte Improvisationen (z. B. Chaos – Ordnung, Ärger u. v. m.)
- Musikalische Rollenspiele (s. Fallbeispiel 2)
- Musikalisch-systemische Aufstellungen mit Instrumenten

Zu den rezeptiven Interventionen zählen (auch in Verbindung mit Übungen zur Körperwahrnehmung):

- Einfache Klangintervention
- Musikalische Biografiearbeit
- Musikalisches Fürspiel
- Themenzentrierte rezeptive Intervention
- Sonderformen wie die klanggeleitete Trancearbeit nach Strobel, die Guided Imagery and Music (GIM) nach Bonny, musiktherapeutische Tiefenentspannung (MTE) nach Decker-Voigt (Überblick bei Frohne-Hagemann 2004)

Je nach therapeutischem Fokus werden die Interventionen erlebnis-, übungs- oder konfliktzentriert eingesetzt.

Als ressourcenzentrierte Interventionen auch für die Psychosomatik haben sich im angloamerikanischen Sprachgebrauch „recreative interventions“ etabliert, z. B. das Singen von Liedern.

Die Integration von körperorientierten Vorgehensweisen in die Musiktherapie (Timmermann 2012) ist darüber hinaus gerade für die Psychosomatik von hoher Relevanz (vgl. Skrzypek et al. 2016).

In Anlehnung an psychotherapeutische Techniken beschrieb Bruscia (1987) musiktherapeutische Techniken wie „matching, imitating, grounding, synchronizing, accompanying, incorporating, mirroring,

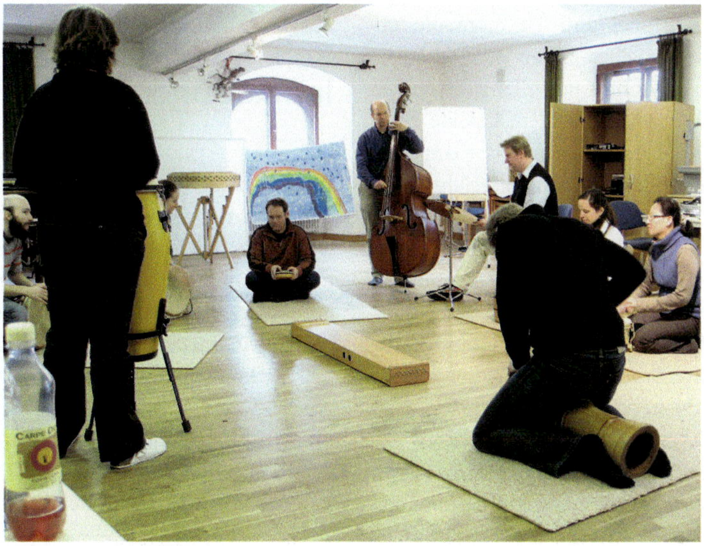

Abb. 27.2 Musizierende Gruppe

sharing, holding, containing, resonating and reflecting, exaggerating, intensifying, introducing change, splitting", die in den verschiedenen Interventionen zum Einsatz kommen können (systematische Übersicht bei Moreau et al. 2013). Bei der Vermittlung und dem Einsatz dieser „Techniken" geht es jedoch nicht um eine mechanistische Wirkung von Musik, um ein schnelles „Umstimmen", sondern um elementare Aspekte der Beziehungsgestaltung, wie sie in der Psychotherapie allgemein als wirksam und wichtig erachtet werden (➤ Abb. 27.2).

Verwendet werden in ihrer Handhabung und ihrem Klangcharakter einfach und ohne Vorkenntnis spielbare Instrumente, die spezifischen Erlebnisqualitäten oder -archetypen zuzuordnen sind (vgl. Strobel und Timmermann 1991). Dazu zählen verschiedene Trommeln (u. a. Pauke, Conga, Djembe, Rahmentrommeln), Saiteninstrumente (wie Leier, Streichpsalter, Monochord, Bordunbass), Stabspiele (Vibraphon, Xylophon u. v. m.), Klanginstrumente (wie z. B. Gong, Klangschale, Oceandrum), einfache Blasinstrumente (wie Lotosflöte, Kazoo) und einfache Harmonieinstrumente (z. B. Autoharfe, Shrutibox, Klavier, Gitarre u. a.).

27.4 Theoretische Fundierung

Angelehnt an die Theoriebildungen der Psychoanalyse und ausgehend von den Phänomenen der Übertragung und Gegenübertragung prägte Priestley (1983), von England kommend, die Entwicklung der „analytischen Musiktherapie". Parallel beschrieb Schmölz (1985) unter Berufung auf Ringel und Strotzka die besonderen Möglichkeiten der Musiktherapie anhand des Alexithymiekonzepts und der damals vorherrschenden Genese psychosomatischer Störungen: Die z. T. unbewussten Symbolisierungen im spontanen, improvisierten Musizieren stellen eine hilfreiche Alternative zur unbewussten körperlichen Symbolisierung durch somatische Symptome dar und können erlebbar gemacht, reflektierend und übend aufgearbeitet werden. Die Forschergruppe „Morphologische Musiktherapie" um Tüpker, Grootaers, Weber und Weymann unterzog „musikalische Behandlungswerke" (also Improvisationen aus Musiktherapie-Sitzungen) mit ihren Brüchen, Tempoänderungen, dynamischen Wechseln oder in ihrer Motivstruktur einer genauen Analyse und arbeitete die „Transformationsprozesse des Seelischen" beispielgebend methodisch auf (Tüpker 1996).

Zusammen mit Strobel und Timmermann erforschte Loos in den 1980er-Jahren die archetypische Wirkung von Rhythmus und Klang (Strobel et al. 1991) und betonte die heilenden Aspekte einer therapeutischen Beziehung, die mittels Klang und Rhythmus an präverbale Beziehungserfahrungen anknüpfen kann und somit nicht nur korrigierende, sondern auch „nährende" Qualitäten besitzt (Loos 1994; Loss und Czogalik 1996). Auch das Einbeziehen des Körperlichen, des Atmens und der Berührung waren ihr Fundament für die Behandlung „früher Störungen". Ihre Arbeit mit essgestörten jungen Frauen und ihre theoretischen Überlegungen dazu schienen in den Erkenntnissen zur frühen Entwicklung des Selbstempfindens nach Daniel Stern (1992, 1998) Bestätigung zu finden. Musiktherapeuten erkannten in den hier beschriebenen frühen Bausteinen und Mechanismen menschlicher Entwicklung klare Parallelen zu musiktherapeutischen Prozessen. Stern beschrieb die wichtigsten Aspekte der frühen Entwicklung allesamt als musikalisch-dynamische Beziehungsprozesse. Phänomene wie Resonanz, Synchronisation und Affektregulation oder das Konzept der „now moments" fanden Eingang in die Psychotherapie und Musiktherapie. Darauf aufbauend wurden die zunächst für entwicklungsgestörte Kinder systematisch ausgearbeiteten Therapiekonzepte (Schumacher 2013) schließlich auch auf die Behandlung von psychosomatischen Störungen übertragen (Körber 2009), mit neueren Mentalisierungskonzepten nach Fonagy et al. (2004) theoretisch weiter untermauert (Strehlow 2009) und für die musiktherapeutische Behandlung struktureller Störungen aufgearbeitet (Moreau 2014). Parallel stellten Forschungen aus der Neurobiologie und der Psychoimmunologie bindungstheoretische Konzepte in ein neues Licht (Bacher 2014) und unterstrichen die Bedeutung der Musiktherapie als eine unverzichtbare Behandlungsform im Kanon ergänzender Therapieverfahren (Koelsch 2012; Schubert 2015).

27.5 Störungsspezifische Behandlungskonzepte und Indikationen

Basierend auf den theoretischen Entwicklungen und den beschriebenen Interventionen und Techniken, wurden in den letzten Jahren Behandlungskonzepte und -manuale für spezifische Patientengruppen erarbeitet. Zu nennen sind hier die Heidelberger Therapiemanuale zu Schmerz (Hillecke und Wilker 2007), kindlicher Migräne (Leins 2006), Kopfschmerz bei Jugendlichen (Koenig et al. 2013), Tumor-, Schmerz- und Nierenerkrankungen (Wormit 2008), Tinnitus (Argstatter et al. 2007) oder Behandlungsleitlinien zu strukturellen Störungen (Moreau 2014).

Zur Indikation formulierte Tarr-Krüger (1990: 34), dass Musiktherapie besonders geeignet ist für *„Personen mit stark rationalisierender Abwehr, für Personen, die ihre Probleme nicht sprachlich fassen können und ... deren kognitiv-emotionale und somatomotorische Ausdrucksfähigkeit reduziert ist"*. Schmidt und Kächele (2017) sehen Musiktherapie bei Essstörungen, somatoformen Störungen (etwa funktionellen Schmerzstörungen), Psychosomatosen (Tinnitus, Migräne, chronisch-entzündlichen Darmerkrankungen), Angststörungen und Depressionen indiziert. Da Musiktherapie offensichtlich emotionalen Ausdruck und sozial kommunikative Fähigkeiten fördere, schließen sie psychovegetative und psychosomatische Funktionsstörungen (mit dem Ziel der Beziehungsaufnahme zu somatisierten Impulsen), konfliktbedingte intrapsychische Beziehungsstörungen (mit dem Ziel der Beziehungsaufnahme zu konflikthaft abgespaltenen Erlebnisanteilen), Interaktionsstörungen, interpersonale Beziehungsstörungen und Verhaltensstörungen (mit dem Ziel der Wahrnehmung und Verbesserung sozialkommunikativer Fähigkeiten) und Krisen im Wert- und Sinnbereich (mit dem Ziel der Entwicklung und Orientierung kognitiver und ästhetischer Strukturen) in den Indikationskatalog mit ein. In somatopsychischer Hinsicht sehen sie Musiktherapie weiter bei Krebs und chronischen Erkrankungen (mit dem Ziel Schmerzreduktion und Verbesserung der Lebensqualität) indiziert.

Auch wenn Musiktherapie inzwischen in einer Reihe von medizinischen Leitlinien empfohlen oder ausdrücklich empfohlen wird (vgl. Schmidt 2014), deckten sich diese Empfehlungen bislang nur teilweise mit der vorliegenden Evidenz oder den klassischen Einsatzbereichen (vgl. Gold und Stegemann 2014).

27.6 Wissenschaft und Forschung

Erste wissenschaftliche Grundlagenforschung über die diffizile Beziehung zwischen Musik, Affekt und Vegetativum veröffentliche Harrer bereits 1975 in „Grundlagen der Musiktherapie und Musikpsychologie". Auch Grawe (1994) würdigte die bis 1984 ausgewerteten wissenschaftlichen Anstrengungen der noch jungen Disziplin Musiktherapie als vielversprechend und empfahl einen weiteren Ausbau von Wirksamkeitsstudien. Seither entstanden im deutschsprachigen Raum vielfach Forschungseinrichtungen teilweise mit Promotionsmöglichkeiten u. a. an den Hochschulen/Universitäten Augsburg, Berlin, Hamburg, Heidelberg, Wien und Zürich, sowie im skandinavischen und angloamerikanischen Raum. Vielfach besteht eine Zusammenarbeit in länderübergreifenden Forschungsverbünden. Grundlagenforschung kommt dabei auch aus der Musikmedizin (Spintge und Droh 1992; Spintge 2001). Einen nicht unerheblichen Beitrag zur Forschung leisten weiter die Diplom-, Bachelor- oder Masterarbeiten der Ausbildungseinrichtungen.

Besondere Herausforderungen stellten dabei die Messbarkeit und Nachvollziehbarkeit musiktherapeutischer Prozesse an die Forscher. Qualitative Analysen wie beispielsweise von Langenberg et al. (1992) oder Tüpker (1996) wurden zunehmend ergänzt durch testtheoretisch evaluierte Assessmentinstrumente für die Musiktherapiediagnostik und -forschung (Übersicht bei Phan Quoc 2007; Wosch und Wigram 2007).

Auf höchstem Evidenzniveau finden sich einige systematische Übersichtsarbeiten und Metaanalysen zur Musiktherapie bei Depression (Maratos et al. 2008) oder bei Fatigue-Syndrom (Kwekkeboom et al. 2010). In ihrer Metaanalyse errechnete Pesek (2007) zudem zufriedenstellende Effektstärken für rezeptive ($d = 0{,}74$) und aktive ($d = 0{,}82$) Musiktherapie. Von den insgesamt 69 (N = 3.146) kontrollierten und 56 (N = 1.260) Prä-Post-Studien aus den Jahren 1990–2004 zählte sie 14 Studien (N = 610) zur psychosomatischen Medizin (kardiovaskuläre Erkrankungen, Asthma, Tinnitus, funktionelle gastrointestinale Erkrankungen, COPD) sowie 13 Studien (N = 501) zu chronischem Schmerz (Rückenschmerz, Migräne, Kopfschmerz, Rheuma). Gerade bei Schmerz seien durch Musiktherapie Veränderungen der Schmerzstärke, Verbesserungen des Schmerzerlebens und der Schmerzbewältigung sowie Verbesserungen der Komorbiditäten wie Depression und Angst zu verzeichnen (Hillecke et al. 2005). Eine Übersicht zu weiteren Forschungsarbeiten in der Psychosomatik gibt Schmidt (2014).

Zu den Wirkprinzipien der Musiktherapie finden sich Grundlagenüberlegungen u. a. bei Kölsch (2012), Hillecke und Wilker (2007) und Mössler (2014). Danner und Oberegelsbacher (2001) befragten psychosomatische Patienten und extrahierten als hypothetische Wirkfaktoren: 1. Ausdruck, Darstellung und Kommunikation mittels Musik; 2. aktives musikalisches Beziehungsangebot; 3. musiktherapeutisches Durcharbeiten und musiktherapeutische Transformation, wobei der erste Faktor bereits 42 % der Varianz erklärte.

27.7 Schlussbetrachtung

Die tiefenpsychologisch orientierte Musiktherapie ist ein Prozess, in dem Patient und Therapeut in der Musik und der anschließenden verbalen Aufarbeitung hart daran arbeiten, dass der Patient einen Weg aus den einengenden, pathologischen, seelischen und zwischenmenschlichen Mustern hin zu mehr Spielraum in seinen Lebensbezügen finden kann.

Die Musiktherapie mit ihrem einzigartigen Medium und ihrer spezifisch erlebnisaktivierenden und beziehungsstiftenden Funktion leistet in der Psychosomatik ihren eigenständigen Beitrag und erfüllt im Verbund der künstlerischen Therapien ihre spezifische Aufgabe.

27

LITERATUR

Ahrens S, Schneider W (2002). Lehrbuch der Psychotherapie und Psychosomatischen Medizin. Stuttgart: Schattauer.

Argstatter H, Wormit AF, Plinkert P, Bolay HV (2007). Musiktherapie bei chronischem Tinnitus. Verhaltenstherapie und Verhaltensmedizin 28(1): 11–20.

Bacher B (2014). Begegnung und Beziehung in der Musiktherapie. Ärztl Psychother Psychosom Med 9: 137–141.

Bruscia KE (1987). Improvisational models of music therapy. Springfield: Charles C. Thomas.

De Backer J, van Camp J (2001). Spezifische Aspekte in der musiktherapeutischen Beziehung. In: Storz D, Oberegelsbacher D (Hrsg.). Wiener Beiträge zur Musiktherapie. Band 3: Theorie und klinische Praxis. Wien: edition präsens, S. 5–20.

Danner B, Oberegelsbacher D (2001). Spezifische und unspezifische Wirkfaktoren der Musiktherapie. Katamnestische Erhebung an psychosomatischen Patienten einer psychiatrischen Klinik. Nervenheilkunde 8: 434–441.

Fonagy P, Gergely G, Jurist EL, Target M (2004). Affektregulierung, Mentalisierung und die Entwicklung des Selbst. Stuttgart: Klett-Cotta.

Frohne-Hagemann I (Hrsg.) (2004). Rezeptive Musiktherapie. Theorie und Praxis. Wiesbaden: Reichert.

Gold C, Stegemann T (2014). Musiktherapeutische Forschung – Methoden und aktuelle Entwicklungen. In: Stegemann T, Fitzthum E (Hrsg.). Ringvorlesung Musiktherapie. Wien: Praesens, S. 110–130.

Grawe K, Donati R, Bernauer F (1994). Psychotherapie im Wandel. Von der Konfession zur Profession. Göttingen: Hogrefe.

Harrer G (1982). Grundlagen der Musiktherapie und Musikpsychologie. Stuttgart: Fischer.

Hillecke Th, Wilker FW (2007). Ein heuristisches Wirkfaktorenmodell der Musiktherapie. Verhaltenstherapie & Verhaltensmedizin 28: S. 62–85.

Kächele H, Oerter U, Scheytt-Hölzer N, Schmidt HU (2003). Musiktherapie in der deutschen Psychosomatik. Krankenversorgung, Weiterbildung, Forschung. Psychotherapeut 48(3): 155–165.

Köhle K, Herzog W, Joraschky P et al. (Hrsg.) (2017). Uexküll Psychosomatische Medizin: Theoretische Modelle und klinische Praxis. 8. A. München: Elsevier Urban & Fischer.

Koelsch S (2012). Brain and Music. Oxford: Wiley-Blackwell.

Koenig J, Oelkers-Ax R, Kaess M, et al. (2013). Specific music therapy techniques in the treatment of primary headache disorders in adolescents: A randomized attention-placebo-controlled trial. Pain 14(10): 1196–1207.

Körber A (2009). Beziehungsqualität in der Musiktherapie mit Psychotherapiepatienten. Musikther Umsch 30(4): 322–337.

Kwekkeboom KL, Cherwin CH, Lee JW, Wanta B (2010). Mind-body treatment for the pain-fatigue-sleep disturbance symptom cluster in persons with cancer. J Pain Symptom Manage 39(1): 126–138.

Langenberg M, Frommer J, Tress W (1992). Qualitative Methodik zur Beschreibung und Interpretation musiktherapeutischer Behandlungswerke. Musikther Umsch 13: 258–278.

Leins AK (2006). Heidelberger Musiktherapiemanual: Migräne bei Kindern. Bochum: uni-edition.

Loos GK (1994). Spiel Räume der Magersucht: Musiktherapie und Körperwahrnehmung mit frühgestörten Patienten. Stuttgart: Fischer.

Loos GK, Czogalik D (1996). Musiktherapie. In: Herzog W, Munz D, Kächele H (Hrsg.). Analytische Psychotherapie bei Essstörungen. Stuttgart, New York: Schattauer, S. 141–150.

Maratos AS, Gold C, Wang X, Crawford MJ (2008). Music therapy for depression. Cochrane Database Syst Rev 1: CD004517.

Möller HJ (1974). Psychotherapeutische Aspekte in der Musikanschauung der Jahrtausende. In: Revers WJ, Harrer G, Simon WCM (Hrsg.). Neue Wege der Musiktherapie. Grundzüge einer alten und neuen Methode. Düsseldorf, Wien: Econ, S. 53–160.

Moreau D von (2014). Musiktherapie in der Behandlung struktureller Defizite. Musikther Umsch 35(3): 192–200.

Moreau D von, Wormit AF, Hillecke TK (2013). Musiktherapeutische Techniken. In: Senf W, Broda M (Hrsg.). Techniken der Psychotherapie. Ein methodenübergreifendes Kompendium. Stuttgart: Thieme, S. 236–243.

Mössler K (2014). Spezifische und unspezifische Wirkfaktoren in der Musiktherapie. In: Stegemann T, Fitzthum E (Hrsg.). Wiener Ringvorlesung Musiktherapie. Wien: edition praesens, S. 97–110.

Oerter U, Scheytt-Hölzer M, Kächele H (2001). Musiktherapie in der Psychiatrie. Nervenheilkunde 20: 428–433.

Phan Quoc E (2007). Forschungsansätze zur Operationalisierung von emotionalem Ausdruck und Interaktion in der musiktherapeutischen Improvisation. Musikther Umsch 28(4): 351–361.

Pesek U (2007). Musiktherapiewirkung – eine Metaanalyse. Musikther Umsch 28(2): 110–135.

Priestley M (1983). Analytische Musiktherapie. Vorlesungen am Gemeinschaftskrankenhaus Herdecke. Stuttgart: Klett-Cotta.

Revesz G (1941). Der Ursprung der Musik. In: Internationales Archiv für Ethnographie 40: 70–75.

Schmidt HU (2014). Musiktherapeutische Forschung in der Psychosomatik. In: Psychodynam Psychother 14(4): 213–223.

Schmidt HU, Kächele H (2017). Kreativtherapien. Kunsttherapien. Musiktherapie. In: Köhle K, Herzog W, Joraschky P, Kruse J, Langewitz W, Söllner W (Hrsg.). Uexküll Psychosomatische Medizin: Theoretische Modelle und klinische Praxis. München: Elsevier Urban & Fischer, S. 466–470.

Schmölz A (1985). Musiktherapie bei psychosomatischen Erkrankungen. In: Psychotherapie im Wandel. Festschrift zum XX. Internationalen Seminar für Psychotherapie Bad Gleichenberg. Wien: Universitätsverlag.

Schubert C (2015). Soziopsychoneuroimmunologie – Integration von Dynamik und subjektiver Bedeutung in die PNI. In: Schubert C (Hrsg). Psychoneuroimmunologie und

Psychotherapie. 2. A. Stuttgart, New York: Schattauer, S. 374–405.
Schumacher K (2013). Das EBQ-Instrument und seine entwicklungspsychologischen Grundlagen. Göttingen: Vandenhoeck & Ruprecht.
Senf W, Broda M (2013). Techniken der Psychotherapie. Stuttgart: Thieme.
Simon W (1982). Abriss einer Geschichte der Musiktherapie. In: Harrer G (Hrsg.). Grundlagen der Musiktherapie und Musikpsychologie. Stuttgart: Fischer, S. 165–173.
Skrzypek H, Schmidt HU, Timmermann T (2016). Der Körper in der Musiktherapie. Wiesbaden: Reichert.
Spintge R (2001). Zum Fach Musikmedizin. In: Decker-Voigt HH, Bach S, Bissegger M et al. (Hrsg.). Schulen der Musiktherapie. München: Reinhardt, S. 387–407.
Spintge R, Droh R (1992). Musik-Medizin. Stuttgart: Fischer.
Stern D (1992). Die Lebenserfahrung des Säuglings. Stuttgart: Klett-Cotta.
Stern D (1998). The process of therapeutic change involving implicit knowledge: Some implications of developmental observations for adult psychotherapy. Infant Mental Health J 19: 300–308.
Strehlow G (2009). Mentalisierung und ihr Nutzen für die Musiktherapie. Musikther Umsch 30(2): 89–101.
Strobel W, Huppmann G (1978). Musiktherapie: Grundlagen, Formen, Möglichkeiten. Göttingen: Hogrefe.
Strobel W, Timmermann T (1991). Ethnotherapeutische Elemente in der psychotherapeutischen Praxis. Klanggeleitete Trance als Weg zum Unbewußten. In: Andritzky W (Hrsg.). Jahrbuch für transkulturelle Medizin und Psychotherapie. Berlin: Verlag für Wissenschaft und Bildung, S. 113–148.
Suppan W (1984). Der musizierende Mensch. Eine Anthropologie der Musik. Mainz: Schott.
Tarr-Krüger I (1990). Bulimie und Widerstand: ein musiktherapeutisch orientierter Ansatz. Heidelberg: Asanger.
Timmermann T (1994). Die Musik des Menschen. Gesundheit und Entfaltung durch eine menschennahe Kultur. München: Piper.
Timmermann T (2012). Praxeologie. In: Decker-Voigt H-H, Oberegelsbacher D, Timmermann T (Hrsg.). Lehrbuch Musiktherapie. München: Reinhardt, S. 55–65.
Tüpker R (1996). Konzeptentwicklung musiktherapeutischer Praxis und Forschung. Münster: LIT.
Wormit AF (2008). Heidelberger Musiktherapiemanual: Tumor-, Schmerz- und Nierenerkrankungen. Berlin: uni-edition.
Wosch T, Wigram T (2007). Microanalysis in Music Therapy. Methods, Techniques and Applications for Clinicians, Researchers, Educators and Students. London: Kingsley.

KAPITEL

28 Tanztherapie in der Psychosomatik

Sabine Trautmann-Voigt und Marianne Eberhard-Kaechele

28.1 Ursprung und Entwicklungslinien

28.1.1 Von der leiblichen Gebärdensprache zum rhythmisch-dynamischen Handlungsdialog

Psychosomatische Konzepte, die eine Leib-Seele-Einheit propagieren und auch die vegetative psychosomatische Reaktion eines Menschen als Darstellung eines psychischen Leidens in einer Körpersprache verstehen, greifen auf frühe Erkenntnisse Freuds sowie auf Sándor Ferenzcis Praxis des direkten Haltgebens und der körperlichen Berührung zurück: Freud verband mit den einzelnen Organsystemen des Oralen, des Analen und des Genitalen von Anfang an nicht nur frühe Begierden, sondern übergreifende psychophysische, also **leibliche Gebärden,** nämlich die des Öffnens, sich Verschließens, des Zupackens und Empfangens, des Berührens und Berührt-Werdens (Siegel 1984). Es handelte sich um Vorläuferkonzepte körperlicher Interaktionsgebärden, die später z. B. im Konzept des **rhythmisch-dynamischen Handlungsdialogs** auch für die Tanz-, Bewegungs-, und Körpertherapie entfaltet wurden (Siegel et al. 1997; Trautmann-Voigt und Moll 2011). Auf der prozeduralen Ebene, wo frühe Beziehungserfahrungen als Interaktionsepisoden gespeichert sind, die dem wachen Bewusstsein und dem bildhaft Unbewussten schwerer zugänglich sind, wird über eine rhythmisch-dynamische Ansprache die körperliche Schicht des affektiven Erlebens direkt angesprochen.

Dies ermöglicht im Rahmen des jeweiligen Settings, die multimodalen Implikationen der körpersprachlichen Kommunikation zu erfassen und damit ebenso zu arbeiten wie mit verbalen Äußerungen.

28.1.2 Ursprünge und Entwicklung in den USA

Tanztherapie, eine erlebnisorientierte, künstlerische Körpertherapiemethode, entstand auf der Grundlage des **modernen Ausdruckstanzes,** der Anfang des 20. Jahrhunderts in Deutschland seine Blütezeit erreichte. Viele Ausdruckstänzer mussten vor dem nationalsozialistischen Terror aus Deutschland flüchten. Sie fanden in den 1940er- und 1950er-Jahren neue Arbeitsfelder in den USA, u. a. in psychiatrischen Kliniken, die zu jener Zeit für sozial-integrative Angebote offen waren. Dort entwickelten sie intuitiv auf künstlerisch-tanzpädagogischer Basis erste tanztherapeutische Ansätze.

Die zweite Generation der amerikanischen Tanztherapeuten begann in den 1960er- und 1970er-Jahren, **theoretische Leitlinien** auf der Basis verschiedener psychologischer Paradigmen zu entwickeln. Dabei entstanden ein „Westküstenansatz", der sich besonders der humanistischen Bewegung und/oder der analytischen Psychologie C. G. Jungs zuwandte, und ein „Ostküstenansatz", der stärker an psychodynamischen Theoriemodellen in der Tradition von Freud, Adler, Fromm-Reichmann und Sullivan orientiert war (ausführlich in Trautmann-Voigt 2015).

In den 1960er-Jahren konstituierten sich **Tanztherapieausbildungen** in den USA in Form von universitären Studiengängen. Seit 1966 konnte die American Dance Therapy Association (ADTA) ethische Richtlinien und Ausbildungsstandards etablieren. Ende der 1970er-Jahre existierten bereits acht verschiedene, theoretisch teils sehr unterschiedliche tanztherapeutische Modelle, die sich auf einen gemeinsamen Nenner verständigen konnten: Tanztherapie wurde definiert als *„therapeutische Nutzung von Bewegung im Sinne eines Prozesses, durch den die emotionale und körperliche Integration gefördert wird"* (ADTA 1972; Bernstein 1979).

Der Ausgangspunkt hierfür war eine im weitesten Sinne psychosomatische Theoriebildung, was sich inzwischen durch die Embodimentforschung (Hüther 2015; Koch 2011) bestätigt hat: Die Wechselwirkung zwischen Psyche und Körper ermöglicht zum einen die diagnostische Erfassung psychischer Zustände durch Formen der Bewegungsanalyse, zum anderen die Einflussnahme auf kognitive und emotionale Zustände durch spezifische Bewegungsangebote. Als Grundlage für alle therapeutischen Interventionen galt der Tanz als ein Zusammenspiel von Wahrnehmung, Ausdruck, Gestaltung und Interaktion mit der Umwelt. Im therapeutischen Fokus stehen die nonverbale Artikulation und Transformation von Emotionen, Beziehungsszenen und Konfliktthemen sowie der Erwerb neuer Kompetenzen. Dementsprechend geht es kaum um das Einüben tänzerischer Schrittfolgen.

28.1.3 Entwicklungen in Deutschland

Obwohl ihr jeweiliges Interesse für Tanz als Therapie sicher weiter zurückreicht, begann die erste Generation der Tanztherapeuten in Deutschland ihre Pionierarbeit in den 1970er-Jahren. Manche entwickelten therapeutische Ansätze gänzlich aus der eigenen Erfahrung heraus, andere erweiterten ihren Ansatz durch in den USA bzw. in Kanada erworbene Kenntnisse über Tanztherapie. Zu den Pionieren dieser ersten Generation zählen Ursel Burek, Anne Marakas, Wally Kaechele und Fe Reichelt.

Anfang der 1980er-Jahre wurde die zweite Generation überwiegend an Universitäten in Nordamerika ausgebildet und sorgte mit der ersten Generation für die Etablierung der Tanztherapie durch den Aufbau von Ausbildungsinstituten, die Organisation von und die Teilnahme an wissenschaftlichen Kongressen und die Publikation von Abhandlungen zur Tanztherapie. Hierzu zählen insbesondere Susanne Bender, Marianne Eberhard-Kaechele, Anne Fallis, Claudia Greven, Petra-Wolgard Hagemann, Petra Klein, Erika Kletti-Ranacher, Jaqueline Mayer-Ostrow, Martina Peter-Boländer, Sybille Scharff-Widder, Sabine Trautmann-Voigt, Bernd Voigt, Silke von der Heyde und Elke Willke. Anfang der 1990er-Jahre kamen Imke Fiedler und Ute Lang hinzu (Eberhard 2002; Trautmann-Voigt 2003).

Pioniere der dritten Generation förderten die wissenschaftliche Forschung in der Tanztherapie. Iris Bräuninger, Sabine Koch, Hedda Lausberg und Susanne Quinten haben sich in diesem Bereich engagiert.

Ab 1988 wurden gemeinsame **Ausbildungsstandards** entwickelt, auf deren Basis 1995 der übergreifende „Berufsverband der Tanztherapeutinnen Deutschlands" (BTD) gegründet werden konnte.

Inzwischen sind Tanztherapeuten in vielen psychiatrischen und psychosomatischen Kliniken tätig, in heilpädagogischen, sozialtherapeutischen und Rehabilitationseinrichtungen, Suchtkliniken, Beratungsstellen, aber auch in Bereichen der Erwachsenenbildung, in Kindergärten, Schulen und Seniorenheimen. Tanztherapie wird in die Richtlinien-Psychotherapieausbildung integriert, wie z. B. an der Köln-Bonner Akademie für Psychotherapie (www.kbap.de).

Aus den verschiedenen Paradigmen, welche die Tanztherapie in den USA prägten, hat sich hierzulande eine eher eklektizistische Praxeologie, mit allen Vor- und Nachteilen der Methodenintegration, entwickelt (vgl. Wöller und Kruse 2015).

Ziele

Ungeachtet der individuellen Ausprägung und der Settingvorgaben sind als **übergeordnete Ziele** tanztherapeutischer Interventionen zu nennen (DRV 2015; Lausberg und Eberhard 1999):

- Stärkung des Selbstwertgefühls
- Verbesserung der Selbst- und Fremdwahrnehmung
- Förderung der Affektregulation und der Impulskontrolle
- Externalisierung von Erlebtem im symbolischen Bewegungsvollzug und unter Einbeziehung des Körpergedächtnisses
- Je nach Klientel die Strukturierung und Stabilisierung des Erlebens durch neue Körper- und Interaktionserfahrungen
- Je nach Krankheitsbild die Förderung der Krankheitsverarbeitung, z. B. bei Krebs
- Bearbeitung intra- und interpsychischer Konflikte durch Mobilisierung von Ressourcen

Interventionen

Spezifische Interventionen mit tanzkünstlerischem Ursprung sind die kinästhetische Empathie, die Bewegungsanalyse und die Nutzung von Improvisations- und Gestaltungsprozessen:

- **Kinästhetische Empathie** meint gezielte nonverbale Affektspiegelung des Patienten durch Gesten, Gebärden, Mimik, Haltung und komplexere Bewegungsprozesse. Im Unterschied zum einfachen Spiegeln von Verhalten können Bewegungsabläufe zwecks Bewusstmachung ihrer Bedeutung für den Patienten und zur Förderung der Mentalisierung und Affektregulation von Tanztherapeuten maximiert, minimiert, variiert, kontrastiert, komplementiert oder rhythmisch-dynamisch strukturiert werden (Eberhard-Kaechele 2010).
- Die **Bewegungsanalyse** ist eine ursprünglich aus der Notation von Tanzbewegungen hervorgegangene Beschreibungsmethode für komplexe Bewegungsabläufe. Heutzutage existieren mehrere bewegungsanalytische Systeme, die eine paradigmenübergreifende neue Möglichkeit darstellen, Forschung, Diagnostik und Intervention körperbezogen zu erweitern (Lausberg 2012; Trautmann-Voigt und Voigt 20012).
- **Improvisationen** sind kreative Neuentwürfe von Handlungen in der Bewegung. Improvisieren meint im ursprünglichen Sinne, unter bestimmten Vorbedingungen etwas nicht Vorgeplantes zu tun, sich mit einem Thema, einer Musik, einem Medium oder einer Gruppe auseinanderzusetzen und dies zum Ausgangspunkt von Veränderung zu machen (vgl. Trautmann-Voigt 2006, 2012).

28

28.2 Tanztherapie in der Psychosomatik

28.2.1 Psyche-Soma-Integration

Die heilenden Wirkungen körperbezogener Psychotherapie beruhen auf der Fähigkeit des Menschen, lebenslang über Seele und Geist auf den Körper bzw. über den Körper auf Seele und Geist einzuwirken. Die Kluft zwischen Schulmedizin und ganzheitlicher Psychotherapie scheint in dem Maße überwunden zu sein, in dem neurobiologisch plausible Modellvorstellungen über psychophysische Wechselwirkungen erarbeitet werden konnten (Damasio 2003; Kandel 2005; Schore 1994). Zudem hat die neurobiologische Forschung gezeigt, dass psychische Erfahrung nachweisbare körperliche Effekte hat (Hariri et al. 200/; Rosenkranz et al. 2003).

Empirische Untersuchungen verweisen darauf, dass psychosomatischen Störungen häufig traumatische Erfahrungen wie frühe Bindungsstörungen, Verluste von Bezugspersonen, körperliche Gewalt oder sexuelle Übergriffe zugrunde liegen. Weil traumatische Erfahrungen oft direkt körperlicher Art sind, graben sie sich ins prozedurale oder implizite (Körper-)Gedächtnis ein und verändern die neuronalen Netzwerke des Gehirns (van der Kolk 2016).

Körperorientierte Interventionen wirken, indem sie auf der prozeduralen Ebene ansetzen und ihrerseits die neuronalen Netzwerke verändern helfen (Eberhard-Kaechele 2013).

Im Folgenden werden an einem Beispiel grundlegende tanztherapeutische Interventionsmöglichkeiten bei psychosomatischen Symptomkomplexen dargestellt, ohne jedoch differenzialdiagnostische Aspekte und die Fülle des tanztherapeutischen Interventionsspektrums eingehend darstellen zu können (Willke 2007; Trautmann-Voigt, Voigt 2008).

28.2.2 Das Körperbild als Teil des Selbstbildes

Das Bild vom eigenen Körper umfasst die Gesamtheit aller im Laufe eines Lebens erworbenen Erfahrungen mit dem eigenen Körper und beinhaltet eine perzeptive, eine kognitiv-affektive bzw. evaluative und eine verhaltensbezogene Komponente. Das Körperbild ist also ein **inneres Modell,** das sich entwickelt und wandelt und als Grundlage für momentanes Körpererleben anzunehmen ist (Joraschky et. al. 2006).

Die tanztherapeutische Arbeit am Körperbild kann auf das **Körpererleben** in mehrfacher Hinsicht Einfluss nehmen, und zwar auf:

- die Sensibilisierung der Selbstwahrnehmung und der Selbstbewusstheit,
- die Stabilisierung der Körpergrenzen,
- die Veränderung einer Bewertungshaltung sich selbst und anderen gegenüber, insbesondere die Erhöhung der Körperzufriedenheit,
- die Förderung eines realitätsangemesseneren Umgangs mit dem eigenen Körper,
- den Zugang zu den (unbewussten) Körpergefühlen und
- die Steigerung der emotionalen Erlebnisfähigkeit.

Fallbeispiel

Hans leidet an Bluthochdruck und Angstzuständen. Er möchte eine tiefenpsychologische Einzelbehandlung beginnen. Diese wird durch die Krankenkasse mit 50 Stunden finanziert. In meine ambulante Arbeit als niedergelassene Psychotherapeutin (S. TRV) fließt die Tanztherapie als Methodik stets ein. Schon in den ersten Stunden bemerkt Hans, dass er, wenn er still auf seinem Stuhl sitzt, sofort Druckgefühle in der Brust bekommt: „Meine Halsschlagader schwillt an." Er kann sich kaum auf den Gesprächskontakt konzentrieren. Hans wird von der Therapeutin angeregt, aufzustehen und sich mit seinen Bewegungen „im wahrsten Sinne des Wortes" Luft zu verschaffen. Er geht, erleichtert über diese Möglichkeit, mit großen, ausladenden Schritten durch den Raum, atmet hörbar ein und aus, bewegt die Arme, schlenkert sie hin und her und schüttelt immer wieder die Schultern aus. Die Therapeutin fragt ihn: „Wie fühlt sich das jetzt im Körper an?" Hans antwortet: „Besser, auf jeden Fall besser!"

Seit dieser Stunde schiebt die Therapeutin die Stühle direkt zur Seite und unterhält sich mit Hans nur noch im Gehen. Es etablieren sich unterschiedliche Gehrichtungen. Mal gehen die beiden im Kreis, mal geht Hans allein; immer ist es ihm wichtig, dass seine Schritte groß, weit und ausladend sind, dass er Raum für sich nehmen kann und dass die Therapeutin ihn einfach so gehen lässt.

Der ungarische Psychoanalytiker Sándor Ferenczi hat die Psychoanalyse einst um das Phänomen der **Gebärdensprache** bereichert, wie oben bereits angemerkt: *„Vergessen wir nicht, dass die Reaktionen des kleinen Kindes auf Unlust zunächst immer körperlicher Natur sind"* (Ferenczi 1931). Das Selbsterleben im Körper äußert sich häufig durch unterdrückte Gebärden, die einen Raum beanspruchen. Gewährt man diesen, so entwirren sich häufig psychische Themen, die bisher nicht als solche verständlich waren. Im Fallbeispiel verbindet Hans mit „Sitzen" „Eingeschlossensein", mit der freien Bewegung im Raum „Lust und Entspannung".

Ferenczi wies darauf hin, dass mangelnde emotionale Unterstützung und das Alleinlassen des Kindes eine Art **pathologische Abwehrhaltung** erzwinge. Winnicott (1974) hat dies später als „falsches Selbst" bezeichnet, und Alice Miller (1979) beschrieb es als

„Drama des begabten Kindes". Nicht gewährte Erlebensräume verfestigen sich bei manchen Menschen in Spannungen, die sich erst lösen können, wenn der tatsächlich vorhandene Außenraum wieder neu besetzt oder „eingenommen" werden kann. Dies geschieht am einfachsten, indem Patienten den umgebenden Raum mit Eigenbewegungen (wieder) ausfüllen.

Fallbeispiel (Forts.)

Als Kind hielt sich der hochbegabte Hans zumeist im Haus auf. Unter großem Druck versuchte er, die sehr guten Schulleistungen aufrechtzuerhalten, die man vom Anfang der Schulkarriere an aufgrund seiner Hochbegabung von ihm erwartete.

In einer der nächsten Stunden beschreibt er, wie die Großmutter, die im Haus gegenüber wohnte, immer durch die Gardine schaute und nachzuprüfen schien, ob er auch an seinem Schreibtisch saß. Bei dieser Erinnerung kommt ihm sein Körperverhalten aus der ersten Stunde in den Sinn: Ihm schwoll dann immer der Hals an, er sprang fast automatisch auf und ging erst einmal mit großen Schritten in seinem Zimmer umher, um sich ein wenig abzureagieren. Er registrierte aber auch, dass die Großmutter so lange am Fenster stehen blieb, bis er wieder artig Platz genommen hatte, um seine Aufgaben weiter zu erledigen.

Nachdem Hans diesen Zusammenhang zwischen kontrollierender Großmutter, eingepferchter Sitzhaltung und seiner ohnmächtigen Wut entdeckt hatte, konnte er seine Schritte ein wenig reduzieren und musste nicht immer wie besessen durch den Raum tigern. Die Therapeutin bemerkte den veränderten Rhythmus und fragte zu diesem Zeitpunkt nach, ob er vielleicht mit verschiedenen Musikrhythmen ausprobieren wolle, welches Gehtempo ihm mehr und welches ihm weniger liege. Hans war über dieses neue Angebot zunächst erstaunt, willigte dann aber ein. Die Therapeutin legte verschiedene Rhythmen auf, von Bach bis zu moderner Musik, die verschiedene Tempi und Taktarten enthielten. Hans bewegte sich erstaunlich frei dazu. Er schien es zu genießen, kraftvoll ausholende, fast tänzerische Bewegungen auszuführen, wollte dabei aber nicht beobachtet werden. Er lehnte zunächst auch Bewegungskontakte oder das Mittanzen der Therapeutin ab.

Tanztherapie setzt mit vielen Interventionen direkt am Körperbild an. Dabei wird von einem Wechselspiel zwischen unbewusstem und bewusstem Körperbilderleben ausgegangen. Das unbewusste Körperbild repräsentiert die noch unbewussten Vorstellungen und Gefühle über den eigenen Körper. Es prägt die Körperhaltung und das bewegungsbezogene Erscheinungsbild im Umgang mit sich selbst und mit den (Bewegungs-)Antworten von anderen. Tanztherapeutische Möglichkeiten, einen neuen Zugang zum unbewussten Körperbild zu finden, bieten neben Bewegungsimprovisationen auch thematisch strukturierte Bewegungsaufgaben. Körperbild und Körpergedächtnis stehen nämlich in einem unlösbaren Zusammenhang zueinander, und Themen, die auf der Bewegungsebene zu Bewegungen führen, machen nicht selten die zugehörigen psychischen Themen bewusst (Voigt und Trautmann-Voigt 2001).

Fallbeispiel (Forts.)

Seit diesem Zeitpunkt begann jede Stunde mit einem „Gehspiel", wie Hans es nannte. Dabei legte die Therapeutin eine Musik auf und ging mit neutralen Schritten durch den Raum, Hans hingegen umtanzte sie, nahm größeren Abstand, näherte sich ihr an und spielte sozusagen um sie herum. Er genoss diesen Freiraum, manchmal bis an die Grenze der Erschöpfung, ohne dass in den Stunden direkt darüber gesprochen oder der Sinn und Zweck dieser Gehspiele diskutiert wurde. Hans setzte sich meist nach zwei bis vier Stücken unaufgefordert auf den Boden und erzählte, wie es ihm gerade ging, was er machte, was sich in seinem Leben gerade zutrug.

In der 26. Stunde berichtete er davon, dass er seine Abschlussarbeit für sein Examen schreiben müsse. Er habe große Probleme, in der Bibliothek zu sitzen und sich auf das Schreiben zu konzentrieren. Stattdessen verlasse er häufig den Raum, gehe an den Rhein und eine Runde spazieren. Die Therapeutin fragte ihn nach seinen Gefühlen. Hans kann artikulieren, dass er sich bei diesen Spaziergängen am Rhein häufig traurig fühle und eigentlich nicht wisse, warum. Die Therapeutin fragt, was er sich denn wünsche. Hans sagt, dass er komischerweise manchmal jetzt an seine Mutter denke und sich vorstelle, mit ihr am Rhein spazieren zu gehen. Die Therapeutin fragt, ob er gemeinsam mit ihr hier im Raum gehen wolle, damit er spüren könne, wie es wäre, sich mit jemandem zusammen zu bewegen. Hans sagt schüchtern, dass er es am liebsten hätte, wenn die Therapeutin ihn an die Hand nehmen würde: „So wie als kleiner Junge." Die Frage, ob er eine Musik dazu hören wolle, so wie sonst immer am Anfang der Stunde, bejaht Hans. Die Therapeutin legt einen leicht schwingenden Viererrhythmus auf, der einen nicht zu schnellen, leicht wiegenden Gehrhythmus unterstützt. Sie nimmt Hans an die Hand und bewegt sich mit ihm durch den Raum. Hans lässt sich fast ziehen, wird langsamer, die Schritte werden immer kleiner. Die Therapeutin hat den Eindruck, als Hans bewege sich wie ein kleiner Junge, und verlangsamt ebenfalls das Tempo. Schließlich stehen sie fast nebeneinander und wiegen sich nur noch im Rhythmus der Musik hin und her. Aus diesen Wiegebewegungen dreht sich Hans langsam zu ihr hin, sie stehen sich nun an den gefassten Händen gegenüber und blicken sich an. Hans macht die wiegenden Bewegungen weiter und berichtet dabei, dass er ganz traurig werde. Die Therapeutin ändert den Händekontakt und regt den Patienten an, seine Fingerspitzen an ihre zu legen. Die Fingerspitzen berühren sich nun, Hans schließt die Augen und ist nur noch über die Fingerspitzen mit der Therapeutin im Kontakt, die sanfte Bewegungen anbietet. Es kommt zu einem rhythmischen Miteinander, und Hans scheint in diesen Kontakt ganz einzutauchen.

In der Nachbesprechung zu dieser Bewegungssequenz berichtet Hans davon, dass er sich gefühlt habe wie als ganz kleines Kind noch vor dem Leistungstest, den er mit 5 Jahren hatte ablegen müssen. Damals habe die Mutter ihn noch „normal behandelt". Mit Eintritt in die Schule sei sie aber wieder arbeiten gegangen und der Leistungsdruck, vor allem unter der Kontrolle der Großmutter, habe begonnen. Hans entspannt sich zunehmend und berichtet von dem Stress, den er auch allein in der Bibliothek empfinde: „So wie damals am Schreibtisch, wenn die Großmutter mich von gegenüber beobachtet hat."

Nach dieser Stunde entscheidet sich Hans, nicht mehr in der Bibliothek zu lernen, wo es ihm „zu steril" vorkommt. Er legt sich – es ist ein warmer Sommer – mit seinen Unterlagen hinter der Universität in den Hofgarten und kann ab und zu zwischen Lesen und Aufschreiben einiger Assoziationen seiner Arbeit dem bunten, lebendigen Treiben der anderen Studenten und den Passanten zuschauen. Besonders gefällt ihm das Spielen und Kreischen der Kinder auf dem Spielplatz. Es macht ihn einerseits traurig, andererseits erinnert es ihn an eine unbeschwerte Kindheit.

Nach den 50 Stunden Einzeltherapie hat Hans das Gefühl, nun sein Examen ohne größere Probleme meistern zu können. Sein Stresspegel ist durch langsame, vorsichtig strukturierende und vorsichtig annähernde tanztherapeutische Arbeit zunehmend gefallen. Der Blutdruck senkte sich entsprechend.

Die tanztherapeutische Arbeit am Körperbild wurde in einer Gruppe noch weitergeführt und brachte Hans' Ressourcen und neue Handlungsmöglichkeiten hervor. Er lernte,

- seine Bewegungen durch unterschiedliche Impulse und Körperteile anführen zu lassen, einhergehend mit einer **größeren Flexibilität,** sich auf andere Reize von außen einzulassen;
- Schwere, Leichtigkeit, Langsamkeit und Geschwindigkeiten sowie verschiedene Kraftdosierungen und Entspannungszustände zu unterscheiden, einhergehend mit einer **Regulierung seiner Tagesstrukturierung:**
- seinen Körper zu dehnen, zu räkeln, zusammenzuziehen, zu liegen, zu balancieren, kurz: sich mit seinen körperlichen Koordinationsfertigkeiten zu spüren, womit eine größere **Sensibilisierung** für seine physiologischen und sensuellen Bedürfnisse einherging;

- auf die Wahrnehmung seiner Körpergrenzen besser zu achten, einhergehend mit einer stärkeren **Fokussierung** auf Dinge, die ihm in seinem jetzigen Leben wichtig waren.

In dieser Tanztherapie mit Hans verband sich die psychosomatische Gebärdensprache als Symbolisierung eines expandierenden Handlungswunsches mit einer neuen Affektregulation durch haltende therapeutische Beziehungserfahrungen und durch eine achtsame Arbeit am Körperbild. Zunehmend gelang es Hans auch, neue Kontakte zu knüpfen.

28.3 Fazit

Wenn Psychotherapie effektiv sein soll, so Kandel (2006), so muss sie zu Änderungen der synaptischen Strukturen im Gehirn führen. Im angloamerikanischen Sprachraum wird als Metapher für die Bedeutung der Neurobiologie für die Psychotherapie daher formuliert: *„Change the mind, and you change the brain."* Vielleicht sollte dieser Slogan erweitert und kreativ variiert werden: *„Change the movements, and you change both mind and brain."*

In der Tanztherapie kann mithilfe bewegter, d. h. rhythmisch und dynamisch strukturierter, Handlungsdialoge auf emotionale Blockierungen direkt affektmotorisch eingewirkt werden. Gezielt vermittelte Körpererfahrungen vermögen synaptische Strukturen zu verändern, weil sie hirnphysiologischen Lernbedingungen entsprechen (Hüther 2006). So können somatische Erkrankungen, die durch Stress oder seelische Verletzungen erworben bzw. gewissermaßen „neuronal erlernt" wurden, auch durch Tanztherapie zum Positiven beeinflusst werden. Die multimodale Ansprache sowie die Fokussierung auf das Körper-Raum-Rhythmus-Erleben wirken häufig wie ein Schonraum, in dem sich komplexes Erleben schnell entfaltet oder szenisch verdichtet.

Im Vordergrund dieser Methode stehen die **Prozessorientierung** in einem offenen Spielraum im Sinne Winnicotts sowie eine **körperfreundliche und positive Grundhaltung,** die von eigener bewegungsbezogener Selbsterfahrung und einer responsiven Haltung durch den Tanztherapeuten getragen ist.

LITERATUR

ADTA (1972). Dance Therapy Information Brochure. Columbia, ML.

Bernstein LP (1979). Eight Theoretical Approaches to Dance Movement Therapy. Dubuque: Kendall-Hunt.

Damasio A (2003). Der Spinoza-Effekt. Wie Gefühle unser Leben bestimmen. München: List.

DRV – Deutsche Rentenversicherung Bund (2015): KTL Klassifikation Therapeutischer Leistungen in der medizinischen Rehabilitation. Berlin, www.deutsche-rentenversicherung.de/Allgemein/de/Inhalt/3_Infos_fuer_Experten/01_sozialmedizin_forschung/downloads/sozmed/klassifikationen/dateianhaenge/KTL/ktl_2015_pdf.pdf?__blob=publicationFile&v=8 (letzter Zugriff: 20.2.2018).

Eberhard M (2002). Historie der Tanztherapie in Deutschland. Die Suche nach prospektiven Zeichen in den Spuren der Vergangenheit. In: Hampe R, Martius P, Ritschl D, von Spreti F (Hrsg.). Generationenwechsel. Aspekte der Wandlung und Innovation in den kreativen Therapien. Bremen: Universitätsverlag.

Eberhard-Kaechele M (2010). Spiegelungsvorgänge in der Tanztherapie/Körperpsychotherapie. In: Bender S (Hrsg.). Bewegungsanalyse von Interaktion – Movement Analysis of Interaction. Berlin: Logos, S. 193–212.

Eberhard-Kaechele M (2013). Wie das Kaninchen vor der Schlange: Körper- und Bewegungsinterventionen bei traumatisierten Menschen. In: Wöller W (Hrsg.). Trauma und Persönlichkeitsstörungen. Stuttgart: Schattauer, S. 483–502.

Ferenczi S (1931). Schriften zur Psychoanalyse. Bd. 2. Frankfurt a. M.: Fischer, S. 274–289.

Hariri A, Forbes E (2007). Genetics of emotion regulation. In: Gross J (ed.). Emotion Regulation. New York: Guilford Press, pp. 110–134.

Hüther G (2015). Wie Embodiment neurobiologisch erklärt werden kann. In: Storch M, Cantieni B, Hüther G, Schacher W (Hrsg.). Embodiment. Bern: Huber, S. 73–97.

Joraschky P, Pöhlmann K, von Arnim A (2006). Körpererleben und körperorientierte Psychotherapie bei traumatisierten Patienten. Psychotherapie im Dialog 2: 196–202.

Kandel ER (2006). Psychiatrie, Psychoanalyse und die neue Biologie des Geistes. Frankfurt a. M.: Suhrkamp.

Koch SC (2011). Embodiment. Der Einfluss von Eigenbewegung auf Affekt, Einstellung und Kognition. Empirische Grundlagen und klinische Anwendungen. Berlin: Logos.

Lausberg H, Eberhard M (1999). Therapieziele in der Tanztherapie. In: Ambühl H, Strauß B (Hrsg.). Therapieziele. Göttingen: Hogrefe, S. 277–291.
Lausberg H (2012). Ein Plädoyer für den Einsatz fachspezifischer Forschungsinstrumente in der körper- und bewegungstherapeutischen Forschung. In: Deimel H (Hrsg.). Facetten der Bewegungs- und Sporttherapie in Psychiatrie, Psychosomatik und Suchtbehandlung. Brennpunkte der Sportwissenschaft. Bd. 33. Sankt Augustin: Academia-Verlag, S. 10–23.
Miller A (Hrsg.). Das Drama des begabten Kindes. Frankfurt a. M.: Suhrkamp.
Rosenkranz J, Moore H, Grace A (2003). The prefrontal cortex regulates lateral amygdala neuronal plasticity and responses to previously conditioned stimuli. J Neurosci 23: 11054–11064.
Siegel EV (1984). Dance Movement Therapy: Mirror of our Selves. New York: Human Sciences Press.
Siegel EV, Trautmann-Voigt S, Voigt B (1997). Tanz- und Bewegungstherapie in Theorie und Praxis. Frankfurt a. M.: Fischer.
Schore A (1994). Affect Regulation and the Origin of the Self. Hillsdale: Lawrence Erlbaum.
Trautmann-Voigt S (2003). Entwicklungslinien der Tanztherapie in Deutschland – Basis für den Forschungszustand heute. Zeitschrift für Tanztherapie 18: 11–20.
Trautmann-Voigt S (2006). Tanztherapie: Zwischen künstlerischem Ausdruck und psychotherapeutischem Verfahren. Psychodynamische Psychotherapie 1: 40–53.
Trautmann-Voigt S (2015). Tanztherapie. In: Marlock G, Weiss H. Handbuch der Körperpsychotherapie. 2. A. Stuttgart: Schattauer, S. 885–896.
Trautmann-Voigt S, Moll, M (2011). Bindung in Bewegung. Konzept und Leitlinien für eine psychodynamisch fundierte Eltern-Säuglings-Kleinkind-Psychotherapie. Gießen: Psychosozial Verlag.
Trautmann-Voigt S, Voigt B (2015). Entwicklung – Abstimmung – Regulation. Tiefenpsychologisch fundierte Psychotherapie im rhythmisch-dynamischen Handlungsdialog. In: Wöller W, Kruse J (Hrsg.). Tiefenpsychologisch fundierte Psychotherapie. Basisbuch und Praxisleitfaden. 4. A. Stuttgart: Schattauer, S. 276–289.
Trautmann-Voigt S, Voigt B (2009). Affektregulation und Sinnfindung in der Psychotherapie. Stuttgart: Schattauer.
Trautmann-Voigt S, Voigt B (2012). Grammatik der Körpersprache. 2. A. Stuttgart: Schattauer.
Van der Kolk BA (2016). Verkörperter Schrecken: Traumaspuren in Gehirn, Geist und Körper und wie man sie heilen kann. Lichtenau: GP Probst.
Voigt B, Trautmann-Voigt S (2001). Tiefenpsychologische Aspekte der Körpertherapie und der Tanztherapie. Psychotherapeut 46: 60–74.
Willke E (2007). Tanztherapie. Theoretische Kontexte und Grundlagen der Intervention. Bern: Huber.
Winnicott DW (1974). Reifungsprozesse und fördernde Umwelt. München: Kindler.
Wöller W, Kruse J (2015). Tiefenpsychologisch fundierte Psychotherapie. Basisbuch und Praxisleitfaden. Stuttgart: Schattauer.

KAPITEL

29 Psychodrama

Wolfram Bender

Das Psychodrama (PD) nach Jakob L. Moreno (1889–1974) zählt zu den humanistischen[1], erlebnis- und handlungsorientierten Methoden. Unter den verschiedenen Psychotherapieverfahren nimmt es eine integrative Stellung ein: Gemeinsamkeiten bestehen über die Erlebnisorientierung mit katathym-imaginativer Psychotherapie/Gestalttherapie/Körperpsychotherapien, über die Aufdeckung und Bearbeitung unbewusster Motive und (Rollen-)Konflikte mit den tiefenpsychologischen Verfahren, über Einüben und Veränderung von Rollen sowie den damit verbundenen Denk- und Erlebensweisen mit der kognitiven Verhaltenstherapie, über die Darstellung und Analyse von Beziehungskonstellationen mit der systemischen und der Familientherapie und über die Förderung und Stärkung positiver Ressourcen wie z. B. des kreativen Potenzials mit den kreativen Therapien. Obwohl auch in der Einzeltherapie (Monodrama) anwendbar, ist PD in erster Linie eine Gruppentherapie. Anwendungsfelder für PD finden sich in der Psychiatrie, Psychosomatik, Drogenberatung/Rehabilitation, Pädagogik, Beratung/Supervision sowie der Theater-/Regiearbeit.

[1] Gesprächspsychotherapie/personzentrierte Psychotherapie, Gestalttherapie, Körperpsychotherapie, Psychodrama, Transaktionsanalyse und Existenzanalyse/Logotherapie zählen zu den Methoden mit humanistischer Grundorientierung.

29.1 Das Verfahren

Die Stärken von PD liegen in der **Darstellung von Beziehungen,** z. B. durch Rollentausch zwischen Protagonist und Antagonist, in der Systemdarstellung (z. B. bei der Familienskulptur, wobei räumliche Entfernung zwischen den Mitgliedern sowie Mimik und Gestik die sozialen Beziehungen symbolisieren) und dem sozialen Atom (Gruppierung der wichtigen Bezugspersonen um den im Mittelpunkt stehenden Protagonisten). Die vielfältigen Psychodrama-Interventionstechniken erlauben eine Anpassung an die Patienten/Klienten im Sinne einer störungsspezifischen Psychodramatherapie.

In der **Rollentheorie** wird die Entfaltung des Menschen in psychischen und sozialen Rollen erfasst. Rollen können nicht angelegt oder verkümmert, erstarrt, blockiert und miteinander in Konflikt stehend sein, sie können andererseits neu erlernt, ausdifferenziert und bereichert werden. Da psychische Störungen überwiegend zu Rolleneinschränkungen führen, wirken Spontaneität, Kreativität und Rollenflexibilität als positive Ressourcen diesem Prozess der Einschränkung und des Verlusts von Freiheitsgraden entgegen. Das szenische emotionale Wiedererleben im PD schließlich fördert eine **Katharsis** im Protagonisten mit bewusster Integration der wiedererlebten Inhalte in die Lebensgeschichte sowie einen kathartischen Prozess beim sich identifizierenden Zuschauer, wie wir ihn im klassischen

Theater und bei der Rezeption eines Kunstwerkes kennen.

Bei einer Gruppengröße von 8–12 Personen und einer Dauer von 1½ – 2½ Stunden (Patientengruppen zumeist nur 1½ Stunden) gliedert sich eine (typische) Psychodramasitzung in Erwärmungsphase, Spielphase und Nachbesprechungsphase (Integrationsphase).

29.1.1 Erwärmungsphase

Die Erwärmungsphase dient der Aktivierung und dem vertrauensvollen Sich-Öffnen der Gruppenmitglieder, dabei wird – zumeist aus dem vom PD-Leiter angeregten und moderierten Gruppengespräch heraus – das Erlebnismaterial gesammelt, das in der Spielphase in Szene gesetzt werden soll. Hilfreich in der Erwärmungsphase können sein:

- **Blitzlicht** (jeder Gruppenteilnehmer gibt eine kurze Rückmeldung über seine Wahrnehmung/Gefühle/Handlungsintentionen)
- **Imaginationsübungen** (katathyme Szene, leerer Stuhl etc.)
- **Nonverbale Übungen** (z. B. nur über Körperhaltung und Gesichtsausdruck die augenblickliche Befindlichkeit ausdrücken),
- **Identifikation mit einem Teil** (Ich-Aussage aus der Rolle eines Gegenstands, Kleidungsstücks oder Körperteils heraus; Beispiel: „Ich bin die Uhr von Peter, ich gehe sehr genau und erinnere ihn daran, immer pünktlich zu sein …"),
- **Indirekte Vorstellung** (die Gruppenmitglieder tauschen sich paarweise untereinander aus und stellen dann der Gesamtgruppe ihren jeweiligen Gesprächspartner vor)

29.1.2 Spielphase

In der Spielphase wird das Thema in Szene gesetzt, das sich in der Erwärmungsphase herauskristallisiert hat. Dies kann Erlebnismaterial eines Gruppenmitglieds sein, das dann im Protagonistenspiel unter Mithilfe und Rollenübernahme durch die Gruppenmitglieder inszeniert wird, oder auch ein gemeinsames Gruppenthema. Gerade zu Beginn einer fortlaufenden PD-Gruppe spiegeln sich in den Gruppenspielen die latenten Hoffnungen und Befürchtungen wider, die das Zusammenwachsen einer Gruppe begleiten.

Beispiel

In der zweiten Sitzung einer neu begonnenen Gruppe wird für ein Stegreifspiel das Thema „Hauptbahnhof" gewählt. Hierbei werden durch einige Teilnehmer Kontaktaufnahme und positive Erwartungen thematisiert, indem eine Familie dargestellt wird, die gemeinsam in den Urlaub fährt. Andere Teilnehmer dagegen studieren die Fahrpläne sehr genau (Kontroll- und Absicherungsbedürfnisse), um nicht „in den falschen Zug" einzusteigen.

Besondere Formen des Gruppenspiels sind das Märchenspiel (Inszenierung eines bekannten oder frei erfundenen Märchens), das Bibliodrama (Inszenierung von biblischen Themen) und das Soziodrama (Inszenierung sozialer Themen z. B. „Arbeitslosigkeit").

In der Spielphase setzt der PD-Leiter die folgenden Techniken ein:

- **Empathisches Interview:** Hierbei befragt der PD-Leiter den Protagonisten oder andere Mitspieler über ihre Merkmale, Eigenschaften, ihr Denken und Fühlen. Das empathische Interview dient der Rollenoffenlegung und Präzisierung. Im oben erwähnten Gruppenspiel mit dem Thema „Hauptbahnhof" fragt der PD-Leiter zu Beginn der Spielphase jeden Teilnehmer, welche Rolle er darstellt.
- **Innerer Monolog:** Hierbei fordert der PD-Leiter den Protagonisten auf, laut zu denken. Die Handlungsszene wird dabei wie bei einem Standbild angehalten, und der Protagonist spricht seine Gedanken laut aus, wobei er durch das Doppel (s. u.) wirkungsvoll unterstützt werden kann.

- **Doppeln:** Hierbei steht der PD-Leiter, Co-Therapeut oder ein Gruppenmitglied seitlich hinter dem Protagonisten und unterstützt – in der Ich-Form sprechend – den Protagonisten in seinem inneren Monolog. Einfühlsames Doppeln vertieft das Erleben und die Selbstexploration des Protagonisten. Zumeist stützend und einfühlend kann das Doppeln aber auch suggestiv, deutend, konfrontierend oder paradox sein. Beim Ambivalenzdoppel vertreten zwei Doppler die „zwei Seelen in der Brust" des Protagonisten.
- **Spiegeln:** Hierbei wird eine Sequenz aus einem Protagonistenspiel erneut durchgespielt, wobei die Rolle des Protagonisten jedoch von einem anderen Gruppenmitglied übernommen wird. Der Protagonist kann sich dann von einem distanzierten Standpunkt aus selbst betrachten (zur „besseren Übersicht" kann der Protagonist die Sequenz auch erhöht auf einem Stuhl stehend verfolgen = Technik des hohen Stuhls).
- **Rollentausch:** Hierbei tauscht der Protagonist in einer Szene die Rolle mit einer anderen Person und fühlt sich dabei in deren Haltung, Denkweise und Emotionalität ein. Wird z. B. die Szene eines in der Vergangenheit stattgehabten Bewerbungsgesprächs mit einem Personalchef vom Protagonisten nachgespielt, so wird ein Gruppenmitglied als Antagonist die Rolle des Personalchefs übernehmen. Um die Szene so zu rekonstruieren, wie sie dem Erleben des Protagonisten entspricht, muss dieser zumeist mehrfach die Rolle mit dem Antagonisten tauschen, spätestens dann, wenn es „nicht stimmt", wie der Antagonist spricht bzw. handelt.

29.1.3 Nachbesprechungsphase (Integrationsphase)

Nach Beendigung der Spielphase wird in der Integrationsphase das Erleben aufgearbeitet und Einsicht vermittelt. Hierbei berichten der Protagonist und die Mitspieler im **Rollenfeedback** über die in den jeweiligen Rollen gemachten Erfahrungen und Gefühle. Im **Sharing** zeigen die Gruppenmitglieder ihre Anteilnahme am Thema des Protagonisten, indem sie ähnliche Erfahrungen oder Ereignisse aus ihrem eigenen Leben berichten, die das Spiel angestoßen hat.

29.2 Fallbeispiele

Im Folgenden werden einige Fallbeispiele aus Psychodramasitzungen vorgestellt. Wie mit dem PD unbewusste Motive aufgedeckt werden können, zeigt sich an einem Supervisionsfall.

Fallbeispiel 1

Die Supervisionskandidatin Frau K. berichtet von einer vor Kurzem begonnenen Einzelpsychotherapie mit einer Klientin, die nicht so richtig Fortschritte mache. Sie wird gebeten, eine typische Sitzung in einer Spielszene zu zeigen. Im Rollentausch und damit in der Rolle der Klientin sitzt Frau K. angespannt auf einem Stuhl der Therapeutin gegenüber und streckt die Hand nach ihrer Handtasche neben dem Stuhl aus, so als wolle sie sie gleich ergreifen, aufstehen und gehen.

Über die Körpersprache wird deutlich, dass sich die Klientin „wie auf dem Sprung" befindet, sich also in der Therapie noch gar nicht niedergelassen hat. Die Supervisionskandidatin konnte das Thema und die Gründe für dieses Sich-nicht-Einlassen – die Klientin war auf Empfehlung in die Therapie gekommen und hatte große Zweifel, dass man ihr wirklich helfen könne – in den folgenden Sitzungen mit der Klientin ansprechen und bearbeiten. Die Blockade der Therapie wurde dadurch aufgehoben.

Wie auch schwerer gestörte Patienten mit PD erreicht werden können, zeigt Beispiel 2:

Fallbeispiel 2

Eine junge Patientin mit schizomanischer Symptomatik „verirrt" sich auf der psychiatrischen Aufnahmestation bereits an ihrem ersten Tag in die Gruppentherapie, obwohl sie hierfür wegen des akuten Krankheitsbildes und mangelnder Gruppenfähigkeit noch gar nicht vorgesehen ist. Der PD-Therapeut entscheidet: „Na gut, sehen wir mal, ob es geht." Schon bald zeigt sich, dass die Patientin dem Gruppengeschehen nicht zu folgen vermag. Sie merkt dies selbst und sagt: „Ich bin ganz durcheinander, und es ist, als wenn ich auf einem Dachfirst sitze: Ich weiß nicht, wie ich raufgekommen bin und werde schwindelig beim Hinuntersehen."

Dieses Bild wird psychodramatisch inszeniert: Die Patientin wird auf einen Tisch und einen darauf gestellten Stuhl gesetzt und vom PD-Therapeuten gefragt, was sie in dieser Lage tue. Antwort: „Ich sehe Leute da unten, und die beschimpfe ich, da sie mir nicht helfen." Die Patientin schimpft weiter. Die Gruppenmitglieder in der Rolle der „Leute da unten" ignorieren auf Anweisung des PD-Leiters die Beschimpfungen und die Patientin auf dem Dachfirst. Frage des PD-Leiters an die Patientin: „Wäre es in Ihrer misslichen Lage nicht besser, wenn Sie um Hilfe rufen würden, anstatt zu schimpfen?" Antwort: „Ich kann es ja mal versuchen, aber es hilft ja doch nichts." Die Patientin versucht es. Ihre Hilferufe werden gehört, und ohne besondere Anweisung des PD-Therapeuten inszenieren die Mitspieler spontan die Rettung der Patientin mit improvisierter Feuerwehr und Feuerleiter. Die Patientin ist über die unerwartete Wendung überrascht und deutlich erleichtert.

Die therapeutische Botschaft dieser Spielszene könnte lauten: Wer eine Psychose hat und damit in misslicher Lage abgehoben vom Boden zwischen Himmel und Erde hängt, soll nicht schimpfen, sondern um Hilfe rufen, dann kann ihm auch geholfen werden.

Wie sich im PD mit dem Körpererleben therapeutisch arbeiten lässt, zeigt Beispiel 3.

Fallbeispiel 3

Herr K., ein 32-jähriger Patient mit Essstörungen und wechselnden Magen-Darm-Beschwerden, wird in der PD-Sitzung als Protagonist vom PD-Leiter gefragt, mit welchen wichtigen Anteilen er seinen Körper definiere. Herr K. wählt Kopf, Herz, Magen und Darm sowie Beine und besetzt diese Rollen mit Gruppenmitgliedern, die von Herrn K. zur besseren Veranschaulichung der Anatomie auf dem Teppichboden des Therapieraums gruppiert werden – auffällig isoliert und ohne Kontakt untereinander.

Herr K. wird nun vom PD-Leiter im Rollentausch zu jedem seiner Organe befragt und zum inneren Monolog angeregt. Über die Beine ist zu erfahren, dass sie gut laufen können, besonders dann, wenn es brenzlig werde, und ihrem Träger damit gute Dienste leisten. Das Herz betont, dass es zwar den ganzen Organismus am Leben erhalte, dass dies aber als selbstverständlich hingenommen und ihm dafür in keiner Weise gedankt würde, was schmerzlich sei. In der Rolle des Kopfes betont Herr K. einen unbedingten Führungsanspruch, der Entscheidungen nach klaren rationalen Regeln fällt und keinen Widerspruch duldet. In der Rolle von Magen und Darm sagt Herr K., dass er ein richtiges Gespür habe für gute und schlechte Speisen, aber man werde ja nicht gefragt. Der Kopf entscheide selbstherrlich, und so komme es, dass viel zu oft Unverdauliches hineinkomme, wogegen man nur heftig protestieren könne.

Das Spiel endet mit einem kurzen Versuch des Dialogs zwischen Kopf, Magen und Darm, der jedoch zu keiner Verständigung oder Veränderung der Positionen führt. Das Spiel zeigt einen Konflikt zwischen inneren Rollen bzw. Repräsentanzen auf, und es liegt nahe, einen Zusammenhang mit den psychosomatischen Beschwerden von Herrn K. zu vermuten. Der Konflikt erscheint zwar ungelöst, aber mit seiner Aufdeckung und einem ersten Dialog zwischen den Konfliktparteien ist zumindest ein Anfang gemacht.

Träume lassen sich im PD gut bearbeiten, und da sich im Traum oft eine „Seelenlandschaft" darstellt, kann eine Rollenbesetzung der Natur bzw. von Gegenständen, in denen sich die Traumsymbolik widerspiegelt, sehr hilfreich sein.

Fallbeispiel 4

Herr S. schildert eine Traumszene, in der er sich auf einer Bergwanderung befindet und gerade von flacherem Gelände in einen steileren Anstieg wechselt. Sein Rucksack drückt ihn, und er überlegt, ob er eine Rast einlegen soll. Beim Inszenieren dieser Traumszene werden sowohl der Berg als auch der Rucksack als Rolle besetzt, und Herr S. kann im Rollentausch und in der Identifizierung mit dem Berg Standfestigkeit, Am-richtigen-Platz-Stehen, Gelassenheit und Weitblick („die Dinge mit Übersicht von erhöhtem Standpunkt betrachten") laut denkend verbalisieren, also eine Thematik des Individuationsprozesses mit Entwicklung zu einer reiferen und vollständigeren Persönlichkeit.

In der Rolle des Rucksacks berichtet er, dass er Kartenmaterial „in zu großem Maßstab" und „veraltete Wegebeschreibungen" enthalte, die für diese Bergtour wenig brauchbar seien, und es wird im Weiteren deutlich, dass in dieser Symbolisierung ehrgeizige und nicht umgesetzte Karrierepläne thematisiert werden, die sich auf dem (Lebens-)Weg als eher belastend und wenig förderlich erweisen.

Bei traumatischen Erlebnissen kann es angezeigt sein, sie den Protagonisten nicht in einer Spielszene wiedererleben zu lassen, sondern ihm die Szene in der Zuschauerposition „zurückzuspielen" (= Play-back-Methode) um ihm damit aus der sicheren und distanzierten Position eines Betrachters eine bessere Einordnung, Bewertung und Bewältigung zu ermöglichen.

Fallbeispiel 5

Die 22-jährige ersterkrankte Patientin Frau P. hat sich unter Behandlung mit Psychopharmaka überwiegend von ihrem Verfolgungswahn und suizidalen Absichten distanziert. In der PD-Gruppe berichtet sie detailliert über die Ereignisse, die schließlich zur Klinikaufnahme führten. Auf die Frage, ob sie dies im PD noch einmal durchspielen wolle, lehnt die Patientin ab; dies belaste sie zu sehr. Den Vorschlag, dass ein Gruppenmitglied stellvertretend ihre Rolle übernimmt und die Patientin den von ihr geschilderten Ereignissen als kritischer Zuschauer beiwohnen kann, nimmt sie gern an.

Eine andere Patientin spielt dann in drei Szenen sehr einfühlsam die Rolle von Frau P. Im Einzelnen handelt es sich um einen Abend auf einer Party, bei der Frau P. sich von allen abgelehnt gefühlt und auch gemeint hatte, man habe ihr heimlich eine Droge ins Getränk geschüttet; eine Szene am Flughafen, in der sie Hals über Kopf zu ihren Eltern nach Amerika zurückreisen wollte, vor dem Zoll jedoch in dem Glauben kehrtmachte, alle Welt wisse von ihrer Schlechtigkeit und ihren schrecklichen Verfehlungen, sodass man sie abfangen und der Todesstrafe überantworten werde, und schließlich die Szene auf einer Brücke, von der sie sich herabstürzen wollte, daran von einem Passanten gehindert und in die psychiatrische Klinik eingeliefert wurde.

Aus der kritischen Sicht des Zuschauers ihrer eigenen Geschichte in diesen drei Szenen kann sich die Patientin mit therapeutischer Unterstützung in einem weiteren Schritt von ihrem Verfolgungswahn distanzieren und auch schließlich einräumen, dass es doch ganz gut gewesen sei, sich damals nicht von der Brücke gestürzt zu haben.

Das szenische Erleben im therapeutischen Rahmen des PD hat nichts mit Aktionismus oder Ausagieren zu tun, sondern ist spontanes Handeln, das aufgrund der Aktivierung des impliziten prozeduralen Gedächtnisses unmittelbar zu Handlungseinsicht und szenischem Verstehen führt. Aufgedecktes Konfliktmaterial wird sich dabei jedoch nicht gleich in einer Katharsis auflösen (s. Fallbeispiel 3), sondern sollte in einem Änderungs- und Reifungsprozess, der seine Zeit braucht, bearbeitet und bewältigt werden. Eine fortlaufende PD-Gruppe mit insgesamt 25–100 Sitzungen kann hierfür den geeigneten Rahmen bieten.

LITERATUR

Ameln F von, Gerstmann R, Kramer J (Hrsg.) (2004). Psychodrama. Berlin, Heidelberg: Springer.

Bender W (1996). Psychodramatische Methodik in der Behandlung und Rehabilitation von psychiatrischen Patienten. Schizophrenie, Beiträge zur Forschung, Therapie und psychosozialem Management (Mitteilungsorgan der gfts) 11: 5–14.

Bender W, Stadler C (2011). Psychodrama-Therapie. Grundlagen – Methodik – Anwendungsgebiete. Stuttgart: Schattauer.

Erlacher-Farkas B, Jorda C (Hrsg.) (1996). Monodrama – Heilende Begegnungen. Vom Psychodrama zur Einzeltherapie. Wien: Springer.

Fürst J, Ottomeyer K, Pruckner H (2004). Psychodrama-Therapie. Ein Handbuch. Wien: Facultas.

Krüger RT (1997). Kreative Interaktion – Tiefenpsychologische Theorie und Methoden des klassischen Psychodramas. Göttingen: Vandenhoeck & Ruprecht.

Krüger RT (2015). Störungsspezifische Psychodramatherapie: Theorie und Praxis. Göttingen: Vandenhoeck & Ruprecht.

Leutz GA (1974). Das klassische Psychodrama nach J. L. Moreno. Berlin, Heidelberg, New York: Springer.

Yablonsky L (1978). Psychodrama. Die Lösung emotionaler Probleme durch das Rollenspiel. Stuttgart: Klett-Cotta.

KAPITEL

30 Konzentrative Bewegungstherapie (KBT)

Christine Gräff

30.1 Definitionen

Nachdem in den letzten Jahrzehnten leibliches Geschehen in der Psychotherapie zunehmend an Bedeutung gewonnen hat, wuchs gleichzeitig das Interesse an der KBT als körperorientiertem psychotherapeutischem Verfahren. Durch die moderne Gehirnforschung fand das Vorgehen in der KBT Bestätigung und wurde durch das Verständnis für die Zusammenhänge von Wahrnehmen, Bewegen und Handeln vertieft. Unter Bewegung wird in der KBT zum einen die **körperliche Bewegung,** motorisch wie vegetativ, verstanden, aber auch das **Bewegtsein durch Gefühle und Gedanken.** Mit „konzentrativ" ist die gerichtete Aufmerksamkeit auf das Wahrzunehmende gemeint.

Die KBT-Therapeutin unterstützt diesen Vorgang mit ihrem Hinweis auf die Phänomene, die die psychophysische Wechselwirkung auslösen. Welche Stimmungslage drückt z.B. die momentan eingenommene Körperhaltung aus? Oder weist der unsichere Gang auf fehlendes Wohlergehen hin? Fragen dieser Art erfordern bereits ein gewisses Maß an Wahrnehmungsdifferenzierung, das oft erst entwickelt werden muss. Sie lenken die Aufmerksamkeit auf den Gefühlsbereich und verweisen auf die Kongruenz zum körperlichen Erleben.

30.2 Historisches

Ein verändertes Verständnis im Umgang mit dem Körper ging in den 1920er-Jahren von der Gymnastiklehrerin Elsa Gindler aus. Sie legte den Schwerpunkt ihrer Arbeit auf die Wahrnehmung für das eigengesetzliche Funktionieren des Organismus und die Wachheit im Alltag. Mit der „Erfahrbereitschaft" für das gegenwärtige, lebendige Leben legte Gindler den Grundstein für die Konzentrative Bewegungstherapie. Ihr Aufbruch war für die damalige Zeit ein sensationeller Schritt, der Jahre später den Weg in die Psychotherapie ebnete. Eine ihrer Schülerinnen, Gertrud Heller, nutzte die Bewegungsarbeit therapeutisch und stellte sie in Kursen 1953 in Deutschland vor. Ein Kreis von Psychotherapeuten, der mit den Namen Wilhelm Reich, Georg Groddeck und Sandor Ferenczi verbunden war, verfolgte schon in den 1930er-Jahren die Idee, den körperorientierten Ansatz für die Psychotherapie nutzbar zu machen. Aufgegriffen wurde der Ansatz von dem Münchner Arzt und Psychotherapeuten Helmuth Stolze, der auf Gindlers Wahrnehmungsarbeit aufmerksam wurde. 1958 stellte er in einem Vortrag die Arbeitsweise auf den Lindauer Psychotherapiewochen unter dem Namen „Konzentrative Bewegungstherapie" vor.

Wenig später begann Stolzes und meine Zusammenarbeit; andere kamen hinzu, darunter Miriam Goldberg und Ursula Kost, die 1975 den Deutschen Arbeitskreis für Konzentrative Bewegungstherapie (DAKBT) gründete und mit Weiterbildungsrichtlinien den Weg ebnete, um die Methode lehr-und lernbar zu machen.

30.3 Theoretische Basis

Der gute Geist der Experimentierfreudigkeit aus den Anfängen ruht heute noch auf der körperorientierten psychotherapeutischen Methode, die sich aus der Praxis entwickelt hat. Systematik und Theorien wie Bindungsformen und Objektbeziehungstheorien haben das Wurzelwerk bereichert und ergänzt. Hans Becker (1981) zeigte auf, wie die entwicklungspsychologischen Modelle nach Erikson und Mahler die therapeutische Basis für das Geschehen in der KBT bildeten. 1982 erschien die erste Auflage von „Konzentrative Bewegungstherapie in der Praxis", in dem die Autorin das praktische Vorgehen in der KBT aufzeigt (Gräff 2008).

Stolze hatte den kinästhetischen Gestaltkreis von Viktor von Weizsäcker mit dem kognitiven Gestaltkreis nach Piaget durch das „Begreifen" verbunden und damit zum Verständnis beigetragen, wie sinnlich Erlebtes auf der kognitiven Ebene eine Vertiefung im Bewusstsein erfährt. Der Suchprozess, Erfahrenes durch Verbalisierung zum Ausdruck zu bringen, setzt die Bewegung des Begreifens in Gang (> Abb. 30.1).

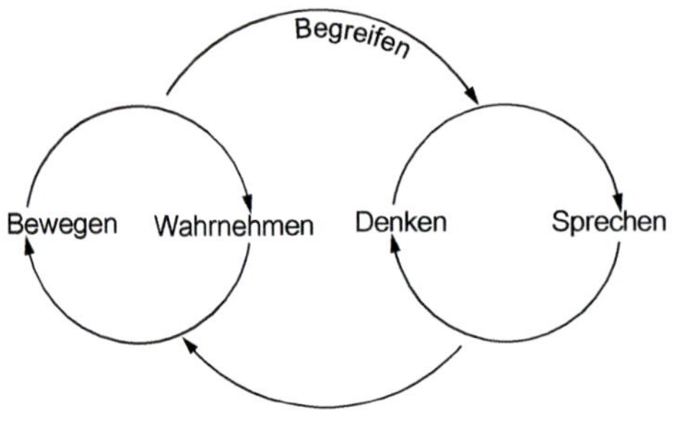

Abb. 30.1 Gestaltkreis

30.4 Anwendungsbereiche

Seit vielen Jahren wird die Konzentrative Bewegungstherapie in den meisten psychosomatischen und psychiatrischen Kliniken sowie in ambulanten Praxen erfolgreich als Gruppen- und Einzeltherapie angewandt und erfährt großen Zuspruch bei den Patienten. Die Behandlung mit der körperorientierten Methode wird eingesetzt bei Patienten mit neurotischen Störungen, Depressionen, Belastungsstörungen, Traumafolgestörungen, Schmerzerkrankungen, Suchterkrankungen, Persönlichkeitsstörungen und psychosomatischen Erkrankungen.

Nicht nur der kranke Mensch mit seinen Störungen lernt, seine gesunden Anteile wiederzuentdecken, auch der Gesunde erfährt in seiner Entwicklung, in Beziehungsproblemen und Lebenskrisen Unterstützung. In einer gerichteten Aufmerksamkeit auf das Wahrzunehmende erschließt sich dem Übenden eine Welt, die über das Gewohnte und Vertraute hinausgeht.

30.5 Erfahrungsbereiche

Unserer therapeutischen Arbeit legen wir fünf Bereiche zugrunde, denen wir abwechselnd und situationsbedingt den Vorrang geben. Es sind die Erfahrungen von:

- Raum und Zeit
- Körpererfahrungen
- Erfahrungen mit und über andere Personen (Gruppenteilnehmer und Therapeuten)
- Gegenstandserfahrungen
- Verbalisierung von Erlebtem (Gespräch)

Der **Raum** symbolisiert den Lebensraum, unseren Innen- und Außenraum. Neben dem Bedürfnis nach Ausdehnung, sich Raum zu nehmen für den eigenen Handlungsbedarf, den Lebensraum zum Atmen und Bewegen, steht der Wunsch nach Abgrenzung, Schutz und Anbindung. Durch Probehandeln erfährt der Patient, wie er sich Raum verschaffen, Spielräume erforschen und mithilfe der KBT-Therapeutin das für ihn adäquate Maß in seinem Alltagsleben herausfinden kann. Hierzu ein Fallbericht:

Fallbeispiel

Der stets gesenkte Kopf von Frau L. und ihr nach unten gerichteter Blick verrieten, dass der Raum über ihr regelrecht erschlossen werden musste. Er war besetzt mit angstmachenden Szenen aus der Kindheit durch den „großen“ Vater. Als wir den Vögeln und Wolken nachschauten und die Bäume bis zu ihren Wipfeln verfolgten und sie ihren Bewegungsspielraum oberhalb ihres Kopfbereichs ausdehnte, tat sich ein neu zu erwerbender Lebensraum für sie auf. Zu dem bodenlosen Unten, den Löchern, in die sie immer wieder stimmungsmäßig fiel, öffnete sich langsam das Oben als Gegenpol, zu dem sie sich ausstrecken und ausrichten konnte. In der Bewegung entdeckte sie auch den Zwischenraum, der in jedem Augenblick eine andere Realität beinhaltete – eine andere Sicht, ein neues Gefühl. Nachdem der Raum über ihr nicht nur mit dem Vater besetzt war, sondern durch die gemeinsame Aktion mit der Therapeutin neue Bilder und neues Erleben integriert werden konnten, öffnete sich ihr auch ein spiritueller Raum. Mit ihrer körperlichen Ausdehnung in die Welt wurde Frau L. auch innerlich weiter und konnte besser auf ihre seelische Befindlichkeit Einfluss nehmen, was ihr Sicherheit gab und sie in ihrer Autonomieleistung bestärkte (Gräff und Maria L. 2004).

Ein wesentlicher Bestandteil der KBT-Arbeit ist das **Einbeziehen von Gegenständen,** die im Handlungsbereich ihre Verwendung finden als:

- Realgegenstand
- Objekt, über das sich der Übende erfährt
- Symbol
- Mittel zur szenischen Gestaltung
- Objekte als Kommunikationsmittel
- Übergangsobjekt

Eine weitere Bedeutung kommt dem Objekt **als Mittel zur Körpererfahrung** und Umgangsweise zu. Vielen Patienten fällt die Entwicklung einer differenzierten Selbstwahrnehmung über Dinge leichter als über Berührungen. Ein zwischengeschaltetes Objekt (z. B. ein Igelball oder ein Sandsäckchen) bildet häufig den Übergang zur Eigen- oder Fremdberührung.

Gegenstände werden in der KBT auch **als Symbol für einen Menschen, ein Gefühl oder einen inneren Zustand** verwendet. Dem zunächst noch „unbegreiflichen“ Phänomen nähert sich der Patient über die sinnliche Wahrnehmung des erwählten Symbols an, indem er es bewegt und begreift, bis es vom Wesen her „begriffen“ ist und sich der Wandel im psychophysischen Erleben vollziehen kann.

Durch Aufstellungen mit Materialien können die Lebenssituation oder die Familienkonstellation des Patienten verdeutlicht werden. Gleichzeitig geben sie den KBT-Therapeuten einen Einblick in Situationen aus dem Alltagsleben des Patienten.

Objekte **als Kommunikationsmittel** verwenden wir, um auf der Handlungsebene etwas zu gestalten, zu erproben oder miteinander zu spielen. „Im Spiel ist der Mensch König“, sagt Winnicott. Die spielerische Handlung mobilisiert alte Kindheitserlebnisse und öffnet Spielräume für neue Erfahrungen. In solchen Situationen sind KBT-Therapeuten in einer ihrer wichtigsten Aufgaben gefragt, nämlich Übersetzungsarbeit zu leisten, um Erkanntes mit den gegenwärtigen Lebensbezügen zu verbinden, in denen die Patienten ihren Lebenssinn finden können.

Übergangsobjekte geben Hilfestellung bei der Überbrückung schwieriger Situationen. Mit dem Angebot, eine Murmel oder ein für den Patienten sonst wichtiges Objekt aus der Therapiestunde mitzunehmen, vertieft sich die Erfahrung des Erlebten oder stärkt die Verbindung zur Therapeutin. So gelang es einer phobischen Patientin – mit ihrem Lieblingssteinchen in der Jackentasche – mühelos, durch ein Kaufhaus zu kommen. Mit Angeboten dieser Art bewegen wir uns auf einer frühen Entwicklungsstufe, wenn ein Nuckeltuch die Abwesenheit der Mutter überbrücken hilft.

Wie die verschiedenen Erfahrungsbereiche therapeutisch genutzt werden konnten, wird im Folgenden anhand einer Fallvignette bei einer **Körperschemastörung** aufgezeigt.

Fallbeispiel

Frau A. suchte mich wegen multipler Beschwerden und Ängste auf. Auffallend war ihre Art zu stehen. Mit dem linken Fuß stand sie auf dem rechten und auch im Sitzen verschränkte sie ihre Beine girlandenartig ineinander. Als sie in einer Stunde die Konzentration auf ihre Beine gelenkt hatte, sagte sie: „Das rechte Bein gehört zu mir, mit dem kann ich etwas tun, während das linke eigentlich nur so ein Anhängsel ist." Dieses Bein war derjenige Körperteil, der ständig krankte und in seiner Nichtzugehörigkeit prädestiniert für Verletzungen war. Was sich hier im Körper symbolisiert, zeigt sich auch in ihrer Abhängigkeit vom Elternhaus und der damit verbundenen Schwierigkeit, sich auf die eigenen Füße zu stellen.

Psychisch wie physisch ging es in der Therapie darum, Boden unter beide Füße zu bekommen, d. h. den Boden über verschiedene Materialien (= Einsatz von Gegenständen) spürbar werden zu lassen: die Beine begreifen (= Eigenberührung) und vergleichen, wie sich das eine und wie sich das andere anfühlt – sie belasten und sich ausbalancieren. Über den Berührungskontakt mit meinen Händen (= Fremdberührung) erfuhr sie die Form ihres Beins, die Beschaffenheit und Temperatur und ganz allgemein das Berührt-Werden.

Wichtig für sie wurde, ihre Wirkmächtigkeit zu erleben, dass nämlich *sie* es ist, die über das Körperbewusstsein Einfluss auf ihr Wohlgefühl bzw. auf ihre Entwicklung nehmen kann.

Der letzte der fünf Bereiche, den wir für die KBT als ausschlaggebend betrachten, ist das **Durcharbeiten des Materials im Gespräch.** Auf der kognitiven Ebene soll der Patient die Möglichkeit haben, das Wahrgenommene zu reflektieren und es durch aufgetauchte Erinnerungen zu ergänzen. Bei einer Methode, bei der Wahrnehmung und Bewegung, Körpergeschehen und Sinneserleben entwickelt werden, sind wir bestrebt, eine Sprache zu sprechen, die inhaltlich das repräsentiert, worauf sie bezogen ist. Es ist eine Sprache, die Körpergefühle, visuelle Vorstellungen, innere Gehöreindrücke, Geruchs- und Geschmacksempfindungen überträgt. Eine verbalisierte Körpersprache, die unmittelbar in das Körpererleben und in die Emotionalität führt, übernimmt für den Angesprochenen eine Art Vorreiterfunktion bei seiner Wahrnehmungsarbeit. Die deutsche Sprache liefert zudem zahlreiche Begriffe, wie z. B. „aufhalsen" oder „die Nase voll haben", die dem Übenden den doppelten Sinn des Wortes zu Bewusstsein bringt. Neben den Zielsetzungen, die eine Psychotherapie verfolgt, ergeben sich u. a. für die KBT noch folgende weitere:

- Entwicklung des Körpergefühls und der Wahrnehmungsfähigkeit
- Förderung der Bewegungs- und Handlungsfähigkeit
- Stärkung der Beziehungs- und Symbolisierungsfähigkeit

Das Besondere dieser Methode liegt darin, dass Gewohntes wie Bewegungen, Gegenstände oder alltägliche Handgriffe aufgegriffen wird, um neu wahrgenommen zu werden. Erwachtes Bewusstsein für das, was wir sind, wie wir handeln und was uns umgibt, macht das Leben lebendiger und stellt es in größere Zusammenhänge.

LITERATUR

Becker H (1997). Konzentrative Bewegungstherapie. Integrationsversuch von Körperlichkeit und Handeln in den psychoanalytischen Prozess. Gießen: Psychosozial Verlag.

Gräff C (2008). Konzentrative Bewegungstherapie in der Praxis. Leben lernen. 4. A. Stuttgart: Klett-Cotta.

Gräff C, Maria L (2004). Aus dem Tunnel der Depression. Ein Entwicklungsweg mit konzentrativer Bewegungstherapie. Gießen: Psychosozial Verlag.

Schmidt E (Hrsg.). Lehrbuch der Konzentrativen Bewegungstherapie – Grundlagen und klinische Anwendung. 2. A. Stuttgart: Schattauer 2016.

Schmitz U. Konzentrative Bewegungstherapie (KBT) zur Traumabewältigung. Göttingen: Vandenhoeck & Ruprecht 2004.

Schreiber-Willnow K. Körper-, Selbst-und Gruppenerleben in der stationären Konzentrativen Bewegungstherapie. Gießen: Psychosozial Verlag 2000.

Stolze H (Hrsg.) (2002). Die Konzentrative Bewegungstherapie. Grundlagen und Erfahrungen. 3. A. Berlin: Springer.

KAPITEL

31

Johannes Junker

Theatertherapie in der Psychosomatik

31.1 Einführung

Die Auseinandersetzung darüber, welche Therapieform bei welchen Diagnosen und theatertherapeutischen Methoden wirkt, bleibt für die Theatertherapie sicherlich müßig. Wir haben weltweit schlichtweg zu wenige Theatertherapeuten, um ausreichend wissenschaftlich fundierte Forschung durchführen zu können. Und selbst wenn die Anzahl der Theatertherapeuten in den nächsten Jahren um ein Vielfaches anstiege, würde es an wissenschaftlichen Ausbildungsstätten fehlen, um diese Untersuchungsprojekte durchzuführen. So bleibt derzeit nur eine im Sinne der medizinischen Untersuchungstradition qualitative Auswertungsmethode mit geringerem Evidenzgrad, und zwar die der genauen Betrachtung und Verschriftlichung dessen, was der Therapeut plant, durchführt und evaluiert.

Vor diesem Hintergrund sollen hier Gedanken, Theorien und empirische Nachweise von Vorgehensweisen einzelner Pioniere der Theatertherapie und der Künstlerischen Therapien zur Diskussion gestellt werden. Zunächst sollen einige theatertherapeutische Grundsätze erläutert werden, um dann auf die Theatertherapie in der Psychosomatik spezifischer einzugehen.

31.2 Theatertherapeutische Grundsätze

Entscheidend für die theatertherapeutische Arbeit ist neben dem empirischen und experimentellen Vorgehen die theoretische Herangehensweise. Sie ist international keineswegs einheitlich, sondern hat sich eher im Laufe der letzten 20 Jahre entwickelt. Ihren Ausgangspunkt nimmt sie bei einem künstlerisch-therapeutischen Theoretiker, dem Niederländer Henk Smeijsters, der die Eigenarten, Unterschiede und Gemeinsamkeiten der Künstlerischen Therapien in eine Art Landkarte zu gießen versucht (Smeijsters 2000).

31.2.1 Kategorienmodell nach Smeijsters

Er kategorisiert die verschiedenen Herangehensweisen der Kreativen Therapien, wie die Künstlerischen Therapien zu dieser Zeit in den Niederlanden genannt wurden, auf folgende Weise: Er nimmt die Intensität, mit der man sich mit einer Fragestellung auseinandersetzt, als Ausgangspunkt seiner Betrachtung und wertet damit gleichzeitig verschiedene psychotherapeutische Strömungen in Bezug zu diesem Messpunkt. Er bildet **fünf Kategorien:** die heilpädagogische, die palliative, die unterstützende, die „re-edukative“ und die „re-konstruktive“ psychotherapeutische Strömung:

- Die **heilpädagogische** oder auch sonderpädagogische Strömung beinhaltet die Erziehung und Förderung jener Menschen, deren Personalisation und Sozialisation unter erschwerten Bedingungen erfolgt.
- Die **palliative** Strömung fördert die Verbesserung der Lebensqualität von Patienten und ihren Familien, die mit Problemen konfrontiert sind, welche mit einer lebensbedrohlichen Erkrankung einhergehen.
- Mit dem Adjektiv **„unterstützend“** definiert er die humanistischen therapeutischen Vorgehensweisen, in denen die Fähigkeiten, Kompetenzen und verborgenen Tragkräfte des Menschen unterstützt und hervorgebracht werden, um das vorliegende Problem anzugehen.
- Als **„re-edukativ“** bezeichnet er im Wesentlichen die Therapieformen, in denen neue Denk-, Fühl- und Verhaltensmuster erarbeitet und eingeübt werden, so wie eine neue „education“, ein Umlernen und Einüben im Sinne von neuer Bildung und deren praktische Anwendung
- Das Wort **„re-konstruktiv“** bedeutet hier den Umbau vorliegender Denk-, Fühl- und Verhaltensmuster aus einer historisch geprägten Sichtweise. In ihr stehen die Betrachtung, die Bedeutung und das Erkennen der Vergangenheit im Lichte des vorliegenden aktuellen Problems im direkten Dialog mit dem Therapeuten im Vordergrund.

Ausschlaggebend für Smeijsters' Überlegungen sind grundsätzlich die Problemlage und die Zielsetzung des therapeutischen Handelns im konkreten Behandlungsfall. Daran orientiert sich seine therapeutische Herangehensweise und gibt die entsprechenden Impulse. So ergeben sich neue Sichtweisen auf das therapeutische Handeln, das nun nicht mehr von der Schule des Therapeuten diktiert wird, sondern von der notwendigen Herangehensweise im jeweiligen konkreten Behandlungsfall. Die Kernfrage ist dann, mit welcher Herangehensweise diese Problemlage gut zu bearbeiten ist: Sie erwächst aus der Einsicht in die Frage nach dem Grundproblem und der Ausgangssituation des zu Behandelnden. Diese Sichtweise wurde in der niederländischen Tradition der 1990er-Jahre als **eklektisches Modell** bezeichnet – eine Tradition, die zu Beginn dieses Jahrhunderts von einem pragmatischen, kurzzeitigen und kostengünstigeren Behandlungsstil verdrängt wurde. Die kognitiven Behandlungsstrategien haben mit ihren kurzzeitigen, kleinschrittigen Methoden die Einsichtsfähigkeit der geldgebenden Gesundheitsmanager erobert, die ähnliche Vorgehensweisen im Fach Personalmanagement erlernt haben. Somit gibt es in den Niederlanden keine Fortsetzung der eklektischen Tradition. In fast allen psychosomatischen und psychiatrischen Gesundheitsinstituten wird ausschließlich nach den Richtlinien der **kognitiv-behavioralen** und **kompetenzorientierten Methoden** behandelt.

31.2.2 Phasenmodell

In der deutschen theatertherapeutischen Tradition gibt es jedoch eine Weiterentwicklung dieses Modells. Hier wird die oben beschriebene Kategorisierung als Ausgangspunkt genommen und um eine Phasengestaltung der jeweiligen individuellen Einzel- oder auch Gruppenbehandlung erweitert. Je nach konkreter Fragestellung und Zielsetzung kann man in einem Behandlungszyklus eines oder mehrere der therapeutischen Paradigmen anwenden. Die Kategorisierungen sind aufgrund der Erfahrungen in den Anwendungsbereichen Maßregelvollzug und Suchtbehandlung erweitert worden, in denen es grundsätzlich eine Menge Widerstände gegenüber therapeutischer Behandlung gibt.

Das **Phasenmodell,** das hier beschrieben wird, beinhaltet sieben aufeinander aufbauende Stufen, die sich in ihrer Komplexität ständig steigern. Jede Stufe kann auch für sich allein stehen und als Zielhorizont für eine Behandlung dienen:

1. Das Modell beginnt mit einer **motivationsstärkenden** und gleichzeitig **erholenden Herangehensweise,** die das Sich-Wohlfühlen und Sich-Entspannen zum Ziel hat. In der Theatertherapie kann dies z. B. das Anschauen eines für den Patienten angenehmen Films oder das Hören einer von ihm geliebten Geschichte sein. Ziele aus theatertherapeutischer Sicht sind die Motivationsförderung, das Ankommen in einer neuen Situation und die Verbindung mit positiven Aspekten aus der eigenen Biografie.

2. In der zweiten Phase liegt der Akzent auf **sportlichen Aktivitäten,** die je nach Klientel körperlich leicht bis stark anstrengend sein und auch vom rein körperlichen Aufwärmen bis hin zum konkurrierenden Sportspiel reichen können. In der Theatertherapie kann dies ein einfaches Ballonspiel sein, bei dem ein, zwei oder drei Ballons gleichzeitig in der Luft gehalten werden sollen, aber auch ein strukturiertes Saalhockeyspiel in kleinen Mannschaftseinheiten. In theatertherapeutischer Hinsicht ist dies ein wiederkehrendes Element, nämlich zu Beginn jeder Therapiestunde zu seinem Körper zu finden, in dem er schlicht bewegt wird. Das Gleiche wird auch beim Schauspieltraining praktiziert, das auch immer mit **Bewegungsübungen** beginnt, um sich für das Spielen einer Rolle bereit zu machen.
3. In der dritten, der **pädagogischen Phase** liegt der Akzent auf der natürlichen Entfaltung des Menschen in seinem jeweiligen altersgerechten Entwicklungsstand. Die Theatertherapie hat hier ein großes Repertoire an theaterpädagogischen Mitteln zur Verfügung. Die Teilnehmer werden mit ihren bis dahin vorhandenen Fähigkeiten an die Theaterarbeit herangeführt, wobei ihnen entsprechend den vorliegenden Rahmenbedingungen ein **Schauspieltraining** angeboten wird, das sie zum altersgerechten Theaterspielen befähigt. In theatertherapeutischer Hinsicht kann das ein sehr ausgleichendes Element sein, denn das Erlernen des Schauspielens, um z. B. einen Kurzfilm oder eine kleine Aufführung zu erarbeiten, ist derzeit ein großes Anliegen vieler Menschen, die sich vor allem mit digitalen Medien beschäftigen. Somit trifft der Teilnehmer einerseits auf Vertrautes, anderseits muss er sich Herausforderungen stellen, da vieles für ein akzeptables Resultat erlernt werden muss. Der erzieherische Aspekt ist also ein ausgezeichnetes therapeutisches Mittel, um bestimmte zielführende Kompetenzen und Fähigkeiten zu entdecken und zu fördern.
4. Die vierte Phase ist die **heilpädagogische Phase,** die auf das **Erlernen von Möglichkeiten und Kompetenzen** für und mit **Menschen mit besonderen Fähigkeiten und Begabungen** ausgerichtet ist. Die Theatertherapie kann hier auf eine lange Tradition der Arbeit mit Behinderten zurückgreifen, die sowohl in Projekten mit normal Begabten als auch in Projekte für und ausschließlich mit besonders Begabten fußen (Müller 2011). Die meisten Erfahrungen in diesem Spezialgebiet gibt es in der Erarbeitung von Theaterstücken und deren Aufführungen. In theatertherapeutischer Hinsicht liegen hier die Schwerpunkte einerseits darin, sich mit den Gesetzmäßigkeiten des gesunden Aufwachsens auszukennen, und anderseits im Erkennen der Andersartigkeit einer behinderten Persönlichkeit, sie zu achten und zugunsten dieser Person in ein Theaterprojekt einfließen zu lassen. Das erfordert große Erfahrung und Flexibilität in der Kunst des Theatermachens. Die besonderen Begabungen liegen dann eindeutig sowohl beim Teilnehmer als auch beim Therapeuten, denn beim Theaterspielen ein angemessenes Niveau zu erreichen, ohne die Verletzlichkeit der Anvertrauten zur Schau zu stellen, ist eine beachtliche Herausforderung (Anklam und Meyer, (2013).
5. Die fünfte Phase beschäftigt sich mit den **unterstützenden therapeutischen Verfahren.** Sie entstammen den humanistischen Therapieformen, die vor allem die eigenen Entwicklungskräfte des Patienten fördern, die sich danach selbstständig entfalten können. Diese ressourcenfördernde Art und Weise entspringt einer therapeutischen Tradition, die sich auch in verschiedenen einschlägig beschriebenen Methoden niederschlägt. Die ausgiebige Auseinandersetzung mit Märchen (Pearson et al. 2013), die Begegnung mit dem eigenen Schatten in spielerischer Form oder auch das Ansehen von interessanten Filmen, die eigene Themen bespielen, zeigen beispielhaft, wie eigene Entwicklungen in analogen Episoden, Spielformen oder literarischen Beispielen gefunden werden und dann zur persönlichen Weiterentwicklung beitragen können. Sie sind Vorbilder, um Verhaltens-, Gefühls- und Denkmuster genauso oder eben ganz anders im individuellen autobiografischen Kontext nachvollziehen zu können. Eine besondere Form der systemischen Annäherungsweise kann in dieser Phase ebenfalls aufgeführt werden, nämlich die **Familienaufstellung.** Die Rekonstruktion neuer familiärer oder auch anderer menschlicher Organisationsformen wird in einer theatertherapeutischen Richtung, die sich mit Ritualen und allgemeineren rituellen

menschlichen Formen auseinandersetzt und sich dabei die Kräfte der Gemeinschaftskunst des Theaters zunutze macht, explizit angewandt (Lipinski 2008). Neben dem **aufdeckenden** wird hier der **verändernde Charakter der theatralischen Inszenierung** eingesetzt. Dem Theater ist ja das integrative Denken, das Denken in großen Zusammenhängen, das In-eine-Geschichte-eingebettet-Sein bzw. das In-das-große-Ganze-vernetzt-Sein in die Wiege gelegt.

6. In der sechsten Phase wird das **Verhalten** in den Mittelpunkt der Betrachtung gerückt. Diese kognitiv-behavioristische Herangehensweise konzentriert sich auf konkrete Handlungs- und Denkphänomene, die sie verändern will. Die Theatertherapie befasst sich bei dieser Herangehensweise mit konkreten Geschichten, die analog oder auch konkret denen entsprechen, die bei den Klienten Probleme verursachen. Als ein Beispiel ist die „Playback-Methode" (Stoltenhoff-Erdmann 2008) zu nennen, in der eine genau beschriebene selbsterlebte Geschichte von anderen Klienten gespielt wird und auf Wunsch neu und anders als in der vergangenen Wirklichkeit inszeniert und probender Weise so lange geändert werden kann, bis das Erwünschte geschieht. Damit können neue Verhaltensarten ausprobiert werden, die dann in der alltäglichen Wirklichkeit angewendet werden sollen. Das Theaterspiel kann in hervorragender Weise die Realität im Bühnenlabor bzw. Proberaum entstehen lassen, um hier ohne die sonst im Alltag auftretenden Konsequenzen Neues auszuprobieren. Dem Theaterspiel ist auch ein **Übungscharakter** zu eigen, um das neu Erlernte auch in das bisherige Leben zu integrieren. Die Vielschichtigkeit der echt erlebten Situation kann in Einzelteile auseinandergenommen, seziert werden, um sie genauestens zu untersuchen und schließlich wieder aneinanderzusetzen, sodass sie sowohl im Übungslabor als auch in der Echtsituation „be-spielbar" und so eine Handlungsoption in der alltäglichen Wirklichkeit wird.
7. In der siebten Phase liegt der Fokus auf der **Rekonstruktion von Denk-, Gefühls- und Handlungsmustern.** Die von den psychodynamischen Therapien geprägte Sichtweise untersucht die problematische Ausgangssituation immer auch aus den gewachsenen Strukturen des jeweiligen Individuums. Die vergangenen und jetzigen Beziehungsmuster sind ausschlaggebend für den Erkenntnisgewinn des Problems und der davon abhängigen Zielsetzung. So rückt neben den autobiografischen Anteilen auch die Beziehungsgestaltung im Hier und Jetzt mit dem Therapeuten und den anderen Teilnehmern der Theatertherapie in den Fokus der Betrachtung. Jacob Levy Moreno, der aus dem Improvisationstheater schon in der ersten Hälfte des letzten Jahrhunderts Theatermethoden zur psychoanalytischen Behandlung heranzog und diese salonfähig machte, hat diese Improvisationsform des Theaters zu einer eigenen psychodynamischen Therapie, dem **Psychodrama,** entwickelt (Moreno 2007; ➤ Kap. 29). Naturgemäß verwendet die Theatertherapie einige dieser Methoden, z. B. das Doppeln des Hauptdarstellers, um diesem dann zu helfen, wenn er selbst nicht mehr weiterweiß. Es können ihm aber auch andere Sichtweisen der gespielten Situation eröffnet werden. Das oben schon erwähnte „Playback" wird hier nicht nur eingesetzt, um verhaltensändernde Szenen einzuüben, sondern auch, um die vergangene und gegenwärtige Gesamtsituation in Augenschein zu nehmen, aus ihr Schlüsse zu ziehen und sie in neue Beziehungsmuster zu setzen, diese spielerisch auszuprobieren und zu trainieren. Auch hier hat die Theatertherapie ein weitreichendes Repertoire an Methoden, um autobiografische Erkenntnisse zur Problemlösung heranzuziehen.

Damit ist die Theatertherapie nicht nur in verschiedenen psychotherapeutisch ausgerichteten klinischen Settings einsetzbar, sondern kann im jeweiligen konkreten Fall dort ansetzen, wo der Klient steht, also auf dem Bewusstseinsniveau, der Phase der Auseinandersetzung mit der Problemstellung, in der er sich gerade befindet. Dieses Bewusstsein, dieses Niveau der Auseinandersetzung macht es nötig, die jeweiligen Ressourcen und Kompetenzen des Klienten zu beobachten und sie auf eine für ihn verständliche Art und Weise anzubieten. So kann die Theatertherapie aus dem Reichtum der psychotherapeutischen Strömungen schöpfen und sie für die Weiterentwicklung der Klienten fruchtbar machen.

31.3 Bedeutung für die Psychosomatik

Die Theatertherapie hat in der Psychosomatik eine besondere Bedeutung, da sie sich auch mit versteckten Lebensfragen beschäftigen kann. In der Kunst des Theaters, in dem Erzählen von Geschichten im Film geht es immer um eine Einbettung von ganz konkret Erlebtem in einen verstehbaren Gesamtzusammenhang. Dies kann mit den folgenden **W-Fragen** entweder entschlüsselt oder auch erarbeitet werden: Es wird erforscht; wer was warum mit wem wie und wann tut. Der Protagonist handelt mit einem bewussten oder weniger bewussten Motiv mit anderen Menschen oder Lebewesen in einer bestimmten Zeit auf eine ganz bestimmte Art und Weise. Die einzelnen Aspekte dieser W-Fragen können exploriert werden. Bei einer bestehenden Geschichte wie z. B. einem konkreten Film, Buch oder Theaterstück können so Vergleiche des Klienten mit seinem eigenen Leben analysiert und als Ausgangspunkt einer wesentlichen Szene gewählt werden (Junker und Cimmermans 1998). Somit werden Protagonisten aus der Kunst zu einem Vergleichspunkt, in dem sympathisches, abstoßendes, ähnliches oder auch ganz anderes Verhalten, Fühlen und Denken mit eigenen Mustern des Protagonisten verglichen werden können, mit denen er sich gerade in der Behandlung konkret auseinandersetzt. Das ist eine **rezeptive Vorgehensweise** im Gegensatz zu einer **aktiven Herangehensweise,** bei der eine Geschichte oder Szene erfunden bzw. – wie im oben erwähnten „Playback" – aktiv auf die Bühne gebracht wird (Stoltenhoff-Erdmann und Merschmeyer 2002). Durch die W-Fragen können nun verschiedene Teilaspekte einer Geschichte Stück für Stück erarbeitet werden, um sie spiel- und damit erlebbar werden zu lassen. Ein Theaterstück oder auch eine Filmszene können dann mit verschiedenen Personen und Bühnengegenständen erschaffen werden – und das immer und immer wieder, bis sich das innere Bild zur Zufriedenheit des Autors an das äußere Bild angenähert hat.

Die konkrete Diagnose sowie die zu erwartende Behandlungsdauer geben vor, welche Teilaspekte der rezeptiv oder aktiv entstandenen Geschichte wie konkret bearbeitet werden. In der Theatertherapie kann somit im Behandlungsverlauf auf verschiedenen Bewusstseinsebenen gearbeitet werden. Ausschlaggebend bleibt die Kreativität des Theatertherapeuten, um Methoden, Techniken und Arbeitsformen der Theater- oder Filmkunst zu finden, die genau in einer bestimmten Phase in das Behandlungssetting passt.

LITERATUR

Anklam S, Meyer V (2013). Life. One Stage: Handbuch Theatertherapie. Berlin: Schibri-Verlag.

Junker J, Cimmermans G (1998). Dramatherapie und Schizophrenie. Nijmegen: Hogeschool van Arnhem en Nijmegen, S. 73–81.

Moreno J (1959/2007). Gruppenpsychotherapie und Psychodrama: Einleitung in die Theorie und Praxis. 6. A. Stuttgart: Thieme.

Lipinski G (2008). Die Arbeit am größeren Selbst. In: Neumann L, Müller-Weith D, Stoltenhoff-Erdmann B (Hrsg.). Spielend Leben Lernen. Berlin: Schibri-Verlag, S. 380–406.

Müller T (2011). „Was schaut ihr mich an?": Darstellungen von Menschen mit Behinderung in der zeitgenössischen Dramatik. Berlin: Frank & Timme.

Pearson J, Smail M, Watts P (2013). Dramatherapy with Myth and Fairytale: The Golden Stories of Sesame. London: Jessica Kingsley.

Smijsters H (2000). Handboek Creatieve Therapie. Bussum: Coutinho, S. 61 ff.

Stoltenhoff-Erdmann B (2008). Playback-Theater in der Dramatherapie – Beispiele aus der klinischen Praxis. In: Neumann L, Müller-Weith D, Stoltenhoff-Erdmann B (Hrsg.). Spielend Leben Lernen. Berlin: Schibri-Verlag, S. 371–378.

Stoltenhoff-Erdmann B, Merschmeyer B (2002). „Ich traue mich zu erinnern …" Dramatherapeutische Gruppenarbeit in einer psychosomatischen-psychotherapeutischen Ambulanz. In: Neumann L, Müller-Weith D, Stoltenhoff-Erdmann B (Hrsg.). Theater Therapie: Ein Handbuch. Berlin: Schibri-Verlag, S. 271–386.

VII Ausbildung

KAPITEL 32

Christian Hamberger

Anforderungen an die kunsttherapeutische Ausbildung

32.1 Einführung

Kunst lässt sich verstehen als eine wesentliche Ausdrucksform für Gefühle und Gedanken; sie ist der Inbegriff von Gestaltungswillen und eines menschlichen Mitteilungsbedürfnisses. Durch die Betrachtung künstlerischer Epochen und Strömungen wird deutlich, dass sich bildnerische Darstellungen u. a. in Abhängigkeit von der jeweils individuellen Wahrnehmung und der psychischen Verfassung der Urheber entwickeln.

Das Verfahren „Kunsttherapie" basiert auf dieser Feststellung und spiegelt die zwischenzeitlich viele Jahrzehnte zurückreichenden Bemühungen, mittels der therapeutisch begleiteten Herstellung bildnerisch-gestalterischer Werke und deren Betrachtung auf das Befinden des Einzelnen und seine Integration in ein soziales Umfeld einzuwirken.

Durch die stetige qualitative (und ökonomische) Weiterentwicklung des Gesundheitswesens und die dadurch geprägten Anforderungen an die beteiligten Akteure stellt sich in den letzten Jahren auch zunehmend die Frage nach den erforderlichen Fähigkeiten und Kompetenzen für künstlerisch-therapeutisch Tätige.

32.2 Die kunsttherapeutische Ausbildung aus der Sicht der Praxis

Zu Beginn der 1990er-Jahre stand bei den Gründungsmitgliedern des Deutschen Fachverbands für Kunst- und Gestaltungstherapie (DFKGT) im Vordergrund, Kunsttherapie als psychotherapeutisches Verfahren etablieren zu wollen – bald darauf stand das Psychotherapeutengesetz „vor der Tür" und trat schließlich 1999 in Kraft. Es regelte, wer im Rahmen der gesetzlichen Krankenversicherung psychotherapeutische Leistungen erbringen darf und welche Verfahren dabei angewendet werden dürfen.

Für eine Vielzahl der DFKGT-Mitglieder enttäuschend, fanden sich weder Kunsttherapeuten noch Kunsttherapie in diesem Gesetz wieder, fühlten sie sich doch sehr eng einer psychotherapeutischen Tradition verpflichtet. Psychodynamische und psychologische Aspekte stellen ja bis heute eine maßgebliche therapeutische Basis dar.

Das Anliegen des Fachverbands war in dieser Zeit – neben der Etablierung einer identitätsfördernden verbandlichen Institution und der Untermauerung des Verfahrens auf wissenschaftlicher Basis –, Kriterien und Maßstäbe einer Aus- und Weiterbildung zu evaluieren, zu beschreiben und institutsübergreifend standardisiert festzulegen und somit die Voraussetzung für eine professionelle (kunst)therapeutische Tätigkeit zu schaffen. Kunsttherapeuten sollten als anerkannte Erbringer eines psychotherapeutischen Verfahrens qualifiziert werden, um vielleicht zu einem späteren Zeitpunkt noch im Rahmen des Psychotherapeutengesetz berücksichtigt werden zu können. Bis heute gilt, dass eine Verbandsmitgliedschaft sowohl den Anbietern die vom DFKGT geforderte Qualität ihrer entsprechenden Ausbildung bestätigt als auch praktizierenden Kunsttherapeuten eine hochqualifizierte, verantwortungsvolle und patientengerechte Arbeit.

32.3 Rahmenbedingungen im Gesundheitswesen

Gesundheitspolitische Entwicklungen, Anforderungen an die Qualitätsmerkmale eines psychotherapeutischen Verfahrens und die Heterogenität der Ausbildungen innerhalb der Kunsttherapielandschaft forderten in der Folgezeit allerdings eine Neuausrichtung.

Umfang, Inhalt und Struktur einer Ausbildung zur Tätigkeit im Rahmen eines gesetzlich geregelten Heilberufs (Arzt, Zahnarzt, Ärztlicher Psychotherapeut, Psychologischer Psychotherapeut, Kinder-/Jugendlichenpsychotherapeut) sind durch bestehende kunsttherapeutische Aus-/Weiterbildungen nicht zu erfüllen.

Orientierung bieten daher unter unbedingter Berücksichtigung der derzeitigen Akademisierungsvorgänge die Ausbildungen zum Heilmittelerbringer, die sogenannten Medizinalfachberufe (auch oft bezeichnet als Gesundheitsfachberufe, Heilhilfsberufe oder nichtakademische Heilberufe). In den meisten klinischen Institutionen sind Kunsttherapeuten gemeinsam mit dieser Berufsgruppe bereits als Fach- oder Spezialtherapien zusammengefasst (vgl. Hamberger und Hamdorf 2011).

Diese Strukturvorgabe bildet inzwischen das Modell, an dem sich die Standards des DFKGT für die Anerkennung einer kunsttherapeutischen Ausbildung ausrichten. Dadurch lässt sich ein eigenständiges fachspezifisches, patientenorientiertes Qualifikationsprofil der „Leistungserbringer“ realisieren (vgl. Hamberger 2013).

Bezüglich des Ausbildungsniveaus ist z. B. im klinischen Dokumentationssystem OPS (Amtliche Klassifikation für Operationen und Prozeduren im klinisch-stationären Bereich) für die Behandlung psychischer/psychosomatischer Störungen bei Erwachsenen und Kindern für die Anwendung von Kunsttherapie die Qualifikation als Spezialtherapeut vorgesehen (vgl. OPS 2017, Ziffer 9–60 ff., Ziffer 9–65 ff.). In der Klassifikation Therapeutischer Leistungen in der Rehabilitation (KTL) ist im Kapitel „F Klinische Psychologie, Neuropsychologie“ in den Kodierziffern F68-F70 eine hochschulische (oder äquivalente) kunsttherapeutische Ausbildung für die Leistungserbringung festgelegt (DRV 2015: 163–165).

32.4 Bestehende Ausbildungen

Die Nachfrage nach kunsttherapeutischen Ausbildungen hat seit Bestehen des DFKGT einen Markt für diverse Anbieter geschaffen – trotz der fehlenden rechtlichen Regelung für eine fachspezifische Berufsausübung bzw. der zu beachtenden Bestimmungen einer Tätigkeit im heilkundlichen Rahmen. Offensichtlich sind Berufsfeld und Berufsbild attraktiv.

Das zeigt, wie wichtig im Hinblick auf Patientenschutz und Qualitätssicherung ein organisierter Prozess zur Konsensbildung für eine einheitliche Gestaltung der Ausbildung nach Umfang und Inhalt ist. Dazu hat der DFKGT langjährige Erfahrungswerte von Ausbildungen und in der Praxis tätigen Kunsttherapeuten gesammelt und die Rückmeldungen arbeitgebender Institutionen zusammengetragen. Ebenso einbezogen wurden die Erfahrungen aus den inzwischen zahlreichen Beteiligungen des Verbands an Überarbeitungen von Behandlungsleitlinien etc. (vgl. BAG KT 2017).

Als Ergebnis kann festgestellt werden, dass medizinisch-therapeutische und anwendungsbezogene künstlerische Inhalte heute in den verbandlich organisierten kunsttherapeutischen Ausbildung ausgewogen vorhanden und spezifisch kombiniert sind, um die Absolventen auf die Patientenarbeit fachgerecht vorzubereiten.

Aktuell (Stand 2017) sind 16 Ausbildungen im Rahmen des DFKGT anerkannt: Es handelt sich dabei um drei Bachelor-Studiengänge, drei Master-Studiengänge, zwei Aufbaustudiengänge an staatlichen Kunsthochschulen und die Ausbildungen an acht privaten Weiterbildungsinstituten (vgl. DFKGT 2017).

32.5 Ausbildungsziele

Kunsttherapie und andere Fachrichtungen Künstlerischer Therapien werden offiziell beschrieben als *„therapeutische Maßnahmen, die Wahrnehmungs- und Gestaltungsprozesse umfassen, sowie therapeutische Anwendung künstlerischer Medien“* (vgl. OPS Ziffer 9–401.4, 2017). Die Wiedererlangung, Erhaltung und Förderung der physischen, psychischen und psychosozialen Gesundheit und Lebensqualität steht demnach im Mittelpunkt der therapeutischen Arbeit. Menschen mit psychischen Erkrankungen, mit emotional, somatisch, kognitiv oder sozial bedingten Einschränkungen zählen zu den „Leistungsempfängern“, ebenso Menschen mit Behinderungen, Verhaltensstörungen und Leidenszuständen oder diejenigen, die davon bedroht sind.

Kunsttherapeuten werden dazu durch eine intensive Schulung in künstlerischen, ästhetischen und psychodynamischen Belangen auf der Grundlage medizinisch-therapeutischer Theorien qualifiziert. Grundlagen und praktische Umsetzung wissenschaftlich orientierten Arbeitens stellen einen weiteren Bestandteil der Ausbildung dar. Durch regelmäßige Supervision lernen Kunsttherapeuten ihr Handeln in der Praxis fortwährend zu reflektieren und ggf. zu modifizieren.

Der Einstieg in eine verbandlich anerkannte kunsttherapeutische Ausbildung erfolgt über die Hochschulreife bzw. für Master-/Aufbaustudiengänge und Weiterbildungen über ein vorangegangenes inhaltlich relevantes Hochschulstudium. Vorerfahrung in einem sozialen Bereich ist Voraussetzung.

Die gelehrten Inhalte orientieren sich an den im klinischen Bereich geltenden Rahmenbedingungen und zielen darauf, dass die Absolventen unter Berücksichtigung des Patientenschutzes eigenverantwortlich therapeutisch tätig sein können. Die im DFKGT organisierten grundständigen Studiengänge vermitteln diese Inhalte parallel, bei weiterführenden (berufsbegleitenden) Studiengängen für klinisch erfahrene Studierende werden künstlerische Ausbildungseinheiten ergänzt. Aufbaustudiengänge der Kunsthochschulen fügen ihrem Angebot eine intensive Vermittlung theoretisch-wissenschaftlicher Bezüge hinzu. Weiterbildungen in privater Trägerschaft sind gleichsam dazu angehalten, unter Berücksichtigung der fachspezifischen Anforderungen den Teilnehmern zu einem kompetenten kunsttherapeutischen Profil zu verhelfen.

Eines der wichtigsten Merkmale ist die theoretische und praktische Auseinandersetzung mit künstlerischen Prozessen, deren Intensität über die reine Darstellung eines individuellen Selbstausdrucks hinausgehen muss (vgl. Majer 2012: 358). Verknüpft mit der Erfahrung und der Reflexion psychodynamischer Gesichtspunkte verbindet sie sich zu einer qualifizierten kunsttherapeutischen Praxis und dem selbstständigen Umgang mit Materialien und Techniken der Bildenden Kunst als therapeutisches Medium.

Ziel ist die Befähigung zu eigenständigen gestalterisch-therapeutischen Vorgehensweisen und Prozessen, die in der Praxis dem Patienten u. a. den Zugang zu präverbalen und nonverbalen psychischen Inhalten ermöglicht. Qualifiziert Ausgebildete wählen kunsttherapeutische Mittel und Methoden nach physischen, psychischen und ästhetischen Bedürfnissen des Patienten und verstehen die sich entwickelnden künstlerischen Prozesse im therapeutischen Kontext als hilfreiche ästhetische Muster, Erfahrungs- und Proberäume, Übungsmechanismen sowie als „Container“ psychischer Inhalte. Kunsttherapeuten unterstützen durch fachspezifische Reflexionsvorgänge eine individuelle Persönlichkeitsentwicklung des Patienten im Hinblick auf die psychosoziale Gesundheit und Integration unter Einbeziehung ästhetisch-künstlerischer Gesichtspunkte.

Kernkompetenzen kunsttherapeutischer Leistungserbringer liegen innerhalb der großen Bedeutungsspannweite des Begriffs der Ästhetik: Mittels bildnerisch-künstlerischer, handlungsorientierter Methodik auf prä- und nonverbaler Ebene (= künstlerischer Anteil) wird die Wahrnehmung von Sinnesempfindungen, Emotionen und psychischen Vorgängen aktiviert (= ästhetischer Anteil). Kenntnisse des Kunsttherapeuten aus dem medizinisch-therapeutischen Bereich und weiteren Bezugswissenschaften machen diese für den Patienten in einem beziehungsorientierten therapeutischen Prozess integrierbar (= Kunsttherapie).

In der Ausbildung ist auch ein Selbsterfahrungsanteil enthalten, der persönliche Reflexionsprozesse anstößt und die individuelle Beziehungsfähigkeit vertieft. Das ist die unbedingte Voraussetzung für einen therapeutischen Prozess, in dem psychodynamische Aspekte eine besondere Rolle einnehmen, für die Fähigkeit eines empathischen Beziehungsaufbaus zum Patienten und für die Aufrechterhaltung einer stabilen therapeutischen Beziehung. Die persönliche Reifung soll weiterhin dazu führen, sich selbst organisieren und motivieren zu können sowie Verantwortung für das eigene Handeln zu übernehmen. Die Ausbildung befähigt zu einer Innovationsfähigkeit, die eine flexible Reaktion auf anstehende Arbeitsanforderungen möglich macht. Dazu gehört auch die kollegiale und interdisziplinäre Zusammenarbeit.

Absolviert werden laut Vorgabe des DFKGT auch mindestens 500 Stunden supervidierte Erfahrungen im Praxisfeld – sowohl im klinischen als auch im nichtklinischen Bereich. Abgeschlossen wird die Ausbildung mindestens mit einer schriftlichen Prüfungsarbeit.

32.6 Kunsttherapeutisches Qualitätsbewusstsein der Kliniken schärfen

Die Regelungen des Gemeinsamen Bundesausschusses (G-BA) verpflichten jedes nach § 108 SGB V zugelassene Krankenhaus, einen Qualitätsbericht zu erstellen und öffentlich zugänglich zu machen. Im Jahr 2015 wurde vom Statistischen Bundesamt die Anzahl dieser Kliniken mit 1.956 angegeben. 896 dieser Kliniken gaben an, „Kreativtherapie/Kunsttherapie/Theatertherapie/Bibliotherapie" als medizinisch-pflegerisches Leistungsangebot für ihre Patienten bereitzuhalten. Im Gegensatz dazu gaben nur 456 Kliniken entsprechend qualifiziertes Personal dazu an (vgl. BKK-Klinikfinder 2017). Trotz offensichtlicher Unschärfen bei den verwendeten Begrifflichkeiten wird deutlich, dass es eine problematische Diskrepanz zwischen dem Angebot und dem Einsatz qualifizierter fachspezifischer Therapeuten gibt. *„Pflegepersonen, die ‚auch mit Patienten malen können' sind kein Ersatz für fachlich geschulte Kunsttherapeuten, die professionell die durch die Gestaltung evozierten psychischen Prozesse begleiten. Ebenso wenig können ‚richtige Künstler', die manchmal (...) in Kliniken bevorzugt werden, Künstler mit kunsttherapeutischer Zusatzqualifikation ersetzen. Ärzte und Psychologen sollten nicht ohne Wissen um kunsttherapeutische Prozesse und Interventionen Patientenbilder deuten."* (Titze 2008: 437 f.)

Das Behandlungsverfahren Kunsttherapie hat sich zu einer eigenen Methode mit eigenen Grundlagen und einer eigenen, qualifizierten Ausbildung entwickelt. Es ist daher im Interesse der Kliniken, auf eine entsprechende Ausbildung der Leistungserbringer zu achten. Nur so kann eine fachgerechte und hochwertige Kunsttherapie erbracht werden auch im Hinblick auf Aspekte des Patientenschutzes.

LITERATUR

BAG KT – Bundesarbeitsgemeinschaft Künstlerische Therapien http://bagkt.de/wordpress/informationen/leitlinien/ (letzter Zugriff: 20.2.2018).

BKK Klinikfinder www.bkk-klinikfinder.de/ (letzter Zugriff: 20.2.2018).

Deutsche Rentenversicherung Bund DRV (Hrsg.) KTL – Klassifikation therapeutischer Leistungen in der medizinischen Rehabilitation – Ausgabe 2015, DRV 2014

DFKGT (2018). Aus-/Weiterbildungen; www.dfkgt.de/ausbildungen.cfm? (letzter Zugriff: 20.2.2018).

Hamberger C (2013). Auf zum Gipfel! Der Weg des DFKGT und der Künstlerischen Therapien. In: Mitgliederrundbrief des DFKGT 2013/2, Deutscher Fachverband für Kunst- und Gestaltungstherapie.

Hamberger C, Hamdorf T (2011). Fragmentierter Entwurf eines Bauplans – Zur aktuellen Etablierungsdynamik Künstlerischer Therapien. Zeitschrift für künstlerische Therapien 2: 72–83.

Majer H (2012). Wege zur Kunsttherapie – Ein Streifzug durch die deutsche Ausbildungslandschaft. In: von Spreti F, Martius P, Förstl H (Hrsg.). Kunsttherapie bei psychischen Störungen. 2. A. München: Elsevier Urban & Fischer, S. 291–295.

OPS 9–60 Regelbehandlung bei psychischen und psychosomatischen Störungen und Verhaltensstörungen bei Erwachsenen ; www.dimdi.de/static/de/klassi/ops/kodesuche/onlinefassungen/opshtml2017/block-9-60...9-64.htm (letzter Zugriff: 20.2.2018).

OPS 9–65 Psychiatrisch-psychosomatische Regelbehandlung bei psychischen und psychosomatischen Störungen und Verhaltensstörungen bei Kindern ; www.dimdi.de/static/de/klassi/ops/kodesuche/onlinefassungen/opshtml2017/block-9-65...9-69.htm (abgerufen am 5.4.2017)

OPS 9–401.4 Künstlerische Therapie; www.dimdi.de/static/de/klassi/ops/kodesuche/onlinefassungen/opshtml2017/block-9-40...9-41.htm (abgerufen am 5.4.2017)

Titze D (2008). Kunsttherapeutische Ausbildung – ein Überblick. In: Martius P, von Spreti F, Henningsen P (Hrsg.). Kunsttherapie bei psychischen Störungen. 1. A. München: Elsevier Urban & Fischer; S. 435–438.

Register

U

V